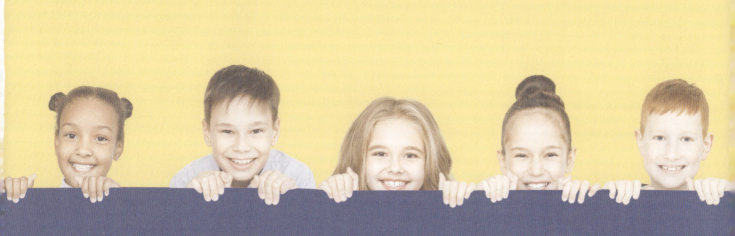

ODONTOPEDIATRIA

BASES TEÓRICAS PARA UMA PRÁTICA CLÍNICA DE EXCELÊNCIA

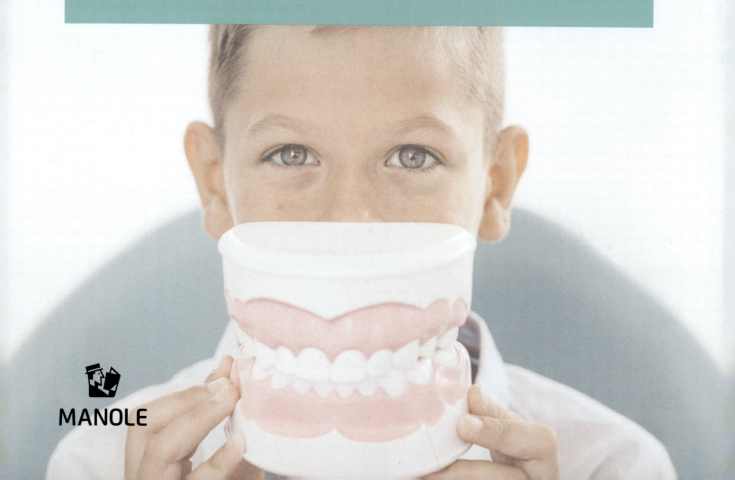

MANOLE

ORGANIZADORA
Angela Scarparo

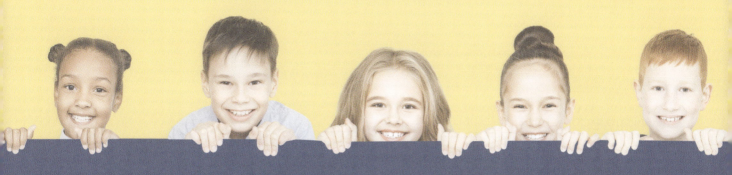

ODONTOPEDIATRIA

BASES TEÓRICAS PARA UMA PRÁTICA CLÍNICA DE EXCELÊNCIA

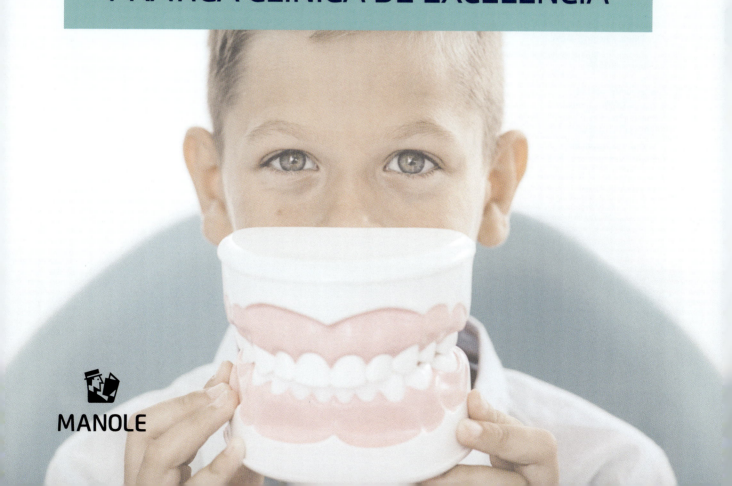

MANOLE

Copyright © Editora Manole Ltda., 2021, por meio de contrato com a organizadora.

Editor gestor: Walter Luiz Coutinho
Editora: Ana Cristina Garcia
Capa: Ricardo Yoshiaki Nitta Rodrigues
Imagem de capa: iStock
Projeto gráfico e diagramação: Fabricando Ideias Design Editorial
Ilustrações caps. 9, 13, 22, 25, 29 e 36: Sirio José Braz Cançado

CIP-BRASIL. CATALOGAÇÃO NA PUBLICAÇÃO
SINDICATO NACIONAL DOS EDITORES DE LIVROS, RJ

O23
Odontopediatria: bases teóricas para uma prática clínica de excelência / Angela Scarparo (Org.) - 1. ed. - Barueri [SP] : Manole, 2021.

Inclui bibliografia e índice
ISBN 978-65-5576-104-7

1. Odontologia pediátrica. 2. Odontologia - Prática. 3. Cáries dentárias. 4. Saúde bucal. 5. Crianças - Cuidado e higiene. I. Scarparo, Angela.

20-67259
CDD: 617.645
CDU: 616.314-053.2

Camila Donis Hartmann - Bibliotecária - CRB-7/6472

Todos os direitos reservados.
Nenhuma parte deste livro poderá ser reproduzida,
por qualquer processo, sem a permissão expressa dos editores.
É proibida a reprodução por xerox.

A Editora Manole é filiada à ABDR – Associação Brasileira
de Direitos Reprográficos

Edição – 2021

Editora Manole Ltda.
Av. Ceci, 672 – Tamboré
06460-120 – Barueri – SP – Brasil
Tel.: (11) 4196-6000
www.manole.com.br
https://atendimento.manole.com.br/

Impresso no Brasil
Printed in Brazil

A Odontologia é uma área do conhecimento em constante evolução. Os protocolos de segurança devem ser seguidos, porém novas pesquisas e testes clínicos podem merecer análises e revisões, inclusive de regulação, normas técnicas e regras do órgão de classe, como códigos de ética, aplicáveis à matéria. Alterações em tratamentos medicamentosos ou decorrentes de procedimentos tornam-se necessárias e adequadas. Os leitores, profissionais da saúde que se sirvam desta obra como apoio ao conhecimento, são aconselhados a conferir as informações fornecidas pelo fabricante de cada medicamento a ser administrado, verificando as condições clínicas e de saúde do paciente, dose recomendada, o modo e a duração da administração, bem como as contraindicações e os efeitos adversos. Da mesma forma, são aconselhados a verificar também as informações fornecidas sobre a utilização de equipamentos odontológicos e/ou a interpretação de seus resultados em respectivos manuais do fabricante. É responsabilidade do dentista, com base na sua experiência e na avaliação clínica do paciente e de suas condições de saúde e de eventuais comorbidades, determinar as dosagens e o melhor tratamento aplicável a cada situação. As linhas de pesquisa ou de argumentação do autor, assim como suas opiniões, não são necessariamente as da Editora.

Esta obra serve apenas de apoio complementar a estudantes e à prática odontológica, mas não substitui a avaliação clínica e de saúde de pacientes, sendo do leitor – estudante ou profissional da saúde – a responsabilidade pelo uso da obra como instrumento complementar à sua experiência e ao seu conhecimento próprio e individual.

Do mesmo modo, foram empregados todos os esforços para garantir a proteção dos direitos de autor envolvidos na obra, inclusive quanto às obras de terceiros e imagens e ilustrações aqui reproduzidas. Caso algum autor se sinta prejudicado, favor entrar em contato com a Editora.

Finalmente, cabe orientar o leitor que a citação de passagens desta obra com o objetivo de debate ou exemplificação ou ainda a reprodução de pequenos trechos desta obra para uso privado, sem intuito comercial e desde que não prejudique a normal exploração da obra, são, por um lado, permitidas pela Lei de Direitos Autorais, art. 46, incisos II e III. Por outro, a mesma Lei de Direitos Autorais, no art. 29, incisos I, VI e VII, proíbe a reprodução parcial ou integral desta obra, sem prévia autorização, para uso coletivo, bem como o compartilhamento indiscriminado de cópias não autorizadas, inclusive em grupos de grande audiência em redes sociais e aplicativos de mensagens instantâneas. Essa prática prejudica a normal exploração da obra pelo seu autor, ameaçando a edição técnica e universitária de livros científicos e didáticos e a produção de novas obras de qualquer autor.

Editora Manole

*Dedico este livro
Aos meus amores, Flávio Warol e Luísa Scarparo Warol.
O olhar de vocês melhora o meu!*

*À minha família, pelo amor incondicional e apoio irrestrito.
Por ser amor, invade e fim!*

A todos aqueles que são apaixonados pela Odontopediatria.

AGRADECIMENTOS

Vinte anos! O tempo passou rápido, rápido demais!

Tive a chance de trabalhar com pessoas especiais, exemplos de profissionalismo e ética, que seguramente me fizeram chegar até aqui.

Haroldo Arid Soares, José Cássio de Almeida Magalhães e Lúcia Aparecida Federighi Pereira Leme, vocês foram meus primeiros exemplos!

Regina Maria Puppin-Rontani, com você aprendi o amor pela docência e a importância da dedicação e do comprometimento com a formação do aluno.

Fernanda Miori Pascon, Kamila Rosamilia Kantovitz e Viviane Elisângela Gomes, meu amor por ter vocês em minha vida há vinte anos!

Julia Puppin-Rontani, que alegria a minha reconhecer que o tempo realmente passou e você está aqui, tão competente!

Carla Pitoni, Eduardo Grigollo Patussi, Isabelita Duarte Azevedo, Meire Coelho Ferreira, Michele Bolan e Mirian de Waele Souchois de Marsillac, sou muito mais feliz por ter conhecido vocês nos anos decisivos da minha formação profissional! Ah, a Ilha da Magia!

Fernando Borba de Araujo, minha gratidão por permitir que eu te acompanhasse de perto e desse os primeiros passos na docência. Você é uma referência em minha vida e sei que na vida de tantos outros.

Andreza Maria Fábio Aranha, Fernanda Morais, Jonas de Almeida Rodrigues, Luciano Casagrande, Ricardo Scarparo Navarro, com vocês tive a certeza de que em todas as situações podemos escolher como queremos partilhar a vida. Um Salve às nossas escolhas pelo bem-querer!

Adriana de Oliveira Lira, Ana Flávia Granville-Garcia, Ana Paula Pires dos Santos, Carla Massignan, Daniela Raggio, Daniela Rios, Efigênia Ferreira e Ferreira, Fernanda Bartolomeo Freire-Maia, Guilherme Thiesen, Laura Guimarães Primo, Lucianne Cople Maia, Marcelo Bönecker, Maria Cristina Borsatto, Rachel de Oliveira Rocha, Sandra Kalil Bussadori, Ronald Seaman Penido, Saul Martins Paiva, Tathiane Lenzi e Vania Regina Camargo Fontanella, minhas referências "de livro", de profissionalismo. Que honra a minha ter vocês aqui! Serei sempre grata por tudo o que aprendi e pelo que ainda aprenderei com vocês!

Aline Cardoso Caseca, Apoena de Aguiar Ribeiro, Cinthya Gomes, Fabiana Nunes Germano, Leonardo dos Santos Antunes, Lívia Azeredo Alves Antunes, Marcia Thomas, Marlus Roberto Rodrigues Cajazeira, Michelle Ammari, Fernanda Volpe de Abreu e Roberta Barcelos, vocês representam a "minha casa". Juntos somos muito mais fortes!

Ana Luiza Peres Baldiotti, Camilla Cristina Lira Di Leone, Fernanda Ramos de Faria, Joberth Baliza, Juliana Costa de Oliveira, Ludmila da Silva Guimarães, Maysa Lannes Duarte, Thamirys da Costa Rosa, Thuanny Coutinho, vocês são a certeza de que "está dando tudo certo". Emocionante tê-los comigo neste livro!

Adílis Alexandria, Adriela Azevedo Souza Mariath, Alejandro Hidalgo Rivas, Álex Moreira Herval, Aline de Almeida Neves, Ana Carolina Magalhães, Ana Lurdes Conte, Ana Pitchon, Andréa Maria Duarte Vargas, Andréa Vaz Braga Pintor, Aurigena Antunes de Araújo, Bárbara da Silva Mourthé Matoso, Camile Aben-athar, Carlos Felipe Bonacina, Carolina da Luz Baratieri, Catarina Ribeiro Barros de Alencar, Denira Fróes Brahuna Serejo Sousa, Érick Tássio Barbosa Neves, Fabiana Suelen Figuerêdo de Siqueira, Guido Artemio Marañón-Vásquez, Izabel Dhyppolito, Josiane Pezzini Soares, Juliane Bervian, Joana Ramos Jorge, José Carlos Fedoceo, Josélia Maria Viana Souza, Laís Rueda Cruz, Larissa Corrêa Brusco Pavinato, Maisa Camillo Jordão, Marcela Baraúna Magno, Marcela Leticia Leal Gonçalves, Marcelo Mendes Pinto, Marco Aurélio Benini Paschoal, Mariana

Coutinho Sancas, Mariane Cardoso, Matheus França Perazzo, Morgana Almeida Souza de Morais, Naiara Leites Larentis, Pablo Silveira Santos, Patricia Pigato Schneider, Raimundo Rosendo Prado Júnior, Ramon Targino Firmino, Raquel Conceição Ferreira, Raquel Gonçalves Vieira-Andrade, Ravana Angelini Sfalcin, Ricardo Kochenborger, Silvia Cristina Nunez, Sílvia Ferreira de Sousa, Vanessa dos Santos Brum, obrigada pela aceitação, dedicação e carinho!

Camila Moreira, Fabiana Mira Fernandes, Dayane Machado Ribeiro e Renata Syrto Torres, por serem colo, alento e esteio. Com vocês compartilho para além da Odontologia.

À Editora Manole, em especial a Karina Balhes e Ana Cristina Garcia, por confiarem em mim, não medindo esforços para que esta obra fosse concretizada!

E tudo isso graças a Ele.

Angela Scarparo

SOBRE A ORGANIZADORA

Angela Scarparo

Graduada em Odontologia pela Universidade São Francisco (USF). Especialista em Odontopediatria pela Faculdade de Odontologia de Piracicaba (FOP/Unicamp). Mestre em Materiais Dentários pela FOP/Unicamp. Doutora em Odontopediatria pela Universidade Federal de Santa Catarina (UFSC). Professora Associada do Curso de Odontologia do Instituto de Saúde de Nova Friburgo da Universidade Federal Fluminense (ISNF/UFF).

SOBRE OS AUTORES

Adílis Alexandria

Graduada em Odontologia pela Universidade Federal da Paraíba (UFPB). Especialista em Odontopediatria pelo Conselho Regional de Odontologia do Rio de Janeiro (CRO/RJ). Mestre e Doutora em Odontopediatria pela Universidade Federal do Rio de Janeiro (UFRJ). Professora Adjunta da Faculdade de Odontologia da Universidade do Estado do Rio de Janeiro (UERJ).

Adriana de Oliveira Lira

Graduada em Odontologia pela Universidade Federal de Pernambuco (UFPE). Especialista em Odontopediatria pela Fundecto – Faculdade de Odontologia da Universidade de São Paulo (FOUSP). Especialista em Odontologia para Pacientes com Necessidades Especiais pelo Conselho Federal de Odontologia (CFO). Mestre em Disfunção Temporomandibular e Dor Orofacial pela Universidade Federal de São Paulo (Unifesp). Doutora em Ciências Odontológicas pela FOUSP. Pós-Doutora em Patologia pela FOUSP. Professora do Programa de Pós-Graduação em Odontologia (PPGO) da Universidade Cruzeiro do Sul (Unicsul). Professora do Curso de Especialização em Odontopediatria da Fundecto.

Adriela Azevedo Souza Mariath

Graduada em Odontologia pela Universidade Federal do Rio Grande do Sul (UFRGS). Especialista em Odontopediatria pelo Conselho Federal de Odontologia (CFO). Mestre e Doutora em Clínica Odontológica/Odontopediatria pela UFRGS. Professora de Odontopediatria da UFRGS.

Alejandro Hidalgo Rivas

Graduado em Odontologia pela Universidad de Valparaíso (Chile). Especialista em Radiologia pela Universidad de Valparaíso (Chile). Doutor em Radiologia Oral pela University of Manchester (Reino Unido). Professor Assistente da Universidade de Talca (Chile).

Álex Moreira Herval

Graduado em Odontologia pela Universidade Federal de Uberlândia (UFU). Especialista em Gestão Pública em Saúde. Residência em Saúde Coletiva. Mestre em Odontologia em Saúde Pública pela Faculdade de Odontologia da Universidade Federal de Minas Gerais (FAO/UFMG). Doutor em Odontologia (Saúde Coletiva) pela FAO/UFMG. Professor Adjunto da Faculdade de Odontologia da UFU.

Aline Cardoso Caseca

Graduada em Ciências Biológicas (Microbiologia e Imunologia) pela Universidade Federal do Rio de Janeiro (UFRJ). Mestre e Doutora em Ciências (Microbiologia) pelo Instituto de Microbiologia Paulo de Góes da UFRJ (IMPPG/UFRJ). Professora Adjunta do Curso de Biomedicina do Instituto de Saúde de Nova Friburgo da Universidade Federal Fluminense (ISNF/UFF).

Aline de Almeida Neves

Graduada em Odontologia pela Universidade Federal do Rio de Janeiro (UFRJ). Especialista e Mestre em Odontopediatria e Pacientes Especiais pela Katholieke Universiteit Leuven (Bélgica). Mestre em Odontopediatria pela UFRJ. Doutora em Ciências Biomédicas pela Katholieke Universiteit Leuven (Bélgica). Professora Adjunta da Disciplina de Odontopediatria da UFRJ. *Clinical Lecturer in Paediatric Dentistry* da King's College London (Reino Unido).

Ana Carolina Magalhães

Graduada em Odontologia pela Faculdade de Odontologia de Bauru da Universidade de São Paulo (FOB/USP). Mestre e Doutora em Odontopediatria pela FOB/USP. Professora Associada da FOB/USP.

Ana Flávia Granville-Garcia

Graduada em Odontologia pela Universidade Federal da Paraíba (UFPB). Mestre em Clínicas Odontológicas pela Faculdade de Odontologia da Universidade Federal do Rio Grande do Sul (UFRGS). Doutora em Odontologia pela Faculdade de Odontologia de Pernambuco da Universidade de Pernambuco (FOP/UPE). Professora Associada de Clínica Infantil do Curso de Odontologia da Universidade Estadual da Paraíba (UEPB).

Ana Luiza Peres Baldiotti

Graduada em Odontologia pelo Instituto de Saúde de Nova Friburgo da Universidade Federal Fluminense (ISNF/UFF). Mestre em Odontologia, área de concentração Odontopediatria, pela Universidade Federal de Minas Gerais (UFMG). Doutoranda em Odontologia, área de concentração Odontopediatria, pela UFMG.

Ana Lurdes Conte

Graduada em Odontologia pela Universidade de Passo Fundo (UPF). Mestre e Especialista em Ortodontia pela Unisagrado. Doutoranda em Odontologia pela Universidade Cruzeiro do Sul (Unicsul). Professora de Ortodontia do Centro Universitário da Serra Gaúcha (Caxias do Sul/RS).

Ana Paula Pires dos Santos

Graduada em Odontologia pela Universidade Federal de Juiz de Fora (UFJF). Especialista e Mestre em Odontopediatria pela Universidade do Estado do Rio de Janeiro (UERJ). Doutora em Saúde Coletiva/Epidemiologia pela UERJ. Professora Associada da Faculdade de Odontologia da UERJ.

Ana Pitchon

Graduada em Odontologia pela Universidade Federal de Minas Gerais (UFMG). Especialista em Odontologia em Saúde Coletiva pela Faculdade de Odontologia da UFMG (FAO/UFMG). Mestre em Promoção da Saúde pela Faculdade de Medicina da UFMG (FM/UFMG). Doutoranda em Odontologia (Saúde Coletiva) pela FAO/UFMG. Professora Convidada do Curso de Medicina da UFMG.

Andréa Maria Duarte Vargas

Graduada em Odontologia pela Faculdade de Odontologia da Universidade Federal de Minas Gerais (FAO/UFMG). Mestre em Periodontia pela FAO/UFMG. Doutora em Ciências Animais/Epidemiologia pela Escola de Veterinária da UFMG. Professora Titular do Departamento de Odontologia Social e Preventiva da FAO/UFMG.

Andréa Vaz Braga Pintor

Graduada em Odontologia pela Faculdade de Odontologia de Nova Friburgo (FONF). Especialista em Odontopediatria pela Associação Brasileira de Odontologia – Seção RJ (ABO/RJ). Especialista em Dentística pela Faculdade São Leopoldo Mandic (SLMANDIC). Mestre em Odontologia (Clínica Odontológica) pela Universidade Federal Fluminense (UFF). Doutora em Odontopediatria pela Universidade Federal do Rio de Janeiro (UFRJ). Professora Substituta da Disciplina de Odontopediatria da UFRJ.

Andreza Maria Fábio Aranha

Graduada em Odontologia pela Faculdade de Odontologia de Araraquara da Universidade Estadual Paulista (FOAr/Unesp). Especialista em Odontopediatria pelo Hospital de Reabilitação de Anomalias Craniofaciais da Universidade de São Paulo (HRAC/USP). Mestre em Ciências Odontológicas/Odontopediatria pela FOAr/Unesp. Doutora em Ciências Odontológicas/Odontopediatria pela FOAr/Unesp – Universidade de Michigan (UMICH), Estados Unidos. Pós-Doutora em Osteoimunologia pela Faculdade de Odontologia de Bauru da Universidade de São Paulo (FOB/USP). Professora Adjunta da Faculdade de Odontologia e do Programa de Pós-Graduação em Ciências Odontológicas Integradas da Universidade de Cuiabá (Unic/MT).

Apoena de Aguiar Ribeiro

Graduada em Odontologia pela Universidade Federal Fluminense (UFF/Niterói). Especialista e Mestre em Odontopediatria pela Universidade Federal do Rio de Janeiro (UFRJ). Doutora em Ciências (Microbiologia e Imunologia) pela UFRJ. Professora Associada da Escola de Odontologia da Universidade da Carolina do Norte (UNC), Chapel Hill, Estados Unidos.

Aurigena Antunes de Araújo

Graduada em Odontologia pela Universidade Federal do Rio Grande do Norte (UFRN). Mestre em Odontologia Social pela UFRN. Doutora pelo Programa de Pós-Graduação em Ciências da Saúde da UFRN. Pós-Doutora pela Universidad Autónoma de San Luis de Potosí (México). Professora Associada da UFRN. Orientadora permanente dos programas de Pós-Graduação em Ciências Odontológicas e Ciências Farmacêuticas da UFRN.

Bárbara da Silva Mourthé Matoso

Graduada em Enfermagem pela Pontifícia Universidade Católica de Minas Gerais (PUC Minas). Especialista em

Gestão da Clínica na Atenção Primária à Saúde (Faculdade Senac Minas). Mestre em Administração pela Universidade Fumec. Doutoranda em Odontologia (Saúde Coletiva) pela Faculdade de Odontologia da Universidade Federal de Minas Gerais (FAO/UFMG). Enfermeira da FAO/UFMG.

Camile Aben-athar
Especialista em Odontopediatria pela Fundecto – Faculdade de Odontologia da Universidade de São Paulo (USP). Mestranda em Ciências Odontológicas pela Universidade Cruzeiro do Sul (Unicsul).

Camilla Cristina Lira Di Leone
Graduada em Odontologia pelo Instituto de Saúde de Nova Friburgo da Universidade Federal Fluminense (ISNF/UFF). Especialista em Endodontia pela Clínica Escola de Odontologia e Implantes Dentários RJ (Inco25). Especialista em Odontopediatria pela Fundação Bauruense de Estudos Odontológicos (Funbeo). Mestranda em Ciências Odontológicas Aplicadas com ênfase em Odontopediatria pela Faculdade de Odontologia de Bauru da Universidade de São Paulo (FOB/USP).

Carla Massignan
Graduada em Odontologia pela Universidade Federal de Santa Catarina (UFSC). Especialista e Mestre em Odontopediatria pela UFSC. Doutora em Clínica Odontológica pela UFSC. Professora Adjunta do Curso de Odontologia da Universidade de Brasília (UnB).

Carla Pitoni
Graduada em Odontologia pela Universidade Federal do Rio Grande do Sul (UFRGS). Mestre em Clínica Odontológica – Odontopediatria pela UFRGS. Doutora em Odontopediatria pela Universidade Federal de Santa Catarina (UFSC). Especialista em Dentística pela Sobracursos/São Leopoldo Mandic. Professora do Curso de Especialização em Odontopediatria da Associação Brasileira de Odontologia (ABO/RS).

Carlos Felipe Bonacina
Graduado em Odontologia pela Universidade Guarulhos (UNG). Especialista em Odontopediatria pela Universidade Paulista (Unip). Mestre em Odontologia, área de concentração Odontopediatria, pela Universidade Cruzeiro do Sul (Unicsul). Doutorando em Odontologia, área de concentração Odontopediatria, pela Unicsul. Professor Adjunto do Curso de Odontologia da UNG.

Carolina da Luz Baratieri
Graduada em Odontologia pela Universidade Federal de Santa Catarina (UFSC). Especialista em Dentística pela Associação Brasileira de Cirurgiões-Dentistas – Regional de Florianópolis/SC (ABCD/Florianópolis). Especialista em Ortodontia e Ortopedia Facial pela UFSC. Mestre e Doutora em Ortodontia pela Universidade Federal do Rio de Janeiro (UFRJ). Professora Adjunta do Departamento de Odontologia da UFSC.

Catarina Ribeiro Barros de Alencar
Graduada em Odontologia pela Universidade Estadual da Paraíba (UEPB). Especialista em Dentística pelo Hospital de Reabilitação de Anomalias Craniofaciais da Universidade de São Paulo (HRAC/USP). Mestre e Doutora em Ciências Odontológicas Aplicadas com ênfase em Odontopediatria pela Faculdade de Odontologia de Bauru da Universidade de São Paulo (FOB/USP). Professora Visitante do Curso de Odontologia da Universidade Federal de Campina Grande (UFCG).

Cinthya Gomes
Graduada em Odontologia pela Universidade Vale do Rio Doce (Univale). Especialista em Endodontia pela Universidade Federal do Rio de Janeiro (UFRJ). Mestre em Endodontia pela Faculdade São Leopoldo Mandic (SLMANDIC/Campinas). Doutora em Endodontia pela Universidade do Estado do Rio de Janeiro (UERJ). Pós-Doutora em Endodontia pela Universidade Estadual Paulista (Unesp). Professora Associada do Curso de Odontologia do Instituto de Saúde de Nova Friburgo da Universidade Federal Fluminense (ISNF/UFF).

Daniela Prócida Raggio
Mestre e Doutora em Odontopediatria pela Faculdade de Odontologia da Universidade de São Paulo (FOUSP). Professora Associada da FOUSP.

Daniela Rios
Graduada em Odontologia pela Faculdade de Odontologia de Bauru da Universidade de São Paulo (FOB/USP). Mestre e Doutora em Odontopediatria pela FOB/USP. Professora Associada do Departamento de Odontopediatria, Ortodontia e Saúde Coletiva da FOB/USP.

Denira Fróes Brahuna Serejo Sousa
Graduada em Odontologia pela Universidade Federal do Maranhão (UFMA). Especialista em Odontopediatria pela Universidade Federal de Minas Gerais (UFMG). Especialista em Ortodontia pela Faculdade de Sete Lagoas.

Mestranda em Odontologia pela Universidade Ceuma (Uniceuma).

Eduardo Grigollo Patussi
Graduado em Odontologia pela Universidade de Passo Fundo (UPF). Especialista, Mestre e Doutor em Odontopediatria pela Universidade Federal de Santa Catarina (UFSC). Especialista em Ortodontia pela UPF. Professor Titular do Curso de Odontologia da UPF.

Efigênia Ferreira e Ferreira
Graduada em Odontologia pela Universidade Federal de Minas Gerais (UFMG). Especialista em Saúde Coletiva pela Pontifícia Universidade Católica de Minas Gerais (PUC Minas). Mestre em Clínica Odontológica pela UFMG. Doutora em Epidemiologia pela UFMG. Professora Titular do Departamento de Odontologia Social e Preventiva da Faculdade de Odontologia da UFMG (FAO/UFMG).

Érick Tássio Barbosa Neves
Graduado em Odontologia pela Universidade Estadual da Paraíba (UEPB). Mestre e Doutor em Clínicas Odontológicas pela UEPB.

Fabiana Nunes Germano
Graduada em Ciências Biológicas pela Universidade Federal do Rio Grande (Furg). Mestre em Ciências da Saúde pela Furg. Doutora em Ciências (Genética Molecular) pela Universidade Federal do Rio de Janeiro (UFRJ). Professora Adjunta do Curso de Biomedicina do Instituto de Saúde de Nova Friburgo da Universidade Federal Fluminense (ISNF/UFF).

Fabiana Suelen Figuerêdo de Siqueira
Graduada em Odontologia pela Universidade Federal de Alagoas (Ufal). Especialista em Dentística Restauradora pela Associação Brasileira de Odontologia – Regional de Ponta Grossa (ABOPG). Mestre em Dentística Restauradora pela Universidade Estadual de Ponta Grossa (UEPG). Doutora em Dentística Restauradora pela UEPG. Pós-Doutora em Materiais Dentários pela Universidade Ceuma (Uniceuma). Professora da Graduação e do Programa de Pós-Graduação em Odontologia da Uniceuma.

Fernanda Bartolomeo Freire-Maia
Graduada em Odontologia pela Pontifícia Universidade Católica de Minas Gerais (PUC Minas). Especialista em Odontopediatria pela Faculdade de Odontologia da Universidade Federal do Rio de Janeiro (UFRJ). Mestre e Doutora em Odontopediatria pela Faculdade de Odontologia da Universidade Federal de Minas Gerais (FAO/UFMG). Professora Adjunta do Curso de Odontologia da FAO/UFMG.

Fernanda Miori Pascon
Graduada em Odontologia pela Faculdade de Odontologia de Piracicaba (FOP/Unicamp). Especialista em Odontopediatria pela FOP/Unicamp. Mestre e Doutora em Odontologia, área de concentração Odontopediatria, pela FOP/Unicamp. Professora Livre-Docente da FOP/Unicamp.

Fernanda Morais Ferreira
Graduada em Odontologia pela Faculdade de Odontologia da Universidade Federal de Minas Gerais (FAO/UFMG). Mestre em Odontologia (Odontopediatria) pela UFMG. Doutora em Ciências Odontológicas (Odontopediatria) pela Faculdade de Odontologia da Universidade de São Paulo (FOUSP). Pós-Doutora em Odontopediatria pela UFMG. Professora Associada de Odontopediatria da FAO/UFMG.

Fernanda Ramos de Faria
Graduada em Odontologia pelo Instituto de Saúde de Nova Friburgo da Universidade Federal Fluminense (ISNF/UFF). Pós-Graduada em Odontologia Hospitalar pelo Instituto Israelita de Ensino e Pesquisa Albert Einstein (Iiepae). Mestre em Clínica Odontológica pela Universidade Federal de Juiz de Fora (UFJF).

Fernanda Volpe de Abreu
Graduada em Odontologia pela Universidade Federal de Juiz de Fora (UFJF). Mestre em Odontopediatria pela Universidade Federal do Rio de Janeiro (UFRJ). Doutora em Odontologia/Odontopediatria pela UFRJ. Professora Associada do Curso de Odontologia do Instituto de Saúde de Nova Friburgo da Universidade Federal Fluminense (ISNF/UFF).

Fernando Borba de Araujo
Mestre e Doutor em Odontopediatria pela Faculdade de Odontologia da Universidade de São Paulo (FOUSP). Professor do Programa de Pós-Graduação em Odontologia da Universidade Federal do Rio Grande do Sul (UFRGS). Coordenador dos Cursos de Especialização em Odontopediatria da Escola de Educação Continuada da Associação Brasileira de Odontologia – Seção Rio Grande do Sul (UniABO/RS) e do Zenith Educação Continuada (Zenith/SC).

Flávio Warol

Graduado em Odontologia pelo Instituto de Saúde de Nova Friburgo da Universidade Federal Fluminense (ISNF/UFF). Técnico em Prótese Dentária pela Universidade Federal do Rio de Janeiro (UFRJ). Mestre em Odontologia, área de concentração Clínica Odontológica, pelo ISNF/UFF. Doutorando em Odontologia, área de concentração Clínica Odontológica, pela Unigranrio.

Guido Artemio Marañón-Vásquez

Graduado em Odontologia pela Universidad de San Martin de Porres (USMP), Lima, Peru. Especialista em Ortodontia e Ortopedia Maxilar pela Universidad Nacional Mayor de San Marcos (UNMSM), Lima, Peru. Mestre em Odontopediatria pela Faculdade de Odontologia de Ribeirão Preto da Universidade de São Paulo (Forp/USP). Doutorando em Odontologia (Ortodontia) pela Universidade Federal do Rio de Janeiro (UFRJ).

Guilherme Thiesen

Graduado em Odontologia pela Universidade Federal de Santa Catarina (UFSC). Mestre em Ortodontia e Ortopedia Facial pela Pontifícia Universidade Católica do Rio Grande do Sul (PUCRS). Doutor em Odontologia pela Universidade Luterana do Brasil (Ulbra/Canoas). Pós-Doutor em Ortodontia pela Saint Louis University (Estados Unidos). Diplomado pelo *Board* Brasileiro de Ortodontia e Ortopedia Facial. Diretor Clínico do Aligners Expert.

Isabelita Duarte Azevedo

Graduada em Odontologia pela Universidade Federal do Rio Grande do Norte (UFRN). Mestre em Odontologia Preventiva e Social pela UFRN. Doutora em Odontopediatria pela Universidade Federal de Santa Catarina (UFSC). Professora Associada do Curso de Odontologia da UFRN. Tutora da área de Odontologia da Residência Multiprofissional em Saúde da Criança do Hospital Universitário Onofre Lopes (HUOL) da UFRN.

Izabel Monteiro Dhyppolito

Graduada em Odontologia pela Universidade do Estado do Rio de Janeiro (UERJ). Especialista e Mestre em Odontopediatria pela UERJ. Doutoranda em Saúde Coletiva/Epidemiologia pela UERJ.

Joana Ramos Jorge

Graduada em Odontologia pela Universidade Federal dos Vales do Jequitinhonha e Mucuri (UFVJM). Mestre e Doutora em Odontopediatria pela Universidade Federal de Minas Gerais (UFMG). Professora Adjunta de Odontopediatria da UFMG.

Joberth Baliza

Graduado em Odontologia pelo Instituto de Saúde de Nova Friburgo da Universidade Federal Fluminense (ISNF/UFF). Mestrando em Ortodontia pela Universidade Federal do Rio de Janeiro (UFRJ).

Jonas de Almeida Rodrigues

Graduado em Odontologia pela Faculdade de Odontologia de Araraquara da Universidade Estadual Paulista (FOAr/Unesp). Especialista em Odontopediatria pelo Conselho Federal de Odontologia (CFO). Mestre e Doutor em Ciências Odontológicas/Odontopediatria pela FOAr/Unesp. Doutor em Medicina Dentária e Pós-Doutor pela Universität Bern (Suíça). Professor de Odontopediatria da Universidade Federal do Rio Grande do Sul (UFRGS).

José Carlos Fedoceo

Graduado em Odontologia pela Universidade Federal de Juiz de Fora (UFJF). Especialista em Odontologia Legal pela Faculdade de Odontologia da UFJF (FO/UFJF). Especialista em Radiologia e Imaginologia pela FO/UFJF.

Josélia Maria Viana Souza

Graduada em Odontologia pela Universidade Federal do Rio Grande do Norte (UFRN). Especialista em Assistência Farmacêutica pela Escola de Saúde Pública do Ceará (ESP/CE). Mestre em Odontologia pela Universidade Potiguar (UnP). Doutoranda em Salud Pública pela Universidad de Ciencias Empresariares y Sociales (UCES), Buenos Aires, Argentina. Coordenadora e Professora do Curso de Farmacoterapia em Odontologia da Associação Brasileira de Odontologia do Ceará (ABO-CE). Servidora Pública Federal no Tribunal Regional Eleitoral do Ceará (TRE/CE), cargo de Analista Judiciário, função de Odontóloga.

Josiane Pezzini Soares

Graduada em Odontologia pela Universidade do Vale do Itajaí (Univali). Mestre em Odontopediatria pela Universidade Federal de Santa Catarina (UFSC). Doutoranda em Clínica Odontológica pela UFSC.

Julia Puppin-Rontani

Graduada em Odontologia pela Faculdade de Odontologia de Araraquara da Universidade Estadual Paulista (FOAr/Unesp). Mestre e Doutora em Materiais Dentários pela Faculdade de Odontologia de Piracicaba (FOP/Unicamp).

Juliana Costa de Oliveira
Graduada em Odontologia pelo Instituto de Saúde de Nova Friburgo da Universidade Federal Fluminense (ISNF/UFF). Mestre em Ciências Odontológicas, área de concentração Patologia Oral e Maxilofacial e Pacientes Especiais, pela Faculdade de Odontologia da Universidade de São Paulo (FOUSP).

Juliane Bervian
Graduada em Odontologia pela Universidade Federal de Santa Maria (UFSM). Especialista, Mestre e Doutora em Odontopediatria pela Universidade Luterana do Brasil (Ulbra/RS). Professora Adjunta do Curso de Odontologia da Universidade de Passo Fundo (UPF).

Kamila Rosamilia Kantovitz
Graduada em Odontologia pela Faculdade de Odontologia de Ribeirão Preto da Universidade de São Paulo (Forp/USP). Mestre e Doutora em Odontopediatria pela Faculdade de Odontologia de Piracicaba (FOP/Unicamp). *Research Fellow* pelo National Institute of Arthritis and Musculoskeletal and Skin Diseases (NIAMS-NIH), Estados Unidos. Pós-Doutora em Odontopediatria pela Faculdade de Odontologia de Piracicaba (FOP/Unicamp). Pesquisadora Colaboradora no Programa de Pós-Graduação em Odontologia da FOP/Unicamp. Professora do Curso de Odontologia (Materiais Dentários e Dentística) da Faculdade São Leopoldo Mandic (SLMANDIC).

Laís Rueda Cruz
Graduada em Odontologia pela Universidade Federal da Bahia (UFBA). Especialista em Odontopediatria pela Universidade do Estado do Rio de Janeiro (UERJ). Mestre em Odontopediatria pela UERJ. Doutoranda em Odontopediatria pela UERJ.

Larissa Corrêa Brusco Pavinato
Graduada em Odontologia pela Universidade de Passo Fundo (UPF). Especialista e Mestre em Odontopediatria pela Universidade Luterana do Brasil (Ulbra/RS). Doutora em Odontopediatria pela Faculdade São Leopoldo Mandic (SLMANDIC). Professora Adjunta do Curso de Odontologia da UPF.

Laura Guimarães Primo
Graduada em Odontologia pela Universidade Federal do Rio de Janeiro (UFRJ). Especialista e Mestre em Odontopediatria pela UFRJ. Doutora em Odontologia (Odontopediatria) pela Universidade de São Paulo (USP). Professora Associada da Disciplina de Odontopediatria da UFRJ.

Leonardo dos Santos Antunes
Graduado em Odontologia pela Faculdade de Odontologia de Nova Friburgo (Fonf). Especialista em Endodontia pela Universidade Federal Fluminense (UFF). Mestre em Odontologia (Clínica Odontológica) pela UFF/Niterói. Doutor em Ciências Médicas pela UFF/Niterói. Pós-Doutor em Endodontia pela Universidade Estadual Paulista (Unesp). Professor Adjunto do Curso de Odontologia do Instituto de Saúde de Nova Friburgo da UFF (ISNF/UFF).

Lívia Azeredo Alves Antunes
Graduada em Odontologia pela Faculdade de Odontologia de Nova Friburgo (Fonf). Especialista em Odontopediatria pela Universidade Federal do Rio de Janeiro (UFRJ). Mestre e Doutora em Odontopediatria pela UFRJ. Professora Adjunta do Curso de Odontologia pelo Instituto de Saúde de Nova Friburgo da Universidade Federal Fluminense (ISNF/UFF).

Lúcia Aparecida Federighi Pereira Leme
Graduada em Odontologia pela Universidade São Francisco (USF). Especialista e Mestre em Odontopediatria pela USF. Professora no Curso de Odontologia da USF.

Lucianne Cople Maia
Graduada em Odontologia pela Universidade Federal Fluminense (UFF). Mestre em Odontopediatria pela Universidade Federal do Rio de Janeiro (UFRJ). Doutora em Odontologia (Odontologia Social) pela UFF. Professora Titular em Odontopediatria da UFRJ. Coordenadora da área de Odontopediatria do Programa de Pós-Graduação em Odontologia da UFRJ.

Luciano Casagrande
Mestre e Doutor em Odontopediatria pela Universidade Federal do Rio Grande do Sul (UFRGS). Professor Associado da Faculdade de Odontologia da UFRGS.

Ludmila da Silva Guimarães
Graduada em Odontologia pelo Instituto de Saúde de Nova Friburgo da Universidade Federal Fluminense (ISNF/UFF). Especialista em Endodontia pela Universidade Federal Fluminense (UFF/Niterói). Mestre em Odontologia (Clínica Odontológica) pelo ISNF/UFF. Doutoranda em Odontologia pela UFF/Niterói.

Maisa Camillo Jordão
Graduada em Odontologia pela Faculdade de Odontologia de Ribeirão Preto da Universidade de São Paulo (Forp/USP). Especialista em Odontopediatria pela Fa-

culdade de Odontologia de Bauru da Universidade de São Paulo (FOB/USP). Mestre e Doutora em Ciências Odontológicas Aplicadas com ênfase em Odontopediatria pela FOB/USP. Pós-Doutoranda e Docente Permanente do Curso de Pós-Graduação em Odontologia da Universidade Cruzeiro do Sul (Unicsul).

Marcela Baraúna Magno

Graduada em Odontologia pela Universidade Federal do Pará (UFPA). Especialista em Prótese Dentária pela Faculdade de Odontologia de Piracicaba (FOP/Unicamp). Mestre em Odontologia pela UFPA. Doutora em Odontologia (Odontopediatria) pela Universidade Federal do Rio de Janeiro (UFRJ). Pós-Doutoranda em Odontopediatria pela UFRJ. Professora Substituta no Departamento de Clínica Odontológica (Dentística) da UFRJ. Professora Colaboradora do Programa de Pós-Graduação em Odontologia da UFRJ.

Marcela Leticia Leal Gonçalves

Graduada em Odontologia pela Universidade Metropolitana de Santos (Unimes). Especialista em Radiologia Odontológica e Imaginologia (Centro Universitário Senac). Mestre e Doutora em Biofotônica Aplicada às Ciências da Saúde pela Universidade Nove de Julho (Uninove).

Marcelo Bönecker

Mestre em Odontopediatria pela Faculdade de Odontologia da Universidade de São Paulo (FOUSP). Doutor em Odontopediatria pela FOUSP e em Epidemiology and Public Health pela University College London (UCL), Reino Unido. Pós-Doutor pelo Dental Research Institute da University of the Witswatersrand (WITS), África do Sul. Professor Titular de Odontopediatria da FOUSP. Presidente da International Association of Pediatric Dentistry (IAPD).

Marcelo Mendes Pinto

Graduado em Odontologia pela Unicastelo. Especialista em Odontopediatria pelo Sindicato dos Odontologistas do Estado de São Paulo (Soesp). Mestre em Materiais Dentários pela Faculdade de Odontologia da Universidade de São Paulo (FOUSP). Doutor em Biomateriais e Bioquímica Oral pela FOUSP. Professor do Curso de Graduação em Odontologia da Universidade Nove de Julho (Uninove).

Marcia Rejane Thomas Canabarro Andrade

Graduada em Odontologia pela Universidade Federal do Rio Grande do Sul (UFRGS). Especialista e Mestre em Odontopediatria pela Universidade do Estado do Rio de Janeiro (UERJ). Doutora em Odontopediatria pela Universidade Federal do Rio de Janeiro (UFRJ). Professora Adjunta do Curso de Odontologia do Instituto de Saúde de Nova Friburgo da Universidade Federal Fluminense (ISNF/UFF).

Marco Aurélio Benini Paschoal

Graduado em Odontologia pela Faculdade de Odontologia de Bauru da Universidade de São Paulo (FOB/USP). Mestre em Odontopediatria pela FOB/USP. Doutor em Odontopediatria pela Faculdade de Odontologia de Araraquara da Universidade Estadual Paulista (FOAr/Unesp). Pós-Doutor pela College of Dentistry of New York University (NYU), Estados Unidos. Professor Adjunto da Faculdade de Odontologia da Universidade Federal de Minas Gerais (FAO/UFMG).

Maria Cristina Borsatto

Graduada em Odontologia pela Faculdade de Odontologia de Ribeirão Preto da Universidade de São Paulo (Forp/USP). Especialista em Odontopediatria e Pacientes Especiais pela Forp/USP. Mestre e Doutora em Odontopediatria pela Faculdade de Odontologia de Araraquara da Universidade Estadual Paulista (FOAr/Unesp). Professora Titular de Odontopediatria da Forp/USP.

Mariana Coutinho Sancas

Graduada em Odontologia pela Universidade Federal do Rio de Janeiro (UFRJ). Mestranda em Odontopediatria pela UFRJ.

Mariane Cardoso

Graduada em Odontologia pela Universidade Federal de Santa Catarina (UFSC). Mestre e Doutora em Odontologia/Odontopediatria pela UFSC. Pós-Doutora pela Faculdade de Odontologia de Bauru da Universidade de São Paulo (FOB/USP). Professora Associada do Curso de Odontologia da UFSC.

Marlus Roberto Rodrigues Cajazeira

Graduado em Odontologia pela Unigranrio. Especialista em Odontopediatria pela Universidade Federal Fluminense (UFF). Mestre em Odontopediatria pela Universidade do Estado do Rio de Janeiro (UERJ). Doutor em Odontopediatria pela Universidade Federal do Rio de Janeiro (UFRJ). Professor Adjunto do Curso de Odontologia pelo Instituto de Saúde de Nova Friburgo da UFF (ISNF/UFF).

Matheus França Perazzo
Graduado em Odontologia pela Universidade Estadual da Paraíba (UEPB). Mestre em Odontologia pela UEPB. Doutorado Sanduíche em Psicometria pelo London Psychometric Laboratory – University College London (UCL), Reino Unido.

Maysa Lannes Duarte
Graduada em Odontologia pela Universidade Federal Fluminense (UFF). Especialista em Odontopediatria pela Universidade Federal do Rio de Janeiro (UFRJ). Mestre em Odontologia (Clínica Odontológica) pela UFF. Doutoranda em Odontopediatria pela UFRJ.

Meire Coelho Ferreira
Graduada em Odontologia pela Universidade Vale do Rio Doce (Univale). Especialista em Odontopediatria pela Univale. Mestre e Doutora em Odontopediatria pela Universidade Federal de Santa Catarina (UFSC). Pós-Doutora em Epidemiologia pela Universidade Federal de Minas Gerais (UFMG). Pós-Doutora em Epidemiologia pela Universidade Federal dos Vales do Jequitinhonha e Mucuri (UFVJM). Professora do Curso de Odontologia da Universidade Ceuma (Uniceuma). Professora do Programa de Pós-Graduação em Odontologia da Uniceuma.

Michele Bolan
Graduada em Odontologia pela Universidade Federal de Santa Catarina (UFSC). Mestre e Doutora em Odontopediatria pela UFSC. Professora Associada do Departamento de Odontologia da UFSC.

Michelle Mikhael Ammari
Graduada em Odontologia pela Unigranrio. Especialista em Odontopediatria pela Universidade Federal Fluminense (UFF). Mestre em Odontopediatria pela Universidade do Estado do Rio de Janeiro (UERJ). Doutora em Odontopediatria pela Universidade Federal do Rio de Janeiro (UFRJ). Professora Adjunta do Curso de Odontologia do Instituto de Saúde de Nova Friburgo da UFF (ISNF/UFF).

Mirian de Waele Souchois de Marsillac
Graduada pela Universidade do Estado do Rio de Janeiro (UERJ). Mestre em Odontologia, área de concentração Odontopediatria, pela UERJ. Doutora em Odontologia, área de concentração Odontopediatria, pela Universidade Federal de Santa Catarina (UFSC). Professora Associada do Departamento de Odontologia Preventiva e Comunitária da UERJ. Coordenadora do Curso de Especialização em Odontopediatria da UERJ.

Morgana Almeida Souza de Morais
Graduada em Odontologia pela Faculdade de Odontologia da Universidade Federal de Minas Gerais (FAO/UFMG). Mestranda em Odontologia em Saúde Pública pela FAO/UFMG.

Naiara Leites Larentis
Graduada em Odontologia pela Universidade Federal do Rio Grande do Sul (UFRGS). Mestre em Clínica Odontológica, com ênfase em Radiologia, pela UFRGS. Doutora em Odontologia pela Universidade Luterana do Brasil (Ulbra).

Pablo Silveira Santos
Graduado em Odontologia pela Universidade Federal de Santa Maria (UFSM). Mestre em Odontologia pela Universidade Federal de Santa Catarina (UFSC). Doutorando em Odontologia – Clínica Odontológica pela UFSC.

Patricia Pigato Schneider
Graduada em Odontologia pela Universidade Federal de Santa Maria (UFSM). Especialista em Ortodontia pela Faculdade de Odontologia de Araraquara da Universidade Estadual Paulista (FOAr/Unesp). Mestre em Ortodontia pela FOAr/Unesp. Doutora em Ortodontia pela FOAr/Unesp. Doutorado Sanduíche pela Saint Louis University, Estados Unidos.

Raimundo Rosendo Prado Júnior
Graduado em Odontologia pela Universidade Federal do Piauí (UFPI). Especialista em Dentística Restauradora pela Associação Paulista de Cirurgiões-Dentistas – Regional de Araraquara (APCD/Araraquara). Mestre e Doutor em Dentística Restauradora pela Universidade Estadual Paulista (Unesp/Araraquara). Professor do Departamento de Odontologia Restauradora da UFPI. Professor do Programa de Pós-Graduação em Odontologia da UFPI.

Ramon Targino Firmino
Graduado em Odontologia pela Universidade Estadual da Paraíba (UEPB). Mestre em Clínicas Odontológicas pela UEPB. Doutor em Odontologia (Odontopediatria) pela Universidade Federal de Minas Gerais (UFMG). Professor de Saúde Coletiva da Unifacisa.

Rachel de Oliveira Rocha
Mestre e Doutora em Odontopediatria pela Faculdade de Odontologia da Universidade de São Paulo (FOUSP).

Professora Associada da Faculdade de Odontologia da Universidade Federal de Santa Maria (UFSM).

Raquel Conceição Ferreira

Graduada em Odontologia pela Faculdade de Odontologia da Universidade Federal de Minas Gerais (FAO/UFMG). Mestre e Doutora em Clínica Odontológica pela FAO/UFMG. Professora Associada do Departamento de Odontologia Social e Preventiva da FAO/UFMG.

Raquel Gonçalves Vieira-Andrade

Especialista em Patologia Bucal pelo Conselho Regional de Odontologia de Minas Gerais (CRO/MG). Mestre em Patologia Bucal pela Faculdade de Odontologia da Universidade Federal de Minas Gerais (FAO/UFMG). Doutora em Medicina Molecular pela Faculdade de Medicina da UFMG (FM/UFMG). Pós-Doutora em Odontologia pela FAO/UFMG. Professora Adjunta do Curso de Odontologia da FAO/UFMG.

Ravana Angelini Sfalcin

Graduada em Odontologia pela Universidade Estadual de Campinas (Unicamp). Mestre e Doutora em Materiais Dentários pela Unicamp. Pós-Doutora em Biofotônica aplicada às Ciências da Saúde da Universidade Nove de Julho (Uninove). Especialista em Odontopediatria pela Associação Paulista de Cirurgiões-Dentistas (APCD). Professora do Curso de Graduação em Odontologia da Uninove.

Regina Maria Puppin-Rontani

Graduada em Odontologia pela Faculdade de Odontologia de Piracicaba (FOP/Unicamp). Especialista em Odontopediatria pela FOP/Unicamp. Mestre em Ciências pela FOP/Unicamp. Doutora em Odontopediatria pela Faculdade de Odontologia da Universidade de São Paulo (FOUSP). Professora Titular da área de Odontopediatria da FOP/Unicamp. Pós-Doutora em Materiais Dentários e Odontopediatria pela University of Texas/Health Science Center at San Antonio, Texas, Estados Unidos. Professora dos Programas de Pós-Graduação em Odontologia e Materiais Dentários da FOP/Unicamp.

Ricardo Scarparo Navarro

Graduado pela Faculdade de Odontologia da Universidade de São Paulo (FOUSP). Mestre em Dentística pela FOUSP. Doutor em Ciências Odontológicas, área de Odontopediatria, pela FOUSP. Habilitado em Laserterapia em Odontologia pelo Conselho Federal de Odontologia (CFO). Certificação Lasers in Dentistry pela Academy Lasers in Dentistry (ALD-USA). Professor dos Cursos de Especialização em Odontopediatria da Faculdade de Medicina e Odontologia São Leopoldo Mandic e da Fundecto-FOUSP. Membro da Equipe Brasileira de Odontopediatria (EBO) e da EsseKaBê Desenvolvimento Profissional (SKB). Professor da Graduação em Odontologia da Universidade Brasil (UB). Professor do Programa do Pós-Graduação em Bioengenharia e Engenharia Biomédica da Universidade Brasil (UB).

Ricardo Kochenborger

Graduado em Odontologia pela Universidade de Passo Fundo (UPF). Especialista e Mestre em Ortodontia pela Universidade Metodista de São Paulo (Umesp). Professor Associado do Curso de Odontologia da UPF.

Roberta Barcelos

Graduada em Odontologia pela Universidade Federal do Rio de Janeiro (UFRJ). Especialista, Mestre e Doutora em Odontopediatria pela UFRJ. Professora Associada do Curso de Odontologia do Instituto de Saúde de Nova Friburgo da Universidade Federal Fluminense (ISNF/UFF).

Ronald Seaman Penido

Graduado pela Universidade do Estado do Rio de Janeiro (Uerj). Cirurgião-Dentista há 43 anos. Mestre em Odontologia pela Uerj. Residência em Pediatria Bucal na Faculdade de Medicina da Temple University, Saint Christopher's Hospital for Children, Estados Unidos. Especialista em pacientes com necessidades especiais. Foi Professor de Odontopediatria da Uerj.

Sandra Kalil Bussadori

Especialista em Odontopediatria pela Universidade Santo Amaro (Unisa). Mestre em Materiais Dentários pela Faculdade de Odontologia da Universidade de São Paulo (FOUSP). Doutora em Odontopediatria pela FOUSP. Pós-Doutora em Pediatria pela Universidade Federal de São Paulo (Unifesp). Professora da Pós-Graduação em Ciências da Reabilitação e Biofotônica da Universidade Nove de Julho (Uninove). Professora Titular da Clínica Infantil da Uninove e da Universidade Metropolitana de Santos (Unimes).

Saul Martins Paiva

Graduado em Odontologia pela Pontifícia Universidade Católica de Minas Gerais (PUC Minas). Mestre em Odontologia pela Universidade Federal de Santa Catarina (UFSC). Doutor em Odontologia pela Faculdade de Odontologia da Universidade de São Paulo

(FOUSP). Pós-Doutor em Saúde Pública pela McGill University, Canadá. Professor Titular de Odontopediatria da Faculdade de Odontologia da Universidade Federal de Minas Gerais (FAO/UFMG).

Silvia Cristina Nunez

Graduada em Odontologia pela Universidade Cidade de São Paulo (Unicid). Mestre em *Laser* na Odontologia pelo Instituto de Pesquisas Energéticas e Nucleares (Ipen) – Faculdade de Odontologia da Universidade de São Paulo (FOUSP). Doutora em Ciências pela Universidade de São Paulo (USP/SP). Professora e Pesquisadora do Mestrado em Bioengenharia da Universidade Brasil (UB). Coordenadora do Mestrado em Bioengenharia da UB.

Sílvia Ferreira de Sousa

Graduada em Odontologia pela Universidade Federal dos Vales do Jequitinhonha e Mucuri (UFVJM). Especialista em Odontopediatria pelo Conselho Regional de Odontologia de Minas Gerais (CRO/MG). Mestre em Odontopediatria pela UFVJM. Doutora em Odontologia pela Faculdade de Odontologia da Universidade Federal de Minas Gerais (FAO/UFMG). Professora Adjunta do Curso de Odontologia da FAO/UFMG.

Tathiane Larissa Lenzi

Mestre em Odontopediatria pela Universidade Federal de Santa Maria (UFSM). Doutora em Odontopediatria pela Faculdade de Odontologia da Universidade de São Paulo (FOUSP). Professora Adjunta da Universidade Federal do Rio Grande do Sul (UFRGS).

Thamirys da Costa Rosa

Graduada em Odontologia pelo Instituto de Saúde de Nova Friburgo da Universidade Federal Fluminense (ISNF/UFF). Mestre em Odontologia pelo ISNF/UFF. Doutoranda em Odontopediatria pela Universidade Federal do Rio de Janeiro (UFRJ).

Thuanny Castilho

Graduada em Odontologia pelo Instituto de Saúde de Nova Friburgo da Universidade Federal Fluminense (ISNF/UFF). Especialista em Endodontia pelo Centro Universitário Estácio/Juiz de Fora. Mestre em Odontologia (Clínica Odontológica) pela Universidade Federal Fluminense (UFF/Niterói). Doutoranda em Odontologia (Clínica Odontológica) pela UFF/Niterói.

Vanessa dos Santos Brum

Graduada em Odontologia pela Universidade Federal do Rio Grande do Sul (UFRGS). Especialista em Odontopediatria pela UFRGS. Mestranda em Clínica Odontológica/Odontopediatria pela UFRGS.

Vania Regina Camargo Fontanella

Graduada em Odontologia pela Universidade Estadual de Ponta Grossa (UEPG). Especialista em Radiologia pela Universidade Federal de Santa Catarina (UFSC). Mestre em Cirurgia e Traumatologia Bucomaxilofacial (CTBMF) pela Pontifícia Universidade Católica do Rio Grande do Sul (PUCRS). Doutora em Estomatologia pela PUCRS. Professora Titular do Curso de Odontologia da Universidade Federal do Rio Grande do Sul (UFRGS).

Viviane Elisângela Gomes

Graduada em Odontologia pela Fundação Hermínio Ometto (FHO/Uniararas). Mestre e Doutora em Cariologia pela Faculdade de Odontologia de Piracicaba (FOP/Unicamp). Professora Associada do Departamento de Odontologia Social e Preventiva da Faculdade de Odontologia da Universidade Federal de Minas Gerais (FAO/UFMG).

SUMÁRIO

Agradecimentos VII
Sobre a organizadora IX
Sobre os autores XI
Prefácio XXV
Apresentação XXVII

Parte 1   Bases para a prática clínica

1. Odontologia baseada em evidências: da teoria à prática clínica em odontopediatria 2
   Guido Artemio Marañón-Vásquez, Marcela Baraúna Magno e Lucianne Cople Maia

2. Promoção da saúde: bases teóricas, ideias e ações para a saúde da criança 27
   Viviane Elisângela Gomes, Ana Pitchon, Bárbara da Silva Mourthé Matoso e Efigênia Ferreira e Ferreira

3. Educação em saúde: bases teóricas, práticas educativas e inovadoras para o bem-estar de crianças 36
   Viviane Elisângela Gomes, Álex Moreira Herval, Andréa Maria Duarte Vargas, Morgana Almeida Souza de Morais e Raquel Conceição Ferreira

4. Alfabetismo em saúde bucal e comunicação efetiva em odontopediatria 44
   Érick Tássio Barbosa Neves, Ramon Targino Firmino, Ana Flávia Granville-Garcia, Saul Martins Paiva e Fernanda Morais Ferreira

5. Visão holística do odontopediatra: foco na qualidade de vida de crianças e adolescentes 51
   Matheus França Perazzo e Saul Martins Paiva

Parte 2   Cárie dentária

6. Terminologias relacionadas à cariologia 60
   Marcia Rejane Thomas Canabarro Andrade, Michelle Mikhael Ammari e Angela Scarparo

7. Cariologia em odontopediatria 70
   Apoena de Aguiar Ribeiro e Thamirys da Costa Rosa

8. Métodos auxiliares para a detecção de lesões de cárie dentária 80
   Marcia Rejane Thomas Canabarro Andrade e Michelle Mikhael Ammari

Parte 3 Abordagem inicial e aspectos relacionados

9. Exame clínico e plano de tratamento em odontopediatria 86
   Ana Luiza Peres Baldiotti, Juliana Costa de Oliveira, Angela Scarparo e Lúcia Aparecida Federighi Pereira Leme

10. Maus-tratos infantis 98
    Fernanda Volpe de Abreu e José Carlos Fedoceo

11. Manejo do comportamento infantil no atendimento odontopediátrico 107
    Mirian de Waele Souchois de Marsillac e Ronald Seaman Penido

12. Radiologia em odontopediatria 132
    Vania Regina Camargo Fontanella, Alejandro Hidalgo Rivas, Naiara Leites Larentis e Angela Scarparo

13. Anestesiologia em odontopediatria 142
    Carla Massignan, Pablo Silveira Santos, Mariane Cardoso e Michele Bolan

14. Terapêutica medicamentosa em odontopediatria 152
    Isabelita Duarte Azevedo, Aurigena Antunes de Araújo e Josélia Maria Viana Souza

Parte 4 Materiais dentários aplicados à odontopediatria

15. Materiais restauradores em odontopediatria 164
    Kamila Rosamilia Kantovitz, Angela Scarparo, Fernanda Miori Pascon, Daniela Rios, Julia Puppin-Rontani e Regina Maria Puppin-Rontani

16. Adesão em dentes decíduos 195
    Tathiane Larissa Lenzi, Daniela Prócida Raggio, Luciano Casagrande, Fernando Borba de Araujo e Rachel de Oliveira Rocha

Parte 5 Condutas clínicas

17. Decisão de tratamento para lesões de cárie em pacientes infantis 204
    Jonas de Almeida Rodrigues, Vanessa dos Santos Brum e Adriela Azevedo Souza Mariath

18. Uso de fluoretos em odontopediatria 211
    Adílis Alexandria, Izabel Monteiro Dhyppolito, Laís Rueda Cruz e Ana Paula Pires dos Santos

19. Remoção químico-mecânica da cárie 222
    Sandra Kalil Bussadori, Ravana Angelini Sfalcin e Marcelo Mendes Pinto

20. Selantes em odontopediatria 228
    Fernanda Miori Pascon, Angela Scarparo, Kamila Rosamilia Kantovitz, Julia Puppin-Rontani e Regina Maria Puppin-Rontani

21. Dentística em odontopediatria 236
    Marlus Roberto Rodrigues Cajazeira, Carla Pitoni, Ricardo Scarparo Navarro, Flávio Warol e Angela Scarparo

22. Reabilitação bucal em odontopediatria 250
    Andreza Maria Fábio Aranha, Meire Coelho Ferreira, Marlus Roberto Rodrigues Cajazeira, Angela Scarparo e Flávio Warol

Parte 6 Características da dentição-oclusão e aspectos relacionados

23. Desenvolvimento da dentição 276
    Fernanda Ramos de Faria, Joberth Baliza e Angela Scarparo

24. Características da dentadura decídua 282
    Eduardo Grigollo Patussi, Juliane Bervian, Larissa Corrêa Brusco Pavinato e Ricardo Kochenborger

25. Hábitos bucais e suas consequências na odontopediatria 295
    Michele Bolan, Carolina da Luz Baratieri, Josiane Pezzini Soares e Carla Massignan

26. Ortodontia preventiva e interceptativa em odontopediatria 312
    Guilherme Thiesen e Patricia Pigato Schneider

Parte 7 Terapia pulpar e traumatismos em odontopediatria

27. Terapia pulpar em dentes decíduos baseada em evidência 350
    Laura Guimarães Primo, Roberta Barcelos, Aline de Almeida Neves, Andréa Vaz Braga Pintor, Maysa Lannes Duarte e Mariana Coutinho Sancas

28. Traumatismos dentoalveolares: aspectos epidemiológicos preventivos e diagnósticos 364
    Lívia Azeredo Alves Antunes, Cinthya Gomes, Ludmila da Silva Guimarães, Thuanny Castilho e Leonardo dos Santos Antunes

29. Traumatismos dentoalveolares na dentição decídua e permanente com rizogênese incompleta: classificação e tratamento 375
    Lívia Azeredo Alves Antunes, Cinthya Gomes, Ludmila da Silva Guimarães, Thuanny Castilho e Leonardo dos Santos Antunes

Parte 8 Outros agravos em odontopediatria

30. Estomatologia em odontopediatria 394
    Fernanda Bartolomeo Freire-Maia, Marco Aurélio Benini Paschoal, Raquel Gonçalves Vieira-Andrade e Sílvia Ferreira de Sousa

31. Hipomineralização de molar-incisivo permanente e molares decíduos: evidências clínicas e científicas 414
    Meire Coelho Ferreira, Joana Ramos Jorge, Marco Aurélio Benini Paschoal, Denira Fróes Brahuna Serejo Sousa, Fabiana Suelen Figuerêdo de Siqueira e Raimundo Rosendo Prado Júnior

32. Desgaste dentário erosivo na infância: um olhar para o futuro 431
    Daniela Rios, Catarina Ribeiro Barros de Alencar, Maisa Camillo Jordão, Camilla Cristina Lira Di Leone, Marcelo Bönecker e Ana Carolina Magalhães

33. Bruxismo em odontopediatria 442
    Adriana de Oliveira Lira, Carlos Felipe Bonacina e Ana Lurdes Conte

34. Disfunção temporomandibular e dor orofacial em odontopediatria 447
    Adriana de Oliveira Lira, Carlos Felipe Bonacina, Ana Lurdes Conte e Camile Aben-athar

Parte 9 Tópicos especiais em odontopediatria

35. Aplicações dos *lasers* na odontopediatria 456
    Ricardo Scarparo Navarro, Sandra Kalil Bussadori, Marcela Leticia Leal Gonçalves, Silvia Cristina Nunez, Marco Aurélio Benini Paschoal e Maria Cristina Borsatto

36. Biossegurança na prática clínica 496
    Aline Cardoso Caseca, Fabiana Nunes Germano e Angela Scarparo

Índice Remissivo 513

PREFÁCIO

A transmissão do conhecimento deve ser calcada no pensamento vivido e pesquisado, haja vista ser a verdade aquela que se vive e se pratica. O conhecimento científico é uma ação contínua – *um caminho infinito* –, gerada por informações oriundas de estudos e pesquisas, e jamais será compreendido por aqueles que se limitam a não ter o hábito da leitura e da contínua atualização, oferecida em suas mais diversas formas de apresentação. Quando nos ocupamos com o conhecimento, sentimos a atividade da própria vida ordenar a busca da verdade científica, que esclarece e abre horizontes para o nosso trabalho em qualquer área do conhecimento, na nossa especificamente, em prol da manutenção e do resgate da saúde bucal como um todo, transpondo quaisquer obstáculos no campo das dificuldades e das incertezas.

Em seus princípios fundamentais, a obra presenteia o leitor com conhecimentos consubstanciados, que propiciam visão privilegiada de uma Odontopediatria Clínica moderna e amparada pelas melhores evidências científicas disponíveis. Posso afirmar que esta obra transcende o momento atual e privilegia o futuro da nossa especialidade. Em seus capítulos, fica clara a preocupação dos autores em apresentar temas recentes com repercussão direta na qualidade da informação. Viver o futuro significa acompanhar a velocidade cada vez maior das modificações que acontecem em nossa profissão. Identificá-las e entendê-las. Na Odontologia em geral – e a Odontopediatria não foge à regra –, essas modificações têm surgido de forma muito rápida e impactante por conta da qualidade das pesquisas clínicas e laboratoriais, das revisões sistemáticas e metanálises bem conduzidas, gerando dificuldades de acompanhamento e absorção dessas informações no exercício clínico.

O conteúdo científico e a qualidade técnica deste livro tratam essencialmente, e de forma impecável, de assuntos da rotina clínica da Odontopediatria. O título **Odontopediatria: bases teóricas para uma prática clínica de excelência** já permite ao leitor imaginar o foco central do livro. Composto de 36 capítulos, cumpre uma sequência lógica e ordenada da abordagem clínica da **cárie**, a doença mais prevalente na infância, dedicando direta ou indiretamente a essa patologia mais de dois terços de seu conteúdo. Os outros capítulos privilegiam temas, áreas e assuntos do maior interesse a quem pratica a Odontopediatria. Chama a atenção a visão sistêmica da especialidade, prismatizada pelos conceitos de prevenção, integralidade e adequações de tratamento às particularidades das nossas crianças, reproduzindo a nova realidade da relação paciente-profissional e fornecendo ao leitor um arsenal de opções terapêuticas nas mais diversas situações clínicas abordadas na obra.

Por essas razões, e por conhecer a maioria das pessoas envolvidas com este projeto, não me causou surpresa o fato de a Angela (permitam-me assim chamá-la) e seus colaboradores terem conduzido um livro de excelente qualidade técnica e científica, com um texto redigido de forma simples, acessível e orientado de maneira clínica para aplicação imediata dos conhecimentos com forte suporte científico no dia a dia do consultório.

Conheci a Angela por volta de 2004, por intermédio da Carla Pitoni, sua colega de doutorado na UFSC, ex-aluna, amiga e parceira querida de trabalho desde sempre. Fiz parte da sua banca de doutorado em 2007. Seguimos as nossas vidas, mesmo sem ter nos anos seguintes um contato próximo como deveríamos e gostaríamos, isso por conta da identificação mútua de coisas que nos são do mesmo valor pessoal e profissional. Continuei a acompanhá-la não com a mesma intensidade vivida naqueles anos, mas o suficiente para testemunhar o seu talento como odontopediatra, investigadora e docente. Este livro seguramente faz parte de um projeto de vida profissional dela. É fruto de um sonho! Sonhar vale a pena! Os sonhos transformam as pessoas e estas transformam o mundo no qual cada um de nós vive!

Senti-me extremamente honrado pela oportunidade que me foi dada pela Ló, assim carinhosamente chamada pelas pessoas que compartilham uma relação mais próxima com ela, para prefaciar um livro de autores e colaboradores merecedores da minha maior consideração e respeito pelo muito que têm feito pelo crescimento e pela visibilidade da Odontopediatria brasileira, a melhor do mundo. Foi um privilégio, entre tantos, ter sido convidado para prefaciá-lo!

Os leitores saberão aproveitar e valorizar os ensinamentos fundamentados e as possibilidades clínicas que o livro apresenta, permitindo ao profissional manter-se atualizado com o que há de melhor da Clínica de Odontopediatria. Espero que os colegas, por meio de uma leitura crítica e minuciosa do livro, reconheçam o comprometimento, o tempo dedicado e o esforço de todos os envolvidos na sua construção, dando à obra a devida acolhida que ela faz por merecer.

Convivendo com crianças há quase quarenta anos, não poderia deixar de citar Monteiro Lobato, um dos primeiros e mais consagrados escritores infantis brasileiros. Entre algumas de suas frases mais conhecidas, deixo esta para sintetizar o meu sentimento a respeito desta obra: "Um bom livro é aquele que é lido". E este seguramente será! Com a sua leitura, vai atingir aqueles que desejam prover uma prática odontológica de máxima qualidade e, simultaneamente, uma abordagem realista e racional para satisfazer as demandas de seus pacientes. A Odontopediatria brasileira agradece!

Dr. Fernando Borba de Araujo
Odontopediatra. Professor Titular da Faculdade de Odontologia da Universidade Federal do Rio Grande do Sul (UFRGS)

APRESENTAÇÃO

Nas últimas duas décadas me dediquei à prática e ao ensino da Odontopediatria. Tive o privilégio de ser formada e de conviver com excelentes profissionais. Estes me deram a base e nortearam minhas escolhas futuras.

Nesse percurso, ter a oportunidade de estudar por meio de obras atualizadas e contemporâneas foi e continua sendo fundamental. E, por isso, escrever este livro foi, além de um sonho, um desafio. O privilégio de rever mestres, renomados nacional e internacionalmente, de retomar conversas e de compartilhar a construção deste conteúdo com amigos professores, além de trazer para perto jovens ex-alunos tão perspicazes, fez deste livro um presente.

A escolha dos temas e a estruturação da obra, em 36 capítulos, distribuídos em 9 partes, tiveram como intuito facilitar o aprendizado e a tomada de decisão para a prática clínica a partir de bases teóricas fundamentadas em evidências científicas atualizadas. Este livro contextualiza a importância de uma abordagem integral do paciente infantil.

Desejo a todos uma boa leitura, e que este livro possa ser proveitoso e especial como foi para mim idealizá-lo.

Angela Scarparo

PARTE 1
Bases para a prática clínica

ODONTOLOGIA BASEADA EM EVIDÊNCIAS: DA TEORIA À PRÁTICA CLÍNICA EM ODONTOPEDIATRIA

1

Guido Artemio Marañón-Vásquez
Marcela Baraúna Magno
Lucianne Cople Maia

Este capítulo tem por objetivo reportar as principais características da odontologia baseada em evidências voltada para a prática clínica em odontopediatria, com ênfase na pirâmide hierárquica do conhecimento. Dessa maneira, intenciona-se apresentar de forma didática os desenhos, os guias de delineamentos e as perguntas respondidas pelos principais estudos epidemiológicos primários. Pretende-se ainda fornecer ao leitor argumentos para a compreensão da base estrutural das revisões sistemáticas, enquanto fontes secundárias pautadas em estudos primários, nas quais as evidências devem ser buscadas, avaliadas e compiladas. Partindo desses pressupostos, por fim, este capítulo visa diminuir as distâncias entre a teoria e a prática, guiando o leitor na compreensão das bases que sustentam a aquisição das melhores evidências científicas para a implementação de práticas e políticas em saúde bucal de crianças e adolescentes.

INTRODUÇÃO

Definida pela Associação Dentária Americana como uma "abordagem que requer I – cuidadosa reunião de avaliações sistemáticas de evidências científicas relacionadas à condição e histórico do paciente; II – habilidades técnicas do profissional; e III – atenção às necessidades e preferências de tratamento do paciente"; a odontologia baseada em evidências tem por finalidade a tomada de decisão para o tratamento odontológico,[1] ajudando os profissionais da saúde a interpretar e aplicar as melhores evidências disponíveis na prática cotidiana.[2] Para o atendimento de crianças, a Academia Americana de Odontopediatria, desde 2013, vem trabalhando na perspectiva de atualizar diretrizes e protocolos clínicos pautados nas práticas baseadas em evidências.[3] Essas diretrizes viabilizam o acesso aos resultados das pesquisas clínicas e translacionais, melhorando as práticas profissionais.[4,5]

O crescente volume de estudos publicados e a grande velocidade com que a ciência evolui implicaram a necessidade de implementação efetiva de mudanças, obrigando nossa profissão a se reinventar. Assim como os demais campos da saúde, a odontologia busca pautar suas condutas nas evidências científicas emergentes baseadas em abordagens sistemáticas para compilar, avaliar e integrar novas informações ao cotidiano clínico, tornando-se esse um grande desafio para o cirurgião-dentista.[2,6]

Ainda que a internet tenha democratizado a ciência, e as informações *on-line* sejam consideradas uma fonte de fácil acesso e ampla disponibilidade de dados para profissionais e pacientes, muitas vezes se torna difícil administrar o volume de informações, assim como identificar e avaliar a qualidade das evidências e a confiabilidade dos dados apresentados.[4] Embora a carência de evidências ou de suas avaliações para algumas questões clínicas persistam como limitações na área, cabe às lideranças e estudiosos da odontologia identificá-las e respondê-las, a fim de que as práticas baseadas em evidências possam ser, de fato, implementadas pelos profissionais da área, usando técnicas e tecnologias eficazes, seguras e éticas para a maximização da proteção da saúde dos pacientes.[2]

Dentro desse contexto, emergiram as revisões sistemáticas, que não são mais que estudos secundários cuja finalidade é integrar informações provenientes de estudos primários (investigações originais), cuidadosamente avaliados quanto à qualidade metodológica e ao risco de viés, a fim de fornecer resultados científicos consistentes e passíveis de generalização e uso na clínica diária.[7,8] Assim, a abordagem baseada em evidências implica a avaliação crítica e sistemática dos estudos científicos primários, bem como a avaliação de seus níveis de evidência, de acordo com sua força, validade e adequação,[9] tomando-se por base seus delineamentos metodológicos, objetivamente escolhidos para melhor responder às perguntas para os quais foram idealizados.

EIXOS DE CLASSIFICAÇÃO DOS DESENHOS DOS ESTUDOS E HIERARQUIZAÇÃO DAS EVIDÊNCIAS

Certos elementos devem ser levados em consideração ao planejar um estudo primário na área da saúde. Para sua melhor compreensão, os métodos de observação e a análise dos fatores de exposição/intervenção e desfechos relacionados à saúde são apresentados de acordo com seus possíveis eixos de classificação, considerando as seguintes questões: envolvimento institucional, estratégia de observação, temporalidade, tipo de dado, perfil da análise dos dados e manipulação da exposição. Na **Figura 1** encontram-se descritos os possíveis eixos de classificação dos desenhos dos estudos, bem como suas principais definições e características.[10,11]

Para que se possibilite uma comunicação mais clara na discussão dos resultados dos estudos, é aconselhável inserir a literatura disponível seguindo uma lógica hierarquizada.[12-14] Assim, dentro de cada classificação dos tipos de estudo existe uma hierarquia das evidências, ou seja, alguns estudos são mais adequados que outros para responder a uma questão específica,[11] quer seja de etiologia, risco, diagnóstico, prevenção, tratamento, prognóstico ou outras. Nesse sentido, o conhecimento dos desenhos metodológicos e dos prós e contras inerentes aos diferentes tipos de delineamento pode auxiliar o profissional na compreensão do nível hierárquico em que as evidências se encontram.[12]

Guias para prática clínica e revisões sistemáticas, quando bem realizados, e pautados em estudos primários de boa qualidade, são geralmente classificados no nível mais alto das evidências, uma vez que reportam uma compilação de resultados, gerando maior peso nestes.[4,5,15] No entanto, o nível das evidências depende não apenas do desenho do estudo, mas também de sua qualidade, uma vez que esta pode influenciar diretamente a força dos achados. Cabe destacar que, independentemente da posição hierárquica que os estudos ocupem, se não houver qualidade, um estudo com melhor posição pode

ENVOLVIMENTO INSTITUCIONAL *Em quantas instituições o estudo é desenvolvido?*	✓ **Unicêntrico** (apenas uma instituição envolvida) ✓ **Multicêntrico** (duas ou mais instituições envolvidas)
ESTRATÉGIA DE OBSERVAÇÃO *Qual o número de observações?*	✓ **Seccional** (observação única e ausência de relação temporal) ✓ **Longitudinal** (mais de uma observação com relação temporal)
TEMPORALIDADE *Qual o período em que os dados foram registrados em relação ao início do estudo?*	✓ **Retrospectivo**/histórico (não concorrente – baseado em dados de registros prévios) ✓ **Prospectivo**/concorrente (monta-se no presente e segue-se no futuro)
TIPO DE DADO / ORIGEM DOS DADOS *Qual o tipo de dado coletado?*	✓ **Primário**/direto (dados originais e coletados no próprio estudo) ✓ **Secundário**/indireto (dados obtidos de fontes já disponíveis)
PERFIL DA ANÁLISE DOS DADOS *Qual a estratégia para análise de dados?*	✓ **Descritivo** (descreve dados e propicia geração de hipótese) ✓ **Analítico** (testa hipóteses por meio de análises estatísticas)
MANIPULAÇÃO DA EXPOSIÇÃO *Existe ou não manipulação do fator de estudo (atribuição da exposição)?*	✓ **Intervencional**/experimental (há interferência na atribuição da exposição) ✓ **Observacional** (quando não há interferência do pesquisador)

Figura 1 Classificação dos estudos quanto aos métodos de observação e análise dos fatores de exposição e desfechos relacionados aos problemas de saúde.
Fonte: adaptado de Costa & Nadanovsky.[10]

resultar em evidências com menor força ou menos valor que estudos com hierarquia mais baixa bem desenvolvidos.[15] Além disso, durante o processo de hierarquização, assume-se sempre que alguns delineamentos são mais passíveis de viés que outros.[13] Assim, minimizar vieses, pautando-se no delineamento metodológico mais adequado para cada desenho, é um pressuposto fundamental a ser seguido no planejamento dos estudos primários.

Conforme apresentado na **Figura 1**, no que diz respeito aos estudos primários de caráter clínico na área da saúde, a classificação que se baseia no fato de o investigador interferir ou não na atribuição das exposições divide os estudos em intervencionais e observacionais. A principal subdivisão dos estudos intervencionais que comparam dois ou mais grupos diz respeito à presença ou não de randomização (alocação aleatória da amostra), e, de acordo com essa premissa, os estudos podem ser classificados como ensaios clínicos controlados randomizados (ECCR) ou ensaios clínicos controlados não randomizados (ECCNR). Além desses, ainda podem ser descritos como intervencionais aqueles estudos de braço único cujos desfechos são medidos antes e após a intervenção. Por fim, nesse grupo também podem ser encontradas as séries de casos e estudos de série temporal interrompida, nos quais resultados oriundos de intervenções são obtidos na ausência de um grupo controle.[16] Enquanto os ECCR encontram-se no topo da pirâmide hierárquica das evidências dos estudos intervencionais, os relatos e séries de casos, por exemplo, posicionam-se em sua base.

Já os estudos observacionais podem ser divididos em analíticos ou descritivos, de acordo com a presença ou não de um grupo comparador. Dentre os estudos observacionais analíticos, os estudos de coorte, em sua proposta clássica, acompanham as pessoas no tempo desde a exposição até o aparecimento ou não do desfecho, demonstrando seu caráter prospectivo. Por outro lado, estudos caso-controle têm caráter retrospectivo, observando primeiramente a presença ou não do desfecho e, a partir dele, retornando no tempo em busca da presença ou não da exposição. Entre os estudos observacionais analíticos encontram-se também os transversais de associação, que representam um recorte no tempo, que mede tanto a exposição quanto o desfecho em um momento único. Estudos descritivos, como os estudos de prevalência, e os relatos e séries de casos, não têm um grupo de comparação, o que impede a análise de associações.[11]

Ainda dentro do interesse da área de odontologia encontram-se os estudos de acurácia, nos quais um teste diagnóstico novo é comparado com um padrão de referência, também designado padrão ouro, por ser este considerado o melhor método disponível para a confirmação ou não de uma determinada doença ou condição. De maneira geral, os estudos de acurácia diagnóstica estão atrelados a avaliações de caráter transversal, porém podem também estar associados a avaliações inseridas em estudos de intervenção randomizados ou não randomizados.[16,17] A hierarquia das evidências dos estudos mencionados pode ser vista na **Figura 2**.

A ESCOLHA DO TIPO DE ESTUDO

A escolha do tipo de estudo depende da pergunta a que se deseja responder na pesquisa, bem como de sua viabilidade temporal, ética, financeira e da acessibilidade aos participantes da pesquisa.[18]

No **Quadro 1** podem ser encontradas as principais características das perguntas relacionadas aos diferentes tipos de estudos.

TIPOS DE ESTUDOS

Guias/diretrizes para prática clínica

Os guias ou diretrizes para prática clínica são recomendações sistematicamente desenvolvidas para orientar os profissionais e pacientes nas decisões sobre os cuidados para saúde em circunstâncias específicas.[19] São considerados pela Associação Dentária Americana os recursos mais fortes para auxiliar os dentistas na prática clínica, e ajudar na incorporação dos resultados das pesquisas para o atendimento do paciente.[20,21]

As recomendações emitidas nos guias para prática clínica devem ser baseadas em evidências obtidas por meio de abrangentes buscas sistemáticas. Para tanto, um painel de *experts* (clínicos experientes, pesquisadores e metodologistas) é constituído para avaliar criticamente, sumarizar e interpretar as evidências científicas sobre um tópico em particular.[21] Os guias para prática clínica não são regulamentos; eles simplesmente fornecem orientações que, seguindo o foco da odontologia baseada em evidências, deveriam ser integradas ao julgamento profissional do clínico e preferências dos pacientes na tomada de decisões.

Infelizmente, nem todos os guias publicados são de alta qualidade, o que poderia conduzir à adoção de recomendações de validade questionável e, consequentemente, ao uso de intervenções ineficazes. É importante que os usuários desses guias avaliem seus conteúdos de forma criteriosa, usando ferramentas que visem melhorar tanto a condução

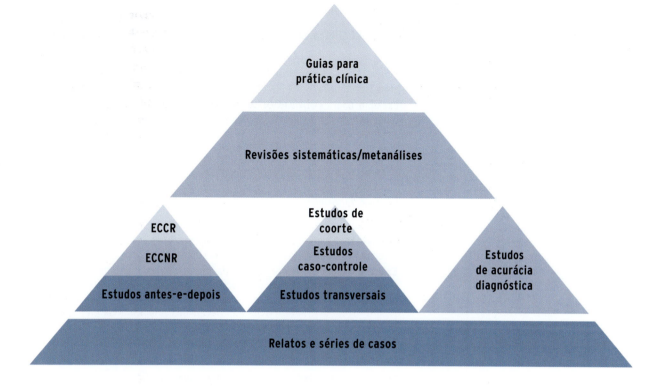

Figura 2 Hierarquização das evidências.
ECCR: ensaio clínico controlado randomizado; ECCNR: ensaio clínico controlado não randomizado.
Fonte: elaborada pelos autores.

Quadro 1 Perguntas clínicas relacionadas aos diferentes tipos de estudo

Tipo de estudo	Pergunta clínica do estudo
REVISÕES SISTEMÁTICAS E METANÁLISES O tipo de revisão é variável na dependência da pergunta estabelecida	Revisões sistemáticas e metanálises são realizadas compilando-se os estudos de acordo com a pergunta foco, tomando-se por base os acrósticos **PICO**, **PECO** ou **PIRO**, nos quais: **(P)** = participantes/população/problema; **(I/E)** = intervenção/exposição, fator prognóstico; **(C)** = comparação/controle/placebo/alternativa de tratamento; **(O)** = resultado/medição/desfecho (do em inglês, *outcome*) **Exemplo**: *Restaurações com cimento de ionômero de vidro (I) apresentam maior longevidade clínica (O) quando comparadas a restaurações com resinas compostas (C) em dentes decíduos (P)?* **(P)** = participantes/população/problema; **(I)** = teste índice **(R)** = padrão de referência/padrão ouro **(O)** = resultado/medição/desfecho (do em inglês, *outcome*) **Exemplo**: *Qual a acurácia de radiografias periapicais (I) comparadas a tomografias computadorizadas (R) para o diagnóstico de fraturas radiculares (O) em dentes permanentes jovens (P)?* *Preferencialmente, incluir todos os componentes do acróstico na pergunta foco da revisão sistemática.

(continua)

Quadro 1 Perguntas clínicas relacionadas aos diferentes tipos de estudo *(continuação)*

Tipo de estudo		Pergunta clínica do estudo
INTERVENCIONAIS	**Tratamento** efetividade/eficácia	Pergunta clínica relacionada à efetividade ou eficácia de determinada intervenção, preferencialmente comparada a um grupo controle, placebo ou outra intervenção. **Exemplo**: *Qual a efetividade/eficácia do tratamento restaurador atraumático comparado ao uso do diamino fluoreto de prata no tratamento da cárie em molares decíduos?*
	Prevenção	Pergunta clínica relacionada à capacidade preventiva de determinada intervenção, preferencialmente comparada a um grupo controle, placebo ou outra intervenção. **Exemplo**: *Existe diferença entre gel e verniz com flúor na prevenção da cárie em esmalte?*
	Prognóstico (fator prognóstico)	Pergunta clínica relacionada a algum fator prognóstico que possa interferir no resultado do tratamento de uma condição clínica. **Exemplo**: *A idade da criança no início da intervenção pode ser considerada um fator preditivo para o sucesso ou insucesso do tratamento ortodôntico da má oclusão Classe III?*
OBSERVACIONAIS	**Etiologia**	Pergunta clínica relacionada à causa de determinada doença ou condição. **Exemplo**: *Existe relação causa-efeito entre níveis de ansiedade e o possível bruxismo do sono infantil?*
	Prevalência*	Pergunta clínica relacionada à razão entre o número total de casos de determinada doença ou condição e o total de indivíduos da população estudada. **Exemplo**: *Qual a prevalência de desordens na articulação temporomandibular em crianças e adolescentes brasileiros?*
	Incidência†	Pergunta clínica relacionada à razão entre o total de novos casos de determinada doença ou condição e o total de indivíduos da população estudada. **Exemplo**: *Qual a incidência (número de novos casos) de desgaste dental em crianças indígenas na Amazônia?*
	Associação*	Pergunta sobre a relação ou a associação entre duas condições observadas em um mesmo momento. **Exemplo**: *A perda precoce de dentes decíduos anteriores está associada às alterações fonéticas?*
	Risco†	Pergunta sobre o risco ou predisposição a desenvolver, ao longo do tempo, determinada doença ou condição, na presença ou na ausência do fator de exposição. **Exemplo**: *A ingestão de dentifrício fluoretado por bebês aumenta o risco de desenvolver fluorose dental?*
	Prognóstico (história natural da doença)†	Pergunta sobre a existência de algum fator preditivo ou alguma característica que possa predizer o curso da doença ou condição. **Exemplo**: *A presença de certos genótipos de HPV pode ser um preditor de futuras lesões de câncer oral em adolescentes?*
ACURÁCIA DIAGNÓSTICA	**Diagnóstico realizado com padrão de referência**	Pergunta sobre a acurácia diagnóstica de um novo teste comparado ao padrão ouro ou padrão de referência para a identificação de determinada doença ou condição. **Exemplo**: *Existe diferença na acurácia e reprodutibilidade do método de avaliação das vertebras cervicais versus a avaliação da radiografia de mão e punho para a determinação do estágio de maturação esquelética em adolescentes?*

*Pressupõe avaliação transversal. †Pressupõe avaliação longitudinal. Os exemplos reportados são meramente ilustrativos.
Fonte: adaptado de Howick.[18]

como o relato transparente desses documentos.[22] Na área da odontopediatria, é recomendada a revisão de guias para prática clínica publicados pela Academia Americana de Odontopediatria (https://www.aapd.org/research/evidence-based-dentistry/AAPD-Clinical-Guidelines/), a Academia Europeia de Odontopediatria (https://www.eapd.eu/index.php/policies-and-guidelines) e a Associação Dentária Americana (https://ebd.ada.org/en/evidence/guidelines).

REVISÕES SISTEMÁTICAS

Uma revisão sistemática da literatura é definida como o processo de identificação, seleção, avaliação e síntese das evidências existentes sobre um tópico em particular e que, diferentemente das revisões narrativas tradicionais, aplica métodos sistematizados para sua execução.[23] Elas permitem um acesso eficiente e ampliado às publicações por meio da síntese dos resultados de vários estudos e, quando adequadamente conduzidas, fornecem a melhor evidência disponível para responder a uma pergunta clínica específica.[24,25] Dependendo do seu objetivo, existem revisões dos efeitos das intervenções, revisões da acurácia de exames diagnósticos, revisões de prognóstico, entre outras.[23]

Para minimizar o risco de viés dos seus achados, as revisões sistemáticas seguem uma metodologia rigorosamente estruturada[7] (**Figura 3**). A revisão é norteada por uma pergunta clínica que, idealmente, deve identificar de forma clara os participantes (P), intervenção (ou teste índice nas revisões sobre acurácia de testes diagnósticos) (I)/exposição (E), grupo comparador (C) (ou padrão de referência ou padrão ouro nas revisões sobre acurácia de estudos diagnósticos – R) e desfechos (O, do inglês *outcomes*) que os estudos primários têm de incluir (estratégia PICO/PECO/PIRO, ver **Quadro 1**). Após o delineamento dos critérios de seleção (também seguindo a estratégia PICO/PECO/PIRO), processos abrangentes de busca sistematizados são conduzidos para selecionar os estudos de interesse que respondam à pergunta da revisão. As informações dos estudos selecionados são posteriormente extraídas e tabuladas. Os estudos são avaliados para identificar potenciais fontes de viés em sua condução que poderiam afetar seus achados (**Quadro 2**). Os dados são sintetizados de forma qualitativa e, em algumas ocasiões, quando houver homogeneidade clínica suficiente entre os estudos, será realizada uma síntese quantitativa por meio de metanálise. Essa análise inclui técnicas estatísticas que integram e contrastam os resultados dos estudos, permitindo, de forma geral, estimar o efeito sumarizado das intervenções/exposições estudadas e identificar a variação entre os efeitos específicos relatados pelos estudos.[35-37]

Quadro 2 Exemplos de ferramentas para avaliação da qualidade metodológica/risco de viés segundo tipo de estudo

Tipo de estudo	Ferramentas para avaliação da qualidade metodológica/risco de viés
Ensaios clínicos controlados randomizados	*RoB2 – Version 2 of the Cochrane tool for assessing risk of bias in randomised trials*[27]
Ensaios clínicos controlados não randomizados Estudos retrospectivos que comparam intervenções	*ROBINS-I (Risk of bias in non-randomised studies of interventions)*[28] *Checklist for quasi-experimental studies (non-randomized experimental studies) – (Joanna Briggs Institute)*[29]
Estudos de intervenção de braço único	*Checklist for case series (Joanna Briggs Institute)*[29] *Quality assessment tool for before-after (pre-post) studies with no control group (NIH)*[30] *Quality assessment tool for case series studies (NIH)*[30]
Estudos de coorte	*Critical appraisal of published research (Fowkes & Fulton)*[31] *Newcastle-Ottawa checklist for cohort studies*[32] *Checklist for cohort studies (Joanna Briggs Institute)*[29] *Quality assessment tool for observational cohort and cross-sectional studies (NIH)*[30]
Estudos caso-controle	*Critical appraisal of published research (Fowkes & Fulton)*[31] *Newcastle-Ottawa checklist for case-control studies*[32] *Checklist for case control studies (Joanna Briggs Institute)*[29] *Quality assessment of case-control studies (NIH)*[30]
Estudos transversais	*Critical appraisal of published research (Fowkes & Fulton)*[31] *Checklist for analytical cross sectional studies (Joanna Briggs Institute)*[29] *Checklist for prevalence studies (Joanna Briggs Institute)*[29] *Quality assessment tool for observational cohort and cross-sectional studies (NIH)*[30]
Estudos de acurácia diagnóstica	*QUADAS-2 (Quality assessment tool for diagnostic accuracy studies)*[33] *Checklist for diagnostic test accuracy studies (Joanna Briggs Institute)*[29]
Revisões sistemáticas	*AMSTAR 2 (A measurement tool to assess systematic reviews)*[34]

Fonte: elaborado pelos autores.

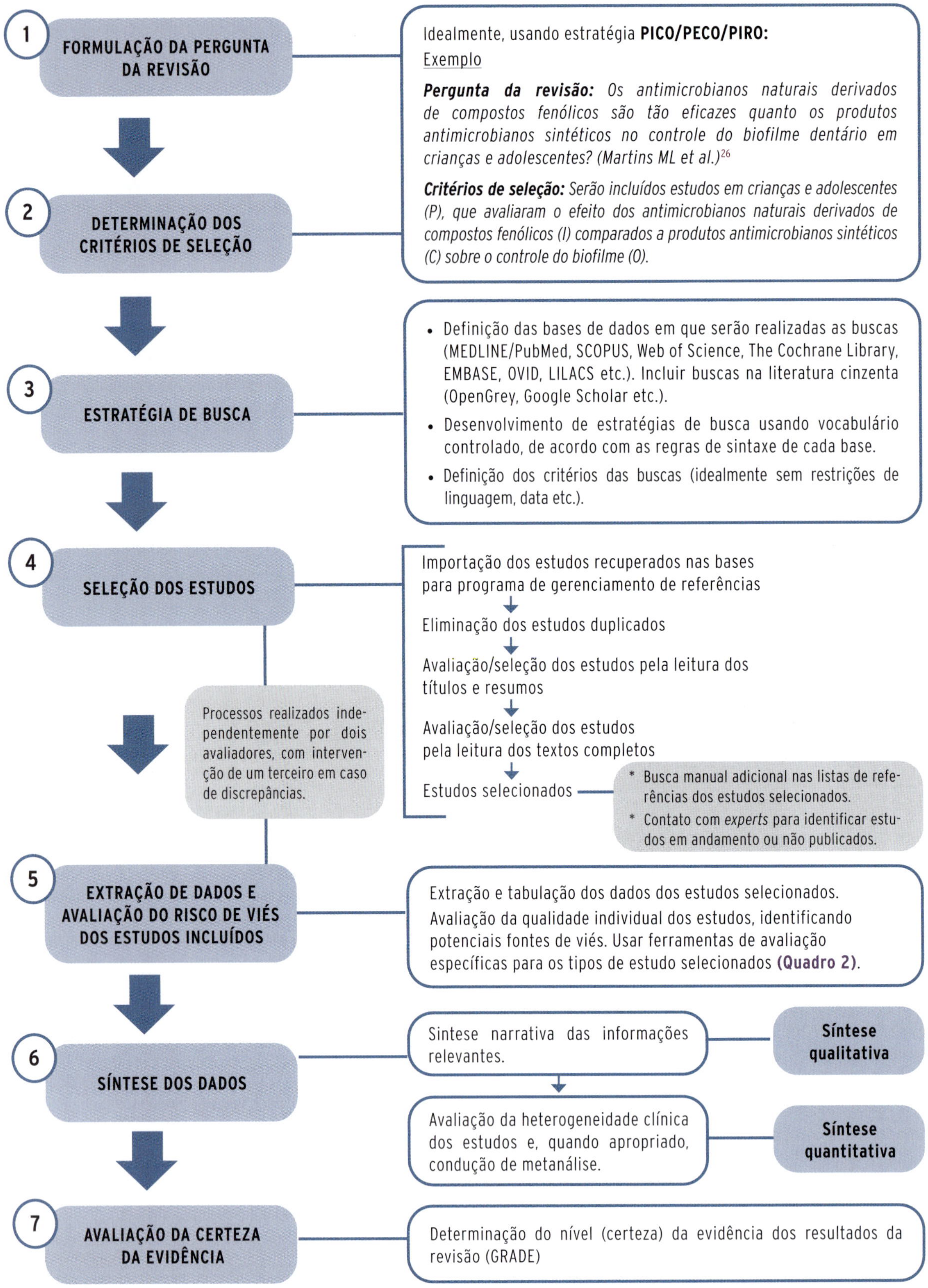

8 Parte 1 Bases para a prática clínica

1. FORMULAÇÃO DA PERGUNTA DA REVISÃO

Idealmente, usando estratégia **PICO/PECO/PIRO**:
Exemplo

Pergunta da revisão: *Os antimicrobianos naturais derivados de compostos fenólicos são tão eficazes quanto os produtos antimicrobianos sintéticos no controle do biofilme dentário em crianças e adolescentes? (Martins ML et al.)*[26]

Critérios de seleção: *Serão incluídos estudos em crianças e adolescentes (P), que avaliaram o efeito dos antimicrobianos naturais derivados de compostos fenólicos (I) comparados a produtos antimicrobianos sintéticos (C) sobre o controle do biofilme (O).*

2. DETERMINAÇÃO DOS CRITÉRIOS DE SELEÇÃO

3. ESTRATÉGIA DE BUSCA

- Definição das bases de dados em que serão realizadas as buscas (MEDLINE/PubMed, SCOPUS, Web of Science, The Cochrane Library, EMBASE, OVID, LILACS etc.). Incluir buscas na literatura cinzenta (OpenGrey, Google Scholar etc.).
- Desenvolvimento de estratégias de busca usando vocabulário controlado, de acordo com as regras de sintaxe de cada base.
- Definição dos critérios das buscas (idealmente sem restrições de linguagem, data etc.).

4. SELEÇÃO DOS ESTUDOS

Importação dos estudos recuperados nas bases para programa de gerenciamento de referências
↓
Eliminação dos estudos duplicados
↓
Avaliação/seleção dos estudos pela leitura dos títulos e resumos
↓
Avaliação/seleção dos estudos pela leitura dos textos completos
↓
Estudos selecionados

Processos realizados independentemente por dois avaliadores, com intervenção de um terceiro em caso de discrepâncias.

* Busca manual adicional nas listas de referências dos estudos selecionados.
* Contato com *experts* para identificar estudos em andamento ou não publicados.

5. EXTRAÇÃO DE DADOS E AVALIAÇÃO DO RISCO DE VIÉS DOS ESTUDOS INCLUÍDOS

Extração e tabulação dos dados dos estudos selecionados. Avaliação da qualidade individual dos estudos, identificando potenciais fontes de viés. Usar ferramentas de avaliação específicas para os tipos de estudo selecionados **(Quadro 2)**.

6. SÍNTESE DOS DADOS

Síntese narrativa das informações relevantes. — **Síntese qualitativa**

Avaliação da heterogeneidade clínica dos estudos e, quando apropriado, condução de metanálise. — **Síntese quantitativa**

7. AVALIAÇÃO DA CERTEZA DA EVIDÊNCIA

Determinação do nível (certeza) da evidência dos resultados da revisão (GRADE)

Figura 3 Diagrama esquemático da condução de revisões sistemáticas.
Fonte: elaborada pelos autores.

Após a síntese dos dados, deverá ser avaliada a qualidade (certeza) das evidências e dos julgamentos e/ou estimativas resultantes destas, seguindo uma abordagem sistemática e explícita que facilitará a comunicação dessas informações e determinará a força das recomendações da revisão (ver https://www.gradeworkinggroup.org/); nem sempre a resposta à pergunta da revisão virá de estudos metodologicamente bem conduzidos. É importante mencionar que, em algumas circunstâncias, as conclusões das revisões sistemáticas poderão não responder à pergunta clínica delineada da forma esperada devido à quantidade insuficiente de estudos sobre o assunto de interesse; à alta heterogeneidade nas características dos estudos incluídos, impossibilitando uma adequada síntese e estimativa dos efeitos analisados; ou ao baixo nível das evidências disponíveis. Nesses casos, os resultados poderão ser o ponto de partida para novos estudos primários. Por exemplo, Ribeiro-Lages et al.[38] conduziram uma revisão sistemática com o objetivo de avaliar a associação entre má oclusão e bruxismo. Embora os autores tenham concluído que, em crianças e adolescentes, não há associação entre a má oclusão Classe II e o bruxismo, a certeza da evidência desses resultados foi muito baixa. Os autores recomendaram que novos estudos sobre o assunto fossem realizados.

Sempre que bem conduzidas, as revisões sistemáticas são relatos reprodutíveis e confiáveis. Idealmente, todos os procedimentos para sua execução devem ser preestabelecidos e relatados em protocolo prévio. Embora essas revisões sejam de grande ajuda para guiar as práticas clínicas e nortear os pesquisadores sobre o estado da evidência em um assunto específico, sua condução requer conhecimento, prática e experiência nos métodos de busca, assim como na síntese e interpretação dos resultados.

As revisões sistemáticas precisam de atualização, uma vez que novas pesquisas são continuamente desenvolvidas.[23]

ENSAIOS CLÍNICOS

O ensaio clínico é um desenho metodológico do tipo experimental que utiliza pacientes como unidades principais de estudo (embora as unidades de análise, ou seja, os objetos específicos a serem avaliados, possam ser dentes, arcadas dentárias, entre outros). Da mesma forma que em qualquer outro desenho experimental, nos ensaios clínicos, o pesquisador manipula o fator de estudo (i. e., aplicação de uma intervenção) com o propósito de avaliar, em condições controladas, seu efeito sobre determinada variável.[35] Apesar de o objetivo principal desse desenho ser testar a efetividade de estratégias preventivas ou terapêuticas[39,40] (p. ex., avaliar o verniz de flúor e clorexidina para redução dos níveis de *Streptococcus Mutans*),[41] ensaios clínicos podem ser conduzidos para estudar a influência das intervenções sobre qualquer tipo de desfecho (p. ex., dor causada pela aplicação de diferentes técnicas anestésicas,[42] influência de estratégias educativas sobre o conhecimento em saúde bucal de crianças com alto risco de cárie,[43] o efeito do protocolo de adesão sobre parâmetros clínicos de selantes de fossas e fissuras[44] etc.).

Em sua proposta mais simples, o ensaio clínico compara um grupo de pacientes que recebem uma intervenção experimental *versus* um grupo controle não tratado, um grupo tratado com uma intervenção placebo ou um grupo tratado com outra intervenção.[39] Dependendo do método utilizado para alocação dos participantes nos grupos de estudo, existem dois subtipos de ensaio clínico: o ECCR e o ECCNR (**Figura 4**).

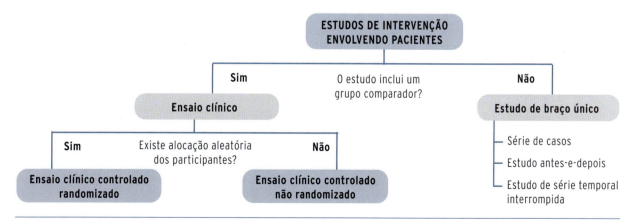

Figura 4 Estudos intervencionais envolvendo pacientes.
Fonte: elaborada pelos autores.

O ECCR é aquele estudo que testa pelo menos duas intervenções e no qual os participantes são alocados de forma aleatória para cada grupo.[45] O propósito da randomização, ou alocação aleatória, é garantir que os grupos de estudo sejam comparáveis em relação a fatores externos que poderiam afetar o desfecho de interesse.[46,47] Por exemplo, Jiang et al.[48] realizaram um estudo com o objetivo de comparar a efetividade de diferentes estratégias de educação em saúde na prevenção da cárie. Um dos pesquisadores, que não esteve envolvido na aplicação das intervenções nem na avaliação dos dados, conduziu o processo de randomização de forma estratificada para dois possíveis fatores de confundimento que os autores consideraram que deveriam ser controlados: nível de educação do responsável e experiência de cárie na criança. Assim, as duplas responsável-criança foram alocadas de forma aleatória em três grupos de estudo usando uma sequência gerada no computador. Isso permitiu ter grupos sem diferenças significativas em suas características sociodemográficas, comportamentos de saúde bucal e condição de higiene oral e experiencia de cárie das crianças no início do estudo.

Infelizmente, nem sempre é possível conduzir um ECCR, sendo o ECCNR uma alternativa metodológica viável. Nesse desenho, o grupo comparador pode ser constituído por pacientes que recebam outra intervenção simultânea, uma série histórica de pacientes controle, pacientes de banco de dados computadorizado ou controles de artigos previamente relatados na literatura.[49] É importante mencionar que, embora não sejam detalhados neste capítulo, também existem os estudos de intervenção de braço único (i. e., sem grupo comparador), tais como o estudo antes-e-depois, série de casos e o estudo de série temporal interrompida[50] **(Figura 4)**.

Na odontologia, dois subtipos de desenho amplamente utilizados merecem menção especial: o desenho de boca dividida (ou *split-mouth design*) e o desenho cruzado (ou *cross-over design*).[51,52] No primeiro, cada participante recebe dois ou mais tratamentos em regiões diferentes da boca, frequentemente lado direito e esquerdo. No segundo, duas ou mais intervenções são aplicadas na sequência, usualmente com um período intermediário de descanso (*washout*) **(Figura 5)**. Embora na maioria dos casos ambos desenhos utilizem um

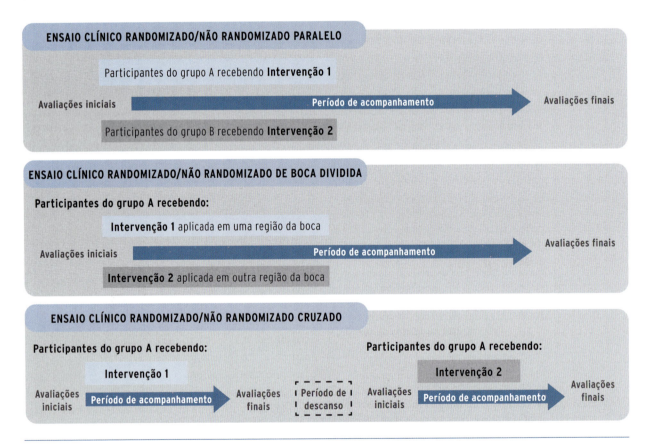

Figura 5 Diagrama esquemático dos ensaios clínicos.
Fonte: elaborada pelos autores.

conjunto único de participantes, eles são considerados ensaios clínicos, pois comparam duas intervenções, que podem ser aplicadas ou não de forma randomizada. Por exemplo, Gümus e Aydinbelge[53] conduziram um estudo com o objetivo de comparar a eficácia da administração de anestésico local em duas temperaturas (37 versus 21 °C) na redução da dor durante as injeções em crianças submetidas a procedimentos odontológicos. O desenho proposto foi um ECCR de boca dividida e cruzado. Para tanto, o processo de randomização determinou qual lado (direito ou esquerdo) no arco superior devia ser infiltrado com a solução anestésica e em qual temperatura (37 ou 21° C) na primeira sessão. A solução anestésica na outra temperatura foi infiltrada no lado contralateral da maxila na segunda sessão.

Devido à possibilidade de manipular o fator de estudo (i. e., aplicação de uma intervenção), os estudos intervencionais, quando bem delineados, têm como principal vantagem o potencial de garantir a validade de um resultado, o que seria mais complicado de afirmar com qualquer opção de estudo observacional.[39,40] A maior desvantagem dos ensaios clínicos controlados é que, algumas vezes, sua condução torna-se eticamente inviável, pouco prática e de maior custo.[39,40] Quanto maior o controle sobre os possíveis fatores de confundimento no desenho metodológico proposto, mais confiáveis serão os resultados obtidos, mas, também, maior será a dificuldade para sua adequada execução. Apesar disso, de maneira geral, o ECCR é considerado o padrão ouro dos ensaios clínicos por fornecer maior controle sobre fatores de confundimento associados aos participantes que podem distorcer os efeitos observados do tratamento.[39,40] Já o ECCNR oferece menor controle sobre esses fatores, mas é um desenho de execução mais viável, prático e de menor custo.

ESTUDOS OBSERVACIONAIS

Estudos observacionais são estudos primários nos quais o pesquisador observa o participante/população, as características da doença, possíveis fatores relacionados (exposição) e/ou sua evolução. Não há intervenção, ou modificação, em possíveis aspectos relacionados a seu curso.[54] Esses estudos têm como objetivo abordar muitos tipos de eventos relacionados à saúde, incluindo: etiologia, prevalência, incidência, associação, risco e prognóstico. Os estudos observacionais podem ser divididos em três tipos principais: transversais, caso-controle e coorte (**Figura 6**).

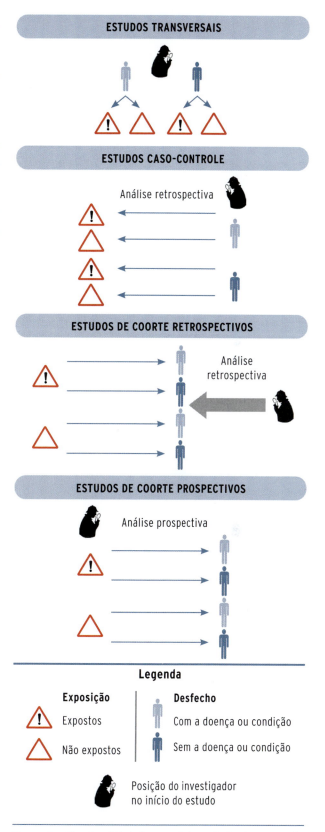

Figura 6 Direcionalidade temporal dos estudos transversais, caso-controle, coorte retrospectivo e coorte prospectivo.
Fonte: elaborada pelos autores.

Estudos transversais

Os estudos transversais representam um "momento específico do tempo" no qual a exposição e o desfecho (doença ou condição) são determinados simultaneamente. Tem-se por objetivo não apenas determinar a prevalência de uma doença, ou condição, em uma ou mais população(ões) específica(s), mas também avaliar hábitos, atitudes, percepções e conhecimentos dos pacientes e profissionais, entre outros.[55] Como exemplo, Kaczmarek et al.[56] conduziram um estudo no qual um dos objetivos foi avaliar a prevalência de traumatismos dentários em adolescentes poloneses. Para tanto, os autores avaliaram 992 participantes, residentes das áreas urbanas e rurais de 10 cidades do país, encontrando uma prevalência geral dessa condição de 22%.

Além dos estudos de prevalência, existem aqueles nos quais as características dos indivíduos classificados como doentes são comparadas às daqueles classificados como não doentes com o objetivo de determinar uma possível associação (razão de prevalência ou razão de chance) entre a exposição e o desfecho. Como exemplo, pode-se citar o estudo de Serra-Negra et al.,[57] que teve como objetivo avaliar a associação entre possível bruxismo do sono e características do sono em crianças. Para tanto, o diagnóstico de possível bruxismo do sono foi baseado no relato dos pais, e a coleta das características do sono das crianças foi realizada mediante um questionário pré-testado.

Esse tipo de estudo é bom para relatar a prevalência, identificar necessidades de saúde e desenvolver hipóteses. Comparados aos outros tipos de estudos observacionais, os estudos transversais apresentam como principais vantagens serem de fácil execução, permitirem estudar múltiplas exposições, fornecerem respostas rápidas e possuírem custo relativamente baixo. Entre suas limitações estão o fato de: não permitirem fazer inferências causais ou temporais, normalmente requererem grandes amostras e serem vulneráveis ao viés de seleção e ao viés de memória do participante.[15,58]

Estudos caso-controle

Os estudos caso-controle, primeiramente, identificam os indivíduos com a doença ou condição (casos) e sem a doença ou condição (controles) e, posteriormente, identificam a exposição por meio de entrevistas, prontuários, testes e/ou exames. Ou seja, os estudos caso-controle partem da doença ou condição (desfecho) para a investigação da possível causa (exposição).[55]

Como exemplo, pode-se citar o estudo de Yazdani et al.,[59] que avaliou os fatores de proteção que contribuem para a ausência de cárie dentária em crianças de 4 a 6 anos de idade. O grupo caso foi composto por 230 crianças com cárie, enquanto o grupo controle foi composto por 270 crianças sem cárie; entre os diversos fatores pregressos avaliados, por meio de questionários aplicados às mães, pode-se citar: duração da amamentação natural (< 6 meses *versus* ≥ 6 meses), idade de início da alimentação com mamadeira (< 6 meses *versus* ≥ 6 meses), idade durante a primeira visita ao dentista (< 1 ano *versus* ≥ 1 ano), entre outros. A razão de chance foi calculada para avaliar a probabilidade de uma criança ser livre de cárie, em relação a apresentar cárie dental, para cada fator analisado.

Entre as vantagens dos estudos caso-controle, podemos mencionar: maior eficiência para o estudo de doenças raras; permitem análises mais rápidas, uma vez que a doença ou condição já ocorreu (quando comparados com os estudos de coorte – ver adiante); viabilizam estudar, simultaneamente, múltiplas hipóteses etiológicas; propiciam identificar correlação entre exposição e desfecho; e, de forma geral, têm baixo custo.[60] Por outro lado, entre as limitações dos estudos caso-controle estão: não permitem estimar a prevalência da doença ou condição; dificilmente conseguem determinar a sequência temporal entre exposição, desfecho e fatores de confundimento; e são altamente sujeitos a viés de seleção e de memória, dependendo do método de avaliação da exposição. Adicionalmente, os estudos caso-controle podem estar associados a problemas relacionados às coletas de dados[15,60] e falta de pareamento entre os grupos. Entretanto, deve-se ter em mente que muitas dessas limitações podem ser contornadas no delineamento e condução cuidadosos desse tipo de estudo.

Estudos de coorte

Os estudos de coorte são estudos longitudinais. De forma geral, primeiramente, identificam na população do estudo aqueles expostos e não expostos a determinado fator de interesse, os participantes são acompanhados, e a incidência da doença ou condição é determinada nesses dois grupos. Ou seja, nesse tipo de estudo a exposição é determinada anteriormente ao diagnóstico da presença, ou ausência, do desfecho.[55] Essa característica reduz os vieses de memória e de seleção dos participantes. Esses estudos podem ser utilizados para analisar o curso natural da doença, bem como investigar o risco de apresentar doenças ou condições, e possíveis determinantes de longevidade.[55]

Como exemplo, pode-se citar o estudo de Feldens et al.,[61] que realizaram uma coorte para avaliar possíveis fatores de risco para a ocorrência de traumatismo dental aos 4 anos de idade. Para isso, 340 crianças brasileiras foram acompanhadas desde o nascimento até os 4 anos. Na visita aos 12 meses da criança, fatores de risco socioeconômicos, comportamentais e antropométricos foram avaliados e categorizados. Entre esses fatores, pode-se citar renda *per capita* (< um salário mínimo mensal brasileiro *versus* ≥ um salário mínimo mensal brasileiro), duração total da amamentação (< 6 meses *versus* ≥ 6 meses), uso de chupeta aos 12 meses (sim *versus* não) e frequentar creche (sim *versus* não). As incidências de traumatismos dentários aos 4 anos foram comparadas nos grupos previamente definidos aos 12 meses.

Esse tipo de estudo é ideal para estabelecer relações de causa e efeito (causalidade) e para identificar e compreender possíveis fatores de risco e proteção. Também permite padronizar as análises na população geral e a amostragem aleatória da população de origem, o que pode minimizar algumas fontes de viés de seleção e confusão. Além disso, permite avaliar múltiplas variáveis exploratórias e de desfecho. Entretanto, além de seu alto custo, estão associados a limitações relacionadas a estudos prospectivos, como a perda de participantes ao longo do seu segmento.[15,62,63] Quando é necessário um grande número de participantes, ou acompanhamentos por longos períodos para acumular determinado número de desfechos, as perdas e o alto custo podem comprometer seu desenvolvimento, justificando o reduzido número de estudos de coorte populacionais.

Apesar de o desenho clássico do estudo de coorte ser prospectivo, embora menos utilizado, também existem os estudos de coorte com desenho retrospectivo. Os termos "prospectivo" e "retrospectivo" geralmente se referem ao período em que os dados foram registrados e coletados pelo investigador. No coorte prospectivo, o pesquisador parte da presença ou ausência da exposição, e acompanha os participantes por um período de tempo para observar o desenvolvimento ou não do desfecho. No coorte retrospectivo, tanto a exposição como o desfecho já ocorreram no momento da coleta dos dados. Nesse desenho, o pesquisador, usando dados já registrados, recolhe informação pregressa sobre a presença ou ausência da exposição, visando identificar, posteriormente, quais indivíduos desenvolveram ou não o desfecho (**Figura 6**).[64,65]

Estudos de acurácia

O estudo de acurácia diagnóstica é utilizado para avaliar se um novo teste de diagnóstico é capaz de identificar corretamente quando há (resultado positivo) e quando não há (resultado negativo) determinada doença ou condição (desfecho).[54] Nesse tipo de estudo, o novo teste de diagnóstico (teste índice) deve ser comparado a um método, um procedimento ou uma medida, que seja amplamente aceito(a) como o(a) melhor disponível, chamado(a) padrão ouro ou padrão de referência.[66] Os dois grupos (com e sem a doença ou condição) são submetidos a ambos os testes, e os resultados verdadeiramente positivos (padrão de referência e índice-teste indicam presença da doença), falso-positivos (padrão de referência indica ausência da doença e índice-teste indica presença), verdadeiramente negativos (padrão de referência e índice-teste indicam ausência da doença) e falso-negativos (padrão de referência indica presença da doença e índice-teste indica ausência) são comparados. A análise estatística validará, ou não, esse novo método.[67]

Como exemplo de estudos de acurácia, pode-se citar o estudo de Ghouth et al.,[68] que teve como objetivo avaliar se a fluxometria por *laser* Doppler (novo teste para diagnóstico) tinha maior acurácia diagnóstica que os testes de sensibilidade pulpar convencionais (teste elétrico e cloreto de etila) (padrão de referência) na avaliação da condição pulpar de dentes permanentes anteriores. Para tanto, o estudo incluiu 74 crianças e adolescentes e realizou testes com os dois métodos de diagnóstico em um incisivo central ou lateral com tratamento de canal radicular ou polpa extirpada (negativos), e um dente contralateral com polpa vital (positivos).

RECOMENDAÇÕES PARA CONSTRUÇÃO/REDAÇÃO DOS ESTUDOS

Todos os tipos de estudo requerem cuidados a serem levados em conta, tanto no planejamento quanto na condução e redação/apresentação de seus achados. Problemas, ou ausência de informações, dificultarão a avaliação dos pontos fortes e fracos de um estudo, bem como a generalização de seus resultados.

Revisões sistemáticas

Como já foi mencionado, as revisões sistemáticas devem ser conduzidas seguindo estratégias sistematizadas previamente estabelecidas para garantir achados reprodutíveis e confiáveis. O valor da revisão dependerá dos métodos aplicados, da aplicabilidade de seus achados e da clareza de seu relato. A recomendação PRISMA (*Preferred reporting items for systematic reviews and meta-analysis*) foi desenvolvida com o objetivo de ajudar os autores a melhorar a apresentação das revisões sistemáticas e metanálises.[69] Essa recomendação inclui uma lista de verificação com os itens que deveriam ser considerados por esse tipo de estudo (**Quadro 3**). Tem sido relatado que, de maneira similar a outras áreas, a qualidade das revisões sistemáticas e metanálises publicadas nas principais revistas da odontopediatria ainda precisa melhorar, principalmente no relato dos processos de busca, fornecimento detalhado de listas dos estudos excluídos, consideração da presença de viés e da qualidade da evidência dos estudos na formulação de conclusões e recomendações da revisão, bem como na avaliação do viés de publicação.[70] Consequentemente, serão responsabilidade do profissional da área a análise e a interpretação cuidadosa dos achados relatados pelas revisões sistemáticas.

Quadro 3   Lista de verificação PRISMA[69]

Seção/tópico	Item n.	Itens da lista
TÍTULO		
Título	1	Identifique o artigo como uma revisão sistemática, metanálise ou ambos
ABSTRACT		
Resumo estruturado	2	Apresente um resumo estruturado, incluindo, se aplicável: referencial teórico; objetivos; fonte de dados; critérios de elegibilidade; participantes e intervenções; avaliação do estudo e síntese dos métodos; resultados; limitações; conclusões e implicações dos achados principais; número de registro da revisão sistemática
INTRODUÇÃO		
Racional	3	Descreva a justificativa da revisão no contexto do que já é conhecido
Objetivos	4	Apresente uma afirmação explícita sobre as questões abordadas com referência a participantes, intervenções, comparações, resultados e desenho de estudo (PICOS)
MÉTODOS		
Protocolo e registro	5	Indique se existe um protocolo da revisão, se e onde pode ser acessado (p. ex., endereço eletrônico) e, se disponível, forneça informações sobre o registro da revisão, incluindo o número de registro
Critérios de elegibilidade	6	Especifique características do estudo (p. ex., PICOS, extensão do seguimento) e características dos relatos (p. ex., anos considerados, idioma, se é publicado) usadas como critérios de elegibilidade, apresentando justificativa
Fontes de informação	7	Descreva todas as fontes de informação na busca (p. ex., base de dados com datas de cobertura, contato com autores para identificação de estudos adicionais) e data da última busca
Busca	8	Apresente a estratégia completa de busca eletrônica para pelo menos uma base de dados, incluindo os limites utilizados, de forma que possa ser repetida
Seleção dos estudos	9	Apresente o processo de seleção dos estudos (isto é, busca, elegibilidade, os incluídos na revisão sistemática, e, se aplicável, os incluídos na metanálise)
Processo de coleta de dados	10	Descreva o método de extração de dados dos artigos (p. ex., formas para piloto, independente, em duplicata) e todos os processos para obtenção e confirmação de dados dos pesquisadores
Lista dos dados	11	Liste e defina todas as variáveis obtidas dos dados (p. ex., PICOS, fontes de financiamento) e quaisquer suposições ou simplificações realizadas
Risco de viés em cada estudo	12	Descreva os métodos usados para avaliar o risco de viés em cada estudo (incluindo a especificação se foi feito durante o estudo ou no nível de resultados), e como essa informação foi usada na análise de dados
Medidas de sumarização	13	Defina as principais medidas de sumarização dos resultados (p. ex., risco relativo, diferença média)
Síntese dos resultados	14	Descreva os métodos de análise dos dados e combinação de resultados dos estudos, se realizados, incluindo medidas de consistência (por exemplo, I2) para cada metanálise.

(continua)

Quadro 3   Lista de verificação PRISMA[69] *(continuação)*

Seção/tópico	Item n.	Itens da lista
Risco de viés entre estudos	15	Especifique qualquer avaliação do risco de viés que possa influenciar a evidência cumulativa (p. ex., viés de publicação, relato seletivo nos estudos).
Análises adicionais	16	Descreva métodos de análise adicional (p. ex., análise de sensibilidade ou análise de subgrupos, metarregressão), se realizados, indicando quais foram pré-especificados
RESULTADOS		
Seleção dos estudos	17	Apresente números dos estudos rastreados, avaliados para elegibilidade e incluídos na revisão, razões para exclusão em cada estágio, preferencialmente por meio de gráfico de fluxo
Características dos estudos	18	Para cada estudo, apresente características para extração dos dados (p. ex., tamanho do estudo, PICOS, período de acompanhamento) e apresente as citações
Risco de viés entre os estudos	19	Apresente dados sobre o risco de viés em cada estudo e, se disponível, alguma avaliação em resultados (ver item 12)
Resultados de estudos individuais	20	Para todos os desfechos considerados (benefícios ou riscos), apresente para cada estudo: (a) sumário simples de dados para cada grupo de intervenção e (b) efeitos estimados e intervalos de confiança, preferencialmente por meio de gráficos de floresta
Síntese dos resultados	21	Apresente resultados para cada metanálise feita, incluindo intervalos de confiança e medidas de consistência
Risco de viés entre estudos	22	Apresente resultados da avaliação de risco de viés entre os estudos (ver item 15)
Análises adicionais	23	Apresente resultados de análises adicionais, se realizadas (p. ex., análise de sensibilidade ou subgrupos, metarregressão [ver item 16])
DISCUSSÃO		
Sumário da evidência	24	Sumarize os resultados principais, incluindo a força de evidência para cada resultado; considere sua relevância para grupos-chave (p. ex., profissionais da saúde, usuários e formuladores de políticas)
Limitações	25	Discuta limitações no nível dos estudos e dos desfechos (p. ex., risco de viés) e no nível da revisão (p. ex., obtenção incompleta de pesquisas identificadas, relato de viés)
Conclusões	26	Apresente a interpretação geral dos resultados no contexto de outras evidências e implicações para futuras pesquisas
FINANCIAMENTO		
Financiamento	27	Descreva fontes de financiamento para a revisão sistemática e outros suportes (p. ex., suprimento de dados), papel dos financiadores na revisão sistemática

A lista de verificação PRISMA atualizada (2020) encontra-se em processo de publicação.
Fonte: disponível em www.prisma-statement.org/Translations/Translations.

Ensaios clínicos

Apesar de o ECCR ser o melhor desenho disponível para testar a eficácia das intervenções, esse estudo, quando realizado sem o rigor metodológico necessário, pode conduzir a resultados enviesados,[71] devido a outras fontes de viés, não controladas pela randomização. Assim, desde a fase do planejamento do estudo, alguns fatores devem ser levados em consideração, entre eles:[35,40] adequada seleção dos participantes, considerando fonte e tamanho de amostra com poder suficiente, critérios de seleção claramente estabelecidos e processo de amostragem aleatória; padronização da aplicação das intervenções testadas; cegamento dos participantes e pesquisadores, tanto na aplicação das intervenções como na avaliação dos desfechos; utilização de mensurações válidas e reprodutíveis para avaliação dos resultados; definição de critérios de ponto final; adequada análise e reporte dos dados.

Com o objetivo de que os ensaios clínicos, principalmente os ECCR, sejam adequadamente conduzidos e descritos nas publicações científicas, foi desenvolvida no ano de 1996 (atualizada em 2001 e em 2010) a declaração CONSORT (*Consolidated standards of reporting trials*), um guia sobre como reportar de forma clara e transparente as informações relacionadas aos métodos utilizados, assim como os resultados desses estudos.[72] O conhecimento e o uso do CONSORT possibilitam aos profissionais ler e avaliar criticamente os ECCR.[73] Embora esse guia tenha melhorado a qualidade do relato desses estudos,[74] ainda muitos ensaios clínicos são inadequados (incluídos aqueles conduzidos na área da odontopediatria),[75] sendo responsabilidade do leitor a análise e interpretação cuidadosa dos resultados publicados na literatura. No **Quadro 4** são apresentados os pontos abordados pela declaração CONSORT.

Quadro 4   Lista de informações CONSORT 2010[72]

Seção/tópico	Item n.	Itens da lista
TÍTULO E RESUMO		
	1a	Identificar no título como um estudo clínico randomizado
	1b	Resumo estruturado de um desenho de estudo, métodos, resultados e conclusões para orientação específica, consulte CONSORT para resumos
INTRODUÇÃO		
Fundamentação e objetivos	2a	Fundamentação científica e explicação do raciocínio
	2b	Objetivos específicos ou hipóteses
MÉTODOS		
Desenho do estudo	3a	Descrição do estudo clínico (como paralelo, fatorial) incluindo a taxa de alocação
	3b	Alterações importantes nos métodos após ter iniciado o estudo clínico (como critérios de elegibilidade), com as razões
Participantes	4a	Critérios de elegibilidade para participantes
	4b	Informações e locais de onde foram coletados os dados
Intervenções	5	As intervenções de cada grupo com detalhes suficientes que permitam a replicação, incluindo como e quando eles foram realmente administrados
Desfechos	6a	Medidas completamente pré-especificadas definidas de desfechos primários e secundários, incluindo como e quando elas foram avaliadas
	6b	Quaisquer alterações nos desfechos após o estudo clínico ter sido iniciado, com as razões
Tamanho da amostra	7a	Como foi determinado o tamanho da amostra
	7b	Quando aplicável, deve haver uma explicação de qualquer análise de ínterim e diretrizes de encerramento
Randomização:		
Sequência geração	8a	Método utilizado para geração de sequência randomizada de alocação
	8b	Tipos de randomização, detalhes de qualquer restrição (tais como randomização por blocos e tamanho do bloco)
Alocação mecanismo de ocultação	9	Mecanismo utilizado para implementar a sequência de alocação randomizada (como recipientes numerados sequencialmente), descrevendo os passos seguidos para a ocultação da sequência até as intervenções serem atribuídas

(continua)

1. Odontologia baseada em evidências: da teoria à prática clínica em odontopediatria

Quadro 4   Lista de informações CONSORT 2010[72] *(continuação)*

Seção/tópico	Item n.	Itens da lista
Implementação	10	Quem gerou a sequência de alocação randomizada, quem inscreveu os participantes e quem atribuiu as intervenções aos participantes
Cegamento	11a	Se realizado, quem foi cegado após as intervenções serem atribuídas (p. ex., participantes, cuidadores, assessores de resultado) e como
	11b	Se relevante, descrever a semelhança das intervenções
Métodos estatísticos	12a	Métodos estatísticos utilizados para comparar os grupos para desfechos primários e secundários
	12b	Métodos para análises adicionais, como análises de subgrupo e análises ajustadas
RESULTADOS		
Fluxo de participantes (é fortemente recomendada a utilização de um diagrama)	13a	Para cada grupo, o número de participantes que foram randomicamente atribuídos, que receberam o tratamento pretendido e que foram analisados para o desfecho primário
	13b	Para cada grupo, perdas e exclusões após a randomização, junto com as razões
Recrutamento	14a	Definição das datas de recrutamento e períodos de acompanhamento
	14b	Dizer os motivos de o estudo ter sido finalizado ou interrompido
Dados de base	15	Tabela apresentando os dados de base demográficos e características clínicas de cada grupo
Números analisados	16	Para cada grupo, número de participantes (denominador) incluídos em cada análise e se a análise foi realizada pela atribuição original dos grupos
Desfechos e estimativa	17a	Para cada desfecho primário e secundário, resultados de cada grupo e o tamanho efetivo estimado e sua precisão (como intervalo de confiança de 95%)
	17b	Para desfechos binários, é recomendada a apresentação de ambos os tamanhos de efeito, absolutos e relativos
Análises auxiliares	18	Resultados de quaisquer análises realizadas, incluindo análises de subgrupos e análises ajustadas, distinguindo-se as pré-especificadas das exploratórias
Danos	19	Todos os importantes danos ou efeitos indesejados em cada grupo (observar a orientação específica CONSORT para danos)
DISCUSSÃO		
Limitações	20	Limitações do estudo clínico, abordando as fontes dos potenciais vieses, imprecisão, e, se relevante, relevância das análises
Generalização	21	Generalização (validade externa, aplicabilidade) dos achados do estudo clínico
Interpretação	22	Interpretação consistente dos resultados, balanço dos benefícios e danos, considerando outras evidências relevantes
OUTRAS INFORMAÇÕES		
Registro	23	Número de inscrição e nome do estudo clínico registrado
Protocolo	24	Onde o protocolo completo do estudo clínico pode ser acessado, se disponível
Fomento	25	Fontes de financiamento e outros apoios (como abastecimento de drogas), papel dos financiadores

Recomenda-se fortemente a leitura desta norma em conjunto com a Declaração CONSORT 2010.[72]
Fonte: disponível em: www.consort-statement.org.

Estudos observacionais

Levando em conta evidências empíricas e considerações teóricas, um grupo de metodologistas, pesquisadores e editores desenvolveu as recomendações para o fortalecimento e o relato de estudos observacionais em epidemiologia (*Strengthening the reporting of observational studies in epidemiology* – STROBE),[58] para melhorar a qualidade dos estudos observacionais. A declaração STROBE consiste em uma lista de verificação de 22 itens, relacionados ao título, resumo, introdução, métodos, resultados e discussão. Dezoito itens são comuns a estudos de coorte, caso-controle e transversais, e quatro são específicos para cada um dos três modelos de estudo (Quadro 5), com a intenção de nortear o planejamento metodológico de estudos observacionais, facilitar a avaliação crítica e a interpretação dos estudos por revisores, editores de revistas e leitores.

Deve-se deixar claro que os itens da lista de verificação STROBE não precisam seguir, obrigatoriamente, a ordem da declaração. Devem ser abordados com clareza e detalhes suficientes, seguindo a ordem e o formato de acordo com as preferências do autor, normativas do periódico e das tradições do campo de pesquisa.[58]

Estudos de acurácia

A declaração STARD (*Standards for reporting of diagnostic accuracy studies*) foi desenvolvida para melhorar a integridade e a transparência do relato de estudos de precisão diagnóstica e apresenta uma lista de itens de verificação que podem ser usados por autores, revisores e leitores (Quadro 6).[76]

Quadro 5 Lista de verificação STROBE[58]

Item	N°	Recomendação
Título e Resumo	1	Indique o desenho do estudo no título ou no resumo, com termo comumente utilizado.
		Disponibilize no resumo um sumário informativo e equilibrado do que foi feito e do que foi encontrado.
Introdução		
Contexto/Justificativa	2	Detalhe o referencial teórico e as razões para executar a pesquisa.
Objetivos	3	Descreva os objetivos específicos, incluindo quaisquer hipóteses preexistentes.
Métodos		
Desenho do estudo	4	Apresente, no início do artigo, os elementos-chave relativos ao desenho do estudo.
Contexto (*setting*)	5	Descreva o contexto, locais e datas relevantes, incluindo os períodos de recrutamento, exposição, acompanhamento (*follow-up*) e coleta de dados.
Participantes	6	• Estudos de Coorte: Apresente os critérios de elegibilidade, fontes e métodos de seleção dos participantes. Descreva os métodos de acompanhamento. • Estudos de Caso-Controle: Apresente os critérios de elegibilidade, as fontes e o critério-diagnóstico para identificação dos casos e os métodos de seleção dos controles. Descreva a justificativa para a eleição dos casos e controles. • Estudo Seccional: Apresente os critérios de elegibilidade, as fontes e os métodos de seleção dos participantes. • Estudos de Coorte: Para os estudos pareados, apresente os critérios de pareamento e o número de expostos e não expostos. • Estudos de Caso-Controle: Para os estudos pareados, apresente os critérios de pareamento e o número de controles para cada caso.
Variáveis	7	Defina claramente todos os desfechos, exposições, preditores, confundidores em potencial e modificadores de efeito. Quando necessário, apresente os critérios diagnósticos.

(continua)

Quadro 5 Lista de verificação STROBE[58] *(continuação)*

Fontes de dados/ Mensuração	8	Para cada variável de interesse, forneça a fonte dos dados e os detalhes dos métodos utilizados na avaliação (mensuração). Quando existir mais de um grupo, descreva a comparabilidade dos métodos de avaliação.
Viés	9	Especifique todas as medidas adotadas para evitar potenciais fontes de viés.
Tamanho do estudo	10	Explique como se determinou o tamanho amostral.
Variáveis quantitativas	11	Explique como foram tratadas as variáveis quantitativas na análise. Se aplicável, descreva as categorizações que foram adotadas e por quê.
Métodos estatísticos	12	Descreva todos os métodos estatísticos, incluindo aqueles usados para controle de confundimento. Descreva todos os métodos utilizados para examinar subgrupos e interações. Explique como foram tratados os dados faltantes (*"missing data"*) • Estudos de Coorte: Se aplicável, explique como as perdas de acompanhamento foram tratadas. • Estudos de Caso-Controle: Se aplicável, explique como o pareamento dos casos e controles foi tratado. • Estudos Seccionais: Se aplicável, descreva os métodos utilizados para considerar a estratégia de amostragem. Descreva qualquer análise de sensibilidade.
Resultados		
Participantes	13	Descreva o número de participantes em cada etapa do estudo (ex.: número de participantes potencialmente elegíveis, examinados de acordo com critérios de elegibilidade, elegíveis de fato, incluídos no estudo, que terminaram o acompanhamento e efetivamente analisados). Descreva as razões para as perdas em cada etapa. Avalie a pertinência de apresentar um diagrama de fluxo.
Dados descritivos	14	Descreva as características dos participantes (ex.: demográficas, clínicas e sociais) e as informações sobre exposições e confundidores em potencial. Indique o número de participantes com dados faltantes para cada variável de interesse. Estudos de Coorte: Apresente o período de acompanhamento (ex.: média e tempo total).
Desfecho	15	• Estudos de Coorte: Descreva o número de eventos-desfecho ou as medidas-resumo ao longo do tempo. • Estudos de Caso-Controle: Descreva o número de indivíduos em cada categoria de exposição ou apresente medidas-resumo de exposição. • Estudos Seccionais: Descreva o número de eventos-desfecho ou apresente as medidas-resumo.
Resultados principais	16	Descreva as estimativas não ajustadas e, se aplicável, as estimativas ajustadas por variáveis confundidoras, assim como sua precisão (ex.: intervalos de confiança). Deixe claro quais foram os confundidores utilizados no ajuste e por que foram incluídos. Quando variáveis contínuas forem categorizadas, informe os pontos de corte utilizados. Se pertinente, considere transformar as estimativas de risco relativo em termos de risco absoluto, para um período de tempo relevante.
Outras análises	17	Descreva outras análises que tenham sido realizadas. Ex.: análises de subgrupos, interação, sensibilidade.
Discussão		
Resultados principais	18	Resuma os principais achados relacionando-os aos objetivos do estudo.
Limitações	19	Apresente as limitações do estudo, levando em consideração fontes potenciais de viés ou imprecisão. Discuta a magnitude e direção de vieses em potencial.
Interpretação	20	Apresente uma interpretação cautelosa dos resultados, considerando os objetivos, as limitações, a multiplicidade das análises, os resultados de estudos semelhantes e outras evidências relevantes.
Generalização	21	Discuta a generalização (validade externa) dos resultados.
Outras informações		
Financiamento	22	Especifique a fonte de financiamento do estudo e o papel dos financiadores. Se aplicável, apresente tais informações para o estudo original no qual o artigo é baseado.

Fonte: https://www.strobe-statement.org/index.php?id=strobe-translations.

Quadro 6 Lista de verificação STARD 2015[76]

Seção	Recomendações
Título ou resumo	Identificar como um estudo de precisão do diagnóstico usando pelo menos uma medida de precisão (como sensibilidade, especificidade, valores preditivos ou acurácia)
Resumo	Resumo estruturado contendo o desenho, métodos, resultados e conclusões do estudo
INTRODUÇÃO	
	Descrever antecedentes científicos e clínicos, incluindo o uso pretendido, e o papel clínico, do teste índice
	Objetivos e hipóteses do estudo
MÉTODO	
Design do estudo	Descrever se a coleta de dados foi planejada antes da realização do teste índice e do padrão de referência (estudo prospectivo), ou após (estudo retrospectivo)
Participantes	Descrever os critérios de elegibilidade
Participantes	Reportar em que base os participantes potencialmente elegíveis foram identificados (como sintomas, resultados de testes anteriores, inclusão no registro)
Participantes	Reportar onde e quando os participantes potencialmente elegíveis foram identificados (cenário, local e datas)
Participantes	Reportar se os participantes formaram uma série consecutiva, aleatória ou de conveniência
Testes utilizados	Descrever o teste índice e o padrão de referência com detalhes suficientes para permitir a replicação
Testes utilizados	Justificar a escolha do padrão de referência (se existirem alternativas)
Testes utilizados	Definir e justificar para os pontos de corte para positividade, ou categorias de resultados, do teste índice, distinguindo o exploratório do pré-especificado
Testes utilizados	Definir e justificar para os pontos de corte para positividade, ou categorias de resultados, do padrão de referência, distinguindo o exploratório do pré-especificado
Testes utilizados	Citar se as informações clínicas e os resultados do padrão de referência estavam disponíveis para os avaliadores do teste índice
Testes utilizados	Citar se as informações clínicas e os resultados dos testes índice estavam disponíveis para os avaliadores do padrão de referência
Análises	Detalhar os métodos para estimar, ou comparar, medidas de precisão diagnóstica
Análises	Descrever como a indeterminação do teste índice, ou os resultados do padrão de referência, foram tratados
Análises	Descrever como os dados ausentes no teste índice e do padrão de referência foram tratados
Análises	Reportar qualquer análise de variabilidade na precisão do diagnóstico, distinguindo o pré-especificado do exploratório
Análises	Descrever cálculo amostral
RESULTADOS	
Participantes	Reportar o fluxo de participantes usando um diagrama
Participantes	Reportar as características demográficas e clínicas dos participantes no início do estudo (*baseline*)
Participantes	Reportar a distribuição da gravidade da doença naqueles com a condição alvo
Participantes	Reportar a distribuição de diagnósticos alternativos naqueles sem a condição alvo
Participantes	Citar o intervalo de tempo, e quaisquer intervenções, clínicas entre teste índice e padrão de referência.

(continua)

Quadro 6   Lista de verificação STARD 2015[76] *(continuação)*

Seção	Recomendações
Resultados dos testes	Fornecer tabulação cruzada dos resultados do teste índice (ou sua distribuição) pelos resultados do padrão de referência
	Reportar estimativas da acurácia diagnóstica e sua precisão (como intervalos de confiança de 95%)
	Reportar quaisquer eventos adversos da realização do teste índice ou do padrão de referência
DISCUSSÃO	
	Discutir as limitações do estudo, incluindo fontes de possível viés, incerteza estatística e generalização
	Discutir implicações para a prática, incluindo o uso pretendido e o papel clínico, do teste índice
OUTRAS INFORMAÇÕES	
	Inserir o número e nome do registro
	Reportar onde o protocolo completo do estudo pode ser acessado
	Reportar possíveis fontes de financiamento e outros apoios, bem como o papel dos financiadores

Fonte: Cohen et al.[76]

VIÉS

O viés, ou erro sistemático, representa qualquer atitude realizada de forma metódica, em qualquer estágio do desenvolvimento do estudo, que tende a produzir resultados e conclusões que diferem da verdade. Os vieses operaram em qualquer direção, uma vez que podem levar à subestimação ou superestimação do verdadeiro efeito da intervenção, ou exposição, no desfecho estudado.[66] O risco de viés nos resultados dos estudos é um dos vários fatores que devem ser considerados no julgamento da qualidade das evidências.

Viés de seleção

População é um grupo de indivíduos que vive em determinado contexto (p. ex., habitantes do Brasil) ou que apresentam uma característica comum (p. ex., idade < 10 anos). Ao estudar uma população, na maioria das vezes, é inviável obter dados de sua totalidade, por isso se recorre ao uso de uma amostra da população. Essa amostra pode ser obtida por conveniência (i. e., seleção pautada na acessibilidade do pesquisador aos participantes) ou de forma aleatória (i. e., seleção na qual todos os participantes tenham as mesmas chances de serem selecionados).[77]

Deve-se ter em mente que, idealmente, a amostra deve ser representativa da população geral. O viés relacionado à seleção ocorre quando alguns indivíduos têm mais chance de serem selecionados que outros para serem incluídos em uma amostra.[78] Por exemplo, em um estudo transversal sobre a prevalência de cárie em crianças de áreas rurais, por conveniência, os pesquisadores poderiam ter evitado recrutar crianças de moradias em regiões isoladas, examinando somente aquelas que moram próximo às estradas principais. Considerando que as crianças que residem em locais isolados podem apresentar maior prevalência de cárie dentária, por terem menos acesso a unidades de saúde bucal, sua exclusão poderia gerar subnotificação e não representatividade da doença naquela população.

Para contornar esse viés, pode-se lançar mão da escolha aleatória da amostra, evitando a possibilidade de o investigador interferir sobre quem fará parte do estudo. Essa seleção aleatória pode ser realizada de forma simples, permutada, estratificada ou adaptativa, dependendo do desenho do estudo.[79] Prevendo que houve um cálculo do tamanho amostral, se a seleção dos participantes for aleatória, pode-se afirmar que a amostra é representativa da população. Isso significa que, por exemplo, se, ao examinarmos uma amostra aleatória da população infantil da cidade do Rio de Janeiro, e encontrarmos 30% de crianças com atividade ou histórico de cárie, teremos razoável segurança em afirmar que aproximadamente 30% das crianças da cidade do Rio de Janeiro apresentam atividade ou histórico de cárie dental.

Se a amostra de conveniência de um estudo for composta por voluntários, pode ocorrer, também, o chamado "viés de voluntariado" ou "autosseleção". Esse viés pode ser uma ameaça à validade do estudo, uma vez que as razões para a autorreferência dos voluntários podem estar associadas ao desfecho do estudo.[80]

Viés de alocação

Nos estudos clínicos, nos quais os pacientes devem ser alocados em grupos de intervenção, o viés de alocação ocorrerá se o investigador utilizar um método não randomizado para distribuir os sujeitos nesses grupos. Dessa forma, a randomização é uma estratégia utilizada para que os participantes tenham igual chance de serem alocados nos diferentes grupos de estudo, aumentando a validade dos ensaios clínicos.[79]

Por exemplo, em um ensaio clínico controlado que tem como objetivo avaliar o sucesso clínico e radiográfico de duas pastas obturadoras em pulpectomias de dentes decíduos, a distribuição dos pacientes, ou dentes, para o grupo da pasta "A" e para o grupo da pasta "B" deve ser realizada de forma randomizada. Assim, a criança, ou dente, tem igual chance de ser alocada tanto no grupo "A" quanto no grupo "B".

Com a intenção de minimizar possíveis vieses durante o processo da randomização dos pacientes e produzir grupos "comparáveis", idealmente, este deve ser realizado por meio de uma tabela de números randômicos, geração de números randômicos por computador, arremesso de moeda, embaralhamento de cartões ou envelopes, jogada de dados, sorteio ou minimização.[81]

Nos estudos observacionais, nos quais a alocação aleatória entre os grupos não é possível, os pesquisadores devem lançar mão do pareamento entre os grupos. "Pareamento" vem do latim e significa "ação de pôr aos pares; do mesmo significado de emparelhar",[82] e nos estudos observacionais diz respeito à comparabilidade entre os grupos caso e controle no que tange a determinados fatores que poderiam influenciar o desfecho avaliado (p. ex., gênero e idade).[64]

Quando o pareamento entre grupos não é possível, ou não é suficiente, para compensar a insegurança quanto à comparabilidade das características dos grupos, o investigador deve utilizar uma análise estatística pertinente. Ajustes estatísticos são comumente utilizados para garantir que os grupos sejam comparáveis sob todos os aspectos considerados relevantes.[64]

Por exemplo, vamos supor que um estudo que está sendo desenvolvido visa avaliar se a obesidade é um fator de risco para traumas dentais e, para isso, terá os grupos exposto (obesos) e não exposto (não obesos). Sabe-se, por meio de estudos já publicados, que *overjet* acentuado e selamento labial inadequado são considerados fatores de risco para traumatismos dentários.[83,84] Nesse estudo novo, os grupos exposto e não exposto devem estar pareados para os fatores *overjet* acentuado e selamento labial inadequado, garantindo que os dois grupos sejam comparáveis para essas características. Se os grupos não forem comparáveis antes da ocorrência ou não do desfecho (traumatismos dentários), eventual diferença na resposta observada pode ser apenas um reflexo dessa diferença inicial. Esse problema é ainda mais grave quando os grupos não são comparáveis e os dados disponíveis não são suficientes.

Viés de aferição/mensuração

O viés de aferição ocorre quando os métodos de medida diferem entre os grupos caso ou intervenção, e controle; ou quando ocorrem erros na medida ou classificação da exposição ou desfecho. Um exemplo de viés de aferição é o "viés de memória", quando os pacientes portadores da doença ou condição tendem a lembrar mais da exposição que os controles.

Vários são os tipos de vieses que podem ocorrer durante a aferição da exposição e do desfecho, e entre eles pode-se citar: uso de índices, exames e/ou indicadores inapropriados para definição da exposição e do desfecho, podendo gerar erros de diagnóstico; aplicação de instrumentos não validados para as coletas; participação de avaliadores não treinados e/ou calibrados para o uso dos instrumentos de diagnóstico e questionários; parcialidade na abordagem dos grupos, induzindo padrões de respostas não fidedignos; erros de codificação, transcrição, digitação, programação ou arredondamento inadequado; uso de perguntas intimidativas; entre outros.[31]

Para evitar o viés de aferição, algumas medidas podem ser adotadas durante o delineamento do estudo, como o cegamento dos pesquisadores e, quando possível, dos participantes. Quando o investigador e o paciente não conhecem a que grupo o paciente pertence o estudo é denominado duplo cego, e quando apenas um deles não sabe o grupo alocado é denominado unicego[17] ou simplesmente cego. Nos casos nos quais nem participantes nem pesquisador podem ser cegos (devido a limitações metodológicas, como protocolos completamente diferentes entre os grupos, ou a utilização de materiais com diferentes características cromáticas – resina composta *versus* cimento de ionômero – ou odoríferas – formocresol *versus* outros medicamentos), estimula-se que o pesquisador responsável pela análise estatística seja cego aos grupos aos quais os dados analisados pertencem.[85]

Deve-se dar grande importância, também, ao estabelecimento e à aplicação de normas rígidas para detecção/diagnóstico da exposição e do desfecho. Deve-se usar sempre índices, instrumentos e/ou questionários apropriados e validados, com pesquisadores treinados e calibrados, bem como agir de maneira uniforme e consistente na detecção dos eventos em todos os grupos do estudo.

Como exemplo, podemos citar o estudo de Pithon et al.,[86] que avaliaram o impacto do tratamento da mordida aberta anterior com grade palatina fixa, na qualidade de vida relacionada à saúde bucal (QVRSB) de crianças de 8 a 10 anos. Esse estudo utilizou um questionário previamente validado para a avaliação da QVRSB específico para a faixa etária e para a língua portuguesa, sendo autoadministrado, com a intenção de evitar qualquer viés de indução de resposta pelos pesquisadores nas crianças. Adicionalmente, diante da impossibilidade metodológica de cegamento dos participantes e pesquisadores (uma vez que é clinicamente visível o uso, ou não, da grade palatina fixa), foi realizado o cegamento do estatístico.

Viés de atrito

O viés de atrito é um viés na análise estatística devido à perda de dados durante o estudo.[23,87] Em alguns casos, ao finalizar uma pesquisa, os dados podem estar incompletos em relação ao número de sujeitos que inicialmente foram recrutados. Isso ocorre quando participantes são perdidos durante o acompanhamento ou se eles têm dados ausentes para um ou mais momentos de avaliação durante um ensaio clínico. Essas situações serão fonte de viés somente se a perda de dados for significativa (usualmente maior que 20%),[88] ou se a perda gerar um desequilíbrio nas características dos grupos.[27] Como mencionado anteriormente neste capítulo, a randomização garante grupos comparáveis no início do estudo; porém, dados faltantes na análise final podem afetar esse equilíbrio, alterando os resultados obtidos.

Para lidar com esse tipo de viés, as informações provenientes de participantes com dados ausentes (p. ex., pela descontinuidade do uso das intervenções estudadas) deverão ser mantidas no estudo e analisadas usando, por exemplo, a análise de "intenção de tratamento".[88] Recomenda-se reportar as características iniciais dos participantes que foram perdidos durante o acompanhamento de forma separada das características dos participantes que permaneceram no estudo.[89] É importante mencionar que esse tipo de viés não é exclusivo dos ensaios clínicos. Nos estudos prospectivos longitudinais, como são os estudos de coorte, abandonos e mortes podem acontecer, criando a mesma situação.[31]

Viés de publicação

O viés de publicação é definido como a possível tendência a publicar os resultados de um estudo com base na direção ou força dos achados.[90] A evidência empírica tem demonstrado que os estudos com resultados estatisticamente significantes são mais propensos a serem publicados que estudos sem resultados significativos,[91] podendo mostrar panoramas enviesados do estado da evidência em determinada área. As revisões sistemáticas e metanálises podem minimizar esse tipo de viés conduzindo buscas abrangentes que incluam a literatura cinzenta, e entrando em contato com pesquisadores da área para identificar possíveis trabalhos não publicados.[34] Além disso, a aplicação de métodos estatísticos para avaliar a presença do viés de publicação é preconizada.[92,93] É importante mencionar que um fenômeno similar acontece com estudos primários, os quais podem reportar apenas resultados estatisticamente significantes, sendo esse fato conhecido como "viés de relato".[94]

CONSIDERAÇÕES FINAIS

Pesquisas em saúde bucal de crianças e adolescentes estão na linha de frente para a elaboração de políticas públicas que envolvam a melhora na qualidade da saúde em todas as suas dimensões. Assim, os odontopediatras devem desenvolver novas habilidades para identificar pesquisas de qualidade, entender os diferentes desenhos de estudos, adquirir *expertise* na avaliação crítica dos pressupostos metodológicos com ênfase na qualidade e risco de viés dos estudos, e conhecer como estes devem ser relatados nas publicações científicas, a fim de pautar suas práticas clínicas seguindo a abordagem da odontologia baseada em evidências.

REFERÊNCIAS BIBLIOGRÁFICAS

1. American Dental Association. About EBD – evidence-based dentistry: American Dental Association [Internet]. [Consultado 26 Jun 2020]. Disponível em: https://ebd.ada.org/en/about.
2. FDI. Evidence-Based in Dentistry (EBD) – ADOPTED by the FDI General Assembly September, 2016 in Poznań, Poland [Internet]. [Consultado 26 Jun 2020]. Disponível em: https://www.fdiworlddental.org/resources/policy-statements-and-resolutions/evidence-based-dentistry-ebd.

3. AAPD. AAPD's Evidence-based dentistry initiative [Internet]. [Consultado 26 Jun 2020]. Disponível em: http://www.pediatricdentistrytoday.org/2013/September/XLIX/5/news/article/281/.
4. Dhar V. Evidence-based dentistry: an overview. Contemp Clin Dent. 2016;7(3):293-4.
5. Chi DL. The science and art of evidence-based pediatric dentistry. Dent Clin North Am. 2017;61(3):xi-xii.
6. ADA. Policy on evidence-based dentistry 2013 [Internet]. [Consultado 26 Jun 2020]. Disponível em: https://www.ada.org/en/about-the-ada/ada-positions-policies-and-statements/policy-on-evidence-based-dentistry.
7. Maia LC, Antonio AG. Systematic reviews in dental research: a guideline. J Clin Pediatr Dent. 2012;37(2):117-24.
8. Richards D, Lawrence A. Evidence based dentistry. Br Dent J. 1995;179(7):270-3.
9. Meyer DM. The ADA perspective. J Evid Based Dent Pract. 2006;6(1):111-5.
10. Costa AJL, Nadanovsky P. Desenhos de estudos epidemiológicos. In: Costa AJL, Nadanovsky P, Luiz RR. Epidemiologia e bioestatística na pesquisa odontológica. São Paulo: Atheneu; 2005. p.215-43.
11. Grimes DA, Schulz KF. An overview of clinical research: the lay of the land. Lancet. 2002;359(9300):57-61.
12. Petrisor B, Bhandari M. The hierarchy of evidence: levels and grades of recommendation. Indian J Orthop. 2007;41(1):11-5.
13. Manterola C, Asenjo-Lobos C, Otzen T. Hierarchy of evidence: levels of evidence and grades of recommendation from current use. Rev Chilena Infectol. 2014;31(6):705-18.
14. Merlin T, Weston A, Tooher R. Extending an evidence hierarchy to include topics other than treatment: revising the Australian "levels of evidence". BMC Med Res Methodol. 2009;9:34.
15. Herbst KW, Harper L, Kalfa N, Committee ER. A brief description of study design. J Pediatr Urol. 2018;14(2):135-6.
16. Andrews J, Likis FE. Study design algorithm. J Low Genit Tract Dis. 2015;19(4):364-8.
17. Hochman B, Nahas FX, Oliveira Filho RSD, Ferreira LM. Research designs. Acta Cir Bras. 2005;20:2-9.
18. Howick J. Introduction to study design [Internet]. [Consultado 3 Jul 2020]. Disponível em: https://www.cebm.net/wp-content/uploads/2014/06/CEBM-study-design-april-20131.pdf.
19. Field MJ, Lohr KN (eds.). Clinical practice guidelines: directions for a new program, Institute of Medicine. Washington, DC: National Academy Press;1990.
20. American Dental Association. Clinical practice guidelines [Internet]. [Consultado 26 Jun 2020]. Disponível em: https://ebd.ada.org/en/evidence/guidelines.
21. American Dental Association. ADA clinical practice guidelines handbook [Internet]. [Consultado 26 Jun 2020]. Disponível em: http://ebd.ada.org/~/media/EBD/Files/ADA_Clinical_Practice_Guidelines_Handbook-2013.ashx#:~:text=The%20ADA%20Clinical%20Practice%20Guidelines,to%20help%20guide%20future%20research.
22. Brouwers MC, Kerkvliet K, Spithoff K, AGREE next steps consortium. The AGREE reporting checklist: a tool to improve reporting of clinical practice guidelines. BMJ. 2016;352:i1152.
23. Higgins JP, Thomas J, Chandler J, Cumpston M, Li T, Page MJ, et al. (eds.). Cochrane handbook for systematic reviews of interventions. John Wiley & Sons; 2019.
24. Clarkson J, Harrison JE, Ismail AI, Needleman I, Worthington H. Evidence based dentistry for effective practice. London: Taylor and Francis Group; 2003.
25. Ismail AI, Bader JD. Evidence-based dentistry in clinical practice. J Am Dent Assoc. 2004;135(1):78-83.
26. Martins ML, Ribeiro-Lages MB, Masterson D, Magno MB, Cavalcanti YW, Maia LC, et al. Efficacy of natural antimicrobials derived from phenolic compounds in the control of biofilm in children and adolescents compared to synthetic antimicrobials: a systematic review and meta-analysis. Arch Oral Biol. 2020;118:104844.
27. Sterne JAC Savovic J, Page MJ, Elbers RG, Blencowe NS, Boutron I, et al. RoB 2: a revised tool for assessing risk of bias in randomised trials. BMJ. 2019;366:l4898.
28. Sterne JAC, Hernán MA, Reeves BC, Savovic J, Berkman ND, Viswanathan M, et al. ROBINS-I: a tool for assessing risk of bias in non-randomised studies of interventions. BMJ. 2016;355:i4919.
29. Joanna Briggs Institute. Critical appraisal tools [Internet]. [Consultado 26 Jun 2020]. Disponível em: https://joannabriggs.org/critical-appraisal-tools.
30. National Heart, Lung and Blood Institute. Study Quality Assessment tools [Internet]. [Consultado 26 Jun 2020]. Disponível em: https://www.nhlbi.nih.gov/health-topics/study-quality-assessment-tools.
31. Fowkes FG, Fulton PM. Critical appraisal of published research: introductory guidelines. BMJ. 1991;302(6785):1136-40.
32. The Ottawa Hospital – Research Institute. The Newcastle-Ottawa Scale (NOS) for assessing the quality of nonrandomized studies in meta-analyses [Internet]. [Consultado 26 Jun 2020]. Disponível em: http://www.ohri.ca/programs/clinical_epidemiology/oxford.asp.
33. Whiting PF, Rutjes AWS, Westwood ME, Mallett S, Deeks JJ, Reitsma JB, et al. QUADAS-2: a revised tool for the quality assessment of diagnostic accuracy studies. Ann Intern Med. 2011;155(8):529-36.
34. Shea BJ, Reeves B, Wells G, Thuku M, Hamel C, Moran J, et al. AMSTAR 2: a critical appraisal tool for systematic reviews that include randomized or non-randomised studies of healthcare interventions, or both. BMJ. 2017;358:j4008.
35. Rothman KJ, Greenland S, Lash TL. Modern epidemiology. Lippincott Williams & Wilkins; 2008.
36. Borenstein M, Hedges LV, Higgins JP, Rothstein HR. Introduction to meta-analysis. John Wiley & Sons; 2011.
37. Borenstein M. Common mistakes in meta-analysis and how to avoid them. Biostat, Incorporated, 2019.
38. Ribeiro-Lages MB, Martins ML, Magno MB, Ferreira DM, Tavares-Silva CM, Fonseca-Gonçalves A, et al. Is there association between dental malocclusion and bruxism? A systematic review and meta-analysis. J Oral Rehabil. 2020;00:1-15.
39. Kleinbaum DG, Kupper LL, Morgenstern H. Epidemiologic research: principles and quantitative methods. John Wiley & Sons; 1982.

40. Hennekens CH, Buring JE. Epidemiology in medicine. Boston: Little Brown; 1987.
41. Paul S, Shrikrishna SB, Suman E, Shenoy R, Rao A. Effect of fluoride varnish and chlorhexidine-thymol varnish on mutans streptococci levels in human dental plaque: a double-blinded randomized controlled trial. Int J Paediatr Dent. 2014;24(6):399-408.
42. Smaïl-Faugeron V, Muller-Bolla M, Sixou JL, Courson F. Evaluation of intraosseous computerized injection system (QuickSleeper™) vs conventional infiltration anaesthesia in paediatric oral health care: a multicentre, single-blind, combined split-mouth and parallel-arm randomized controlled trial. Int J Paediatr Dent. 2019;29(5):573-84.
43. Aljafari A, Gallagher JE, Hosey MT. Can oral health education be delivered to high-caries-risk children and their parents using a computer game? A randomised controlled trial. Int J Paediatr Dent. 2017;27(6):476-85.
44. Khare M, Suprabha BS, Shenoy R, Rao A. Evaluation of pit-and-fissure sealants placed with four different bonding protocols: a randomized clinical trial. Int J Paediatr Dent. 2017;27(6):444-53.
45. Peto R, Pike MC, Armitage P, Breslow NE, Cox DR, Howard SV, et al. Design and analysis of randomized clinical trials requiring prolonged observation of each patient. I. Introduction and design. Br J Cancer. 1976;34(6):585-612.
46. Byar DP, Simon RM, Friedewald WT, Schlesselman JJ, DeMets DL, Ellenberg JH, et al. Randomized clinical trials: perspective on some recent ideas. N Engl J Med. 1976;295(2):74-80.
47. Greenland S. Randomization, statistics, and causal inference. Epidemiology. 1990;1(6):421-9.
48. Jiang S, McGrath C, Lo EC, Ho SM, Gao X. Motivational interviewing to prevent early childhood caries: a randomized controlled trial. J Dent. 2020;97:103349.
49. Gehan EA. Nonrandomized trials. Encyclopedia of Biostatistics. 2005. v.5.
50. Cochrane Childhood Cancer. Non-randomised controlled study (NRS) designs [Internet]. [Consultado 26 Jun 2020]. Disponível em: https://childhoodcancer.cochrane.org/non-randomised-controlled-study-nrs-designs.
51. Antczak-Bouckoms AA, Tulloch JF, Berkey CS. Split-mouth and cross-over designs in dental research. J Clin Periodontol. 1990;17(7 Pt 1):446-53.
52. Pozos-Guillén A, Chavarría-Bolaños D, Garrocho-Rangel A. Split-mouth design in paediatric dentistry clinical trials. Eur J Paediatr Dent. 2017;18(1):61-5.
53. Güsmus H, Aydinbelge M. Evaluation of effect of warm local anesthetics on pain perception during dental injections in children: a split-mouth randomized clinical trial. Clin Oral Investig. 2020;24(7):2315-9.
54. Campana AO, Padovani CR, Iaria CT, Freitas CBD, De Paiva SAR, Hossne WS. Investigação científica na área médica. 1.ed. São Paulo: Manole; 2001.
55. Lima-Costa MF, Barreto SM. Tipos de estudos epidemiológicos: conceitos básicos e aplicações na área do envelhecimento. Epidemiologia e Serviços de Saúde. 2003;12(4):189-201.
56. Kaczmarek U, Gozdowski D, Olczak-Kowalczyk D. Prevalence of traumatic dental injuries in Polish 15-year-olds. Dent Med Probl. 2019;56(4):365-71.
57. Serra-Negra JM, Ribeiro MB, Prado IM, Paiva SM, Pordeus IA. Association between possible sleep bruxism and sleep characteristics in children. Cranio. 2017;35(5):315-20.
58. Vandenbroucke JP, von Elm E, Altman DG, Gøtzsche PC, Mulrow CD, Pocock SJ, et al. Strengthening the reporting of observational studies in epidemiology (STROBE): explanation and elaboration. PLoS Med. 2007;4(10):e297.
59. Yazdani R, Mohebbi SZ, Fazli M, Peighoun M. Evaluation of protective factors in caries free preschool children: a case-control study. BMC Oral Health. 2020;20(1):177.
60. Breslow NE, Day NE. Statistical methods in cancer research. I. The design and analysis of case control studies. Ann ReP Public Health. 1982;3:29-54.
61. Feldens CA, Kramer PF, Feldens EG, Pacheco LM, Vítolo MR. Socioeconomic, behavioral, and anthropometric risk factors for traumatic dental injuries in childhood: a cohort study. Int J Paediatr Dent. 2014;24(3):234-43.
62. Breslow NE, Day NE. Statistical methods in cancer research. II. The design and analysis of cohort studies. IARC Sci Publ. 1987;82:1-406.
63. Oliveira MA, Vellarde GC, de Sá RAM. Understanding the clinical research III: cohort studies. Femina. 2015;43(3):105-10.
64. Luiz RR, Struchiner CJ. Inferência causal em epidemiologia: o modelo de respostas potenciais. Rio de Janeiro: Fiocruz; 2002.
65. Camargo LMA, Silva RPM, Meneguetti DUO. Research methodology topics: cohort studies or prospective and retrospective cohort studies. J Hum Growth Dev. 2019;29(3):433-6.
66. Cochrane Community. Glossary [Internet]. [Consultado 26 Jun 2020]. Disponível em: https://community.cochrane.org/glossary.
67. Fletcher RH, Fletcher SW, Wagner EH. Epidemiologia clínica: elementos essenciais. 3.ed. Porto Alegre: Artmed; 2003.
68. Ghouth N, Duggal MS, Kang J, Nazzal H. A diagnostic accuracy study of laser Doppler flowmetry for the assessment of pulpal status in children's permanent incisor teeth. J Endod. 2019;45(5):543-8.
69. Moher D, Liberati A, Tetzlaff J, Altman DG, PRISMA Group. Preferred reporting items for systematic reviews and meta-analyses: the PRISMA statement. J Clin Epidemiol. 2009;62(10):1006-12.
70. Jayaraman J, Nagendrababu V, Pulikkotil SJ, Innes NP. Critical appraisal of methodological quality of systematic reviews and meta-analysis in paediatric dentistry journals. Int J Paediatr Dent. 2018;28(6):548-60.
71. Jüni P, Altman DG, Egger M. Systematic reviews in health care: assessing the quality of controlled clinical trials. BMJ. 2001;323:42-6.
72. Schulz KF, Altman DG, Moher D, CONSORT Group. CONSORT 2010 statement: updated guidelines for reporting parallel group randomized trials. J Clin Epidemiol. 2010;63(8):834-40.

73. Garrocho-Rangel A, Ruiz-Rodríguez S, Gaitán-Fonseca C, Pozos-Guillén A. Randomized clinical trials in pediatric dentistry: application of evidence-based dentistry through the CONSORT statement. J Clin Pediatr Dent. 2019;43(4):219-30.
74. Plint AC, Moher D, Morrison A, Schulz K, Altman DG, Hill C, et al. Does the CONSORT checklist improve the quality of reports of randomized controlled trials? A systematic review. Med J Aust. 2006;185:263-7.
75. Rajasekharan S, Vandenbulcke J, Martens L. An assessment of the quality of reporting randomized controlled trials published in paediatric dentistry journals. Eur Arch Paediatr Dent. 2015;16(2):181-9.
76. Cohen JF, Korevaar DA, Altman DG, et al. STARD 2015 guidelines for reporting diagnostic accuracy studies: explanation and elaboration. BMJ Open. 2016;6:e012799.
77. Coutinho, M. Princípios de epidemiologia clínica aplicada à cardiologia. Arq Bras Cardiol. 1998;71(2):109-16.
78. Kara-Junior, N. Definition of population and randomization of sample in clinic surveys. Rev Bras Oftalmol. 2014;73(2):67-8.
79. Ferreira JC, Patino CM. Randomização: mais do que o lançamento de uma moeda. J Bras Pneumol. 2016;42(5):310.
80. Fogel RW, Engerman SL, Floud R, Friedman G, Margo RA, Sokoloff KL, et al. Secular changes in American and British stature and nutrition. J Interdiscip Hist. 1983;15:445-81
81. Carvalho APV, Silva V. Grande, AJ. Avaliação do risco de viés de ensaios clínicos randomizados pela ferramenta da colaboração Cochrane. Diagn Tratamento. 2013;18(1):38-44.
82. Dicionário online de português. Significado de Parear [Internet]. [Consultado 26 Jun 2020]. Disponível em: https://www.dicio.com.br/parear/.
83. Arraj GP, Rossi-Fedele G, Doğramacı EJ. The association of overjet size and traumatic dental injuries: a systematic review and meta-analysis. Dent Traumatol. 2019;35(4-5):217-32.
84. Aldrigui JM, Jabbar NS, Bönecker M, Braga MM, Wanderley MT. Trends and associated factors in prevalence of dental trauma in Latin America and Caribbean: a systematic review and meta-analysis. Community Dent Oral Epidemiol. 2014;42(1):30-42.
85. Friedman LM, Furberg CD, DeMets DL. Fundamentals of clinical trials. 3.ed. St Louis: Mosby; 1996.
86. Pithon MM, Magno MB, Coqueiro RDS, Paiva SM, Marquez LS, Paranhu LR, et al. Oral health-related quality of life of children before, during, and after anterior open bite correction: A single-blinded randomized controlled trial [published correction appears in Am J Orthod Dentofacial Orthop. 2020;157(2):146]. Am J Orthod Dentofacial Orthop. 2019;156(3):303-11.
87. Gluud LL. Bias in clinical intervention research. Am J Epidemiol. 2006;163(6):493-501.
88. Fergusson D, Aaron SD, Guyatt G, Hebert P. Post-randomisation exclusions: the intention to treat principle and excluding patients from analysis. BMJ. 2002;325:652-4.
89. Dumville JC, Torgerson DJ, Hewitt CE. Reporting attrition in randomised controlled trials. BMJ. 2006;332(7547):969-71.
90. Dickersin K, Min YI. Publication bias: the problem that won't go away. Ann N Y Acad Sci. 1993;703:135-46.
91. Guyatt GH, Oxman AD, Montori V, Vist G, Kunz R, Brozek J, et al. GRADE guidelines: 5. Rating the quality of evidence: publication bias. J Clin Epidemiol. 2011;64(12):1277-82.
92. Sterne JA, Egger M. Funnel plots for detecting bias in meta-analysis: guidelines on choice of axis. J Clin Epidemiol. 2001;54:1046-55.
93. Tang JL, Liu JL. Misleading funnel plot for detection of bias in meta-analysis. J Clin Epidemiol. 2000;53:477-84.
94. Chan AW, Hróbjartsson A, Haahr MT, Gotzsche PC, Altman DG. Empirical evidence for selective reporting of outcomes in randomized trials: comparison of protocols to published articles. JAMA. 2004;291(20):2457-65.

PROMOÇÃO DA SAÚDE: BASES TEÓRICAS, IDEIAS E AÇÕES PARA A SAÚDE DA CRIANÇA

2

Viviane Elisângela Gomes
Ana Pitchon
Bárbara da Silva Mourthé Matoso
Efigênia Ferreira e Ferreira

INTRODUÇÃO

Recentemente, em função da pandemia da Covid-19 que o mundo todo vem enfrentando, discussões sobre prevenção e promoção têm se intensificado. Sobre prevenção, porque por ela perpassa a mitigação e a alteração na cadeia de transmissão do novo coronavírus (SARS-COV-2), e sobre promoção da saúde, porque o enfrentamento da doença, e do próprio isolamento social que ela impõe, tem um impacto muito diferente entre as comunidades, intensificando o efeito das desigualdades sociais sobre a saúde da população.[1,2]

Neste capítulo, abordaremos a promoção da saúde incluindo suas bases teóricas, um pouco da sua história enquanto movimento político-social no Brasil e no mundo, e sua articulação com a saúde bucal, tendo como base o modelo teórico conceitual proposto por Fisher-Owens et al.[3]

A PROMOÇÃO DA SAÚDE E A PREVENÇÃO DE DOENÇAS

Antes de falar de promoção da saúde é preciso distingui-la da prevenção de doenças. O grande desafio que se apresenta aos profissionais da saúde é o de prestar cuidados integrais, cujas ações de promoção da saúde, de prevenção de doenças e fatores de risco e de tratamento costumam se sobrepor.[4]

As ações preventivas visam evitar o surgimento de doenças ou agravos específicos, reduzindo sua incidência e prevalência nas populações. A base é o conhecimento epidemiológico, e os projetos de prevenção estruturam-se na divulgação de informação científica e de recomendações de mudanças de hábitos.[5]

Diferentemente do conceito de prevenção, a promoção da saúde (PS) não tem seu enfoque restrito a determinada doença; define-se de maneira mais ampla, incorpora a ideia de que os determinantes da saúde são exteriores ao sistema de saúde, que pressupõe a articulação com outros setores, e tem como objetivo melhorar a saúde e o bem-estar geral da população. A PS remete também à ideia de autocuidado e participação popular nas decisões em saúde, tanto no âmbito individual quanto no coletivo.[5,6] Assim, surgiu o conceito de "*empowerment*" relacionado com a promoção, ou seja, o "empoderamento" dos indivíduos e das comunidades na compreensão de que a saúde é uma responsabilidade de cada um e de todos.[7]

HISTÓRIA DA PROMOÇÃO DA SAÚDE NO BRASIL E NO MUNDO

Durante a década de 1960, um amplo debate mundial sobre a determinação econômica e social da saúde abriu caminho para a superação do modelo de atenção centrado no controle das enfermidades. No **Quadro 1** são apresentados os principais marcos da promoção da saúde.

Diante das primeiras ideias do conceito da PS, cabe destacar uma análise crítica realizada por Castiel (2004),[12] que observa algumas inconclusões nas discussões conceituais sobre a promoção de saúde, motivadas por onde transitam suas atividades, por exemplo, o individual *versus* o coletivo ou o paternalismo *versus* participativo. Qual poderia ter mais peso? Os recursos necessários para a saúde ou o foco na capacitação das pessoas e empoderamento? Algumas pessoas modificam comportamentos e outras não. Quais trariam resultados mais efetivos? Em 2011, o mesmo autor e colaboradores propõem o conceito

Quadro 1   Principais marcos históricos da promoção da saúde no Brasil e no mundo

Ano	Marco/local	Principais características
1974	Relatório Lalonde (Canadá)	Destaques: alto custo e limitação das ações centradas na assistência médica; definição dos determinantes da saúde: os biológicos, os ambientais, o estilo de vida e os serviços de saúde; ampliação do campo da saúde pública, priorizando medidas preventivas e programas educativos focados nas mudanças de comportamento.[8]
1978	Declaração de Alma Ata (Conferência de Alma Ata, Cazaquistão)	Destaques: *slogan* "Saúde para todos no ano 2000"; conceito ampliado de saúde; atenção primária à saúde; participação comunitária; cooperação entre diferentes setores da sociedade.[9]
1981	Primeira Conferência Nacional de Saúde (Canadá)	Destaques: contexto social considerado determinante da saúde porque moldava o comportamento individual (estilo de vida depende da classe social); a promoção da saúde passou a focar os fatores sociais e ambientais; influência política externa ao setor saúde; avanço no conceito de "empoderamento" e participação social.[9]
1986	Carta de Ottawa (Conferência de Ottawa, Canadá)	Conferência Internacional sobre Promoção da Saúde, em colaboração entre a OMS (contexto mundial e orientação política). Destaques: saúde deve ser vista como um recurso para a vida, e não como objetivo de viver; recursos necessários para a saúde: paz, habitação, educação, alimentação, renda, ecossistema estável, recursos sustentáveis, justiça social e equidade; foco na capacitação das pessoas e empoderamento das comunidades, favorecendo o controle dos seus próprios esforços e destinos.[9]
1986	VIII Conferência Nacional de Saúde (Brasil)	Destaques: *slogan* "Saúde é um direito de todos e um dever do Estado"; marco do Movimento da Reforma Sanitária brasileira[9].
1988	Constituição Federal (Brasil)	Destaques: capítulo da saúde, consolidação da saúde como direito de todos e dever do Estado; criação do Sistema Único de Saúde (SUS) (Leis n. 8.080 e 8.142/90)[10].
2006/ 2014	Política Nacional de Promoção da Saúde - PNPS (Brasil)	Conjunto de estratégias e formas de produzir saúde, no âmbito individual e coletivo, caracterizada pela articulação e cooperação intra e intersetorial e pela formação da rede de atenção à saúde. Destaques: movimento de cidades e municípios saudáveis; comitê gestor da PNPS; inserção na dotação orçamentária e financiamento de projetos; avanços na vigilância das DCNT (doenças crônicas não transmissíveis), capacitação de recursos humanos e na mobilização social.[11]
2016	9ª conferência Global de Promoção da Saúde (Xangai, China)	Vínculos entre a promoção da saúde e a Agenda 2030 para o desenvolvimento sustentável. Destaques: três pilares para a promoção da saúde: 1. Boa governança para a saúde - fortalecimento de políticas que possibilitem acesso a escolhas saudáveis e criem sistemas sustentáveis, que possam tornar a participação da sociedade uma realidade; 2. Cidades saudáveis - cidades que permitam às pessoas viverem, trabalharem e se divertirem com equilíbrio e boa saúde; 3. Letramento em saúde - aumentar o conhecimento e as habilidades sociais das pessoas para que possam tomar decisões e fazer escolhas mais saudáveis para suas famílias e para si próprias.[6]

Fonte: elaborado pelos autores.

da "nova promoção da saúde", que avança, não no sentido de negar a importância dos comportamentos considerados saudáveis, mas colocando como pontos fundamentais a participação social e o empoderamento, e "condena estratégias que culpabilizam o indivíduo por sua condição de saúde e que se limitam a prescrever comportamentos independentemente dos condicionantes sociais, econômicos e culturais e em detrimento de seu enfrentamento".[13]

Pode-se notar um avanço conceitual e maior articulação para o desenvolvimento das políticas promotoras de saúde na proposta apresentada na 9ª Conferência Global de Promoção da Saúde (WHO, 2020),[6] entretanto o desdobramento de tal proposta em âmbito mundial ainda permanece como um grande desafio, tendo em vista o contexto das iniquidades.

A PROMOÇÃO DA SAÚDE E A SAÚDE BUCAL

Na área da saúde bucal, até a década de 1980, a educação em saúde foi a prática dominante para promover mudanças de comportamento individual, principalmente por meio da aquisição de conhecimento.[14] As intervenções educacionais variavam desde o simples fornecimento de informações até a aplicação de estratégias que envolviam aspectos psicológicos e de mudança de comportamento. Segundo Kay e Locker,[15] esses esforços demonstram o engajamento de longa data da odontologia com a prevenção das doenças bucais por meio de mudanças no conhecimento, atitudes e adoção de estilos de vida mais saudáveis.

Na década de 1990, junto do fortalecimento da PS, as limitações da abordagem educativa, focada apenas no indivíduo, demonstraram-se insuficientes para realizar mudanças na condição de saúde bucal.[16] Abriu-se, então, espaço para o reconhecimento dos determinantes sociais, políticos e ambientais e da necessidade de reduzir as desigualdades em saúde bucal. E, dessa forma, alcançar avanços sustentáveis por meio de ações multidisciplinares que pudessem melhorar as condições em que as pessoas vivem e que são relevantes para a saúde bucal.[14] Embora os avanços nas técnicas cirúrgicas e restauradoras tenham alcançado melhores resultados no tratamento das doenças, essas abordagens, isoladamente, não erradicaram as doenças bucais, apesar de serem amplamente evitáveis.[17] Nos últimos 30 anos, ocorreu uma mudança de paradigma na odontologia: a ênfase na abordagem reparadora foi deslocada para a prevenção de doenças e promoção da saúde.[18] A essência da prática contemporânea coloca o desafio de criar oportunidades e condições que permitam aos indivíduos e comunidades desfrutarem de boa saúde bucal.[17] Apesar da redução significativa da prevalência da cárie dentária nas últimas décadas, as desigualdades na saúde resultaram na concentração e gravidade da doença em populações de menor renda e mais vulneráveis socialmente.[19]

A PROMOÇÃO DA SAÚDE E A SAÚDE BUCAL NA INFÂNCIA

De acordo com a definição da OMS,[20] os determinantes sociais da saúde são as condições em que os indivíduos vivem desde o nascimento até o envelhecimento. As condições e a expectativa de vida das pessoas diferem muito, dependendo de onde nascem e crescem.[21] Os determinantes individuais aliados ao contexto de vida constituem uma complexa rede causal que influenciam fortemente o processo saúde-doença.

Na área da saúde bucal na infância, o movimento para uma abordagem mais abrangente e complexa de determinantes da saúde deu origem a um modelo conceitual multinível, elaborado por Fisher-Owens e colaboradores.[3] O modelo é descrito em três níveis: da criança, da família e no nível de influência da comunidade nos resultados de saúde bucal (**Figura 1**).

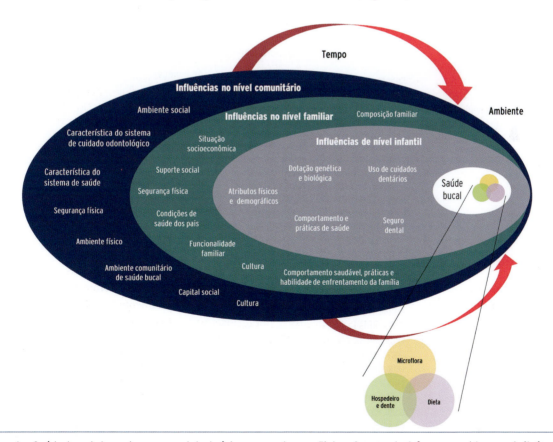

Figura 1 Saúde bucal das crianças: modelo teórico proposto por Fisher-Owens et al.,[3] que considera as influências da criança, família e comunidade.
Fonte: adaptado de Fisher-Owens et al.[3]

O modelo incorpora os cinco domínios principais de determinantes da saúde: fatores genéticos e biológicos; ambiente social; ambiente físico; comportamentos de saúde e cuidados médico e odontológico (Quadro 2). O modelo reconhece a presença de uma interação complexa de fatores causais e incorpora o elemento "tempo", reconhecendo que a saúde bucal das crianças é dinâmica. Por fim, implícito no modelo está o conceito de vulnerabilidade e resiliência, ou seja, algumas pessoas possuem características que permitem uma adaptação bem-sucedida à adversidade. Isso pode se manifestar de forma biológica (resistência do hospedeiro a ataque) ou na capacidade individual de superar ambientes adversos, sejam de moradia, socioeconômicos ou violência, que podem proteger ou predispor condições desfavoráveis de saúde.[3]

BASES PARA A PRÁTICA CLÍNICA: AÇÕES DE PROMOÇÃO DA SAÚDE ÚTEIS À ODONTOPEDIATRIA

Nesta parte do capítulo, serão apresentadas ações de PS suportadas por evidências científicas e que podem ser incorporadas à prática clínica em odontopediatria.

A promoção da saúde é uma forma mais completa e abrangente de abordar a prevenção da cárie dentária e de outros agravos, sendo a família e os ambientes de convívio social, como as escolas, espaços privilegiados para a implementação de estratégias, visando à incorporação de hábitos e comportamentos saudáveis.[3,14,22]

O momento de começar a agir sobre os determinantes sociais da saúde é no início da vida. Os fatores sociais

Quadro 2 Domínios principais de determinantes da saúde bucal de acordo com o nível de influência

Nível	Genético e biológico	Ambiente social	Ambiente físico	Comportamento em saúde	Cuidados médicos e de saúde bucal
Tempo (saúde e determinantes em constante evolução em um processo dinâmico)					
Nível da criança	Atributos físicos (raça, etnia); herança genética; microflora; fluxo salivar; defeitos no desenvolvimento e morfologia dental; hospedeiro e dentes	Substrato, dieta e microflora	Comportamentos e práticas de saúde (incluindo condições para dieta saudável e controle de placa)	Comportamentos e práticas de saúde (dieta; hábitos de higiene); autoestima infantil; desenvolvimento (amamentação; desempenho escolar); vacinação	Uso/acesso a serviços e boas práticas de saúde bucal
Nível familiar	Estado de saúde dos pais	Condição socioeconômica; suporte social e familiar; cultura; habilidades de enfrentamento da família	Condição socioeconômica (educação e renda dos pais); moradia; função familiar; segurança física	Condição de saúde dos pais; composição familiar; função familiar; cultura; comportamentos e práticas em saúde; habilidades de enfrentamento da família; senso de coerência dos pais (SOC)	Comportamentos, práticas de saúde e habilidades de enfrentamento da família
Nível comunitário	-	Ambiente social (estabilidade, segurança); capital social (redes e relações sociais); cultura; segurança física; ambiente comunitário de saúde bucal (iniciativas políticas)	Capital social; segurança física; meio ambiente (incluindo a fluoretação ideal da água potável)	Cultura (práticas, crenças e comportamentos)	Características dos sistemas de saúde (disponibilidade e acesso aos serviços)

Fonte: Fisher-Owens et al.[3]

que afetam o desenvolvimento na primeira infância podem levar a consequências ao longo da vida.[23] A gestação é um momento oportuno para abordagens educativas e preventivas, em programas de promoção da saúde, e podem atingir resultados positivos para a saúde bucal dos bebês.[24] Ressalta-se a importância de orientações aos cuidadores sobre a introdução de alimentos e cuidados de higiene bucal, nos primeiros meses de vida da criança.

Há evidência de que a redução da prevalência de cárie em diversos países foi resultado da ampla disponibilidade de flúor nos dentifrícios e água de abastecimento público, mudanças de hábitos e comportamentos, e melhoria nas condições socioeconômicas.[25] No aspecto da prevenção, a combinação de dentifrício fluoretado e escovação, pelo menos duas vezes ao dia, tem demonstrado maior efeito na redução das chances de cárie em crianças.[26] A introdução tardia da higiene bucal tem indicado ser fator de risco para o desenvolvimento e agravamento da doença.[27] A Associação Americana de Odontopediatria recomenda a introdução da escovação diária com dentifrício fluoretado (com 1.000 ppm de flúor) a partir da erupção do primeiro dente decíduo.[28] O consumo e a frequência de ingestão de alimentos açucarados têm apresentado significativa associação com maior risco de incremento de cárie.[29]

Apesar de serem medidas preventivas, vão contribuir para uma boa saúde bucal, e automaticamente estamos pensando em contribuir para que as crianças sejam saudáveis.

A dimensão psicológica (estado de humor, personalidade, comportamento) e sua relação com a condição de saúde vêm ganhando destaque nas pesquisas em saúde bucal. Entre os fatores identificados, o senso de coerência (SOC) materno tem sido considerado um importante determinante psicossocial da saúde bucal de crianças. O SOC é o construto central do modelo salutogênico, que estuda as origens da saúde, e reflete a capacidade das pessoas de responder a situações estressantes. A força do SOC é um facilitador no movimento entre o *continuum* saúde-doença, em direção ao polo da saúde, ao encarar os desafios da vida de forma significativa, compreensível e gerenciável, e um forte SOC também vem sendo associado a estilos de vida e comportamentos mais saudáveis. Em recente revisão sistemática, mães de crianças/adolescentes com baixo SOC apresentaram mais chances de ter filhos com cárie. Por outro lado, mães com níveis mais altos de SOC têm sido associadas a filhos sem a doença.[30]

Tendo em vista os níveis do modelo de Fisher-Owens et al.,[3] algumas ideias podem ser consideradas quanto a alimentação e dieta;[29] amamentação;[31,32,33] escovação com dentifrício fluoretado tanto no nível da criança[34] quanto no nível comunitário.[14] Outros fatores articulados com a carta de Ottawa podem ser colocados, tais como: alimentação saudável na escola, exposição à água fluoretada, áreas de lazer seguras, desenvolvimento de habilidades para a vida e conhecimentos em saúde entre membros da família, fortalecimento da ação comunitária, reorientação dos serviços de saúde para o fortalecimento da prevenção e colaboração intersetorial.[9,14] Cabe ressaltar, ainda, atenção para a situação de violência no ambiente físico no nível familiar e no nível da criança entre os cuidados médicos e de saúde bucal,[35] bem como o incentivo à vacinação[36, 37] (**Quadro 3**).

A relevância e os benefícios da amamentação são amplamente difundidos,[31] entretanto é importante que o odontopediatra ou cirurgião-dentista clínico geral conheça as poucas situações em que o aleitamento materno pode não estar recomendado. Nessas situações, o profissional deve encorajar a mãe a seguir as recomendações médicas e fazer as melhores orientações possíveis para a saúde bucal do lactente que terá o aleitamento materno interrompido temporária ou definitivamente. O Ministério da Saúde estabelece que o aleitamento materno deve ser substituído de forma definitiva: no caso de mães em uso de medicamentos incompatíveis com a amamentação, infectadas pelo HIV, HTLV1 ou HTLV2 e no caso de crianças com diagnóstico de galactosemia. Nas seguintes situações o aleitamento deve ser substituído temporariamente: mãe com infecção herpética e presença de vesículas na mama; mãe com varicela apresentando vesículas nos dias que antecedem ou sucedem ao parto; mãe com doença de Chagas, na fase aguda ou com sangramento mamilar evidente; mãe em consumo recente de drogas.[32] É válido destacar que não há evidências científicas que desaconselhem o aleitamento materno em outras circunstâncias, inclusive no caso de mães acometidas pela Covid-19, em que a transmissão vertical (placentária) ou via aleitamento materno foi descartada, até o momento.[33]

Quanto à vacinação, embora enquanto ação individual seja preventiva para doenças específicas para as quais confere imunidade, como ação coletiva pode ser considerada uma intervenção de PS, reduzindo a morbimortalidade por doenças imunopreveníveis, melhorando as condições de saúde e, indiretamente, protegendo recém-nascidos de gestantes vacinadas e outros grupos que não podem se beneficiar diretamente da vacinação, como os indivíduos imunodeprimidos e imunossuprimidos.[36,37] É fundamental que o odontopediatra ressalte a importância da vacinação para os pais e cuidadores, pois o movimento antivacina é preocupante e vem ganhando

Quadro 3 Ações de promoção da saúde úteis à odontopediatria

Nível	Genético e biológico	Ambiente social	Ambiente físico	Comportamento em saúde	Cuidados médicos e de saúde bucal
			Tempo (saúde e determinantes em constante evolução em um processo dinâmico)		
Nível da criança			A alimentação da criança deve ser baseada em uma combinação de diferentes alimentos[29] Escovação dos dentes duas vezes ao dia com dentifrício fluoretado supervisionada por um adulto[34]	Amamentação exclusiva até os 6 meses[31,32] Não introduzir sal e/ou açúcar (sacarose) nos alimentos oferecidos aos bebês e crianças pequenas[29] Incentivo à vacinação[36,37]	Atenção profissionais da saúde para as situações de violência[35]
Nível familiar			Atenção para a situação de violência[35]	Desenvolvimento de habilidades para a vida e conhecimentos em saúde[6,9]	
Nível comunitário			Exposição a água fluoretada[34] Escovação com dentifrício fluoretado como rotina escolar[34] Áreas de lazer seguras[6]	Complementos alimentares industrializados não devem ser anunciados na mídia para bebês com menos de 6 meses[29] Alimentação saudável na escola[9] Fortalecimento da ação da comunidade[6,9]	Reorientação dos serviços de saúde para o fortalecimento da prevenção e colaboração intersetorial[6,9]

Fonte: Fisher-Owens et al.;[3] WHO.[22]

força nas mídias sociais.[37] Uma das principais formas de enfrentar a hesitação vacinal de pais e ou familiares, para garantir o direito à vacinação a todas as crianças e adolescentes, é fornecer informações de qualidade. Os profissionais de saúde continuam sendo os maiores responsáveis por aconselhar as pessoas e influenciá-las na decisão de vacinar.[36] Para isso, os profissionais de saúde devem estabelecer relações honestas e respeitosas com os pais e familiares, especialmente quando esses expressam preocupações relacionadas à segurança da vacina ou têm informações equivocadas sobre os benefícios e os riscos da vacinação.[37]

Todo profissional de saúde tem momentos de contato com as crianças, os adolescentes e suas famílias que são oportunos para que se observe a existência de sinais, sintomas indicativos de violência **(Quadro 4)**. A abordagem da violência, neste capítulo, tem como objetivo alertar o odontopediatra, o cirurgião-dentista clínico geral e a equipe técnica auxiliar, que podem contribuir muito para a ruptura do ciclo de violência que, muitas vezes, instala-se na própria dinâmica dos relacionamentos familiares.[35]

É importante reforçar que a simples suspeita de situação de violência pode ser denunciada de forma rápida e segura. Após registrada, a denúncia é analisada e encaminhada aos órgãos de proteção, defesa e responsabilização em direitos humanos, respeitando as competências de cada órgão. São três as opções para registrar uma denúncia de caso suspeito ou confirmado de violência, incluindo violência contra crianças e adolescentes e trabalho infantil:

Disque 100: o usuário disca para o número 100, passa pelo atendimento eletrônico e, após selecionar a opção desejada, é encaminhado ao atendimento humano. O atendente registra a denúncia e fornece o número do protocolo.

Aplicativo Proteja Brasil: o usuário vai à loja de aplicativos do seu celular e faz o *download*, gratuitamente, do aplicativo Proteja Brasil, disponível para iOS e Android. Respondendo a um formulário simples, o usuário registra a denúncia, a qual será recebida pela mesma central de atendimento do Disque 100.

Ouvidoria Online: o usuário preenche o formulário disponível em http://www.humanizaredes.gov.br/ouvidoria-online/ e registra a denúncia, que também será recebida pela central de atendimento do Disque 100.

CONSIDERAÇÕES FINAIS

Chegamos ao final deste capítulo com o desejo de ter contribuído para que todas as leitoras e todos os leitores

Quadro 4 Alterações comportamentais mais frequentes em crianças e adolescentes vítimas de violência atendidos no SUS, por idade

Alterações comportamentais	Até 11 meses	De 1 a 4 anos	De 5 a 9 anos	De 10 a 19 anos
Choro sem motivo aparente	■	■	■	■
Irritabilidade frequente sem causa aparente	■	■	■	■
Olhar indiferente e apatia	■	■	■	■
Tristeza constante		■	■	■
Demonstração de desconforto no colo	■			
Reações negativas exageradas a estímulos comuns ou imposição de limites	■	■	■	■
Atraso ou regressão no desenvolvimento	■	■		■
Dificuldade na amamentação, recusa alimentar ou vômitos persistentes	■	■		
Distúrbios de alimentação		■	■	■
Incontinência ou descontrole urinário e fecal			■	
Atrasos e dificuldades na fala		■	■	
Distúrbios do sono	■	■	■	■
Dificuldade de socialização e tendência ao isolamento	■	■	■	■
Aumento na incidência de doenças sem causas orgânicas justificáveis	■	■	■	■
Afecções de pele sem causas aparentes	■	■	■	■
Distúrbios de aprendizagem			■	■
Comportamentos extremos de agressividade ou destrutividade		■	■	■
Ansiedade ou medo ligado a determinadas pessoas, sexo, objetos ou situações		■	■	■
Pesadelos frequentes e terror noturno		■	■	■
Tiques ou manias		■	■	■
Comportamento obsessivos ou atitudes compulsivas			■	■
Baixa autoestima e autoconfiança			■	■
Automutilação, desejo de morte e tentativa de suicídio			■	■
Problemas ou *déficit* de atenção			■	■
Sintomas de hiperatividade			■	■
Comportamento de risco levando a traumas frequentes ou acidentes			■	■
Uso abusivo de drogas				■

Fonte: Ministério da Saúde (2014).[35]

tenham se apropriado do amplo conceito da promoção da saúde. E, dessa forma, desenvolvido habilidades para diferenciá-lo da prevenção, reconhecer suas bases teóricas, seus principais marcos históricos e articular seus princípios com a saúde bucal. Ainda, que os conhecimentos apreendidos possam ser úteis e incorporados a suas práticas, ajudando a construir o cuidado integral das crianças e adolescentes.

REFERÊNCIAS BIBLIOGRÁFICAS

1. Minayo MCS, Freire NP. Pandemia exacerba desigualdades na Saúde. Cien Saude Colet. 2020 May. Disponível em: http://www.cienciaesaudecoletiva.com.br/artigos/pandemia-exacerba-desigualdades-na-saude/17579?id=17579&id=17579. Acesso em: 21/8/2020.
2. Bezerra A, Silva CEM, Soares FRG, Silva JAM. Fatores associados ao comportamento da população durante o isolamento social na pandemia de Covid-19. Cien Saude Colet. 2020 Apr. Disponível em: http://www.cienciaesaudecoletiva.com.br/artigos/fatores-associados-ao-comportamento-da-populacao-durante-o-isolamento-social-na-pandemia-de-covid19/17551. Acesso em: 20/8/2020.
3. Fisher-Owens SA, Gansky SA, Platt LJ, Weintraub JA, Soobader MJ, Bramlett MD, et al. Influences on children's oral health: a conceptual model. Pediatrics. 2007;120:e510-20.
4. Buss PM. O conceito de promoção da saúde e os determinantes sociais. 2010. Disponível em: https://www.ecodebate.com.br/2010/02/12/o-conceito-de-promocao-da-saude-e-os-determinantes-sociais-artigo-de-paulo-m-buss/. Acesso em: 19/8/2020.
5. Czeresnia D. O conceito de saúde e a diferença entre prevenção e promoção. In: Czeresnia D, Freitas CM (orgs.). Promoção da saúde: conceitos, reflexões, tendências. Rio de Janeiro: Fiocruz; 2003. p.39-53. Disponível em: http://www.fo.usp.br/wp-content/uploads/AOconceito.pdf. Acesso em: 19/8/2020.
6. World Health Organzation. WHO. Health Promotion. 2020. Disponível em: https://www.who.int/health-topics/health-promotion#tab=tab_1. Acesso em: 20/8/2020.
7. Carvalho SR. Os múltiplos sentidos da categoria "empowerment" no projeto de promoção à saúde. Cad. Saude Publica. 2004;20(4):1088-95. Disponível em: http://www.scielo.br/scielo.php?script=sci_arttext&pid=S0102-311X2004000400024&lng=en. Acesso em: 20/8/2020.
8. Sícoli JL, Nascimento PR do. Promoção de saúde: concepções, princípios e operacionalização. Interface (Botucatu) [Internet]. 2003;7(12):101-22. Disponível em: http://www.scielo.br/scielo.php?script=sci_arttext&pid=S1414-32832003000100008&lng=en. Acesso em: 20/8/2020.
9. Brasil. Ministério da Saúde. Secretaria de Políticas de Saúde. Projeto Promoção da Saúde. As Cartas da Promoção da Saúde. Brasília: Ministério da Saúde, 2002. 56 p. Disponível em: https://bvsms.saude.gov.br/bvs/publicacoes/cartas_promocao.pdf. Acesso em: 20/8/2020.
10. Santos NR dos. SUS, política pública de Estado: seu desenvolvimento instituído e instituinte e a busca de saídas. Cien Saude Coletiva. 2013;18(1):273-80. Disponível em: http://www.scielo.br/scielo.php?script=sci_arttext&pid=S1413-81232013000100028&lng=en. Acesso: em 20/8/2020.
11. Malta DC, Morais Neto OL, Silva MMA da, Rocha D, Castro AM de, Reis AAC dos, et al. Política Nacional de Promoção da Saúde (PNPS): capítulos de uma caminhada ainda em construção. Cien Saude Coletiva. 2016;21(6):1683-94. Disponível em: http://www.scielo.br/scielo.php?script=sci_arttext&pid=S1413-81232016000601683&lng=en. Acesso em: 20/8/2020.
12. Castiel LD. Promoção de saúde e a sensibilidade epistemológica da categoria "comunidade". Rev. Saúde Pública [Internet]. 2004;38(5):615-22. Disponível: http://www.scielo.br/scielo.php?script=sci_arttext&pid=S0034-89102004000500001&lng=en. Acesso em: 20/8/2020.
13. Ferreira MS, Castiel LD, Cardoso MHCA. Atividade física na perspectiva da nova promoção da saúde: contradições de um programa institucional. Cien Saude Coletiva. 2011;16(Suppl1):865-72. Disponível em: http://www.scielo.br/scielo.php?script=sci_arttext&pid=S1413-81232011000700018&lng=en. Acesso em: 20/8/2020.
14. Watt RG, Fuller SS. Oral health promotion: opportunity knocks! Br Dent J. 1999;186(1):3-6.
15. Kay EJ, Locker D. Is dental health education effective? A systematic review of current evidence. Community Dent Oral Epidemiol. 1996;24(4):231-5.
16. Schou L, Wight C. Does dental health education affect inequalities in dental health? Community Dent Health. 1994;11(2):97-100.
17. Watt RG. Strategies and approaches in oral disease prevention and health promotion. Bull World Health Organ. 2005;83(9):711-8.
18. Kay E, Vascott D, Hocking A, Nield H, Dorr C, Barrett H. A review of approaches for dental practice teams for promoting oral health. Community Dent Oral Epidemiol. 2016;44(4):313-30.
19. Petersen PE. The World Oral Health Report 2003: continuous improvement of oral health in the 21st century: the approach of the WHO Global Oral Health Programme. Community Dent Oral Epidemiol. 2003;31(Suppl 1):3-23.
20. World Health Organization Regional Office for Europe. Environment and health risks: a review of the influence and effects of social inequalities. Copenhagen: WHO Regional Office for Europe, 2010. Disponível em: https://www.euro.who.int/__data/assets/pdf_file/0003/78069/E93670.pdf. Acesso em: 20/8/2020.
21. Marmot M, Friel S, Bell R, Houweling TA, Taylor S; Commission on Social Determinants of Health. Closing the gap in a generation: health equity through action on the social determinants of health. Lancet. 2008;372(9650):1661-9.
22. World Health Organization – WHO. Ending childhood dental caries: WHO implementation manual. 2019. Disponível em: https://apps.who.int/iris/bitstream/handle/10665/330643/9789240000056-eng.pdf?sequence=1&isAllowed=y. Acesso em: 20/8/2020.
23. Marmot M, Bell R. Social determinants and dental health. Adv Dent Res. 2011;23(2):201-6.

24. Kuhn E, Wambier DS. Incidência de lesões de cárie em bebês após 15 meses de um programa educativo-preventivo. Pesq Bras Odontoped Clín Integr. 2007;7(1):75-81. Disponível em: http://revista.uepb.edu.br/index.php/pboci/article/view/214/158. Acesso em: 20/8/2020.
25. Petersen PE. Improvement of global oral health: the leadership role of the World Health Organization. Community Dent Health. 2010;27(4):194-9.
26. Folayan MO, Kolawole KA, Chukwumah NM, et al. Use of caries prevention tools and associated caries risk in a suburban population of children in Nigeria. Eur Arch Paediatr Dent. 2016;17(3):187-93.
27. Özen B, Van Strijp AJ, Özer L, Olmus H, Genc A, Cehreli SB. Evaluation of possible associated factors for early childhood caries and severe early childhood caries: a multicenter cross-sectional survey. J Clin Pediatr Dent. 2016;40(2):118-23.
28. American Academy of Pediatric Dentistry. The reference manual of pediatric dentistry. Policy on early childhood caries (ECC): Classification, consequences, and preventive strategies. 2016: 71-3. Disponível em: https://www.aapd.org/media/policies_guidelines/p_eccclassifications.pdf. Acesso em: 20/8/2020.
29. Moynihan P, Tanner LM, Holmes RD, et al. Systematic review of evidence pertaining to factors that modify risk of early childhood caries. JDR Clin Trans Res. 2019;4(3):202-16.
30. Torres TAP, Corradi-Dias L, Oliveira PD, et al. Association between sense of coherence and dental caries: systematic review and meta-analysis. Health Promot Int. 2020;35(3):586-97.
31. Avila WM, Pordeus IA, Paiva SM, Martins CC. Breast and bottle feeding as risk factors for dental caries: a systematic review and meta-analysis. PLoS One. 2015 Nov 18;10(11):e0142922.
32. Brasil. Ministério da Saúde. Secretaria de Atenção à Saúde. Departamento de Atenção Básica. Saúde da criança: aleitamento materno e alimentação complementar. 2.ed. Brasília: Ministério da Saúde; 2015. 184 p. Disponível em: https://bvsms.saude.gov.br/bvs/publicacoes/saude_crianca_aleitamento_materno_cab23.pdf. Acesso em: 20/8/2020.
33. Chen H, Guo J, Wang C, et al. Clinical characteristics and intrauterine vertical transmission potential of Covid-19 infection in nine pregnant women: a retrospective review of medical records [published correction appears in Lancet. 2020 Mar 28;395(10229):1038] [published correction appears in Lancet. 2020 Mar 28;395(10229):1038]. Lancet. 2020;395(10226):809-15.
34. Petersen PE, Ogawa H. Prevention of dental caries through the use of fluoride: the WHO approach. Community Dent Health. 2016;33(2):66-8.
35. Brasil. Ministério da Saúde. Secretaria de Atenção à Saúde. Departamento de Ações Programáticas Estratégicas. Linha de cuidado para a atenção integral à saúde de crianças, adolescentes e suas famílias em situação de violências – orientação para gestores e profissionais de saúde. Brasília: Ministério da Saúde, 2014. 1.ed. atualizada. 106 p. Disponível em: https://bvsms.saude.gov.br/bvs/publicacoes/linha_cuidado_atencao_integral_saude.pdf. Acesso em: 20/8/2020.
36. Macintosh JLB, Eden LM, Luthy KE, Schouten AE. Global immunizations: health promotion and disease prevention worldwide. MCN Am J Matern Child Nurs. 2017;42(3):139-45.
37. Edwards KM, Hackell JM; Committee on Infectious Diseases, The Committee on Practice and Ambulatory Medicine. Countering vaccine hesitancy. Pediatrics. 2016;138(3):e20162146. Disponível em: https://pediatrics.aappublications.org/content/pediatrics/138/3/e20162146.full.pdf. Acesso em: 20/8/2020.

EDUCAÇÃO EM SAÚDE: BASES TEÓRICAS, PRÁTICAS EDUCATIVAS E INOVADORAS PARA O BEM-ESTAR DE CRIANÇAS

3

Viviane Elisângela Gomes
Álex Moreira Herval
Andréa Maria Duarte Vargas
Morgana Almeida Souza de Morais
Raquel Conceição Ferreira

"A alegria não chega apenas no encontro do achado, mas faz parte do processo da busca. E ensinar e aprender não pode dar-se fora da procura, fora da boniteza e da alegria."

Paulo Freire

INTRODUÇÃO

Neste capítulo, apresentaremos uma discussão acerca de práticas de educação em saúde e experiências educativas exitosas, de acordo com a literatura, direcionadas a qualificar o cuidado em saúde da criança. Cabe ressaltar que não pretendemos esgotar o assunto e sim propor algumas reflexões que possam ajudar o cirurgião-dentista na tomada de decisões no exercício de sua prática.

Por educação em saúde compreende-se um conjunto de saberes e práticas orientado para a prevenção de doenças e promoção da saúde. Por meio de ações de educação em saúde, o conhecimento científico sobre determinado assunto pode ser disseminado, considerando temáticas de interesse para os indivíduos envolvidos.[1] Órgãos supranacionais, como Federação Dentária Internacional (FDI) e Organização Mundial da Saúde (OMS), têm encorajado a incorporação da educação em saúde nos programas de cuidado odontológico, como forma de melhorar os resultados em saúde bucal na infância.[2] Há evidência científica de que a inclusão do tema saúde bucal em ações educativas desenvolvidas por diferentes profissionais de saúde é uma ação capaz de melhorar os resultados de saúde bucal de crianças.[2,3]

Entretanto, a educação em saúde talvez seja um dos principais desafios da prática profissional, uma vez que exige conhecimentos e práticas educativas diferenciados do modelo tradicional de formação do cirurgião-dentista e do pessoal técnico e auxiliar em saúde bucal. As práticas educativas orientadas por abordagens pedagógicas críticas[4] são as mais interessantes por serem participativas e se articularem bem com o referencial teórico da promoção da saúde, em especial com o desenvolvimento de habilidades individuais que levam ao empoderamento.[5] Além disso, para o planejamento e desenvolvimento de ações educativas é necessário que o profissional esteja atento a vários elementos. No **Quadro 1** estão dispostos alguns fatores que compõem o planejamento de uma ação educativa.

Se não bastassem tais desafios ao profissional de saúde, é importante saber que não existe uma "fórmula mágica" para a realização de atividades educativas. Não há na literatura evidência científica sobre o melhor método ou material para cada grupo receptor da ação educativa ou para cada resultado de saúde bucal esperado (redução de doenças, adesão a medidas de higiene, adesão ao tratamento, dentre outros desfechos).[6] Uma mesma metodologia educativa pode mostrar resultados positivos ou negativos quando realizada com diferentes contextos ou público alvo. As experiências educativas visando à proteção da saúde bucal da criança podem somar estratégias para pais e cuidadores e, também, para as crianças. Além disso, as práticas educativas podem ser iniciadas já na gestação ou no parto da criança.[2] Esse início precoce é relevante, uma vez que possibilita a adesão a hábitos saudáveis pela mãe e para a criança, além de ser uma oportunidade para discutir crenças e valorizar o cuidado em saúde bucal do bebê.[3]

Da mesma forma que o direcionamento pode ser diverso, a promoção da atividade educativa voltada a melhores resultados para a saúde bucal não precisa ser uma

Quadro 1 Fatores relevantes para o planejamento e desenvolvimento de uma ação de educação em saúde

Características gerais	Público almejado	Contexto
Interesse dos indivíduos para a atividade ou o tema proposto	Gestantes	Consultório
Adequação entre o método e a idade do público	Pais	Sala de espera
Adequação entre o método e o nível de literacia em saúde dos pais e responsáveis	Familiares	Escolas, creches
A duração e a frequência adequadas	Responsáveis legais	Domicílio
O número de intervenções educativas possíveis	Cuidadores	Unidades Básicas de Saúde
As mídias e os objetivos propostos	Crianças pré-escolares	Hospitais
Capacidade do profissional para a aplicação do método	Crianças em idade escolar	Maternidades
	Adolescentes	Ambiente virtual
		Aplicativos
		Material gráfico
		Mídias impressas

Fonte: elaborado pelos autores.

atribuição exclusiva do cirurgião-dentista, do técnico ou do auxiliar em saúde bucal, mas pode ser uma competência comum a outros profissionais da saúde.[2,3] Nessa mesma lógica, a ação educativa em saúde bucal pode estar inserida em um conjunto de outras ações voltadas à saúde da criança desenvolvido por outros profissionais de saúde.

Como já relatado, as ações de educação em saúde bucal devem ser desenvolvidas adotando práticas educativas coerentes com a população alvo e contexto em que se pretende desenvolver a atividade educativa. Soma-se a esse fato a existência de diversos métodos (ou ações pedagógicas) possíveis para a educação em saúde: palestra motivacional, treinamento manual, demonstração de escovação, supervisão de escovação, rodas de conversa, diálogo e visita domiciliar. Bem como o uso das mídias: panfleto, cartaz, informe comercial, propaganda, animação de vídeo, música, aplicativo para celular, jogo e livro.[6,7]

EDUCAÇÃO EM SAÚDE BASEADA EM EVIDÊNCIA: ESTRATÉGIAS PARA OS PAIS, CUIDADORES E CRIANÇAS

Partindo da ideia de que o cuidado em saúde bucal na infância é de responsabilidade dos pais e cuidadores, não se pode planejar um programa educativo que desconsidere essa vertente educativa. Há evidência científica indicando que a ação educativa com familiares voltada à saúde bucal da criança tem potencial de aumentar a frequência de escovação, de uso do fio dental, de dentifrício fluoretado e de visitas ao dentista; aumentar a duração da amamentação materna; aumentar a duração da escovação; e reduzir o consumo de açúcar e a ingestão de dentifrício.[6]

As ações direcionadas a pais e cuidadores devem, no seu decorrer, buscar desenvolver nesse grupo uma nova visão sobre sua saúde e sobre a saúde de suas crianças, além de desenvolver a capacidade de responder a situações potencialmente danosas a sua saúde. Nesse processo, deve-se atuar no sentido de organizar a vida de forma estruturada, gerenciável, significativa ou coerente com seu modo de viver.[8] Partindo dessa lógica, é interessante compreender que a educação em saúde não será responsável, isoladamente, por promover ótimas condições de saúde bucal. Um programa de educação em saúde é parte fundamental para a promoção da saúde de crianças e familiares, mas intervenções sobre o contexto de vida dessas famílias também têm papel fundamental para boas condições de saúde bucal.

Ao mesmo tempo que os pais e cuidadores precisam ser incorporados aos programas educativos direcionados à saúde bucal na infância, esse grupo representa o maior desafio para o profissional de saúde, no que diz respeito à prática educativa. O desafio tem origem no próprio modelo educativo em que os profissionais de saúde são formados: altamente transmissivo e que pouco considera as experiências e expectativas do educando. Para muitos profissionais de saúde, esse modelo educacional é o único experimentado durante toda a vida, mas sua aplicação em estratégias de educação em saúde tem sido amplamente questionada.[9]

Na atualidade há, portanto, um chamamento para que as práticas pedagógicas escolhidas para a educação em saúde não sejam pautadas na visão comportamentalista, higienista e individualista.[1] Para superar esse desafio, algumas barreiras precisam ser superadas, como o baixo relacionamento entre profissionais de saúde e pacientes (fatores interpessoais), a manutenção do modelo biomédico com a valorização do diagnóstico e do tratamento medicamentoso (fatores institucionais) e a desvalorização da cultura, das normas sociais e do ambiente socioeconômico (fatores ambientais e sociais).[9] Evidências científicas recentes têm sustentado a efetividade de diferentes metodologias de educação em saúde na ampliação do conhecimento, as práticas e as percepções relacionadas à saúde bucal.[2,3,7,10]

É fundamental considerar que há cada vez mais um acesso facilitado às informações em saúde e que essas informações nem sempre resultam em práticas saudáveis de cuidado.[11] Nesse sentido, o papel do educador precisa deixar de ser informativo, passando a atuar cada vez mais como um mediador do cuidado, solucionando dúvidas e possibilitando a reflexão sobre os conhecimentos já adquiridos. Esse papel de mediador entre as informações que o paciente voluntária ou involuntariamente adquire deve assumir cada vez mais importância, especialmente em um contexto em que cresce a desinformação pelos meios de comunicação e redes sociais.

LITERACIA EM SAÚDE

A literacia em saúde tem ganhado espaço para determinar o planejamento e a condução de práticas de educação em saúde. A literacia em saúde leva em consideração também o fato de que os indivíduos de um grupo social exercem influência significativa no modo como cada indivíduo busca, entende e usa as informações sobre saúde na tomada de decisão em saúde.[12] Esse conceito é importante para a compreensão desse papel de mediador que se espera do profissional de saúde, uma vez que ela considera que o alvo da ação educativa não é livre de conhecimentos prévios ou influência do meio. *(Leia mais no Capítulo 4.)*

Não existe apenas uma forma de compreender e usar a literacia em saúde. Por um lado, esse conceito pode ser entendido a partir de uma gradação: quanto maior o nível, melhor a compreensão das informações em saúde e, consequentemente, melhor as informações seriam empregadas para o cuidado em saúde; por outro lado, pode ser utilizada para determinar as competências que um indivíduo ou grupo de pessoas possui para transformar informações em saúde em práticas de cuidado. Nesta última lógica, a literacia abrange as seguintes competências: literacia funcional, literacia interacional e literacia crítica **(Figura 1)**.

1) A literacia funcional determina a capacidade dos indivíduos de compreender e buscar informações em saúde.

2) A literacia interacional indica a capacidade de trocar informações e conselhos sobre a saúde.

3) A literacia crítica está ligada à capacidade de o indivíduo avaliar a informação que recebe, criticá-la e decidir sobre a forma de colocá-la em prática.

Figura 1 Competências da literacia.
Fonte: elaborado pelos autores. Ilustrações: Flaticon (https://www.flaticon.com/).

A construção de uma estratégia educativa pautada na identificação da literacia em saúde parte da noção de que a educação em saúde deve ser personalizada (ao indivíduo ou ao grupo de indivíduos). Dessa forma, deve-se investigar inicialmente o nível de literacia em saúde do indivíduo ou grupo a que se direcionam as atividades educativas. Tendo determinado o nível de literacia, o educador poderá desenvolver estratégias pautadas em cada nível, tanto na complexidade da informação ofertada quanto na estratégia a ser empregada. Assim, as ações educativas terão como foco uma aprendizagem pautada nas habilidades e capacidades do indivíduo/grupo.

No **Quadro 2** serão apresentadas sugestões de organização de atividades pautadas na identificação do nível de literacia em saúde. É importante compreender que o programa educativo pode (e talvez deva) partir da associação de metodologias e não apenas de uma ação isolada. Outro ponto que é preciso levar em conta é que as pessoas não se encaixam em apenas um domínio, mas para cada domínio há um nível de literacia em saúde.

ENTREVISTA MOTIVACIONAL

Outra abordagem que tem ganhado espaço no controle das doenças bucais, baseada nas teorias comportamentais em saúde, é a entrevista motivacional.[13] Esse método é reconhecido por sua abordagem focada na construção de uma motivação interna para a mudança de hábitos.[14] A base crítica da entrevista motivacional parte do pressuposto de que metodologias tradicionais de educação em saúde são capazes de levar informações para os pacientes (ou pais e cuidadores), sem, contudo, conduzir a uma mudança nos hábitos de saúde bucal e prevenção de doenças bucais.[15]

Quadro 2 Sugestões de organização de atividades pautadas na identificação do nível de literacia em saúde

Domínio da literacia em saúde	Nível de literacia em saúde	Sugestões de atividades
Literacia em saúde funcional	Baixo nível	• Trabalhar com informações e linguagem de fácil compreensão • Mensagens de texto curtas e materiais visuais mais ilustrados • Cartazes e propagandas • Treinamento manual para realização da higiene bucal • Animações de vídeo
	Elevado nível	• Trabalhar com informações mais complexas • Mensagens com estrutura complexa e materiais informativos textuais • Folhetos explicativos • Aprimoramento das práticas já realizadas
Literacia interacional em saúde	Baixo nível	• Preferir atividades individualizadas • Visitas domiciliares podem ter papel importante para pessoas nesse grupo • Aplicativos de celular com jogos e mensagens curtas
	Elevado nível	• Desenvolver atividades coletivas e criação de grupos para debate • Rodas de conversa • Permitir o diálogo e escutar com atenção os conhecimentos já adquiridos • Jogos em equipe
Literacia crítica em saúde	Baixo nível	• Informar sobre fatores de risco e proteção para a saúde bucal • Informações mais diretas e de fácil aplicação • Demonstração de escovação
	Elevado nível	• Utilizar conhecimentos já consolidados para debater de forma mais estruturada e científica • Matérias com embasamento científico evidente • Problematização dos conhecimentos prévios

Fonte: elaborado pelos autores.

Estudos têm demonstrado que programas que utilizam a entrevista motivacional em ações de educação em saúde têm efeitos positivos na melhoria da saúde bucal de crianças,[14] tanto em nível individual quanto coletivo.[16] Além das melhorias diretas para a saúde bucal, o uso da entrevista motivacional tem mostrado melhorias na mudança da dieta, na redução do fumo passivo, na redução do índice de massa corpórea e na adoção de hábitos saudáveis de vida.[14]

Para a realização de um programa educativo pautado na entrevista motivacional é necessário, primeiramente, estabelecer uma entrevista pré-formatada. Nessa primeira entrevista o profissional deve identificar fatores que podem atuar como encorajadores da mudança de hábitos ou mesmo fatores que atuam no campo da resistência à mudança. Tendo identificado esses fatores, é traçado um cronograma educacional personalizado para cada pessoa com os objetivos educacionais em saúde. Normalmente esse cronograma educacional é reforçado por cartões-postais, mensagens de celular, lembretes ou outra forma de comunicação que possibilite ao agente sujeito da ação lembrar dos objetivos e metas propostos.[15]

Nota-se que a entrevista motivacional é um modelo personalizado de educação em saúde que parte da identificação das barreiras e motivações para a mudança de hábitos de vida. Dessa forma, identificar essas características do indivíduo, grupo ou família é uma etapa fundamental para a construção da proposta ou programa educativo. Outro elemento importante para elaborar a entrevista motivacional é que o processo tem de ser construído em conjunto com o sujeito alvo da ação e não de forma verticalizada (do profissional para o paciente ou grupo). Nesse sentido, é essencial que o profissional de saúde assuma uma postura empática, evite o conflito e estabeleça vínculos de confiança.

A entrevista motivacional, uma vez que parte da identificação das dificuldades e potencialidades de cada indivíduo ou grupo para criar as estratégias, pode ser usada para qualquer nível de literacia em saúde. A associação da identificação da literacia em saúde e da entrevista motivacional pode potencializar os resultados da ação educativa.

É importante notar que, apesar do sucesso da entrevista motivacional enquanto metodologia para a educação em saúde, não há relação entre o método e a redução do risco à cárie dentária.[17] Esse resultado indica que a entrevista motivacional não deve se restringir às crianças com elevados níveis de cárie dentária (ou risco de cárie dentária), mas ser uma ferramenta incorporada ao tratamento odontológico ofertado a todas as crianças.

Ao analisar as práticas educativas desenvolvidas para crianças, observa-se que elas dificilmente atingem os mesmos objetivos educacionais quando aplicados a adolescentes, adultos ou idosos. Os resultados também podem ser diferentes quando as práticas educativas são realizadas no ambiente escolar.[10] Entretanto, a entrevista motivacional tem se mostrado uma exceção a esses resultados, podendo ser aplicada tanto para pais e cuidadores como também diretamente para crianças. Essa estratégia tem sido testada especialmente no ambiente escolar[15,16] e obtido importante sucesso.[17]

EDUCAÇÃO EM SAÚDE NO AMBIENTE ESCOLAR

Globalmente, cerca de 90% das crianças 5 a 9 anos frequentam a escola, onde passam aproximadamente um terço do seu tempo, o que faz desse espaço um importante local para a promoção da saúde e o desenvolvimento de hábitos saudáveis.[18] Nesse sentido, torna-se relevante incorporar a este capítulo as práticas educativas em ambiente escolar. Cabe ressaltar que os programas de promoção da saúde aqui mencionados assumem como referencial teórico-metodológico a iniciativa Escolas Promotoras de Saúde (EPS) da OMS e da Organização das Nações Unidas para a Educação, a Ciência e a Cultura (Unesco).[18] Esse referencial pressupõe que a colaboração intersetorial é fundamental para alcançar resultados mais robustos em relação à saúde das crianças. Assim, o ideal é que as ações de educação em saúde não sejam realizadas de forma isolada por profissionais de saúde e em serviços de saúde, mas integrem outros serviços do contexto da criança.[19,20]

Entretanto, essa não é a prática comumente observada nas atividades de educação em saúde. O cenário latino-americano revela a persistência de iniciativas educativas centradas na doença, nas triagens, nos perfis epidemiológicos e na transmissão de conhecimentos sobre prevenção, higiene e primeiros socorros. Na maior parte das vezes, são atividades que desconsideram o contexto local, impõem regras difíceis de serem cumpridas e culpabilizam os indivíduos.[21] Revisão sistemática realizada por Hakojärvi1, Selänne e Salanterä[22] revelou que o envolvimento ativo da criança em intervenções de saúde bucal direcionadas a crianças em idade escolar é raro, e, ainda, que as atividades geralmente são elaboradas por adultos e conduzidas sem qualquer consulta ou cooperação prévia das crianças. Recomendam que métodos qualitativos podem ser usados na pré-intervenção para

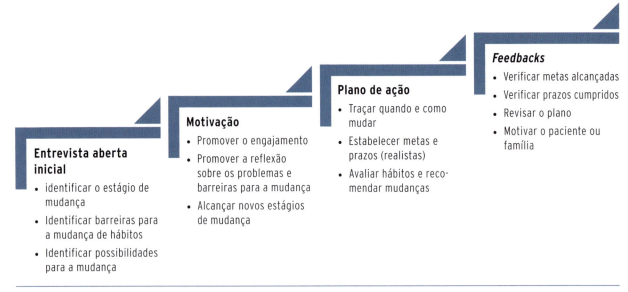

Figura 2 Fluxograma para elaboração de entrevista motivacional.
Fonte: elaborada pelos autores.

apreender as experiências, ideias e expectativas das crianças sobre a educação em saúde bucal, e que professores, pais e cuidadores podem fornecer perspectivas e ideias valiosas sobre como o envolvimento da criança pode ser mais bem aplicado na educação em saúde bucal, dentro e fora das escolas.

Uma experiência relevante de ações de educação em saúde no ambiente escolar, com estratégias coletivas, é o Projeto de Extensão Escolas Saudáveis da Faculdade de Odontologia (FAO) da Universidade Federal de Minas Gerais (UFMG), coordenado por professores do Departamento de Odontologia Social e Preventiva (Figura 3). Tem como missão contribuir para uma comunidade escolar mais saudável na perspectiva da colaboração intersetorial (saúde e educação), apoiando a formação de crianças e adolescentes no sentido de desenvolverem capacidade de reflexão sobre seus valores e condição social, para que se tornem protagonistas de suas vidas. O projeto é desenvolvido em escolas públicas de Belo Horizonte, tendo como principais parceiros a Secretaria Municipal de Educação da Prefeitura Municipal de Belo Horizonte e o Centro Pedagógico da UFMG.[23,24]

Diversas atividades educativas e promotoras de saúde são realizadas nas escolas pelos estudantes da graduação e pós-graduação da FAO-UFMG juntamente com os professores, monitores, escolares e, algumas vezes, com os profissionais da equipe de saúde bucal dos centros de saúde de referência das escolas e, ainda, com os gestores da educação e da saúde. Dessa maneira, as intervenções são planejadas em parceria com a comunidade escolar, o que exige a aproximação do contexto da escola, da comunidade escolar e do seu entorno. Algumas características fundamentais do Projeto Escolas Saudáveis são: 1) articulação das atividades com as propostas da escola e/ou dos serviços de saúde; 2) formação de multiplicadores; 3) fundamentação teórico-científica; e 4) avaliação das atividades por todos os atores envolvidos.[25,26,27]

AÇÕES DE EDUCAÇÃO EM SAÚDE ARTICULADAS À PRÁTICA CLÍNICA

Ainda que seja um desafio para muitos profissionais da odontologia,[6] a realização de ações educativas tem impacto positivo sobre os hábitos de higiene e frequência nas consultas odontológicas, sendo, portanto, uma atividade que deve fazer parte do cotidiano de cirurgiões-dentistas, técnicos e auxiliares em saúde bucal.[2,3]

É importante compreender que, para alcançar bons resultados em saúde bucal, a educação em saúde deve

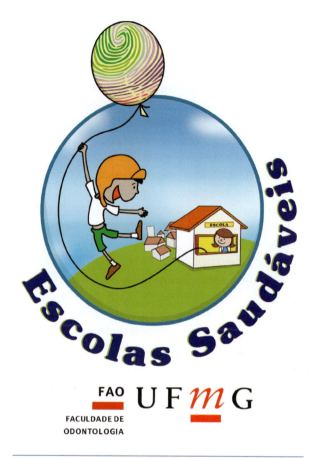

Figura 3 Identidade visual do Projeto de Extensão Escolas Saudáveis da FAO-UFMG.

romper com os modelos tradicionais (transmissivo e pouco personalizado às populações a que se direcionam)[4] e não se constituir como uma ação isolada.[19] Sugere-se então que sejam incorporadas a programas de educação em saúde de caráter permanente e abrangente, em contraposição às ações pontuais e focadas apenas na saúde bucal.[20] Nesse sentido, os profissionais da odontologia podem executar diretamente as ações educativas, colaborar em programas amplos de educação em saúde ou supervisionar sua execução por meio do matriciamento,* contando com a ajuda de outros

---

* O matriciamento, também chamado apoio matricial, é um modo de produzir saúde em que dois ou mais profissionais, duas ou mais equipes, em um processo de construção compartilhada, desenvolvem propostas de intervenção pedagógico-terapêutica. Nesse processo há um compartilhamento de experiências, saberes e práticas entre os profissionais e equipes envolvidas.

profissionais de saúde para a realização de ações educativas em saúde bucal.

Os programas educativos em saúde bucal devem se constituir em ações estratégicas, tendo como foco a prevenção de doenças, mas também a mudança de hábitos entre as crianças já acometidas pelas doenças bucais. Neste capítulo foram apresentadas estratégias que os autores consideram que rompem com o modelo tradicional de educação em saúde. Cada uma das estratégias apresenta fundamentos diferentes, mas tem como direcionamento a necessidade de incluir as crianças no planejamento das ações e realizar ações personalizadas de educação em saúde, tanto no âmbito individual quanto no coletivo.[11,12,13,14,16,22]

Logo, as estratégias aqui apresentadas partem da ideia de que a educação em saúde deve ser construída a partir da realidade epidemiológica, social e cultural local; considerar as competências de literacia em saúde dos familiares e cuidadores alvo da ação educativa; e identificar os fatores motivadores ou dificultadores da mudança de hábitos.[14] O planejamento de uma intervenção educativa deve considerar também que as pessoas são ativas na busca por informações sobre saúde em tempos da revolução digital (internet e redes sociais), e, dessa forma, o profissional da odontologia deve orientar para a busca das melhores e mais confiáveis fontes de informações em saúde. Cabe ressaltar que o uso de tecnologias móveis em saúde (*mHealth*) tem sido considerado uma estratégia complementar promissora nas práticas educacionais que visam à melhoria da higiene bucal.[28] Portanto, a personalização e a centralidade da educação em saúde no indivíduo são o caminho fundamental proposto aqui.

CONSIDERAÇÕES FINAIS

Chegamos ao final deste capítulo com o desejo de ter contribuído para que todas as leitoras e todos os leitores tenham se aproximado de argumentos científicos e acumulado algumas ferramentas para o planejamento de ações e programas de educação em saúde voltados à infância, desenvolvendo habilidades para a realização de práticas educativas promotoras de autonomia e empoderamento dos pais, responsáveis, cuidadores e principalmente das crianças. E, ainda, que tais conhecimentos possam ser úteis e incorporados a suas práticas, contribuindo para a construção do cuidado integral das crianças e adolescentes.

REFERÊNCIAS BIBLIOGRÁFICAS

1. Menezes KKP, Avelino PR. Grupos operativos na atenção primária à saúde como prática de discussão e educação: uma revisão. Cad. Saúde Colet. 2016 Mar;24(1):124-30. Disponível em: http://www.scielo.br/scielo.php?script=sci_arttext&pid=S1414-462X2016000100124&lng=en. Acesso em: 20/8/2020.
2. Abuhaloob L, MacGillivray S, Mossey P, Freeman R. Maternal and child oral health interventions in Middle East and North Africa regions: a rapid review. Int Dent J. 2019 Jul; 69(6):409-18.
3. Abou El, Fadl R, Blair M, Hassounah S. Integrating maternal and children's oral health promotion into nursing and midwifery practice: a systematic review. PLoS One. 2016 Nov; 11(11): e0166760. Disponível em: https://journals.plos.org/plosone/article/file?id=10.1371/journal.pone.0166760&type=printable. Acesso em: 20/8/2020.
4. Pereira ALF. As tendências pedagógicas e a prática educativa nas ciências da saúde. Cad. Saúde Pública. 2003 Oct;19(5):1527-34. Disponível em: http://www.scielo.br/scielo.php?script=sci_arttext&pid=S0102-311X2003000500031&lng=en. Acesso em: 20/8/2020.
5. Brasil. Ministério da Saúde. Secretaria de Políticas de Saúde. Projeto Promoção da Saúde. As Cartas da Promoção da Saúde. Brasília: Ministério da Saúde, 2002. Disponível em: https://bvsms.saude.gov.br/bvs/publicacoes/cartas_promocao.pdf. Acesso em: 20/8/2020.
6. Habbu SG, Krishnappa P. Effectiveness of oral health education in children: a systematic review of current evidence (2005-2011). Int Dent J. 2015 Apr;65(2):57-64.
7. Gray-Burrows KA, Owen J, Day PF. Learning from good practice: a review of current oral health promotion materials for parents of young children. Br Dent J. 2017 Jun;222(12):937-43.
8. Silva AN, Mendonça MHM, Vettore MV. A salutogenic approach to oral health promotion. Cad. Saúde Pública. 2008; 24(Suppl 4):s521-s530. Disponível em: http://www.scielo.br/scielo.php?script=sci_arttext&pid=S0102-311X2008001600005&lng=en. Acesso em: 22/8/2020.
9. Moreno-Peral P, Conejo-Cerón S, Fernández A, Berenguera A, Martínez-Andrés M, Pons-Vigués M, et al. Primary care patients' perspectives of barriers and enablers of primary prevention and health promotion-a meta-ethnographic synthesis. PLoS One. 2015 May;10(5):e0125004. Disponível em: https://journals.plos.org/plosone/article/file?id=10.1371/journal.pone.0125004&type=printable. Acesso em: 20/8/2020.
10. Ghaffari M, Rakhshanderou S, Ramezankhani A, Noroozi M, Armoon B. Oral health education and promotion programmes: meta-analysis of 17-year intervention. Int J Dent Hyg. 2018 Feb;16(1):59-67.
11. World Health Organization (WHO). Health literacy: the solid facts. Copenhagen: Regional Office for Europe, 2013. Disponível em: https://www.euro.who.int/__data/assets/pdf_file/0008/190655/e96854.pdf. Acesso em: 20/8/2020.
12. Edwards M, Wood F, Davies M, Edwards A. "Distributed health literacy": longitudinal qualitative analysis of the

roles of health literacy mediators and social networks of people living with a long-term health condition. Health Expect. 2015 Oct;18(5):1180-93.
13. Hettema J, Steele J, Miller WR. Motivational interviewing. Annu Rev Clin Psychol. 2005 Apr;1:91-111.
14. Borrelli B, Tooley EM, Scott-Sheldon LA. Motivational interviewing for parent-child health interventions: a systematic review and meta-analysis. Pediatr Dent. 2015 May-Jun;37(3):254-65.
15. Mohammadi TM, Hajizamani A, Bozorgmehr E. Improving oral health status of preschool children using motivational interviewing method. Dent Res J (Isfahan). 2015 Sep-Oct;12(5):476-81.
16. Naidu R, Nunn J, Irwin JD. The effect of motivational interviewing on oral healthcare knowledge, attitudes and behaviour of parents and caregivers of preschool children: an exploratory cluster randomised controlled study. BMC Oral Health. 2015 Sep 2;15:101.
17. Jiang S, McGrath C, Lo EC, Ho SM, Gao X. Motivational interviewing to prevent early childhood caries: a randomized controlled trial. J Dent. 2020 Jun;97:103349. Disponível em: https://www-sciencedirect.ez27.periodicos.capes.gov.br/science/article/pii/S0300571220300919?via%3Dihub. Acesso em: 20/8/2020.
18. World Health Organization (WHO), United Nations Educational, Scientific and Cultural Organization (Unesco). Global Standards for Health Promoting Schools: Concept note. 2018. Disponível em: https://www.who.int/maternal_child_adolescent/adolescence/global-standards-for-health-promoting-schools-who-unesco.pdf?ua=1. Acesso em: 20/8/2020.
19. Langford R, Bonell C, Jones H, et al. The World Health Organization's Health Promoting Schools framework: a Cochrane systematic review and meta-analysis. BMC Public Health. 2015 Feb 12;15:130.
20. World Health Organization (WHO). Ending childhood dental caries: WHO Implementation Manual. Genebra: WHO. 2019. Disponível em: https://apps.who.int/iris/bitstream/handle/10665/330643/9789240000056-eng.pdf?sequence=1&isAllowed=y. Acesso em: 20/8/2020.
21. Casemiro JP, Fonseca ABC, Secco FVM. Promover saúde na escola: reflexões a partir de uma revisão sobre saúde escolar na América Latina. Ciênc. Saúde Coletiva. 2014 Mar;19(3):829-40. Disponível em: http://www.scielo.br/scielo.php?script=sci_arttext&pid=S1413-81232014000300829&lng=en. Acesso em: 20/8/2020.
22. Hakojärvi HR, Selänne L, Salanterä S. Child involvement in oral health education interventions: a systematic review of randomised controlled studies. Community Dent Health. 2019 Nov;36(4):286-92.
23. Gomes VE. Escolas saudáveis: a busca pela excelência na extensão. Interfaces – Revista de Extensão. 2013 Jul-Nov;1(1):48-55. Disponível em: https://periodicos.ufmg.br/index.php/revistainterfaces/article/view/18933/15907. Acesso em: 20/8/2020.
24. Gomes VE, Vargas AMD, Ferreira EF. The academic dimension of university extension programs. Braz Oral Res. 2013 Oct;27(5):387-8. Disponível em: http://www.scielo.br/scielo.php?script=sci_arttext&pid=S1806-83242013000500387&lng=en. Acesso em: 20/8/2020.
25. Vargas AMD, Ferreira EF, Mattos FF, Paula JS, Amaral JHL, Vasconcelos M, et al. Projeto Escolas Saudáveis: atividades e vivências. Belo Horizonte: FOUFMG; 2017. Disponível em: https://www.odonto.ufmg.br/paixao/2018/12/13/atividades-e-vivencias-do-projeto-de-extensao-escolas-saudaveis-2016-e-2017-1v/. Acesso em: 20/8/2020.
26. Moreira TGL, Gomes VE, França ES. A saúde com ciência na Festa da Família. In: Anais da VI Feira Brasileira dos Colégios de Aplicação e Escolas Técnicas; 2018; Belo Horizonte, Minas Gerais, Brasil. Belo Horizonte: Centro Pedagógico da UFMG; 2018. p.67-76. Disponível em: http://museu.cp.ufmg.br/index.php?option=com_content&view=article&id=85. Acesso em: 20/8/2020.
27. Oliveira FPSL, Ferreira RC, Amorim LP, Bugança LR, Amaral JHL, Ferreira EF, et al. Formação dos monitores do Programa Saúde na Escola: oficina sobre Caderneta de Saúde do Adolescente. Interfaces – Revista de Extensão. 2020 May;8(1):267-81. Disponível em: https://periodicos.ufmg.br/index.php/revistainterfaces/article/view/19553. Acesso em: 20/8/2020.
28. Toniazzo MP, Nodari D, Muniz FWMG, Weidlich P. Effect of mHealth in improving oral hygiene: a systematic review with meta-analysis. J Clin Periodontol. 2019 Mar;46(3):297-309.

ALFABETISMO EM SAÚDE BUCAL E COMUNICAÇÃO EFETIVA EM ODONTOPEDIATRIA

4

Érick Tássio Barbosa Neves
Ramon Targino Firmino
Ana Flávia Granville-Garcia
Saul Martins Paiva
Fernanda Morais Ferreira

INTRODUÇÃO

Após tentativas frustradas de aliviar os sintomas do seu filho, Paula estava decidida: precisava trocar uma ideia com alguém. Júlio, de apenas 3 anos, não dormia desde a noite anterior e relatava fortes dores na boca. A criança reclamava de tudo, alimentos líquidos e pastosos incomodavam. Então, Paula foi até sua vizinha, que também era mãe, para pedir ajuda. A vizinha recomendou usar um antibiótico e até ofereceu o que tinha sobrado do tratamento do seu filho. Após dois dias houve poucas mudanças! Júlio já demonstrava irritação constante e apresentou febre, até que Paula decidiu: preciso buscar um dentista. No consultório odontológico, Paula foi orientada pelo odontopediatra a higienizar a cavidade bucal de seu filho e suspender o antibiótico, pois se tratava de uma condição viral e não bacteriana. Além disso, o dentista orientou que fosse dado a Júlio um analgésico a cada 6 horas em caso de dor. Mesmo com dúvidas, Paula retornou para casa. Mais tarde se perguntava se deveria medicar o filho duas vezes ao dia (às 6 da manhã e novamente às 6 da tarde) ou em intervalos de 6 horas (4 vezes ao dia). Outros termos, como "analgésico" e "viral", causaram confusão e angústia em Paula.

A situação que introduz este capítulo é um exemplo prático de aplicação da alfabetização em saúde bucal e do prejuízo individual e coletivo que um baixo alfabetismo em saúde pode favorecer. A alfabetização, alfabetismo ou literacia em saúde, em inglês "*Health Literacy (HL)*", foi definida inicialmente como "a capacidade dos indivíduos de obter, processar, entender e analisar criticamente informações em saúde para a tomada de decisões básicas de saúde".[1] As formas verbais "decidiu", "recomendou" e "percebeu" usadas na situação hipotética demonstram momentos em que foram necessárias decisões de saúde bucal e em que o alfabetismo em saúde desempenhou um papel importante no curso e solução do problema odontológico relatado.

A alfabetização em saúde é considerada um determinante social e estrutural de saúde, o que alerta para a importância de investimentos no âmbito público e privado para seu fortalecimento.[2] Trata-se de um conceito complexo e de difícil mensuração, pois envolve múltiplos aspectos relacionados à obtenção de informações em saúde, tais como a capacidade de ler, escrever, ouvir, falar, interpretar números, se comunicar e analisar criticamente.[3] Esse tema tem um alto impacto social, e foi demonstrado que um baixo alfabetismo em saúde aumenta custos com tratamentos e serviços e aumenta o risco de mortalidade.[4]

Os instrumentos utilizados em pesquisas sobre o alfabetismo em saúde avaliam domínios como leitura e escrita (alfabetismo funcional), interação com a fonte de informação (alfabetismo interacional) e a capacidade crítica para interpretar e tomar decisões (alfabetismo crítico).[5] Esses domínios são complementares e constituem segmentos menores do conceito amplo de alfabetismo em saúde.

Na odontologia, o termo que tem sido utilizado é alfabetismo em saúde bucal e se refere ao contexto das informações e serviços odontológicos. A situação hipotética apresentada previamente no início do capítulo demonstrou um baixo alfabetismo das personagens envolvidas para lidar com uma situação simples de saúde e que poderia ter sido resolvida sem medidas desnecessárias, muitas vezes prejudiciais, por meio da busca de ajuda profissional e de uma comunicação efetiva realizada. A criança no caso apresentado foi diagnosticada com estomatite herpética primária, uma infecção viral que provoca ulcerações na mucosa bucal e costuma ser autorresolutiva dentro de 1 a 2 semanas na maioria dos casos. Para solucionar o caso, o odontopediatra ou cirurgião-dentista generalista teria avaliado as lesões para estabelecer o diagnóstico, recomendaria a suspensão do antibiótico e a higienização da cavidade bucal, além de indicar um analgésico para controle da dor com orientações claras e precisas, por escrito e reforçadas oralmente. Perceba que todas essas etapas passariam necessariamente pela comunicação em saúde. Assim a alfabetização em saúde pode também ser definida em um sentido operacional como a capacidade mútua de pacientes e profissionais de saúde de se comunicar e entender as informações de saúde compartilhadas em todas as etapas da assistência.[6]

De acordo com o Instituto para a Melhoria da Atenção em Saúde (IHA), o modelo teórico da alfabetização em saúde é complexo e exige cooperação de diferentes setores e componentes sociais. Há basicamente quatro pilares amplos que devem ser considerados para planejar atividades de alfabetização em saúde: seleção do público alvo das atividades planejadas, nível de conhecimento individual, habilidades comunicativas e questões culturais dos pacientes; organização do sistema de saúde e funcionamento dos serviços públicos e privados; e a utilização de critérios básicos de qualidade para produzir materiais educativos.[7] Esses pilares são fortalecidos por ações de alfabetização em saúde na comunicação oral e escrita e no ambiente dos serviços de saúde, por meio de um processo contínuo e dinâmico.

odontológicas entre profissionais e pacientes) durante a infância e a adolescência é particularmente importante, pois nessas fases são formados hábitos de saúde. Essas práticas devem envolver os pais/cuidadores, pois são geralmente os responsáveis pelas decisões de saúde das crianças. Além disso, problemas odontológicos como a cárie dentária persistem com alta prevalência em crianças e adolescentes, especialmente em grupos desfavorecidos socioeconomicamente.[8,9]

Apesar de preveníveis, a cárie dentária e a doença periodontal continuam causando consequências físicas, psicológicas e econômicas e impactando a qualidade de vida em todas as faixas etárias.[10] Um agravante em relação aos adolescentes é que foi relatada previamente uma insatisfação dessa audiência com os serviços públicos odontológicos, indicando que esses serviços podem não atender a suas expectativas.[11] Essa insatisfação pode estar em parte relacionada às práticas de comunicação nesses serviços de saúde. Outro aspecto que torna relevante a prática da alfabetização em saúde bucal na clínica odontológica é que os pacientes valorizam profissionais que exercem a empatia e se comunicam com maior clareza e objetividade. Assim, acredita-se que a alfabetização em saúde bucal pode melhorar a relação entre profissionais e pacientes e consequentemente melhorar o acesso a serviços odontológicos e reduzir as disparidades em saúde bucal.

BASES PARA A PRÁTICA CLÍNICA

A alfabetização em saúde bucal é uma prática permanente e não uma ação isolada. Assim, pode-se dizer que requer atividades diversificadas e contínuas. Na odontopediatria, as bases para a prática da alfabetização em saúde bucal que respondem ao modelo teórico apresentado pelo Instituto para a Melhoria da Atenção em Saúde (IHA)[7] devem incluir basicamente três itens: utilização de linguagem acessível (na comunicação oral e escrita), aplicação de técnicas comunicativas e de programas educacionais e o aprimoramento dos serviços de saúde bucal, públicos ou privados, para que sejam acessíveis e fáceis de utilizar.

Linguagem acessível e a alfabetização em saúde bucal

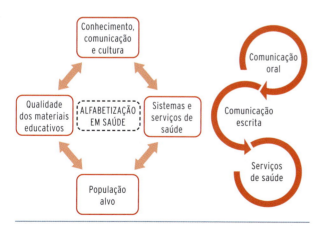

Figura 1 Pilares para o planejamento das atividades clínicas da alfabetização em saúde com base no modelo do IHA.
Fonte: elaborada pelos autores.

A implementação de práticas de alfabetização em saúde bucal (técnicas comunicativas e conhecimentos para promover um bom entendimento de informações

A prática odontológica envolve a utilização de termos técnicos e jargões específicos da área que facilitam e viabilizam a comunicação entre profissionais e a agilidade dos serviços ofertados. Por outro lado, a utilização desses termos pode representar uma barreira comunicativa entre o profissional e o paciente, independentemente do nível de cooperação do paciente. Nessas condições, uma comunicação simples e acessível deve ser utilizada como regra nos serviços odontológicos, respeitando as limitações e os aspectos culturais dos usuários dos serviços de saúde.

Um baixo alfabetismo em saúde foi associado previamente a erros de dosagem por parte dos pais na administração de medicamentos aos filhos.[12] A utilização de medicamentos de forma inapropriada pode ser uma fonte potencial de riscos à saúde da criança. Na odontopediatria, a prescrição de medicamentos que requerem conhecimentos sobre medidas numéricas, intervalos de aplicação e tempo total do tratamento são parte da rotina do cirurgião-dentista. Esse é apenas um exemplo de uma situação na qual a linguagem acessível e simples pode favorecer comportamentos de saúde adequados. Outras situações como orientações sobre hábitos de higiene bucal, alimentação saudável, e visitas ao dentista para práticas preventivas devem ser comunicadas de forma clara e objetiva. Com essa finalidade, recursos e materiais escritos são uma importante fonte de informação, complementam a mensagem oral e podem ser utilizados na prática clínica.[6]

Uma forma de obter uma comunicação adequada com os pacientes é utilizar-se de ferramentas baseadas em evidências para criar e avaliar materiais educativos. Com essa finalidade, o índice da comunicação com clareza (*CDC index*) foi desenvolvido por pesquisadores nos Estados Unidos.[13] Esse instrumento permite formular novos materiais educativos e avaliar materiais preexistentes para aplicação na prática e foi recentemente validado para uso no Brasil.[14] Trata-se de um questionário com 20 questões divididas em 4 partes. O questionário permite obter um escore percentual que deve ser superior a 90% para que o material seja considerado adequado para uso na prática. O Centro de Controle e Prevenção de Doenças nos Estados Unidos (CDC) fornece uma ferramenta que permite a utilização do *CDC index* online.[13] Previamente à aplicação dos critérios do questionário deve-se determinar a população alvo do material, além disso o profissional deve definir com base na literatura o nível de alfabetismo em saúde dessa população, seguido do objetivo central do material educativo e da principal mensagem a ser desenvolvida. Um material adequado para utilização na prática deve ser escrito predominantemente na voz ativa, utilizar sentenças e parágrafos curtos, preferir palavras simples e definir os termos técnicos quando seu uso for necessário.

Quadro 1 Resumo esquemático dos itens para formulação/avaliação de materiais educativos segundo o índice de comunicação com clareza (índice CDC)

Índice CDC	Itens a considerar
Parte A (informações principais)	A mensagem principal deve estar no primeiro parágrafo e ser fortalecida por recursos visuais. Devem ser preferidas listas ao texto corrido e sempre utilizar as palavras de uso comum pela população alvo. O texto deve incluir informações de agências, institutos ou organizações que são referências na área.
Parte B (recomendações)	O material deve recomendar práticas de saúde e citar sua importância, bem como explicar as recomendações (passo a passo).
Parte C (números)	Devem ser utilizados números para dar suporte aos tópicos. Não é desejável que a audiência precise realizar cálculos. Os números devem ser apresentados de maneira simples, para que a população compreenda melhor.
Parte D (risco)	O material deve indicar o risco (numérico) do problema explorado para a audiência, bem como a natureza do problema e os benefícios/riscos de não adotar as recomendações sugeridas. Recomenda-se a utilização de recursos visuais (imagens) para dar suporte aos números apresentados.

Fonte: Centers for Disease Control and Prevention. Disponível em: https://www.cdc.gov/ccindex/ccindex.html#.

Técnicas comunicativas e programas educacionais

Foi demonstrado previamente que a utilização de um programa com uma combinação de técnicas educativas é mais efetiva para melhorar o alfabetismo em saúde bucal dos pacientes e favorecer a prevenção e a tomada de decisões adequadas em saúde bucal do que o uso de técnicas isoladas. Além disso, é importante que haja um acompanhamento dos pacientes para reaplicação dessas técnicas ao longo do tempo e, com isso, prolongar a retenção de informação.[15]

Nesse sentido, serão discutidas técnicas comunicativas que podem ser incorporadas à prática clínica do cirurgião-dentista na odontopediatria, desde o acompanhamento pré-natal odontológico às consultas regulares nas diferentes faixas etárias. O odontopediatra deve atentar para a aplicação desses métodos com os pais/responsáveis e crianças/adolescentes adequando o conteúdo ao nível cognitivo da audiência. Será discutida a técnica de "ensinar de volta" e outras estratégias como a apresentação de um número limitado de conceitos por vez e o controle da velocidade da fala.[6,16]

Saber se um paciente conseguiu entender as orientações dadas pelo profissional é parte vital do plano terapêutico em odontologia. Quando o dentista assume que o paciente entendeu toda a informação sem confirmar a possibilidade contrária, admite-se o risco de o paciente tomar decisões inapropriadas, o que pode em alguns casos ser prejudicial à sua saúde. Uma técnica importante nesse sentido é o "*teaching back*" ou ensinar de volta. Essa técnica consiste em pedir que o paciente repita as recomendações dadas pelo profissional com o objetivo de confirmar a retenção da informação.[16] O cirurgião-dentista deve deixar claro que essa confirmação é necessária para assegurar que se comunicou efetivamente. Essa postura evita por parte do paciente algum constrangimento ou resistência em repetir as informações.

A comunicação interpessoal entre cirurgiões-dentistas e pacientes pode ser fortalecida por meio de outras estratégias, como falar devagar e introduzir até no máximo dois ou três conceitos de cada vez aos pacientes. O controle da velocidade com que o profissional expõe suas ideias dará ao paciente a oportunidade de acompanhar o raciocínio, o que pode ser particularmente importante para pacientes com baixo nível de alfabetismo em saúde. Acredita-se que cerca de 40 a 80% das informações de saúde recebidas pelos pacientes sejam imediatamente esquecidas.[17] Essa situação pode se agravar em contextos em que a ansiedade é maior, como o odontológico. Assim, é importante que o cirurgião-dentista esteja preparado para apresentar poucos conceitos de cada vez (dois ou três no máximo), o que pode facilitar a melhor retenção das orientações e a aderência dos pacientes aos tratamentos e instruções propostas.

Alfabetização em saúde nos serviços odontológicos

As boas práticas de comunicação em saúde devem fazer parte dos serviços odontológicos públicos ou privados. Na rotina clínica, os pacientes exibem diferentes níveis de alfabetismo em saúde bucal, o que não torna viável planejar as atividades dos serviços de acordo com as características individuais, mas sim de acordo com precauções universais, que incluem simplificar as informações e checar a compreensão para todos os pacientes, tornar o ambiente e o sistema de saúde mais acessível/fácil de utilizar e auxiliar os pacientes de acordo com as necessidades que apresentam.[18] Essas recomendações podem ser divididas em três níveis: nível organizacional (serviço odontológico), nível profissional (equipe de saúde bucal e profissionais envolvidos nos serviços de saúde) e nível do paciente (aspectos individuais).[19]

Em relação ao nível organizacional, é importante produzir uma atmosfera que facilite a utilização dos serviços de saúde. Nesse sentido, algumas ações podem ser tomadas, como: evitar formulários que contenham informações densas a serem preenchidas pelos pacientes e sempre oferecer suporte quando necessário; utilizar cartazes ou placas com informações gerais indicando horários de atendimentos e serviços oferecidos; tornar materiais sobre educação em saúde bucal acessíveis na sala de espera.[6,19]

O nível profissional requer a participação de todos os envolvidos na oferta dos serviços odontológicos, desde os responsáveis pela recepção dos serviços aos profissionais ligados diretamente às atividades terapêuticas. Toda a equipe deve estar preparada para lidar com pacientes que apresentem diferentes limitações e utilizar técnicas e estratégias variadas para abordar e solucionar as demandas e dificuldades apresentadas da rotina clínica.[19]

No que se refere ao nível do paciente, diz respeito às individualidades que devem ser consideradas na prática clínica. O cirurgião-dentista deve ser capaz de reconhecer na atenção ao paciente infantil as limitações dos responsáveis e peculiaridades para lidar com situações de saúde. Nesse sentido, pais de crianças que apresentam necessidades complexas de tratamentos, pouca aderência ao plano terapêutico e relutância em manter visitas de rotina podem indicar a necessidade de uma abordagem menos universal e mais personalizada. No momento, não há disponível um instrumento de avaliação do alfabetismo em saúde bucal com indicação para uso rotineiro na clínica, sendo as ferramentas disponíveis de maior uso na pesquisa. Por outro lado, uma abordagem baseada em métodos para checar as limitações do paciente e sua capacidade de compreensão como a técnica "ensinar de volta" parece apropriada para enfrentar essas situações.[16,19]

Recomendações

- As atividades para melhorar o nível de alfabetismo devem ser direcionadas aos pais, adolescentes e crianças com respeito ao nível cognitivo de cada grupo.

- Utilizar materiais escritos elaborados em linguagem acessível e simples.
- Adotar recomendações do índice de comunicação com clareza (*CDC index*), para produzir materiais educativos.
- Implementar técnicas de ensino como o "ensinar de volta", "limitar a dois ou três o número de conceitos apresentados por vez" e "falar devagar".
- Além dos materiais escritos e da comunicação oral, deve-se criar um ambiente baseado em práticas universais de boa comunicação em saúde.
- Os princípios para melhor comunicação nos serviços de saúde são gerais, mas devem respeitar em situações específicas as individualidades (conduta centrada no paciente).

EVIDÊNCIAS CIENTÍFICAS

A alfabetização em saúde bucal é um tema que tem sido foco crescente de atenção por parte dos profissionais, em especial dos pesquisadores. Uma busca eletrônica na base de dados Medline via Pubmed em agosto de 2020 utilizando o termo "oral health literacy" resultou em 224 publicações. É lícito destacar que, destas, 214 foram publicadas nos últimos dez anos, o que confirma que o interesse por parte dos pesquisadores é recente. Esses números também revelam que ainda há necessidade de estudos adicionais sobre o tema para que tenhamos uma evidência sólida e confiável sobre o assunto.

A demanda por informações concisas e que possam auxiliar os profissionais a navegar na literatura de forma informada e a tomar melhores decisões clínicas impulsionou o desenvolvimento de revisões sistemáticas de literatura sobre o tema.[15,20] Uma revisão sistemática incluindo 11 estudos primários avaliou se o nível de alfabetismo em saúde bucal dos pais ou responsáveis poderia influenciar em desfechos de saúde bucal de suas crianças.[20] A maior parte dos estudos incluídos na revisão demonstrou uma associação entre menor alfabetismo do responsável e presença de cárie na criança. Pais com menor alfabetismo podem ter mais dificuldade em compreender as orientações de saúde bucal fornecidas pelo dentista ou disponíveis em materiais informativos de saúde. A revisão também incluiu estudos avaliando hábitos de saúde bucal, encontrando resultados conflitantes quanto à associação entre o alfabetismo em saúde bucal dos pais e a frequência de escovação da criança. Ainda no tocante aos hábitos bucais, observou-se uma associação entre menor alfabetismo do responsável e uso de mamadeira noturna. Outro importante desfecho incluído na revisão citada é a visita ao dentista, que foi objeto de dois estudos realizados nos Estados Unidos[21,22] com resultados conflitantes. Um deles observou que crianças cujos pais possuíam maior alfabetismo em saúde bucal visitaram o dentista significativamente mais do que aquelas cujos pais apresentavam menor alfabetismo,[21] enquanto nenhuma associação entre esses fatores foi encontrada no outro.[22] Uma importante limitação da literatura avaliada na revisão citada diz respeito ao fato de a maioria dos estudos incluídos ter apresentado alto risco de viés, o que compromete a confiabilidade dos seus resultados e sua validade externa.

Estudos posteriores continuaram investigando a contribuição do alfabetismo em saúde bucal dos responsáveis na determinação das condições de saúde bucal da criança.[23,24] Um estudo conduzido com 300 pares de pais/responsáveis e pré-escolares da Arábia Saudita encontrou menores níveis de alfabetismo em saúde bucal associados com maior experiência de cárie não tratada na criança, independentemente da escolaridade do responsável.[23] Em oposição, um estudo conduzido em Curitiba com crianças entre 6 e 12 anos de idade não observou associação entre o alfabetismo do responsável e a experiência de cárie da criança. Diferenças metodológicas entre as investigações, a exemplo do emprego de instrumentos que avaliam aspectos distintos da alfabetização em saúde bucal (conhecimento conceitual no estudo saudita *versus* reconhecimento de palavras no estudo nacional), são possíveis explicações para os resultados conflitantes. O estudo brasileiro também encontrou que menor alfabetismo foi associado com uma pior percepção da saúde bucal da criança. Pais/responsáveis que classificaram a saúde bucal do seu filho como ruim apresentaram cerca de três vezes mais chances de possuírem menor alfabetismo.[24] A percepção dos pais quanto à saúde bucal da criança é um importante fator a ser investigado, pois o não reconhecimento dos sinais e sintomas dos problemas bucais da criança pode retardar a busca por atendimento odontológico.[25]

Também se buscou compreender a relação entre a alfabetização em saúde bucal e desfechos odontológicos em adolescentes, um público que até então não havia sido foco de investigações dessa natureza.[26,27] Um estudo transversal e representativo com 740 adolescentes de 12 anos de idade do Nordeste do Brasil encontrou que indivíduos com baixo alfabetismo apresentaram cerca de duas vezes mais dentes cavitados quando comparados àqueles com alto alfabetismo, independentemente da condição socioeconômica da família.[27] De forma similar, investigação conduzida com uma amostra representativa de adolescentes entre 15 a 19 anos observou uma associação entre menores níveis de alfabetismo em saúde bucal e maior número de cavitações de cárie.[26] Os estudos citados avaliaram a alfabetização em saúde bucal do próprio adolescente, permitindo uma compreensão mais próxima da realidade, uma vez que nessa fase há maior grau de autonomia quanto aos comportamentos e decisões relacionados à saúde.

Estudos também têm sido desenvolvidos no sentido de compreender a efetividade das intervenções para melhoria do alfabetismo em saúde bucal. Uma revisão sistemática de literatura avaliou a evidência científica quanto à efetividade de diferentes técnicas educativas e programas educacionais direcionados a profissionais de saúde para aumentar a alfabetização em saúde bucal de seus pacientes.[15] Os estudos incluídos na revisão empregaram programas educacionais do tipo *workshop* e rodízio. Este último consiste em um sistema em que profissionais fazem rodízios para visitar periodicamente indivíduos em seus domicílios, discutem com os sujeitos aspectos relacionados aos cuidados com a saúde bucal e avaliam seu alfabetismo em saúde bucal. O sistema de rodízio foi associado a um aumento no alfabetismo dos indivíduos, com consequente redução do índice de placa e do risco de cárie e doença periodontal.[28] No tocante às técnicas educativas, os estudos utilizaram consistentemente uma combinação de técnicas a exemplo do "ensinar de volta", "instruções/demonstrações cara a cara", bem como atividades do tipo *hands-on* e *role play* (representação/encenação). Dos três estudos sobre alfabetização incluídos na revisão, em apenas um não houve aumento do alfabetismo dos participantes após as intervenções educativas. A qualidade metodológica dos estudos incluídos foi considerada boa, e de forma geral se observou maior efetividade quando da utilização concomitante de múltiplas técnicas educativas, que devem ser empregadas de maneira continuada. Extrapolações devem ser realizadas com cautela, uma vez que os estudos incluídos na revisão foram realizados na Austrália e nos Estados Unidos. Portanto, é possível que diferenças culturais influenciem a eficácia dos métodos e técnicas a depender do contexto. É notória a necessidade de estudos adicionais sobre o assunto para consolidar o conhecimento, em especial que realizem um acompanhamento dos participantes a fim de investigar a retenção das informações e a capacidade de manutenção dos níveis de alfabetismo a longo prazo.

CONSIDERAÇÕES FINAIS

As práticas de alfabetização em saúde bucal reúnem um conjunto de estratégias e técnicas que melhoram a comunicação entre pacientes e profissionais e favorecem uma atenção integral às necessidades de saúde dos pacientes. Essas práticas implementam princípios gerais como o uso de uma linguagem simples e objetiva na comunicação oral e escrita e a oferta de serviços fáceis de utilizar e entender. De modo especial, o período da infância e adolescência é importante para o desenvolvimento de práticas de alfabetização em saúde bucal, pois nesse período novos comportamentos e hábitos de saúde bucal estão em formação. Assim, o odontopediatra deve estar preparado para adequar suas práticas de alfabetização nesse grupo e incluir os pais e responsáveis nesse processo contínuo e dinâmico para que se alcancem melhores resultados nas atividades clínicas.

 REFERÊNCIAS BIBLIOGRÁFICAS

1. Ratzan SC, Parker RM. Introduction. In: Selden CR, Zorn M, Ratzan SC, Parker RM (eds.). National Library of Medicine current bibliographies in medicine: health literacy. NLM Pub. No. CBM 2000-1. Bethesda, MD: National Institutes of Health, U.S. Department of Health and Human Services, 2000.
2. Horwitz BL, Chang C, Arcilla HN, Knickman JR. Quantifying Health Systems' Investment in Social Determinants of Health, by Sector, 2017-19. Health Affairs. 2020;39(2):192-8.
3. The University of Maryland. Center for Health Literacy. Health Literacy. Disponível em: http://www.centreforliteracy.qc.ca/health_literacy/calgary_charter. Acesso em: 9/3/2020.
4. Bostock S, Steptoe A. Association between low functional health literacy and mortality in older adults: longitudinal cohort study. BMJ. 2012;344:602-1602.
5. Heide IVD, Hiejmans M, Schuit AJ, Uiters E, Radamakers J. Functional, interactive and critical health literacy: varying relationships with control over care and number of GP visits. Patient Educ Couns. 2015;98(8):998-1004.
6. Osborne H. What is the definition of heath literacy? In: Health literacy from A to Z: practical ways to communicate your health message. 2.ed. Burlington, Massachusetts: Jones & Bartlett Learning; 2013. p.1-5.
7. Institute for Health Care Advancement (IHA). Health literacy framework. Disponível em: https://www.iha4health.org/. Acesso em: 9/3/2020.
8. Ardenghi TM, Piovesan C, Antunes JLF. Inequalities in untreated dental caries prevalence in preschool children in Brazil. Rev Saúde Pública. 2013;47(3):1-8.
9. Vazquez FL, Cortellazzi KL, Kaieda AK, Bulgareli JV, Mialhe FL, Ambrosano GMB, et al. Individual and contextual factors related to dental caries in underprivileged Brazilian adolescents. BMC Oral Health. 2015;15(6):1-20.
10. Peres MA, Macpherson LMD, Weyant RJ, Daly B, Venturelli R, Mathur MR, et al. Oral diseases: a global public health challenge. Lancet. 2019;10194:249-60.

11. Macarevich A, Pilotto LM, Hilgert JB, Celeste RK. User satisfaction with public and private dentals services for different age groups in Brazil. Reports in Public Health. 2018;33(2): e00110716.
12. Yin HS, Mendelsohn AL, Wolf MS, Parker RM, Schaick LV, et al. Parent's medication administration errors. Arch Pediatr Adolesc. 2010;164(2):181-6.
13. Baur C, Pue C. The CDC Clear Communication index is a new evidence-based tool to prepare and review health information. Health Promotion Practice. 2014;16(5):629-37.
14. Marinho AMC, Baur C, Ferreira FM, Borges-Oliveira AC, Abreu MHNG. Cross cultural adaptation of the Clear Communication Index to Brazilian Portuguese. Revista de Saúde Pública. 2020;54:26.
15. Nurash P, Kasevayuth K, Intarakamhang U. Learning programmes and teaching techniques to enhance oral health literacy or patient-centred communication for healthcare providers: a systematic review. Eur J Dent Educ. 2020;24(1):134-44.
16. Yen PH, Leasure AR. Use and effectiveness of the teach-back method in patient education and health outcomes. Federal Practitioner. 2019;36(6):284-9.
17. Kessels RPC. Patient's memory for medical information. J R Soc Med. 2003;96(5):219-22.
18. Dewalt DA, Callahan LF, Hawk VH, Broucksou KA, Hink A, Rudd R, et al. Health literacy universal precautions toolkit. (Prepared by North Carolina Network Consortium, The Cecil G. Sheps Center for Health Services Research, The University of North Carolina at Chapel Hill, under Contract No. HHSA290200710014.) AHRQ Publication No. 10-0046-EF). Rockville, MD: Agency for Healthcare Research and Quality, 2010.
19. Batterham RW, Hawkins M, Collins PA, Buchbinder R, Osborne RH. Health literacy: applying current concepts to improve health services and reduce health inequalities. Public Health. 2016;132:3-12.
20. Firmino RT, Ferreira FM, Martins CC, Granville-Garcia AF, Fraiz FC, Paiva SM. Is parental oral health literacy a predictor of children's oral health outcomes? Systematic review of the literature. Int J Paediatric Dent. 2018;28(5):459-71.
21. Shin WK, Braun TM, Inglehart MR. Parents' dental anxiety and oral health literacy: effects on parents' and children's oral health-related experience. J Public Health Dent. 2014;74(3):195-201.
22. Divaris K, Lee JY, Baker AD, Rozier RG, Dewalt DA, Vann WF. Influence of caregivers and children's entry into the dental care system. Pediatrics. 2014;133(5):e1268-1276.
23. Baskaradoss JK, Aithunayan MF, Alessa JA, Alobaidy SS, Alwakeel RS, Alshubaiki AH, et al. Relationship between caregivers' oral health literacy and their child's caries experience. Community Dent Health. 2019;36:(2):111-7.
24. Barasuol JC, Daros BCI, Fraiz FC, Menezes JVNB. Caregiver oral health literacy: relationship with socioeconomic factors, oral health behaviors and perceived child dental status. Community Dent Health. 2020 (in press).
25. Baskaradoss JK. The association between oral health literacy and missed dental appointments. J Am Dent Assoc. 2016;147(11):867-74.
26. Dutra LDC, De Lima LCM, Neves ETB, Gomes MC, De Araújo LJS, Forte FDS, et al. Adolescents with worse levels of oral health literacy have more cavitated carious lesions. PLoS One. 2019;14(11):e0225176.
27. Neves ETB, Dutra LCD, Gomes MC, Paiva SM, De Abreu MHNG, Ferreira FM, et al. The impact of oral health literacy and family cohesion on dental caries in early adolescence. Community Dent Oral Epidemiol. 2020 (in press).
28. Hjertsdedt J, Barnes SL, Sjostedt JM. Investigating the impact of a community-based geriatric dentistry rotation on oral health literacy and oral hygiene of older adults. Gerodontology. 2014;31(4):296-307.

VISÃO HOLÍSTICA DO ODONTOPEDIATRA: FOCO NA QUALIDADE DE VIDA DE CRIANÇAS E ADOLESCENTES

5

Matheus França Perazzo
Saul Martins Paiva

INTRODUÇÃO E BASE RACIONAL

A Organização Mundial da Saúde (OMS) define qualidade de vida como a percepção do indivíduo em relação a sua posição na vida, dentro do contexto de cultura e valores no qual está inserido e em relação a seus objetivos, expectativas, valores e preocupações.[1] Trata-se de um construto complexo e dinâmico, sujeito a mudanças ao longo do tempo, de acordo com o contexto cultural, social ou político.[2] A aplicação desses parâmetros na área da odontologia é conhecida como Qualidade de Vida Relacionada à Saúde Bucal (QVRSB). Os indicadores de QVRSB medem o quanto a saúde bucal do indivíduo afeta diversos aspectos inerentes a seu dia a dia, nos âmbitos biológico, psicológico, financeiro e social.[3] Uma vez que a cognição e as relações sociais estão em processo de maturação ao longo das primeiras fases da vida, o impacto das condições bucais durante a infância e a adolescência pode trazer sérias consequências à QVRSB desses indivíduos a curto e longo prazo.[4,5]

O odontopediatra deve sempre olhar para a QVRSB de seus pacientes e, consequentemente, ampliar o olhar para além de um modelo exclusivamente biomédico que negligencie aspectos contextuais da vida dos pacientes.[6] Esse perfil de profissional é atingido quando se entende que as condições de saúde/doença bucal podem ter impacto no bem-estar funcional, social e psicológico de crianças e familiares.[5] Assim, a avaliação do impacto da saúde bucal na qualidade de vida das crianças e adolescentes pode melhorar a comunicação entre pacientes, pais e equipes de saúde. Em adição, a QVRSB pode ser útil durante a tomada de decisão clínica, na alocação de recursos, no delineamento de programas e ações de saúde pública, na priorização do atendimento e na análise dos resultados das estratégias de tratamento.[7,8] Dessa forma, é possível modificar fatores que podem interferir de forma negativa na vida das crianças e adolescentes.[9] A responsabilidade do odontopediatra no futuro de seus pacientes é clara quando considerarmos a importância das condições bucais na infância e na adolescência na qualidade de vida das pessoas. Diante da necessidade de uma odontopediatria com olhar holístico para crianças, adolescentes, familiares e sociedade, o objetivo deste capítulo é apresentar a relevância da QVRSB na prática clínica.

BASES PARA A PRÁTICA CLÍNICA, NÍVEIS DE EVIDÊNCIA E RECOMENDAÇÕES

Um dos principais propósitos dos estudos sobre QVRSB na odontopediatria é entender quais são os fatores externos (socioeconômicos, demográficos, práticas familiares) e internos (problema de saúde bucal) e como influenciam a qualidade de vida das crianças/adolescentes e familiares.[10,11] Para alcançar esse objetivo, a QVRSB pode ser avaliada por meio de questionários.

As crianças e adolescentes possuem menos tempo de educação formal, restrições na autonomia (p. ex., dependência para as visitas ao dentista) e menor compreensão do processo saúde-doença em relação aos adultos. Além disso, pré-escolares podem apresentar uma capacidade limitada para recuperar informações sobre eventos passados.[12,13] Por isso, há uma variabilidade de metodologias entre os questionários que buscam avaliar da forma mais efetiva a QVRSB de acordo com a faixa etária alvo. A seleção do questionário mais apropriado pode variar de acordo com alguns critérios para cada caso: tipo de relato (autorrelatado ou relato por substituição), abrangência (genérico ou condição-

-específica), tamanho (versão longa ou curta) e propriedades psicométricas (testadas estatisticamente).[10] Apesar da diversidade de questionários, algumas dimensões da QVRSB são comumente abordadas, tais como:[14]

- Saúde bucal (p. ex., dor, desconforto, sangramento gengival, diastemas).
- Psicossocial (p. ex., baixa autoestima, *bullying*, infelicidades, frustração, ansiedade, atração).
- Aparência (p. ex., conversar, sorrir).
- Função (p. ex., beber, brincar, pronunciar palavras, comer, dormir, falar, brincar, estudar).
- Comportamento (p. ex., na escola, no trabalho).
- Expectativa do tratamento (p. ex., satisfação).

Na prática clínica os questionários podem ajudar na identificação e priorização da condição, na comunicação com o paciente, no monitoramento das respostas ao tratamento e em triagens de doenças ocultas.[15] Consequentemente, esses questionários são usados ao redor do mundo, em diferentes populações e culturas. O **Quadro 1** apresenta alguns dos questionários de QVRSB mais populares na odontopediatria.

Os problemas bucais sintomáticos e/ou com prejuízos estéticos são comumente relatados na literatura por resultar no impacto negativo na QVRSB na infância e na adolescência.[16,17] Portanto, veremos a seguir como ocorrem esses impactos em duas etapas: primeiramente, em um contexto mais amplo, de acordo com a consequência do problema bucal (sintomáticos ou estético) e em seguida de acordo com o tipo de problema bucal.

Consequência do problema bucal e qualidade de vida

Problemas bucais sintomáticos e qualidade de vida

A dor de dente é uma condição subjetiva que deve ser sempre levada em consideração quando o assunto é impacto na QVRSB. Problemas bucais sintomáticos frequentemente ficam evidentes nas atividades cotidianas das crianças e adolescentes, por isso os pais/responsáveis percebem mais facilmente.[11,18] Negligenciar casos de dor de dente pode levar a diversos impactos, como os descritos na **Figura 1**.

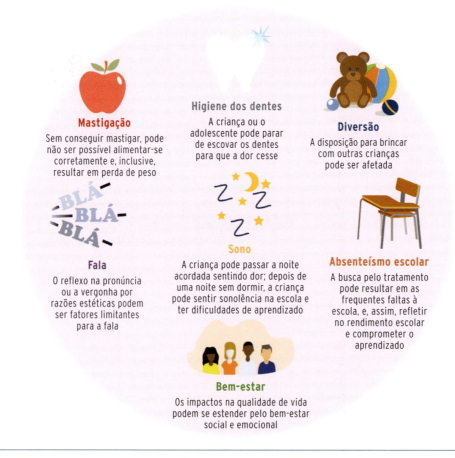

Figura 1 Impactos dos problemas bucais sintomáticos na qualidade de vida na infância e adolescência.
Fonte: elaborada pelos autores.

Quadro 1 Questionários sobre QVRSB aplicados na odontopediatria

Nome do questionário	Faixa etária alvo	Respondente	Itens	Dimensões
Early Childhood Oral Health Impact Scale (ECOHIS)	2 a 5 anos	Responsável	13	Seção do impacto na criança: • Sintoma • Funcional • Psicológico • Autoimagem/interação social Seção impacto na família: • Angústia dos pais • Função familiar
Family Impact Scale (FIS)	2 a 14 anos	Responsável	14	• Atividade familiar • Emoção dos pais • Conflito familiar • Finança familiar
Parental-caregiver perceptions questionnaire (P-CPQ)	8 a 14 anos	Responsável	31	• Sintomas orais • Limitação funcional • Bem-estar emocional • Bem-estar social
Versão curta do Parental-caregiver perceptions questionnaire (SF:13 – B-PCPQ)	2 a 14 anos	Responsável	13	• Sintomas orais • Limitação funcional • Bem-estar social
Pediatric Quality of Life Inventory™ Oral Health Scale™ (PedsQL™ Oral Health Scale™)	2 a 18 anos	Responsável e/ou criança/adolescente	5	Unidimensional: • Versão da criança • Versão dos responsáveis
Scale of oral health outcomes for 5-year-old children (SOHO-5)	5 anos	Responsável e/ou criança	7	Unidimensional: • Versão da criança • Versão dos responsáveis
Child perceptions questionnaire 11-14 (CPQ$_{11-14}$)	11 a 14 anos	Adolescente	37	• Sintomas orais • Limitação funcional • Bem-estar emocional • Bem-estar social
Versão curta do Child perceptions questionnaire 11-14 (CPQ$_{11-14}$ SF:16)	11 a 14 anos	Adolescente	16	• Sintomas orais • Limitação funcional • Bem-estar emocional • Bem-estar social
Versão curta do Child perceptions questionnaire 11-14 (CPQ$_{11-14}$ SF:8)	11 a 14 anos	Adolescente	8	• Sintomas orais • Limitação funcional • Bem-estar emocional • Bem-estar social
Child perceptions questionnaire 8-10 (CPQ$_{8-10}$)	8 a 10 anos	Criança	25	• Sintomas orais • Limitação funcional • Bem-estar emocional • Bem-estar social
Versão curta do Child oral health impact profile (COHIP-SF 19)	8 a 15 anos	Criança/adolescente	19	• Saúde bucal • Bem-estar funcional • Bem-estar social/emocional
Child oral impact on daily performance index (Child-OIDP)	11 a 15 anos	Adolescente	8	• Físico • Psicossocial

Fonte: elaborado pelos autores.

Problemas bucais estéticos e qualidade de vida

O comprometimento estético é outra condição passível de ser encontrada em diversos problemas bucais. No entanto, acreditava-se que o impacto da estética na QVRSB fosse uma situação apenas encontrada em idades mais avançadas das crianças e adolescentes.[12] Na faixa pré-escolar era (e ainda continua sendo) comum o pensamento do tipo "nessa fase, essas crianças não se preocupam com estética", seja por parte dos pais/responsáveis ou mesmo por alguns odontopediatras. No entanto, estudos mostram que pré-escolares relatam o impacto do comprometimento estético de determinados problemas bucais na QVRSB.[11,19] É fundamental, portanto, conscientizar os pais/responsáveis sobre a importância da estética bucal já na fase pré-escolar, principalmente porque as crianças são dependentes na busca do serviço odontológico.[8] Valorizar o relato da criança pode minimizar uma percepção inadequada ou uma subnotificação dos pais/responsáveis sobre os aspectos físicos e emocionais da vida de seus filhos ou filhas e refletir positivamente na busca pela atenção em saúde.[8] O problema estético pode afetar a qualidade de vida de crianças e adolescentes, conforme exposto na **Figura 2**.

Tipo do problema bucal e qualidade de vida

Cárie dentária e qualidade de vida

A cárie dentária é um problema de saúde pública, com uma prevalência aproximada de 3,9 bilhões de pessoas no mundo.[20] Só no Brasil, a prevalência da experiência de cárie dentária na população de 5, 12 e de 15 a 19 anos é, respectivamente, 53,4, 56,5 e 76,1%.[21] Esses dados ficam mais preocupantes ao levar em consideração as fortes evidências de que a cárie dentária está associada a uma pior QVRSB nessas faixas etárias, principalmente quando em estágios mais severos e sintomáticos.[22,23] Em crianças mais novas, os impactos na QVRSB das crianças mais frequentemente relatados pelos pais/responsáveis são: dor, dificuldade para comer alguns alimentos e beber bebidas quentes ou frias, problemas para dormir, irritação e evitar de sorrir.[5,24] Muitas dessas consequências não serão percebidas se

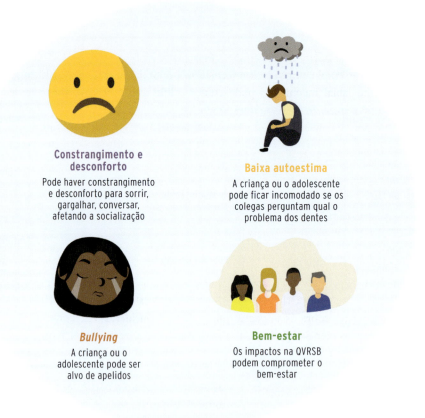

Figura 2 Impactos dos problemas bucais estéticos na qualidade de vida na infância e adolescência.
Fonte: elaborada pelos autores.

o cirurgião-dentista se limitar a critérios estritamente objetivos no cotidiano clínico.

Traumatismo dentário e qualidade de vida

Juntamente com a cárie, o traumatismo dentário representa um importante problema de saúde pública mundial. Da mesma forma, o traumatismo dentário também pode repercutir na vida das crianças e adolescentes. As complicações pós-traumáticas podem gerar descoloração da coroa, fratura cervical radicular, anquilose, reabsorção radicular e perda dentária.[18,25] Além disso, os dentes permanentes podem sofrer as consequências do trauma sofrido pelos dentes decíduos antecessores, produzindo defeitos de desenvolvimento do esmalte.[25] Portanto, o impacto do traumatismo dentário na QVRSB pode ocorrer devido a dores (dentes, boca ou maxilares), estética (baixa autoestima, constrangimento ao sorrir e dificuldade de se relacionar com os outros), limitações funcionais (dificuldade em comer, beber, falar) e impactos financeiros. Tais impactos são mais comuns em traumatismos dentários severos.[5,11]

Má oclusão e qualidade de vida

A má oclusão severa, especialmente em regiões estéticas, apresenta efeitos negativos sobre a QVRSB, repercutindo negativamente nas dimensões do bem-estar emocional e social.[26] Em outros casos, o impacto da má oclusão também pode ser indireto. Por exemplo, um trespasse vertical acentuado com selamento labial incompleto pode estar associado com maior prevalência de trauma dentário em incisivos superiores, uma região com alto peso estético.[27] Além disso, mordida cruzada posterior não tratada pode estar relacionada à assimetria facial e a sintomas temporomandibulares.[28] A presença da má oclusão exige abordagens personalizas e conhecimento das particularidades em cada faixa etária por parte do profissional.[29] Primeiramente, é importante considerar que pais/responsáveis podem ter um conhecimento limitado sobre a vida das crianças em decorrência de suas responsabilidades no trabalho, sua vida social e, até mesmo, pelo tempo que a criança permanece na escola. Portanto, cabe aos cirurgiões-dentistas informar aos pais/responsáveis sobre os impactos que a má oclusão na infância pode trazer não apenas nessa fase, como também na adolescência e vida adulta. Além disso, avaliar o autorrelato da criança sobre o impacto da má oclusão em sua própria QVRSB pode esclarecer a relação entre má oclusão e qualidade de vida em uma visão complementar aos dos pais/responsáveis.[11]

De fato, evidências atuais mostram que crianças já na primeira infância são capazes de relatar de forma confiável os aspectos de sua saúde que interferem em sua qualidade de vida.[12] Pré-escolares relatam que mordida aberta anterior repercute negativamente na qualidade de vida, possivelmente devido a uma percepção estética presente aos 5 anos de idade.[11] Hábitos orais não nutritivos persistentes podem contribuir para a instalação e a evolução da mordida aberta. No entanto, muitos pais/responsáveis podem preferir a não remoção desses hábitos em função de manter momentaneamente o conforto e a tranquilidade da criança. É extremamente necessário esclarecer os pais/responsáveis sobre os fatores etiológicos desse tipo de má oclusão, suas consequências e repercussões na vida de seus filhos e filhas.[5,30]

Qualidade de vida dos pais/responsáveis

O impacto dos problemas bucais não se limita à qualidade de vida das crianças ou adolescentes, mas também afeta a dos pais/responsáveis, que podem se sentir tristes e/ou culpados com a situação dos filhos. Em algumas situações, os pais precisam faltar ao trabalho para levar a criança ao odontopediatra (absenteísmo no trabalho). Além disso, os pais devem se alternar para cuidar do filho doente, ou podem deixar de cuidar dos outros filhos para dedicar maior atenção a ele. Sem falar do impacto nas finanças da família para custear o tratamento odontológico.[5,13]

Conscientização da qualidade de vida na prática clínica

A avaliação da QVRSB na prática clínica é uma medida congruente a um cuidado holístico do paciente.[5,14] Como vimos neste capítulo, os problemas bucais podem causar dor, desconforto, repercutindo nos aspectos funcionais e sociais dos pacientes.[10] Portanto, uma avaliação estritamente clínica da condição de saúde bucal das crianças e adolescentes é uma negligência, podendo refletir diretamente na vida desses pacientes e da família. No entanto, apenas avaliar a QVRSB do paciente também representaria uma falha do profissional, pois não se saberia o que estaria sendo responsável pelo impacto.

Considerar em conjunto aspectos clínicos/normativos e aspectos subjetivos, especialmente a QVRSB das crianças e adolescentes na prática profissional, permite ao odontopediatra avaliar a eficácia dos protocolos de tratamento a partir das perspectivas dos pacientes e seus responsáveis.[5,13] Com múltiplas ferramentas de avaliação, os profissionais estarão mais bem equipados para planejar com mais precisão os riscos e benefícios relacionados ao tratamento.[14] Além disso, é possível avaliar se os custos de um tratamento valem a pena diante das melhorias na QVRSB das crianças/adolescentes e familiares. Dessa forma, avaliar a QVRSB ajuda pais, pacientes e odontopediatras nas tomadas de decisão.[8,14]

Quando um odontopediatra atende uma criança ou um adolescente com um problema bucal e não considera os impactos que ocorrem na vida desse paciente, o problema vai além de um caso de desprezo da QVRSB. Ao se limitar ao problema bucal, o profissional está dando as costas para uma vida em maturação, que está em processo de aprendizagem, que precisa realizar suas funções e se relacionar socialmente para crescer harmonicamente com o meio.

CONSIDERAÇÕES FINAIS

Independentemente da maturidade e da autopercepção da criança ou do adolescente, nada os descaracteriza como seres dependentes. Cabem aos pais/responsáveis as tomadas de decisões, inclusive na busca pelo cuidado odontológico.[8,15] Muitas vezes a busca pelo atendimento clínico para crianças/adolescentes é baseada na percepção dos pais/responsáveis sobre a necessidade do tratamento.[5,11] Diante disso, o odontopediatra deve informar os pais/responsáveis sobre as repercussões negativas que um problema bucal pode trazer à qualidade de vida do paciente e familiares a curto ou longo prazo. Para tanto, o profissional deve avaliar apropriadamente a qualidade de vida, o que engloba a seleção do questionário até a interpretação das informações coletadas. Um pai/responsável bem informado não apenas otimiza a busca e a adesão ao tratamento odontológico como também se torna multiplicador da informação para outros grupos da sociedade.[11] Infelizmente, não é comum haver dentistas com formação profissional embasada em uma postura holística perante a saúde bucal. No entanto, o comodismo da estagnação em práticas exclusivamente biomédicas pode trazer consequências que vão muito além daquele espaço limitado por bochechas, que muitos profissionais caracterizam como seu único campo de atuação. O campo de atuação do odontopediatra deve ir muito além disso, se estende por todo o corpo, pela vida, pelo futuro daquelas crianças e adolescentes. Avaliar a qualidade de vida relacionada à saúde bucal não é apenas uma escolha, é um dever para qualquer profissional da odontologia.

FLUXOGRAMA DE CUIDADOS

O fluxograma de cuidados referentes ao uso dos questionários de QVRSB é reportado na **Figura 3**.

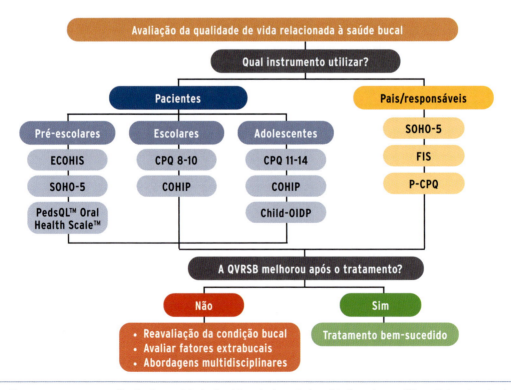

Figura 3 Fluxograma para a avaliação da qualidade de vida relacionada à saúde bucal na prática clínica da odontopediatria.
Fonte: elaborada pelos autores.

REFERÊNCIAS BIBLIOGRÁFICAS

1. Organização Mundial da Saúde. Preamble to the Constitution of the World Health Organization as adopted by the International Health Conference. Official Records of the World Health Organization. 1946. v.2. p.100.
2. Locker D, Jokovic A, Tompson B. Health-related quality of life of children aged 11 to 14 years with orofacial conditions. Cleft Palate Craniofac J. 2005;42(3):260-6.
3. Baker SR. Testing a conceptual model of oral health: a structural equation modeling approach. J Dent Res. 2007;86(8):708-12.
4. Maleki M, Chehrzad MM, Kazemnezhad Leyli E, Mardani A, Vaismoradi M. Social skills in preschool children from teachers' perspectives. Children. 2019;6(5):64.
5. Gomes MC, Pinto-Sarmento TC de A, Costa EMM de B, Martins CC, Granville-Garcia AF, Paiva SM. Impact of oral health conditions on the quality of life of preschool children and their families: a cross-sectional study. Health Qual Life Outcomes. 2014;12:55.
6. Seidl EMF, Zannon CMLDC. Qualidade de vida e saúde: aspectos conceituais e metodológicos. Cad. Saúde Pública. 2004;20(2):580-8.
7. McGrath C, Broder H, Wilson-Genderson M. Assessing the impact of oral health on the life quality of children: implications for research and practice. Community Dentistry and Oral Epidemiology. 2004;32(2):81-5.
8. Perazzo MF, Gomes MC, Neves ÉT, Martins CC, Paiva SM, Granville-Garcia AF. Oral health-related quality of life and sense of coherence regarding the use of dental services by preschool children. Int J Paediatr Dent. 2017;27(5):334-43.
9. Menegazzo GR, Knorst JK, Emmanuelli B, Mendes FM, Ardenghi DM, Ardenghi TM. Effect of routine dental attendance on child oral health-related quality of life: a cohort study. Int J Paediatr Dent. 2020.
10. Baiju RM, Peter E, Varghese NO, Sivaram R. Oral health and quality of life: current concepts. J Clin Diagn Res. 2017;11(6):21-6.
11. Perazzo MF, Gomes MC, Neves ÉT, Martins CC, Paiva SM, Costa EMMB, et al. Oral problems and quality of life of preschool children: self-reports of children and perception of parents/caregivers. Eur J Oral Sci. 2017;125(4):272-9.
12. Tsakos G, Blair YI, Yusuf H, Wright W, Watt RG, Macpherson LMD. Developing a new self-reported scale of oral health outcomes for 5-year-old children (SOHO-5). Health Qual Life Outcomes. 2012;10(1):62.
13. Pahel B, Rozier RG, Slade G. Parental perceptions of children's oral health: The early childhood oral health impact scale (ECOHIS). Health Qual Life Outcomes. 2007;5(1):6.
14. Sischo L, Broder HL. Oral health-related quality of life. J Dent Res. 2011;90(11):1264-70.
15. Paiva SM, Perazzo M de F, Ortiz FR, Pordeus IA, Martins-Júnior PA. How to select a questionnaire with a good methodological quality? Braz Dent J. 2018;29(1):3-6.
16. Sun L, Wong HM, McGrath CP. Relationship between the severity of malocclusion and oral health related quality of life: a systematic review and meta-analysis. Oral Health Prev Dent. 15(6):503-17.
17. Borges TS, Vargas-Ferreira F, Kramer PF, Feldens CA. Impact of traumatic dental injuries on oral health-related quality of life of preschool children: a systematic review and meta-analysis. PLoS One. 2017;12(2):e0172235.
18. Firmino RT, Gomes MC, Clementino MA, Martins CC, Paiva SM, Granville-Garcia AF. Impact of oral health problems on the quality of life of preschool children: a case-control study. Int J Paediatr Dent. 2016;26(4):242-9.
19. Abanto J, Panico C, Bönecker M, Frazão P. Impact of demographic and clinical variables on the oral health-related quality of life among five-year-old children: a population-based study using self-reports. Int J Paediatr Dent. 2018;28(1):43-51.
20. Richards D. Oral diseases affect some 3.9 billion people. Evid Based Dent. 2013;14(2):35.
21. Brasil. Pesquisa Nacional de Saúde Bucal: Resultados Principais. 2012. p.1-116. Disponível em: http://bvsms.saude.gov.br/bvs/publicacoes/pesquisa_nacional_saude_bucal.pdf. Acesso em: 21/3/2020.
22. Nora ÂD, da Silva Rodrigues C, de Oliveira Rocha R, Soares FZM, Minatel Braga M, Lenzi TL. Is caries associated with negative impact on oral health-related quality of life of pre-school children? A systematic review and meta-analysis. Pediatr Dent. 2018;40(7):403-11.
23. Aimée NR, van Wijk AJ, Maltz M, Varjão MM, Mestrinho HD, Carvalho JC. Dental caries, fluorosis, oral health determinants, and quality of life in adolescents. Clin Oral Investig. 2017;21(5):1811-20.
24. Ramos-Jorge J, Alencar BM, Pordeus IA, Soares ME da C, Marques LS, Ramos-Jorge ML, et al. Impact of dental caries on quality of life among preschool children: emphasis on the type of tooth and stages of progression. Eur J Oral Sci. 2015;123(2):88-95.
25. Flores MT. Traumatic injuries in the primary dentition. Dent Traumatol. 2002;18(6):287-98.
26. Dimberg L, Arnrup K, Bondemark L. The impact of malocclusion on the quality of life among children and adolescents: a systematic review of quantitative studies. Eur J Orthod. 2015;37(3):238-47.
27. Nguyen Q V, Bezemer PD, Habets L, Prahl-Andersen B. A systematic review of the relationship between overjet size and traumatic dental injuries. Eur J Orthod. 1999;21(5):503-15.
28. Michelotti A, Iodice G, Piergentili M, Farella M, Martina R. Incidence of temporomandibular joint clicking in adolescents with and without unilateral posterior cross-bite: a 10-year follow-up study. J Oral Rehabil. 2016;43(1):16-22.
29. Kragt L, Dhamo B, Wolvius EB, Ongkosuwito EM. The impact of malocclusions on oral health-related quality of life in children: a systematic review and meta-analysis. Clin Oral Investig. 2016;20(8):1881-94.
30. Aldrigui JM, Abanto J, Carvalho TS, Mendes FM, Wanderley MT, Bönecker M, Raggio DP. Impact of traumatic dental injuries and malocclusions on quality of life of young children. Health Qual Life Outcomes. 2011;9(1):78.

Parte 2

Cárie dentária

TERMINOLOGIAS RELACIONADAS À CARIOLOGIA

6

Marcia Rejane Thomas Canabarro Andrade
Michelle Mikhael Ammari
Angela Scarparo

Inúmeras terminologias têm sido adotadas para definir os diferentes conceitos utilizados em cariologia. No entanto, nem sempre esses termos são empregados de forma padronizada, em concordância com o que foi proposto inicialmente. Por isso, é de grande importância que haja um alinhamento na nomenclatura para o emprego comum, tanto na prática clínica como em pesquisas científicas, permitindo comparações futuras entre os estudos e novos consensos com base em evidências clínicas padronizadas.

Na área da cariologia os termos utilizados permeiam as definições relacionadas à cárie dentária como doença, às nomenclaturas usadas sobre a epidemiologia da cárie dentária, à lesão de cárie dentária e ao gerenciamento dos termos relacionados à cárie ou às lesões de cárie (**Figura 1**). O consenso entre as terminologias e as definições utilizadas em cariologia ainda é um desafio para a comunidade científica, pois mesmo entre os *experts* na área não há 100% de concordância sobre algumas dessas nomenclaturas.

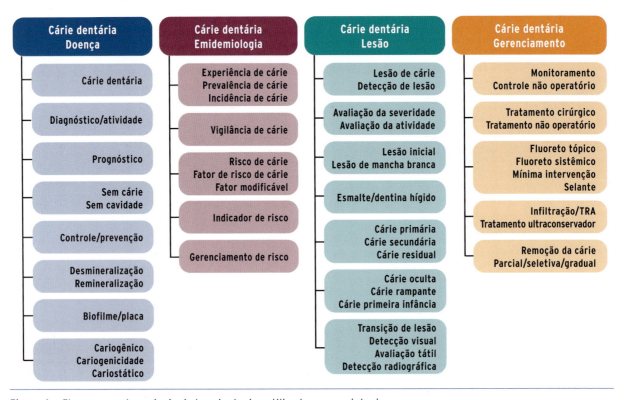

Figura 1 Fluxograma das principais terminologias utilizadas em cariologia.
Fonte: adaptada de Machiulskiene et al.[1]

Em busca de uma padronização nas nomenclaturas, a Organização Europeia para Pesquisa de Cárie (ORCA), juntamente com o Grupo da Associação Internacional de Pesquisa Odontológica (IADR), realizou um *workshop* nos dias 6 e 7 de fevereiro de 2019, em Frankfurt, na Alemanha, para discutir e chegar a um consenso sobre as definições dos termos mais utilizados em cariologia. Os objetivos do encontro foram: (i) identificar os termos disponíveis na literatura utilizados para descrever a cárie dentária e os assuntos relacionados, (ii) selecionar os termos usados e revisar suas definições, com base nos conceitos atuais, e (iii) discutir e concordar com os termos e definições mais adequados. Os termos relacionados à definição da cárie, diagnóstico, avaliação de riscos e monitoramento da doença foram incluídos na discussão.[1]

Dos 222 termos originalmente sugeridos por 6 especialistas de diferentes países, 59 foram revisados após a remoção das duplicatas. Dezesseis especialistas em cariologia participaram do processo de obtenção do consenso sobre as definições dos termos de cárie selecionados. As decisões foram tomadas após discussões de "mesa-redonda" de cada termo e confirmadas por votação eletrônica secreta. A concordância total (100%) foi alcançada em 17 termos, enquanto as definições de 6 termos ficaram abaixo do limite de consenso acordado de 80% (termos: incidência de cárie; cárie rampante; detecção visual de lesão de cárie; tratamento ultraconservador de cárie; selamento terapêutico).

Diante do exposto, os quadros a seguir apresentam os termos selecionados e discutidos, bem como suas definições e o percentual de concordância entre os especialistas.[1]

Definições de cárie dentária como doença

✓ Durante muito tempo a cárie dentária foi associada à presença de lesão cavitada em dentina e não considerada uma doença, cuja manifestação clínica inicial antecede o aparecimento da cavidade. No passado era considerada uma doença transmissível.[2] Veja o que mudou em relação à cárie dentária como uma doença!

Quadro 1 Descrição da terminologia, conceito e concordância dos termos relativos à definição da cárie como uma doença

Cárie dentária Doença	Conceito	Concordância
Cárie dentária *"Dental caries"*	Cárie dentária é uma doença dinâmica, mediada pelo biofilme, modulada pela dieta, multifatorial e não transmissível, que resulta na perda mineral líquida dos tecidos duros dos dentes[3,4] É determinada por fatores biológicos, psicossociais e ambientais. A lesão de cárie se desenvolve como consequência desse processo	100%
Diagnóstico *"Caries diagnosis"*	O diagnóstico de cárie é o julgamento clínico que integra as informações disponíveis, incluindo a detecção e avaliação dos sinais das lesões de cárie para determinar a presença e a atividade da doença. O principal objetivo do diagnóstico clínico da cárie dentária é alcançar o melhor desfecho de saúde para o paciente, selecionando a melhor opção de tratamento para cada tipo de lesão, fornecendo informações ao paciente e monitorando a evolução clínica da doença.[5]	94%
Atividade de cárie *"Caries activity"*	A atividade de cárie é um conceito que reflete o balanço entre a perda e o ganho mineral líquido, ou estase ao longo do tempo. A cárie ativa implica a iniciação da cárie e a cárie inativa a regressão de cárie.[6]	100%
Prognóstico de cárie *"Prognosis of caries"*	O prognóstico de cárie é o curso provável ou esperado da doença.	94%
Sem cárie *"Caries free"*	Termo usado quando não há sinais detectáveis de cárie dentária. Pode ser mal interpretado. Esse termo não deve ser utilizado sem indicar claramente o nível do limiar.	94%
Sem atividade *"Cavity free"*	Termo usado quando não há cavidades detectáveis na dentina. No entanto, o exame clínico pode revelar a presença de lesões de cárie não cavitadas e/ou microcavidades de cárie.	81%

(continua)

Quadro 1 Descrição da terminologia, conceito e concordância dos termos relativos à definição da cárie como uma doença *(continuação)*

Cárie dentária Doença	Conceito	Concordância
Cuidados|gerenciamento|controle de cárie *"Caries care/ management/ control"*	São as ações adotadas para interferir na perda mineral em todas as fases da doença,[7] incluindo intervenções não operatórias e tratamentos operatórios. Devido ao processo contínuo de des/remineralização, o controle de cárie precisa ser continuado ao longo da vida. Os termos cuidados, gerenciamento e controle de cárie podem ser mais apropriados que o termo prevenção de cárie.	100%
Prevenção de cárie *"Caries prevention"*	Prevenção de cárie tradicionalmente significava a inibição do início de cárie, chamada de prevenção primária. A prevenção primária, juntamente com a secundária e a terciária, que compreende os tratamentos operatórios e não operatórios, estão resumidas atualmente nos termos cuidado, gerenciamento e controle da cárie.	88%
Desmineralização *"Desmineralization"*	Desmineralização é a perda de mineral dentária devida aos ácidos. Na cárie dentária esse processo é mediado pelo biofilme, enquanto na erosão o ácido é proveniente de outras fontes.	94%
Remineralização *"Remineralization"*	Remineralização é o ganho líquido de mineral no tecido previamente desmineralizado. A palavra remineralização pode ser enganosa, pois não implica que a lesão tenha recuperado seu conteúdo mineral original.	100%
Biofilme dentário *"Dental biofilm"*	O biofilme dental é um consórcio de microrganismos aderidos na superfície do dente. Os microrganismos estão embebidos em uma matriz de polímeros extracelulares.[8]	100%
Placa dentária *"Dental plaque"*	Placa dental é um termo clínico comumente usado referente ao biofilme dental.	94%
Cariogênico *"Cariogenic"*	O termo cariogênico descreve substratos ou microrganismos capazes de promover a cárie dentária.	100%
Cariogenicidade *"Cariogenicity"*	Cariogenicidade é o potencial de substratos ou microrganismos para promover a cárie dentária.	100%
Cariostático *"Cariostatic"*	O termo cariostático descreve substâncias ou procedimentos capazes de deter a cárie dentária.	88%

Fonte: adaptado de Machiulskiene et al.[1]

Definições de termos usados em epidemiologia da cárie dentária

✓ Os termos usados em estudos epidemiológicos em relação à cárie dentária definem o comportamento da doença em uma determinada população. Eles podem refletir a situação estática da doença ou sua variação ao longo do tempo. É fundamental a utilização adequada dos termos para a correta descrição da distribuição da doença.

Quadro 2 Descrição da terminologia, conceito e concordância dos termos relativos à epidemiologia da cárie dentária

Cárie dentária Epidemiologia	Conceito	Concordância
Experiência de cárie *"Caries experience"*	O termo experiência de cárie descreve o número acumulado de dentes/superfícies que têm lesões de cárie (em um limiar específico), restaurações e/ou são perdidos por cárie, por indivíduo, até determinado ponto no tempo. Tradicionalmente, tem sido medido por meio da média de dentes permanentes e decíduos cariados, perdidos e obturados, em diferentes níveis de detecção. Novos modelos e índices estão sendo explorados internacionalmente.	94%

(continua)

6. Terminologias relacionadas à cariologia

Quadro 2 Descrição da terminologia, conceito e concordância dos termos relativos à epidemiologia da cárie dentária *(continuação)*

Cárie dentária Epidemiologia	Conceito	Concordância
Prevalência de cárie *"Caries prevalence"*	A prevalência de cárie é, no sentido estrito, o número ou a proporção de indivíduos com cárie em dada população, em um limiar específico e em determinado ponto do tempo. As definições de casos muitas vezes não são compreendidas, e são necessárias. Em muitos estudos, a prevalência da experiência de cárie tem sido relatada. Outros exemplos específicos de definições de casos incluem o relatório do total de lesões de cárie (não tratadas e tratadas) nos dentes decíduos e permanentes, ou cárie não tratada, que inclui lesões nos dentes decíduos e permanentes que não receberam tratamento adequado.[9]	94%
Incidência de cárie *"Caries prevalence"*	A incidência de cárie é, no sentido estrito, o número ou a proporção de indivíduos com novas lesões de cárie ou em progressão, em um nível específico, em dada população, detectado durante certo período (69%).	69%
Vigilância de cárie *"Caries surveillance"*	A vigilância de cárie é a coleta sistemática e contínua, análise e interpretação dos dados de cárie, essenciais ao planejamento, implementação e avaliação de práticas de saúde pública, e a disseminação oportuna desses dados para quem precisa saber qual ação pode ser tomada.[10]	100%
Risco de cárie *"Caries risk"*	Risco de cárie é a probabilidade de lesões de cárie surgirem ou progredirem se as condições permanecerem as mesmas, dentro de um período de tempo determinado.[10] O risco de cárie é um fator para o desfecho verdadeiro (novas lesões de cárie ou progressão das lesões), que só pode ser validado ao longo do tempo.	94%
Fator/determinante de risco de cárie *"Caries risk factor/ determinant"*	O fator ou determinante de risco de cárie é um fator ambiental, comportamental ou biológico confirmado pela sequência temporal, usualmente em estudos longitudinais, que, se presente, aumenta diretamente a probabilidade de ocorrência de cárie. Esse fator de risco é parte da cadeia causal.[11]	94%
Fator de risco modificável *"Modifiable risk factor"*	O fator de risco modificável é um determinante que pode ser modificado pela intervenção, reduzindo assim a probabilidade de cárie.	94%
Indicador/marcador de risco *"Caries risk indicator/ marker"*	O indicador ou marcador de risco de cárie é uma característica associada com o aumento da probabilidade de cárie ou o aumento da ocorrência de cárie.[10] Um indicador de risco não está associado com a doença de forma causal.	94%
Gerenciamento de risco de cárie *"Caries risk management"*	O gerenciamento de risco de cárie é a medida adotada para reduzir o risco de cárie ao qual o indivíduo ou a população estão sujeitos.[10]	88%

Fonte: adaptado de Machiulskiene et al.[1]

Definições dos termos relacionados à lesão de cárie dentária

✓ As lesões de cárie dentária são sinais clínicos da doença e apresentam características variadas em relação à atividade e severidade. *(Leia mais no Capítulo 7.)* Para o diagnóstico das lesões é necessária a detecção e avaliação dessas características *(Leia mais no Capítulo 8)*, que indicam as definições do estágio de desenvolvimento e progressão no qual se encontram clinicamente.

Quadro 3 Descrição da terminologia, conceito e concordância dos termos relativos à lesão de cárie dentária

Cárie dentária Lesão	Conceito	Concordância
Lesão de cárie *"Caries lesion"*	A lesão de cárie é o sinal clínico da cárie dentária. As lesões podem ser categorizadas de acordo com sua localização anatômica no dente (superfície da coroa ou raiz/cemento), sua gravidade (cavitada ou não cavitada), profundidade (esmalte, dentina e polpa dentária) e seu estado de atividade (ativa ou inativa).	88%
Detecção de lesões de cárie *"Caries lesion detection"*	A detecção das lesões de cárie é a identificação dos sinais de cárie dentária. As lesões de cárie podem ser detectadas clinicamente em vários limiares e estágios de detecção, por exemplo, não cavitadas, microcavitadas ou cavitadas. As lesões de cárie também podem ser detectadas por ferramentas suplementares de detecção, como radiografias e métodos ópticos e elétricos. *In vitro*, a detecção das lesões de cárie inclui histologia, microscopia eletrônica de varredura, confocal e microscopia de varredura a *laser*.	94%
Avaliação da severidade da lesão de cárie *"Caries lesion severity assessment"*	A avaliação da gravidade da lesão de cárie é o estadiamento do processo de perda líquida de minerais, que progride de pequenas lesões para o aumento da destruição dos dentes por meio do envolvimento da polpa dentária. Essa avaliação pode ser alcançada usando uma variedade de sistemas e métodos de classificações. Exemplos incluem estadiamento clínico de lesões não cavitadas, microcavitadas ou cavitadas,[12,13] estadiamento clínico e radiográfico nos níveis inicial, moderado e extenso das lesões[14] e estadiamento clínico de lesões cavitadas à sepse pulpar.[15]	81%
Avaliação da atividade da lesão de cárie *"Caries lesion activity assessment"*	A avaliação da atividade da lesão de cárie busca diferenciar as lesões consideradas ativas das inativas, a fim de fornecer um planejamento ideal de atendimento onde o foco deve se prender nas lesões ativas. O estado de atividade de uma lesão de cárie é definido pelas características da superfície.[6] As características clínicas da superfície, tais como alteração de textura, translucidez e cor e outros fatores, como presença de biofilme espesso, área de estagnação de biofilme e gengivite, descriminam a probabilidade de uma lesão progredir ou não.[12,13,16-22] Sistemas diferentes incluem combinações diferentes dessas características, com peso variável.	88%
Lesão de cárie inicial *"Initial caries lesion"*	A lesão de cárie inicial é um termo usado frequentemente para as lesões iniciais não cavitadas. Embora o termo implique uma lesão em estágio precoce, a lesão poderia estar presente na boca por toda a vida. O termo refere-se ao estágio de gravidade e não informa sobre a atividade da lesão.	100%
Lesão de mancha branca *"White-spot lesion = white spot"*	Lesão de mancha branca é um termo popular ("mancha branca") para lesões não cavitadas. O termo refere-se apenas à cor da lesão, não tem influência na atividade desta e pode ser confundida com outros tipos de patologia, como fluorose e hipomineralização molar-incisivo.	94%
Esmalte/dentina hígido *"Sound enamel/dentin"*	Esmalte/dentina hígido é a estrutura dentária sem alterações detectáveis na transluscência natural, cor ou textura.	100%
Cárie primária *"Caries primary"*	Cárie primária é a lesão de cárie na superfície dentária previamente hígida.	100%
Cárie secundária/cárie recorrente *"Secondary caries/recurrent caries"*	A cárie secundária ou recorrente é uma lesão de cárie desenvolvida adjacente a uma restauração.	88%
Cárie residual *"Residual caries"*	A cárie residual é um tecido cariado desmineralizado deixado antes de a restauração ser colocada.	94%
Cárie oculta *"Hidden caries"*	A cárie oculta é uma lesão de cárie na dentina perdida na inspeção visual, mas detectada radiograficamente ou com outros dispositivos de detecção.	94%
Cárie rampante *"Rampant caries"*	Cárie rampante é um termo histórico usado para descrever múltiplas lesões de cárie, no mesmo paciente, frequentemente usado em associação com cárie da primeira infância ou cárie por radiação.	69%

(continua)

Quadro 3 Descrição da terminologia, conceito e concordância dos termos relativos à lesão de cárie dentária *(continuação)*

Cárie dentária Lesão	Conceito	Concordância
Cárie da primeira infância *"Early childhood caries"*	A cárie da primeira infância é o início precoce da cárie em crianças muito jovens, frequentemente com progressão rápida, que pode finalmente resultar na destruição completa da dentição decídua. Uma definição epidemiológica de cárie da primeira infância é a presença de uma ou mais superfícies cariadas (não cavitadas ou cavitadas), perdidas (devido à cárie) ou restauradas em qualquer dente decíduo de uma criança menor de 6 anos de idade.[23,24] Devido ao consumo frequente de carboidratos, principalmente açúcares, e inadequada higiene bucal em crianças pequenas, a cárie da primeira infância demonstra um padrão atípico de ataque de cárie, particularmente nas superfícies dos dentes anteriores superiores.[25]	94%
Transição de lesão de cárie *"Caries lesion transition"*	A transição da lesão de cárie é uma alteração no estágio de severidade e/ou atividade da lesão de cárie, em resposta às alterações no ambiente da lesão, mediadas, por exemplo, pelas medidas de controle de cárie ou mudanças no estilo de vida.	100%
Detecção visual de lesão de cárie *"Visual detection of caries lesion"*	A detecção visual da lesão de cárie é a identificação visual da presença de uma lesão.	69%
Avaliação tátil *"Tactile assessment"*	É a avaliação tátil atraumática da integridade da superfície e textura de uma lesão de cárie, pelo uso de um instrumento manual odontológico. Não deve ser confundida com a prática histórica de detecção de lesões pela sondagem exploratória (não mais recomendada).	81%
Detecção radiográfica *"Radiographic detection"*	A detecção radiográfica é a identificação de uma radiolucência interpretada como uma lesão de cárie em uma radiografia dentária.	100%

Fonte: adaptado de Machiulskiene et al.[1]

Gerenciamento dos termos relacionados à cárie ou às lesões de cárie

✓ O avanço na compreensão da etiologia da cárie dentária e no desenvolvimento de novas tecnologias para o controle das lesões de cárie permitiu uma nova abordagem, na qual a detecção precoce e o tratamento conservador da cárie dentária são primordiais no gerenciamento da doença. Com isso, novos termos surgiram para definir essa abordagem contemporânea da doença.

Quadro 4 Descrição da terminologia, conceito e concordância dos termos relativos à cárie ou às lesões de cárie

Cárie dentária Cárie ou lesões de cárie	Conceito	Concordância
Monitoramento de lesões de cárie *"Caries lesion monitoring"*	O monitoramento da lesão de cárie é uma avaliação do efeito de uma intervenção ou do comportamento natural no estado clínico e/ou radiográfico de uma lesão de cárie.[10]	100%
Tratamento/gerenciamento/ controle/cuidado não operatório da cárie *"Non-operative caries treatment/management/ control/care"*	São medidas não cirúrgicas que interferem no início de uma nova lesão e na taxa de progressão da lesão.[26] Esse tratamento visa manter o processo de cárie em nível subclínico e/ou deter a progressão da lesão de cárie em nível clínico/ radiográfico.[27] Os elementos-chave podem incluir escovação com dentifrício fluoretado, outros tratamentos à base de fluoretos, modificação da dieta, medidas de higiene bucal etc. (selamento/infiltração não são reconhecidos de forma unânime como medidas de tratamento não operatório, mas constituem outra maneira não cirúrgica de gerenciar a cárie (veja a seguir).	81%

(continua)

Quadro 4 Descrição da terminologia, conceito e concordância dos termos relativos à cárie ou às lesões de cárie *(continuação)*

Cárie dentária Cárie ou lesões de cárie	Conceito	Concordância
Tratamento cirúrgico (restaurador) de cárie (cuidado) *"Operative (restorative) caries treatment (care)"*	É uma intervenção cirúrgica para colocar uma restauração a fim de controlar a cárie, auxiliar no controle do biofilme e usualmente restabelecer a forma e a função.	94%
Tratamento não operatório/ não restaurador de cavidade *"Non-restorative/non-operative cavity treatment"*	É uma abordagem para tornar as lesões de cárie cavitadas acessíveis à limpeza dos dentes, removendo margens de esmalte salientes.[28,29]	88%
Fluoretos tópicos *"Topical fluorides"*	Os fluoretos tópicos são todos os métodos de fluoreto aplicados localmente nos dentes. Eles podem ser divididos em autoaplicados (dentifrício, enxaguatório, gel) ou aplicados profissionalmente (gel, vernizes, espumas, soluções).	100%
Fluoretos sistêmicos *"Systemic fluorides"*	Os fluoretos sistêmicos são fluoretos ingeridos. Historicamente, esse termo se refere a um suposto efeito sistêmico. Atualmente, esses métodos de administração de flúor, como água e sal fluoretados, são usados como medidas de saúde pública que atuam por meio do efeito tópico quando em contato com os dentes.	94%
Odontologia de mínima intervenção *"Minimal intervention dentistry"*	A odontologia de mínima intervenção é uma filosofia de abordagem holística da cárie que integra o controle da lesão de cárie e a intervenção operatória mínima. O principal objetivo é a preservação dos tecidos, incluindo a detecção precoce de cárie e o tratamento não operatório, combinado com procedimentos restauradores minimamente invasivos.[30]	81%
Selante preventivo/ selamento *"Preventive sealant/sealing"*	Consiste na aplicação de uma fina barreira física sobre um sítio clinicamente hígido, suscetível à cárie, a fim de prevenir o início de uma lesão de cárie. Os selantes podem ser aplicados em pontos, fóssulas e fissuras utilizando-se resina composta ou cimento de ionômero de vidro.	94%
Selante terapêutico/ selamento *"Therapeutic sealant/sealing"*	Consiste na aplicação de uma fina barreira física sobre uma lesão de cárie para evitar sua progressão. Podem ser aplicados em pontos, fóssulas, fissuras e superfícies lisas,[31,32] utilizando-se resina composta ou cimento de ionômero de vidro.	75%
Infiltração em cárie *"Caries infiltration"*	A infiltração em cárie é uma intervenção microinvasiva pela qual os poros de uma lesão de cárie não cavitada são infiltrados com resina de baixa viscosidade após o tratamento da superfície com ácido clorídrico.[33]	94%
Tratamento restaurador atraumático *"Atraumatic restorative treatment"*	O tratamento restaurador atraumático é uma abordagem de gerenciamento de cárie preservando tecido, que utiliza instrumentos manuais para abrir cavidades cariosas e remover a dentina cariada e desorganizada, seguida da restauração com ionômero de vidro de alta viscosidade. A técnica não requer a utilização de equipamento acionado eletricamente e água corrente.[34]	88%
Tratamento ultraconservador de cárie *"Ultraconservative caries treatment"*	É um termo usado para definir o método de restaurações adesivas e seladas colocadas diretamente sobre lesões cariosas cavitadas francas estendendo-se pela dentina.[35]	75%
Remoção de cárie *"Caries removal"*	A remoção de cárie é a remoção do tecido cariado pelo emprego de brocas, escavadores manuais ou outras técnicas.	88%

(continua)

Quadro 4 Descrição da terminologia, conceito e concordância dos termos relativos à cárie ou às lesões de cárie *(continuação)*

Cárie dentária Cárie ou lesões de cárie	Conceito	Concordância
Remoção completa de cárie/remoção não seletiva de cárie para dentina dura *"Complete caries removal/non-selective caries removal to hard dentine"*	Consiste na escavação para a dentina dura em toda a extensão da cavidade. Essa técnica não é recomendada atualmente.[36]	81%
Remoção parcial de cárie *"Parcial caries removal"*	A remoção parcial de cárie é um método de escavação no qual a dentina cariada é removida das paredes circundantes de uma lesão de cárie cavitada profunda (escavada para a dentina dura), seguida da remoção parcial da dentina amolecida da parede pulpar com escavador manual[37,38] ou broca esférica. O tratamento é indicado para lesões profundas na dentina para evitar a exposição pulpar.	100%
Remoção seletiva de cárie em dentina amolecida *"Selective caries removal to soft dentine"*	É um termo alternativo para remoção parcial de cárie.[36]	100%
Remoção seletiva de cárie em dentina firme/dentina semelhante a couro *"Selective caries removal to firm/leathery dentine"*	É a escavação para a dentina firme, coriácea (fisicamente resistente à escavação manual), no aspecto pulpar da cavidade. As paredes circundantes da cavidade devem ser escavadas em dentina dura.[36]	94%
Remoção gradual de cárie *"Stepwise caries removal"*	A remoção gradual de cárie é a escavação da cárie em duas (ou mais) etapas, com um intervalo de tempo entre elas, com o intuito de estimular a deposição mineral na dentina antes da escavação final.[37] A primeira etapa é a escavação parcial da cárie, seguida pela remoção adicional de cárie para a dentina firme em um momento posterior.[36]	94%

Fonte: adaptado de Machiulskiene et al.[1]

CONSIDERAÇÕES FINAIS

No *workshop* realizado pela Organização Europeia para Pesquisa de Cárie (ORCA), juntamente com o Grupo da Associação Internacional de Pesquisa Odontológica (IADR), as definições dos termos mais comumente utilizados relacionados à cárie dentária foram discutidas e atualizadas de forma consensual entre os especialistas da área. Os termos revisados foram baseados nos conceitos atuais publicados na literatura científica internacional e na opinião dos especialistas. A terminologia apresentada é recomendada para uso em pesquisas, no campo da saúde pública, bem como na prática clínica.

 REFERÊNCIAS BIBLIOGRÁFICAS

1. Machiulskiene V, Campus G, Carvalho JC, et al. Terminology of dental caries and dental caries management: consensus report of a workshop organized by ORCA and Cariology Research Group of IADR. Caries Res. 2020; 54(1):7-14.
2. Cruz LR, D'Hyppolito IM, Barja-Fidalgo F, Oliveira BH. "Cárie é transmissível?" Tipo de informação sobre transmissão da cárie em crianças encontrada através da ferramenta de busca Google. Rev. Bras. Odontol. 2017;74(1):70-3.
3. Fejerskov O. Concepts of dental caries and their consequences for understanding the disease. Community Dent Oral Epidemiol. 1997 Feb; 25(1):5-12.
4. Pitts NB, Zero DT, Marsh PD, Ekstrand K, Weintraub JA, Ramos-Gomez F, et al. Dental caries. Nat Rev Dis Primers. 2017 May; 3(1):17030.
5. Nyvad B, Machiulskiene V, Soviero VM, Baelum V. Visual-tactile caries diagnosis. In: Fejerskov O, Nyvad B, Kidd EA (eds.). Dental caries: the disease and its clinical management. 3.ed. Oxford: Wiley Blackwell; 2015. p.191-210.
6. Thylstrup A, Bruun C, Holmen L. In vivo caries models: mechanisms for caries initiation and arrestment. Adv Dent Res. 1994 Jul; 8(2):144-57.
7. Nyvad B, Fejerskov O. The caries control concept. In: Fejerskov O, Nyvad B, Kidd E (eds.). Dental caries: the

8. Hall-Stoodley L, Costerton JW, Stoodley P. Bacterial biofilms: from the natural environment to infectious diseases. Nat Rev Microbiol. 2004 Feb;2(2):95-108.
9. Fleming E, Afful J. Prevalence of total and untreated dental caries among youth: United States 2015-2016. NCHS Data Brief, no 307. Hyattsville (MD): National Center for Health Statistics; 2018.
10. Last JM. A dictionary of epidemiology. 4.ed. New York: Oxford University Press; 2001.
11. Burt BA. Definitions of risk. J Dent Educ. 2001 Oct;65(10):1007-8.
12. Ekstrand KR, Ricketts DN, Kidd EA, Qvist V, Schou S. Detection, diagnosing, monitoring and logical treatment of occlusal caries in relation to lesion activity and severity: an in vivo examination with histological validation. Caries Res. 1998;32(4):247-54.
13. Nyvad B, Machiulskiene V, Baelum V. Reliability of a new caries diagnostic system differentiating between active and inactive caries lesions. Caries Res. 1999 Jul-Aug;33(4):52-60.
14. Pitts NB, Ekstrand KR; ICDAS Foundation. International Caries Detection and Assessment System (ICDAS) and its International Caries Classification and Management System (ICCMS): methods for staging of the caries process and enabling dentists to manage caries. Community Dent Oral Epidemiol. 2013 Feb; 41(1):e41-52.
15. Frencken JE, de Amorim RG, Faber J, Leal SC. The caries assessment spectrum and treatment (CAST) index: rational and development. Int Dent J. 2011 Jun;61(3):117-23.
16. Carvalho JC, Ekstrand KR, Thylstrup A. Dental plaque and caries on occlusal surfaces of first permanent molars in relation to stage of eruption. J Dent Res. 1989 May;68(5):773-9.
17. Carvalho JC, Mestrinho HD, Oliveira LS, Varjão MM, Aimée N, Qvist V. Validation of the Visible Occlusal Plaque Index (VOPI) in estimating caries lesion activity. J Dent. 2017 Sep;64:37-44.
18. Ekstrand KR, Martignon S, Ricketts DJ, Qvist V. Detection and activity assessment of primary coronal caries lesions: a methodologic study. Oper Dent. 2007 May-Jun;32(3):225-35.
19. Nyvad B, Machiulskiene V, Baelum V. Construct and predictive validity of clinical caries diagnostic criteria assessing lesion activity. J Dent Res. 2003 Feb;82(2):117-22.
20. Ismail AI, Pitts NB, Tellez M, Banerjee A, Deery C, Douglas G, et al.; Authors of International Caries Classification and Management System (ICCMS). The International Caries Classification and Management System (ICCMSTM): an example of a caries management pathway. BMC Oral Health. 2015;15(S1 Suppl 1):S9.
21. Nyvad B, Baelum V. Nyvad criteria for caries lesion activity and severity assessment: a validated approach for clinical management and research. Caries Res. 2018;52(5):397-405.
22. Drancourt N, Roger-Leroi V, Martignon S, Jablonski-Momeni A, Pitts N, Doméjean S. Carious lesion activity assessment in clinical practice: a systematic review. Clin Oral Investig. 2019 Apr;23(4):1513-24.
23. Drury TF, Horowitz AM, Ismail AI, Maertens MP, Rozier RG, Selwitz RH. Diagnosing and reporting early childhood caries for research purposes: a report of a workshop sponsored by the National Institute of Dental and Craniofacial Research, the Health Resources and Services Administration, and the Health Care Financing Administration. J Public Health Dent. 1999;59(3):192-7.
24. Pitts N, Baez R, Diaz-Guallory C, et al. Early childhood caries: IAPD Bangkok Declaration. Int J Paediatr Dent. 2019 May;29(3):384–6.
25. Wyne AH. Early childhood caries: nomenclature and case definition. Community Dent Oral Epidemiol. 1999 Oct;27(5):313-5.
26. Carvalho JC, Thylstrup A, Ekstrand KR. Results after 3 years of non-operative occlusal caries treatment of erupting permanent first molars. Community Dent Oral Epidemiol. 1992 Aug;20(4):187-92.
27. Carvalho JC, Van Nieuwenhuysen JP, Maltz M. Traitement non-opératoire de la carie dentaire. Real Clin 2004;15:235-48.
28. Hansen NV, Nyvad B. Non-operative control of cavitated approximal caries lesions in primary molars: a prospective evaluation of cases. J Oral Rehabil. 2017 Jul;44(7):537-44.
29. Santamaría RM, Innes NP, Machiulskiene V, Schmoeckel J, Alkilzy M, Splieth CH. Alternative caries management options for primary molars: 2.5-year outcomes of a randomised clinical trial. Caries Res. 2018 Jan;51(6):605-14.
30. Frencken JE, Peters MC, Manton DJ, Leal SC, Gordan VV, Eden E. Minimal intervention dentistry for managing dental caries – a review: report of a FDI task group. Int Dent J. 2012 Oct;62(5):223-43.
31. Martignon S, Ekstrand KR, Ellwood R. Efficacy of sealing proximal early active lesions: an 18-month clinical study evaluated by conventional and subtraction radiography. Caries Res. 2006;40(5):382-8.
32. Alkilzy M, Berndt C, Meller C, Schidlowski M, Splieth C. Sealing of proximal surfaces with polyurethane tape: a two-year clinical and radiographic feasibility study. J Adhes Dent. 2009 Apr;11(2):91-4.
33. Paris S, Meyer-Lueckel H, Cölfen H, Kielbassa AM. Resin infiltration of artificial enamel caries lesions with experimental light curing resins. Dent Mater J. 2007 Jul;26(4):582-8.
34. Frencken JE, Pilot T, Songpaisan Y, Phantumvanit P. Atraumatic restorative treatment (ART): rationale, technique, and development. J Public Health Dent. 1996; 56(3 Spec No): 135-40. Hall-Stoodley L, Costerton JW, Stoodley P. Bacterial biofilms: from the natural environment to infectious diseases. Nat Rev Microbiol. 2004 Feb;2(2):95-108.
35. Mertz-Fairhurst EJ, Curtis JW Jr, Ergle JW, Rueggeberg FA, Adair SM. Ultraconservative and cariostatic sealed restorations: results at year 10. J Am Dent Assoc. 1998 Jan;129(1):55-66.

36. Innes NP, Frencken JE, Bjørndal L, Maltz M, Manton DJ, Ricketts D, et al. Managing carious lesions: consensus recommendations on terminology. Adv Dent Res. 2016 May;28(2):49-57.
37. Bjørndal L, Larsen T, Thylstrup A. A clinical and microbiological study of deep carious lesions during stepwise excavation using long treatment intervals. Caries Res. 1997;31(6):411-7.
38. Maltz M, Koppe B, Jardim JJ, Alves LS, de Paula LM, Yamaguti PM, et al. Partial caries removal in deep caries lesions: a 5-year multicenter randomized controlled trial. Clin Oral Investig. 2018 Apr;22(3):1337-43.

CARIOLOGIA EM ODONTOPEDIATRIA

7

Apoena de Aguiar Ribeiro
Thamirys da Costa Rosa

INTRODUÇÃO

A cavidade oral é um ambiente que inclui várias características únicas, criando uma variedade de nichos ecológicos que selecionam os microrganismos que se estabelecem em comunidades, conhecidas como consórcios. A comunidade, composta pela microbiota normal da boca, é responsável por manter a homeostase da cavidade oral, mas também é responsável por duas das doenças mais comuns da etiologia bacteriana em humanos: a cárie dentária e as doenças periodontais.

A doença cárie dentária pode ser definida como uma disbiose mediada por biofilme. É caracterizada pela dissolução dos tecidos dentários (esmalte e dentina) pelo ácido produzido pelas bactérias orais, presentes no biofilme (ou placa dentária), como resultado da fermentação dos carboidratos da dieta. Quando o processo de fermentação é aumentado pela ingestão excessiva e/ou frequente de açúcar, a saliva perde a capacidade de tamponamento e as constantes reduções no pH levam à desmineralização do esmalte, cemento e dentina. Devido à natureza altamente dinâmica da doença, resultante de interações físico-químicas contínuas entre a superfície do dente e o biofilme que cobre a superfície, várias flutuações de pH no biofilme levam a episódios de perda mineral (desmineralização) e ganho mineral (remineralização) nos dentes. Se o equilíbrio desses episódios não for alcançado ao longo do tempo, a desmineralização atingirá o nível em que uma lesão incipiente, conhecida como lesão ativa da mancha branca, pode ser detectada visualmente por um profissional treinado.[1]

Apesar de todo o conhecimento e anos de pesquisa, a cárie dentária continua sendo a doença crônica mais comum no mundo.[2] Dados recentes do Center for Disease Control (CDC) mostraram que, nos EUA, a prevalência de lesões cariosas não tratadas entre crianças permanece alta, afetando 19,5% das crianças entre 2 e 5 anos e 22,9% de crianças e adolescentes de 6 a 19 anos. A cárie dentária é 4 vezes mais comum que a asma em adolescentes de 14 a 17 anos e também afeta 9 em cada 10 adultos com mais de 20 anos.[3] Dados do Ministério da Saúde[4] revelaram que, no Brasil, a média ceod (dentes decíduos cariados, esfoliados e obturados) aos 5 anos é de 2,43; aos 12 anos, a média CPOD (dentes cariados, perdidos e obturados) é de 2,07 e, dos 15 aos 19 anos, aumenta para 4,25, sendo o componente cariado o maior responsável pelos valores médios dos índices, em todas as faixas etárias, e em todos os estados brasileiros. Dados revelaram também que a porcentagem de lesões de cárie dentária não tratada é ainda maior entre as populações de baixa renda, demonstrando que a dificuldade do acesso aos serviços públicos de saúde caracteriza essa doença como um dos agravos em saúde pública do Brasil.

Neste capítulo abordaremos alguns conceitos básicos, mas atuais, sobre a etiologia e aspectos da cárie, visando ao raciocínio e ao entendimento dos diversos fatores envolvidos no desenvolvimento da doença cárie, como efetivamente diagnosticá-la e seu manejo contemporâneo, com base nos estágios de desenvolvimento e atividade das lesões cariosas. O objetivo é proporcionar seu controle de forma simples e efetiva.

ETIOLOGIA DA DOENÇA CÁRIE

Biofilme

Ao longo dos anos, muitos estudos foram realizados a fim de obter melhor compreensão da etiologia da cárie dentária. Sua patogênese, muito mais complexa, vem sendo investigada desde então. O biofilme dental é definido como uma comunidade microbiana altamente complexa, inserida em uma matriz extracelular derivada do metabolismo bacteriano, capaz de tornar os microrganismos orais presentes nessa estrutura mais resistentes ao ambiente e ao sistema de defesa do hospedeiro.[5] Os biofilmes se formam naturalmente em todas as superfícies orais, e, apesar de serem considerados um precursor no desenvolvimento da cárie dentária, sua presença isoladamente não é indicativo de que a doença esteja presente. Para tanto, é necessário que haja uma interação complexa entre diversos fatores, como dieta, saliva e higiene oral insatisfatória do hospedeiro, para que a cárie dentária se desenvolva com o tempo. Três hipóteses foram elaboradas para explicar o papel do biofilme nesse processo:

Inicialmente, a **"hipótese da placa inespecífica"** postulava que a cárie dentária é o resultado da atividade geral da microbiota total do biofilme, sem diferenciação entre as espécies e os seus diferentes níveis de virulência, ou seja, acreditava-se que a quantidade do biofilme sobre a superfície dental fosse mais importante que a qualidade desse biofilme.

Com o aprimoramento das técnicas de cultura para o isolamento e identificação das bactérias, uma nova teoria foi desenvolvida, denominada **"hipótese da placa específica"**, e presumia que apenas algumas espécies bacterianas específicas, principalmente *Streptococos mutans*, eram os agentes causadores da cárie dentária, já que estes eram frequentemente isolados de lesões cariosas. Essas bactérias apresentam fatores de virulência em comum, como aciduricidade (toleram e se proliferam em ambientes com baixo pH), acidogenicidade (produzem ácidos a partir da fermentação de carboidratos fermentáveis), e produzem polissacarídeos extracelulares, que promovem a adesão bacteriana.[6]

Com o advento da biologia molecular, as limitações encontradas pelo método de cultivo foram reduzidas, e a utilização de tecnologias de sequenciamento de genoma revelou que o microbioma oral compreende uma comunidade complexa habitada por centenas de espécies microbianas que estabelecem interações complexas entre si. O estudo de Simón-Soro et al.[7] revelou que os *Streptococos mutans* correspondem apenas a 0,02 a 0,73% da totalidade de microrganismos presentes em lesões cariosas, além de demonstrar biofilmes associados a lesões cariosas sem a presença *de S. mutans*. A partir desses estudos, interações entre comunidades complexas de microrganismos vêm sendo pesquisadas, incluindo a interação entre microrganismos de diferentes reinos, como *Streptococos mutans* (bactéria) e *Candida albicans* (fungos, os quais têm sido associados à cárie na primeira infância).[8] Seguindo essa perspectiva, a terceira teoria, denominada **"hipótese da placa ecológica"**, foi desenvolvida e atualmente é a mais aceita. Segundo essa hipótese, mudanças no ambiente podem predispor um local para o desenvolvimento da doença, devido a modificações na composição da microbiota residente.[9] Recentemente, o conceito dessa hipótese foi estendido para destacar que o principal fator modulador do ambiente é a atividade metabólica produzida pelas bactérias em vez de sua composição microbiana.[10] Nessa hipótese, três estágios reversíveis para a ocorrência de disbiose (desequilíbrio) do microbioma oral relacionado à cárie dentária são descritos:

- **Estágio 1:** em indivíduos livres de cárie, é natural que ocorram pequenas flutuações no pH ao longo do dia, provenientes da produção de ácidos pelo metabolismo de carboidratos fermentáveis, realizada pelos microrganismos presentes na cavidade oral, e de componentes salivares do hospedeiro que irão neutralizar esses ácidos. A superfície do esmalte hígido é dominada *Streptococos não mutans* e *Actinomyces* spp., e essas reduções temporárias no pH do biofilme são equilibradas por ação salivar e por mecanismos homeostáticos da atividade metabólica bacteriana compensatória, por meio da produção de álcalis (decomposição da ureia em amônia e dióxido de carbono), que aumentam o pH e ajudam a estabilizar a composição microbiana do biofilme. Esse estágio é denominado **"estabilidade dinâmica"** e não é capaz de gerar alterações clínicas visíveis no esmalte.
- **Estágio 2:** porém, se houver um aumento na frequência do consumo de carboidratos fermentáveis e/ou a taxa salivar for insuficiente (hipossalivação), o pH do biofilme dental irá diminuir a ponto de as reações homeostáticas realizadas pela saliva e pela microbiota comensal (benéficas) não serem mais capazes de reverter essa situação. O pH baixo promoverá uma sucessão de microrganismos, por meio da adaptação e da seleção ácida, favorecendo a proliferação de microrganismos capazes de viver em um ambiente ácido (pH 5,5 a 6,0), como *Streptococos não mutans* de baixo pH. Esse segundo estágio é chamado **"acidogênico"**, e alterações clínicas no esmalte, típicas de lesões incipientes (mancha branca), podem ser observadas, devido à perda de minerais e à dissolução da hidroxiapatita.
- **Estágio 3:** caso não ocorra uma mudança nesse ambiente, por meio da desorganização do biofilme

(higiene oral com pasta de dente fluoretada) e da restrição ao consumo de açúcar, e a frequência de consumo de carboidratos fermentáveis ainda aumente, o pH pode diminuir para valores entre 4,5 e 5,5, favorecendo a seleção de microrganismos acidúricos e acidogênicos, como *Streptococos mutans*, *Actinomyces* e *Bifidobacterium*. Esse terceiro estágio é denominado **"acidúrico"** e está relacionado à progressão da lesão cariosa (cavitação).

Principais fatores associados

Dieta

Há ampla evidência científica associando a dieta com o desenvolvimento de doenças orais, e, do ponto de vista etiológico, o açúcar presente na dieta é considerado o principal fator determinante da cárie dentária.[11] Entendem-se por açúcares cariogênicos todos os monossacarídeos (glicose e frutose), dissacarídeos (sacarose), amidos e os carboidratos fermentáveis. Neste momento, é importante lembrarmos que o microbioma oral, composto por microrganismos comensais (benéficos) e patogênicos, está onipresente na cavidade oral, mesmo em indivíduos saudáveis, e o principal fator modificador do ambiente, capaz de induzir a disbiose (desequilíbrio) na comunidade microbiana do biofilme dental, é a exposição frequente a açúcares.

Os açúcares presentes na dieta do hospedeiro exercem papel ativo no desenvolvimento da cárie dentária. Primeiramente, eles atuam como substrato para o metabolismo e a produção de energia para os microrganismos do biofilme dental. Como produto dessa reação, os microrganismos produzem ácidos orgânicos, principalmente ácido lático, que promovem uma mudança no ambiente, devido à diminuição do pH. Essa mudança ambiental influencia a composição microbiana e o potencial patogênico do biofilme, favorecendo o crescimento de microrganismos acidúricos e acidogênicos.

É importante destacar que, dentre todos os açúcares, a sacarose é a principal fonte de açúcar na dieta, sendo considerada a mais cariogênica, pois atua como substrato para a síntese de polissacarídeos extracelulares (PEC) e intracelulares (PIC) pelos *Streptococos mutans*, gerando grandes alterações bioquímicas e fisiológicas no biofilme. Os PEC são moléculas insolúveis (glucanos, principalmente) que promovem a aderência de microrganismos, aumentando a espessura e a porosidade do biofilme dental, permitindo que o açúcar e os ácidos provenientes do metabolismo microbiano se difundam para as camadas mais profundas do biofilme e alcancem a superfície dental, promovendo a desmineralização. Já os PIC atuam como reservatórios energéticos utilizados pelos estreptococos nos períodos de ausência de carboidratos na dieta, prolongando a produção de ácidos, mesmo durante os intervalos de consumo de açúcar.[12]

O amido e a lactose são outros açúcares comuns na dieta e apresentam baixo potencial cariogênico. Porém, quando o amido está associado à sacarose, combinação existente em muitos alimentos processados (cereais matinais, p. ex.), suas propriedades cariogênicas são superiores às da sacarose consumida isoladamente, devido à maior retenção do alimento na boca.[13] Dietas ricas em proteínas aumentam a concentração de ureia na saliva, favorecendo a produção de álcalis e o aumento do pH.

A frequência (número de vezes ao dia), o horário de exposição aos açúcares e a consistência física do alimento têm sido associados ao aumento do risco de cárie dentária e devem ser considerados.[14] O aumento na frequência de consumo de açúcares e de alimentos com consistência pegajosa expõe o biofilme dental a um período prolongado abaixo do pH crítico para desmineralização do esmalte, e um maior desafio cariogênico é visto entre as refeições e durante a noite.

A OMS[15] recomendou que a ingestão de açúcares livres na dieta não ultrapasse 10% da ingestão total diária (evidência moderada) e sugeriu um benefício maior se a ingestão for menor que 5% (evidência baixa), visando a uma redução no surgimento de doenças crônicas não transmissíveis, como sobrepeso, obesidade e diabetes e no desenvolvimento de cárie dentária. Esse relatório da Organização Mundial da Saúde (OMS) foi baseado na revisão sistemática realizada por Moynihan e Kelly,[16] que verificaram que a experiência de cárie é menor quando a ingestão de açúcar livre é menor que 10%.

Saliva

A saliva é um biofluido complexo secretado pelas glândulas salivares da cavidade oral, formada, principalmente, por água, componentes orgânicos (proteínas e enzimas) e inorgânicos (cálcio e fosfato) e desempenha múltiplas funções importantes, visando à manutenção da saúde bucal e à prevenção da disbiose.

Assim que a superfície dentária entra em erupção ou é limpa, proteínas e glicoproteínas da saliva são adsorvidas, formando um filme acelular fino sobre a superfície dentária, chamado película adquirida, que protege e lubrifica os tecidos moles e duros, permite a adesão e a colonização inicial dos microrganismos envolvidos na formação inicial do biofilme e regula a composição da microbiota oral residente. Após a ingestão frequente de açúcares e a diminuição do pH, a desmineralização ocorrerá, e sua duração dependerá do tempo necessário para que o pH do biofilme aumente, o que é determinado pela quantidade e composição da saliva. Por isso, maior atenção deve ser dada a indivíduos com taxa salivar insuficiente (hipossalivação), proveniente de síndrome de Sjögren ou de efeito colateral de medicamentos, já que estes apresentam maior risco para desenvolvimento da cárie dentária.

Buscando reverter essa situação, inicialmente, a saliva, juntamente com a deglutição, remove detritos alimentares e microrganismos, visando manter o microbioma oral equilibrado. A capacidade de tamponamento da saliva, por meio dos sistemas de bicarbonato (principalmente), fosfato e proteínas, é responsável por neutralizar os ácidos do biofilme dental e por elevar o pH. A saliva também exerce função antimicrobiana, por meio da ação de enzimas e proteínas específicas (lactoferrina, imunoglobulina e lisozima), que controlam o crescimento e o metabolismo de microrganismos, visando manter a integridade dos dentes e da mucosa oral. A saliva é supersaturada de cálcio e fosfato em relação à hidroxiapatita, e a presença desses minerais aumenta a resistência dos dentes à desmineralização. Porém, o efeito da saliva é limitado à camada superficial do biofilme, e, se a frequência de exposição a açúcares e o acúmulo de biofilme não forem controlados, os eventos repetidos de dissolução mineral (desmineralização) esgotarão o reservatório de cálcio e fosfato e a saliva não será mais capaz de reparar a perda mineral.[17]

DIAGNÓSTICO CLÍNICO DA DOENÇA CÁRIE

Sendo a cárie dentária uma doença de caráter localizado e diretamente relacionada a uma etiologia – o acúmulo de biofilme (ou placa bacteriana) –, observar os lugares na superfície do dente que são propícios a esse acúmulo é necessário. Um aspecto importante a considerar em relação à cárie é que o desenvolvimento de lesões de cárie não ocorre em todas as superfícies dentárias ao mesmo tempo e com a mesma intensidade. Quimicamente, a lesão é caracterizada pela desmineralização dos componentes de cálcio e fosfato do esmalte, causada por ácido produzido pelo metabolismo bacteriano, o qual é dependente da ingestão de carboidratos de fontes alimentares. Se os episódios de desmineralização excederem o processo de remineralização, o desenvolvimento da doença não será controlado e a progressão da lesão não será interrompida. Clinicamente, a lesão, que antes era subclínica, passa a ser visível clinicamente (**Figura 1A**). Não havendo interrupção nesse processo, a destruição do tecido do esmalte progride com a quebra da camada superficial, levando a uma cavidade mais propensa a acumular biofilme (**Figura 1B**), e a lesão tem maior probabilidade de progredir rapidamente, afetando o tecido subjacente, a dentina. Nesse ponto, pode-se observar uma alteração na composição bacteriana e no perfil metabólico, com espécies que produzem enzimas proteolíticas capazes de afetar as fibras de colágeno que compõem a dentina (**Figura 1C**).

Requisitos para um eficiente exame clínico

Para um adequado exame clínico das superfícies dentais, são necessários:

A. **Boa iluminação:** a lesão em esmalte altera as propriedades ópticas do tecido mineralizado, sendo necessário que a refração da luz seja avaliada durante o exame de atividade (discutido a seguir). Além disso,

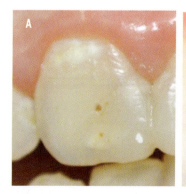
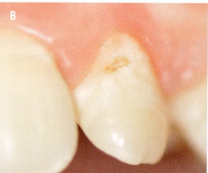
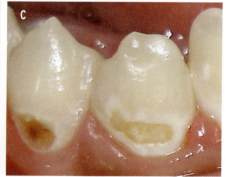

Figura 1 Aspectos clínicos das etapas de progressão da lesão cariosa. A: Lesão não cavitada em esmalte. B: Lesão cavitada em esmalte. C: Lesão cavitada em dentina.
Fonte: acervo das autoras.

a superfície bem iluminada é fundamental para identificar lesões iniciais, microcavidades em esmalte e aspectos importantes das cavidades em dentina.

B. **Dentes limpos:** para um bom diagnóstico, é fundamental que as superfícies dentais estejam livres de biofilme, que pode ser removido mecanicamente por escovação ou profilaxia. É importante o uso de fio dental para limpeza das áreas proximais.

C. **Superfícies secas:** as superfícies dentais devem ser secas com ar comprimido da seringa tríplice, para remoção de água (da saliva) e melhor visualização de lesões iniciais em esmalte. Porém, deve-se ter cuidado para não dissecar a superfície – para isso, é recomendado um jato de ar por 5 segundos em cada superfície dental.

Sequência para diagnosticar lesões cariosas

Os critérios de diagnóstico de atividade de cárie por meio do exame visual-tátil foram desenvolvidos por Nyvad et al.[18] Esses critérios – frequentemente chamados de critérios de Nyvad – foram testados em ensaios clínicos e mostraram ser confiáveis e válidos em dentes decíduos e permanentes.[18,19] Mais importante, do ponto de vista do tratamento do paciente, foi demonstrado que esses critérios têm validade preditiva e, portanto, podem ser associados a opções de tratamento adequadas para lesões de cárie.

A avaliação do *status* de atividade de uma lesão de cárie é determinada com base em critérios visuais e táteis combinados após uma secagem cuidadosa dos dentes. Uma combinação de várias características é considerada: integridade da superfície, textura, translucidez/opacidade, localização da lesão e, parcialmente, cor da superfície. Todas essas características podem ser essencialmente avaliadas a olho nu, no entanto as duas primeiras características, integridade e textura, podem ser verificadas adicionalmente por meio de um explorador.

Existe controvérsia quanto ao uso de exploradores no exame clínico de lesões de cárie. Em alguns países, apenas exploradores sem corte são recomendados para evitar possíveis danos à superfície da lesão durante o exame. No entanto, com um explorador sem corte, é difícil obter o "sentimento" certo de diferenças na textura da superfície. De acordo com os critérios de Nyvad para avaliação de lesões de cárie, deve-se usar uma sonda afiada para 1) remover o biofilme e verificar a quebra da superfície sob esse biofilme; 2) que se "sinta" a aspereza da superfície, percebida pelas vibrações do instrumento pelos dedos de apoio **(Figura 2A)**. Durante o exame visual-tátil, é importante que a ponta do explorador seja movida suavemente pela superfície em um ângulo de cerca de 20 a 30 graus, não sendo permitido um toque vigoroso na superfície com a ponta do instrumento. Um dentista deve lembrar que a superfície de uma lesão de cárie, particularmente a lesão ativa, é frágil por causa da desmineralização. Portanto, a instrumentação agressiva da lesão está associada a um risco aumentado de romper a camada superficial da lesão e, assim, acelerar a progressão da lesão.[20,21]

O outro critério de exame visual-clínico amplamente propagado ativamente na comunidade científica internacional é o ICDAS (Sistema Internacional de Detecção e Avaliação de Cárie), desenvolvido para uso na prática clínica, educação odontológica, pesquisa e epidemiologia.[22] Essencialmente, a pontuação de cárie no ICDAS baseia-se nas mudanças sutis nas superfícies dentárias, que variam dos códigos 0 a 6 (código 0 – superfície dentária sadia; código 1 – primeira alteração visual no esmalte, visualizado somente após a secagem do esmalte; código 2 – alteração

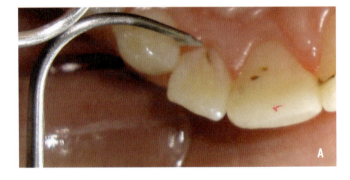
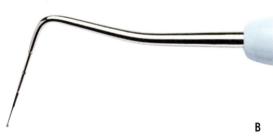

Figura 2 Sonda exploradora (A) e sonda WHO (B), utilizadas no exame visual-tátil de diagnóstico de cárie, preconizadas por Nyvad e ICDAS, respectivamente.
Fonte: acervo das autoras.

Sistema de classificação de cárie: Sociedade Americana de Odontologia

	Saudável	Lesão inicial	Lesão moderada	Lesão avançada
	Sem lesão detectável clinicamente. Tecidos dentais apresentam-se com aspecto normal de cor, translucidez e brilho. 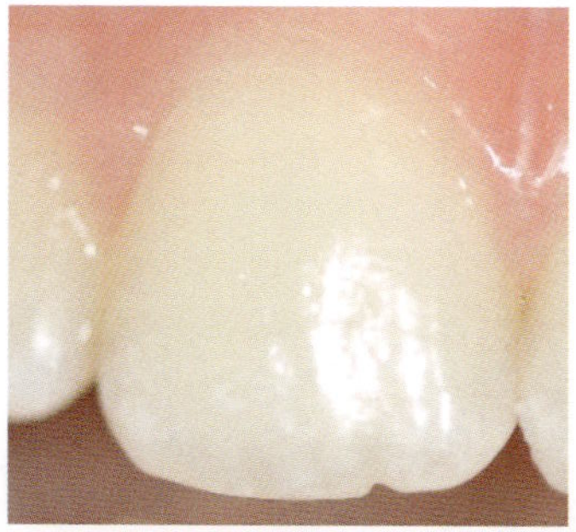 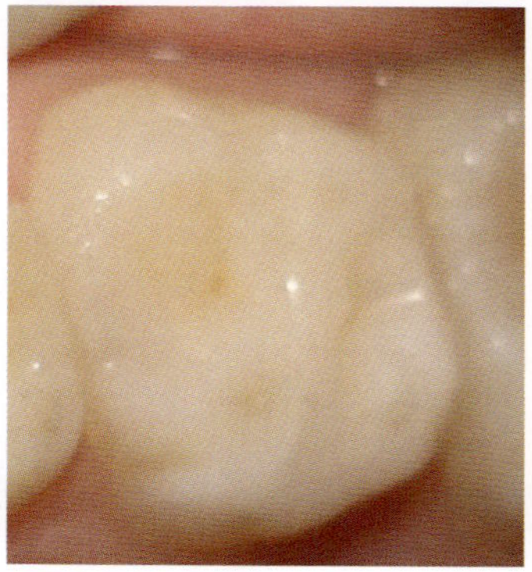	Alteração visual no esmalte, seja somente após secagem ou visualizado sem a necessidade de secagem. Não há cavitação. Se a lesão estiver ativa, o esmalte apresentará perda de brilho e poderá encontrar-se branco ou marrom. 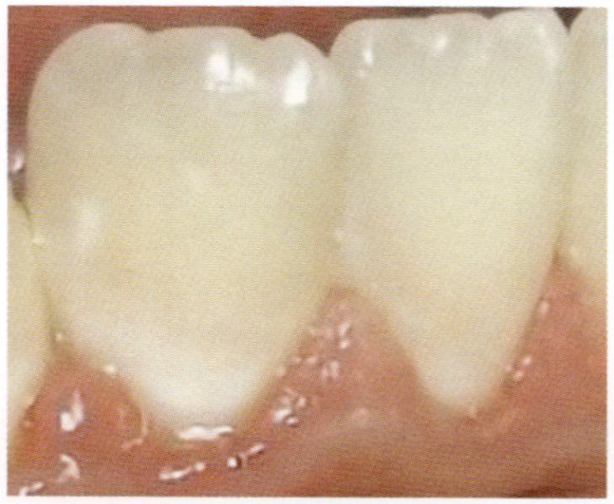 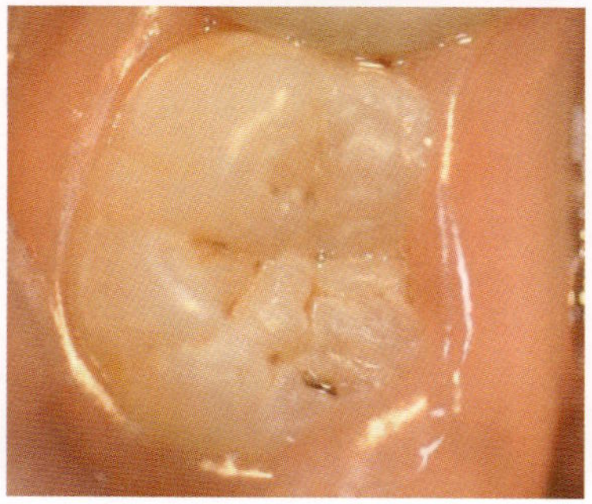	Quebra localizada do esmalte, microcavitação. Poderá haver sinais de desmineralização moderada da dentina, sombra escura subjacente da dentina, com ou sem ruptura do esmalte. 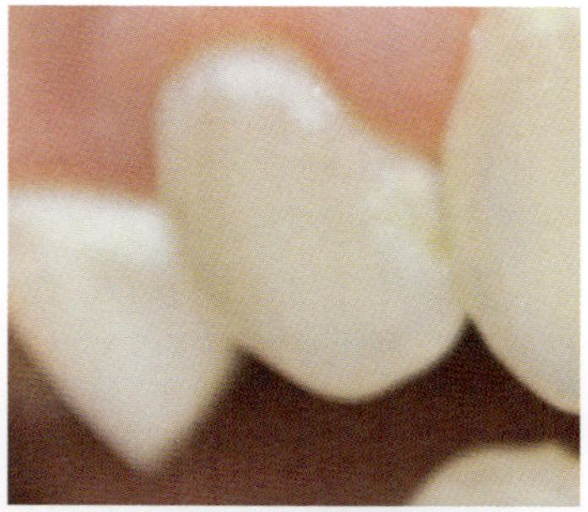 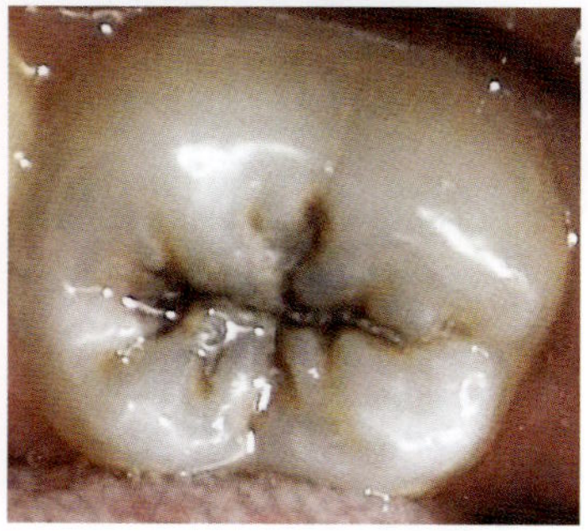	Cavidade distinta com dentina visível. 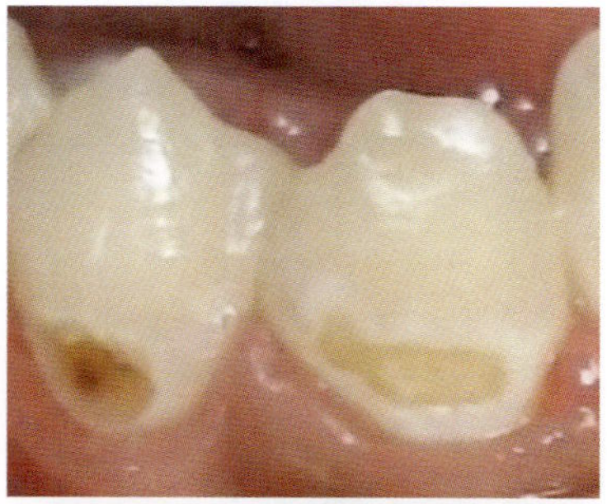 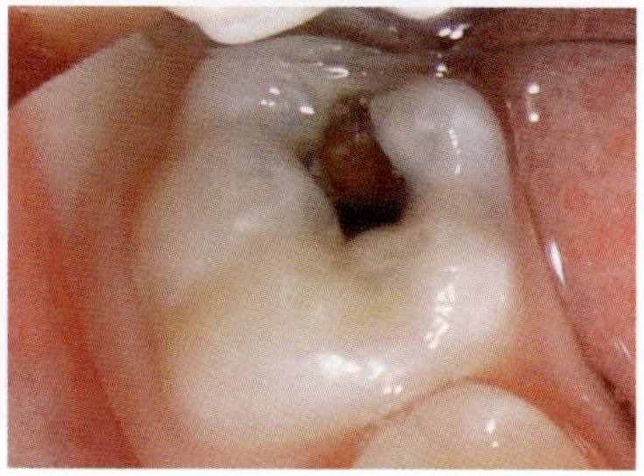
Aspecto clínico				
Critério Nyvad[1]	Score 0	Scores 1 ou 4	Scores 2 ou 5	Scores 4 ou 6
Critério ICDAS[2]	ICDAS 0	ICDAS 1 ou 2	ICDAS 3 ou 4	ICDAS 5 ou 6
Aspecto radiográfico[3]	Sem radiolucidez (E0)	Radiolucidez na metade externa do esmalte (E1), estendendo-se até a junção amelodentinária (E2) ou até o terço externo da dentina (D1).*	Radiolucidez estendendo-se até o terço médio da dentina (D2).	Radiolucidez estendendo-se até o terço interno da dentina (D3).

Figura 3 Sistema de classificação de cárie proposto pela Sociedade Americana de Odontologia. Quadro adaptado de Young et al.:[1]; Nyvad et al.:[2]; Ismail et al.:[3]; Anusavice.[26]
*Imagens radiográficas de lesões iniciais em superfície oclusal não são confiáveis.
Fonte: adaptado de Young et al.[24] (Imagens do acervo das autoras.)

visual distinta no esmalte, visualizado sem a necessidade de secagem do esmalte; código 3 – quebra localizada do esmalte devido a cárie sem dentina visível [cavidade em esmalte]; código 4 – sombra escura subjacente da dentina, com ou sem ruptura do esmalte; código 5 – cavidade distinta com dentina visível; código 6 – cavidade distinta extensiva que expõe dentina [envolvendo mais da metade da superfície] e relaciona os sinais visuais da cárie com profundidade histológica na superfície do dente).[23] As condições de exame para o ICDAS requerem cuidadosa secagem ao ar e remoção do biofilme (com a ajuda de profilaxia), a fim de observar os primeiros sinais de cárie.

Enquanto o ICDAS preconiza o uso da sonda com ponta esférica (sonda WHO; **Figura 2B**), é aconselhado verificar o contorno da superfície e a cavitação, em contraste com os critérios de Nyvad, em que um explorador dental afiado é usado para ajudar na remoção do biofilme da área examinada e para "sentir" a rugosidade da superfície da lesão. Quanto às características de atividade da superfície, como perda de translucidez do esmalte, descoloração e cavitação, o ICDAS utiliza os critérios descritos anteriormente por Nyvad. A diferença do critério proposto pela equipe Nyvad[18] é que o ICDAS visa avaliar a extensão e a gravidade da lesão de cárie, enquanto os critérios de Nyvad tratam principalmente da atividade da lesão de cárie, intimamente ligada à necessidade de tratamento.

Mais recentemente, a Sociedade Americana de Odontologia publicou o Sistema de Classificação de Cárie (*Caries Classification System* – CCS), projetado para uso em vários contextos de prática clínica[24] e que possui semelhanças e diferenças com outras abordagens de classificação de cárie usadas para diagnóstico e acompanhamento de lesões cariosas.[25,18,22] Esse sistema, que leva em consideração as abordagens existentes de classificação de cáries, acrescenta perspectivas adicionais, como correlação com a imagem radiográfica,[26] e facilita o planejamento do manejo das lesões cariosas, de acordo com as etapas de desenvolvimento e progressão das lesões **(Figura 3)**.

Uma vez que a doença cárie é dependente do acúmulo e maturação de biofilme sobre a superfície dental, identificar os locais predisponentes a esse acúmulo se faz necessário. Para iniciar o processo diagnóstico, é necessário ter conhecimento de algumas informações importantes, com relação a cada tipo de superfície dental, a saber:

Lesão cariosa na superfície proximal

Na superfície proximal, o acúmulo de biofilme se dará no espaço entre o ponto de contato e a margem gengival. É essa área da superfície que o clínico deverá observar atentamente, após a remoção do biofilme com fio dental, para detectar lesões no estágio mais inicial possível **(Figura 4A)**. Devemos lembrar que a relação entre gengivite e cárie na superfície proximal é bem estreita, então o clínico deve notar alterações gengivais e desconfiar de problemas nos tecidos duros. Se o local suspeito de lesão proximal não puder ser inspecionado diretamente, a separação de dentes com elástico interdental irá proporcionar visualização direta da lesão e melhor diagnóstico[27] **(Figura 4B)**.

Lesão cariosa na superfície oclusal

O diagnóstico da cárie oclusal tem se baseado durante muitos anos no uso da sonda exploradora. Essa abordagem causa danos às superfícies das fóssulas e fissuras normais ou desmineralizadas, podendo levar ao desenvolvimento de cavitações, antes inexistentes, que serão locais de acúmulo de biofilme e rápido desenvolvimento de lesões envolvendo a dentina na sondagem. Atualmente, o correto modo de diagnosticar lesões incipientes em superfície oclusal é avaliando os locais de retenção de biofilme (na região de fóssulas e fissuras) e, após limpeza dessa área, o cuidadoso exame visual da região **(Figura 4C)**.

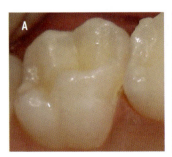
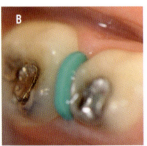
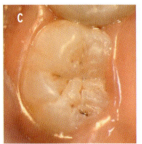
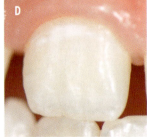

Figura 4 Áreas de predisposição ao desenvolvimento de lesões cariosas, por superfície. A: proximal. B: e C: oclusal. D: lisa livre.
Fonte: acervo das autoras.

É muito importante lembrar os trabalhos de Carvalho et al.,[28,29] os quais mostraram que dentes em irrupção acumulam mais biofilme do que dentes totalmente irrompidos, e, assim, dentes nessa fase têm maior risco de desenvolver lesões de cárie. Uma maneira mais eficiente de cuidar dos dentes nessa fase é a instituição de escovação diferenciada desses dentes em irrupção (**Figura 4C**).

Lesão cariosa na superfície lisa livre

Nas superfícies vestibulares e linguais, o biofilme maduro está localizado acompanhando a margem gengival. Assim, após remoção do biofilme dental, lesões iniciais poderão ser detectadas nessas regiões, e apresentarão um formato de "meia-lua ou banana" (**Figura 4D**).

Características clínicas das lesões cariosas (Nyvad et al.[18])

Lesões ativas em esmalte

Apresentam-se com aspecto branco opaco, devido ao aumento da porosidade e à alteração nas propriedades ópticas do esmalte. A superfície se torna áspera, aspecto detectado quando a ponta da sonda é movida suavemente pela superfície. Pode haver perda de substância clinicamente detectável (cavidade ativa em esmalte, p. ex., as **Figuras 1B e 4A**) ou não (mancha branca ativa, p. ex., as **Figuras 1A e 4C**).

Lesões inativas em esmalte

Apresentam-se com aspecto branco brilhoso, devido ao processo de remineralização, recuperando as propriedades ópticas do esmalte. A superfície encontra-se lisa, aspecto detectado quando a ponta da sonda é movida suavemente pela superfície. Pode haver perda de substância clinicamente detectável (cavidade inativa em esmalte) ou não (mancha branca inativa; **Figura 4D**).

Lesões ativas em dentina

Cavidade em esmalte e dentina facilmente visível a olho nu; a dentina torna-se amolecida ou semelhante a couro ao sondar-se suavemente, e apresenta aspecto umedecido, devido ao rompimento das fibras colágenas. Pode ou não haver envolvimento pulpar (**Figura 1C**).

Lesões inativas em dentina

Cavidade em esmalte e dentina facilmente visível a olho nu; a dentina torna-se endurecida devido à produção de dentina terciária ou reacional, e apresenta aspecto seco, devido à recuperação das fibras colágenas. Não há envolvimento pulpar.

Critérios de diagnóstico: exame visual-tátil

Para facilitar a aplicação dos sistemas discutidos anteriormente neste capítulo, guiaremos o clínico no critério ADA CCS (The American Dental Association Caries Classification System), pois ele está diretamente ligado ao conceito contemporâneo de manejo clínico de lesões cariosas, que será discutido a seguir neste capítulo.

A **Figura 3**, adaptada de Young et al.,[24] mostra que o critério ADA CCS combinou os escores propostos pelo ICDAS, facilitando assim a calibração entre os clínicos, e permite diagnosticar cada superfície da dentição com base nos seguintes aspectos: superfície dentária, presença ou ausência de lesão de cárie, local de origem anatômico, gravidade da alteração e estimativa da atividade da lesão. As radiografias indicadas também devem estar disponíveis. Os critérios de detecção dos locais de origem da superfície dentária são: oclusal; proximal; cervical e superfície lisa; raiz (normalmente utilizado apenas em pacientes adultos, por isso não será abordado neste capítulo).

A superfície é classificada como **saudável** (corresponde ao ICDAS 0) quando não há lesão clinicamente detectável. O tecido dentário parece de cor normal, translucidez e brilho, ou o dente possui restauração ou selante adequado, sem sinais de lesão de cárie.

Lesão inicial de cárie (ICDAS 1/2)

São as primeiras lesões detectáveis compatíveis com a perda de minerais. Limitadas ao esmalte, cemento ou camada mais externa da dentina na superfície da raiz e, nas formas mais iniciais, detectáveis somente após a secagem.

Lesão moderada de cárie (ICDAS 3/4)

A progressão da lesão e a perda mineral resultam em uma desmineralização mais profunda com microcavitação da superfície do esmalte e/ou sombreamento da dentina visível através do esmalte. Essas lesões exibem sinais visíveis de perda de esmalte em fossas e fissuras, em superfícies lisas ou sinais visíveis de perda de cemento/dentina na superfície da raiz. Embora as cavidades e fissuras possam parecer intactas, o envolvimento da dentina pode ser frequentemente detectado pelo aparecimento de uma sombra cinza escura ou translucidez visível através do esmalte. O envolvimento dentinário de lesões moderadas em áreas próximas pode ser detectado de maneira semelhante, examinando as cristas marginais sobre o local da suspeita, que podem ter descoloração cinza ou aparecer translúcidas.

Lesão avançada de cárie (ICDAS 5/6)

As lesões avançadas de cárie têm cavitação com exposição clínica de dentina. No ADA CCS, qualquer lesão cavitada claramente visível mostrando dentina em qualquer superfície do dente, independentemente da extensão dessa cavidade, é considerada lesão avançada.

MANEJO CONTEMPORÂNEO DE LESÕES CARIOSAS

Em termos clínicos, devemos explicar ao paciente os mecanismos que levam à cárie dentária se quisermos que ele coopere, pois isso significa algo realmente mais palpável para ele em termos de prevenção. A posição do dentista não deve ser moralista a ponto de situar a prevenção e o controle da doença cárie somente em suas mãos, e sim dividir responsabilidades com o paciente. Sabendo que a cárie dentária é determinada pelo estilo de vida, a instrução e o incentivo ao aprimoramento da higiene oral, juntamente com o aconselhamento dietético baseado no equilíbrio alimentar, são fundamentais para prevenção da cárie dentária.

Diversos fatores devem ser considerados durante o planejamento do tratamento, e o que irá determinar a escolha do tratamento é, principalmente, o *status* da lesão cariosa, ou seja, se a lesão está ativa ou inativa e, no caso das lesões ativas, se está cavitada ou não, além da avaliação do risco de cárie do paciente. *(Leia mais no Capítulo 15.)*

CONSIDERAÇÕES FINAIS

À luz do conhecimento atual sobre patogênese, prevenção e manejo da doença cárie, esta ainda se mantém como a doença crônica mais prevalente no mundo. É de responsabilidade do profissional de odontologia manter-se atualizado sobre as formas de controle e prevenção dessa doença. No entanto, o conhecimento das bases biológicas se faz necessário, para que tais conceitos sejam aplicados em sua prática clínica. Somente dessa forma o clínico será capaz de realizar um bom diagnóstico da doença e planejar seu efetivo manejo, de forma a preservar estruturas sadias e a longevidade dos dentes de seus pacientes. O odontopediatra exerce um papel privilegiado nesse processo, pois trabalha no binômio paciente-responsável, podendo atuar como agente transformador da saúde bucal de seu paciente e de seus responsáveis.

REFERÊNCIAS BIBLIOGRÁFICAS

1. Xu H, Hao W, Zhou Q, Wang W, Xia Z, Liu C, et al. Plaque bacterial microbiome diversity in children younger than 30 months with or without caries prior to eruption of second primary molars. PLoS One. 2014;9(2):e89269. doi: 10.1371/journal.pone.0089269. eCollection 2014.
2. Bourgeois DM, Llodra JC. Global burden of dental condition among children in nine countries participating in an international oral health promotion programme, 2012-2013. Int Dent J. 2014;64 Suppl 2:27-34. doi: 10.1111/idj.12129.
3. NCHS – National Center for Health Statistics. Health, United States, 2016: with chartbook on long-term trends in health. Hyattsville, MD. 2017. Disponível em: https://www.cdc.gov/nchs/hus/index.htm. Acesso em: maio 2020.
4. Brasil. Ministério da Saúde. Secretaria de Atenção à Saúde. Secretaria de Vigilância em Saúde.SB Brasil 2010: Pesquisa Nacional de Saúde Bucal: resultados principais / Ministério da Saúde. Secretaria de Atenção à Saúde. Secretaria de Vigilância em Saúde. Brasília: Ministério da Saúde, 2012. Disponível em: http://bvsms.saude.gov.br/bvs/publicacoes/SBBrasil_2010.pdf. Acesso em: 5/2020.
5. Marsh PD. Dental plaque as a microbial biofilm. Caries Res. 2004 May-Jun;38(3):204-11. doi: 10.1159/000077756.
6. Loesche WJ. Role of Streptococcus mutans in human dental decay. Microbiol Rev. 1986 Dec;50(4):353-80. PMID: 3540569.
7. Simón-Soro A, Guillen-Navarro M, Mira A. Metatranscriptomics reveals overall active bacterial composition in caries lesions. J Oral Microbiol. 2014 Oct 24;6:25443. doi: 10.3402/jom.v6.25443.
8. Hwang G, Liu Y, Kim D, Li Y, Krysan DJ, Koo H. Candida albicans mannans mediate Streptococcus mutans exoenzyme GtfB binding to modulate cross-kingdom biofilm development in vivo. PLoS Pathog. 2017 Jun 15;13(6):e1006407. doi: 10.1371/journal.ppat.1006407.
9. Marsh PD. Microbial ecology of dental plaque and its significance in health and disease. Adv Dent Res. 1994 Jul;8(2):263-71. doi: 10.1177/08959374940080022001.
10. Takahashi N, Nyvad B. Caries ecology revisited: microbial dynamics and the caries process. Caries Res. 2008;42(6):409-18. doi: 10.1159/000159604.
11. Zero DT. Sugars: the arch criminal? Caries Res. 2004 May-Jun;38(3):277-85. doi: 10.1159/000077767.
12. Paes Leme AF, Koo H, Bellato CM, Bedi G, Cury JA. The role of sucrose in cariogenic dental biofilm formation: new insight. J Dent Res. 2006 Oct;85(10):878-87. doi: 10.1177/154405910608501002.
13. Botelho JN, Villegas-Salinas M, Troncoso-Gajardo P, Giacaman RA, Cury JA. Enamel and dentine demineralization by a combination of starch and sucrose in a biofilm: caries model. Braz Oral Res. 2016 May 20;30(1):S1806-83242016000100250.
14. Gupta P, Gupta N, Pawar AP, Birajdar SS, Natt AS, Singh HP. Role of sugar and sugar substitutes in dental caries: a review. ISRN Dent. 2013 Dec 29;2013:519421. doi: 10.1155/2013/519421.

15. Guideline: sugars intake for adults and children. Geneva: World Health Organization; 2015. Disponível em: http://www.who.int/nutrition/publications/guidelines/sugars_intake/en/.
16. Moynihan PJ, Kelly SA. Effect on caries of restricting sugars intake: systematic review to inform WHO guidelines. J Dent Res. 2014 Jan;93(1):8-18. doi: 10.1177/0022034513508954.
17. Dawes C, Pedersen AM, Villa A, Ekström J, Proctor GB, Vissink A, et al. The functions of human saliva: a review sponsored by the World Workshop on Oral Medicine VI. Arch Oral Biol. 2015 Jun;60(6):863-74. doi: 10.1016/j.archoralbio.2015.03.004.
18. Nyvad B, Machiulskiene V, Baelum V. Reliability of a new caries diagnostic system differentiating between active and inactive caries lesions. Caries Res 1999; 33:252-60. PMID: 10343087.
19. Nyvad B, Machiulskiene V, Baelum V. Construct and predictive of clinical caries diagnostic criteria assessing lesion activity. J Dent Res 2003;82:117-22.
20. Yassin OM. In vitro studies of the effect of a dental explorer on the formation of an artificial carious lesion. ASDC J Dent Child. 1995 Mar-Apr;62(2):111-7.
21. van Dorp CS, Exterkate RA, ten Cate JM. The effect of dental probing on subsequent enamel demineralization. ASDC J Dent Child. 1988 Sep-Oct;55(5):343-7.
22. Ismail AI, Sohn W, Tellez M, Amaya A, Sen A, Hasson H, Pitts NB. The International Caries Detection and Assessment System (ICDAS): an integrated system for measuring dental caries. Community Dent Oral Epidemiol. 2007 Jun;35(3):170-8.
23. Ekstrand KR, Kuzmina I, Bjørndal L, Thylstrup A. Relationship between external and histologic features of progressive stages of caries in the occlusal fossa. Caries Res. 1995;29(4):243-50.
24. Young DA, Nový BB, Zeller GG, Hale R, Hart TC, Truelove EL; American Dental Association Council on Scientific Affairs; American Dental Association Council on Scientific Affairs. The American Dental Association Caries Classification System for clinical practice: a report of the American Dental Association Council on Scientific Affairs. J Am Dent Assoc. 2015 Feb;146(2):79-86. doi: 10.1016/j.adaj.2014.11.018.
25. Ismail AI, Tellez M, Pitts NB, Ekstrand KR, Ricketts D, Longbottom C, et al. Caries management pathways preserve dental tissues and promote oral health. Community Dent Oral Epidemiol. 2013 Feb;41(1):e12-40. doi: 10.1111/cdoe.12024.
26. Anusavice K. Present and future approaches for the control of caries. J Dent Educ.2005;69(5):538-854.
27. Ribeiro AA, Purger F, Rodrigues JA, Oliveira PR, Lussi A, Monteiro AH, et al. Influence of contact points on the performance of caries detection methods in approximal surfaces of primary molars: an in vivo study. Caries Res. 2015;49(2):99-108.
28. Carvalho JC, Ekstrand KR, Thylstrup A. Dental plaque and caries on occlusal surfaces of first permanent molars in relation to stage of eruption. J Dent Res. 1989 May;68(5):773-9.
29. Carvalho JC, Thylstrup A, Ekstrand KR. Results after 3 years of non-operative occlusal caries treatment of erupting permanent first molars. Community Dent Oral Epidemiol. 1992 Aug;20(4):187-92.
30. Banerjee A, Frencken JE, Schwendicke F, Innes NPT. Contemporary operative caries management: consensus recommendations on minimally invasive caries removal. Br Dent J. 2017 Aug 11;223(3):215-22.

MÉTODOS AUXILIARES PARA A DETECÇÃO DE LESÕES DE CÁRIE DENTÁRIA

8

Marcia Rejane Thomas Canabarro Andrade
Michelle Mikhael Ammari

Apesar do entendimento do processo da cárie dentária como uma disbiose e dos avanços tecnológicos e científicos nas abordagens preventivas e minimamente invasivas, o diagnóstico da doença ainda continua sendo um desafio na prática odontológica, especialmente em relação à detecção de lesões cariosas iniciais, bem como da melhor abordagem a ser empregada.

O diagnóstico da cárie dentária é realizado por meio da integração das informações clínicas disponíveis, incluindo a detecção e a avaliação dos sinais das lesões, juntamente com os dados fornecidos pelos exames complementares. Seu principal objetivo é alcançar o melhor resultado para o paciente, permitindo a seleção da melhor opção de tratamento para cada tipo de lesão, fornecendo informações ao paciente e monitorando a evolução clínica da doença.[1]

Na prática clínica diária, uma acurada inspeção visual-tátil em associação à tomada radiográfica interproximal de qualidade continua sendo o método mais prático, simples e viável para a detecção de lesões cariosas.[2-5] Tal associação é indicada para monitorar lesões proximais e guiar a tomada de decisão em relação à sua atividade ou paralisação.[6,7]

A utilização dos métodos auxiliares juntamente com a inspeção visual-tátil, para a detecção de cárie, tem o objetivo de aumentar a sensibilidade do diagnóstico,[8] sendo as radiografias interproximais amplamente aplicadas com essa finalidade. Com o mesmo intuito, outros métodos auxiliares de diagnóstico têm sido propostos, como: a radiografia de subtração, a transiluminação por fibra ótica (FOTI), a fluorescência a *laser* (FL), a fluorescência quantitativa induzida por luz (QFL) e a lesão de cárie medida por passagem de corrente elétrica.

Neste capítulo apresentaremos uma breve descrição desses métodos auxiliares de diagnóstico da cárie dentária, que complementam o exame clínico visual-tátil.

RADIOGRAFIAS INTERPROXIMAIS: IDENTIFICAÇÃO POR IMAGEM DAS LESÕES DE CÁRIE

O diagnóstico clínico interproximal nem sempre é fácil de ser realizado devido à presença dos dentes adjacentes e à própria anatomia no caso de dentes decíduos, mesmo na presença de lesões de cárie. A proposta da radiografia interproximal ou *bitewing* é detectar lesões que estão "escondidas" ao exame clínico visual, aumentando a sensibilidade do diagnóstico, além de auxiliar na estimativa da profundidade da lesão.

O exame radiográfico para a detecção de lesão de cárie em dentina apresenta alta sensibilidade, mas para a detecção de cáries iniciais, em esmalte, possui baixa sensibilidade. Mesmo assim, a radiografia é o método auxiliar mais utilizado para a detecção de lesões de cárie, e, quando utilizado como método complementar ao exame visual-tátil, pode ajudar o cirurgião-dentista na tomada de decisão de tratamento.[9] É importante salientar que os métodos que apresentam alta sensibilidade podem aumentar o diagnóstico de falso-positivos, podendo levar a um sobretratamento desnecessário e indesejado. Por essa razão, é fundamental que o exame radiográfico seja analisado e interpretado levando-se em consideração o contexto clínico das lesões.[10]

Um estudo *in vivo* que comparou o estado de cárie de superfícies proximais de dentes permanentes posteriores por meio de radiografias interproximais e pela avaliação clínica direta mostrou a presença de cavidades confirmadas clinicamente em 0% das imagens radiolúcidas identificadas na metade externa do esmalte, 10,5% nas imagens localizadas na metade interna do esmalte, 40,9% naquelas localizadas na metade externa da dentina e 100% nas imagens compatíveis com lesões localizadas na metade interna da dentina. Os resultados análogos para os dentes decíduos foram de 2,0, 2,9, 28,3 e 95,5%, respectivamente.[8] Portanto, por meio da radiografia, exclusivamente, não é possível determinar se a lesão está cavitada, tampouco se ela é ativa ou inativa, já que estas são características confirmadas por meio de critérios clínicos visuais.

Nas tomadas radiográficas interproximais o diagnóstico das lesões nas faces oclusais pode ser dificultado em função da sobreposição de estruturas anatômicas, sobretudo quando se investiga a presença de lesões iniciais em esmalte. A sobreposição do tecido das cúspides sobre as fissuras dificulta a visualização de imagens correlacionadas com essas lesões. Dessa forma, a anatomia tridimensional do dente nesses locais pode sobrepor e obscurecer uma lesão de cárie inicial, já que a imagem visualizada na radiografia é bidimensional.[11] No entanto, como foi dito anteriormente, em relação à presença de cárie em dentina, o exame radiográfico apresenta alta sensibilidade. Portanto, na presença de lesões cariosas em dentina, tanto nas superfícies proximais como nas oclusais, a radiografia interproximal (**Figuras 1A e 1B**) fornece informações importantes, especialmente quanto à estimativa da profundidade da lesão, mesmo considerando que as imagens radiográficas tendem a subestimar a extensão das áreas de tecido desmineralizado.[9]

Alguns fatores podem influenciar a qualidade diagnóstica da radiografia interproximal. Por isso, para um exame radiográfico adequado é necessário que o profissional considere os fatores que podem influenciar no resultado diagnóstico, que estão distribuídos de acordo com a etapa do processamento do exame, de acordo com o sistema disponível. Para evitar possíveis fatores de confusão é fundamental que seja dada a devida atenção ao posicionamento correto do filme, de acordo com o dente que será radiografado, assim como à técnica radiográfica que será realizada, utilizar posicionadores radiográficos, e, ainda, observar as condições de visualização da imagem. Em relação ao examinador, a experiência profissional e o conhecimento das estruturas anatômicas são de extrema relevância na precisão do diagnóstico.[12]

Uma ferramenta importante para auxiliar no acompanhamento de lesões cariosas é a confecção de posicionadores individuais para o paciente, com registro de mordida em silicone. Tal recurso garante a posição anatômica para efeito de comparação entre as tomadas radiográficas realizadas ao longo do acompanhamento do paciente, especialmente em lesões iniciais, para avaliar a sua progressão e possibilitar uma comparação mais confiável para a decisão de tratamento.

O advento do sistema digital trouxe uma série de vantagens como ferramenta coadjuvante no diagnóstico de lesões cariosas. Nos últimos anos, as radiografias digitais têm ganhado espaço na preferência dos cirurgiões-dentistas. Embora as radiografias convencionais e digitais apresentem precisão comparável, sem diferença significativa,[13] algumas justificativas para o uso de radiografias digitais têm sido apresentadas, como maior rapidez e menor dose de radiação ionizante, tempo de trabalho para a obtenção e armazenamento da imagem e opções de realce de contraste ou de alterações de densidade, aprimorando sua qualidade, além da facilidade de troca de informações entre os profissionais.[14-16]

Os sistemas digitais vêm acompanhados de *softwares* que contêm ferramentas para a adequação das imagens radiográficas para o diagnóstico, sendo a aplicação de

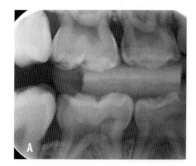 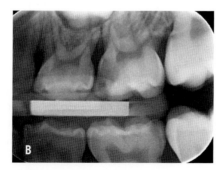 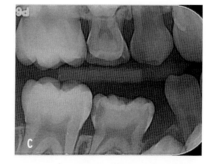

Figura 1 Imagens de radiografias interproximais identificando lesões de cárie em diferentes níveis de progressão (com uso de registros individuais em silicone) (A e B) e com aplicação de filtro (C).
Fonte: imagens gentilmente cedidas pela Profa. Michelle Mikhael Ammari.

filtros um desses recursos. Sugere-se que a aplicação de filtros radiográficos melhora a qualidade das imagens digitais, aumentando assim a acurácia no diagnóstico das lesões cariosas proximais,[17,18] bem como na determinação da profundidade de tais lesões **(Figura 1C)**.[15]

RADIOGRAFIA DE SUBTRAÇÃO

A radiografia de subtração é um método auxiliar de diagnóstico no qual duas radiografias realizadas em tempos diferentes, mas com a mesma geometria de projeção, ficam alinhadas espacial e densitometricamente. Esse processo salienta a mínima alteração na lesão entre esses dois momentos, fornecendo informações sobre as alterações que ocorreram ao longo do tempo. Permite, portanto, o monitoramento do comportamento da lesão, funcionando de forma adequada tanto para as lesões proximais quanto para as lesões oclusais em dentina.[19]

Esse método requer a uniformidade das projeções geométricas durante as tomadas radiográficas. Se as imagens produzidas forem iguais, não haverá diferença entre elas. No entanto, se houver a progressão da lesão de cárie, essa alteração será visível pela diferença entre as imagens alinhadas.[20]

A radiografia interproximal é a principal ferramenta diagnóstica complementar para monitorar lesões de cárie proximal ao longo do tempo. O uso adicional de radiografia digital ou a digitalização de imagens convencionais permite que a técnica de subtração compare as imagens ao longo do tempo. Embora a técnica de subtração seja considerada mais sensível que a leitura par a par convencional,[21,22] na prática clínica diária muitos dentistas adotam como rotina a leitura em pares em vez da técnica de subtração para a avaliação e o monitoramento da progressão das lesões.[23]

MÉTODOS DE DETECÇÃO DE CÁRIES BASEADOS NA APLICAÇÃO DE LUZ

Transiluminação por fibra óptica (FOTI)

A transiluminação foi proposta inicialmente na década de 1970 como método auxiliar de detecção de lesões de cárie.[24] O método de detecção qualitativo de cáries, baseado na transiluminação dos dentes, indica a presença de lesões quando são observadas sombras ou manchas escuras na estrutura dentária. O princípio da FOTI é que a transiluminação das áreas com cristais de esmalte rompidos pelo efeito da desmineralização resulta nessas sombras escuras devido a alterações na dispersão da luz e na absorção de fótons de luz. Portanto, quando a luz é aplicada, ela se dispersa de forma diferente no esmalte hígido e no esmalte desmineralizado.[25]

Grande parte dos estudos iniciais sobre FOTI se concentrou na detecção de lesões nas faces proximais, e seus resultados mostraram especificidade tão alta quanto as radiografias interproximais.[26] Para as lesões de cárie em esmalte, o método parece não ser superior ao exame visual, no entanto a FOTI apresenta sensibilidade maior para a detecção de lesões localizadas na dentina.[27]

O aparelho DIFOTI é baseado no mesmo princípio da FOTI e utiliza luz visível com comprimento de onda entre 450 e 700 nm para transiluminar o dente. O aparelho apresenta uma câmera acoplada que pode capturar imagens em tempo real das superfícies examinadas. Algumas vantagens da DIFOTI em relação às radiografias interproximais ou *bitewing* são descritas na literatura, como: a eliminação do risco à radiação, a visualização das imagens em tempo real, a redução do desconforto do paciente, já que não há a utilização de filmes ou sensores.[28] Como desvantagens, não há comprovação de que a DIFOTI possa quantificar o tamanho e a profundidade da lesão. O método não pode diferenciar entre as lesões de cárie e os defeitos de desenvolvimento, e pode gerar resultados falso-positivos pela alta sensibilidade.[10]

Fluorescência a *laser* (DIAGNODENT®)

O DIAGNODENT® é um aparelho que detecta lesões de cárie por meio de emissão de *laser* com comprimento de onda entre 790 e 850 nm.[29] A detecção de cárie se baseia no princípio da aplicação da luz vermelha sobre a superfície dentária, e as alterações relacionadas à presença de cárie levam a um aumento da fluorescência. Os dentes hígidos produzem pouca ou nenhuma fluorescência, enquanto os dentes com lesões de cárie produzem um grau de fluorescência proporcional ao grau de desmineralização causado pela presença da cárie. Os valores gerados pela fluorescência a *laser* podem ser usados para estimar a profundidade da lesão. As medidas obtidas fornecem valores entre 0 (mínima fluorescência) e 99 (máxima fluorescência), o que permite a avaliação quantitativa da cárie.[19,30]

A caneta de fluorescência a *laser* (DIAGNOdent Pen, KaVo) foi desenvolvida com uma ponta de menor tamanho para possibilitar a detecção de lesões de cárie nas superfícies proximais. Um estudo *in vivo* que comparou o desempenho do exame visual, a radiografia *bitewing* e a caneta de fluorescência a *laser* na detecção de lesões de cárie interproximais nos dentes decíduos mostrou maior sensibilidade e menor especificidade da fluorescência em relação ao exame visual e radiográfico, para lesões em esmalte. Para a detecção de cárie em dentina, a sensibilidade da fluorescência foi maior que a do exame visual, porém menor que a do exame radiográfico. Além disso, a especificidade foi menor que nos exames visual e radiográfico.[31]

Alguns pontos podem interferir nos resultados obtidos com a utilização do método de fluorescência a *laser*, como a presença de pigmentações, devido a lesões inativas, cálculo dentário ou restos de pasta profilática. Por esse motivo, é aconselhável que ele seja considerado um método auxiliar ao exame clínico visual e ao exame radiográfico, para a detecção de lesões de cárie.

Fluorescência quantitativa induzida por luz (QFL)

O aparelho QFL (*quantitative light-induced fluorescense*) é um aparelho disponível para uso na clínica odontológica contendo uma microcâmera intraoral portátil de vídeo colorida, que é conectada a um computador e a um *software*. Estes últimos registram imagens dos dentes durante o exame clínico. Os registros são obtidos por meio de imagens de fluorescência que, com a aplicação da luz azul (com comprimento de onda de 370 nm), são capturadas pela microcâmera de vídeo CCD, depois de filtradas.[19]

A fluorescência emitida com a aplicação da luz está relacionada com o conteúdo mineral presente no esmalte dentário. A utilização desse método compreende três fases: inicialmente o examinador identifica a lesão de cárie e captura a imagem; depois a imagem obtida é quantificada por meio da utilização do *software*; e, então, as lesões são monitoradas por meio de novas imagens capturadas na mesma posição e angulação. Assim, as imagens obtidas em diferentes momentos podem ser comparadas.[20]

O aparelho QFL permite a detecção de lesões de cárie, bem como seu monitoramento em longo prazo. No entanto, é importante lembrar que, assim como em outros métodos auxiliares, as informações obtidas durante sua utilização não devem ser consideradas isoladamente na tomada de decisão de tratamento das lesões.

LESÃO DE CÁRIE MEDIDA POR PASSAGEM DE CORRENTE ELÉTRICA

Esse método consiste na avaliação das lesões pela passagem da corrente elétrica. Os parâmetros que afetam as medidas elétricas dos dentes variam. A porosidade, espessura e desidratação do tecido, a temperatura, a concentração dos fluidos do tecido dentário, além do tempo de maturação do dente na cavidade bucal, são os parâmetros relacionados às variações nas mensurações elétricas.[19]

O aparelho de medida elétrica da lesão de cárie pode ser usado especificamente para o local ou especificamente para a superfície, através de um condutor. O método de medida da cárie dentária por passagem de corrente elétrica ainda necessita de mais estudos para que sejam apresentados resultados de reprodutibilidade e validade mais consistentes.[20]

CONSIDERAÇÕES FINAIS

A partir do exposto neste capítulo entendemos que, apesar dos métodos auxiliares disponíveis para a detecção de lesões de cárie e suas tecnologias, o cirurgião-dentista deve seguir os critérios básicos do entendimento do processo da doença, de sua progressão e controle, considerando os fatores individuais e associando-os ao contexto clínico na tomada de decisão de tratamento. Além disso, o profissional deve estar ciente das vantagens e desvantagens de cada método, bem como da habilidade e experiência necessárias para sua aplicação. Por fim, é importante lembrar que a realização de um bom exame clínico visual-tátil e de um exame radiográfico de qualidade constitui a associação de métodos de diagnóstico mais amplamente utilizada, permitindo a detecção das lesões de cárie na maioria dos casos clínicos.

REFERÊNCIAS BIBLIOGRÁFICAS

1. Nyvad B, Machiulskiene V, Soviero VM, Baelum V. Visual-tactile caries diagnosis. In: Fejerskov O, Nyvad B, Kidd EA (eds.). Dental caries: the disease and its clinical management. 3.ed. Oxford: Wiley Blackwell; 2015. p.191-210.
2. Kidd E, Pitts NB. A reappraisal of the value of the bitewing radiograph in the diagnosis of posterior approximal caries. Br Dent J. 1990;169:195-200.
3. Araújo FB, Araújo DR, Sanots CK, Souza MAL. Diagnosis of approximal caries in primary teeth: radiographic versus clinical examination using tooth separation. American J Dent. 1996;9:54-6.
4. Anderson M, Stecksén-Blicks C, Stenlund H, Ranggård L, Tsilingaridis G, Mejàre I. Detection of approximal caries in 5-year-old Swedish children. Caries Res. 2005;39(2):92-9.
5. Mestriner SF, Pardini LC, Mestriner WJ. Impact of the bitewing radiography exam inclusion on the prevalence of dental caries in 12-year-old students in the city of Franca, São Paulo, Brazil. J Appl Oral Sci. 2006;14(3):167-71.

6. Ekstrand KR, Bruun G, Bruun M. Plaque and gingival status as indicators for caries progression on approximal surfaces. Caries Res. 1998; 32:41-5.
7. Mejàre I, Mjör IA. Prognosis for caries and restorations. In: Fejerskov O, Kidd E. Dental caries: the disease and its clinical management. Copenhagen: Blackwell Munksgaard; 2003. p.295-302.
8. Pitts NB, Rimmer PA. An in vivo comparison of radiographic and directly assessed clinical caries status of posterior approximal surfaces in primary and permanent teeth. Caries Res. 1992;26(2):146-52.
9. Braga MM, Mendes FM, Ekstrand KR. Detection activity assessment and diagnosis of dental caries lesions. Dent. Clin. North. Am. 2010;54(3):479-93.
10. Abogazalah N, Masatoshi Ando M. Alternative methods to visual and radiographic examinations for approximal caries detection. Journal of Oral Science. 2017;59(3): 315-22.
11. Wenzel A, Pitts N, Verdonschot EH, et al. Developments in radiographic caries diagnosis. J. Dent. 1993;21(3):131-40.
12. Neuhaus KW, Ellwood R, Lussi A, Pitts NB. Métodos auxiliaries tradicionais para a detecção da lesão cariosa. In: Pitts NB. Cárie dentária: diagnóstico e monitoramento. São Paulo: Artes Médicas; 2012. p.50-9.
13. Haak R, Wicht MJ, Noack MJ. Conventional, digital and contrast-enhanced bitewing radiographs in the decision to restore approximal carious lesions. Caries Res. 2001;35:93-199.
14. Bahrami G, Hagström C, Wenzel A. Bitewing examination with four digital receptors. Dentomaxillofac Radiol. 2003;32:317-21.
15. Seneadza V, Koob A, Kaltschmitt J, Staehle HJ, Duwenhoegger J, Eickholz P. Digital enhancement of radiographs for assessment of interproximal dental caries. Dentomaxillofac Radiol 2008;37(3):142-8.
16. Isidor S, Faaborg-Andersen M, Hintze H, Kirkevang LL, Frydenberg M, Haiter-Neto F. Effect of monitor display on detection of approximal caries lesions in digital radiographs. Dentomaxillofac Radiol. 2009;38(8):537-41.
17. Lehmann TM, Troeltsch E, Spitzer K. Image processing and enhancement provided by commercial dental software programs. Dentomaxillofac Radiol. 2002;31(4):264-72.
18. Belem MDF, Ambrosano GMB, Tabchoury COM, Ferreira-Santos RI, Haiter-Neto F. Performance of digital radiography with enhancement filters for the diagnosis of proximal caries. Braz Oral Res 2013;27(3):245-51.
19. Neuhaus KW, Longbottom C, Ellwood R, Lussi A. Novos auxiliares para a detecção da lesão cariosa. In: Pitts NB (ed.). Cárie dentária: diagnóstico e monitoramento. São Paulo: Artes Médicas; 2012. p.60-70.
20. Ribeiro AA, Lussi A, Diniz MB, Rodrigues JA. Métodos para detecção de lesões de cárie. In: Duque et al. Odontopediatria: uma visão contemporânea. São Paulo: Santos; 2013. p.206-19.
21. Martignon S, Ekstrand KR, Ellwood R. Efficacy of sealing proximal early active lesions: an 18-month clinical study evaluated by conventional and subtraction radiography. Caries Res. 2006;40:382-8.
22. Ricketts DN, Ekstrand KR, Martignon S, Ellwood R, Alatsaris M, Nugent Z. Accuracy and reproductibility of conventional radiographic assessment and subtraction radiography in detecting demineralization in occlusal surfaces. Caries Res. 2007;41:121-8.
23. Martignon S, Ekstrand KR, Gomez J, Lara JS, Cortes A. Infiltrating/sealing proximal caries lesions: a 3-year randomized clinical trial. J Dent Res. 2012;91:288-92.
24. Friedman J, Marcus MI. Transillumination of the oral cavity with use of fi ber optics. J Am Dent Assoc. 1970;80(4):801-9.
25. Verdonscho EH, Angmar-Mansson B. Métodos avançados para o diagnóstico e a quantificação da cárie dentária. In: Fejerskov O, Kidd E. Cárie dentária: a doença e seu tratamento clínico. São Paulo: Santos; 2005. p.129-38.
26. Vaarkamp J, Ten Bosch JJ, Verdonschot EH, Broonkhoorst EM. The real performance of bitewing radiography and fiber-optic transillumination in approximal carie diagnosis. J Dent Res. 2000;79:1747-51.
27. Holt RD, Azevedo MR. Fibre-optic transillumination and radiographs in diagnosis of approximal caries in primary teeth. Community Dent Health. 1989;6:239-47.
28. Young DA, Featherstone JD. Digital imaging fiberoptic trans-illumination, F-speed radiographic film and depth of approximal lesions. J Am Dent Assoc. 2005;136:1682-7.
29. DIAGNOdent®. Lançamento mundial de detector de cáries por fluorescência de laser: fatos importantes sobre o DIAGNOdent®. Homburg: KaVo Dental; 1998. Informativo à imprensa apresentado no Saarland University Clinics em 22 e 23 de janeiro de 1998.
30. Lussi A, Hibst R, Paulus R. DIAGNOdent: an optical method for caries detection. J Dent Res. 2004;83:80-3.
31. Ribeiro AA, Purger F, Rodrigues JA, Oliveira PR, Lussi A, Monteiro AH, et al. Influence of contact points on the performance of caries detection methods in approximal surfaces of primary molars: an in vivo study. Caries Res. 2015;49:99-108.

Parte 3

Abordagem inicial e aspectos relacionados

EXAME CLÍNICO E PLANO DE TRATAMENTO EM ODONTOPEDIATRIA

9

Ana Luiza Peres Baldiotti
Juliana Costa de Oliveira
Angela Scarparo
Lúcia Aparecida Federighi Pereira Leme

A odontopediatria é a especialidade odontológica que engloba todas as áreas dessa ciência, porém no cenário da criança, incluindo sua família e o meio em que ela está inserida.[1] Os odontopediatras são um dos privilegiados profissionais da saúde que têm a oportunidade de estar em contato com o paciente desde cedo, em uma época que permite a construção de hábitos saudáveis, que quando instalados podem perdurar por toda a vida.[2,3]

Nas últimas décadas a especialidade vem se modificando de maneira significativa. O perfil do profissional curativista e intervencionista cedeu espaço ao profissional minimamente invasivo, com foco na prevenção, que entende que os problemas bucais são frutos de um contexto social e familiar, e que compartilha as responsabilidades com o paciente e, no caso do paciente infantil, com seus pais/responsáveis.[4-6]

Porém, a dinâmica que circunda a especialidade também sofreu fortes mudanças. Pais com expectativas cada vez mais altas, preocupações estéticas cada vez maiores e com a facilidade de acesso a informações, por vezes incorretas, a todo momento nas telas de seus *smartphones*, além de crianças sendo cada vez mais estimuladas, cobradas e atarefadas.[7] Por outro lado, a cárie dentária continua sendo um problema de saúde pública, com mais de 600 milhões de crianças doentes ao redor do mundo.[8]

Esse cenário exige que o cirurgião-dentista lide com as expectativas dos pais/responsáveis e da criança, saiba se comunicar e transmitir informações, entenda o contexto familiar, possua bases teóricas sólidas para desenvolver um plano de tratamento individualizado e eficiente e tenha o conhecimento adequado para escolha da melhor conduta para cada caso.

A PRIMEIRA CONSULTA

A primeira consulta ao cirurgião-dentista deve preferencialmente ser realizada ainda durante a gravidez. A gestação é um período em que a mulher se encontra receptiva às informações, e nesse momento o profissional deve aconselhar a futura mãe sobre alimentação, higiene bucal do bebê, utilização e quantidade de dentifrícios fluoretados desde a irrupção do primeiro dente decíduo.[9,10]

Após o nascimento da criança, é preconizado que a primeira consulta do bebê seja realizada no primeiro ano de vida.[11] Ainda que não haja nenhum comprometimento, ou mesmo dentes, o odontopediatra irá avaliar o desenvolvimento das estruturas e reforçar as informações educativas e preventivas com os responsáveis a respeito de hábitos nocivos, uso racional de fluoretos, higiene e alimentação.

O exame não precisa ser realizado na cadeira odontológica; é necessário apenas uma adequada iluminação para um exame visual, palpação digital das estruturas e por vezes o uso de algum instrumento manual. A posição joelho a joelho permite que o dentista tenha boa visualização e que o responsável participe do atendimento auxiliando na estabilização protetora do bebê. Deve ser informado aos pais que o choro da criança é normal e esperado. O exame do paciente costuma ser rápido, mas esse contato com a família e com a criança será o primeiro passo para um acompanhamento de saúde bucal de sucesso.[12]

A primeira consulta é um momento único em que o profissional deve entrevistar os pais/responsáveis sobre todas as características da criança e do núcleo familiar que possam ajudar no diagnóstico e no plano de tratamento. Perguntas sobre a gestação, tipo de aleitamento, hábitos, alimentação, higiene, alterações de saúde, uso de medicamentos, terapias com outros profissionais e comportamento da criança em casa e na escola estão entre os temas essenciais para o profissional conhecer o paciente e seu núcleo familiar. É importante também saber o que os pais esperam do tratamento. Esse primeiro contato ajuda a estabelecer a confiança da família no profissional, além de ser ímpar para a obtenção de informações extremamente relevantes para o diagnóstico e o estabelecimento do plano de tratamento, seja ele de prevenção ou de reabilitação.

O atendimento odontológico para gestantes e bebês tem ganhado espaço, principalmente nos últimos anos, entretanto a maior causa de procura ao dentista ainda é a dor.[13,14] Nesses casos, o profissional deve priorizar o dente foco desse processo doloroso, e após o manejo deste, mesmo que temporário, deve ser estabelecido um plano de tratamento que leve em consideração as necessidades do paciente como um todo.

EXAME CLÍNICO

Como receber o paciente

O consultório odontológico pode ser um ambiente estressante para a criança, então cabe a nós, odontopediatras, tornar nosso local de trabalho o mais agradável possível, desde a recepção e a sala de espera, para que a criança não entre para o atendimento impressionada negativamente com o ambiente.

Geralmente o primeiro contato com os pais/responsáveis ocorre pelo telefone, para a marcação da consulta. Nesse momento, a secretária ou o próprio profissional deve fazer algumas perguntas que podem auxiliar no controle da ansiedade e comportamento da criança, como: "A criança tem algum apelido?", "A criança gosta de alguma música, desenho animado ou filme?", "Quais os interesses da criança?". Com essas informações simples conseguimos transformar um ambiente novo e possivelmente intimidador em um local mais aconchegante e acolhedor. Podemos colocar uma música de que a criança goste tocando no consultório ou até mesmo o desenho animado preferido na TV (lembre-se de perguntar aos pais/responsáveis se a criança tem costume/pode ser exposta a telas).

O exame clínico começa no momento em que o profissional olha para a criança e seus pais/responsáveis na sala de espera. É necessário atentar para a forma como os pais/responsáveis tratam a criança, se ela está bem cuidada, e é preciso estar atento a sinais de negligência.[15] (Leia mais no Capítulo 10.) Além disso, devemos observar cautelosamente a postura dos pais/responsáveis em relação ao atendimento odontológico, afinal pais que tiveram experiências negativas no dentista acabam passando o medo para os filhos, que tendem a ter piores comportamentos no consultório.[16]

Devemos observar a aparência da criança, sua higiene geral, cicatrizes, machucados, fala, se o peso e a altura estão compatíveis com a idade, a marcha, a fim de já investigar distúrbios do crescimento e desenvolvimento. Ao cumprimentar a criança já podemos perceber sinais de ansiedade como mãos geladas, suadas, pegajosas e unhas roídas.[17]

Determinar o estilo parental dos pais/responsáveis e o perfil psicológico do paciente, se a criança é tímida, dócil, insegura, mimada, extrovertida ou agressiva, ajudará a estabelecer quais técnicas de manejo de comportamento utilizaremos para cada caso.[18]

Identificação

A identificação do paciente é um constituinte burocrático da primeira consulta, e deve ser feita inteiramente com o responsável. É o primeiro registro dos dados pessoais, e deve conter, obrigatoriamente, informações a respeito de seu nome completo, data de nascimento, gênero, filiação, endereço e telefone dos responsáveis para contato, assim como o nome e o número do telefone do seu médico. Além destas, o apelido ou como a criança gosta de ser chamada, escola e série podem ser dados úteis. Além de informações essenciais para eventuais necessidades, esta detém importância para a organização geral do consultório, pois facilita o contato com os responsáveis, e algumas informações podem facilitar o estabelecimento de proximidade com a criança.[17,19]

Todas essas informações, assim como os registros de exame clínico e anamnese, devem ser devidamente registradas em prontuários adequados e formais, e que resguardem os dados do paciente e responsáveis. Além de uma obrigação legal, o prontuário é um documento de incontestável relevância para o atendimento pelo cirurgião-dentista.[20] É importante destacar que essa etapa deve ser realizada, preferencialmente, antes da consulta clínica, poupando tempo desta e diminuindo o tempo de permanência da criança no consultório.

Anamnese

"Anamnese" significa "recordar à mente fatos relacionados a uma pessoa e suas manifestações de doença", por meio de uma entrevista sistematizada e roteirizada previamente sobre a história do paciente, e em busca de possíveis indícios das condições, gerais ou locais, que possam ter alguma interferência ou influência na doença atual e no tratamento, assim como traçar um perfil psicológico da criança. Além de buscar informações imprescindíveis para o atendimento, é uma oportunidade de alcançar uma boa relação entre o profissional e o paciente/responsável, criação de vínculo e facilitador da adesão ao tratamento pelos envolvidos diretos ou indiretos – um dos pilares do sucesso no tratamento odontopediátrico.[21,22] É na anamnese, juntamente com o exame físico, que as possibilidades para assistência e tratamento serão analisadas, uma vez que permitem ao profissional realizar o diagnóstico e planejar intervenções, acompanhar e avaliar a evolução do paciente, de acordo com suas particularidades.[17,19,23]

Um dos principais pontos que devem ser considerados durante a execução da anamnese é a personalidade, o nível intelectual e cultural do paciente, e até mesmo do responsável, para que se possa iniciar uma interação empática e que seja possível obter todas as informações da forma mais completa possível, sem que haja omissão de informações.[21,24] É fundamental que essa abordagem seja feita de forma clara e objetiva. O responsável deve entender o que é questionado e o paciente (caso apresente idade suficiente para compreender e se manifestar) deve ser capaz de expressar o que está sentindo, e isso pode ser conduzido de melhor forma se o vocabulário for adequado. Nesse momento, folhetos educativos, fotos e modelos podem ser essenciais para a comunicação.[25] Estes colaboram para melhor visualização e entendimento do que está sendo questionado; o responsável pode associar fatos não explícitos à pergunta original e fazer um melhor detalhamento (Figuras 1 a 3).

Questionar sobre a frequência de visitas do paciente ao dentista – em alguns casos, esta pode ser a primeira consulta – é um ponto importante. Nesse momento, é oportuno registrar os relatos sobre comportamentos anteriores da criança no ambiente de consultório, como medos, traumas e os fatores desencadeadores, além dos pontos favoráveis, como fatores ou objetos que tranquilizam a criança.[27] Caso seja a primeira consulta odontológica, isso é ainda mais importante: é a partir desse momento que a criação de memórias de vínculo e a normalidade da situação são estabelecidas. É importante questionar aos responsáveis se em algum momento houve uma abordagem negativa sobre a consulta odontológica e, caso tenha ocorrido, encontrar meios para mudar o quadro.

Aspectos sobre a amamentação, mesmo em pacientes pediátricos com idade mais avançada, deve ser um

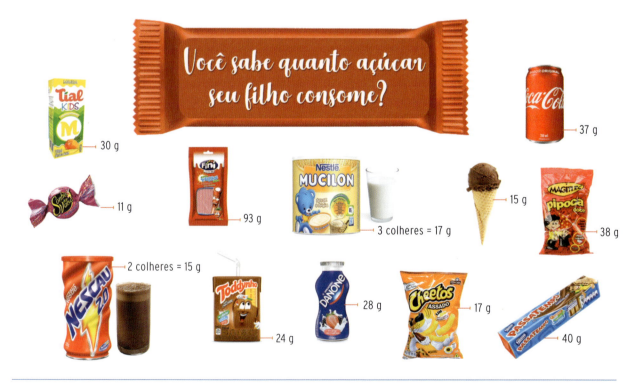

Figura 1 Ilustração de produtos comumente consumidos pelas crianças. Orientação exemplificada da quantidade de açúcar.
Fonte: rótulo de cada produto.

9. Exame clínico e plano de tratamento em odontopediatria

Qual a quantidade correta de pasta de dente?

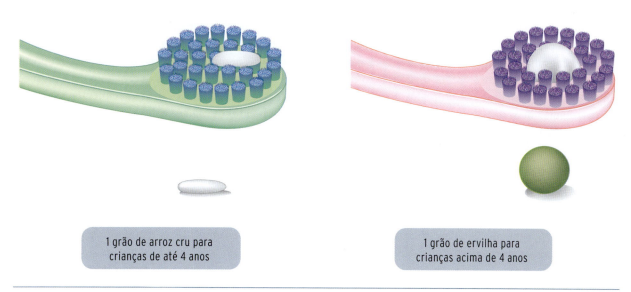

Figura 2   Esquema ilustrativo da quantidade ideal de dentifrício fluoretado, em função da idade. Orientação exemplificada, baseada no cotidiano domiciliar.
Fonte: adaptada de Bonecker et al.[26]

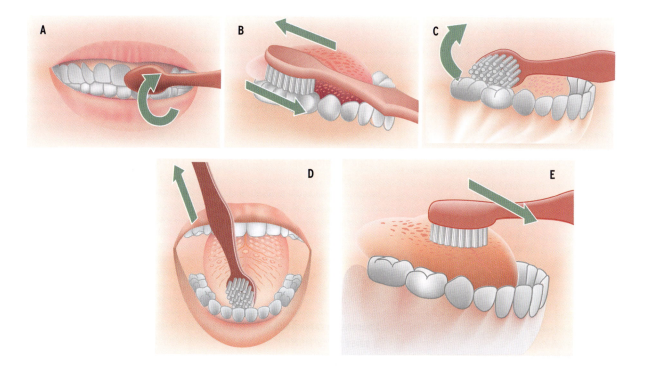

Figura 3   Esquema ilustrativo com orientações sobre higiene bucal, por meio da exemplificação da técnica de fones. A: movimentos circulares nos dentes anteriores, superiores e inferiores. B: movimentos de vaivém na superfície oclusal, nos dentes superiores e inferiores. C: movimento de varredura nos dentes posteriores, de baixo para cima nos dentes inferiores e de cima para baixo nos dentes superiores. D: movimento de varredura nos dentes anteriores, de dentro para fora. E: escovação da língua.
Fonte: adaptada de Bönecker et al.[26]

tópico nesse momento. O acesso à água fluoretada pode ser questionado, e não é incomum que o responsável não saiba informar. Além disso, um dos aspectos mais importantes nessa primeira etapa e que deve ser trabalhado ao longo das consultas é a frequência de escovação, em quais momentos do dia ela ocorre, se há supervisão, o tipo e a quantidade de pasta que são utilizados. Existem muitos paradigmas nesse contexto, que vão desde o medo de uso de flúor com crianças menores até informações equivocadas advindas de outros profissionais da saúde. O cirurgião-dentista deve ser capaz de conduzir a situação da melhor maneira possível, evitando constrangimentos a respeito do assunto por parte dos responsáveis e sempre embasado cientificamente em suas informações.[28,29] Este é outro momento em que materiais educativos, informativos e fácil linguagem são aliados do profissional.

Ainda nessa etapa, é válido o registro de um diário alimentar ou diário de dieta (Quadro 1). O registro varia de acordo com o protocolo do consultório; apenas recomendamos que um dia do final de semana seja incluído. O diário de dieta é essencial para a condução do tratamento e a análise de possíveis influenciadores no contexto do desenvolvimento de lesões de cárie. O registro alimentar ou diário alimentar tem como objetivo reunir informações sobre a ingestão de todos os alimentos e bebidas consumidos durante o período de registro, tanto fora quanto dentro de casa.[30,31]

No caso do paciente pediátrico, o registro é feito pelo responsável. Além da análise quantitativa da dieta, o registro auxilia na análise qualitativa, avaliando a frequência de consumo de determinados alimentos, tanto os possíveis prejudiciais quanto os saudáveis. É oportuno salientar aos responsáveis que, quanto mais precocemente forem introduzidos os conhecimentos relacionados aos hábitos de higiene e dieta, menor será o risco da instalação de futuros problemas bucais e sistêmicos.[32,33]

A anamnese se tornará parte do prontuário, e é estritamente importante que apresente data e assinatura do responsável ao fim para trazer mais segurança ao cirurgião-dentista – e ao próprio paciente – caso essas informações sejam requisitadas judicialmente.[34,35] Ao fim de todo exame clínico, definido o plano de tratamento, deve ser solicitada a assinatura do responsável, assim como a assinatura do termo de consentimento livre e esclarecido. Em caso de alguma mudança posterior, isso deve ser descrito e uma nova assinatura deve ser solicitada, após o responsável se tornar ciente de tais fatos.

Os principais aspectos que devem ser analisados durante a anamnese são a queixa principal, a história médica – atual e pregressa, todas as alterações importantes devem ser descritas –, a história familiar, a história dentária – atual e pregressa –, hábitos e avaliação psicológica.

Quadro 1 Exemplificação de diário de dieta, referente ao modelo de diário de 3 dias

Horário	Dia 1	Dia 2	Dia 3
7:00	1 copo de leite com achocolatado com 1 colher de **açúcar**	1 copo de leite com achocolatado com 1 colher de açúcar 1 pedaço de pão com margarina	1 copo de leite com achocolatado com 1 colher de açúcar 1 pedaço de **bolo** de chocolate
9:00	4 biscoitos **recheados** e 1 copo de **suco artificial** com 1 colher de **açúcar**	Mingau e 1 copo de **suco artificial** com 1 colher de **açúcar**	2 pedaços de **bolo** de fubá e 1 copo de leite com achocolatado com 1 colher de **açúcar**
11:30	Arroz, feijão, carne moída, batata frita e tomate	Arroz, feijão, chuchu, polenta frita e um pedaço de carne	Macarrão com carne moída e 1 copo de **suco artificial** com 1 colher de **açúcar**
14:00	5 bolachas **maisena**	1 pacote de salgadinho industrializado 3 balas de caramelo	1 pedaço de **bolo** de cenoura e 1 copo de **refrigerante**
17:00	1 pedaço de **bolo** de chocolate e 1 copo de **refrigerante**	2 bisnaguinhas com requeijão e 1 copo de **suco artificial** com 1 colher de **açúcar**	Cachorro-quente e 1 copo de **refrigerante**

Note: após a entrega do diário, o profissional pode sinalizar os horários de ingestão de açúcar, aproveitando o momento para explicar o cuidado com os "açúcares escondidos" nos alimentos, a importância do consumo racional do açúcar e, subsequentemente, a higiene bucal.

Fonte: elaborado pelas autoras.

Detalhamento da queixa principal

A queixa principal é uma das principais etapas para a condução do diagnóstico, e nela deve ser explicitada a principal causa ou razão pela qual procurou o atendimento. Nessa etapa, cada detalhe do relato deve ser considerada. O responsável – e pacientes, caso já sejam desenvolvidos o suficiente – deve se sentir à vontade para relatar o ocorrido, e, caso o cirurgião-dentista perceba dificuldades, deverá realizar perguntas formuladas para melhor conduzir essa etapa. Estabelecido o vínculo inicial, o responsável deve estar apto para esclarecer, com suas próprias palavras, o que o levou a procurar o atendimento para a criança.[17,36]

Histórico médico pregresso e atual

Nessa etapa serão questionadas e deverão ser fornecidas informações sobre o estado de saúde geral do paciente – atual e pregresso, que possibilitarão a correlação entre a condição sistêmica e dentária na qual o paciente se encontra.[37,38] Imprescindível que seja feito da maneira correta e mais completa possível, pois detém informações que podem ser decisivas para o diagnóstico clínico, a condução das consultas e o planejamento do tratamento. Questões sobre antecedentes familiares, especialmente aqueles relacionados com a própria criança nas fases pré e pós-natal, também devem ser registradas.[39] Duarte e Guedes-Pinto (1997)[40] apontam que o registro médico pré-natal e natal oferece subsídios para possíveis diagnósticos de anormalidades dentárias relacionadas a trincas, alterações numéricas, de formato e efeitos de terapêutica medicamentosa durante a formação dentária. No perfil pós-natal, sistemas vitais do paciente devem ser questionados, como cardiovascular, gastrointestinais, nervoso, renal, sanguíneo, muscular etc.

Não é incomum observar, no exame físico, manifestações bucais que não apresentem fator etiológico conhecido. Nesses casos, o histórico médico é imprescindível para correlacionar possíveis alterações encontradas com alterações sistêmicas descritas previamente. O contrário também ocorre: alterações sistêmicas em decorrência de alterações bucais são menos comuns, mas reforçam a necessidade do detalhamento e registros de todos os dados conhecidos do paciente.[34,41,42] Em tempo, medicamentos utilizados rotineiramente deverão ser registrados, além de possíveis alergias. Todas essas informações deverão ser levadas em consideração previamente à elaboração de qualquer plano de tratamento.

É importante que, após a conclusão do questionário da anamnese, conste um espaço para observações pertinentes relatadas pelos responsáveis e que não estão esquematizadas no prontuário.

Histórico odontológico pregresso e atual

Consiste na abordagem sobre os tratamentos realizados anteriormente e sobre algumas informações que já foram obtidas. Eventualmente, o responsável pode trazer consigo registros radiográficos de tratamentos anteriores; o histórico odontológico pode estar relacionado à queixa principal. É imperioso questionar, nesse momento, sobre traumatismos dentários, perdas ou eventuais sintomatologias que o paciente teve ou tem no momento da consulta.

Hábitos

Outro item importante é a presença de hábitos bucais. O hábito é o resultado da repetição de uma atividade, tornando-a com o passar do tempo resistente a alterações. Essas atividades podem levar à quebra do equilíbrio do sistema estomatognático e alterar o padrão de crescimento e desenvolvimento normais.

Dependendo da tríade de Graber (frequência, intensidade e duração), pode haver alterações nos tecidos musculares, dentários e ósseos, o que gera impacto negativo na vida da criança.[43,44] A etiologia dos hábitos bucais é extremamente vinculada a questões psicológicas da criança, e está intimamente ligada à necessidade fisiológica de sucção, que pode ir além dos aspectos nutritivos. *(Leia mais no Capítulo 25.)*

Além dos hábitos bucais, devemos analisar os hábitos dietéticos do paciente e sua família. A cárie dentária é uma doença multifatorial, que ocorre de forma localizada, resultante de atividade microbiana açúcar-dependente.[44,45] Portanto, a dieta desempenha um importante papel no desenvolvimento dessa condição.

Avaliar a alimentação do paciente é ímpar para o manejo integral do caso. Podemos fazer essa análise por meio da aplicação de um diário de dieta, como exemplificado no **Quadro 1**. Nesse diário os pais/responsáveis anotam toda a alimentação da criança por um período de 3 a 7 dias, incluindo o fim de semana. Assim será possível avaliar o tipo de alimentos, consistência e frequência ingeridos.

É de competência do odontopediatra orientar sobre uma alimentação saudável, o perigo dos açúcares na dieta e o papel dele no desenvolvimento de diversas doenças, entre elas a cárie dentária.[41,46,47] Contudo, a alteração dietética nutricional precisa ser realizada por profissional devidamente habilitado e competente no tema.

Exame físico

A maneira de realizar o exame no paciente pediátrico varia conforme a idade. Pode ser feita na macri,[48] na posição "joelho a joelho"[12] ou ainda na cadeira odontológica convencional.[49] A partir dessa etapa, o responsável permanece junto ao paciente caso ele tenha menos de 3 anos; do contrário, seria interessante permanecer na sala de espera. Essa dinâmica ficará a critério do profissional, dos pais/responsáveis, por se tratar de uma conduta específica a cada caso.

O exame físico deve ser dividido em dois momentos: o exame físico extraoral e o exame físico intraoral. Deve ser feito com adequada iluminação e posicionamento do profissional e do paciente.

No exame físico extraoral, atentamos para os aspectos gerais do paciente. Consideramos, de acordo com a idade, estatura óssea, peso, altura. Uma observação atenta a estruturas como nariz, olhos, orelhas, lábios, pescoço, além do crânio como um todo, deve ser realizada.[12] É necessário observar se há assimetrias, más formações e proporcionalidade dessas estruturas em relação ao corpo.[35] Inúmeras síndromes congênitas podem ser identificadas nesse momento, já que apresentam como características marcantes alterações nas regiões extra e intraoral, como craniostoses, hipertelorismo etc. Para essa avaliação, contudo, devemos considerar as particularidades de cada fase de desenvolvimento da criança. Na primeira infância, por exemplo, a maxila e a mandíbula são menores em comparação com as outras estruturas da cabeça, o que não demanda atenção especial.[17]

A região nasal deve ser observada com relação à forma, tamanho, simetria e obstruções. Esta última, caso presente, pode levar o paciente à condição de respirador bucal, uma das principais condições relacionadas à ocorrência de alguns tipos de maloclusões.[50] Isso pode ser detectado de várias maneiras durante a consulta odontológica, como a utilização de um espelho de dupla face, colocado sob o nariz do paciente. Caso seja positiva a obstrução, o espelho embaçará em sua face superior. Caso contrário, ou seja, caso se trate de um respirador bucal, será a face inferior do espelho que embaçará.[36]

Infecções por herpes vírus I também são muito comuns em crianças. Isso pode ser relatado pelo responsável ou pela criança durante a anamnese, como "pequenos machucados que surgem de maneira recorrente, e podem ser precedidos de prurido". No exame físico, são detectadas pequenas úlceras que variam em número e por vezes coalescem, sempre na região labial. Podem ocorrer intraoralmente e acometem a mucosa queratinizada.[24,42]

O exame de cadeias ganglionares é a principal forma de analisar alterações na região do pescoço. Alterações como dor e aumento de volume dos linfonodos são indicativos de infecções bucais e sistêmicas. A movimentação normal do pescoço também deve ser analisada. Na face, além das alterações já descritas, é importante a observação e a palpação da região de parótida. Inchaços seguidos de rubor e calor da região podem indicar infecções, como a caxumba.[12,42]

Ainda nesse momento, outros aspectos devem ser analisados. Fatores como higiene geral do paciente, coloração normal da pele, presença de arranhões ou manchas devem ser registrados, caso sejam vistos. Cabe também ao profissional a observação sobre o aspecto motor e linguístico da criança. Algumas dessas alterações, caso observadas, podem indicar condições de saúde alteradas ou condições ambientais que ofereçam risco.

O exame físico intraoral consiste na observação dos tecidos moles, dentes e estruturas anexas. Nesse momento, todos os aspectos, desde a região interna labial à orofaringe, devem, obrigatoriamente, ser observados. É importante que isso seja realizado de maneira sistematizada.

Não é incomum encontrarmos alterações que podem ser manifestações de doenças locais ou sistêmicas. Edemas, nódulos, alterações de cor e tamanho podem ser vistos nos tecidos moles, que devem apresentar coloração rósea e brilhante. No palato, devemos atentar para a presença de palato atrésico e profundo, indicativo de um paciente respirador bucal. No assoalho bucal, atenção especial deve ser dada à inserção do freio lingual. Lesões nodulares conhecidas como "rânula", causadas por trauma na região, são comuns em crianças. Despapilação na região central da língua é indicativo de alterações nutricionais, como anemia ferropriva.[42]

Já no aspecto dentário, alterações de número e forma, além de lesões cariosas, são as principais alterações a serem observadas.

Na análise da estrutura periodontal, é incomum observar alterações destrutivas no paciente pediátrico, embora possam ocorrer. O diagnóstico de periodontite agressiva ainda na infância pode ser o indício para o diagnóstico de doenças sistêmicas.[51,52] A inspeção dos tecidos gengivais é capaz de revelar precisamente aspectos da higiene bucal do paciente. Sinais como gengiva marginal avermelhada, edemaciada e que apresenta sangramento espontâneo ou à sondagem indicam higiene bucal precária, em um quadro clínico de gengivite associada ao acúmulo de biofilme.[36]

No exame dentário, a alteração mais comumente vista pode ser a lesão cariosa. Contudo, outras alterações podem ser observadas, e, como nos tecidos moles, indicando alterações sistêmicas importantes, retomando a importância do diagnóstico precoce. Nesse momento, o instrumental correto é imprescindível para a realização do procedimento. O *kit* clínico básico, como sonda exploradora, espelho, pinça para algodão e sonda OMS (*ball point*), deve estar disponível. Os espelhos números 3 e 5 são os mais utilizados, e a sonda exploradora de ponta romba é a mais indicada.[23]

Antes desse exame, indica-se a realização de profilaxia com limpeza cuidadosa de todas as superfícies dentárias, e novamente são necessários iluminação e posicionamento adequados, imprescindível para o diagnóstico das lesões cariosas. Todos os detalhes analisados de cada dente, individualmente, devem ser registrados em um odontograma padronizado. A contagem dos dentes presentes e a inspeção da correta cronologia de erupção devem ser realizadas impreterivelmente **(Figura 4)**. Caso o profissional julgue necessário, o exame radiográfico pode ser solicitado, tanto para o acompanhamento da erupção dentária (radiografia panorâmica) quanto para diagnóstico ou extensão das lesões cariosas.[40] *(Leia mais no Capítulo 12.)*

Exames complementares

De modo geral, exames complementares podem ser solicitados sempre que se julgar necessário para a obtenção de informações adicionais para o diagnóstico, o acompanhamento de um quadro clínico específico ou para consultas de rotina.

O exame complementar mais comum em odontopediatria é o exame radiográfico, e o tipo pode variar de acordo com a necessidade em questão. São utilizados em situações em que lesões e alterações dentárias e ósseas não são clinicamente visíveis.[53,54] O monitoramento dessas alterações também depende do exame radiográfico, que muitas vezes pode ser feito no próprio consultório odontológico.

Além destes, exames laboratoriais também podem ser solicitados pelo cirurgião-dentista, embora na rotina odontopediátrica sejam menos comuns. Exames hematológicos podem ser solicitados em casos em que o exame físico revele alterações sugestivas, como alteração na coloração da mucosa, por exemplo. Tempo de sangramento pode ser solicitado em ocasiões especiais, e, em caso de lesões de tecido mole ou intraósseas constatadas, deve ser

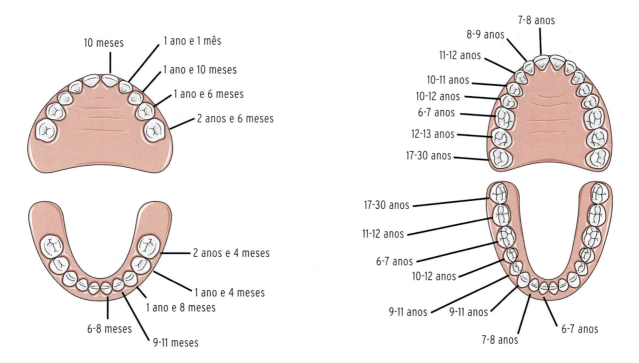

Figura 4 Diagrama representativo da cronologia de erupção dos dentes decíduos e permanentes, respectivamente.
Note: podem ocorrer pequenas variações dessa cronologia.
Fonte: elaborada pelas autoras.

realizada ou solicitada biópsia, seguida de análise anatomopatológica.

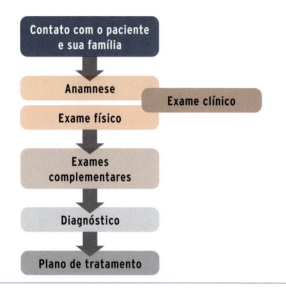

Figura 5 Fluxograma das etapas do atendimento em odontopediatria.
Fonte: elaborado pelas autoras.

PLANO DE TRATAMENTO

A realização de um exame clínico detalhado, sistemático e criterioso permite o levantamento das necessidades de cada paciente, e o diagnóstico correto para cada caso.[12] A partir dessa análise integral, montaremos um *plano de tratamento*, que é uma lista ordenada e personalizada de procedimentos que visa contemplar todas as necessidades individuais dos pacientes.[17]

A organização de um plano de tratamento permite mostrar aos pais/responsáveis todos os procedimentos que precisam ser executados, prevê o tempo do tratamento, que pode sofrer pequenas alterações, e ajuda a estabelecer valores e custos.[17]

O tratamento em odontopediatria visa reestabelecer a função, estética e saúde. Esses resultados são alcançados por meio de procedimentos propriamente ditos e de informações que auxiliam nos cuidados para manutenção da saúde bucal e melhores desfechos em saúde no futuro.

Educar e motivar o paciente e seu núcleo familiar sobre a saúde bucal ajuda a alcançá-la, mantê-la, e é tão importante quanto a técnica realizada no consultório.[55-57]

Didaticamente, dividimos o plano de tratamento em 3 fases:

Quadro 2 Divisão hierárquica da elaboração do plano de tratamento

Fase	Objetivos
1. Adequação do meio bucal	• Educar a criança e a família sobre a importância da saúde bucal • Dividir as responsabilidades do tratamento com a criança e a família por meio do cuidado com a alimentação e a higiene bucal em casa • Preparar o meio para o tratamento restaurador definitivo • Reestabelecer a saúde bucal • Aliviar a dor *Nessa fase "apagamos os incêndios". São realizadas exodontias, fechamento de cavidades com materiais provisórios, acabamento e polimento de restaurações e fluorterapia, por exemplo.
2. Reabilitadora	• Recuperar forma e função dos dentes • Prevenir, interceptar ou corrigir maloclusões *Nessa fase são realizados procedimentos como cirurgias, terapias pulpares, restaurações definitivas, colocação de aparelhos ou próteses removíveis ou fixos.
3. Manutenção preventiva	• Manter a saúde bucal do paciente • Revisões periódicas *O tempo de intervalo entre cada retorno do paciente é determinado de forma individual para cada caso, com tempo-limite de até 8 meses entre cada consulta.[58]

Fonte: elaborado pelas autoras.

Nos próximos capítulos veremos como aspectos relacionados à importância de um exame clínico minucioso, bem como particularidades no manejo do paciente odontopediátrico, auxiliarão no estabelecimento do plano de tratamento adequado para cada criança.

REFERÊNCIAS BIBLIOGRÁFICAS

1. Cameron A. Manual de odontopediatria. 3.ed. Rio de Janeiro: Elsevier; 2012.
2. Lynch J, Smith GD. A life course approach to chronic disease epidemiology. Annu. Rev. Public Health. 2005 Apr;26:1-35. doi:10.1146/annurev.publhealth.26.021304.144505.
3. Da Cunha AJLA, Leite AJM, De Almeida IS. The pediatrician's role in the first thousand days of the child: the pursuit of healthy nutrition and development. Jornal de Pediatria. 2015 Nov-Dec; 91:6S44-S51. doi:10.1016/j.jpedp.2015.09.005.

4. Kirthiga M, Murugan M, Saikia A, Kirubakaran R. Risk factors for early childhood caries: a systematic review and meta-analysis of case control and cohort studies. Pediatric Dentistry. 2019 Mar-Apr; 41(2):95-112.
5. Dutra LDC, Neves ÉTB, Lima LCMD, et al. Degree of family cohesion and social class are associated with the number of cavitated dental caries in adolescents. Brazilian Oral Research. 2020;34:e037. Disponível em: http://www.scielo.br/scielo.php?script=sci_arttext&pid=S1806 83242020000100227&lng=en. Acesso em: 24/5/2020. Epub Apr 17, 2020. doi: 10.1590/1807-3107bor-2020.vol34.0037.
6. Neves ÉTB, Dutra LDC, Gomes MC, et al. The impact of oral health literacy and family cohesion on dental caries in early adolescence. Community Dent Oral Epidemiol. 2020 Feb;48:232-9. doi:10.1111/cdoe.12520.
7. ElKarmi R, Hassona Y, Taimeh D, Scully C. YouTube as a source for parents' education on early childhood caries. International Journal of Paediatric Dentistry. 2016 Nov; 27(6);437-443. doi: 10.1111/ipd.12277.
8. Tinanoff N, Baez RJ, Diaz Guillory C. et al. Early childhood caries epidemiology, aetiology, risk assessment, societal burden, management, education, and policy: global perspective. International Journal of Paediatric Dentistry. 2019 May;29(3);238-48. doi:10.1111/ipd.12484.
9. George A, Sousa MS, Kong AC, et al. Effectiveness of preventive dental programs offered to mothers by non-dental professionals to control early childhood dental caries: a review. BMC Oral Health. 2019 Aug;19(1);172. Disponível em: https://link.springer.com/article/10.1186/s12903-019-0862-x. Acesso em: 24/5/2020.
10. Riggs E, Kilpatrick N, Slack-Smith L, et al. Interventions with pregnant women, new mothers and other primary caregivers for preventing early childhood caries. Cochrane Database of Systematic Reviews. 2019 Nov, 11(CD012155). Disponível em: https://www.cochranelibrary.com/cdsr/doi/10.1002/14651858.CD012155.pub2/abstract. Acesso em: 24/5/2020.
11. American Academy of Pediatric Dentistry. Periodicity of examination, preventive dental services, anticipatory guidance/counseling, and oral treatment for infants, children and adolescents. In: The manual of pediatric dentistry. Chicago: AAPD; 2018. p.209-19.
12. Mcdonald, Malcolm, Dean J. Mcdonald and avery's odontopediatria para crianças e adolescentes. 9.ed. Elsevier Brasil; 2011.
13. Mika A, Mitus-Kenig M, Zeglen A, Drapella-Gasior D, Rutkowska K, Josko-Ochojska J. The child's first dental visit: age, reasons, oral health status and dental treatment needs among children in Southern Poland. European Journal of Paediatric Dentistry. 2018 Nov;19(4):265-70. doi:10.23804/ejpd.2018.19.04.3.
14. Sanguida A, Vinothini V, Prathima GS, Santhadevy A, Premlal K, Kavitha M. Age and reasons for first dental visit and knowledge and attitude of parents toward dental procedures for Puducherry children aged 0-9 years. Journal of Pharmacy & Bioallied Sciences. 2019 May;11(2);S413-S419. Disponível em: https://www.ncbi.nlm.nih.gov/pmc/articles/PMC6555334/. Acesso em: 10/6/2020.
15. Gilbert R, Widom CS, Browne K, Fergusson D, Webb E, Janson S. Burden and consequences of child maltreatment in high-income countries. The Lancet. 2009 Jan; 373(9657);68-81. doi:10.1016/S0140-6736(08)61706-7.
16. Wong HM, Zhang YY, Perfecto A, McGrath CP. Dental fear association between mothers and adolescents: a longitudinal study. PeerJ. 2020 May;8(e9154). Disponível em: https://peerj.com/articles/9154/. Acesso em: 10/6/2020.
17. Corrêa MSNP. Odontopediatria na primeira infância: uma visão multidisciplinar. 4.ed. São Paulo: Quintessence; 2017. v.1.
18. Quek SJ, Sim YF, Lai B, Lim W, Hong CH. The effect of parenting styles on enforcement of oral health behaviours in children. European Archives of Paediatric Dentistry: Official Journal of the European Academy of Paediatric Dentistry. 2020 May. Disponível em: https://link.springer.com/content/pdf/10.1007/s40368-020-00537-7.pdf. Acesso em: 10/6/2020.
19. Anzai A, Takaku C, Sato CE, et al. Prontuário odontológico na clínica odontopediátrica. Revista Íbero-americana de Odontopediatria & Odontologia de Bebê. 2003 May-Jun;6(31);250-4. Disponível em: https://www.dtscience.com/wp-content/uploads/2015/11/Prontuário-Odontológico-na-Cl%C3%ADnica-Odontopediátrica.pdf. Acesso em: 10/6/2020.
20. Brandão BA, Fernandes DC, Cortez DL, et al. Importância de um exame clínico adequado para o atendimento odontológico. Caderno de Graduação-Ciências Biológicas e da Saúde-UNIT-Alagoas. 2018;5(1):77. Disponível em: https://periodicos.set.edu.br/fitsbiosaude/article/view/5681. Acesso em: 10/6/2020.
21. Kardas P, Lewek P, Matyjaszczyk M. Determinants of patient adherence: a review of systematic reviews. Frontiers in Pharmacology. 2013 Jul;4:91. Disponível em: https://www.frontiersin.org/articles/10.3389/fphar.2013.00091/full. Acesso em: 20/5/2020.
22. Balduino PM. A perspectiva do paciente no roteiro de anamnese: o olhar do estudante. Rev. Bras. Educ. Med. 2012;36(3);335-42. Disponível em: http://www.scielo.br/scielo.php?script=sci_arttext&pid=S010055022012000500007&lng=en&nrm=iso. Acesso em: 10/6/2020.
23. Santos GT. Avaliação da habilidade do aluno de odontologia frente às situações-problema em odontopediatria [Trabalho de conclusão de curso]. Uberlândia: Universidade Federal de Uberlândia. 2018. Disponível em: https://repositorio.ufu.br/handle/123456789/21641. Acesso em: 14/5/2020.
24. Boraks S. Semiotécnica, diagnóstico e tratamento das doenças da boca. São Paulo: Artes Médicas; 2013 (Série Abeno: Odontologia Essencial – Parte Clínica).
25. Garcia PPNS, Corona SAM, Valsecki Jr A. Educação e motivação: II. Avaliação da efetividade de métodos educativos-preventivos relativos a cárie dental e a doença periodontal. Revista de Odontologia da Unesp. 1998;27(2);405-15.
26. Bönecker MJS, Berti GO, Cordeschi T, Oliveira GS, Vidigal EA, Alvarez JHA. Prevenção de cárie dentária em odontopediatria. In: Duarte D, Feres M, Fontana UF. Odontopediatria: estado atual da arte. São Paulo: Napoleão Editora; 2018.
27. Arnrup K, Berggren U, Broberg Anders G. Usefulness of a psychometric questionnaire in exploring parental attitudes

in children's dental care. Acta Odontologica Scandinavica. 2001 Jul; 59(1);14-20. doi:10.1080/000163501300035706.
28. Silva R, Mendes S, Bernardo M, Barros L. Práticas e conhecimentos de pediatras e médicos de família relativamente à cárie dentária. Revista Portuguesa de Estomatologia, Medicina Dentária e Cirurgia Maxilofacial. 2012 Jul/Sep;53(3);135-42. doi:10.1016/j.rpemd.2012.05.001.
29. Vera OVC. Análisis de factores asociados a fluorosis dental mediante aplicación de la ficha de notificación de exposición a flúor en las clínicas odontológicas de la USTA. Colombia: Universidad Santo Tomas; 2014.
30. Ferreira GC, Mizael VP, Araújo TGF. Utilização do diário alimentar no diagnóstico do consumo de sacarose em odontopediatria: revisão de literatura. Revista da Faculdade de Odontologia – UPF. 2018 May;23(1). doi:10.5335/rfo.v23i1.8506.
31. Arheiam A, Albadri S, Brown S, Burnside G, Higham S, Harris R. Are diet diaries of value in recording dietary intake of sugars? A retrospective analysis of completion rates and information quality. British Dental Journal. 2016 Nov;221(9);571-76. doi:10.1038/sj.bdj.2016.824.
32. Goepferd S, Pinkham JR. Exame do bebê e da criança que está aprendendo a andar (lactente e infante). In: Pinkham JR. Odontopediatria da infância à adolescência. 1996, 2;201-12.
33. World Health Organization (WHO). Guideline: sugars intake for adults and children. World Health Organization, 2015.
34. Marcucci G. Fundamentos da odontologia: estomatologia. Rio de Janeiro: Guanabara Koogan; 2005.
35. Latorraca MM, Flores MRP, da Silva RHA. Conhecimento dos aspectos legais da documentação odontológica de cirurgiões-dentistas do município de Franca, SP, Brasil. Revista da Faculdade de Odontologia – UPF. 2012 Aug;17(3). Disponível em: http://seer.upf.br/index.php/rfo/article/view/3383. Acesso em: 24/5/2020.
36. Cajazeira MRR, Pomarico L, Souza RBP. Exame clínico, diagnóstico e plano de tratamento em odontopediatria. In: Duque C, Caldo-Teixeira AS, De Aguiar Ribeiro A. Odontopediatria: uma visão contemporânea. Rio de Janeiro: Santos; 2013.
37. Sahu JK, Patnaik S. A review article of oral manifestations of systemic diseases. Indian Journal of Public Health Research & Development. 2019 Nov;10(11);1200-2.
38. Porter SR, Mercadente V, Fedele S. Oral manifestations of systemic disease. Bdj Team. 2018 Jan;5(1);18012. doi:10.1038/bdjteam.2018.12.
39. Ramos-Gomez F, Askaryar H, Garell C, Ogren J. Pioneering and interprofessional pediatric dentistry programs aimed at reducing oral health disparities. Frontiers in Public Health. 2017 Aug;5:207. Disponível em: https://www.frontiersin.org/articles/10.3389/fpubh.2017.00207/full. Acesso em: 10/6/2020.
40. Duarte DA, Guedes-Pinto AC. Exame clínico em odontopediatria: diagnóstico e plano de tratamento. In: Guedes-Pinto AC. Odontopediatria clínica. São Paulo: Artes Médicas; 1998. Cap.1, p.1-14 (Série EAP-APCD).
41. Ribeiro CCC, Silva MCBD, Nunes AMM. Overweight, obese, underweight, and frequency of sugar consumption as risk indicators for early childhood caries in Brazilian preschool children. International Journal of Paediatric Dentistry. 2017 Feb;27(6);532-9. doi:10.1111/ipd.12292.
42. Neville BW, Damm DD, Allen CM, Bouquot JE. Patologia oral & maxilofacial. Rio de Janeiro: Guanabara Koogan; 1998.
43. Carvalho AC, Paiva SM, Viegas CM, Scarpelli AC, Ferreira FM, Pordeus IA. Impact of malocclusion on oral health-related quality of life among Brazilian preschool children: a population-based study. Brazilian Dental Journal. 2013 Dec;24(6):655-61. Disponível em: http://www.scielo.br/scielo.php?script=sci_arttext&pid=S0103-64402013000600655&lng=en. https://doi.org/10.1590/0103-6440201302360. Acesso em: 24/5/2020.
44. Souto-Souza D, Soares MEC, Primo-Miranda EF, Pereira LJ, Ramos-Jorge ML, Ramos-Jorge J. The influence of malocclusion, sucking habits and dental caries in the masticatory function of preschool children. Braz. Oral Res. 2020;34:e059. Disponível em: http://www.scielo.br/scielo.php?script=sci_arttext&pid=S1806-83242020000100246&lng=en. Epub June 19, 2020. https://doi.org/10.1590/1807-3107bor-2020.vol34.0059. Acesso em: 24/6/2020.
45. Rizzardi K, Rodrigues LKA, Steiner-Oliveira C, Nobre-dos-Santos M, Parisotto TM. Plaque fluoride levels as a predictor of caries development in early childhood with high sugar exposure: a preliminary study. Clinical, Cosmetic and Investigational Dentistry. 2020;12;71. Disponível em: https://www.ncbi.nlm.nih.gov/pmc/articles/PMC7069582/. Acesso em: 24/6/2020.
46. Naidu RS, Nunn JH. Oral health knowledge, attitudes and behaviour of parents and caregivers of preschool children: implications for oral health promotion. Oral Health Prev Dent. 2018 Sep;18;245-52. Disponível em: https://ohpd.quintessenz.de/ohpd_2020_02_s0245.pdf. Acesso em: 25/5/2020.
47. Walter LRF, Ferelle A, Issao M. Odontologia para o bebê: odontopediatria do nascimento aos 3 anos. In: Odontologia para o bebê: odontopediatria do nascimento aos 3 anos. 1996. p.246.
48. Marro F, De Smedt S, Rajasekharan S. Associations between obesity, dental caries, erosive tooth wear and periodontal disease in adolescents: a case-control study. Eur Arch Paediatr Dent 2020 Feb. Disponível em: https://link.springer.com/content/pdf/10.1007/s40368-020-00534-w.pdf. DOI: 10.1007/s40368-020-00534-w. Acesso em: 24/6/2020.
49. Wanderley MT, Nosé CC, Corrêa MSNP. Educação e motivação na promoção de saúde bucal. In: Odontopediatria na primeira infância. 1998. p.389-402.
50. do Nascimento RR, Masterson D, Mattos CT, de Vasconcellos Vilella O. Facial growth direction after surgical intervention to relieve mouth breathing: a systematic review and meta-analysis. Journal of Orofacial Orthopedics/Fortschritte der Kieferorthopädie. 2018 Sep;79(6);412-26. doi:10.1007/s00056-018-0155-z.
51. Miller K, Treloar T, Guelmann M, Rody Jr WJ, Shaddox LM. Clinical characteristics of localized aggressive periodontitis in primary dentition. Journal of Clinical Pe-

diatric Dentistry. 2018 42(2);95-102. doi:10.17796/1053-4628-42.2.3.
52. Muppa R, Nallanchakrava S, Chinta M, Manthena RT. Nonsyndromic localized aggressive periodontitis of primary dentition: a rare case report. Contemporary Clinical Dentistry. 2016;7(2);262. Disponível em: https://www.ncbi.nlm.nih.gov/pmc/articles/PMC4906878/. doi:10.4103/0976-237X.183062. Acesso em: 25/5/2020.
53. Beluzzo LM, Kanashiro LKK, Angeliere F, Sannomiya EK. Emprego da radiografia panorâmica no cotidiano clínico do(a) odontopediatra. Odonto. 2007 Jul-Dez;5(30);17-26. doi:10.15603/2176-1000/odonto.v15n30p17-26.
54. Aps JKM, Lim LZ, Tong HJ, Kalia B, Chou AM. Diagnostic efficacy of and indications for intraoral radiographs in pediatric dentistry: a systematic review. European Archives of Paediatric Dentistry. 2020 May;21:429-62. Disponível em: https://link.springer.com/content/pdf/10.1007/s40368-020-00532-y.pdf. doi:10.1007%2Fs40368-020-00532-y. Acesso em: 10/6/2020.
55. Lai SHF, Wong MKW, Wong HM, Yiu CKY. Parental oral health literacy of children with severe early childhood caries in Hong Kong. Eur J Paediatr Dent. 2017;18(4);326-31. Disponível em: http://ejpd.eu/virtual/download/EJPD_2017_4_11.pdf.doi:10.23804/ejpd.2017.18.04.11. Acesso em: 11/6/2020.
56. Firmino RT, Ferreira FM, Martins CC, Granville-Garcia AF, Fraiz FC, Paiva SM. Is parental oral health literacy a predictor of children's oral health outcomes? Systematic review of the literature. International Journal of Paediatric Dentistry. 2018 Sep;28(5);459-71. Disponível em: https://onlinelibrary.wiley.com/doi/abs/10.1111/ipd.12378. doi:10.1111/ipd.12378. Acesso em: 25/6/2020.
57. Marquillier T, Lombrail P, Azogui-Lévy S. Social inequalities in oral health and early childhood caries: how can they be effectively prevented? A scoping review of disease predictors. Revue D'Epidemiologie et de Sante Publique. 2020 Jul;68(4);201-14. doi:10.1016/j.respe.2020.06.004.
58. Rédua RB, Rédua PCB, de Oliveira Lira Ortega A. Importance of dental clinic recalls for caries prevention in children: practice-based research. Journal of Clinical Pediatric Dentistry. 2019;43(6):376-81. doi:10.17796/1053-4625-43.6.3.

MAUS-TRATOS INFANTIS

Fernanda Volpe de Abreu
José Carlos Fedoceo

INTRODUÇÃO

Na sociedade atual, a cada dia a violência se expressa de forma inequívoca e às vezes de maneira cruel e covarde. Ela não escolhe hora, dia, classe social, raça, sexo, credo ou idade, não se restringe a determinados espaços, ou a determinadas épocas.

Dentro desse quadro de violência, destaca-se o abuso infantil, que envolve a negligência ou um ato praticado com dolo por parte do adulto contra o bem-estar ou a saúde da criança, como alimentação ou abrigo. Também comumente envolve agressões psicológicas, como xingamentos ou palavras que causam danos psicológicos à criança, e/ou agressões de caráter físico como espancamento, queimaduras ou abuso sexual (que também causam danos psicológicos, inclusive).[1]

Os motivos do abuso infantil são vários, e dentre eles se destacam os resultantes de transtornos vários da mente humana, de vícios, como o alcoolismo e o uso de drogas ilegais, além de motivos culturais históricos.[2]

A violência contra crianças e adolescentes é um fenômeno global, complexo e endêmico, exigindo ações imediatas e efetivas para sua superação. Diariamente, crianças e adolescentes são vitimados, e, muitas vezes, o lar, considerado um ambiente de proteção, segurança e afeto, passa a ser cenário de agressão.

O Brasil é o país com as maiores estimativas de maus-tratos contra crianças no mundo, e os malefícios futuros para a saúde das crianças que passam por esses tipos de violência são inúmeros, desde maior risco para doenças mentais e dependência química até doenças metabólicas como diabetes e obesidade.[3]

São vários os motivos para esse cenário como: a quase ausência de recursos empregados em programas de prevenção da violência contra a criança, além da cultura mais permissiva, o fato de o território ser muito grande, dificultando o controle de recursos financeiros voltados para o tratamento e a prevenção de casos de abuso e negligência infantil, a ineficácia da máquina pública e privada, o número insuficiente de centros de atendimento às vítimas de violência e a falta de formação adequada na área.[3]

CONCEITO

Segundo a Organização Mundial da Saúde (OMS), 2002, o **abuso infantil**, ou **maus-tratos infantis**, são definidos como toda forma de violência física e/ou emocional/psicológica, maus-tratos, negligência ou tratamento negligente, exploração comercial, sexual ou outro tipo de exploração, resultando em dano real ou potencial à saúde, sobrevivência, desenvolvimento ou dignidade da criança, no contexto de uma relação de responsabilidade, confiança ou poder, como os pais – sejam biológicos, padrastos ou adotivos –, ou outro adulto que possui a guarda da criança, ou mesmo outros adultos próximos da criança, como pessoas da família, professores, cuidadores, responsáveis etc.[4]

Segundo o Código Penal brasileiro, em seu artigo 136, o crime de maus-tratos consiste na exposição a perigo da vida ou da saúde de pessoa sob a autoridade, guarda ou vigilância do agente, para fim de educação, ensino, tratamento ou custódia, quer privando-a de alimentação ou cuidados indispensáveis, quer sujeitando-a a trabalho excessivo ou inadequado, quer abusando de meios de correção ou disciplina.[5]

E, ainda, de acordo com o artigo 232 do Estatuto da Criança e do Adolescente (ECA), constitui maus-tratos infantis submeter criança ou adolescente sob sua autoridade, guarda ou vigilância a vexame ou a constrangimento.[6]

HISTÓRICO

Impossível rever a história sem lembrar dos inúmeros casos de crueldade já ocorridos. A violência na sociedade tem referência desde os primórdios dos seres humanos.

A noção de educar por meio da punição por castigo físico se acha presente até mesmo em várias citações bíblicas. Na Idade Média, considerados um "peso morto" por serem bocas a mais para serem alimentadas em períodos de fome e guerra, recém-nascidos podiam ser abandonados nas florestas ou ter sua alimentação e cuidados colocados em último plano, pois os recursos eram direcionados aos guerreiros. Além disso, é fato que as crianças foram especialmente vulneráveis durante a época do Holocausto (1941-1945).[7]

Bonnet (1684), psiquiatra e antecessor de Tardieu, relatou "certas condições psicológicas anormais das crianças devido ao comportamento de desinteresse de suas mães", que pode ter sido talvez a primeira referência ao que hoje se entende por negligência.[8]

Virchov (1856) atribuía a presença de hemorragia subdural em crianças à inflamação das meninges, uma forma especial que denominou "paquimeninge hemorrágica". Com essa interpretação, Virchov ofereceu uma explicação que, com certeza, deve ter sido valorizada em sua época, contribuindo assim para atrasar ainda mais a compreensão da verdadeira causa do problema.[8]

Na América do Norte, na cidade de Nova York, em 1874, um membro de uma igreja que fazia visitas regulares aos lares das famílias encontrou uma menina de 10 anos, chamada Mary Ellen Wilson, amarrada a uma cama, subjugada pela fome, severamente espancada e maltratada pelos padrastos, com o corpo coberto por múltiplas cicatrizes e lesões recentes, entre elas um extenso corte na fronte, produzido com uma tesoura. Foi solicitada sua remoção daquele lar, contudo o serviço social da época disse que nada poderia ser feito nesse sentido. Graças à intervenção da sociedade protetora dos animais, foi retirado o pátrio poder, sob a alegação de que a criança pertencia ao reino animal, estando o ato sujeito às leis que protegiam os animais contra crueldade.[9]

Em abril de 1875, portanto oito meses depois, devido à repercussão do caso, foi criada a Sociedade de Prevenção da Crueldade à Criança.[9]

A literatura médica não relatou nada sobre abuso infantil até 1946, quando o radiologista infantil John Caffey cunhou o termo "traumatismo de origem desconhecida" para lesões múltiplas com ocorrência de múltiplas fraturas de ossos longos associados a hematomas subdurais crônicos em lactentes sem história de traumatismos importantes ou evidências de doenças esqueléticas que justificasse a presença das lesões encontradas em crianças e adolescentes. Ainda que estivesse convencido de que tais lesões resultassem de agressão intencional, o receio das implicações legais de tais informações fê-lo omitir-se. Esse termo originou mais tarde a **síndrome do traumatismo desconhecido**, e mais trabalhos de outros médicos concluíram pela agressão intencional e geralmente proveniente do ambiente familiar como causa das lesões. Mas o medo dos médicos e da justiça de invadir o que acreditavam ser privativo da família e de que muitas crianças não tivessem a proteção do Estado fez com que muitos artigos científicos deixassem de ser publicados em revistas por serem rejeitados pelos editores.[8]

O grande avanço em relação à violência contra a criança ocorreu quando Henry Kempe, em 1962, publicou um importante trabalho reconhecido pela Academia Americana de Pediatria no qual descreveu a **síndrome da criança espancada**.

Essa síndrome ocorria em crianças de baixa idade, com graves ferimentos em épocas diversas. Entre as alterações observadas, descreveu casos de desnutrição, ausência de cuidados de higiene, múltiplas lesões de partes moles, até fraturas de ossos longos, fraturas de crânio e hematomas subdurais. Fato importante relatado foi a marcante discrepância entre os achados clínicos/radiológicos e o histórico fornecido pelos pais das crianças.[10]

O impacto dessa publicação foi tamanho que todos os estados americanos modificaram suas leis entre 1963 e 1968 criando os serviços de proteção infantil, obrigando os profissionais de saúde a reportar casos suspeitos às autoridades competentes.[10]

O termo "*battered child syndrome*" (síndrome da criança espancada) define um quadro de abuso e violência contra a criança que, ao contrário do que o nome sugere, não se limita à agressão física propriamente dita, mas também à saúde mental, e a caracteriza como fenômeno de responsabilidade social, jurídica e, em especial, da saúde.

Em 1988 surgiu no Rio de Janeiro a Associação Brasileira Multiprofissional de Proteção à Infância e Adolescência (Abrapia), uma organização não governamental. Dentre suas finalidades, essa organização buscaria conscientizar governantes e a sociedade em geral da importância de todas as crianças e adolescentes terem preservados os direitos ao pleno exercício da cidadania; reduzir, mediante ações preventivas, os casos de abuso, negligência, violência doméstica, violência institucional e exploração do trabalho infantojuvenil; e criar, promover e divulgar métodos didáticos e informativos que possam universalizar a informação, facilitando a identificação da criança vitimizada mais precocemente.

TIPOS DE MAUS-TRATOS

A violência está presente em toda sociedade e não se restringe a determinados espaços, a determinadas classes sociais, a determinadas faixas etárias ou a determinadas épocas. É equivocado pensar que ela se vincula apenas e diretamente à pobreza, aos grandes centros urbanos, aos adultos e aos dias de hoje.[3]

Muitas vezes os maus-tratos são empregados sob o pretexto de medidas educativo-disciplinares e a criança, nesse caso, deve sempre aprender a obedecer, sendo que a autoridade do adulto sobre ela assume, muitas vezes, uma configuração autoritária, possibilitando situações de exercício de poder.

A falta de capacidade de algumas famílias, e particularmente das mães, de procurar ajuda, casamentos marcados por um relacionamento instável, consequência de concepção pré-matrimonial, casamento de pessoas muito jovens, gestações indesejadas, casamentos forçados e dificuldades emocionais e financeiras são fatores importantes e finalmente, como os pais veem seus filhos, ou seja, têm expectativas inadequadas diante da capacidade de resposta destes.

Acreditando serem os detentores da verdade e do poder, as pessoas adultas promovem práticas abusivas sobre as crianças a fim de conseguirem ser obedecidas, levando em conta que por muitas vezes nesse ambiente de maus-tratos sobressai o abuso gerado pelo estresse, pelo uso de drogas e álcool, pelos conflitos familiares e pelas crises econômicas e conjugais.

Os maus-tratos contra a criança e o adolescente podem ser praticados pela omissão, pela supressão ou pela transgressão de seus direitos, definidos por convenções legais ou normas culturais.

Classicamente os maus-tratos são divididos nos seguintes tipos:

- **Maus-tratos físicos:** uso da força física de forma intencional, não acidental, praticada por pais, responsáveis, familiares ou pessoas próximas da criança ou adolescente, com o objetivo de ferir, danificar ou destruir essa criança ou adolescente, deixando ou não marcas evidentes **(Figura 1)**.

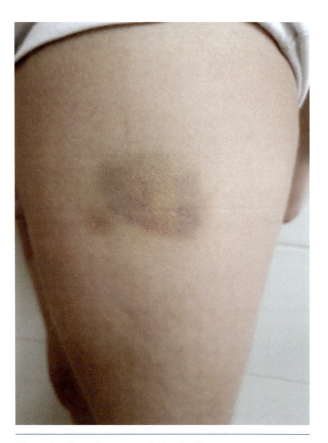

Figura 1 Hematoma por violência física.
Fonte: acervo da Profa. Fernanda Volpe de Abreu.

- **Abuso sexual:** é todo ato ou jogo sexual, relação heterossexual ou homossexual cujo agressor está em estágio de desenvolvimento psicossexual mais adiantado que a criança ou o adolescente. Tem por intenção estimulá-la sexualmente ou utilizá-la para obter satisfação sexual. Essas práticas eróticas e sexuais são impostas à criança ou ao adolescente pela violência física, por ameaças ou pela indução de sua vontade. Podem variar desde atos em que não exista contato sexual (voyeurismo, exibicionismo) aos diferentes tipos de atos com contato sexual, sem ou com penetração. Engloba ainda a situação de exploração sexual visando a lucros, como prostituição e pornografia.
- **Maus-tratos psicológicos:** são toda forma de rejeição, depreciação, discriminação, desrespeito, cobrança ou punição exageradas e a utilização da criança ou do adolescente para atender às necessidades psíquicas dos adultos. Todas essas formas de maus-tratos psicológicos podem causar danos ao desenvolvimento biopsicossocial da criança. Pela sutileza do ato e pela falta de evidências imediatas de maus-tratos, esse tipo de violência é dos mais difíceis de serem identificados,

apesar de estar, muitas vezes, embutido nos demais tipos de violência.
- **Negligência:** é ato de omissão do responsável pela criança ou adolescente em prover as necessidades básicas para seu desenvolvimento. O abandono é considerado uma forma extrema de negligência. Esta pode significar omissão em termos de cuidados básicos como a privação de medicamentos; cuidados necessários à saúde; higiene; ausência de proteção contra as inclemências do meio (frio, calor); não prover estímulo e condições para a frequência à escola.

PERFIL DO AGRESSOR E DA CRIANÇA

Os maus-tratos infantis geralmente acontecem em casa[11-13] e independem da classe socioeconômica, nível de instrução, família, religião e cultura, sendo difícil identificar traços preditivos da personalidade ou experiências da vida do adulto que são associadas ao abuso da criança. No entanto, já se sabe que o estresse em família, seja ele financeiro, por separação, doença, uso de drogas ou desemprego, pode contribuir para os maus-tratos.

Quanto ao parentesco ou ligação com a criança, os agressores são em sua maioria mãe ou pai, seguidos de companheiros da mãe, avós e tios.[12,13] Alguns perfis psicossociais observados em agressores denunciados podem identificar possíveis fatores de risco. São eles: história de abuso/negligência quando criança; falta de suporte social/isolamento social; expectativas frustradas em relação à criança; paternidade/maternidade muito jovem; comprometimento mental/depressão e reversão do papel pai-filho no relacionamento com a criança.[14]

A literatura mostra, também, que há algumas crianças que apresentam maior risco de sofrer maus-tratos, sendo que na maioria das vezes isso acontece entre os 3 e os 4 anos de idade. Nessa época o choro e o grito ainda são incontroláveis e tendem a ser um fator predisponente;[13] além disso, essas crianças têm mais dificuldade de estabelecer de forma independente contatos sociais que poderiam protegê-las.[12]

DIAGNÓSTICO

O abuso ou negligência pode se apresentar à equipe de saúde de muitas maneiras: por denúncia direta feita pela criança, um pai, ou alguma outra pessoa; por sinais e sintomas que são sugestivos dessas ocorrências; e/ou por observações do comportamento da criança ou interação pai-filho.[15] Como principais sinais de maus-tratos, destaca-se principalmente a presença de lesões corporais, seguida da presença de trauma psicológico.

É importante salientar que uma das principais características que devem ser consideradas no diagnóstico de maus-tratos infantis é a discrepância entre os achados clínicos e a história relatada pelo responsável e pela criança. Sendo assim, sempre que possível a criança e os pais deverão ser questionados sobre o ocorrido, separadamente.[14]

A identificação de maus-tratos é fundamental para sua prevenção e manejo adequados. Por isso, é muito importante que os cirurgiões-dentistas, assim como outros profissionais de saúde, estejam treinados para identificar indícios que possam sugerir sua ocorrência.

Na **Figura 2** estão relatados alguns possíveis indícios que podem ajudar nesse diagnóstico.

A violência contra crianças e adolescentes tem consequências graves e duradouras.

Os maus-tratos podem provocar danos físicos e emocionais para a criança, adolescente, família e sociedade por toda a vida. O impacto da violência, entretanto, é influenciado por fatores como idade, grau de desenvolvimento, tipo de abuso, frequência, duração, gravidade do abuso e a relação existente entre vítima e abusador. As consequências da violência podem ser divididas em psicológicas, comportamentais, sociais e físicas, embora esta seja uma divisão didática, uma vez que é impossível separar uma forma da outra.[16]

Vários estudos mostram que crianças submetidas à violência doméstica, quando comparadas às que não sofreram violência, são mais agressivas, têm baixa autoestima, déficit de atenção, hiperatividade, dificuldade de relacionamento interpessoal, comportamento abusivo (serão também abusadores), baixo rendimento escolar, delinquência, gravidez precoce, uso de drogas, capacidade cognitiva e de desenvolvimento da linguagem inferiores. Essas crianças e adolescentes apresentam graves consequências físicas, como dor, sofrimento ou estresse, associadas ao abuso crônico, pois vivem em constante estado de alerta para maus-tratos.[17]

Sinais e sintomas orofaciais

Os tipos de maus-tratos que deixam marcas orofaciais são a violência física, o abuso sexual e a negligência.

É de suma importância que o cirurgião-dentista, principalmente o odontopediatra, esteja familiarizado com esses sintomas, para que possa conduzir os casos de forma correta.

> **Violência física**
> Queimaduras por imersão, cigarro, corda e ferro de passar; laceração e escoriações nos lábios, olhos e face; no tecido gengival por ingestão forçada de alimento; na genitália externa; ferimentos ósseos, como fratura de ossos longos por torcedura ou fracionamento, separação do osso e ligamentos, fratura em espiral e articulações edemaciadas ou enrijecidas; ferimentos na cabeça, como perda ou amolecimento dos dentes, ausência de cabelo, hemorragia no couro cabeludo causada por puxões, hemorragia subdural ou de retina por espancamento ou sacudida, fratura de nariz ou mandíbula; ferimentos internos, como trauma intestinal por golpe ou pontapé, ruptura de vasos sanguíneos.

> **Negligência**
> Falta de vínculo entre criança e responsáveis, desnutrição por oferta irregular ou inadequada de alimentação, higiene corporal deficitária, acidentes frequentes, principalmente domésticos, como intoxicações por medicamentos e por materiais de limpeza, faltas constantes à escola ou creche, acompanhamento inadequado de saúde, atraso no calendário vacinal, abuso de álcool e de drogas.

> **Abuso sexual**
> Comportamento sexual precoce mostrado em brincadeiras ou conversas, lesões na região genital, lesões na região anal, como fissuras, hemorroidas, pregas anais rotas, sangramento retal ou anal, diminuição ou ausência de tecido himenal, masturbação excessiva, levando a lesões de órgãos genitais e realizada em público, doenças sexualmente transmissíveis como gonorreia, sífilis, condiloma e Aids, dor na região anal ou genital, gravidez, detecção de sêmen na cavidade oral, petéquias e eritema em palato sugerindo sexo oral forçado, enurese e encoprese.

> **Violência psicológica**
> Aversão ao contato físico, comportamento extremo de obediência, apatia à agressividade, isolamento, dificuldades tanto escolares quanto na fala, desenhos ou brincadeiras que indiquem violência, transtornos de ansiedade, depressão, distúrbio do sono e da alimentação, baixo desempenho escolar e baixa autoestima.

Figura 2 Diagrama ilustrativo dos indícios de maus-tratos infantis.
Fonte: elaborada pelos autores.

Violência física

A boca é frequentemente atingida nesses casos. Ferimentos orofaciais não acidentais decorrentes do abuso físico incluem o trauma dos tecidos duros e moles, além de queimaduras, lacerações, fraturas, marcas de mordida e os hematomas em vários estágios de cura[13,18] (**Figura 3**). Na **Figura 4**, estão detalhadas algumas manifestações orofaciais da violência física contra crianças e adolescentes.

Deve-se estar atento, também, para a ocorrência de hemorragia da retina, ptose e hematoma periorbital, contusões e fraturas nasais e danos à membrana timpânica, com hematoma na orelha.[14]

ABUSO SEXUAL

O abuso sexual infantil, na maioria dos casos, não deixa marcas físicas evidentes, por isso é importante estar atento ao comportamento da criança, principalmente se ela apresentar algum comportamento sexual impróprio para a idade e se mostrar relutante ao contato físico.

São indicadores de abuso sexual: eritemas, úlceras, vesículas com secreção purulenta ou pseudomembranosa e lesões condilomatosas nos lábios, língua, palato, face ou faringe,[20] as quais estão associadas às patologias ou alterações a seguir:[20,21]

- **Gonorreia:** a mais frequente doença sexualmente transmissível entre as crianças abusadas sexualmente. Podem aparecer lesões nos lábios, na língua, no palato, na face e, em especial, na faringe, variando de eritema a ulceração e de lesões vesiculopustulares a pseudomembranosas.
- **Condiloma acuminado:** causado pelo papilomavírus humano (HPV), é uma lesão única ou múltipla, pedunculada, com aspecto de couve-flor.
- **Sífilis:** pápulas nos lábios ou pele da região perioral.
- **Eritema e petéquias:** quando presentes na junção dos palatos duro e mole ou assoalho da boca, podem ser sinais de sexo oral forçado.

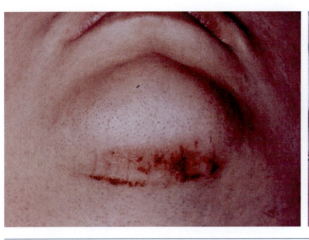 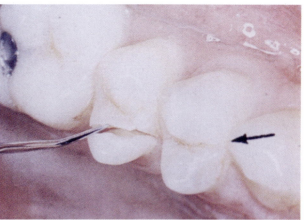

Figura 3   Escoriação na base do queixo, fissura do 34 e fratura da cúspide lingual do 35 por violência física.
Fonte: acervo da Profa. Fernanda Volpe de Abreu.

NEGLIGÊNCIA ODONTOLÓGICA

É considerada negligência odontológica a falha do pai ou responsável em procurar o tratamento para cárie dentária, infecções bucais e dor, ou a falha em seguir o tratamento uma vez informado das condições bucais e possibilidades de terapia.[22]

Porém, nem sempre é fácil diagnosticar a negligência odontológica, visto que obstáculos financeiros, intelectuais e sociais devem ser considerados antes que a decisão de denunciar seja tomada.[2]

São indicadores de negligência odontológica: cárie rampante não tratada, sintomatologia dolorosa sem buscar tratamento, infecção, sangramento ou trauma afetando a região orofacial e falta de continuidade do tratamento da patologia identificada[2,10] (**Figura 5**).

CONDUTA

A notificação mandatória de maus-tratos na infância foi instituída no Brasil no início da década de 1990, por meio do Estatuto da Criança e do Adolescente. Segundo essa lei, toda suspeita de maus-tratos contra crianças e adolescentes deverá ser obrigatoriamente notificada aos órgãos de proteção.[22]

Lábios
Hematoma, lacerações, cicatrizes do trauma persistente, queimaduras causadas por alimento quente ou cigarro, equimose, arranhão ou cicatrizes nas comissuras (uso de mordaça).

Boca
Lacerações no freio labial ou lingual causadas por beijo, alimentação ou sexo oral forçados, queimaduras ou lacerações na gengiva, língua, palato ou assoalho da boca, causadas por alimento ou utensílios quentes.

Dentes
Fraturas, deslocamentos com mobilidade ou avulsão, raízes residuais múltiplas sem história plausível para esclarecer os ferimentos.

Maxila ou mandíbula
Sinais da fratura passada ou atual, côndilos, ramos, sínfise, bem como má oclusão resultando de trauma anterior.

Figura 4   Manifestações orofaciais de violência física contra crianças.[13,18,19]
Fonte: elaborada pelos autores.

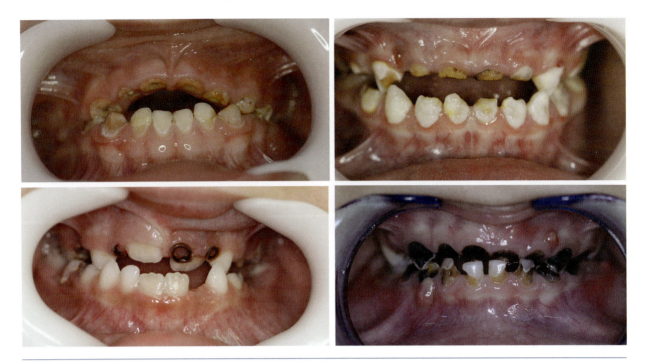

Figura 5 Crianças vítimas de negligência odontológica.
Fonte: fotos gentilmente cedidas pela Profa. Angela Scarparo.

Deixar de notificar o caso suspeito é considerado omissão e está sujeito a penalidade, como observado no artigo 245 do Estatuto da Criança e do Adolescente: **Deixar o médico, professor ou responsável por estabelecimento de atenção à saúde e de ensino fundamental, pré-escola ou creche, de comunicar à autoridade competente os casos de que tenha conhecimento, envolvendo suspeita ou confirmação de maus-tratos contra criança ou adolescente. Pena: multa de 3 a 20 salários de referência, aplicando-se o dobro em caso de reincidência.**[23]

Sendo assim, em caso de suspeita de maus-tratos contra a criança, deve-se comunicar o Conselho Tutelar do município de moradia, o que pode ser verificado no artigo 13 do Estatuto da Criança e do Adolescente: **Os casos de suspeita ou confirmação de maus-tratos contra a criança ou o adolescente serão obrigatoriamente comunicados ao Conselho Tutelar da respectiva localidade, sem prejuízo de outras providências legais.**[23] Na falta do Conselho Tutelar, deve-se comunicar ao Juizado da Infância e da Juventude.[14]

No entanto, apesar das orientações propostas pelo Estatuto, ainda existe, entre os cirurgiões-dentistas, a preocupação de os agressores serem informados sobre a fonte do relato, gerando represália por parte destes. Assim, é importante que as informações sejam transmitidas de forma sigilosa, sem que o agressor tome conhecimento.

No caso de notificação, é importante que o cirurgião-dentista anexe ao prontuário odontológico a documentação apropriada da criança agredida ou negligenciada incluindo a descrição do ferimento, fotografias e radiografias das estruturas envolvidas, sempre que possível. Bem como o registro do relato pelo responsável e pelo paciente. Também deve ser registrado o mecanismo de agressão, incluindo aspectos sobre a posição, aparência, severidade e distribuição dos ferimentos.[24]

PREVENÇÃO

A prevenção dos maus-tratos contra crianças é de vital importância na luta contra a violência infantil, revendo os múltiplos fatores que a determinam, investindo na família e delegando não só ao Estado, mas à sociedade em geral, a tarefa de proteger a criança.[2]

A OMS distingue dois tipos de violência vividas por crianças: maus-tratos por parte dos pais e cuidadores de crianças de 0 a 14 anos e a violência que ocorre em ambientes comunitários de adolescentes com idades entre 15 e 18 anos. Esses tipos de violência podem ser prevenidos com a abordagem das causas e os fatores de risco específicos de cada tipo. Os maus-tratos por parte dos pais e responsáveis pela educação podem ser prevenidos por meio de:[25,26]

- Redução de gravidezes indesejadas.
- Redução dos níveis nocivos do álcool e uso de drogas ilícitas durante a gravidez.
- Redução dos níveis nocivos do álcool e do uso de drogas ilícitas por pais jovens.
- Melhora no acesso aos serviços pré e pós-natal de qualidade.
- Prestação de serviços de visitas domiciliares por profissionais enfermeiros e assistentes sociais às famílias nas quais as crianças estão em alto risco de maus-tratos.
- Oferecer treinamento para os pais sobre o desenvolvimento infantil, a disciplina sem violência e habilidades para resolver problemas.

A violência envolvendo crianças em ambientes comunitários pode ser prevenida por meio de:

- Treinamento de habilidades para a vida.
- Assistência a adolescentes em alto risco para completarem a escolaridade.
- Redução da disponibilidade do álcool, por meio da promulgação e da aplicação de leis de licenciamento de bebidas, impostos e preços.
- Restringir o acesso a armas de fogo.

A prevenção, seja primária (eliminação ou redução dos fatores de risco), secundária (detecção de crianças em situação de risco) ou terciária (acompanhamento da vítima e de seu agressor), pode ser desenvolvida pelos profissionais de saúde por meio de atividades educativas nas escolas, creches e serviços de saúde, orientações individuais durante o pré-natal, mobilização de recursos existentes na vizinhança da família (creches, escolas, postos de saúde), a fim de promover uma rede de apoio e prevenção de reincidências, participação na elaboração e implantação de propostas de programas de atendimento à criança e ao adolescente vitimizados, inclusão do tema nos currículos de graduação e especializações.[27]

Além disso, é fundamental a formação dos profissionais de saúde para o cumprimento das responsabilidades profissional, legal e moral, familiarização com indicadores de abuso e abandono, reconhecimento precoce e sua notificação, identificação, tratamento, avaliação e encaminhamento para outros profissionais especializados, de maneira coerente e ágil, proporcionando, além da atenção às necessidades básicas, o apoio emocional e atenção para nunca omitir atos de violência contra a criança.[28,29]

REFERÊNCIAS BIBLIOGRÁFICAS

1. Aded NLO. Síndrome da criança espancada. In: Carvalho HH (ed.). Medicina legal: texto e atlas. São Paulo: Ateneu; 2005. p.641-52.
2. Associação Brasileira Multiprofissional de Proteção à Criança e Adolescente (Abrapia). Disponível em: http://www.radarciencia.org. Acesso em: 15/10/2010.
3. Camacho LMY. As sutilezas das faces da violência nas práticas escolares de adolescentes. Educação e Pesquisa (São Paulo). jan./jun. 2001;27(1):123-40.
4. Organização Mundial da Saúde. How can violence against children be prevented? WHO. Consultado em 19/1/2014.
5. Art. 232 do Estatuto da Criança e do Adolescente – Lei n. 8.069, de 13 de julho de 1990.
6. Brasil. Ministério da Saúde. Estatuto da Criança e do Adolescente. Brasília: Imprensa Nacional; 1991.
7. United States Holocaust Memorial Museum. Holocaust Encyclopedia. Disponível em: http://ushmm.org. Acesso em: 17/2/2020.
8. Campos JCS. Lesões corporais em crianças e adolescentes vítimas de violência familiar na região da Grande Vitória. 2006. 129f. Dissertação (Mestrado em Odontologia Legal e Deontologia). Faculdade de Odontologia de Piracicaba, Universidade Estadual de Campinas, Piracicaba, 2006.
9. Chaim LAF. A responsabilidade ética e legal do cirurgião-dentista em relação à criança maltratada. 2001.133f. Tese (Doutorado em Odontologia Legal e Deontologia). Faculdade de Odontologia de Piracicaba, Universidade Estadual de Campinas, Piracicaba, 2001.
10. Vieira AR, Vieira AMGS, Abreu VI. Abuso infantil e odontologia no Rio de Janeiro, Brasil. Disponível em: http://www.odontologia.com.br. Acesso em: 11/2/2020.
11. Carvalho AA. Conduta ética do profissional pediatra frente ao indivíduo infantil vítima de maus-tratos. 2003. 76f. Dissertação (Mestrado em Odontologia Legal e Deontologia). Faculdade de Odontologia de Piracicaba, Universidade Estadual de Campinas, Piracicaba, 2003.
12. Cairns AM, Mok JYQ, Welbury RR. Injuries to the head, face, mouth and neck in physically abused children in a community setting. Int J Paediatr Dent. 2005;15:310-8.
13. Naidoo S. A profile of the oro-facial injuries in child physical abuse at a children's hospital. Child Abuse Negl. 2000;24(4):521-34.
14. Massoni ACLT, Ferreira AMB, Aragão AKR, et al. Aspectos orofaciais dos maus-tratos infantis e da negligência odontológica. Ciência & Saúde Coletiva. 2010;15(2):403-10.
15. Sidebotham PD, Harris JC. Protecting children. Br Dent J. 2007;202:422-3.
16. Chalk R, Gibbons A, Scarupa HJ. The multiple dimensions of child abuse and neglect: new insights into an old problem, 2002. Disponível em: http://www.Childtrends.org/files/ChildAbuseRB.pdf. Acesso em: 5/12/2004.
17. Perry BD. Childhood experience and the expression of genetic potential: what childhood neglect tells us about nature and nurture. Brain Mind. 2002;3:79-100.
18. Cavalcanti AL. Abuso infantil: protocolo de atendimento odontológico. Rev Bras Odontol. 2001;58(6):378-80.

19. Dubowitz H, Bennett S. Physical abuse and neglect of children. Child Care Health Dev. 2007;33(5):1891-9.
20. Louzado M, Araújo CH, Scariot F, Dornelles MSO, Prado D. Manisfestações orais em crianças abusadas sexualmente. Rev Bras Odontol. 2001;58(1):33-4.
21. American Academy of Pediatric. Committe on Child Abuse and Neglect. American Academy of Pediatric Dentistry. American Academy of Pediatric Dentistry Council on Clinical Affairs. Guideline on oral and dental aspects of child abuse and neglect. Pediatr Dent. 2005-2006;27:64-7.
22. Ministério da Saúde. Notificação de maus-tratos contra crianças e adolescentes pelos profissionais de saúde: um passo a mais na cidadania em saúde. Brasília (DF); 2002.
23. Brasil. Ministério da Saúde. Estatuto da Criança e do Adolescente. Brasília: Imprensa Nacional; 1991.
24. Jackson AM, Rucker A, Hinds T, Wright JL. Let the record speak: medicolegal documentation in cases of child maltreatment. Clin Ped Emerg Med. 2006;7(3):181-5.
25. World Health Organization. Version of the introduction to the world report on violence and health. Geneva: World Health Organization; 2002. Disponível em: http://www.who.int/violence_injury_prevention/violence/world_report/en/introduction.pdf.
26. Child abuse symptoms, causes, treatment: how can child abuse be prevented? On MedicineNet. Medicinenet.com. Acesso em: 19/1/2014. Arquivado do original em 21/12/2012.
27. Martins CBG, Jorge MHPM. Maus-tratos infantis: um resgate da história e das políticas de proteção. Acta Paul Enferm. 2010;23(3):423-8.
28. Braz M, Cardoso MHCA. Em contato com a violência: os profissionais de saúde e seus pacientes vítimas de maus-tratos. Rev Latinoam Enferm. 2000;8(1):91-7.
29. Sociedade Brasileira de Pediatria. Guia de Atenção frente a maus-tratos na infância e adolescência: orientações para pediatras e demais profissionais de saúde. Rio de Janeiro: SEP/Claves, Secretaria Estadual de Desenvolvimento Humano – Ministério da Justiça; 2000.

MANEJO DO COMPORTAMENTO INFANTIL NO ATENDIMENTO ODONTOPEDIÁTRICO

11

Mirian de Waele Souchois de Marsillac
Ronald Seaman Penido

INTRODUÇÃO

O que difere a especialidade da odontopediatria de todas as outras é a **arte e ciência** de ajudar as crianças a transpassar essa barreira nem sempre tão agradável da odontologia e ter uma imagem e atitude positiva em relação à saúde oral pelo resto de suas vidas.[1] A orientação do comportamento é uma "arte" clínica e a habilidade desenvolvida com base na ciência.[2] A maioria dos tratamentos dentários em crianças consiste em procedimentos tecnicamente simples, porém a maior parte dos dentistas clínicos acredita que eles são difíceis, não por causa das complexidades técnicas em si, mas porque são praticados em uma criança.[3] Embora existam muitas áreas a serem exploradas na ciência odontológica, é muito gratificante e compensador ter sido bem-sucedido no atendimento de uma criança. Em nenhuma outra área da saúde é possível uma intervenção cruenta ou invasiva e na segunda visita do retorno receber um caloroso e sincero abraço de amor de uma criança. A abordagem psicológica correta com crianças é o fator primordial no sucesso da prática odontopediátrica, e é baseada no princípio de ser possível "guiar ou conduzir" a criança ao longo da experiência dentária. É importantíssimo para o futuro psiquiátrico de uma criança ser atendida por um profissional qualificado para que ela desenvolva uma atitude positiva em relação à odontologia por toda uma vida, pois no século XXI, quando a longevidade humana será uma certeza, a importância do sistema bucal para a integridade da saúde como um todo é um fato. Na publicação de 1895 da Dra. Carolyn M. McElroy, ela afirmou que, **"embora a odontologia operatória possa ser perfeita, a conduta é um fracasso se a criança sair em lágrimas"**, demonstrando claramente a necessidade de uma forma especial no atendimento infantil.

Recentemente a American Academy of Pediatric Dentistry (AAPD) (Academia Norte-americana de Odontopediatria) publicou um artigo afirmando que a ciência e a odontologia baseada em evidências (OBE) devem ser levadas em consideração nas tomadas de decisões clínicas. A OBE é importantíssima, porém existem técnicas e abordagens clínicas utilizadas com sucesso durante anos que talvez nunca possam ser validadas por métodos científicos. Isso não significa que sejam desprovidas de grande valor.[4] Uma das pioneiras das Américas nessas técnicas clínicas foi a Dra. Minnie Evangeline Jordon,[5] uma professora primária que depois ingressou na faculdade de Odontologia. Ela começou a clinicar em 1901 e em 1906 limitou sua prática a crianças até a idade de 12 anos, em um período em que não se fazia atendimento odontológico infantil. A maioria das técnicas de controle do comportamento teve como base as práticas clínicas dessa profissional, em uso desde 1906, e que foram publicadas em um livro tardio de 1925. Algumas décadas atrás as técnicas de controle de comportamento realizadas pelo odontólogo eram aceitas sem qualquer questionamento. O profissional era soberano, porém essa realidade se modificou completamente. Algumas técnicas de sucesso comprovadas no passado seriam inaceitáveis nos dias atuais, seja pela cultura contemporânea da sociedade, seja pelo meio acadêmico. A sociedade brasileira e mundial se modificou muito nos últimos anos, assim como as leis, os costumes, as famílias e os comportamentos sociais em geral. O ilimitado acesso à informação via internet e mídias sociais tem mudado o foco do controle do profissional para longe, estando a análise e a interpretação a cargo do indivíduo.[6]

Muitas vezes o dentista precisa resolver o problema de seus pacientes de maneira rápida e eficaz. O odontopediatra também se depara com essa questão. Por isso, deve lançar mão de algumas técnicas de controle de comportamento adaptadas, baseadas na psicologia comportamental (ou behaviorista), a fim de "guiar e conduzir" a criança durante o atendimento.[7] Neste capítulo serão abordados alguns aspectos normais do crescimento e desenvolvimento, possíveis adversidades que podem influenciar negativamente nesse processo (estresse tóxico), técnicas básicas e avançadas para o controle de comportamento infantil.

CRESCIMENTO E DESENVOLVIMENTO

Cada indivíduo é um ser único não apenas no aspecto físico como na mente e espírito. Entretanto, em termos de crescimento e desenvolvimento há uma sequência genética de processos organizados após a concepção de uma nova vida no ventre feminino. As consultas pré-natais acompanham o desenvolvimento e o crescimento do feto, e após o nascimento o crescimento é registrado na caderneta de saúde da criança. Essa mensuração segue tendências médias, portanto há que considerar a individualidade de cada caso. O crescimento e o desenvolvimento de um indivíduo são fenômenos fisiológicos diferentes que acontecem de forma integrada. O crescimento é o resultado da multiplicação e especialização celular, com um consequente aumento de massa corpórea. Já a mensuração do desenvolvimento é de difícil quantificação por meio de uma abordagem clínica habitual. Alguns marcos etários de maturação serão destacados logo após a delimitação dos grupos etários no período pós-natal.[8]

- Nascimento a termo: 37 a 41 semanas. Prematuro menos de 37 e a pós-termo mais de 42 semanas. São considerados recém-nascidos de baixo peso os com menos de 2.500 g.
- Neonatal: 0 a 28 dias.
- Infância:
1. lactente: 29 dias a 2 anos de idade, exclusive;
2. pré-escolar: 2 a 6 anos de idade, exclusive;
3. escolar: 6 a 10 anos de idade, exclusive.
- Adolescência:
4. pré-puberal: 10 a 12-14 anos de idade;
5. puberal: 12-14 a 14-16 anos de idade;
6. pós-puberal: 14-16 a 18-20 anos de idade.

É fundamental que o odontopediatra compreenda o processo natural de maturação da criança para saber atendê-las respeitando suas limitações. Uma vez conhecidos os padrões aceitos como normais no crescimento e desenvolvimento da criança, o odontopediatra saberá o que esperar na interação com elas.

Alguns dos marcos da maturação estão destacados no **Quadro 1**. As quatro áreas de comportamento em algumas idades a serem exploradas são: a) motor (postura, locomoção, preensão e conjuntos posturais); b) adaptativo ou cognitivo (capacidade de aprender elementos significativos de uma situação e de utilizar experiências passadas e presentes na adaptação a novas situações); c) linguagem (diferentes formas de comunicação e compreensão por expressões corporais, sons e palavras); d) sociopessoal (reações individuais às outras pessoas e à cultura).[9-11]

Durante o período dos primeiros mil dias (da concepção ao fim do 2º ano de vida) da criança, ela deve estar exposta a um ambiente seguro, amoroso, com nutrição e estímulos adequados de seus responsáveis a fim de lhe assegurar o desenvolvimento cerebral saudável. A Organização Mundial de Saúde (OMS)[12] alerta que, quando isso não ocorre, a criança pode encontrar maiores dificuldades na escola, levando, no futuro, a um emprego no qual seu ganho monetário seja pequeno. Isso afetará seu bem-estar e a prosperidade de sua família e da sociedade.

ESTRESSE TÓXICO: INFLUÊNCIAS NEGATIVAS (ADVERSIDADES) DO AMBIENTE NO CRESCIMENTO E DESENVOLVIMENTO HUMANO

Não devemos esquecer de que o ambiente também trará influências positivas e negativas ao crescimento e desenvolvimento da criança. Desde o período de formação intrauterina da criança e durante a infância, o ambiente pode influenciar o risco de morbidade ao longo da vida do indivíduo, principalmente as morbidades relacionadas às doenças crônicas não transmissíveis. O ramo da ciência que estuda esses eventos é denominado origem desenvolvimentista da saúde e doença (*developmental origins of health and disease* ou DOHaD).[13] Um ambiente que expõe a criança a situações de estresse prolongado, frequente ou com excesso de adversidades pode promover o estresse tóxico. Alguns exemplos de efeitos ambientais negativos são: exposição a violência (física e/ou mental) na família ou na comunidade, disfunções familiares (doença mental, depressão, familiar encarcerado, mãe que sofre violência, divórcio e uso de substância viciante), negligência (física e/ou emocional), abuso infantil (físico, emocional ou sexual), adversidade econômica familiar contínua, pobreza elevada, problemas relacionados a

Quadro 1   Principais marcos da maturação do ser humano baseado em quatro áreas de comportamento

Idades da criança	Comportamento			
	Motor	Adaptativo ou cognitivo	Linguagem/ comunicação	Social/emocional
16 semanas (4 meses)	• Mantém a cabeça ereta sem que esteja sustentada por algo ou alguém. • Roda a cabeça de um lado para o outro e explora deitado de costas ou sentado e apoiado. • Olha para as próprias mãos e as leva até a boca. • Faz força para baixo com as pernas quando seus pés estão apoiados em superfície dura.	• Reconhece a mãe. • Reconhece pessoas e coisas que lhe são familiares a distância. • Demonstra quando está feliz ou triste. • Responde à afeição. • Acompanha com os olhos coisas que se movem de um lado para o outro • Fita rostos de perto.	• Balbucia com expressões faciais e copia os sons que ouve. • Chora de formas diferentes para demonstrar fome, dor ou que está cansada.	• Sorri espontaneamente. Interessa-se por objetos e pessoas. • Gosta de brincar com pessoas e pode chorar quando para. • Gosta que as pessoas prestem atenção, cantem e falem com ela. • Copia alguns movimentos e expressões faciais, como sorrir ou fazer caretas.
40 semanas (10 meses)	• Senta-se sozinho, indefinidamente sem apoio. • Engatinha ou rasteja. • Faz força para pôr-se de pé.	• Tem capacidade de imitação para bater palmas e acenar para dizer adeus. • Tenta recuperar um objeto derrubado. • Libera um objeto quando outra pessoa o segura. • Gosta de olhar, procurando por coisas que reparou estarem sendo escondidas.	• Fala mamã, papá, naná e dadá. • Responde ao som do próprio nome. • Em torno dos 9 meses de idade compreende o significado da palavra "não".	• É tímida com pessoas estranhas. • Parece ter receio de vozes estranhas. • Possui brinquedos favoritos. • Pode ser muito apegada a adultos da família.
52 semanas (1 ano e 1 mês)	• Mantém-se de pé sem qualquer ajuda. • Capaz de caminhar quando lhe dão a mão. • Atira brinquedos e depois quer que lhe devolvam. • Faz ajustes posturais (estica pernas ou braços) ao ser vestida.	• Explora as coisas de maneiras diferentes, por exemplo, sacudindo, batendo ou jogando. • Encontra facilmente coisas que foram escondidas. • Olha para o objeto correto quando o nome deste é pronunciado. • Atende a comandos simples como: "pegue aquilo".	• Diz "é" ou "tá" quando dá um objeto a um adulto, mas espera que o devolvam. • Chora ou grita quando lhe tiram coisas. • Faz gestos simples como balançar a cabeça ao dizer "não".	• Participa de jogos simples como rolar uma bola. • Quando passeia na rua, gosta de objetos em movimento (bicicletas e carros). • Chora quando os pais saem do recinto. • Tem coisas e pessoas favoritas. • Demonstra medo em determinadas situações.
2 anos	• Consegue pular, ficar na ponta dos pés, chutar uma bola e subir na mobília. • Sobe e desce escadas sempre com o mesmo pé à frente, indo um degrau por vez. • Começa a ter domínio voluntário dos esfíncteres (intestinal e urinário), porém não se pode esperar grandes resultados quanto a isso ainda.	• Gosta de brincar com coisas que giram e se movem. • Consegue encaixar uma coisa dentro de outra. • Gosta de saborear (até materiais como madeira e argila), apalpar, esfregar, desmontar coisas e armar novamente. • Completa rimas ou frases de livros ou histórias que conhece. • Brinca de jogos simples de faz de conta. • Pode utilizar uma das mãos mais que a outra. • Consegue seguir instruções simples, como "pegue sua blusa e coloque no armário".	• Diz o nome das coisas, ajustando a palavra à ação e vice-versa. • Reúne 3 palavras (sujeito, verbo e objeto). • Sabe o nome de pessoas que conhece e de partes do corpo. • Repete palavras que escutou outras pessoas dizendo.	• Pode demonstrar uma dependência considerável em relação à mãe e exigir toda a sua atenção mesmo quando há outras pessoas presentes. • Fase do "é meu". • Prefere brincar sozinha e com brinquedos de ação. • Água e lavagem excitam sua curiosidade. • Muitas vezes conta experiências imediatas. • Presta atenção a histórias ilustradas.

(continua)

Quadro 1 Principais marcos da maturação do ser humano baseado em quatro áreas de comportamento *(continuação)*

Idades da criança	Comportamento			
	Motor	**Adaptativo ou cognitivo**	**Linguagem/ comunicação**	**Social/emocional**
3 anos	• Anda de triciclo. • Sobe e desce escadas com um pé de cada vez. • É capaz de ir ao banheiro sozinha, quando é preciso, durante quase todo o dia, pedindo ajuda quando acaba. • Veste-se, necessitando de pequena ajuda, e se despe sozinha. • Consegue comer quase toda a refeição com seu talher.	• Gosta tanto de dar como de receber. • Gosta de cooperar. • É capaz de contar até 3. • Está familiarizada com as 3 principais formas: círculo, quadrado e triangulo. • Interessa-se por outras pessoas. • Observa as expressões do rosto para entender o que significam. • É capaz de manifestar simpatia, já não tem aquela indiferença infantil. • Distingue entre dia e noite. • Consegue esperar sua vez porque já compreende a expressão "quando chegar a sua hora". • Para as que ainda não são capazes de fazer opções simples, deve-se determinar o que será feito e dizer antecipadamente para que não mudem de opinião e façam birra. • Brinca de faz de conta com bonecas, animais ou pessoas.	• Aprendeu a ouvir os adultos e gosta de se relacionar com palavras novas. • Dos 3 anos aos 3 anos e meio de idade é a fase do "eu também". • Ao fim dos 3 anos de idade pode iniciar a fase do "por quê?". • Sabe dizer seu primeiro nome, idade e sexo. • Segue instruções de 2 ou 3 etapas. • Consegue conversar com um amigo para compreendê-lo na maior parte do tempo. • Consegue conversar falando 2 ou 3 frases seguidas.	• Procura agradar e obedecer, chegando a perguntar: "faço assim?" • É sensível a elogios e aprecia o humor simpático. • As pessoas são importantes; gosta de fazer amizades. • Reage bem a sugestões verbais. • Mostra afeição aos amigos sem ser incentivado a fazê-lo. • Compreende a ideia de "meu" e "dele(a)". • Grande variedade de emoções. • Pode ficar aborrecida com grandes mudanças na rotina.
4 anos	• Corre, pula, escala e salta. • Arremessa uma bola. • Amarra sapatos. • Usa a tesoura para recortar uma figura. • Vai ao banheiro sozinha. • Consegue partir, amassar ou servir-se de um líquido. • Consegue falar e comer ao mesmo tempo.	• Intensa energia e uma grande organização mental. • Conta o que ele acha que vai acontecer em seguida no livro de história. • Exagera nas suas assertivas e outras vezes relata com fidelidade o que acontece em casa. • Gosta de receber novos privilégios, à medida que cumpre as "regras" que os responsáveis lhe impõem. • Está adquirindo um forte sentimento de família e lar. • Seus pais são muitas vezes citados como autoridades. • É capaz de ficar sentada bastante tempo fazendo tarefas manuais que lhe interessam.	• Por vezes é tagarela e usa muito "como" e "por que". • Utiliza bem termos como: "sabe que"; "realmente"; "faz de conta que"; "acho que". • Gosta de palavras diferentes. • Canta música ou diz um poema decorado.	• Idade expansiva. • Não se preocupa muito com os sentimentos alheios. • Gosta de elogiar a si própria. • Pode ser arrogante e provocadora, porém não sente mal-estar com isso, e também pode ser encantadora e divertida. • Brinca com várias crianças; início da interação social e representação de papéis. • Fala sobre o que gosta e no que tem interesse.

(continua)

Quadro 1 Principais marcos da maturação do ser humano baseado em quatro áreas de comportamento *(continuação)*

Idades da criança	Comportamento			
	Motor	Adaptativo ou cognitivo	Linguagem/ comunicação	Social/emocional
5 anos	• Consegue dar cambalhotas. • Utiliza o vaso sanitário sozinha. • Utiliza um garfo ou colher e algumas vezes uma faca.	• É sincera, sensível e responsável. • Gosta de obedecer, ajudar e observar a mãe. • Gosta que lhe ensinem, de pedir licença e de elogios quando faz coisas da forma correta. • Gosta de estar junto do lar, daquilo que é seguro, acima de tudo estar junto da mãe. • Gosta muito de desenhar. • Só tenta fazer as coisas em que é bem-sucedida. • Tem poucas birras e episódios de mau gênio. • Conta até 10 ou mais.	• Fala de maneira clara. • Consegue contar uma história completa com frases simples. • Utiliza o futuro do presente, como: "a vovó virá aqui hoje". • Sabe dizer seu nome e endereço.	• É risonha e gosta de agradar. • Tende a ser calma, estável e digna de confiança. • É mais fácil concordar com regras. • Gosta de cantar, dançar e atuar. • Consegue discernir o que é real e o que é imaginário. • Algumas vezes é cooperadora e outras é exigente.

Fonte: Adaptado de Gessel;[9] Feigelman;[10] Centers for Disease Control and Prevention.[11]

insegurança alimentar e moradia. É difícil para a criança lidar com esse tipo de situação e, ainda, sem o suporte necessário de seus responsáveis. Ela acaba mobilizando respostas do organismo (biológicas e psicológicas) que permanecem ativas por tempo prolongado. Assim, o estresse tóxico pode interromper o desenvolvimento normal de seu cérebro e de outros órgãos, bem como afetar sistemas metabólicos e promover um comprometimento cognitivo. As possíveis consequências do estresse tóxico, ocorrido na infância, na idade adulta estão relacionados a problemas físicos e mentais como obesidade grave, diabetes, depressão, tentativa de suicídio, doenças sexualmente transmissíveis, problemas cardíacos, câncer, fraturas ósseas, acidente vascular encefálico e doença crônica pulmonar obstrutiva, ou problemas comportamentais como tabagismo, alcoolismo, uso de drogas, falta de atividade física e falta ao trabalho. Também existe a possibilidade de o responsável transmitir um marcador epigenético (gerado pelo estresse tóxico na sua infância) para seu filho.[14] Na sequência serão descritas algumas influências negativas do ambiente sobre o período intrauterino da criança e depois as que poderão ocorrer durante a infância.

No período intrauterino, o novo ser em formação poderá ter seu desenvolvimento neurológico comprometido caso lhe faltem nutrientes essenciais como folato (também no período pré-gestacional), carotenoides, colina, ômega-3. O papel da nutrição nos primeiros mil dias de vida da criança é importante para seu desenvolvimento neurológico, sua saúde mental e para a promoção de uma vida saudável.[15] Somando-se a isso, a gestante pode estar exposta a adversidades (mencionadas no parágrafo anterior) e nem ao menos estar ciente da gravidez. Esse cenário pode ser encontrado em diversas regiões do Brasil.

As influências negativas (adversidades) do ambiente que poderão ocorrer durante a infância podem aumentar o risco de efeitos negativos sobre a saúde da criança e no decorrer da vida adulta. Novas descobertas em neurociência e biologia molecular provam hoje a estreita relação entre a saúde (física e mental) do indivíduo e o meio ambiente em longo prazo, sendo o estresse um dos mais propensos influenciadores.[16] Através de milhões de gerações a raça humana desenvolveu um sistema de resposta em perigo iminente. A resposta física a um perigo é manifestada por meio dos sistemas nervoso e endócrino, resultando na elevação do cortisol e em mediadores inflamatórios com a ativação do eixo hipotálamo-pituitária-adrenal (HPA) e aumento de batimentos cardíacos e respiratórios, fazendo o corpo humano entrar em uma resposta do tipo luta ou fuga. Esse mecanismo protegeu a raça humana nos momentos de perigo por gerações. A

AAP (Associação Americana de Pediatria) recentemente chamou a atenção da classe médica em geral para o fato de que, quando a criança em formação é exposta a esse estresse de forma prolongada e contínua, pode sofrer danos em sua saúde física e mental em formação, quando não existe o apoio adequado de um adulto a essa exposição.

O pediatra e psiquiatra Thomas Boyce[17] fez um interessante trabalho com crianças de um jardim de infância em São Francisco (EUA) e descobriu que existem dois tipos de crianças: as que são mais reativas aos estímulos estressantes, a quem chamou de "crianças orquídeas", e outras menos reativas, a quem chamou de "crianças dente-de-leão". Nesse estudo ele demonstrou que mesmo aquelas que eram mais reativas nos estímulos estressantes reagiam melhor a eles se tivessem suporte de relacionamento positivo (adultos) que reforçassem adaptações saudáveis no estresse. As "crianças orquídeas" representavam de 15 a 20% da população, destacando-se que 80% das doenças físicas e mentais (já enumeradas) em adultos poderiam ser resultado de crianças expostas a experiências traumáticas prolongadas, vindo a tornar-se um problema de saúde pública. Ou seja, esse pequeno percentual (15 a 20% da população) pode demandar 80% dos custos do orçamento de saúde pública de doenças crônicas na idade avançada. Quando observamos a realidade brasileira, nos perguntamos se **técnicas de condicionamento aversivo aplicadas indiscriminadamente sem um exame minucioso da realidade de cada criança** deveriam ser utilizadas em odontopediatria. Várias crianças brasileiras vivem em comunidades (favelas), em tensão constante, sem segurança física, sanitária, educacional, alimentar e algumas vezes sem estrutura familiar. Esse fato pode ser constatado no número elevado de hábitos deletérios bucais (54,7%, 128/234 crianças) encontrados na Clínica de Odontopediatria da Fouerj no ano de 2018 (Anais 24º CIORJ, 2019).

Em determinadas ocasiões a sedação e a anestesia geral seriam uma alternativa melhor quando comparadas ao condicionamento aversivo. Weaver[18] é um sério crítico de políticas governamentais, agências de saúde e seguradoras. Ele questiona a ambiguidade de posicionamentos de procedimentos realizados com sedação ou anestesia geral em pediatria médica e em odontopediatria. Pequenas intervenções de pediatria que poderiam ser realizadas com anestesia local em ambulatório não são questionadas e são cobertas pelas seguradoras de saúde (p. ex., reparos de pequenas hérnias, tonsilectomia, mirigotomia etc.). O mesmo não ocorre com a sedação ou anestesia geral para odontologia.

O PAPEL DA FAMÍLIA NO ATENDIMENTO ODONTOPEDIÁTRICO

Sobre as diferenças de geração

Alguns odontopediatras mais antigos já pensaram em algum momento da consulta: "Se eu me comportasse dessa maneira na frente de um adulto, certamente sofreria as consequências dos meus atos!". Essa reflexão é decorrente da diferença entre as gerações e os estilos parentais (criação dos filhos). Os autores do livro *Generations*: the history of America's future, 1584 to 2069[19] foram os primeiros a escrever sobre o comportamento dinâmico das gerações ao longo do tempo na história dos EUA. Eles explicam que o que caracteriza os indivíduos como sendo de uma mesma geração é a data do nascimento deles em determinado tempo histórico, o que é chamado de "localização de idade". O tempo histórico influencia na mentalidade coletiva característica de cada geração. O indivíduo pode compartilhar vários atributos, alguns ou quase nenhum com sua geração, levando-o a concordar ou passar a vida toda lutando contra essa mentalidade coletiva, lembrando que as diferentes gerações enumeradas por esses autores são referentes ao povo norte-americano.

O século XXI trouxe muitas mudanças para a sociedade, e o odontopediatra enfrenta um desafio significativo para realizar o manejo do comportamento infantil dessa geração. Isso foi tema de um estudo mostrando que os estilos parentais estavam sendo afetados por muitos fatores de estresse. Os odontopediatras que participaram da pesquisa ranquearam, em ordem decrescente, os fatores estressores mais comuns: mudanças sociais (rompimento das normas em vigor); o divórcio; ambos os pais necessitando trabalhar fora do lar; estilos de vida agitado; famílias menores; aumento do estresse para a manutenção do estilo de vida e frequentes mudanças de residência. Todos esses fatores tornavam a tarefa de criação dos filhos cada vez mais difícil.[20] No Brasil as famílias de classe alta, média e, em menor proporção, baixa estão reduzindo o número de filhos, e os responsáveis estão trabalhando a maior parte do tempo fora de casa. Alguns desses responsáveis assumem a postura de querer agradar os filhos a qualquer custo e a todo momento. Logo, essa criança acaba não se frustrando, perdendo sua autonomia e tornando-se um "pequeno imperador".[21] O cérebro em desenvolvimento necessita de previsibilidade e segurança na infância. Quando isso não ocorre, gera um jovem inseguro e desamparado. Eles tendem a agredir aos outros e a si mesmos. Por isso, a família deve ser responsável por transmitir valores como respeito, ética e caráter para as gerações seguintes.[22] Independentemente da classe social, a "criança terceirizada" é aquela que fica sozinha ou sob os cuidados de outras pessoas enquanto os pais trabalham.[23] O que nos leva ao próximo tópico, sobre estilos parentais.

Sobre os estilos parentais (tipos de criação de filhos)

Para fornecer cuidado em saúde é necessário que o dentista seja capaz de se relacionar com as crianças e seus responsáveis de forma efetiva, respeitando as diferentes culturas existentes em nossa sociedade.[24] Geralmente o estilo parental na criação de filhos é transferido de uma geração para outra. Entretanto, ela pode modificar-se para um padrão cultural e social diferente.[25]

A princípio Baumrind descreveu três tipos de estilos parentais: o permissivo, o autoritário e o autoritativo. Entretanto, Maccoby e Martin[26] destacaram que, ao levar em consideração os elementos parentais de **responsividade** ou capacidade de resposta (baseado no zelo e apoio) e de **exigência** (baseado no controle do comportamento), o tipo parental permissivo deveria ser dividido em dois: negligente e indulgente (ou permissivo). Dessa forma, Baumrind[27] reclassificou como quatro os tipos parentais: **autoritativo**, **autoritário**, **indulgente** (permissivo) e **negligente**. O estilo parental **autoritativo** (participativo) é aquele no qual os responsáveis possuem altas responsividade e exigência, com regras claras para a conduta dos filhos. São assertivos, mas não invasivos ou restritivos, usando disciplina positiva e apoio emocional para construir um relacionamento positivo com os filhos. Querem que estes tenham responsabilidade social, sejam autorregulados e cooperadores. O estilo **autoritário** é aquele no qual o responsável possui baixa responsividade e alta exigência, sendo rígido, exigente e desinteressado na opinião ou quanto aos sentimentos dos filhos. O estilo **indulgente** (permissivo) é aquele no qual o responsável tem alta responsividade e baixa exigência. Ele apoia os filhos, oferecendo orientação e auxílio, é relaxado, evita confrontos com os filhos, é tolerante e permissivo, podendo até estabelecer regras, porém não as aplica. O estilo **negligente** é aquele no qual o responsável tem baixas responsividade e exigência, tornando-se ausente e distante, esquivando-se das inconveniências e respondendo aos pedidos imediatos da criança a fim de que pare de agir daquela forma. Ele não impõe regras claras para a criança, que provavelmente apresentará um comportamento negativo com maior frequência.

De maneira geral, o responsável contemporâneo possui responsabilidade alta, porém parece não se importar muito com o elemento de exigência. Em se tratando de odontopediatras que não utilizam fármacos no controle do comportamento, é importante ressaltar que a criança terá uma capacidade limitada em se comportar, assim como o responsável terá uma expectativa menor de que seu filho o faça. Estamos em uma era em que a adesão ao tratamento recomendado é limitada pelos valores dos responsáveis, e isso se torna complicado para o odontopediatra, que deseja promover a saúde bucal para toda a vida. Provavelmente a melhor opção é a que envolve uma abordagem dupla: a primeira consiste em manter o nível alto de responsividade, e a segunda em trabalhar com o responsável para alcançar aceitação de alta exigência no consultório e em casa. Isso não só faria a promoção da saúde bucal como talvez trouxesse uma mudança futura no estilo parental de criação, que promoveria saúde psicológica e emocional.[28]

Os tipos parentais baseados no zelo e no apoio, como o autoritativo, parecem estar mais associados a hábitos dietéticos saudáveis.[29] Entretanto, como os estilos parentais permissivo e negligente parecem ser os mais encontrados atualmente, o profissional deve ficar alerta para um possível aumento do risco de cárie dentária e do desenvolvimento da obesidade infantil.[28]

O ATENDIMENTO NO CONSULTÓRIO ODONTOPEDIÁTRICO

Antes do primeiro atendimento

É importante que toda a equipe odontológica esteja engajada em tornar o ambiente do consultório odontopediátrico amigável não apenas na primeira consulta, mas também nas subsequentes.[2,30]

Quando o responsável contata o consultório do odontopediatra, a atendente deve estar orientada para abordá-lo com respeito e questioná-lo quanto a necessidades especiais referentes à criança, como mobilidade, problemas sistêmicos e/ou físicos, barreira da língua e outros. A atendente também pode reportar ao odontopediatra se a criança passou por algum nível de estresse e ansiedade quando atendida por outro dentista.[2]

Quando deve ocorrer a primeira consulta odontopediátrica

A AAPD[31] recomenda que os cuidados com a saúde bucal da criança incluam o exame bucal e a orientação dentro de 6 meses após a irrupção do primeiro dente decíduo. Com isso, ela não está excluindo a possibilidade do atendimento precoce de recém-nascidos e lactentes por odontopediatras.

Não há necessidade de consultas consecutivas para os bebês que não possuem dentes e aqueles que os possuem porém não apresentam risco de cárie.

Considerações sobre a primeira consulta

Nesse primeiro momento o profissional deverá conhecer a criança e sua família, representada por seu responsável. A comunicação no consultório de odontopediatria sempre envolve uma terceira pessoa, que é o responsável pela criança. O profissional deve aconselhar previamente o responsável a auxiliá-lo de maneira a manter a comunicação primária com a criança e a evitar mensagens que promovam medo e ansiedade nela. Ele guiará a criança a cumprir com suas sugestões e orientações e/ou da equipe odontológica. O odontopediatra trabalhará para aliviar a ansiedade e o medo, deixando claro para o responsável e a criança que deverá haver uma interação respeitosa. Nesse momento é bom esclarecer ao responsável que sua abordagem não será falar de maneira a agradar a criança, ou deixá-la resolver o que será feito naquela consulta. O profissional não deverá apenas aceitar o que o responsável deseja que seja realizado naquela consulta.[32] Caso a comunicação com o responsável não esteja sendo compreendida, a AAPD[2] orienta a utilizar a técnica de "pergunte-diga-pergunte", exemplificada mais adiante, no item sobre as técnicas básicas do controle do comportamento infantil. Isso é de suma importância, já que o responsável participará do processo de tomada de decisão de tratamento do seu filho juntamente com o profissional.[14]

Na primeira consulta o dentista deve obter o máximo de informação possível no momento da anamnese da criança, como idade cronológica e grau de cognição; características comportamentais e temperamento; medo e ansiedade; e reação a estranhos AAPD.[2] Outros dados importantes são: experiências odontológicas anteriores,[33,34] estrutura familiar, presença de um responsável ou dois e ter ou não irmãos,[33] estilo parental[28,35] e ansiedade materna,[34] principalmente em idade pré-escolar.[35] A informação sobre o atendimento prévio em consultório odontológico é muito importante. Tanto a experiência como a atitude pregressa negativa da criança no consultório odontológico (chorar no dentista e tratamento realizado com dificuldade) são relacionadas com o medo e a ansiedade desse paciente. Isso também acontece com a experiência pregressa negativa em hospital e a atitude negativa em relação a médicos.[34] Coisas simples como um estranho examinando e tocando nelas mostrou ser um fator desagradável para algumas crianças. Outras crianças não gostam de ouvir o barulho da turbina, visualizar o dentista utilizando a broca ou a carpule.[33] A música, tocada ao fundo ou com fone de ouvido, pode ser um bom aliado para as crianças que não gostam do barulho da turbina. Preferencialmente, não deverá estar associada a imagens de um dispositivo eletrônico com tela (televisão, smartphones, tablets e/ou computadores) para crianças abaixo de 6 anos de idade. A recomendação da Organização das Nações Unidas no Brasil[36] para conscientização sobre sedentarismo e obesidade estipulou em 2019 que o uso de dispositivos com tela fosse o seguinte: < 12 meses até 2 anos de idade incompletos, não deve ficar sequer 1 minuto; 2 a 5 anos de idade, não exceder 60 minutos (1 hora) por dia; > 5 anos até 2 horas por dia. Um estudo clínico mostrou associação significativa entre o total de horas de exposição de crianças de 5 a 8 anos de idade a telas eletrônicas e problemas de controle de comportamento e ansiedade durante a consulta odontopediátrica.[37] É claro que ainda são necessárias mais pesquisas nessa área.

A colaboração da criança e o tempo de duração do atendimento odontopediátrico parecem estar relacionados. Quanto maior o tempo de cadeira da criança, menor sua colaboração.[38] A odontologia a quatro mãos é essencial para a odontopediatria, e o auxiliar em saúde bucal (ASB), assim como o técnico em saúde bucal (TSB), são profissionais que colaboram muito no atendimento, auxiliando no tempo de cadeira.[39] Infelizmente não existe o hábito de integrar o aluno de graduação em odontologia juntamente com a atuação da ASB e da TSB no Brasil. Existem controvérsias quanto ao tempo de cadeira para atendimento odontopediátrico. Entretanto, um estudo clínico de 2009[40] realizado com 450 crianças de 3 a 9 aos de idade verificou que o preditor para o comportamento da criança é a idade cronológica, seguida pela duração do tratamento. Por isso, eles sugerem tempos de atendimentos diferenciados para as seguintes faixas etárias: 3 a 5 anos: restrito a 20 minutos; 5 anos: limite superior de 20 minutos, que poderá ser estendido a 40; 6 anos: limite superior de 40 minutos, que não poderá ultrapassar 60; 7 a 9 anos: limite superior de 60 minutos. A revisão sistemática de 2018[41] não conseguiu identificar estudo clínico algum que avaliasse o efeito do tempo de duração do tratamento dentário com relação ao medo/ansiedade de crianças < 12 anos de idade. Embora não tenha sido observada concordância entre os estudos analisados, verificou-se uma tendência geral de deterioração do comportamento quanto menor a idade da criança e maior a duração do tratamento.

Aguardar pelo atendimento na sala de espera ou já sentado na cadeira odontológica foram as duas causas que mais pontuaram para gerar ansiedade em crianças de 5 a 14 anos de idade.[42] Sabendo disso, a criança não deve ficar esperando pelo atendimento (o profissional deve cumprir o horário agendado). Os breves momentos na sala de espera do consultório odontopediátrico devem ser acolhedores. Por isso, deve haver objetos que proporcionem distração para crianças de diferentes faixas etárias e seus acompanhantes.[30,42]

O odontopediatra não deve atender um menor de idade (< 18 anos) sem a presença de um responsável legal. Um adolescente a partir de 16 anos e 1 dia poderá ser atendido sem a presença de seu responsável legal caso haja autorização por escrito deste. Vale lembrar que, antes de iniciar qualquer tratamento ou procedimento odontológico, o Código de Ética Odontológica alerta que devemos obter o consentimento por escrito do paciente ou de seu responsável legal, exceto em casos de urgência ou emergência (Resolução do CFO n. 118/2012). Apenas pais ou um parente direto poderão autorizar o atendimento do menor de 18 anos de idade. Não são considerados responsáveis legais: babá, vizinha(o) e/ou motorista.[43]

O choro

O odontopediatra deve esclarecer ao responsável que o choro da criança após o nascimento não tem fundamentação emocional; ele é devido a estímulos fisiológicos ou ambientais. Nas duas primeiras semanas de vida a criança chora, sem apresentar lágrimas, a intervalos regulares e geralmente após acordar (sem razão aparente). O choro pode parar de forma rápida e espontânea ou como resposta um estímulo auditivo, de sucção ou de ninar ao colo. Nesse momento o choro é uma reação primitiva a situações de desconforto, sendo uma resposta não condicionada. Na terceira semana de vida ele fica reduzido ao período noturno e conforme a motivação, como:[44]

- **Choro de desconforto leve:** monótono e intermitente.
- **Choro de dor:** agudo no início, podendo transformar-se em gemidos com tom mais grave devido ao cansaço.
- **Choro de raiva:** é mais prolongado, podendo ser acompanhado de perda de fôlego e cianose da face.

Em torno do terceiro mês de vida a criança normal aprende que o choro é uma maneira certa de obter atenção, tornando-se uma manifestação condicionada. Então ele passa a ser usado quando os outros modos de expressão, ainda limitados, não trazem uma satisfação desejada.[44]

Quando uma criança relata dor, o profissional não deve ignorar o fato e continuar a tratá-la.[45,46] Por isso, devemos conhecer os tipos de choro comuns no consultório dentário:[45]

- **Choro de medo:** profusão de lágrimas; sons de lamentação ou até gritos; respiração convulsiva, soluçante e uma tendência à histeria. A criança está com medo do desconhecido, desconfiada, e pode haver falta de disciplina. O profissional deverá mostrar que não há motivo para medo com diálogo, distração e passar confiança pelo olhar, com palavras, atitudes e com o contato físico. Assim a criança ficará descontraída.
- **Choro de dor:** presença de lágrimas; volume baixo; sons de gemidos, lamentações ou suspiros e uma respiração presa. Deve-se parar imediatamente e descobrir o motivo da dor. Utilizar recursos técnicos para reduzir ou cessar a dor, dando conforto com ações, olhares e palavras.
- **Choro compensatório:** ausência de lágrimas e soluços, apenas um barulho constante de lamentos e choramingo. É uma forma de a criança se distrair do barulho produzido pela alta ou baixa rotação da broca. Não se deve repreender a criança para que ela pare porque o motivo de a criança fazê-lo é justamente retardar ou evitar o tratamento. Deve-se acalmar a criança à medida que trabalha e utilizar reforço positivo. Dependendo da colaboração da criança, pode-se usar fones de ouvido com música adequada para a idade dela.
- **Choro obstinado:** ausência de lágrimas; som de sirene; temperamento mal-humorado ou de acesso de raiva; postura desafiante ou provocativa. Geralmente é motivado pela ansiedade, e essa atitude é devida à pouca idade da criança para perceber a importância do tratamento. Algumas crianças podem ser agressivas com os pais e dóceis com estranhos. Geralmente o manejo desse tipo de comportamento pode ser realizado mais rapidamente sem a interferência dos pais, pois ela pode estar acostumada a usá-los para realizar seus desejos durante os ataques de fúria. Falar

calmamente, porém firme, para que cesse esse comportamento.

O medo no consultório odontopediátrico

O controle do medo e da ansiedade é um dos primeiros passos para obter a confiança da criança e de seu responsável. É bom destacar para o responsável que o controle dessas emoções não será obtido da noite para o dia e sem a colaboração deles junto às crianças. Devemos explicar também que pequenas mudanças positivas no controle dessas emoções podem fazer diferenças consideráveis, trazendo uma sensação de vitória para os envolvidos.

No consultório odontopediátrico o medo pode ser classificado como objetivo ou subjetivo.[38] Quando há o **medo objetivo**, a criança passou por alguma experiência desagradável em um atendimento odontológico, seja por estímulo sensorial (olfato, som, visual, tátil, gustativo ou dor), pela possibilidade de sentir dor ou após ter sido submetida a um controle de comportamento conduzido de forma inadequada. Em alguns casos a própria percepção da condição bucal da criança, a apreensão em relação ao atendimento podem ser motivos que deflagram essa emoção. Um tratamento médico anterior também pode estar associado ao medo objetivo. No caso do **medo subjetivo**, embora a criança não tenha passado por atendimento odontológico, essa emoção lhe foi sugestionada por intermédio de outrem (pais, familiares, amigos ou mídia).[38]

É importante saber que o medo é uma das emoções adquiridas logo após o nascimento como instinto protetor. Quando uma criança de tenra idade que está com medo e não consegue lidar com a situação, sua reação é a de luta ou fuga. Caso ela esteja impossibilitada fisicamente de optar por uma das duas opções, o medo irá se intensificar e é bem provável que a situação evolua para um comportamento de descontrole. Nessas crianças a resposta ao estímulo do medo se dá basicamente pelo hipotálamo, existindo pouca integração com o córtex cerebral. À medida que ela cresce e se desenvolve, o córtex cerebral é envolvido no processo e a criança consegue controlar melhor suas emoções em relação ao ambiente em geral e ao odontológico por meio de racionalização e determinação.[38,42]

O medo diminui o limiar de dor,[38] e qualquer estímulo percebido como desagradável pela criança pode intensificar o estado de apreensão e a resposta negativa dela.[38,42] Por isso, o profissional deve compreender que existem medos mais comuns em determinadas idades cronológicas **(Quadro 2)**.

Quadro 2 Exemplos de alguns medos comuns que ocorrem aproximadamente em crianças de 1 a 4 anos de idade[47]

1 ano	Da separação dos seus responsáveis; quedas; visitas ao médico; animais; pessoas estranhas.*
2 anos	**Persiste o medo:** da separação de seus responsáveis (medo de ser abandonadas ou esquecidas), quedas, animais e estranhos. **Também têm medo de:** descer pelo ralo quando tomam banho; usar o vaso sanitário (cair e descer com a água da descarga); do escuro; barulhos altos.
3 a 4 anos	**Persistem os medos descritos aos 2 anos de idade somados:** aos que afloram à noite (monstros, fantasmas, bruxas e outros); urinar na cama; de se perder; ter maus pensamentos (pois confundem o mundo imaginário com o real); de ferimentos físicos; de coisas novas (situações e ambientes).

*Em torno dos 8 meses de idade (de 6 aos 12 meses) a criança começa a ter medo de pessoas estranhas (fase de ansiedade diante de estranhos), podendo reagir com veemência ao ver o rosto de um desconhecido.[8]
Fonte: Klatchoian.[47]

Alguns medos comuns em crianças até 4 anos de idade em relação ao atendimento odontológico são: de movimentos bruscos da cadeira odontológica; podem não gostar de bichos de pelúcia com a boca grande, utilizados para ensinar escovação; da vibração da broca; de odores fortes; da pressão de instrumentos manuais; da luz intensa (foco); de movimentos inesperados do dentista e/ou do auxiliar; de barulhos altos (turbina e sugador); de ferimentos físicos, como injeção e sangue.[38]

Algumas características do comportamento infantil são associadas às diferentes idades e devem ser consideradas no atendimento odontopediátrico:[48]

- **De zero aos 2 anos:** o odontopediatra não deve esperar por muita colaboração por parte dessas crianças ao tratamento dentário, e isso é explicado ao responsável.
- **2 anos:** o profissional deve reservar um tempo para que elas vejam e toquem coisas na sala operatória junto ao responsável.
- **3 anos:** pode ser colaboradora tendo o suporte da presença do responsável. Como a criança gosta de contar e escutar histórias, o odontopediatra conseguirá socializar com ela utilizando essa característica.
- **4 anos:** a criança escuta o dentista, porém gosta de testar limites. Pode ser agressiva, mandona e tentar impor suas vontades. Muitas vezes é menos colaboradora que

a criança de 3 anos de idade porque tem maior noção de realidade vivenciada e de seu tratamento odontológico. Nessa idade o medo atinge o ponto máximo. Ela retarda o atendimento com perguntas, pois é curiosa, e as utiliza por medo do dano corporal. Ela pode responder exageradamente ao desconforto diante do tratamento odontológico.

- **5 anos: há uma redução gradual dos medos observados nas fases anteriores.** Nessa fase as crianças tendem a abandonar aos poucos as coisas que lhes traziam conforto (p. ex., cobertor, bicho de pelúcia e outros). Podem aceitar o atendimento sem a presença do rresponsável. Para obter uma conexão com elas, o dentista pode elogiar suas conquistas e posses.
- **6 anos: é um período de mudanças psicológicas** no qual a criança fica mais inquieta e custa a tomar decisões. Pode apresentar um comportamento explosivo, imprevisível e fazer birras difíceis de controlar.

Existe um modelo que permite ao dentista identificar a maior fonte de medo da criança para que ele possa ajudá-la a reconhecer seus pontos fortes e a explorar oportunidades favoráveis. Assim ela será capaz de lidar com sua sensação de vulnerabilidade, dentro do limite de compreensão dela.[46]

- **Medo da dor e sua antecipação:** para crianças em torno dos 5 anos de idade deve-se explicar (linguajar compatível) que, depois de o dente ou a região estar "dormindo" (anestesiada), se tocarmos naquele local ela sentirá o toque, porém não o desconforto.
- **Falta de confiança ou medo de ser traída:** a falta de confiança em um dentista anterior ou de outro profissional da saúde pode ser extrapolada para outro dentista. O odontopediatra deve se mostrar confiável.
- **Medo de perder o controle:** as crianças estão acostumadas a terem adultos cuidando delas e sabem diferenciar o controle pessoal do social. O odontopediatra deve fornecer informação para a criança (dizer-fazer-mostrar), deixando um espaço para perguntas e comentários por parte dela. Isso também diminui o medo do desconhecido. Considerando a idade da criança, o odontopediatra pode oferecer um pequeno controle de decisão para tarefas simples. Exemplo: criança com 4 anos de idade: pode decidir entre dois sabores de dentifrício fluoretado para fazer a higiene bucal. Também pode ser combinado com uma criança temerosa um sinal de parada no atendimento, caso ela sinta um estímulo desagradável. Esse sinal de parada não deve ser sugerido para a criança que está colaborando no atendimento (confiante), porque desperta nela a consciência da possibilidade da sensação de desconforto e/ou dor.
- **Medo do desconhecido:** comentários do responsável como "não vai doer" levantam a possibilidade de que o procedimento de fato causará dor. O odontopediatra pode prover a informação de que haverá algum desconforto, mas que não seja feito com muita antecipação porque isso só aumentará a preocupação da criança. Pode-se utilizar a técnica de dizer-mostrar-fazer, por exemplo, experimentando a tacinha de borracha na unha da criança e demonstrando na boca em seguida. Outro exemplo é o de pressionar a cabeça da alta rotação (sem a broca) contra um dente que não está anestesiado para a criança sentir a vibração e o *spray* de água da refrigeração.
- **Medo de "invasão" do espaço pessoal:** a maioria dos procedimentos no consultório dentário é invasiva nesse sentido. Algumas crianças não gostam disso e acham ameaçador. Por isso, é importante começar com procedimentos simples e convencer a criança a construir confiança em sua capacidade de colaborar com o tratamento.

Resiliência humana

A resiliência é definida como a capacidade de adaptação emocional e/ou comportamental positiva diante da adversidade com a finalidade de manter a saúde mental e física. Baseado no conceito de ajudar a crianças e adolescentes no processo de desenvolver resiliência, o Movimento Positivo do Desenvolvimento de Jovens[49] sugere marcos fundamentais, denominados os "7C" essenciais. Embora na tradução para o português um dos marcos não inicie com a letra "C", são eles: competência, confiança, conexões, caráter, contribuição, enfrentamento (*coping*) e controle. A mensagem básica é a de que a criança e o jovem vivem de acordo com as expectativas, sejam grandes ou pequenas, que o adulto determina a eles. A criança precisa de um adulto que acredite incondicionalmente em seu potencial, e que genuinamente se esforce para ajudá-la a alcançar suas expectativas de tornar-se compassiva, generosa e criativa. O adulto deve entender que a estratégia utilizada por ele para contribuir na obtenção de uma resiliência saudável da criança é mais importante que qualquer coisa dita a respeito dela. Essa estratégia faria a criança acreditar em seu potencial de adaptação por meio do empoderamento. Ainda seguindo esse raciocínio, uma publicação pediátrica[50] recomenda que esse profissional identifique e fortaleça os fatores de resiliência para auxiliar as crianças a suportar, se adaptar e se recuperar de adversidades. Eles ainda destacam que isso não é apenas o correto a ser feito, mas leva a melhora na saúde e no bem-estar, aumenta a produtividade da nação e reduz o custo com o sistema de saúde com doenças crônicas.

Nesse sentido, o odontopediatra deve construir um relacionamento com a criança transmitindo explicações honestas e passando uma ideia do que poderá acontecer no atendimento. Deve-se iniciar sempre por procedimentos simples, a fim de obter a confiança da criança e para que ela tenha um baixo nível de ansiedade.[32] Como exemplo, a profilaxia é um procedimento a ser considerado quando uma criança está apreensiva em relação ao tratamento dentário, desde que seja explicado antes de sua realização.[51] Com a diminuição da percepção da dor, o profissional deverá, em outra consulta, iniciar os procedimentos mais elaborados na certeza de que obteve uma anestesia local efetiva. Isso aumenta a confiança da criança no profissional e cria um ciclo. Lembrando que a linguagem deve ser sempre adequada à capacidade de compreensão da criança.[32]

A resiliência pode ser trabalhada pelo odontopediatra nas idades de 4 a 6 anos aproveitando a imaginação da criança. Nessa faixa etária a criança utiliza o pensamento imaginário como uma maneira de confrontar situações que teme na vida real por meio da fantasia.[38] O dentista pode utilizar o exemplo do herói ou do personagem favorito dela como forma de enfrentamento e superação da situação, respeitando, é claro, o grau de maturidade entre essas idades

Quando a criança já tem compreensão e capacidade de colaborar, o odontopediatra deve auxiliá-la a compreender a emoção que está sentindo, seja medo ou ansiedade, a fim de superá-la e se sentir vitoriosa.

Como é feito o atendimento na sala operatória

O odontopediatra deve ter uma atitude positiva em relação à criança e seu responsável antes, durante e após o atendimento. Ele deve ser capaz de expressar-se não apenas com palavras, mas com linguagem corporal e contato físico apropriado. O odontopediatra e a equipe do consultório devem estar empenhados em encorajar a criança a colaborar com o tratamento. Isso é obtido com comandos simples (linguajar adequado à compreensão da criança), dando-lhe espaço para interagir e transmitindo segurança para a criança e seu responsável. A orientação do comportamento é um processo que envolve não apenas o dentista como a equipe do consultório e os responsáveis pela criança.[2,30] Crianças que não têm maturidade para saber como se comportar na consulta odontológica não devem ser forçadas além de sua capacidade de lidar com essa situação.[35]

Independentemente da idade, todas as crianças devem ser atendidas deitadas na cadeira odontológica. Esta deve estar com o encosto bem reclinado (sobre a coxa do odontopediatra), e o profissional deve passar o braço esquerdo ao redor da cabeça da criança de forma a estabilizá-la (Figura 1). A criança em idade pré-escolar se beneficia com a presença do responsável na sala operatória. Ele deve estar posicionado de frente para criança, de forma que esta não necessite virar a cabeça procurando pelo responsável. Dependendo da criança, o responsável pode ficar apenas sentado ou repousar as mãos na criança ou até conter as mãos e pernas dela, se necessário for. A criança de 0 a 6 meses de idade deve ser atendida organizada (forma de envolver criança de tenra idade em uma manta ou cueiro) e deitada sobre a cadeira odontológica (Figura 2). Abaixo de 30 meses de idade a criança não tem maturidade para compreender o atendimento no consultório de odontopediatra, e a comunicação verbal entre ela e o profissional fica comprometida. Tudo isso é conversado com o responsável antes da primeira consulta diagnóstica. Quando a criança colabora sentando-se sozinha na cadeira odontopediátrica, o responsável deve ficar sentado em uma cadeira de frente para ela. Essa abordagem possibilita que o profissional, a criança e o responsável fiquem sentados de forma adequada e confortável, permitindo o uso do foco de luz,

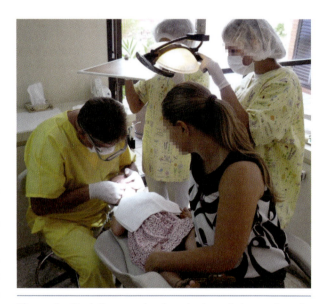

Figura 1 Posição correta do odontopediatra e da mãe (atravessada na cadeira odontológica) da criança de 2 anos de idade de forma que ambas se olhem diretamente. A mãe pode conter a criança a qualquer momento enquanto a ASB faz a passagem de instrumental longe do campo visual da criança e a TSB segura um espelho de plástico enquanto é aplicada a técnica do dizer-mostrar-fazer.
Fonte: imagem gentilmente cedida pelo Dr. Ronald Seaman Penido.

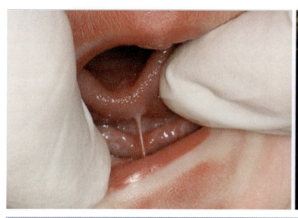 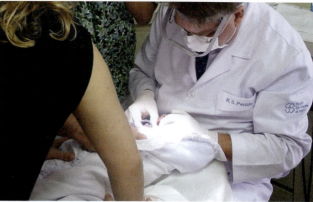

Figura 2 Exame bucal de um recém-nascido com 3 dias de vida encaminhado por um pediatra para avaliação do freio lingual.
Fonte: imagens gentilmente cedidas pelo Dr. Ronald Seaman Penido.

do material e instrumental. Isso é imprescindível para que o dentista mantenha a distância focal e o controle da cabeça da criança. A técnica do joelho com joelho não é capaz de cumprir essas exigências, principalmente se o dentista for alto e/ou tiver o abdome volumoso.

Nesse momento o profissional deve deixar claro que o responsável tem liberdade para entrar ou sair da sala operatória a seu desejo, contanto que não atrapalhe no atendimento de seu filho. A decisão de permitir que o responsável entre na sala operatória deve ser tomada em favor do odontopediatra. Essa decisão está relacionada a três prioridades: 1ª) comunicar-se de forma eficaz com o responsável; 2ª) incluir o responsável nas tomadas de decisão que se referem a seu filho; e 3ª) posicionamento da equipe odontológica quanto a sua zona de conforto em relação às decisões de abordagem da criança. A presença do responsável na sala operatória permite que ele veja o que o odontopediatra faz, quão árduo e cuidadoso é o nosso trabalho, e isso facilita nossa comunicação com ele. Outros pontos positivos são: transmissão de mensagens de cuidados com a saúde para ambos simultaneamente; o responsável nos relata suas crenças e atitudes; o profissional obtém um rápido retorno do responsável caso as metas estabelecidas estejam sendo alcançadas ou não; e a criança de tenra idade se beneficia com a presença física do responsável, seu suporte psicológico diminui a ansiedade e melhora o comportamento dela.[32]

ESCALAS DE COMPORTAMENTO INFANTIL

As escalas que serão descritas são ferramentas para o odontopediatra anotar no prontuário da criança e manter um registro de seu desempenho comportamental. O profissional acompanhará as nuances do comportamento da criança a fim de mudar ou não sua abordagem de controle do comportamento. É importante lembrar que o comportamento da criança poderá variar em uma mesma consulta odontológica quando:[30]

- Sua rotina é alterada.
- Foi submetida ao cansaço físico ou mental após um dia repleto de atividades.
- Está enfrentando uma situação de estresse familiar ou em seu convívio social (p. ex., separação dos pais, nascimentos, perdas, modificações no ambiente familiar, briga com um amigo, entre outros).
- Apresenta uma pequena alteração fisiológica provisória (p. ex., nariz congestionado, vontade de ir ao banheiro etc.).
- Ou mesmo esperou por muito tempo na sala de espera para seu atendimento dentário.

A cada atendimento o odontopediatra deve anotar corretamente no prontuário da criança tanto o comportamento quanto as técnicas empregadas no manejo deste. A ausência desses registros corresponde à autocondenação do profissional caso haja uma ação judicial.[43]

Escala de Frankl[30]

- **Definitivamente negativo:** representada por – –
  A criança recusa-se a ser tratada, tem um choro forçado, expressando medo ou qualquer outra característica de negativismo extremo. É o pior comportamento possível.
- **Negativo:** representada por –
  Relutante em aceitar o tratamento, não coopera. A criança fica emburrada ou retraída. Há evidência de atitude negativa, mas não constante.

- **Positivo:** representada por +

   Aceitação do tratamento: às vezes cautelosa, a criança tem boa vontade para cooperar com o dentista, às vezes reclama, mas segue as instruções. Atitude meio reservada.

- **Definitivamente positivo:** representada por + +

   É a criança completamente colaboradora. Tem boa comunicação com o dentista. Interessa-se pelos procedimentos odontológicos. Ri, sorri e aprecia a situação.

Classificação de Wright[30]

- **Criança colaboradora:** possui um mínimo de apreensão, é entusiasmada e pode ser tratada de maneira direta. Quando as linhas mestras do comportamento se tornam estabelecidas, comporta-se de maneira prevista.
- **Ausência de capacidade para colaborar:** criança com quem a comunicação e a compreensão não são conseguidas ou são limitadas, como as de tenra idade (< 3 anos), com alguma deficiência física ou mental. A gravidade de sua condição não permite que coopere de maneira usual. Não se pode esperar grandes e positivas mudanças no comportamento de forma imediata. Geralmente o tratamento é realizado com o uso de agentes farmacológicos ou anestesia geral em ambiente hospitalar.
- **Criança potencialmente colaboradora:** criança com problema comportamental. Tem capacidade para colaborar. Seu comportamento pode ser modificado e tornar-se colaboradora. Salienta-se que a maioria das crianças > 3 anos de idade até a adolescência se encontra no grupo das potencialmente colaboradoras. Esse grupo pode ser dividido em tipos distintos, como: incontrolado; rebelde ou teimoso; tímido ou envergonhado; tenso cooperador; lamuriante.

TÉCNICAS DO CONTROLE DO COMPORTAMENTO

O controle do comportamento é fundamental no atendimento de odontopediatria. Essas técnicas, sejam elas básicas (comunicativas) ou avançadas (estabilização protetora, sedação medicamentosa e anestesia geral), auxiliam o dentista a: aliviar a ansiedade e o medo, estimular uma atitude positiva em relação ao tratamento dentário e permitir um trabalho de qualidade, seguro e eficaz para bebês, crianças e adolescentes. O dentista deverá conhecer as bases científicas do controle do comportamento, além de ter habilidade em comunicação, empatia, tolerância, sensibilidade cultural e flexibilidade para implementar essas técnicas. Elas serão selecionadas e adaptadas às necessidades do paciente odontopediátrico em questão e às habilidades do profissional. A orientação do comportamento é um processo pelo qual o dentista auxilia o paciente a identificar o comportamento apropriado e o não apropriado, desenvolver estratégias para resolução de problemas e também desenvolve confiança, empatia, controle de seus impulsos e autoestima. É necessário que o odontopediatra tenha escuta ativa para o caso de relato de dor ou desconforto e faça uma observação atenta da linguagem corporal da criança. Caso ocorra um episódio de mau comportamento, nunca deverá haver punição, afirmação de poder ou uso de estratégia que provoque dor, envergonhe ou menospreze o paciente. Para que isso seja possível, toda a equipe odontológica e os responsáveis devem estar envolvidos nesse processo.[2]

Técnicas básicas do controle do comportamento

As técnicas de comunicação (**Quadro 3**) são utilizadas com todos os pacientes, cooperadores ou não, juntamente com as técnicas avançadas de controle de comportamento. O odontopediatra conhece o efeito poderoso do método comunicativo em crianças de tenra idade, mesmo naquelas na fase pré-verbal ou nas que não compreendem nossa linguagem. Algumas vezes o profissional utilizará várias técnicas comunicativas em uma mesma consulta com uma criança. Em outro dia essa mesma criança poderá estar mais tranquila e na próxima consulta pode estar mais agitada. Por isso, o odontopediatra deve conhecer as várias técnicas comunicativas e ser flexível na utilização destas.[32]

Devemos sempre utilizar palavras que a criança entenda. Evitar palavras que possam deflagrar um comportamento aversivo da criança, substituindo-as por outras, por exemplo:

- Dor = desconforto.
- Anestesia = "colocar o dente para dormir".
- Isolamento absoluto = piscina para o dente.
- Grampo de isolamento = anel para o dente.
- Porta-grampo (pinça de Brewer) = "colocador de anel".

No início da consulta pode haver conversa entre o odontopediatra e a criança. Porém, uma vez iniciado o tratamento, o profissional deverá guiar e moldar o comportamento da criança. Podem ser empregadas frases assertivas como: "abra a boca para eu contar quantos dentes você tem".[2]

Quadro 3   Técnicas básicas do controle de comportamento segundo a Academia Norte-Americana de Odontopediatria[2] (American Academy of Pediatric Dentistry – AAPD).

Técnica	Descrição	Objetivo	Indicação	Contraindicação
Imagens positivas na sala de espera antes da consulta	São mostradas imagens ou fotografias de cunho positivo de situações odontológicas e de tratamentos odontológicos na sala de espera (antes do tratamento), que transmitam confiança e segurança para a criança e seu responsável. P. ex., livros, filmes, desenhos animados, entre outros.	• Informar à criança e ao responsável o que é esperado no atendimento odontopediátrico. • Fornecer à criança a possibilidade de fazer perguntas e esclarecer curiosidades sobre o ambiente e o atendimento odontopediátrico.	Pode ser utilizada com qualquer paciente.	Nenhuma.
Observação direta ou modelação	A criança pode assistir a um vídeo ou ver o atendimento de outra criança no consultório odontopediátrico.	• Familiarizar a criança com o ambiente e os passos de um atendimento. • Oferecer à criança e seu responsável a oportunidade de fazer perguntas.	Pode ser utilizada com qualquer paciente.	Nenhuma.
Dizer-mostrar-fazer	O profissional: a) explica o que será feito (dizer); b) em seguida ele demonstra o procedimento de forma não ameaçadora utilizando os sentidos tátil (taça de borracha na unha), visual (pode ser feito antes em um boneco), olfatório (odor do dentifrício ou anestésico tópico) e aditivo (barulho da "motocicleta", baixa rotação) - (mostrar); c) na sequência, o dentista faz o procedimento como foi explicado (fazer). Nesse momento é importante que a criança segure um espelho para acompanhar o procedimento. A técnica emprega comunicação verbal (linguagem apropriada ao desenvolvimento da criança) e não verbal junto com o reforço positivo.	• Ensinar à criança os procedimentos que serão feitos em seu atendimento e familiarizá-la com o ambiente do consultório. • Modelar seu comportamento pela dessensibilização e por meio de uma boa descrição do que é esperado dela.	Pode ser utilizada com qualquer paciente.	Nenhuma.
Pergunte-diga-pergunte	O profissional: a) pergunta à criança sobre por que veio ao consultório e sobre qualquer sentimento com relação ao procedimento que será feito (pergunte); b) explica o procedimento de maneira não ameaçadora e em linguagem apropriada para aquela criança (diga); c) pergunta novamente se a criança compreendeu o que será feito e o que acha a respeito disso (pergunte). Caso haja alguma dúvida ou preocupação, deve ser abordada e avaliada, modificando o procedimento a ser feito naquele dia ou mudar a técnica de controle do comportamento a fim de facilitar a aceitação.	Avaliar a ansiedade da criança (em relação ao procedimento) que possa levar a um comportamento não colaborador durante o tratamento. • Ensinar o paciente sobre o procedimento e como ele é realizado. • Confirmar se a criança está mais confortável com o que será feito, antes de iniciar o procedimento.	Pode ser utilizada com qualquer paciente que seja capaz de dialogar.	Nenhuma.
Controle da voz	É utilizado para influenciar o comportamento da criança alterando-se intencionalmente o tom, o volume e o ritmo da voz. Alguns responsáveis podem não gostar quando o odontopediatra utiliza um tom assertivo (interpretando como uma abordagem aversiva), por isso essa técnica deve ser explicada para eles antes de ser utilizada.	• Obter a atenção e a colaboração da criança. • Interromper ou evitar um comportamento não colaborador. • Estabelecer papéis previstos (esperados) de adulto e de criança.	Pode ser utilizada com qualquer paciente.	Pacientes com deficiência auditiva.

(continua)

Quadro 3 Técnicas básicas do controle de comportamento segundo a Academia Norte-Americana de Odontopediatria[2] (American Academy of Pediatric Dentistry – AAPD) *(continuação)*

Técnica	Descrição	Objetivo	Indicação	Contraindicação
Comunicação não verbal	É uma forma de guiar e reforçar o comportamento esperado da criança por meio de contato físico apropriado, postura, expressão facial e linguagem corporal.	• Aumentar a efetividade de outras técnicas comunicativas de controle de comportamento. • Obter ou manter a atenção e colaboração da criança.	Pode ser utilizada com qualquer paciente.	Nenhuma.
Reforço positivo e elogio descritivo	Durante o processo de comunicação é essencial fornecer um parecer adequado. As recompensas são um tipo de reforço positivo que fortalecem a repetição de bons comportamentos. O reforço social positivo pode ser uma expressão facial, modulação de voz, louvor verbal, assim como as demonstrações físicas de afeto de todos os membros da equipe odontológica (p. ex., apertos de mãos, abraço etc.). Utilize frases como: "obrigado por estar me ajudando a cuidar do seu dente". O reforço não social pode ser uma lembrança (adesivo, balão etc.), um brinquedo, um desenho para a criança levar para casa e trazer colorido na próxima consulta, entre outros.	Reforça, retribui e gratifica o comportamento desejado.	Pode ser utilizada com qualquer paciente.	Nenhuma.
Distração	Desviar a atenção da criança do que ela imagina como sendo um procedimento desagradável. Pode ser utilizado um livro de história, uma música de que a criança goste (pode utilizar fones de ouvido), comentar sobre uma coisa que ela está usando, televisão ou celular,* entre outras coisas.	• Diminuir a percepção de algo desagradável. • Evitar que a criança tenha um comportamento negativo ou que se esquive do procedimento.	Pode ser utilizada com qualquer paciente.	Nenhuma.
Reconstrução de memória	É uma abordagem na qual uma memória associada a um evento ocorrido em um consultório odontológico que foi difícil ou negativo para criança é reestruturada em uma memória positiva usando informação após o ocorrido. Para tanto são necessários 4 componentes: 1) lembrança visual (p. ex., uma fotografia da criança sorrindo na consulta inicial, antes da experiência negativa); 2) reforço positivo por meio de verbalização (p. ex., se ela já contou para os pais como ficou bem na consulta anterior, e ela deve encenar como contou aos pais sobre seu comportamento na consulta anterior); 3) exemplos concretos para codificar detalhes sensoriais (elogiar a criança por estar com as mãos sob as coxas ou por estar mantendo a boca bem aberta); 4) noção de satisfação (solicite que ela demonstre como deve fazer essas coisas para que se sinta capaz de realizá-las).	• Reestruturar experiências odontológicas passadas negativas ou ruins. • Melhorar o comportamento da criança em consultas seguintes.	Pode ser utilizada em paciente que teve um comportamento negativo ou difícil em uma consulta odontológica.	Nenhuma.

(continua)

Quadro 3   Técnicas básicas do controle de comportamento segundo a Academia Norte-Americana de Odontopediatria[2] (American Academy of Pediatric Dentistry – AAPD) *(continuação)*

Técnica	Descrição	Objetivo	Indicação	Contraindicação
Presença ou ausência do responsável	A presença ou ausência do responsável na sala cirúrgica algumas vezes pode ser utilizada para obter a colaboração da criança no tratamento. Em se tratando de criança de tenra idade, é natural que o responsável tenha a expectativa de estar presente nesse recinto. O envolvimento do responsável com seu filho tem mudado nos últimos anos (leia também o que está exposto no item "Controle do comportamento infantil em tempos de pandemia", neste capítulo). A presença dele na sala cirúrgica não significa falta de confiança na capacidade do profissional. Pode significar apenas que eles não estejam confortáveis com a falta do contato visual de seu filho, em termos de segurança e proteção. O odontopediatra deve levar esse sentimento em consideração e permitir que o responsável fique na sala cirúrgica.	**Para os responsáveis:** • participar do exame e tratamento do filho; • oferecer à criança de tenra idade suporte físico e psicológico; • observar a realidade do tratamento da criança. **Para o odontopediatra:** • obter a atenção da criança e melhorar a colaboração; • evitar comportamento negativo ou que a criança se esquive do procedimento dentário; • estabelecer papéis previstos (esperados) de adulto e de criança; • aumentar a boa comunicação entre dentista, criança e responsável; • diminuir a ansiedade e alcançar uma experiência odontológica positiva; • facilitar a obtenção de um TCLE caso haja necessidade de mudança na técnica de controle de comportamento.	Pode ser utilizada com qualquer paciente.	Responsável que não deseja ou que não é capaz de oferecer suporte eficaz.
Sedação gasosa com óxido nitroso e oxigênio (N_2O/O_2)** †	A sedação obtida por meio da mistura dos gases N_2O/O_2 é uma técnica segura e efetiva na redução da ansiedade. Ela também aumenta efetivamente a comunicação. Seu início de ação é rápido, os efeitos são facilmente titulados e revertidos, e o restabelecimento do paciente é rápido e completo. Somando a isso tudo, a inalação de N_2O/O_2 produz graus variados de analgesia, amnésia e diminuição da ânsia de vômito. Antes de empregar essa técnica no tratamento ou para fazer um diagnóstico, o profissional deve levar em consideração a necessidade do emprego do N_2O/O_2 e também a segurança do paciente e dele mesmo para obter um efeito de analgesia/ansiolítico. Caso a mistura de N_2O/O_2 seja utilizada em concentração > 50% em conjunto com outra medicação sedativa (p. ex., midazolam ou um opioide), pode haver um aumento no plano de sedação de moderada para profunda, e o profissional deve estar preparado para instituir as diretrizes para esse novo plano de sedação.	Reduzir ou eliminar a ansiedade; reduzir reação e movimentos inesperados e/ou inesperados ao tratamento odontológico; aumentar a comunicação e a cooperação do paciente; aumentar o limiar de dor do paciente; aumentar a tolerância para consultas mais demoradas; auxiliar no tratamento de pacientes com deficiências mentais/físicas ou com comprometimento médico; reduzir o reflexo de vômito; potencializar o efeito de sedativos.	Paciente ansioso ou medroso; determinados pacientes com necessidades especiais; paciente cujo reflexo de vômito atrapalha o tratamento odontológico; paciente em que uma anestesia local profunda não pode ser obtida; criança colaboradora que será submetida a um procedimento odontológico longo.	Pode ser contraindicado em algumas doenças crônicas obstrutivas pulmonares; em determinados pacientes com distúrbios severos emocionais ou relacionados a dependência de drogas; pacientes no primeiro semestre de gravidez; pacientes com deficiência da enzima metilenotetra-hidrofolato redutase; doença recente (p. ex., resfriado ou congestão nasal) que possa comprometer as vias aéreas.

* Atentar para a orientação da ONU[36] na seção "O atendimento no consultório odontopediátrico".
**A AAPD[31] possui uma diretriz específica para a sedação encontrada no *link* https://www.aapd.org/globalassets/media/policies_guidelines/bp_useofnitrous.pdf.
† No Brasil existe normatização específica para o uso dessa técnica, pois necessita de TCLE. Veja especificação a seguir.
Fonte: adaptado da AAPD.[2]

Sobre o uso da técnica de sedação gasosa no Brasil

Um dos maiores presentes para humanidade é sem dúvida a ciência da anestesia. No passado a maioria das pessoas preferia sofrer com dor odontogênica a se submeter ao tratamento dentário; na medicina, alguns pacientes, tendo de se submeter a uma amputação, cometiam suicídio. Isso pode ser constatado no livro de Dormandy *The worst of evils*: the fight against pain.[52] Horace Wells, em 1845, mostrou que essa noção poderia mudar radicalmente, e 175 anos depois o conceito da sedação gasosa com óxido nitroso e oxigênio (N_2O/O_2) na odontologia continua a mudar esse cenário. No século XXI, em uma era em que existe uma preocupação da sociedade mundial com o uso abusivo e a dependência de opioides, o uso racional do N_2O/O_2 dá uma nova visão à filosofia de tratamento odontológico.

No começo do século XIX até meados dos anos 1940 e 1950, o uso do N_2O/O_2 ficou relevado a segundo plano, pois existiam outros fármacos e técnicas mais modernos, eficazes e potentes sendo desenvolvidos. Em 1968 o professor Harry Langa publicou o famoso livro *Relative analgesia in dental practice*, e assim se iniciou a formação de cirurgiões-dentistas em diversas instituições norte-americanas, capacitando-os a utilizar o N_2O/O_2 durante o curso de graduação. No início dos anos 1970 o pioneiro da odontopediatria brasileira, professor doutor Hilton Souchois de A. Mello, retornou dos EUA após coordenar o curso de Especialização em Odontopediatria da Universidade Temple (Filadélfia) e começou a disseminar esse conhecimento, que resultou na regulamentação do uso do N_2O/O_2 no Brasil.[53] Em conversas com professores brasileiros da área de sedação em odontologia, a técnica jamais se sedimentou por não ser ensinada nos cursos de graduação e por ser apenas apresentada de maneira informativa. A instalação do equipamento para sedação requer o cumprimento de uma regulação específica. No Brasil existem poucos cirurgiões-dentistas capacitados para o emprego dessa técnica, que é ministrada em curso de capacitação com o mínimo de 96 horas.[54] A grande maioria dos profissionais acabou utilizando a técnica de sedação com N_2O/O_2 em seus piores pacientes e em situações dramáticas, por exemplo, na exodontia de terceiros molares ou em quadros de medo excessivo. Isso levou ao insucesso, pois parte da técnica necessita de convencimento pelos profissionais e de uma consulta prévia, na qual é feita uma intervenção simples e rápida. Em outra consulta poderá ser feito um procedimento de maior complexidade.

Noventa por cento dos problemas referentes ao medo e à ansiedade em odontopediatria estão relacionados à anestesia local. Uma vez que esta é realizada com o N_2O/O_2, o problema simplesmente desaparece. É importantíssimo lembrar que essa técnica depende muito do convencimento pelo profissional, pois o N_2O/O_2 é um sedativo pouco potente.[55] Daí a necessidade da "arte" do odontopediatra nesse convencimento. A sedação com N_2O/O_2 tem um recorde de segurança, pois acrescenta um controle da dor e ansiedade, sendo supersegura e fácil, trazendo conforto e tranquilidade à criança, à família e ao profissional.

Técnicas avançadas do controle do comportamento

Caso o paciente não tenha capacidade de cooperação para que se obtenha um adequado controle do comportamento apenas com as técnicas básicas, estas serão utilizadas juntamente com as técnicas avançadas. Os pacientes classificados como não possuindo capacidade de cooperação são aqueles com falta de maturidade fisiológica ou emocional e/ou mental, ou aqueles com uma incapacidade física ou médica. A abordagem deve ser ponderada de maneira individual e de acordo com a vontade do responsável sob estabilização protetora, sedação medicamentosa ou anestesia geral. O adiamento do tratamento odontopediátrico pode ser feito desde que o problema apresentado pela criança não seja de risco de morte. Os casos de urgência (necessitando de internação) ou quando a criança está sendo atendida e está prestes a apresentar um quadro de descontrole ou histeria (suspender na hora) podem ser motivos para um adiamento. O dentista deverá explicar o risco e os benefícios dessa tomada de decisão, e todos os esclarecimentos deverão ser escritos no histórico do paciente. Um termo de consentimento livre e esclarecido (TCLE) deverá ser assinado pelo responsável e anexado ao prontuário da criança.[2,14]

Sobre a estabilização protetora

Um estudo publicado em 2020[54] verificou que cerca de 54% dos odontopediatras brasileiros utilizam a estabilização protetora com frequência para o controle de crianças com ansiedade, medo ou problemas comportamentais. Eles propõem que haja um diálogo nacional para a modificação, a princípio, no currículo da pós-graduação a fim de: personalizá-los e solucionar conceitos equivocados, assim como promover uma atitude positiva e abrangente em relação ao controle do comportamento, a ansiedade e o medo diante dos odontopediatras. O diálogo também envolveria a adequação de instalações para sedação, monitoramento, transferência de emergência e atendimento multidisciplinar, quando preciso. Seria necessário o envolvimento de autoridades governamentais e instituições (como universidades e agências de seguro) para padronizar o currículo.

Uma vez compreendida a questão da influência negativa do ambiente (adversidade) e a possibilidade do estresse tóxico nos dois diferentes tipos de crianças, o odontopediatra deve evitar ao máximo o emprego da estabilização protetora. Esta só poderá ser feita em ocasiões pontuais após a análise cuidadosa do caso (ver **Quadro 3**), a avaliação do comportamento atual da criança e a preferência do responsável. Quando há necessidade de estabilização protetora da criança, seja ela feita por pessoas (ativa), por macri ou similares (passiva), são necessárias a leitura e a assinatura prévia de um TCLE por parte do responsável. Deve ser explicado ao responsável o tipo de estabilização protetora e por quanto tempo será utilizado. Essa decisão não pode ser tomada apenas pelo profissional e deve ser conversada com o responsável e, caso seja apropriado, com a criança. Caso haja uma reação imprevista ao tratamento, o dentista deverá proteger o paciente e a equipe de dano. Após a imediata intervenção do profissional para assegurar a segurança e caso seja necessária a alteração da técnica, deverá ser obtido outro TCLE. Todos esses dados devem ser escritos e anexados ao prontuário da criança.[2,14] O uso de estabilização protetora, como a maca pediátrica (macri), só deverá ser feito quando existir necessidade de tratamento de urgência, quando houver comprometimento pulpar pela cárie dentária e traumatismo dentário. Em atendimento ambulatorial a opção é a utilização de método de mínima intervenção, que ainda será abordado neste capítulo. Alguns pontos relevantes dessa técnica podem ser verificados no **Quadro 4**.

Quadro 4   Estabilização protetora[2]

Descrição	É a restrição da liberdade de movimento do paciente com ou sem sua permissão, com o intuito de diminuir o risco de dano ao paciente, ao dentista, à equipe ou ao responsável enquanto o tratamento odontológico é realizado. Pode ser utilizada em crianças, adolescentes ou pacientes com necessidades especiais. A restrição pode ser realizada: pelo dentista, outra pessoa (responsável ou membro da equipe), utilizando-se um dispositivo específico ou da combinação de ambos. A estabilização pode ser parcial ou total. A forma menos restritiva deverá ser utilizada. Existe o potencial de produzir consequências sérias, como dano físico ou psicológico, perda de dignidade e violação dos direitos do paciente.
Decisão para a utilização da técnica (considerar)	• Caso exista outra modalidade alternativa de controle do comportamento. • Necessidade de tratamento do paciente. • O efeito na qualidade do tratamento. • Desenvolvimento emocional do paciente. • Considerações médicas e físicas do paciente.
Objetivos	• Reduzir ou eliminar movimentos indesejáveis ou involuntários. • Proteger o paciente, o dentista, a equipe ou o responsável de injúrias. • Facilitar a realização do tratamento odontológico de qualidade.
Indicações	• Paciente que requer diagnóstico imediato, cuidado urgente e/ou tratamento limitado ou paciente que não consegue colaborar devido ao nível de desenvolvimento emocional ou cognitivo, à falta de maturidade ou a condições mentais ou físicas. • Paciente que requer diagnóstico imediato, cuidado urgente e/ou tratamento limitado e movimentos involuntários colocam em risco o paciente, o dentista, a equipe ou o responsável sem o uso da estabilização. • Pacientes sedados para evitar movimentos indesejáveis.
Contraindicações	• Paciente colaborador e não sedado. • Pacientes que não podem ser imobilizados devido à história médica (asma, epidermólise bolhosa, osteogênese imperfeita), psicológica ou condição física. • Paciente com história de trauma físico ou psicológico devido a imobilização (a não ser que não haja outra opção). • Pacientes com necessidades que não são urgentes para que seja feito tratamento de reabilitação em múltiplos quadrantes ou em toda a boca. • Conveniência do profissional.

(continua)

Quadro 4   Estabilização protetora[2] *(continuação)*

Precauções	• A história médica do paciente deve ser revista cuidadosamente para se assegurar de que esta não comprometa a função respiratória (p. ex., asma). • Duração e constrição da estabilização devem ser monitoradas e reavaliadas em intervalos regulares. • A estabilização em torno de extremidades ou do tórax não deve restringir ativamente a circulação ou respiração. • A observação da linguagem corporal e a avaliação da dor devem ser constantes para permitir modificações a qualquer sinal de angústia. • Deve ser suspensa o mais breve possível em pacientes que estejam em estresse severo ou histeria a fim de evitar possível problemas físicos ou psicológicos para criança.
Documentação	• Indicação para estabilização. • Tipo de estabilização. • Duração. • Assinatura do responsável do termo de consentimento livre e esclarecido (TCLE), antes do procedimento, ou a razão para a não assinatura. • Avaliação do comportamento durante a estabilização. • Anotação de qualquer resultado indesejável, como marcas na pele. • Sugestões de conduta para consultas futuras.

Fonte: adaptado da AAPD.[2]

Quadro 5   Sedação medicamentosa[2]

Descrição	Pode ser utilizada com segurança e eficazmente em pacientes que não estão aptos a colaborar como tratamento odontológico devido à falta de maturidade psicológica ou emocional e/ou incapacidade física, mental ou médica. Pode ser considerada quando o paciente necessita de diagnóstico ou tratamento imediato, bem como quando a segurança do paciente, profissional e sua equipe estão em jogo.
Decisão para a utilização da técnica (considerar)	• Caso exista outra modalidade alternativa de controle do comportamento. • Necessidade de tratamento do paciente. • O efeito na qualidade do tratamento. • Desenvolvimento emocional do paciente. • Considerações médicas e físicas do paciente.
Objetivos	• Proteger a segurança e o bem-estar do paciente. • Minimizar o desconforto e a dor do paciente. • Controlar a ansiedade, minimizar trauma psicológico e maximizar o potencial de amnésia. • Controlar o comportamento e/ou movimento a fim de permitir a conclusão segura do procedimento. • Fazer o paciente retornar ao estado no qual possa ser liberado com segurança conforme os critérios reconhecidos.
Indicações	• Pacientes temerosos e/ou ansiosos nos quais os tratamentos básicos de controle do comportamento não obtiveram sucesso. • Pacientes que não podem colaborar devido à falta de maturidade psicológica ou emocional e/ou a incapacidade física, mental ou médica. • Pacientes nos quais o uso da sedação pode proteger a psique em desenvolvimento e/ou reduzir riscos médicos.
Contraindicações	• Paciente colaborador com necessidades odontológicas mínimas. • Condições médicas e/ou físicas existentes que tornariam a sedação medicamentosa desaconselhável.
Documentação	• Assinatura do responsável do TCLE antes da sedação. • Instruções e informações fornecidas ao responsável. • Avaliação do estado de saúde. • Um registro baseado em horário deve incluir: o(s) nome(s) do medicamento(s), rota e local de administração, horário de administração, dosagem do(s) medicamento(s) e efeito no paciente; • O nível de consciência do paciente, responsividade, frequência cardíaca e respiratória, pressão sanguínea, saturação de oxigênio no momento do tratamento, até que os critérios predeterminados de liberação do paciente tenham sido alcançados. • Efeitos adversos, caso tenham ocorrido, e seu tratamento. • Hora e condição em que o paciente foi liberado.

Fonte: adaptado da AAPD.[2]

Sobre a sedação medicamentosa

Em 2015, cerca de 100 mil a 250 mil sedações foram realizadas em crianças e adolescentes nos EUA. Entretanto, elas registraram um número significativo de acidentes e óbitos. Nesse momento a AAP e a AAPD se uniram a fim de recomendar normas draconianas para reverter essa situação. Infelizmente no Brasil não existe uma diretriz detalhada por parte do Conselho Federal de Odontologia (CFO). Por isso é de suma importância que o odontopediatra e sua equipe saibam como fazer ressuscitação cardiopulmonar. Para tanto é obrigatório fazer o curso de suporte básico de vida baseado nas diretrizes da American Heart Association e renová-lo a cada dois anos.

A sedação medicamentosa só deverá ser realizada com o monitoramento necessário.[56] Em crianças pode ser difícil determinar quando a sedação medicamentosa poderá evoluir de um plano mínimo para o médio ou profundo, levando à obstrução respiratória. Quando outros fatores negativos também estão presentes (falta de treinamento, equipamento de monitoração e de ressuscitação inadequado), o risco de obstrução respiratória seguida de parada cardíaca aumenta.[57] Alguns pontos relevantes dessa técnica podem ser verificados no **Quadro 5**.

Sobre a anestesia geral

Alguns pontos relevantes dessa técnica podem ser verificados no **Quadro 6**.

TÉCNICAS DE MÍNIMA INTERVENÇÃO PARA CONTROLE DO COMPORTAMENTO

Essas técnicas podem ser utilizadas para o atendimento odontopediátrico de urgência ou quando, durante um atendimento de rotina, o paciente apresenta sinais de que poderá se descontrolar. Essas técnicas são consideradas abordagens "amigáveis ao paciente", porém dependem do grau de comprometimento do dente no caso de não haver envolvimento pulpar. Os quadros de urgência em odontopediatria estão relacionados com: extenso comprometimento do(s) dente(s) pela cárie, presença de infecção, comprometimento pulpar, presença de dor e traumatismo dentário.[31] Em situação de urgência, geralmente há presença de dor, sem contar com o estresse e a alteração emocional da criança e de seu responsável. Para tanto pode ser feito um curativo, uma restauração provisória ou a técnica do tratamento restaurador atraumático. Nesse momento será explicado ao responsável que o tratamento restaurador definitivo será postergado até que haja a colaboração da criança. Outro bom exemplo, no caso de traumatismo dentário sem envolvimento pulpar, é a utilização do isolamento relativo com barreira gengival em vez do uso de isolamento absoluto. E nesse caso o material restaurador provisório será o cimento de ionômero de vidro modificado por resina. Não é imprescindível o uso de anestesia local ou de isolamento absoluto (Anais 24° CIORJ, 2019). Em um momento posterior é realizada a restauração definitiva.[58]

CONTROLE DO COMPORTAMENTO INFANTIL EM TEMPOS DE PANDEMIA

A gripe espanhola, cuja origem geográfica ainda não está bem definida, foi uma das pandemias mais mortais do vírus *influenza*. Esta durou de 1918 a 1920 e mostra semelhanças com a Covid-19 (*severe acute respiratory syndrome coronavirus 2*). O primeiro caso de Covid-19 em humanos foi identificado na cidade de Wuhan, na China, em dezembro de 2019. Com a rápida disseminação, a OMS declarou essa doença uma pandemia em 11 de março de 2020. Ainda no século XXI já ocorreram algumas epidemias e pandemias, como a de SARS (*severe acute respiratory syndrome coronavirus*), em 2002, na China, o H1N1 (*swine-origin influenza A virus*), que iniciou no México e afetou vários países em 2009 e em 2010, a Mers (*Middle East respiratory syndrome*), em 2012, no Oriente Médio, e a do ebola, na África Ocidental, de 2013 a 2016. Com o surgimento de pandemias, o uso de equipamento de proteção individual (EPI) e regras rígidas de conduta baseadas em protocolos de saúde atualizados de órgãos específicos (CFO, OMS, Ministério da Saúde do Brasil, ANVISA, AAPD e IAPD) deverão ser implementados. Como profissionais da saúde, temos de nos preparar e de nos adaptar para enfrentar essa nova realidade no dia a dia clínico. Pensando nisso, a AAPD disponibilizou uma lista de controle para o recomeço das atividades clínicas em odontopediatria. Essa associação explica que a lista de controle foi feita para servir de guia, contendo algumas recomendações até que saibamos mais sobre a doença. O odontopediatria terá de repassar com sua equipe todas as normas básicas de controle de infecção em todos os recintos do consultório ou clínica odontológica. Isso inclui a remoção de objetos de difícil desinfecção (revistas e brinquedos) dos ambientes do consultório ou clínica. Espaçar o horário entre os atendimentos a fim de ter tempo para fazer a limpeza dos ambientes, inclusive do banheiro. Considerar o uso da teleodontologia para triagem dos pacientes, sempre com um TCLE

Quadro 6 Anestesia geral[2]

Descrição	É o estado controlado de inconsciência acompanhado de falta dos reflexos protetores, incluindo a habilidade de manter a patência das vias aéreas e de responder a estímulos físicos ou a comandos verbais. No Brasil, só poderá ser realizado em ambiente hospitalar. Essa técnica pode ser considerada quando o paciente necessita de diagnóstico e tratamento, assim como a segurança do paciente, do profissional e de sua equipe está em jogo.
Decisão para a utilização da técnica (considerar)	• Caso exista outra modalidade alternativa. • A idade do paciente. • A avaliação do risco-benefício. • O adiamento do tratamento. • Necessidade de tratamento dentário do paciente. • O efeito na qualidade do tratamento. • O desenvolvimento emocional do paciente. • Considerações médicas do paciente.
Objetivos	• Prover um tratamento dentário seguro, eficaz e efetivo. • Eliminar a ansiedade. • Reduzir movimentos indesejáveis e reações ao tratamento odontológico. • Auxiliar o tratamento do paciente com comprometimento mental, físico ou médico. • Eliminar a resposta do paciente à dor.
Indicações	• Pacientes que não podem colaborar devido à falta de maturidade psicológica ou emocional e/ou incapacidade física, mental ou médica. • Pacientes nos quais a anestesia local não é eficaz devido a uma infecção aguda, variações anatômicas ou alergia. • Paciente extremamente medroso, ansioso, não colaborador ou que não se comunica. • Pacientes que requerem procedimento cirúrgico significativo. • Pacientes nos quais o uso da sedação pode proteger a psique em desenvolvimento e/ou reduzir riscos médicos. • Pacientes que requerem cuidados odontológicos imediatos e complexos.
Contraindicações	• Paciente colaborador e saudável com necessidades odontológicas mínimas. • Pacientes de tenra idade com necessidades odontológicas mínimas que podem ser realizadas com intervenções terapêuticas (p. ex., aplicação tópica de verniz fluoretado ou tratamento restaurador interino) e/ou adiamento do tratamento. • Conveniência do paciente ou do profissional. • Condições médicas existentes que tornariam a anestesia geral desaconselhável.
Documentação	Antes de proceder a uma anestesia geral, toda uma documentação apropriada deve abordar a justificativa do uso dessa técnica, como TCLE, instruções ao responsável, precauções dietéticas e avaliações pré-operatórias. Um registro de requisitos mínimo de anestesia com base em horário deve incluir: • Frequência cardíaca e respiratória, pressão sanguínea, saturação de oxigênio em intervalos específicos durante todo o procedimento até que os critérios de liberação predeterminado de liberação do paciente tenham sido alcançados. • O(s) nome(s) do medicamento(s), rota e local de administração, horário de administração, dosagem do(s) medicamento(s), inclusive a anestesia local, e efeito no paciente. • Efeitos adversos, caso tenham ocorrido, e seu tratamento. • Relatar caso os critérios de liberação tenham sido alcançados, a hora e a condição que o paciente foi liberado e aos cuidados de quem o paciente foi liberado.

Fonte: adaptado da AAPD.[2]

assinado pelo paciente. Provavelmente essa tecnologia chegou para ficar. Quando retornar ao atendimento clínico, o odontopediatra deverá explicar as novas medidas de proteção do usuário e da equipe odontológica: que as conversas (perguntas, esclarecimentos etc.), assim como as formas sociais de confraternização, devem ser reduzidas ao mínimo; descrever o processo de triagem, explicando como a avaliação da temperatura corporal da criança e do acompanhante serão realizada ao entrarem; caso alguém esteja com a temperatura alterada, o paciente será dispensado e a consulta será remarcada; como a limpeza deverá ser realizada com frequência, serão marcados menos clientes por dia; haverá barreira de vidro ou plástico na recepção para proteger os membros da equipe. A AAPD recomenda, caso seja necessária alguma restrição física da criança, que a mãe coloque uma máscara de proteção, sente-se na cadeira odontológica e segure o filho. Também recomenda, para pacientes com muitas cavidades, utilizar curativo à base de óxido de zinco e eugenol ou cimento de ionômero de vidro, a fim de ganhar tempo até o momento em que os dentes possam ser restaurados de forma definitiva.

Antes do atendimento físico, o odontopediatra deverá alertar que tudo mudou e que devemos trabalhar no menor tempo possível, evitando falar, já que a fala produz aerossóis. Nesse sentido, a AAPD aconselha que o profissional faça vários vídeos informativos de curta duração, precisos e evitando palavreado científico, para explicar: a importância da prevenção de doenças e como essas medidas são aplicadas no consultório, tranquilizando os pacientes; a criança deverá conhecer a aparência do profissional sem e com o EPI; nesse momento as consultas serão apenas para o alívio da dor, sem utilizar a turbina e/ou a peça de mão, mas apenas instrumentos manuais a fim de evitar aerossóis; é preciso gravar alguns vídeos mostrando a técnica de "dizer-mostrar-fazer"[59] com diferentes níveis de compreensão, dependendo da idade da criança, e enviá-los por mensagem de celular antes da consulta inicial. Nesse momento provavelmente o odontopediatra utilizará técnicas que empregam um agente cariostático (diamino fluoreto de prata), com TCLE que inclua fotos de antes e depois[60] e/ou a do tratamento restaurador atraumático. Será preciso mudar para tecnologias de maior custo, como *laser*, impressões com escâner, restaurações usinadas, entre outros. Certamente isso encarecerá a odontologia em um primeiro momento. Entre as inovações do século XXI, sem dúvida a comunicação instantânea com o surgimento da teleodontologia tem feito uma diferença significativa. É certo que modificações, adaptações e a criatividade dos nossos jovens odontopediatras farão parte dessa "arte" do futuro!

CONSIDERAÇÕES FINAIS

Dentro do conceito atual de saúde,[12,61] uma criança que não sorri/socializa porque seus dentes estão extensamente comprometidos pela cárie dentária ou que não consegue se alimentar, dormir, brincar e estudar porque tem dor de dente não é uma criança saudável. Além do impacto direto em sua vida, isso tem repercussão negativa na qualidade de vida de sua família. Já em 2001 Feigal[32] chamou a atenção para o fato de que a sociedade contemporânea valoriza o bem-estar físico, mental e emocional de suas crianças. Ele cita como exemplo a incorporação de abordagens sólidas e amigáveis no cuidado de crianças, porém a odontologia ainda está morosa nesse aspecto. Algumas práticas odontológicas mudaram, como a presença dos responsáveis na sala operatória e a maior comunicação com eles. Nos EUA as políticas de sedação são complexas, e o mais aconselhado seria o emprego de técnicas não farmacológicas. Em um futuro próximo os métodos biocomportamentais ganharão notoriedade, assim como as técnicas comunicativas. Essas mudanças só ocorrerão se os alunos de graduação em odontologia, os dentistas e a equipe odontológica tiverem acesso e tempo para adquirir o treinamento necessário para tanto. A ênfase deve ser em intervenção precoce; envolvimento dos responsáveis; comunicação eficaz; com alcance cultural; e conceito de cuidado médico/odontológico em casa, assim como métodos para reduzir as atitudes e comportamentos negativos das crianças em relação à odontologia. Nesse mesmo contexto, algumas soluções e recomendações de mudança de paradigma foram discutidas em um simpósio internacional.[62] Uma das recomendações seria a criação de um sistema universal de seguro de saúde oferecendo assistência médica e odontológica acessível, ou até gratuita, para os menos favorecidos, desde o nascimento. Os dentistas devem oferecer formas de prevenção de doenças bucais, ajudando e incentivando as pessoas (individual e coletivamente) a adotar estilos de vida saudáveis para viver mais tempo, com saúde e com seus dentes naturais. Os conceitos seriam sempre apoiados por abordagens baseadas em evidências, mudando o escopo de curativo para preventivo e de intervenção mínima. Essa abordagem seria mais econômica para o sistema de saúde, já que poucas pessoas necessitariam de tratamento curativo especializado. Só assim a odontologia deixaria de ser a "cinderela" (gata borralheira) da saúde para se tornar a "bela do baile".

Antes de finalizar o capítulo, fica uma reflexão pessoal. A simplicidade das crianças e os questionamentos dos adolescentes nos ensinam a ser compassivos, impulsionam nossas mentes a se manterem atualizadas e mantêm nosso espírito jovem. Somos afortunados por participar desses momentos únicos, tão importantes em suas vidas. Nada mais gratificante que ouvir um dia a voz de um adulto dizer: "Oi, tio(a), lembra de mim? Fui seu paciente quando era criança e adorava ir às suas consultas. Agora estou formado e trabalho aqui".

REFERÊNCIAS BIBLIOGRÁFICAS

1. Wells MH, Dormois LD, Townsend JA. Behaviour guidance; that was then but this is now. Gen Dent. 2018;66(6):39-45.
2. American Academy of Pediatric Dentistry – AAPD. Behavior guidance for the pediatric dental patient. The reference manual of pediatric dentistry. 2019/20:266-79.
3. Nickman J. Behavior management. Dentaltown Magazine. 2018 May:99-101.
4. Kupietzky A, Fuks A. The keeper of the meaning and the era of evidence based dentistry. Pediatr Dent. 2018;40(4):250-2.
5. Jordon ME. Operative dentistry for children. New York: Dental Items of Interest Publishing Company; 1925.
6. Dhar V. Social media and its implications in pediatric dentistry. Pediatr Dent. 2018;40(3):174-6.
7. Penido RS. Psicoterapia comportamental na prática odontológica. In: Lettner H, Rangé BP. Manual de psicoterapia comportamental. São Paulo: Manole; 1988. p. 297-301.
8. Marcondes E, Setian N, Carranzza FR. Desenvolvimento físico (crescimento) e funcional da criança. In: Marcondes E, et al. Pediatria básica. 9.ed. São Paulo: Sarvier, 2003. t.1. p.23-45 e 117.
9. Gesell A. A criança do 0 aos 5 anos. 6.ed. São Paulo: Martins Fontes; 2003.
10. Feigelman S. Crescimento, desenvolvimento e comportamento. In: Kliegman RM, Stantoan BF, Geme JWSt, Schor NF, Behrman RE. Nelson, tratado de pediatria. 19.ed. Rio de Janeiro: Elsevier; 2014. p.26-45.
11. Centers for Disease Control and Prevention. Disponível em: https://www.cdc.gov/ncbddd/actearly/milestones/index.html. Acesso em: 1º/3/2020.
12. Organização Mundial da Saúde – OMS. Disponível em: https://apps.who.int/iris/bitstream/handle/10665/272603/9789241514064-eng.pdf?ua=1. Acesso em: 2/4/2020.
13. Gluckman PD, Hanson MA, Buklijas T. A conceptual framework for the developmental origins of health and disease. J Dev Orig Health Dis. 2010;1(1):6-18.
14. Nowak AJ, Casamassimo PS. The handbook of pediatric dentistry. 5.ed. Chicago: American Academy of Pediatric Dentistry. 2018. p.242-81.
15. Beluska-Turkan K, Korczak R, Hartell B, Moskal K, Maukonen J, Alexander DE, et al. Nutritional gaps and supplementation in the first 1000 days. Nutrients. 2019;11(12):pii:E2891.
16. Shonkoft JP, Garner AS. Commitee on Psychosocial Aspects of Child and Family Health; Committee on Early Childhood, Adoption, and Dependent Care; Section on Developmental and Behavioral Pediatrics. The lifelong effects of early childhood adversity and toxic stress. Pediatrics. 2012; 129(1):e232-46.
17. Boyce TW. Epigenomic susceptibility to the social world: plausible paths to a "Newest Morbidity". Acad Pediatr. 2017;17(6):600-6.
18. Weaver JM. Why is physical restraint still acceptable for dentistry? Anesth Prog. 2010;57(2):43-4.
19. Strauss W, Howe N. Generations: The history of America's future, 1584 to 2069. University of Michigan: Morrow; 1992. 538p.
20. Long N. The changing nature of parenting in America. Pediatr Dent. 2004;26(2):121-4.
21. Zolet L. Síndrome do imperador: entendendo a mente das crianças mandonas e autoritárias. 2017.
22. Fraiman L. A síndrome do imperador: pais empoderados educam melhor. 2019.
23. Martins Filho, J. A criança terceirizada: os descaminhos das relações familiares no mundo contemporâneo. 2007.
24. Goleman J. Cultural factors affecting behavior guidance and family compliance. Pediatr Dent. 2014;36(2):121-7.
25. Taniguchi H, Shimada M, McIntyre M. Japanese men's success in altered fatherhood role in a foreign country. J Transcult Nurs. 2015;26(1):39-46.
26. Maccoby EE, Martin JA. Socialization in the context of the family: parent-child interaction. In: Hetherington EM, Mussen PH. Handbook of child psychology. 4.ed. New York: Wiley; 1983. p.1-101.
27. Baumrind D. The influence of parenting style on adolescent competence and substance abuse. J Early Adolesc. 1991;11(1):56-95.
28. Law C. The impact of changing parenting styles on the advancement of pediatric oral health. J Calif Dent Assoc. 2007;35(3):192-7.
29. Kiefner-Burmeister A, Hinman N. The role of general parenting style in child diet and obesity risk. Curr Nutr Rep. 2020;9(1):14-30.
30. Wright GZ, Stigers J. Controle não farmacológico do comportamento da criança. In: Dean JA, Avery DR, McDonald RE. McDonald e Avery: odontologia para crianças e adolescentes. 9.ed. Rio de Janeiro: Elsevier; 2011. p.27-40.
31. AAPD, 2019/2020. Disponível em: https://www.aapd.org/research/oral-health-policies--recommendations/. Acesso em: 5/3/2020.
32. Feigal RJ. Guiding and managing the child dental patient: a fresh look at old pedagogy. J Dent Educ. 2001;65(12):1369-77.
33. Wu L, Gao X. Children's dental fear and anxiety: exploring family related factors. BMC Oral Health 2018;18(1):100.
34. Kroniņa L, Rasčevska M, Care R. Psychosocial factors correlated with children's dental anxiety. Stomatologija. 2017:19(3):84-90.
35. Ibis S, Sari ME, Tomak L, Babadagi Z, Karabekiroglu KM. The effects of a maternal personality, children's behavioral characteristics, and parenting styles on the dental anxiety of 3-6 year-old. Makara J Health Res. 2019;23(3):132-7.
36. Nações Unidas Brasil. OMS divulga recomendações sobre uso de aparelhos eletrônicos para crianças de até 5 anos. Disponível em: https://nacoesunidas.org/oms-divulga--recomendacoes-sobre-uso-de-aparelhos-eletronicos--por-criancas-de-ate-5-anos/. Acesso em: 4/3/2020.
37. Mobarek NH, Khalil AM, Talaat DM. Exposure to electronic screens and children's anxiety and behavior during dental treatment. J Dent Child (Chic). 2019;86(3):139-44.
38. Finn SB. Clinical pedodontics. 4.ed. Philadelphia: Saunders; 1973. p.1-44.
39. Mello HSA. O emprego de auxiliares de clínica e técnica em higiene dental na realidade brasileira. Quintessência Revista de Odontologia Clínica. 1980;7(1):141-3.

40. Aminabadi NA, Oskouei SG, Farahani RMZ. Dental treatment duration as an indicator of the behavior of 3- to 9- year-old pediatric patients in clinical dental settings. J Contemp Dent Pract. 2009;10(5):E025-32.
41. Jamali Z, Najafpour E, Adhami ZE, Deljavan AS, Aminabadi NA, Shirazi S. Does the length of dental procedure influence children's behavior during and after treatment? A systematic review and critical appraisal. J Dent Res Dent Clin Dent Prospects. 2018;12(1):68-76.
42. Ummat A, Dey S, Anupama Nayak P, Joseph N, Rao A, Karuna YM. Association between dental fear and anxiety and behavior amongst children during their dental visit. Biomedical Pharmacology J. 2019;12(2):907-13.
43. Passos, MZLB. Aspectos jurídicos. Simpósio de Odontopediatria: Aspectos comportamentais no atendimento odontológico infantil e suas implicações jurídicas. 49º Encontro do Grupo Brasileiro de professores de Ortodontia e Odontopediatria; 2018 Nov 14-16; Salvador, BR. Paraíba: Editora Universitária Co.; 2018.
44. Penna HAO. Choro. In: Marcondes E, et al. Pediatria básica. 9.ed. São Paulo: Sarvier; 2003. p.189-91.
45. Elsbach HG. Crying as a diagnostic tool. J Dent Child. 1963;30:13-6.
46. Chapman HR, Kirby-Turner NC. Dental fear in children: a proposed model. Br Dent J. 1999;187(8):408-12.
47. Klatchoian DA. Psicologia odontopediátrica. 2.ed. São Paulo: Santos; 2002.
48. Musselman RJ. Considerations in behaviour management of the pediatric dental patient: helping children cope with dental treatment. Pediatr Clin North Am. 1991;38(5):1309-24.
49. Ginsburg, KR. Jablow MM. Building resilience in children and teens: giving kids roots and wings. 3.ed. Philadelphia: American Academy of Pediatrics; 2014.
50. Traub FT, Boynton-Jarrett R. Modifiable resilience factors to childhood adversity for clinical pediatric practice. Pediatrics. 2017;139(5):e20162569.
51. America's Pediatric Dentists – APD. Policy on the role of dental prophylaxis in pediatric dentistry. Disponível em: https://www.aapd.org/research/oral-health-policies--recommendations/role-of-dental-prophylaxis-in-pediatric-dentistry/. Acesso em: 5/3/2020.
52. Dormandy T. The worst of evils: the fight against pain. New Haven: Yale University Press; 2006.
53. Penido RS, Souchois MWS. A odontopediatria no Rio de Janeiro. In: Guedes-Pinto. A história da odontopediatria no Brasil. São Paulo: Santos; 2014. p.171-3.
54. Costa LR, Bendo CB, Daher A, Heidari E, Rocha RS, Moreira APSC, et al. A curriculum for behaviour and oral healthcare management for dentally anxious children: recommendations from the children experiencing dental anxiety: collaboration on research and education (Cedacore). Int J Paediatr Dent. 2020;00(0):1-14 (ahead of print).
55. Mello HSA. Sedação inalatória pelo óxido nitroso e oxigênio. In: Marsillac MWS. Controle da dor, medo e ansiedade em odontopediatria. São Paulo: Santos; 2013. p.81-110.
56. Coté CJ, Wilson S. Guidelines for monitoring and management of pediatric patients before, during and after sedation for diagnostic and therapeutic procedures. Pediatr Dent. 2019;41(4):26E-52E.
57. Lee HH, Milgrom P, Starks H, Burke W. Trends in death associated with pediatric dental sedation and general anesthesia. Pediatr Anaesth, 2013; 23(8):741-6.
58. Moore MJ. Wet-field resin bandage for fractured anterior teeth. J Am Dent Assoc. 2000;131(4):522.
59. Addelston HK. Child patient training. Fortn Rev Chic Dent Soc. 1959;38(2):7-8,27-29.
60. Chairside Guide: Silver Diamine Fluoride in the Management of Dental Caries Lesions. Disponível em: https://www.aapd.org/globalassets/media/policies_guidelines/r_chairsideguide.pdf. Acesso em: 3/3/2020.
61. Glick M, Williams DM, Kleinman DV, Vujicic M, Watt RG, Weyant RJ. A new definition for oral health developed by the FDI World Dental Federation opens the door to a universal definition of oral health. J Am Dent Assoc. 2016 Dec;147(12):915-7.
62. Hayashi M, Haapasalo M, Imazato S, Lee JI, Momoi Y, Murakami S, et al. Dentistry in the 21st century: challenges of a globalising world. Int Dent J. 2014;64(6):333-42.

RADIOLOGIA EM ODONTOPEDIATRIA

12

Vania Regina Camargo Fontanella
Alejandro Hidalgo Rivas
Naiara Leites Larentis
Angela Scarparo

Este capítulo visa discutir a melhor prática clínica na solicitação de exames radiográficos, isto é, quando e como prescrever de forma que auxilie no diagnóstico em odontopediatria. Para tanto serão discutidos tópicos importantes como o binômio risco-benefício e a necessidade individual, com vistas à indicação e à abordagem socrática na solicitação de exames, respeitando o princípio de ALARA – *"as low as reasonably achievable"*, isto é, limitar ao nível mais baixo a exposição do paciente à radiação ionizante, sem prejuízo da qualidade da imagem gerada.

O CUIDADO COM A EXPOSIÇÃO DA CRIANÇA À RADIAÇÃO X

Os raios X são um tipo de radiação ionizante[1] e podem, portanto, produzir efeitos adversos.[2] Efeitos teciduais, por exemplo, a catarata, geralmente não são uma preocupação na odontologia, devido às baixas doses utilizadas.[3] Contudo, os efeitos conhecidos como estocásticos são aleatórios e não têm um limiar para ocorrer; portanto, qualquer dose, por menor que seja, pode gerar um efeito adverso como o câncer radioinduzido.[4]

A população com maior risco de efeitos estocásticos é de jovens e crianças, devido à maior expectativa de vida e ao crescimento e desenvolvimento. De fato, menores de 10 anos de idade têm risco três vezes maior de desenvolver câncer induzido por radiação.[5]

As instituições internacionais de radioproteção[6,7] adotam um modelo em que não há níveis seguros, pois qualquer dose de radiação pode desencadear um efeito adverso do tipo estocástico; e, quanto maior o número de doses, maior a probabilidade de ocorrência desse efeito adverso.[4]

A Comissão Internacional de Proteção Radiológica estabelece três princípios de proteção na exposição à radiação X: justificativa, otimização e limitação da dose.[2] Os dois primeiros, relacionados ao paciente, são sumarizados na **Figura 1**. O terceiro está relacionado à exposição ocupacional, do público em geral e do ambiente. O **Quadro 1** apresenta recomendações específicas de radioproteção para odontopediatria.

PRESCRIÇÃO DE EXAMES RADIOGRÁFICOS EM ODONTOPEDIATRIA

A odontopediatria tem por prática acompanhar, por meio de exames radiográficos, o desenvolvimento dentário (formação coroa e raiz) e da oclusão (cronologia de erupção), a inter-relação dente decíduo e dente permanente (rizólise/rizogênese, agenesias), anomalias dentárias (alterações em forma, número e/ou posição), alterações patológicas (cistos e tumores), lesões de cárie (grau de acometimento), patologia pulpar ou perirradicular e traumatismos.[17,18]

É recomendada a solicitação individualizada de exames complementares apenas quando houver real necessidade. A prescrição deverá estar diretamente relacionada à análise do histórico médico e odontológico, bem como exame clínico atual da criança, conforme preconizado pela American Dental Association (AAPD, 2017).[17] Para tanto, as recomendações das diretrizes da American Academy of Pediatric/Food and Drug Administration (ADA/FDA) podem ser observadas no **Quadro 2**.

RADIOPROTEÇÃO

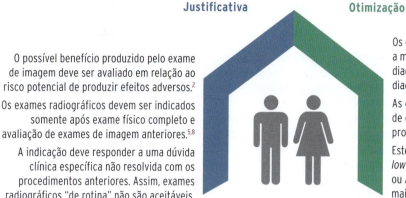

Justificativa

O possível benefício produzido pelo exame de imagem deve ser avaliado em relação ao risco potencial de produzir efeitos adversos.[2]

Os exames radiográficos devem ser indicados somente após exame físico completo e avaliação de exames de imagem anteriores.[5,8]

A indicação deve responder a uma dúvida clínica específica não resolvida com os procedimentos anteriores. Assim, exames radiográficos "de rotina" não são aceitáveis.

Otimização

Os exames radiográficos devem ser obtidos com a mínima radiação possível que permita obter o diagnóstico esperado,[2] sem prejudicar a qualidade diagnóstica das imagens.

As estratégias incluem gerenciar os parâmetros de exposição e utilizar avental plumbífero e protetor de tireoide.[5,8]

Este princípio é resumido pela acrônimo ALARA (*as low as reasonable achievable*, o mais baixo possível) ou ALADA (*as low as diagnostically acceptable*, o mais baixo aceitável para o diagnóstico).

O acrônimo ALADAIP (*as low as diagnostically acceptable, being indication-oriented and patients-specific*, o mais baixo aceitável para o diagnóstico, orientado para indicação e específico para o paciente) foi recentemente proposto para enfatizar que a quantidade de dose de radiação necessária depende do tipo de paciente e da indicação do exame, o que é de particular importância em se tratando de crianças e adolescentes.[9]

Figura 1 Representação gráfica da radioproteção orientada ao paciente.
Fonte: elaborada pelos autores.

Quadro 1 Recomendações de radioproteção em odontopediatria

JUSTIFICATIVA	OTIMIZAÇÃO
É essencial que o clínico forneça informações suficientes na solicitação (idade, sexo, hipóteses de diagnóstico e o que se deseja saber com o exame de imagem), permitindo ao radiologista determinar a justificativa correta para o exame e, se necessário, recomendar outro exame com melhor desempenho.[4] Para apoiar a decisão quanto a qual exame solicitar, existem diretrizes internacionais que fornecem evidências para diferentes indicações na odontologia pediátrica.[4,10] As evidências apoiam o uso da tomografia computadorizada de feixe cônico (TCFC) na odontologia infantil em indicações específicas, como casos de dentes retidos e supranumerários, trauma dentoalveolar, fissuras orofaciais, anomalias dentárias, patologia óssea, planejamento cirúrgico de autotransplante e síndromes.[9]	O operador do equipamento radiológico deve saber lidar com os diferentes parâmetros de exposição, adaptando-os às necessidades de cada paciente.[5,8,11] Tempo e miliamperagem são diretamente proporcionais à dose de radiação,[2] portanto sua redução é uma estratégia simples de otimização.[12] Para as radiografias periapicais, sugere-se o uso de colimação retangular, uma vez que reduz a dose em mais de 60% em comparação à colimação circular.[3] Recomenda-se usar receptores de imagem mais rápidos, idealmente digitais, que requerem menos radiação que os filmes.[13] As imagens devem ser restritas à área de interesse.[12] A glândula tireoide deve ser protegida sempre que possível, tanto em exames radiográficos convencionais quanto na TCFC, desde que o protetor não obstrua a região de interesse.[5,8] Essa recomendação não se aplica a radiografias panorâmicas, pois o protetor gera imagens que não permitem a observação das estruturas de interesse.[14]

LIMITAÇÃO DA DOSE
Se for necessário que o acompanhante auxilie na contenção do paciente, utilizar avental plumbífero e protetor de tireoide.[3]
Equipamentos radiográficos portáteis certificados quanto à radiação de fuga devem ser restritos aos atendimentos domiciliares, mediante prévio treinamento.[15,16]

Fonte: elaborado pelos autores.

Quadro 2   Recomendações para prescrição de radiografias em odontopediatria

Recomendações para prescrição de radiografias		
	Criança com dentição decídua	**Criança com dentição mista**
Paciente novo	Exame individualizado - periapicais/oclusais e/ou interproximais, se as superfícies proximais não puderem ser visualizadas ou sondadas *Pacientes sem evidência de doença e com contatos proximais abertos podem não necessitar de um exame radiográfico nesse momento.*	Exame individualizado • interproximais e panorâmica ou • interproximais e periapicais
Paciente de retorno com cárie ou com risco aumentado de cárie	Radiografia interproximal - intervalos de 6 a 12 meses *Se as superfícies proximais não puderem ser examinadas visualmente ou com uma sonda.*	
Paciente de retorno sem cárie e sem risco aumentado de cárie	Radiografia interproximal - intervalos de 12 a 24 meses *Se as superfícies proximais não puderem ser examinadas visualmente ou com uma sonda.*	
Paciente (novo e de retorno) monitoramento do crescimento e desenvolvimento dentofacial e/ou avaliação das relações dentário/esquelético	Avaliação clínica quanto à necessidade e tipo de exame radiográfico ou Monitoramento do crescimento e desenvolvimento dentofacial ou Avaliação das relações dentárias e esqueléticas	
Paciente com outras circunstâncias incluindo, mas não se limitando a, doença periodontal tratada e remineralização de cárie	Avaliação clínica quanto à necessidade e tipo de exame radiográfico. Avaliação e/ou monitoramento nessas condições.	

Fonte: adaptado de AAPD.[18]

A decisão de solicitar ou executar uma tomada radiográfica inicia-se quando se observa uma anormalidade clínica e se necessita de uma avaliação complementar. A técnica a ser utilizada deverá ser específica e individualizada, tendo como fatores dependentes: idade, tamanho da cavidade bucal, número de dentes e capacidade de colaboração do paciente.[17] Também é importante respeitar o princípio de ALARA[10,19,20] e reconhecer a necessidade da solicitação do exame. Mais recentemente, as abreviaturas ALADA e ALADAIP foram introduzidas, significando, respectivamente, "tão baixo quanto possível para o diagnóstico" e "tão baixo quanto possível para o diagnóstico individualizado para o paciente". Dessa forma, cada exposição deve ser justificada e adaptada a cada paciente e circunstância individual.[19]

Nesse sentido, pode-se adotar a abordagem socrática,[21] na qual o profissional deve ser capaz de responder a 5 perguntas **(Figura 2)**.

RADIOLOGIA DIGITAL EM ODONTOPEDIATRIA

A utilização de exames radiográficos digitais, especialmente na odontopediatria, resulta na possibilidade de redução das doses de radiação utilizadas, além da eliminação do processamento químico, da visualização instantânea da imagem em meios rígidos, da transmissão dos dados e da possibilidade de manipulação das imagens alterando suas características. Essa característica citada, por fim, é de grande valia, pois propicia o diagnóstico precoce de lesão de cárie, por meio da avaliação do histograma e da subtração de imagem. *(Leia mais no Capítulo 8.)* Contudo, cumpre ressaltar que o valor do equipamento ainda é considerado alto; existe uma limitação de espaço para armazenamento das imagens.[22]

Diante do exposto, sempre que houver necessidade de tomadas radiográficas, sugere-se que as orientações da AAPD (2017)[18] sejam consideradas como exposto no **Quadro 3**.

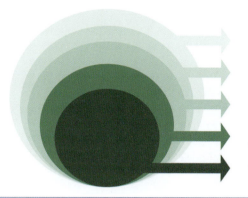

A O que já foi feito?
B Eu preciso?
C Eu preciso agora?
D É a melhor alternativa?
E Eu tenho uma hipótese clínica bem formulada?

- Revisar os exames já realizados
- Os exames vão agregar valor ao meu diagnóstico/plano de tratamento?
- Evitar investigações precoces
- Escolher o exame com melhor relação custo/benefício
- O que a imagem vai responder

Figura 2 Diagrama ilustrativo da abordagem socrática na solicitação de exames.
Fonte: adaptada de Zou et al.[21]

Quadro 3 Boas práticas radiológicas são importantes para minimizar ou eliminar a radiação desnecessária no diagnóstico por imagem odontológica

1. Uso do receptor de imagem mais rápido compatível com a tarefa de diagnóstico
2. Colimação do feixe para o tamanho do receptor sempre que possível
3. Exposição adequada do filme e processamento tecnicamente correto
4. Uso de proteção - aventais e colares de tireoide, quando apropriado
5. Limitar o número de imagens ao mínimo necessário para obter informações diagnósticas essenciais
6. O cirurgião-dentista deve considerar os benefícios da obtenção de radiografias *versus* o risco do paciente de exposição à radiação

Fonte: adaptado de AAPD.[18]

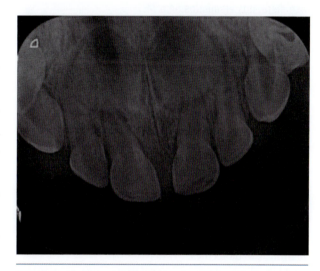

Figura 3 Imagem radiográfica da região anterossuperior obtida pela técnica oclusal, utilizando filme periapical de adulto.
Fonte: acervo dos autores.

TIPOS DE EXAMES RADIOGRÁFICOS

Radiografias intraorais

É o exame mais frequente, pois fornece informações diagnósticas que podem orientar a abordagem terapêutica em um plano de tratamento específico. O maior desafio, em odontopediatria, está em adaptar as técnicas às particularidades da criança (tamanho da cavidade bucal e capacidade de colaborar com a execução da técnica), visto que em alguns casos o receptor de imagem precisa ser utilizado de forma adaptada[17,23] (**Figura 3**).

Adaptação de técnicas

Mesmo havendo a possibilidade da adaptação, é preciso que se considere a não execução da técnica por falta de colaboração do paciente. Nesse caso, o profissional pode agendar uma nova tentativa, encaminhar para execução em uma clínica de imagens/centro radiológico ou até mesmo considerar técnicas farmacológicas de manejo do comportamento.

Radiografia interproximal

A necessidade de acompanhamento longitudinal de lesões de cárie (extensão e profundidade), qualidade de tratamento executado (restaurador e endodôntico), bem como indicadores de doença periodontal, são as

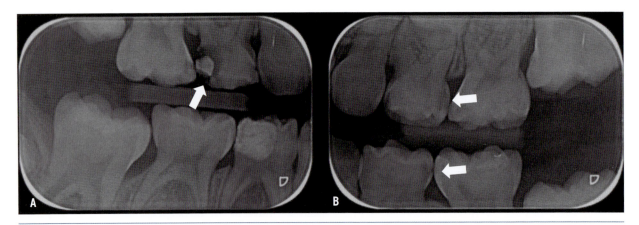

Figura 4 Imagem radiográfica interproximal, bilateral. Note: A: a radiografia evidenciou lesão cariosa extensa (seta). Contudo, em virtude da impossibilidade de observar a relação entre dente decíduo e germe do dente permanente, foi necessária uma nova tomada radiográfica, dessa vez periapical (veja a **Figura 5A**). B: é possível observar lesão cariosa na face distal dos elementos 64 e 74.
Fonte: acervo dos autores.

indicações para a solicitação de radiografias interproximais (**Figura 4**).[18]

Radiografia periapical

Indicada apenas quando a radiografia interproximal não foi suficiente para auxiliar no diagnóstico clínico. Casos como lesão cariosa com envolvimento pulpar (**Figura 5A**), dentes com potencial indicação de exodontia (**Figura 5B**) que necessitam de avaliação da relação dente decíduo e germe do sucessor permanente são exemplos de indicação da técnica.

Além disso, dentes com malformações anatômicas ou distúrbios do desenvolvimento, por exemplo, dentes fundidos ou microdentes, supranumerários, retardo na erupção do dente permanente e retenção prolongada do dente decíduo, também são indicativos de realização de radiografia periapical (**Figura 6**).

Radiografias extraorais

Radiografia panorâmica

Indicada quando existe a necessidade de uma análise ampla dos arcos dentários ou em casos em que a criança não tolera nenhuma técnica intraoral. Para casos em que existe necessidade de avaliação global de um quadro clínico de lesões cariosas numerosas, para posterior análise

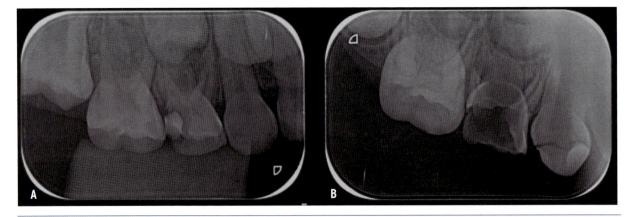

Figura 5 Imagem radiográfica periapical, lado direito, correspondente ao caso da **Figura 2**. Note: essa técnica possibilita a observação da relação entre dente decíduo e germe do dente permanente, auxiliando o diagnóstico clínico e, consequentemente, norteando a escolha terapêutica.
Fonte: acervo dos autores.

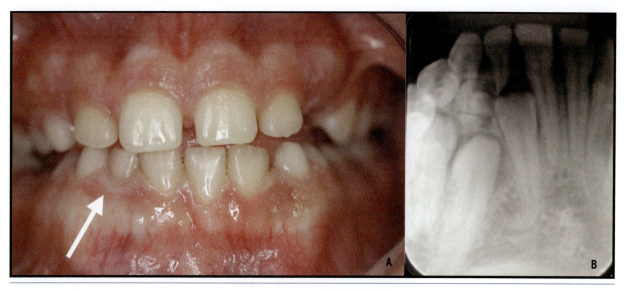

Figura 6 A: fotografia em norma frontal, retenção prolongada do elemento 82 (seta). B: imagem radiográfica periapical, lado direito, evidenciando a presença de odontoma impactando o elemento
Fonte: acervo dos autores.

individualizada, a radiografia panorâmica é uma opção **(Figuras 7 e 8)**. Para tanto, é imprescindível que a criança seja capaz de colaborar, permanecendo imóvel durante a execução da técnica.[10]

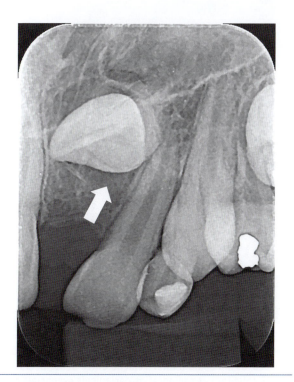

Figura 7 Imagem radiográfica periapical evidenciando o posicionamento ectópico do elemento 21.
Fonte: acervo dos autores.

Tomografia computadorizada de feixe cônico (TCFC)

A possibilidade da indicação da TCFC tem produzido resultados excelentes[24] na prática da clínica infantil,[25,26] principalmente nos casos em que se faz necessária a exata localização de um elemento impactado, ectópico ou supranumerários.[18]

Diante da intenção de indicar a TCFC, sugere-se que os princípios básicos e diretrizes para o uso sejam considerados, quais sejam:[18]

1. Uso de menor tamanho de imagem (campo de visão – *field of view* – FOV) possível para o caso.
2. Avaliar o risco de dose de radiação.
3. Minimizar a exposição do paciente à radiação.
4. A realização e a interpelação de estudos de TCFC deve ser realizada por profissional habilitado.
5. Ao usar a TCFC, a imagem resultante deve ser complementada com um relatório por escrito colocado nos registros do paciente que inclua a interpretação completa dos achados.

Contudo, como todo método radiológico, a TCFC apresenta limitações, nesse caso maior custo financeiro e biológico (maior dose de radiação, **Figuras 10 e 11**), além de maior possibilidade de movimentação do paciente durante a realização do exame.[25]

Por essa razão, desde 2014, uma importante iniciativa **(Figura 13)** vem sendo desenvolvida com ações educativas, de advertência e de esclarecimentos sobre o uso

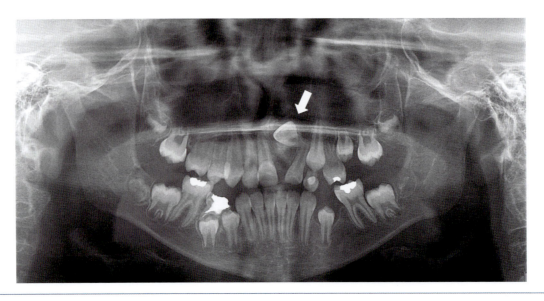

Figura 8 Imagem radiográfica panorâmica, evidenciando o posicionamento do elemento 21, além de outros aspectos relevantes como ausência do 16 com giroversão do 15, ausência do 35 com retenção prolongada dos elementos 63 e 85 **(Figura 7)**.

Fonte: acervo dos autores.

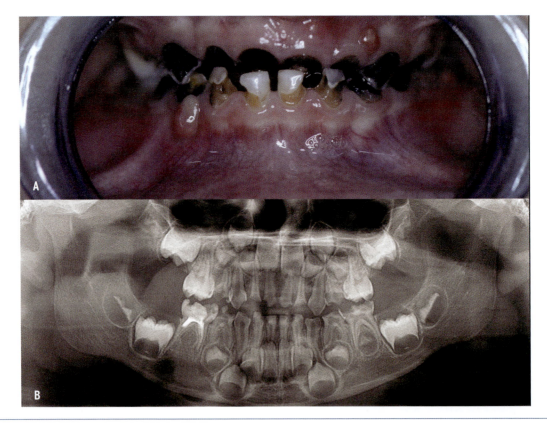

Figura 9 A. Fotografia em norma frontal, criança de 4 anos, presença de numerosas lesões cariosas. B. Imagem radiográfica panorâmica, evidenciando extensão e profundidade das lesões, assim como a inter-relação entre dente decíduo e germe do dente permanente. Note: o profissional, após análise global, solicitará as radiografias periapicais essenciais para condução da terapêutica de escolha.

Fonte: caso gentilmente cedido pela Profa. Angela Scarparo.

12. Radiologia em odontopediatria

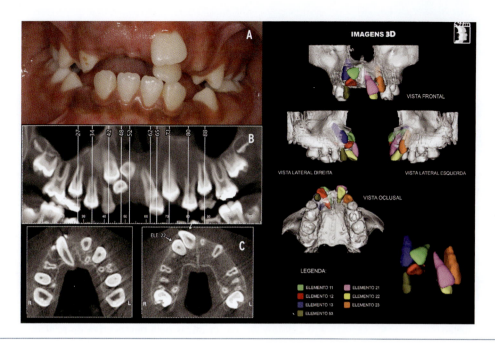

Figura 10 A: fotografia em norma frontal, criança 9 anos, com ausência de múltiplos dentes. B: reconstrução panorâmica evidenciando os elementos dentais não erupcionados. C: reconstruções axiais. D: reconstrução 3D da orientação dos elemento denários e suas inter-relações e posicionamento na maxila.
Fonte: documentação do caso realizada gratuitamente pelo Dr. João Moraes - Clínica SIM Radiologia.

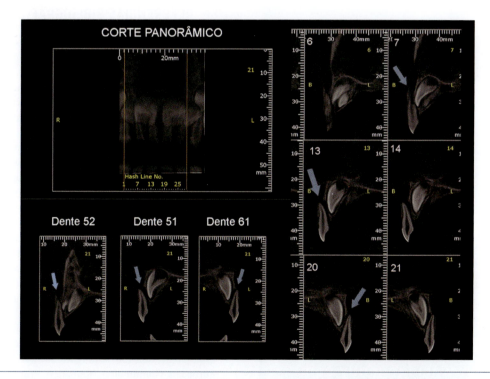

Figura 11 TCFC com FOV limitado à região dos dentes 52, 51, 61 e 62. A: reconstrução panorâmica. B: reconstruções sagitais, a partir de TCFC, sendo possível observar a orientação dos elementos dentários 51, 52 e 61 após traumatismo dentário (seta azul). C: reconstruções transversais. Note: é possível observar a intrusão dos elementos dentários, e sua relação com o germe dos dentes permanentes.
Fonte: acervo dos autores.

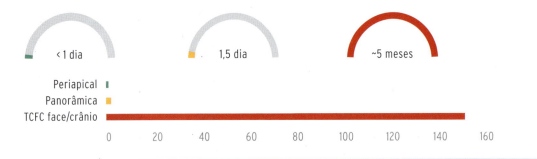

Figura 12 Equivalência de dose média, por modalidade de exame, a um dia de radiação natural.
Fonte: adaptado de Mettler et al.[27]

responsável dos exames radiológicos em crianças. Os odontopediatras vêm sendo encorajados a considerar o risco e o benefício de solicitações de exames radiológicos, principalmente aqueles que expõem a criança a maior dosagem de radiação.[28]

CONSIDERAÇÕES FINAIS

Os protocolos atuais visam orientar a prescrição/realização de exames por imagens que utilizam radiação X em crianças pela perspectiva da relação custo-benefício, que deve estar sempre presente na prática clínica. Sugere-se, também, estreita comunicação entre o odontopediatra e o radiologista, com o objetivo de trazer o melhor diagnóstico e plano de tratamento.

REFERÊNCIAS BIBLIOGRÁFICAS

1. Mallya A, Lam E (eds.). White and Pharoah's oral radiology: principles and interpretation. 8.ed. St. Louis, Missouri: Elsevier; 2018.
2. International Commission on Radiological Protection. The 2007 Recommendations of the International Commission on Radiological Protection. 2007; ICRP Publication 103. Ann ICRP, 37.
3. National Council on Radiation Protection and Measurements. NCRP Report No 17. 2019. Radiation Protection in Dentistry and Oral & Maxillofacial Imaging.
4. Horner K, Eaton KA. Selection criteria for dental radiography. 3.ed. London: Faculty of General Dental Practice UK; 2013.
5. European Commission. Radiation Protection No 172. 2012. Cone beam CT for dental and maxillofacial radiology.
6. National Council on Radiation Protection and Measurements. NCRP Commentary No 27. 2018. Implications of recent epidemiologic studies for the linear-nonthreshold model and radiation protection.
7. International Commission on Radiological Protection. Ethical foundations of the system of radiological protection. Publication 138. Ann ICRP. 2018;47:1-56.
8. European Commission. Radiation Protection No 136. 2004. The safe use of radiographs in dental practice
9. Oenning AC, Jacobs R, Pauwels R, Stratis A, Hedesiu M, Salmon B, et al. Cone-beam CT in paediatric dentistry: DIMITRA project position statement. Pediatr Radiol. 2018;48(3):308-16.

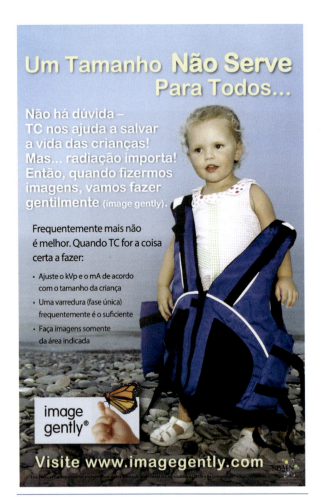

Figura 13 Ilustração de campanha publicitária referente à exposição por radiação.
Fonte: www.imagegently.org.

10. Kühnisch J, Anttonen V, Duggal MS, Loizides Spyridonos M, Rajasekharan S, Sobczak M, et al. Best clinical practice guidance for prescribing dental radiographs in children and adolescents: an EAPD policy document. Eur Arch Paediatr Dent. 2019; https://doi.org/10.1007/s40368-019-00493-x.

11. International Atomic Energy Agency. Radiation protection in paediatric radiology. Safety reports series n. 71. 2012. Disponível em: http://www-pub.iaea.org/mtcd/publications/pdf/pub1543_web.pdf. Acesso em: 17/7/2020.

12. White SC, Scarfe WC, Schulte RK, Lurie AG, Douglas JM, Farman AG, et al. The image gently in dentistry campaign: promotion of responsible use of maxillofacial radiology in dentistry for children. Oral Surg Oral Med Oral Pathol Oral Radiol. 2014. 11(3):257-61.

13. World Dental Federation. FDI policy statement on radiation safety in dentistry. Int Dent J. 2014;64(6):289-90.

14. The British Institute of Radiology. Guidance on using shielding on patients for diagnostic radiology applications. 2020.

15. Gulson AD, Holroyd JR. 2016. Guidance on the safe use of hand-held dental X-ray equipment. Disponível em: https://www.phe-protectionservices.org.uk/cms/assets/gfx/content/resource_3588csc2964caac0.pdf. Acesso em: 17/7/2020.

16. Drage N. Hand-held dental X-ray equipment: an update. Dental Update. 2017;44(2):146-50.

17. Carvalho PL, Lopes AMS, Assis ACS, Medeiros JMF. Utilização de protocolo radiográfico na clínica de Odontopediatria. Rev. Bras. Odontol. 2010;67(2):279-82.

18. AAPD American Academy of Pediatric Dentistry. Ad Hoc Committee on Pedodontic Radiology. Guideline on prescribing dental radiographs for infants, children, adolescents, and persons with special health care needs. Pediatr Dent. 2012;34(5):189-91.

19. Aps JKM, Lim LZ, Tong HJ, Kalia B, Chou AM. Diagnostic efficacy of and indications for intraoral radiographs in pediatric dentistry: a systematic review. Eur Arch Paediatr Dent. 2020;21(4):429-62. doi:10.1007/s40368-020-00532-y.

20. Aps J. Considerations for pediatric dental radiography. J Multi Care Decisions in Dent. 2016. Disponível em: https://decisionsindentistry.com/article/considerations-pediatric-dental-radiography/. Acesso em: 28/7/2020.

21. Zou L, King A, Soman S, et al. Medical students' preferences in radiology education a comparison between the Socratic and didactic methods utilizing powerpoint features in radiology education. Acad Radiol. 2011;18(2):253-56. doi:10.1016/j.acra.2010.09.005.

22. Vidigal BCL, Silveira OS, Francio LA, Manzi FR. Aplicação da radiografia digital na odontopediatria. Arq Bra Odontol. 2010;6(3):170-8.

23. Madan K, Baliga S, Thosar N, Rathi N. Recent advances in dental radiography for pediatric patients: a review. Journal of Medicine, Radiology, Pathology & Surgery. 2015;1:21-5.

24. Honda E, Prince JL, Fontanella VRC. State-of-the-art digital imaging in dentistry: advanced research of MRI, CT, CBCT, and digital intramural imaging. BioMed Research International. 2018 May 8; article ID 9057120, 1. page https://doi.org/10.1155/2018/9057120.

25. Barbosa J, Andrade E, Abreu S, Vidigal B, Carvalho M, Coelho P. Aplicações da tomografia computadorizada na odontopediatria. Revista do CROMG. jul./dez. 2015;16(2):6-11.

26. Hidalgo-Rivas JA, Theodorakou C, Carmichael F, Murray B, Payne M, Horner K. Use of cone beam CT in children and young people in three United Kingdom dental hospitals. Int J Paediatr Dent. 2014;24(5):336-48.

27. Mettler et al. (2008), World Health Organization Expert Working Group Communication radiation risks in pediatric imaging: information to support healthcare discussions about benefit and risk. World Health Organization, 2016. Disponível em: https://apps.who.int/iris/rest/bitstreams/910512/retrieve. Acesso em: 28/7/2020.

28. Law CS, Douglass JM, Farman AG, et al. The image gently in dentistry campaign: partnering with parents to promote the responsible use of x-rays in pediatric dentistry. Pediatr Dent. 2014;36(7):458-9.

ANESTESIOLOGIA EM ODONTOPEDIATRIA*

13

Carla Massignan
Pablo Silveira Santos
Mariane Cardoso
Michele Bolan

INTRODUÇÃO

O sucesso no tratamento odontopediátrico é dependente, dentre diversos fatores, do controle eficiente da dor e do desconforto da criança durante a consulta odontológica. O adequado manejo da dor pode resultar em confiança e promover um bom relacionamento entre a criança e o cirurgião-dentista, além de reduzir o medo e a ansiedade e de favorecer uma atitude positiva durante o atendimento odontológico.[1]

A anestesia local é o método mais eficaz de propiciar analgesia em pacientes adultos e infantis e, consequentemente, reflete no conforto, comportamento e cooperação do paciente durante a consulta odontológica.[2] É definida como a perda temporária e reversível da sensação dolorosa, em determinada área do corpo, causada pela depressão da excitação nas terminações nervosas ou pela inibição do processo de condução nos nervos periféricos, sem ocorrer a indução da perda de consciência.[3,4]

Diversas soluções anestésicas estão disponíveis. A escolha será baseada, particularmente, (a) na história médica do paciente e em seu nível de desenvolvimento físico e mental; (b) no tempo previsto de duração da consulta odontológica; (c) na necessidade de hemostasia durante o procedimento; e (d) no conhecimento do profissional a respeito da solução administrada.[4] Além disso, a administração concomitante de outros agentes, como óxido nitroso, sedativos ou casos de anestesia geral, também deve ser considerada na escolha da solução anestésica.[4] A administração dos anestésicos locais deve ser baseada no peso do paciente, e a dosagem máxima estabelecida não deve ser excedida.

BASES PARA A PRÁTICA CLÍNICA, NÍVEIS DE EVIDÊNCIA E RECOMENDAÇÕES

Seringas, agulhas e tubetes anestésicos

Diversas marcas comerciais de seringas e agulhas estão disponíveis no mercado. As seringas para anestesia devem ser fabricadas em metal, capazes de passar por repetidos ciclos de esterilização sem perda de função, e devem permitir a aspiração a qualquer momento durante o uso.[5] Além disso, devem permitir a visualização da solução que está sendo injetada e o uso de agulhas de diversos tamanhos.[5]

As agulhas odontológicas estão disponíveis em calibres 23, 25, 27 e 30 G. As de maior calibre exibem uma deflexão menor à inserção da agulha nos tecidos, aumentando sua precisão durante a inserção; assim, espera-se maior êxito da técnica.[6] Além disso, ao diminuir a deflexão, menor é a chance de fratura da agulha. Também, as agulhas tribiseladas e com cânula siliconada prometem trazer maior conforto na punção e na penetração da agulha. Um detalhe importante é a presença do indicador do bisel (extremidade da agulha) na parte plástica da agulha (canhão), que auxilia na orientação desta durante a aplicação (**Figura 1**), pois o bisel deve ser sempre direcionado à região a ser anestesiada. Quanto ao comprimento, as agulhas são classificadas como extralongas (35 mm), longas (30 mm), curtas (21 mm) e extracurtas (12 mm). Na odontopediatria, agulhas curtas e extracurtas são suficientes quando não há necessidade de inserção em uma profundidade significativa de tecidos moles[6] (**Figura 1**), e estas, geralmente,

---

* Os autores agradecem a Josiane Pezzini Soares pelo auxílio na confecção das fotos utilizadas neste capítulo.

têm 30 G (0,30 mm) de calibre. É importante destacar que as agulhas nunca devem ser inseridas em seu total comprimento nos tecidos, pois, em caso de fratura, é mais fácil remover a parte da cânula que ficou inserida no tecido. Alguns profissionais, durante o procedimento, usualmente dobram a agulha, o que é contraindicado pelos fabricantes. No entanto, segundo Malamed (2013), as agulhas podem ser dobradas em casos nos quais sua inserção nos tecidos ocorre em profundidade menor que 5 mm.[6]

O tubete, ou cartucho, anestésico é usualmente um cilindro que contém aproximadamente 1,8 mL da solução anestésica, fabricado em vidro ou plástico. O tubete de vidro apresenta as vantagens de melhor visualização do refluxo sanguíneo, menor vazamento e maior suavidade de deslizamento do êmbolo siliconizado. Os tubetes anestésicos locais devem ser armazenados em seu recipiente original, de preferência à temperatura ambiente e em lugar escuro.[7] Segundo Malamed (2013),[7] não é necessário aquecer o tubete anestésico previamente à injeção, uma vez que, mantido à temperatura ambiente, não causa desconforto quando injetado em tecido. Todavia, ensaio clínico randomizado realizado com crianças de 5 a 8 anos de idade reportou que a aplicação de anestésico local à temperatura corporal (37 ºC) reduz significativamente a dor da injeção quando comparada aos anestésicos locais administrados à temperatura ambiente (21 ºC).[8] Dessa forma, em consultórios odontológicos cuja temperatura ambiente é baixa (presença de ar-condicionado), parece prudente aquecer o tubete até que atinja uma temperatura próxima à corporal. Para que isso ocorra, basta friccionar o tubete anestésico usando as duas mãos (com luvas) por 1 ou 2 minutos (**Figura 2**) e em seguida preparar a seringa com o anestésico e a agulha, segurando a seringa de forma que todo o tubete fique "escondido" pela mão a fim de manter a temperatura do tubete até o momento da aplicação.

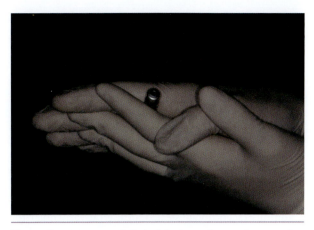

Figura 2 Aquecer o tubete friccionando-o entre as mãos para ficar próximo à temperatura corporal.
Fonte: acervo dos autores.

Seleção do sal anestésico e vasoconstritor

Os anestésicos locais são classificados em dois grandes grupos: os ésteres e as amidas (**Quadro 1**). Um anestésico local ideal deve ter as seguintes características: não ser irritante para o tecido no qual é injetado, não causar alterações permanentes na estrutura dos nervos, apresentar toxicidade sistêmica baixa, ser eficaz, com tempo de início de efeito o mais breve possível e duração longa o suficiente para permitir a realização do procedimento.[3]

Quadro 1 Classificação dos principais anestésicos locais injetáveis utilizados na odontologia

Ésteres	Amidas
Benzocaína	Lidocaína
Procaína	Articaína
Tetracaína	Mepivacaína
	Prilocaína
	Bupivacaína

Fonte: elaborado pelos autores.

Todos os anestésicos locais injetáveis são vasodilatadores. O grau de vasodilatação varia de acordo com a solução anestésica utilizada, o local de injeção e a resposta individual do paciente.[9] Os anestésicos podem ser combinados a vasoconstritores, fármacos que contraem os vasos sanguíneos e, portanto, controlam a perfusão tecidual. Eles são adicionados às soluções anestésicas locais para equilibrar as ações vasodilatadoras intrínsecas aos anestésicos locais, e sua adição diminui a taxa de absorção do anestésico local na corrente sanguínea,

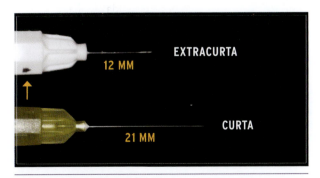

Figura 1 Agulhas utilizadas em odontopediatria: extracurta (12 mm) e curta (21 mm) com calibre 30. Observe a presença do indicador do bisel (seta amarela).
Fonte: acervo dos autores.

diminuindo o risco de toxicidade e prolongando a ação anestésica na área.[9]

A escolha do anestésico local e sua associação ou não a vasoconstritores é dependente sobretudo da história médica do paciente, do tempo previsto necessário para a realização do procedimento e da necessidade de hemostasia durante o procedimento.[4] Em procedimentos nos quais o tempo cirúrgico é maior e há necessidade de hemostasia, deve-se optar por um anestésico com maior tempo de duração e associá-lo a um vasoconstritor. Ademais, deve ser considerada a existência de qualquer contraindicação à administração do anestésico local e/ou vasoconstritor selecionado.[10]

Em odontopediatria, o anestésico usualmente indicado (padrão de referência) é a lidocaína 2% associada à epinefrina 1:100.000, devido a seu rápido início de ação, maior potência e maior duração da ação (comparada aos ésteres). Além disso, apresenta toxicidade mínima, e relatos de reações alérgicas são raros.[11] Outro anestésico frequentemente citado na literatura para o uso na odontopediatria é a articaína. A articaína é o único anestésico local do tipo amida que contém um éster e um grupo tiofeno, aumentando sua lipossolubilidade e difusão nos tecidos.[12] Uma revisão sistemática[11] que comparou a eficácia anestésica da lidocaína com a da articaína em crianças concluiu que existem evidências de baixa qualidade de que a articaína utilizada na técnica infiltrativa apresenta eficácia semelhante ao bloqueio com lidocaína. Ainda, relatou uma significativamente menor dor pós-operatória após injeções de articaína. Embora estudos de melhor qualidade sejam necessários, a administração de articaína em crianças pode ser considerada e avaliada. Todavia, a evidência científica disponível não é suficiente para indicar seu uso em crianças menores de 4 anos.[12,13] Além disso, a bupivacaína não é indicada para crianças devido à duração de efeito prolongada, que favorece a ocorrência de traumas nos tecidos moles.[10]

Embora rara, a alergia verdadeira e documentada às soluções anestésicas representa a principal contraindicação absoluta a um anestésico local. A hipersensibilidade a um anestésico local do tipo amida não implica o impedimento do uso de outra amida, mas a alergia a um anestésico local do tipo éster impede o uso de outro anestésico do tipo éster.[4] Especificamente, a prilocaína deve ser contraindicada em pacientes com metemoglobinemia, anemias, sintomas de hipóxia ou em pacientes que estejam sob tratamento com paracetamol ou fenacetina, pois ambos os fármacos elevam os níveis de metemoglobina.[4] A administração de vasoconstritores nas concentrações em que são encontrados nos anestésicos locais apresenta poucas contraindicações, e os benefícios e riscos de sua utilização devem ser avaliados com cautela. Embora pouco comum entre crianças e adolescentes, pacientes com doença cardiovascular grave (ASA 3 e 4), por exemplo, que sofreram infarto agudo do miocárdio nos últimos 6 meses ou pacientes com episódios diários de angina (pré-infarto ou angina instável) representam, em geral, o grupo de contraindicação. Além desses, pacientes com disfunção da tireoide (hipertireoidismo não controlado) ou diabetes não controlada e pacientes com alergia a sulfito também contraindicam a utilização de vasoconstritores.[10]

Cálculo da dose

Após a seleção da solução anestésica, considerando todos os fatores descritos anteriormente, deve-se estabelecer o cálculo da dose. Obtém-se um valor da multiplicação do peso do paciente pela dose máxima da solução estabelecida para cada peso do paciente (mg/kg), e esse valor é dividido pela concentração do anestésico (mg) em um tubete anestésico; o resultado da divisão indicará a dose máxima em tubetes que poderá ser administrada no paciente. Um exemplo é apresentado no **Quadro 2**. Deve-se ressaltar que os anestésicos locais apresentam uma dose máxima total (absoluta) que não deve ser ultrapassada.

Quadro 2 Exemplo fictício para o cálculo de dosagem máxima de anestésicos locais

Exemplo: cálculo da dosagem máxima

Paciente do sexo feminino, 6 anos, **25 kg**, compareceu à clínica de odontopediatria com queixa de dor no elemento dentário 75 ao comer doces. Após exame clínico e radiográfico, verificou-se a presença de lesão cariosa localizada em metade externa de dentina. O tratamento proposto foi restauração em resina composta, sob isolamento absoluto. Considerando que o cirurgião-dentista utilizará a solução anestésica lidocaína 2% + epinefrina 1:100.000, qual a dose máxima em tubetes?

Dosagem máxima/peso lidocaína 2% + epinefrina 1:100.000: 4,4 mg/kg (descrito na bula).
Logo: 4,4 mg x **25 kg** = 110 mg.
Concentração em um tubete: 36 mg (descrito na bula).
Número **máximo** em tubetes: 110/36 ≅ **3 tubetes**.

Fonte: elaborado pelos autores.

A **Tabela 1** apresenta os valores referentes à dosagem máxima por quilograma de peso, a dosagem máxima total (absoluta), a dosagem da solução contida em cada

Tabela 1 Duração do efeito e dosagem máxima dos principais anestésicos locais

Solução anestésica	Duração em minutos[4,10]				Dosagem máxima (mg/kg)[4]	Dosagem máxima total (mg)[4]	Concentração mg/tubete[4]
	Infiltrativa (maxila)		Bloqueio mandibular				
	Polpa	Tecido mole	Polpa	Tecido mole			
Lidocaína					4,4**	300	36**
2% sem vasoconstritor	5		5-10				
2% + epinefrina 1:50.000	60	170	85	190			
2% + epinefrina 1:100.000	60	170	85	190			
Mepivacaína					4,4**	300	*
3% sem vasoconstritor	25	90	40	165			54**
2% + epinefrina 1:100.000	60	170	85	190			36**
2% + levonordefrina 1:20.000	50	130	75	185			36**
Articaína					7,0**	500	72**
4% + epinefrina 1:100.000	60	190	90	230			
4% + epinefrina 1:200.000	45	180	60	240			
Prilocaína					6,0**	400	54**
3% + felipressina 0,03 UI	60	180	90	300			

* A mepivacaína apresenta diferentes dosagens (mg) por tubete, de acordo com sua concentração.
** Valores utilizados no cálculo de dosagem máxima de anestésicos locais conforme descrito no **Quadro 2**.
Fonte: adaptada do Guideline da AAPD (American Academy of Pediatric Dentistry);[4] Malamed.[10]

tubete anestésico e também o tempo de duração do efeito anestésico das principais soluções anestésicas utilizadas. Todos esses dados são encontrados na bula do anestésico.

Técnicas anestésicas

A escolha da técnica anestésica e do sal anestésico, bem como do vasoconstritor e do dispositivo que será utilizado para a aplicação do anestésico local nos tecidos a serem anestesiados, depende de fatores como: o tipo do procedimento, o tempo necessário para realizá-lo, as necessidades particulares da criança, a necessidade de hemostasia e o potencial de desconforto esperado no pós-operatório.[10]

Com relação ao agente anestésico, estudo mostra que a articaína utilizada em técnica anestésica infiltrativa e o bloqueio do nervo alveolar inferior (BNAI) com lidocaína apresentaram a mesma eficácia quando usados em tratamentos odontológicos de rotina, sem diferença entre a dor autorreferida pelo paciente ou na ocorrência de eventos adversos após o tratamento em pacientes pediátricos. No entanto, foi relatada significativa menor dor pós-operatória após injeções de articaína.[11] Considerando que a técnica de bloqueio pode ser mais difícil de ser executada pelo odontopediatra em crianças (acesso e comportamento), parece haver eficácia anestésica similar da articaína e da lidocaína quando utilizada a técnica infiltrativa para exodontia de molares decíduos superiores e inferiores.[14] Da mesma forma, articaína e lidocaína mostraram a mesma eficácia anestésica quando administradas em BNAI.[15] Com relação aos molares permanentes de pacientes pediátricos com lesões cariosas profundas, o bloqueio do nervo alveolar inferior nem sempre produz anestesia pulpar adequada, especialmente nos casos de pulpite irreversível, sendo necessária a complementação anestésica por meio da infiltração vestibular.[16]

A seguir, apresentam-se as principais técnicas anestésicas utilizadas em odontopediatria.[17]

Anestesia tópica

Embora não elimine completamente a dor durante a punção, a anestesia tópica é um passo importante para o adequado tratamento odontológico de crianças, ajudando no manejo do comportamento e no controle da dor operatória.[18] Reduz a sensação dolorosa da penetração da agulha no tecido (2 a 3 mm de profundidade).[18] O gel de benzocaína 20% se mostrou eficaz para o procedimento,[18] apesar de o mercado apresentar diferentes anestésicos tópicos, na forma de géis, pomadas e *sprays*.

Indicação: deve-se sempre realizar a técnica anestésica tópica previamente às punções.

Passo a passo:
- Secar a mucosa com jato de ar e/ou algodão e mantê-la seca.
- Aplicar na mucosa seca uma pequena quantidade do anestésico tópico, com o auxílio de um rolete de algodão para evitar que o anestésico se espalhe e gere sensação de desconforto ou de gosto ruim (**Figura 3**).
- Manter por pelo menos 2 minutos sobre a mucosa e mantê-la seca durante todo esse período (usar sugador).
- Observar a mucosa enrugada (**Figura 4**).
- Proceder à punção na região enrugada.
- Observação: se em qualquer momento observar-se a perda da rugosidade da mucosa, o anestésico tópico perdeu seu efeito, devendo repetir o procedimento.

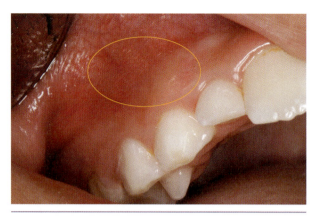

Figura 4 Após a aplicação do anestésico tópico, deve-se observar a mucosa enrugada; sinal clínico do efeito do anestésico tópico.
Fonte: acervo dos autores.

Anestesia infiltrativa

Indicação: recomendada em procedimentos nos quais não há necessidade de bloqueio regional (p. ex., exodontia de incisivo), em maxila e mandíbula.

Passo a passo:
- Anestesia tópica prévia.
- Punção: a agulha (extracurta) deve ser inserida paralelamente ao longo eixo do dente, com o bisel voltado para o tecido ósseo (**Figura 5**).
- A agulha **não** deve ser inserida em sua totalidade nos tecidos.
- Aspirar para confirmar que a injeção não atingiu um vaso sanguíneo.
- Injetar lentamente a solução anestésica, sempre precedendo a introdução da agulha. Observar o paciente, os olhos e a respiração, para monitorar reações inesperadas da criança, ao mesmo tempo que se mantém um diálogo tranquilo com ela.

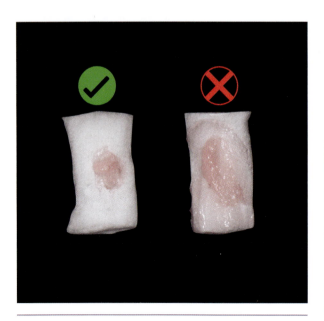

Figura 3 Ilustração da quantidade necessária de anestésico tópico e da quantidade exagerada.
Fonte: acervo dos autores.

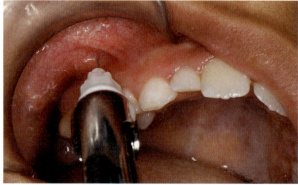

Figura 5 Anestesia infiltrativa.
Fonte: acervo dos autores.

Anestesia transpapilar (papilar, interpapilar ou interseptal)

Indicação: antecede a anestesia palatina ou lingual, devido ao desconforto que esta provoca.

Passo a passo:
- Após anestesia infiltrativa, com a papila vestibular já anestesiada, insere-se a agulha (extracurta) perpendicular à papila, acima do septo interdental (**Figura 6**).
- Aprofunda-se lentamente em direção à região palatina, injetando a solução anestésica, sempre precedendo a introdução da agulha.
- Observa-se a área de isquemia na região palatina (**Figura 7**).

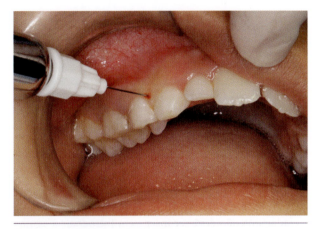

Figura 6 Anestesia transpapilar.
Fonte: acervo dos autores.

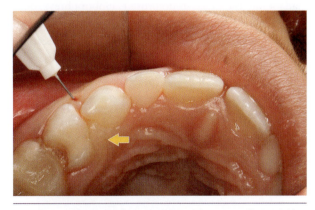

Figura 7 Observar área de isquemia na região palatina durante a anestesia transpapilar.
Fonte: acervo dos autores.

Anestesia palatina

Indicação: procedimentos na arcada superior, quando é necessário anestesiar a região palatina, como na colocação de grampo de isolamento absoluto, matriz de aço ou em exodontias.

Passo a passo:
- Após realizar a anestesia transpapilar, quando a região palatina já estiver isquêmica, faz-se a punção (agulha extracurta) na região palatina isquêmica e se complementa a anestesia (**Figura 8**). Importante, nos casos que seja necessária mais de uma punção, que esta seja realizada em uma área isquêmica.

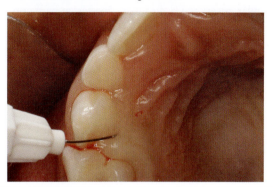

Figura 8 Anestesia palatina.
Fonte: acervo dos autores.

Bloqueio regional

A principal técnica de bloqueio regional utilizada em odontopediatria é o bloqueio do nervo alveolar inferior.

Indicação: o bloqueio regional (BNAI) está indicado para procedimentos em dentes posteriores na mandíbula (p. ex., endodontia de molar decíduo), quando há necessidade de anestesiar uma região maior.

Passo a passo (método direto):
- Palpar a região do trígono retromolar para localizar a área de maior depressão.
- Insere-se uma agulha curta lateralmente à fossa pterigomandibular, inclinada levemente abaixo do plano oclusal, quando os primeiros molares permanentes não estiverem irrompidos. Na presença dos molares permanentes, a punção deve ser realizada na altura do plano oclusal (**Figura 9**).

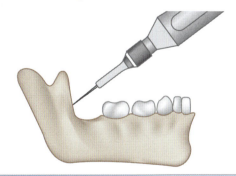

Figura 9 Inserção abaixo do plano oclusal (quando não há o primeiro molar permanente irrompido).
Fonte: elaborada pelos autores.

- A carpule é posicionada na região de comissura labial do lado oposto, na região entre o primeiro e o segundo molares decíduos **(Figura 10)**.
- Aspiração.
- Injetar lentamente a solução anestésica, sempre precedendo a introdução da agulha **(Figura 11)**.
- Se houver necessidade de anestesia da mucosa vestibular, reservar 1/4 do tubete anestésico para complementação com anestesia infiltrativa da região.

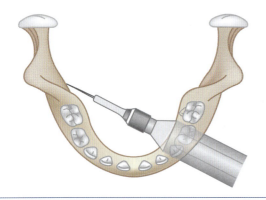

Figura 10 Carpule posicionada na região de comissura labial do lado oposto (canino e primeiro molar decíduos).
Fonte: elaborada pelos autores.

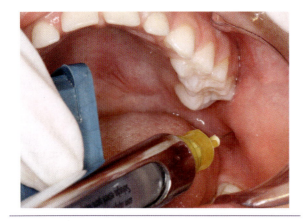

Figura 11 Bloqueio do nervo alveolar inferior.
Fonte: acervo dos autores.

Anestesia interligamentar

Também chamada de peridentária, é uma técnica complementar às demais. A agulha extracurta deve ser inserida no sulco gengival, tanto vestibular e/ou palatino/lingual, preferencialmente próximo às regiões mesial e distal, tendo como referência o longo eixo do dente, o mais apical possível. Deposita-se, então, a solução anestésica no local lentamente (haverá resistência dos tecidos)[19] **(Figura 12)**. Essa técnica pode ser utilizada quando a analgesia operatória não é alcançada com a anestesia infiltrativa ou bloqueio regional nos casos de exodontia.

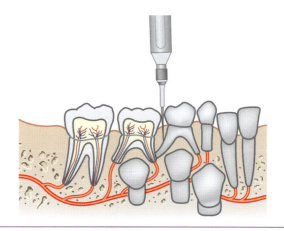

Figura 12 Anestesia interligamentar.
Fonte: elaborada pelos autores.

Anestesia intrapulpar

Semelhante à anestesia interligamentar, é uma técnica complementar que consiste na aplicação da solução anestésica diretamente no tecido pulpar exposto, uma vez que o procedimento anestésico prévio não foi suficiente para alcançar a analgesia. Todavia, nunca deve ser realizada isoladamente. A técnica consiste em introduzir a agulha diretamente no tecido pulpar e em injetar o anestésico sob pressão **(Figura 11)**. A anestesia intrapulpar é associada a intensa sensação dolorosa e, embora breve, deve ser evitada. Quando necessária, a injeção do anestésico deve ser realizada imediatamente após a introdução da agulha para que a dor seja abreviada.

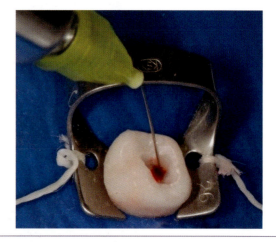

Figura 13 Anestesia intrapulpar.
Fonte: acervo dos autores.

Outras técnicas anestésicas

Dispositivos como a anestesia computadorizada, que permite a aplicação lenta e gradual do agente anestésico, têm demonstrado resultados sugestivos de menor dor durante a injeção anestésica quando comparados com a anestesia via seringa carpule tradicional.[20] Da mesma forma, alguns autores sugerem o uso de dispositivos com vibração (p. ex., DentalVibe®), que parecem ajudar na redução da percepção de dor.[21,22]

O mercado apresenta algumas marcas comerciais, mas os estudos publicados internacionalmente, em sua maioria, são com equipamentos não ofertados no mercado brasileiro. É importante que, ao optar por esse tipo de técnica, o odontopediatra seja treinado para o equipamento específico, já que há diferenças entre as marcas comerciais.

RISCOS E COMPLICAÇÕES

A anestesia dos tecidos moles, de maneira geral, perdura mais tempo que a dos tecidos duros, o que aumenta o risco de a criança morder a região anestesiada.[17] Nos procedimentos em molares decíduos inferiores, a injeção mais utilizada é o bloqueio do nervo alveolar inferior.[17] Assim, os pais devem ser orientados a manter uma supervisão rigorosa enquanto seus filhos estão sob o efeito anestésico.[23] Além disso, é importante selecionar o agente anestésico adequado ao procedimento que será realizado e controlar a dose aplicada para evitar o efeito anestésico prolongado.[17]

Reações alérgicas verdadeiras aos sais anestésicos representam menos de 1% das reações adversas, e muitas delas são causadas pelos conservantes do produto.[24] Sobredosagem, injeção intravascular e reações psicogênicas são muito mais prováveis de ocorrer quando comparadas com reações alérgicas.[25] Assim, o cuidado com a anamnese, incluindo a avaliação do peso da criança, a escolha do sal anestésico e do vasoconstritor, além da atenção às reações da criança[10] e do correto manejo do comportamento durante o procedimento anestésico, ajuda a prevenir possíveis eventos adversos.[1]

CUIDADOS PRÉ, TRANS E PÓS-OPERATÓRIOS

Antes da realização de um procedimento sob anestesia local, é imprescindível realizar anamnese e exame clínico detalhados. Deve ser conhecida a história médica da criança, investigando possíveis contraindicações à utilização dos anestésicos locais, a fim de selecionar a solução anestésica.

No período transoperatório, o cirurgião-dentista deve estar atento e monitorar todas as reações da criança, bem como utilizar as técnicas de manejo de comportamento para tornar o procedimento o mais agradável e menos desconfortável possível para a criança. No pós-operatório, a criança deve ser acompanhada pelo cirurgião-dentista e pelos pais, a fim de evitar possíveis complicações como mordidas da região anestesiada e hemorragias (**Quadro 3**).

Quadro 3 Cuidados pré, trans e pós-operatórios

Cuidados		
Pré-operatório	**Transoperatório**	**Pós-operatório**

• Exame clínico:
  ◦ anamnese;
  ◦ exame físico intra e extrabucal.
• Orientar acompanhantes para evitarem palavras que possam denotar medo (agulha, picada, sangue, dor).
• Usar técnicas de manejo do comportamento.
• O profissional deve explicar tudo o que vai acontecer para a criança e seus responsáveis, passando tranquilidade.
• Explicar para a criança a sensação da anestesia.
• Certificar-se de executar uma anestesia tópica eficaz.
• Evitar mostrar a agulha para a criança.
• O auxiliar pode passar a carpule preparada com o anestésico para o dentista fora da visão da criança (por trás da cadeira, p. ex.).
	• Observar as reações da criança.
	• O auxiliar antecipa possíveis movimentos da criança, tranquilizando-a.
	• Usar técnicas de manejo do comportamento (contar história, desviar a atenção do procedimento).
	• Injetar o líquido anestésico de forma lenta e gradual.
		• Esconder novamente a agulha após a aplicação; também esconder possíveis algodões ou gazes que apresentem sangue.
		• Explicar para a criança a sensação da anestesia; pode-se usar um espelho de mão nessa hora.
		• Orientar tanto a criança quanto os responsáveis a não morder ou coçar a região anestesiada, para evitar lesões na pele e/ou mucosas.
		• Orientar os responsáveis a entrar em contato caso a criança apresente qualquer reação indesejada.

Fonte: elaborado pelos autores.

CONSIDERAÇÕES FINAIS

O manejo do comportamento em odontopediatria abrange vários elementos, desde criar uma relação de confiança até a aceitação do tratamento. Um ambiente livre de dor para a criança geralmente é criado usando táticas psicológicas como desviar a atenção do procedimento doloroso e evitar usar termos que possam causar medo, como sangue, agulha, picada e dor.[1] O uso de agentes anestésicos tópicos antes da injeção, a técnica de aplicação lenta e a atenção aos movimentos da criança são fatores que auxiliam a estabelecer conforto durante a anestesia.[17]

FLUXOGRAMA DE CUIDADOS

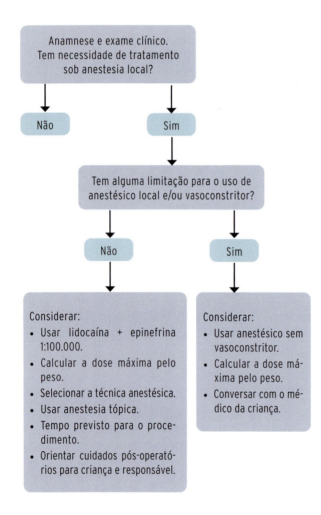

Figura 14 Fluxograma de cuidados para anestesias locais em crianças.
Fonte: elaborado pelos autores.

REFERÊNCIAS BIBLIOGRÁFICAS

1. American Academy of Pediatric Dentistry. Guideline on behavior guidance for the pediatric dental patient. Pediatr Dent. 2016;38(6):185-98.
2. Mittal M, et al. Comparison of anesthetic efficacy of articaine and lidocaine during primary maxillary molar extractions in children. Pediatr Dent. 2015;37(7):520-4.
3. Malamed SF. Neurophysiology. In: Handbook of local anesthesia. 6.ed. St. Louis, Mo.: Mosby; 2013. p.2-24.
4. American Academy of Pediatric Dentistry. Use of local anesthesia for pediatric dental patients. Pediatr Dent. 2017;39(6):266-72.
5. American Dental Association Council on Dental Materials and Devices. New American National Standards Institute/American Dental Association specification no. 34 for dental aspirating syringes. J Am Dent Assoc. 1978;97:236-8.
6. Malamed SF. The needle. In: Handbook of local anesthesia. 6.ed. St. Louis, Mo.: Mosby; 2013. p.92-100.
7. Malamed SF. The cartridge. In: Handbook of local anesthesia. 6.ed. St. Louis, Mo.: Mosby; 2013. p.101-9.
8. Gümüş H, Aydinbelge M. Evaluation of effect of warm local anesthetics on pain perception during dental injections in children: a split-mouth randomized clinical trial [published online ahead of print, 2019 Oct 24]. Clin Oral Investig. 2019. doi: 10.1007/s00784-019-03086-6.
9. Malamed SF. Pharmacology of vasoconstrictors. In: Handbook of local anesthesia. 6.ed. St. Louis, Mo.: Mosby; 2013. p.25-38.
10. Malamed SF. Clinical action of specific agents. In: Handbook of local anesthesia. 6.ed. St. Louis, Mo.: Mosby; 2013. p.52-75.
11. Tong HJ, Alzahrani FS, Sim YF, Tahmassebi JF, Duggal M. Anaesthetic efficacy of articaine versus lidocaine in children's dentistry: a systematic review and meta-analysis. Int J Paediatr Dent. 2018;28(4):347-60.
12. Katyal V. The efficacy and safety of articaine versus lignocaine in dental treatments: a meta-analysis. J Dent. 2010;38(4):307-17.
13. Elheeny AAH. Articaine efficacy and safety in young children below the age of four years: an equivalent parallel randomized control trial [published online ahead of print, 2020 Mar 29]. Int J Paediatr Dent. 2020. doi: 10.1111/ipd.12640.
14. Massignan C, Silveira Santos P, Cardoso M, Bolan M. Efficacy and adverse events of 4% articaine compared with 2% lidocaine on primary molar extraction: A randomised controlled trial [published online ahead of print, 2020 May 7]. J Oral Rehabil. 2020;10.1111/joor.12989.
15. Ramadurai N, Gurunathan D, Samuel AV, et al. Effectiveness of 2% articaine as an anesthetic agent in children: randomized controlled trial. Clin Oral Invest. 2019;(23):3543-50.
16. Chompu-Inwai P, Bua-On P, Nirunsittirat A, Chuveera P, Louwakul P, Sastraruji T. Pulpal anesthesia in pediatric patients following supplemental mandibular buccal infiltration in vital permanent mandibular molars with deep caries. Clin Oral Investig. 2020;24(2):945-51.

17. Malamed SF. Anesthetic considerations in dental specialties. In: Handbook of local anesthesia. 6.ed. St. Louis, Mo.: Mosby; 2013. p.277-89.
18. Dasarraju RK, Svsg N. Comparative efficacy of three topical anesthetics on 7-11-year-old children: a randomized clinical study. J Dent Anesth Pain Med. 2020;20(1):29-37.
19. Mittal M, Chopra R, Kumar A, Srivastava D. Comparison of pain perception using conventional versus computer-controlled intraligamentary local anesthetic injection for extraction of primary molars. Anesth Prog. 2019;66(2):69-76. doi:10.2344/anpr-66-01-09.
20. Libonati A, Nardi R, Gallusi G, et al. Pain and anxiety associated with computer-controlled local anaesthesia: systematic review and meta-analysis of cross-over studies. Eur J Paediatr Dent. 2018;19(4):324-32.
21. Alanazi KJ, Pani S, AlGhanim N. Efficacy of external cold and a vibrating device in reducing discomfort of dental injections in children: a split mouth randomised crossover study. Eur Arch Paediatr Dent. 2019;20(2):79-84.
22. Hassanein PH, Khalil A, Talaat DM. Pain assessment during mandibular nerve block injection with the aid of dental vibe tool in pediatric dental patients: a randomized clinical trial. Quintessence Int. 2020;51(4):310-7.
23. Mcdonald RE, et al. Local anesthesia and pain control for the child and adolescent. In: Mcdonald RE, et al. (ed.). McDonald and Avery dentistry for the child and adolescent. Elsevier Inc.; 2011.
24. Al-Dosary K, Al-Qahtani A, Alangari A. Anaphylaxis to lidocaine with tolerance to articaine in a 12 year old girl. Saudi Pharm J. 2014;22(3):280-2.
25. Sambrook PJ, Smith W, Elijah J, Goss AN. Severe adverse reactions to dental local anaesthetics: systemic reactions. Aust Dent J. 2011;56(2):148-234.

TERAPÊUTICA MEDICAMENTOSA EM ODONTOPEDIATRIA

14

Isabelita Duarte Azevedo
Aurigena Antunes de Araújo
Josélia Maria Viana Souza

A aquisição de sólidos conhecimentos sobre as indicações e o uso racional de fármacos em crianças é essencial não apenas para o especialista em odontopediatria como também para o cirurgião-dentista generalista. A elaboração de uma prescrição medicamentosa infantil encontra-se diretamente relacionada ao entendimento de particularidades inerentes a esses pacientes. As crianças apresentam parâmetros farmacocinéticos e farmacodinâmicos que se modificam ao longo de seu desenvolvimento, tornando-as mais vulneráveis às ações dos fármacos, fato este que interfere no nível de segurança dos medicamentos. A terapia medicamentosa em crianças necessita estar balizada em critérios clínicos, éticos e de segurança, e o distanciamento dessas variáveis poderá encaminhar o profissional à elaboração de prescrições que resultem em dosagens inadequadas, falta de eficácia e surgimento de reações adversas.

São muitas as especificidades da criança que podem interferir no uso de medicamentos, devido à imaturidade no âmbito da morfologia, fisiologia, bioquímica e psicologia. Um aspecto que influencia diretamente na escolha do fármaco diz respeito, por exemplo, à capacidade da criança de identificar os sintomas e dimensioná-los, como no caso da dor. O autorrelato é a maneira mais utilizada para a identificação de que um paciente está sentindo dor. Em se tratando de crianças, essa precisão é limitada em função de sua imaturidade emocional, que, em algumas situações, por ansiedade ou medo, confundem ou potencializam a sensação dolorosa.

A baixa adesão da criança aos protocolos terapêuticos se dá, na maioria das vezes, pelo sabor ou consistência dos fármacos, falta de praticidade dos horários adotados, e frequentemente se deve ao desconhecimento quanto à correta administração do fármaco por parte dos pais, agravado pela escassez de informações por parte dos profissionais. Daí a importância de a prescrição ser elaborada de forma legível, completa e concisa, bem como a realização do reforço verbal de todos os detalhes referentes ao uso, dose, associações, armazenamento, descarte, entre outros.

A fim de garantir uma boa adesão dos responsáveis e da criança, assim como favorecer o sucesso da terapêutica proposta, alguns cuidados precisam ser considerados. Dentre eles o profissional, como condição básica, deve saber selecionar a medicação apropriada para o uso em odontopediatria (indicação), estabelecer as dosagens corretas e individualizadas (posologia), de forma a obter um efeito máximo da droga com o mínimo de eventos adversos, ação também conhecida como relação risco-benefício do medicamento.[1]

Três aspectos relacionados ao uso de fármacos em crianças merecem uma discussão já neste momento introdutório, pois permearão todos os grupos de medicamentos que farão parte do capítulo: a escolha pela melhor forma farmacêutica, via de administração e ajustes posológicos.

FORMAS FARMACÊUTICAS

A maioria das crianças apresenta dificuldade na ingestão de medicamentos, principalmente na deglutição de formas farmacêuticas sólidas. Somado a isso, algumas vezes rejeitam o fármaco em função do aspecto, odor ou sabor desagradáveis. Sendo assim, deve-se preferencialmente optar pelas formas farmacêuticas líquidas (soluções, emulsões, xaropes e suspensões), que têm odor e sabor agradáveis, o que nem sempre é possível.

A escolha por uma forma farmacêutica mais agradável aos olhos, odor e paladar da criança agradará o paciente pediátrico, garantindo uma administração mais cômoda e elevados níveis de adesão à terapêutica. No caso das formas farmacêuticas líquidas, além de serem mais facilmente deglutidas, são também mais rapidamente disponibilizadas para absorção devido à fácil solubilização em meio aquoso e à diluição no conteúdo gástrico e/ou intestinal, sendo a resposta terapêutica mais rápida.[2]

VIA DE ADMINISTRAÇÃO

Na prática da odontologia pediátrica, as necessidades terapêuticas e as características gerais do paciente apontam a via oral como primeira escolha para a administração dos medicamentos, escolha esta que pode ser modulada de acordo com a condição sistêmica do paciente, a patologia em questão e o tempo que se tem para atingir a resposta desejada do medicamento.

Importante considerar que, para a via de administração oral, é necessário que a criança apresente condições para absorção do medicamento: o estado de consciência deve possibilitar a deglutição do fármaco; ausência de êmese ou diarreia ou, se presentes, que não comprometam o trânsito do medicamento no trato gastrointestinal e, consequentemente, os níveis plasmáticos esperados do medicamento a ser absorvido.[2]

COMODIDADES POSOLÓGICAS

A oferta de comodidade no uso de fármacos em crianças é ponto capital na adesão ao tratamento farmacológico. Dessa forma, o profissional deve evitar esquemas terapêuticos complexos, priorizando o uso de poucos fármacos e com o menor número de tomadas diárias; selecionar formas farmacêuticas líquidas e palatáveis; evitar vias de administração dolorosas ou incômodas; realizar cálculos de doses evitando os horários noturnos tardios e, por fim, realizar cálculos posológicos apropriados e práticos.

Existem diversos cálculos destinados à obtenção da dose terapêutica em crianças, no entanto não há consenso com relação a qual fórmula deve ser selecionada por apresentar maior eficácia e segurança. Em geral os cálculos usam como principais referenciais para determinar a dose pediátrica o peso, a superfície corpórea ou a idade da criança.

São três as regras mais utilizadas na adequação das doses terapêuticas para crianças:

Regra de Clark: peso corporal < 30 kg

$$DP = \frac{\text{Peso da criança (kg)} \times DA}{70 \text{ kg}}$$

Regra de Law: crianças < 1 ano de idade

$$DP = \frac{DA \times \text{idade da criança (meses)}}{150 \text{ kg}}$$

Regra de Young: crianças entre 1 e 12 anos de idade

$$DP = \frac{\text{idade da criança (anos)} \times DA}{\text{Idade da criança em anos} + 12}$$

DP: dose pediátrica; DA: dose do adulto.

É importante reforçar que essas adequações posológicas só devem ser feitas se o medicamento não tiver a dose pediátrica previamente estabelecida. Os resultados são representados de forma mais rotineira em mg/kg/dose ou mg/kg/dia, e os cálculos e ajustes posológicos devem ser conhecidos pelos profissionais, pois são o ponto de partida para a prescrição medicamentosa infantil. Considerar, também, que os ajustes de doses são necessários até o peso máximo de 30 kg. Para crianças com peso maior, utiliza-se a dose do adulto.

Na terapêutica medicamentosa, a atenção especial à individualidade do paciente infantil é imprescindível para o sucesso terapêutico e para minimizar as chances de intercorrências pelo uso dos medicamentos.

Este capítulo discorrerá sobre aspectos inerentes ao uso de medicamentos na odontologia infantil e será dividido, para fins didáticos, em três subtópicos, a saber:

- Manejo medicamentoso do comportamento na odontologia infantil.
- Controle da dor em odontopediatria.
- Terapêutica farmacológica das infecções bacterianas em crianças.

MANEJO MEDICAMENTOSO DO COMPORTAMENTO NA ODONTOLOGIA INFANTIL

A adequação do comportamento da criança é uma etapa essencial em qualquer intervenção infantil. A ansiedade e o medo durante o atendimento odontológico por parte dos pacientes pediátricos são uma realidade que o odontopediatra ou o cirurgião-dentista generalista precisam estar preparados para enfrentar. A utilização de técnicas psicológicas para o manejo do comportamento (falar-mostrar-fazer, reforço positivo, modelagem, distração, entre outras), associada a uma anestesia local apropriada, é suficiente para possibilitar, na maioria dos casos, a realização de todos os procedimentos odontológicos em crianças. Entretanto, em determinadas situações, alguns pacientes não respondem às técnicas regulares de condicionamento, tornando-se necessária a introdução de outras medidas terapêuticas. O uso de medicação poderia ser entendido, nessas situações, como coadjuvante ao condicionamento, para viabilizar a realização do tratamento odontológico com maior conforto para o paciente e profissional. Discorreremos, neste tópico, sobre os principais fármacos utilizados para a sedação mínima de pacientes pediátricos em tratamento odontológico.

A sedação mínima pode ser conceituada como uma depressão da consciência induzida por método farmacológico, durante a qual o paciente mantém a respiração independente e contínua e responde normalmente ao comando verbal e à estimulação tátil. Algumas vezes a coordenação e a função cognitiva podem ser levemente prejudicadas, mas as funções cardiovascular e respiratória não são afetadas.[3] Tais características possibilitam a realização da técnica em nível ambulatorial, desde que resguardados os cuidados necessários para propiciar a segurança do paciente.

A avaliação prévia do paciente como parte integrante do tratamento sob sedação se faz necessária e assume papel de grande relevância. Nessa avaliação, além das contraindicações no tocante à saúde geral e às indicações odontológicas, deve constar uma análise criteriosa da necessidade psicológica de submeter o paciente à sedação, pois a avaliação do comportamento, mais especificamente do medo e da ansiedade, evita a indicação da sedação indiscriminadamente.

As classes de drogas historicamente utilizadas para a pré-medicação oral em sedação com finalidade odontológica incluem os barbitúricos, hidrato de cloral, opioides (narcóticos), anti-histamínicos, fenotiazinas utilizadas isoladamente ou em associação. A não especificidade de algumas dessas drogas no alívio da ansiedade e, consequentemente, a estreita margem de segurança proporcionada por essas drogas têm levado à substituição por grupos de drogas mais modernos, entre eles o óxido nitroso e os benzodiazepínicos, que apresentam maior seletividade no controle da ansiedade, com maior margem de segurança.[4] Neste tópico discorreremos sobre esses dois fármacos utilizados como primeiras escolhas em odontologia pediátrica.

Óxido nitroso

O óxido nitroso é um excelente agente no controle da ansiedade e do medo de crianças que estão leve a moderadamente temerosas em face do tratamento odontológico. É inalado pelo paciente e rapidamente atua no sistema nervoso central (SNC), causando sedação leve, ansiólise e analgesia. O rápido início de ação combinado com a rápida eliminação do gás pelo sistema respiratório se configuram vantagens na escolha do agente sedativo. Além disso, é um dos fármacos mais seguros destinados para a sedação em odontologia, e sua concentração para pacientes pediátricos deve variar em torno de 35 a 50%. Crianças com medo moderado podem exigir concentrações mais altas de óxido nitroso inicialmente, não ultrapassando a titulação máxima de 70% de óxido nitroso para 30% de oxigênio. Uma vez que se beneficiem de seus efeitos, a concentração pode ser reduzida e ainda manter sua eficácia.[5]

Uma vez inalado, o óxido nitroso inicia seus efeitos clínicos em menos de 30 segundos, com o pico do efeito alcançado em menos de 5 minutos. Essa é a única técnica que apresenta reversibilidade em 2 a 5 minutos. Porém, nem todas as crianças aceitam espontaneamente o uso da máscara nasal, o que configura uma desvantagem da técnica, pois esta só apresenta eficácia estando a máscara bem posicionada, sem escape de gás e sem descontinuidade na inalação. Outra desvantagem é a não indicação da técnica para pacientes que são parcialmente ou totalmente incapazes de respirar pelo nariz (respiradores orais) ou que se apresentem com alguma obstrução nasal, seja ela temporária ou permanente.

Sequência da administração do óxido nitroso na sedação em odontopediatria

- Anamnese
- Oximetria prévia
- Oxigenação inicial a 100% de O_2 por 3'
- Administração de 20% de N_2O
- Acréscimo de 10% de N_2O a cada minuto até a titulação de 50% de N_2O (em situações especiais pode chegar a 70%)
- Após o tratamento odontológico, decrescer a porcentagem de N_2O de 10 em 10% a cada minuto até atingir a porcentagem de 100% de O_2
- Oxigenação final a 100% de oxigênio por 3'
- Avaliar o estado do paciente e finalizar o atendimento

Benzodiazepínicos

Os benzodiazepínicos são um grande grupo de psicofármacos descoberto em 1961 com muitas vantagens sobre os demais, devido a suas especificidades e ampla margem de segurança. Esse grupo potencializa as ações inibitórias do ácido gama-aminobutírico (GABA A), o mais potente receptor inibitório do SNC, o que lhe confere as desejadas propriedades.[6]

A opção por um benzodiazepínico deve-se ao fato de este ser de uma classe de fármacos que causam depressão específica e moderada do SNC e sonolência, sendo raros os casos de intoxicação fatal por esse tipo de droga. Em doses não tóxicas, tais fármacos não acarretam perda total da consciência, podendo o paciente acordar quando solicitado. E mais: a toxicologia clínica dos benzodiazepínicos é baixa, apresenta ampla margem de segurança e possui ação ansiolítica, anticonvulsivante e relaxante muscular. No grupo dos benzodiazepínicos, o diazepam, o midazolam e o lorazepam são os mais utilizados na prática clínica diária. O diazepam tem vasta utilização na medicina e na odontologia, porém, em se tratamento de atendimento odontológico para crianças, não é uma boa escolha, devido à sua sedação prolongada associada à meia-vida longa (12 a 24 horas) e à presença de um metabólito ativo hipnótico (N-desmetildiazepam), além da possível associação com quadros de tromboflebite. Quanto ao lorazepam, assim como o diazepam, apresenta ação de longa duração e meia-vida de 10 a 20 horas.[7]

No grupo dos benzodiazepínicos, o midazolam tem se destacado por ser uma droga hipnótica, anticonvulsivante, relaxante muscular, amnésica anterógrada e com atividade ansiolítica, de grande uso na medicina e na odontologia. Tal droga apresenta potência duas vezes maior e meia-vida dez vezes menor em relação ao diazepam.[8-10] O anel imidazol confere ao midazolam duas características de grande importância que o diferenciam dos demais benzodiazepínicos: sua solubilidade em solução aquosa e curta meia-vida de eliminação.[11] O midazolam é um imidazobenzodiazepínico de metabolismo hepático e excreção renal que apresenta ação rápida e meia-vida curta (2 a 4 horas), sendo solúvel em água e resultando em uma potência maior que a do diazepam.[7] Com comprovada eficácia e segurança na sedação consciente de crianças, jovens e adultos submetidos a tratamento odontológico testados em uma série de trabalhos que usaram diversificados métodos, posologias, vias de administração e critérios de avaliação, conclui-se ser esta uma droga altamente segura nos modelos testados, uma vez que não apresenta alteração cardiorrespiratória.[12] No que diz respeito à utilização do midazolam no atendimento odontopediátrico, discorreremos a seguir sobre os principais aspectos relacionados a seu uso.

Técnica da sedação mínima com benzodiazepínicos: rotina do atendimento

Capacitação prévia do profissional

O profissional deverá estar habilitado para o uso da sedação mínima, ser detentor do conhecimento a respeito da opção farmacológica a ser empregada e possuir todo o equipamento e material necessários para a manutenção do suporte básico da vida, com a devida capacitação para o seu manuseio.

Avaliação do paciente

Uma minuciosa anamnese, contendo a história médica do paciente e o uso de medicamentos, deve ser alcançada, com ênfase na investigação de doenças respiratórias crônicas ou presentes transitoriamente. Um parecer médico deve se fazer presente para garantir a segurança no ato da prática da sedação. Só deverão ser considerados aptos para a submissão aos procedimentos sob sedação mínima pacientes ASA I (o paciente está completamente saudável) e ASA II (o paciente tem doença sistêmica leve), conforme critérios da American Society of Anesthesiologists.[3]

A avaliação comportamental e a adoção das técnicas psicológicas de manejo do comportamento da criança são uma etapa decisiva para a indicação criteriosa da sedação. A sedação deve ser utilizada somente após uma média de três tentativas de condicionamento sem êxito.

Orientações prévias

Os pais ou responsáveis pela criança devem ser informados sobre toda a rotina, cuidados prévios e riscos relacionados com a sedação mínima. Em seguida, deve ser obtida a assinatura do termo de consentimento livre e esclarecido com o propósito da sedação; os pais devem ser orientados a deixar as crianças seis horas em jejum de sólidos e de leite previamente à sedação e três horas em jejum total (inclusive de líquidos claros); devem ser alertados a comunicar qualquer alteração no estado de saúde da criança, principalmente envolvendo as vias aéreas; devem chegar ao local da consulta com 30 minutos de antecedência, estando a criança acompanhada de dois adultos para facilitar a condução no término do tratamento.

Administração do agente sedativo

Em se tratando do midazolam, a posologia indicada para criança pode variar entre 0,2 e 0,6 mg/kg. Para garantir a precisão da dose, a criança deverá ser pesada no ato da consulta.[12]

A via oral é a mais aceita pelo paciente infantil, razão pela qual deve ser priorizada em relação às outras vias. O medicamento deve ser administrado pelo profissional 30 minutos antes de iniciado o tratamento. A criança deve ser conduzida para uma sala de espera tranquila, sem estímulos visuais ou auditivos que a agitem e retardem a instalação do efeito da medicação. Outro cuidado a ser seguido é que, no primeiro contato da criança com a droga, por meio da administração oral, deverá ser usada a dose mínima tida como eficaz. Caso o efeito não seja satisfatório ou se por algum motivo a criança expelir, não se deve complementar a dose na mesma seção, ou seja, a criança deverá ser liberada e somente em outro momento deve ser realizada uma nova aplicação do agente sedativo, pois não se tem a precisão do quanto da droga foi absorvido, podendo resultar em superdosagem.

Monitoramento do paciente

Estudos comprovam que as medidas monitoradas (saturação de oxigênio, frequência cardíaca, frequência respiratória e pressão arterial) durante a sedação com midazolam se mantêm dentro dos padrões de normalidade, confirmando a segurança da técnica.[13]

No que diz respeito à rotina de atendimento clínico, antes da administração do sedativo, na sala de espera e durante toda a realização do procedimento, o paciente deverá estar monitorado em sua frequência cardíaca e na saturação de oxigênio. Para tanto deverá ser usado um oxímetro de pulso, e um auxiliar treinado deverá observar continuamente os valores registrados.[12,13]

Orientações pós-sedação

As crianças só devem ser liberadas quando sua capacidade cognitiva e motora se aproximar do normal. Os pais ou responsáveis devem ser orientados a alimentar a criança inicialmente só com líquidos e aumentar a consistência dos alimentos gradativamente. As crianças também ficam impedidas de ir à escola no dia da consulta e de realizar atividades ou brincadeiras que possam resultar em riscos de acidentes. Qualquer alteração observada nas 24 horas subsequentes ao tratamento, o dentista deverá ser imediatamente informado.[12]

CONTROLE DA DOR EM ODONTOPEDIATRIA

A dor é definida pela Associação Internacional do Estudo da Dor como "uma experiência sensorial e emocional desagradável associada a danos teciduais reais ou potenciais".[14] O gerenciamento da dor inclui estratégias farmacológicas e não farmacológicas, no entanto na pediatria a terapêutica medicamentosa assume características peculiares. A presença e/ou persistência de dor durante o atendimento pode ter impacto direto no desfecho do tratamento, porque a dor é não somente uma percepção sensorial, mas envolve também componentes emocionais, cognitivos e comportamentais que devem ser reconhecidos e respeitados. Dessa forma, o manejo efetivo da dor na criança é uma árdua tarefa, no entanto é um imprescindível componente na obtenção do sucesso do atendimento pediátrico.

O odontopediatra depara-se com maior frequência com a necessidade de controle das dores agudas, não sendo rotina clínica o manejo de dores crônicas, e nesse contexto os principais grupos farmacológicos utilizados são os anestésicos locais, os analgésicos não opioides, e, quando há processos inflamatórios como mantenedores dos processos álgicos, o uso de anti-inflamatórios.

Anestésicos locais

O uso dos anestésicos locais em crianças auxilia não somente a garantir o controle da dor como a evitar experiências desagradáveis que possam gerar sofrimento e medo. A ausência de dor torna o atendimento odontológico mais cômodo, e com isso se obtém maior nível de cooperação por parte do paciente infantil. A seleção desses fármacos deve ser norteada por parâmetros como as condições do paciente, o histórico médico, o tempo de ação necessário, a segurança da droga e os requisitos do tratamento a ser realizado.[15] Além desses parâmetros, ressalta-se que as condições morfofuncionais infantis são também importantes critérios para seleção de anestésicos locais em crianças.[14] Como exemplo, pode-se destacar que a área corpórea de distribuição do anestésico, bem como as demais características anatômicas da criança, interfere na escolha e no volume de anestésico local a ser utilizado. As crianças apresentam menor área de superfície corpórea, além disso o tecido ósseo apresenta maior trabeculado e consequentemente menor densidade óssea, o que favorece a vascularização. E isso poderá implicar a rápida absorção, com obtenção de concentrações plasmáticas elevadas e significativa distribuição sistêmica, o que poderá resultar em maior risco de efeitos adversos e toxicidade.

Com o intuito de minimizar o incômodo da anestesia infiltrativa, os anestésicos tópicos são rotineiramente utilizados na odontopediatria. Apesar das inúmeras apresentações encontradas no mercado, a maioria tem como componente básico a benzocaína ou a lidocaína.

O uso tópico da benzocaína e da lidocaína é relativamente seguro; apresentam baixa solubilidade em água (o que favorece a apresentação tópica para uso em mucosas), início de ação rápido e período anestésico de curta duração.[16] Os anestésicos tópicos são encontrados em formulações e concentrações distintas, e dessa forma o odontopediatra deve estar atento à escolha de concentrações adequadas a suas necessidades clínicas (podem variar de 2 a 20%), e à seleção das formulações e apresentações farmacológicas apropriadas à idade e ao procedimento a ser realizado.

Uma relevante reação adversa à lidocaína tópica é a hipersensibilidade, de leve a grave, e por essa razão se faz necessário o questionamento sobre história pregressa de alergia a anestésicos mesmo quando do uso apenas tópico. Esses fármacos, apesar de serem facilmente encontrados em forma de gel e pomada com indicação de uso para a fase de irrupção dos dentes decíduos, encontram-se contraindicados para uso em crianças com menos de 2 anos de idade devido ao risco de metemoglobinemia (benzocaína) e hipersensibilidade (lidocaína), devendo-se orientar os pais para uso de medidas não farmacológicas como os mordedores de borracha. Estes podem estes ser levemente resfriados, bem como produtos naturais como a Camomilina C®.

Na anestesia infiltrativa os anestésicos locais disponíveis para uso odontológico são: lidocaína, mepivacaína, prilocaína, bupivacaína e articaína. A lidocaína e a mepivacaína a 2% com adrenalina, ou a mepivacaína a 3% sem vasoconstritor, são as apresentações mais utilizadas na pediatria. A prilocaína e a articaína podem induzir ao aparecimento de metemoglobinemia, enquanto a bupivacaína possui tempo anestésico muito longo, o que as contraindica para uso odontopediátrico.

Seguindo os preceitos de segurança no uso de anestésicos locais em crianças, um relevante cuidado a ser dispensado é o respeito às doses terapêuticas máximas por sessão. Estas são calculadas de acordo com a apresentação selecionada, peso, idade ou superfície corpórea. O quadro resume as doses máximas recomendadas de agentes anestésicos locais lidocaína e mepivacaína, de acordo com as Diretrizes da American Academy of Pediatric (AAPD).[17]

O valor da dose terapêutica máxima a ser administrado em uma criança pode ser obtido por meio de cálculos exemplificados abaixo:

Caso clínico: qual o número máximo de tubetes anestésicos, apresentação com 1,8 mL de lidocaína a 2% em uma criança de 17 kg?

Resolução: ao verificar a **Tabela 1**, obtém-se que a DTM para lidocaína a 2% é de **4,4 mg/kg**.

- Isto é, pode ser administrada a dose de 4,4 mg a cada quilo da criança. Se a criança tem 17 kg, quantos miligramas devem ser administrados no total?

  $\begin{bmatrix} 4,4 \text{ mg} \text{------} 1 \text{ kg} \\ x \text{-------} 17 \text{ kg} \end{bmatrix}$ x = 74,8 mg

- 1 tubete de lidocaína a 2% equivale a 2 g de sal a cada mililitro (20 mg/mL). Se em cada 1 mL da solução há 20 mg, quantos miligramas há em um tubete de 1,8 mL?

  $\begin{bmatrix} 1 \text{ mL} \text{------} 20 \text{ mg} \\ 1,8 \text{-------} x \end{bmatrix}$ x = 36 mg

- Encontrado que há 36 mg em um tubete de 1,8 mL de lidocaína a 2%, e se a DMT é de 74,8 mg, qual o número máximo de tubetes a serem utilizados?

  $\begin{bmatrix} 1 \text{ tubete} \text{------} 36 \text{ mg} \\ x \text{-------} 74,8 \text{ mg} \end{bmatrix}$ **x = 2,08 tubetes**

Assim, em uma criança de 17 kg pode-se administrar até 2,08 tubetes de lidocaína a 2% com adrenalina 1:100.000.

Analgésicos não opioides e anti-inflamatórios

O manejo da dor em crianças está mudando rapidamente como resultado de melhorias na qualidade da

Tabela 1 Bases anestésicas: apresentação comercial concentração, dose terapêutica máxima por sessão de atendimento, tempo de anestesia em minutos na polpa dentária e tecido mole

Base anestésica	Apresentação	Concentração	DT max	DT total	Tempo de anestesia (tecido pulpar)	Tempo de anestesia (tecido mole)
Lidocaína	2% com adrenalina 1:100.000	20 mg/mL	4,4 mg/kg	300 mg	60 a 85 min	170 a 190 min
Mepivacaína	3% sem vasoconstritor	30 mg/mL	4,4 mg/kg	300 mg	25 a 40 min	90 a 165 min

Fonte: adaptada de Council on Clinical Affairs, American Academy of Pediatric Dentistry.[17]

atenção pediátrica e do conhecimento farmacológico. No entanto, por questões éticas, há escassos ensaios clínicos randomizados em crianças, portanto a prescrição de muitos analgésicos deve seguir normas rígidas de indicação de uso e contar com bastante cautela, a fim de obter maior segurança farmacológica. Paracetamol, dipirona e ibuprofeno são escolhas comuns de medicamentos para o tratamento da dor aguda em crianças.

O paracetamol apresenta boas propriedades analgésicas e antitérmicas, sendo considerado uma das drogas antálgicas mais seguras para uso na clínica pediátrica. Um dos mecanismos de ação mais aceitos na atualidade é sua ligação com as cicloxigenases (COX) de forma reversível. Detém boa cinética de absorção, distribuição e eliminação, no entanto seu metabolismo requer cuidados especiais de segurança. O metabolismo desse fármaco é hepático e ocorre em três etapas bioquímicas, e em uma destas ocorre a produção de metabólitos lesivos ao parênquima hepático, mas que são prontamente neutralizados pelas reservas de glutationa endógena. O uso em altas concentrações e/ou doses repetidas de paracetamol leva à saturação nos níveis de glutationa, o que pode ocasionar lesões hepáticas. Dessa forma, é essencial a observância do rigor na elaboração do esquema posológico, dose e intervalo de tempo, proposto para o uso infantil.[18]

A dose terapêutica usual em crianças é de 10 a 15 mg/kg/dose, nas formas farmacêuticas de solução, suspensão, elixir e xarope oral, até cinco doses diárias, não ultrapassar 1.200 mg/dia, pelo menor tempo de duração da terapia, justificando seu uso apenas na presença dos sintomas.

A dipirona é um derivado do ácido pirazoloico com atividade analgésica e antipirética. Apresenta como principal efeito adverso a agranulocitose, sendo indicado com cuidado em crianças nos primeiros meses de vida ou peso menor que 5 kg pelo risco de insuficiência renal. Seu mecanismo de ação não é totalmente compreendido; dados sugerem que a dipirona e seus metabólitos apresentam mecanismo de ação central e periférico combinado. É conhecida uma inibição da síntese de prostaglandinas (PG), com base na interação com diferentes cicloxigenases (COX). A dosagem recomendada para crianças é de 20 a 25 mg/kg/dose, por via oral, até 4 vezes ao dia.

O ibuprofeno, assim como o paracetamol, encontra-se relacionado na lista de medicamentos essenciais da Organização Mundial da Saúde, e apresenta-se como agente analgésico, antipirético e anti-inflamatório. Foi observado que o ibuprofeno aumenta o tempo de sangramento, portanto deve ser usado com cautela nos pacientes que apresentam déficit na coagulação ou que estão sob uso de terapia com anticoagulante. A dose recomendada para crianças a partir de 6 meses de idade pode variar de 1 a 2 gotas/kg de peso, em intervalos de 6 a 8 horas, ou seja, de 3 a 4 vezes ao dia. A dose máxima em crianças menores de 12 anos de idade é de 40 gotas (200 mg), e a dose diária total máxima permitida é de 160 gotas (800 mg). Na Tabela 2, informações sobre analgésicos não opioides (Aines), dose da criança, forma farmacêutica e intervalo de dose.

O principal sinal cardinal da inflamação na clínica de odontopediatria é a dor, assim o uso dos analgésicos não opioides consegue controlá-la com eficácia e segurança. A indicação do uso de Aines na odontopediatria mostra-se necessária em casos em que, além da dor, os demais sinais de inflamação (edema, calor local e hiperemia) estão clinicamente presentes e necessitam ser controlados. São decisivos nessa escolha a toxicidade, o custo e a experiência em seu uso clínico.

Tabela 2   Analgésicos não opioides e Aines: dose infantil e intervalo de dose

Analgésicos não opioides e Aines	Dose infantil e forma farmacêutica	Intervalo de dose
Paracetamol	10 mg/kg - suspensão pediátrica 60 mL - 160 mg/5 mL Frasco 15 mL - 200 mg/mL	4 a 6 horas
Dipirona	10 mg/kg - frasco 10 Ml - 500 mg/mL	6 a 8 horas
Ibuprofeno	1 a 2 gotas/kg/dose - frasco de 100 mL (suspensão oral) - 100 mg/5mL	6 a 8 horas
Nimesulida	5 mg/kg/dia - suspensão oral - 50 mg/5 mL 2,5 mg/kg (1 gota) da solução oral - 50 mg/mL	12/12 horas

Fonte: adaptada de Figueiredo;[19] Carmo et al.;[20] Wannmacker et al.[21]

A nimesulida é um Aine com seletividade para COX-2, que inibe o metabolismo oxidativo de neutrófilos, a peroxidação de radicais livres, o TNF-alfa e o fator de ativação plaquetário. A nimesulida apresenta parâmetros farmacocinéticos para crianças comparáveis aos adultos, sendo bem absorvida pela via oral, com pico de concentração plasmática em média de três horas, metabolismo hepático e maior parte de eliminação na urina. Tem se configurado como de boa tolerância gastrointestinal e baixa toxicidade renal. Embora a Anvisa aprove o uso da nimesulida em crianças com idade menor que 12 anos de idade, informa os riscos. A Agência Europeia de Medicamentos, ainda que aprove o uso da nimesulida por crianças maiores de 12 anos, adverte que seu uso deve ocorrer sob vigilância constante e limitado a 15 dias consecutivos, devido às lesões hepáticas.[18]

Diante de processos inflamatórios intensos, como no pós-operatório, edemas relevantes, trismo e outras patologias de origem inflamatória e imunológica, o odontopediatra poderá eleger os anti-inflamatório hormonais.

As variações em substituintes presentes nas moléculas desses fármacos potencializam seus efeitos farmacodinâmicos (efeitos glicocorticoide e/ou mineralocorticoide) e suas propriedades farmacocinéticas. O efeito anti-inflamatório dos corticosteroides se deve à inibição da fosfolipase A_2, evitando a formação do ácido aracdônico e, consequentemente, das prostaglandinas, prostaciclinas, tromboxano A_2 e leucotrienos, inibindo a migração leucocitária, a vasodilatação e o edema.[23]

O uso dos corticosteroides na odontologia ocorre em inúmeras condições clínicas, tais como trauma cirúrgico, anafilaxia e/ou hipersensibilidade a agentes químicos e biológicos, pulpotomias e biopulpectomias, lesões ulcerativas ou induzidas por trauma (líquen plano erosivo, eritema multiforme penfigoide, gengivite estomatite descamativa, língua geográfica e estomatite angular). Esses fármacos, no âmbito da odontologia, quase sempre são utilizados de forma aguda, por curto período de tempo, podendo ser avaliada a suspensão de seu uso quando em torno de 80% da inflamação estiver controlada, com a finalidade de não comprometer o funcionamento do eixo hipotálamo-hipófise-suprarrenal, bem como evitar interferência negativa na fase de cicatrização da ferida. Os corticoides de uso mais frequente na odontologia encontram-se descritos na Tabela 3.

MANEJO FARMACOLÓGICO DOS PROCESSOS INFECCIOSOS NA ODONTOPEDIATRIA

A investigação, diagnóstico e tratamento das infecções odontológicas em crianças devem ser balizados por manobras propedêuticas criteriosas, uma vez que nessa fase da vida esses pacientes apresentam características fisiológicas singulares.

Com o intuito de evitar a utilização indiscriminada e de favorecer o uso coerente desses fármacos, nesta seção serão discutidos os principais grupos de antimicrobianos indicados em infecções na odontopediatria, bem como suas indicações, manejo e controle das patologias infecciosas na infância e na adolescência, utilizando-se para tanto as lentes do uso racional de medicamentos.

A antibioticoterapia apresenta-se como um relevante instrumento clínico/farmacológico a ser empregado para mitigar os riscos e incômodos oriundos de processos infecciosos, por contribuir com a profilaxia, remissão e/ou controle de sinais e sintomas, atuando, assim, de forma ativa na recuperação da saúde. Porém, seu uso só é aceitável se seus benefícios suplantarem os riscos, sendo mandatório que a utilização desses fármacos seja fundamentada no "uso racional de medicamentos" e norteada pelo aforismo hipocrático: *primum non nocere* (primeiro, não cause mal).

Tabela 3 Corticosteroide: apresentação comercial e modo de uso

Corticosteroide	Apresentação comercial	Modo de uso
Dexametasona	Elixir (frasco) 0,5 mg/5 mL * Bochecho para crianças maiores de 6 anos	Bochechar conteúdo de 1 colher (sopa) durante 2 min até 4 vezes ao dia
Triancinolona	1 mg/g (orabase)	Aplicar nas lesões 4 vezes ao dia

Fonte: adaptada de Ministério da Saúde.[22]

O ato de estabelecer uma terapia com antimicrobianos de forma específica ou presuntiva em pacientes pediátricos torna-se complexo, pois, somada à escassez de estudos clínicos sobre o uso desses fármacos nessa população, há inópia de medicamentos em formas farmacêuticas e concentrações adequadas para a administração nesses pacientes.[24]

O diagnóstico e o tratamento do estado infeccioso deve ser fundamentado na anamnese, exames clínicos, laboratoriais e dados epidemiológicos. O cirurgião-dentista deve sopesar a severidade da infecção, avaliar a competência imunológica da criança, analisar as intervenções clínicas e cirúrgicas viáveis e, dessa forma, nortear a decisão da necessidade ou não de estabelecer a prescrição de antimicrobianos.[25]

Ressalta-se que a maioria dos casos de infecções orodentais locais e delimitadas prescinde de antibioticoterapia. Isto é, nas enfermidades infeciosas em que há ausência de indícios de disseminação e sintomatologia sistêmica a terapêutica cardinal é a abordagem clínica. A realização de condutas como a drenagem, o desbridamento dos tecidos infectados e s remoção dos agentes causais atenuam o processo infeccioso ao reduzir quantitativamente o inóculo, e dessa forma auxiliam na resposta imunológica, favorecendo a remissão do processo infeccioso. No entanto, quando o paciente, em especial uma criança, é portador de patologias que comprometem os mecanismos de defesa ou apresenta quadro clínico que cursa um ou mais sinais e sintomas sistêmicos, como febre, linfadenite, inapetência, disfagia, trismo, dispneia, edema local, celulite e sintomatologia geral, a administração de antimicrobianos e o manejo farmacológico, como um recurso terapêutico auxiliar, são imperativos, bem como o monitoramento e o acompanhamento do quadro evolutivo.[24,26,27]

Dessa forma, constata-se que a terapia antimicrobiana apresenta-se como um tear, pois a trama das linhas envolve uma trilogia particular: o agente, com sua sensibilidade específica, inata e/o adquirida às drogas; o hospedeiro, com os fatores orgânicos individuais; e o fármaco, cujas características, cinética e dinâmica são essenciais para sua escolha. Assim, a trama final nascerá das mãos de profissionais afeitos ao trabalho semiológico acurado e à tomada coerente de decisões.

Fármacos antimicrobianos de uso terapêutico na odontopediatria

Diversos agentes antimicrobianos estão disponíveis para uso pediátrico, e justamente por essa variedade de opções terapêuticas a seleção e a prescrição desses fármacos devem ser precedidas de um juízo crítico pautado em protocolos e orientações científicas oriundas de ensaios controlados e bem conduzidos, com delineamento experimental adequado e notável relevância clínica. Dentre os fármacos antimicrobianos mais habituais na odontopediatria destacam-se os pertencentes à classe das penicilinas e dos macrolídeos.[24,28]

Penicilinas

De acordo com Yagiela et al.,[27] as penicilinas constituem-se nos antimicrobianos de maior interesse clínico na odontologia, por apresentarem mecanismo de ação com boa toxicidade seletiva e efeitos bactericidas em face de inúmeros patógenos presentes nas infecções orodentais. O grupo das penicilinas pode ser dividido em dois grandes grupos: naturais e semissintéticas.

As penicilinas naturais utilizadas na prática odontológica são a penicilina G (Penicilina Cristalina e Benzilpenicilina Benzatina) e a penicilina V (Fenoximetilpenicilina). Entretanto, na atualidade, esses princípios ativos não são de uso rotineiro na odontopediatria, em particular a penicilina cristalina e a benzatina. Ao serem avaliadas variáveis como a cinética de eliminação célere e a necessidade de reposição parenteral frequente (4 horas) da penicilina cristalina; a obtenção de baixa concentração inibitória mínima, largo período de tempo para obtenção dos efeitos terapêuticos (em torno de 8 horas), a dor e o desconforto na administração da benzatina e, por fim, o fato de se apresentarem em formulações exclusivas para uso parenteral, vias estas não adequadas para a odontopediatria, constata-se a necessidade de seleção de drogas mais cômodas e com melhores requisitos farmacocinéticos. Ressalta-se também que grande parte da ação antimicrobiana das penicilinas naturais, penicilinas G e V, perdeu-se ao longo do tempo em razão do aparecimento de estirpes microbianas não sensíveis a esses fármacos presentes nas infecções odontogênicas, resultando em alto índice de resistência.[28-30]

De acordo com Yagiela et al.[27] e Oliveira,[25] no manejo das infecções na cavidade oral, em meio ao grande número de penicilinas semissintéticas, a amoxicilina apresenta-se como o antimicrobiano de primeira escolha. Essa aminopenicilina, utilizada isoladamente ou em associação com inibidores de betalactamases, apresenta características farmacodinâmicas, cinéticas e farmacotécnicas, bem como índices de resistência microbiana mais favoráveis para sua seleção e uso na odontopediatria.

Dentre as ações e propriedades farmacodinâmicas, a amoxicilina destaca-se pelo amplo espectro de atividade antibacteriana, com ação estendida a microrganismos gram-positivos, gram-negativos e anaeróbios orais; eficácia clínica e excelente perfil de segurança. Em sua cinética corporal, apresenta estabilidade em meio ácido e sofre pouca interferência alimentar, o que resulta em boa absorção no trato gastrointestinal. Dessa forma, trata-se de um fármaco que permite a oferta de formulações e apresentações pediátricas líquidas como as soluções, xaropes e suspensões. O fato de a amoxicilina poder ser disponibilizada em apresentações líquidas e de sofrer pouca interferência alimentar auxilia o prescritor e os pais, pois permite realizar cálculos das dosagens mais adequadas ao peso e idade da criança. O prescritor não necessitará tecer esquemas terapêuticos nos quais as tomadas da droga não coincidam com os horários da alimentação do paciente; e para aqueles há a tranquilidade de que, no intervalo de tempo do tratamento medicamentoso, não será necessário estabelecer nenhuma mudança nos hábitos alimentares de seu filho. Ressaltam-se essas características pelo fato de o prescritor necessitar sempre ter em mente que a seleção dos fármacos para uso pediátrico deve pautar-se na eleição de formas farmacêuticas com sabor, odor e cor agradáveis, fácil ingestão e que ofertem esquemas posológicos cômodos e práticos para uso infantil. A amoxicilina apresenta também a possibilidade de ser empregada com espaços de tempo posológicos adequados para uso infantil, podendo ser prescrita em intervalos de 8 ou 12 horas, a depender da apresentação, o que favorece a adesão ao tratamento.[25,26,29]

De acordo com Tavares e Marinho,[30] nas infecções em que haja predominância de microrganismos produtores de lactamases, a amoxicilina deve ser prescrita associada aos betalactâmicos, inibidores enzimáticos, como o ácido clavulânico ou o sulbactam, e dessa forma há um drible na resistência e no aumento do espectro de ação.

Um resumo de apresentações farmacêuticas e orientações posológicas das penicilinas semissintéticas é mostrado na **Tabela 4**.

Tavares e Marinho[30] advertem que, apesar das boas propriedades dessa classe de antibióticos, é necessário sublinhar que não há fármaco atóxico, e por esse motivo o prescritor, pais e responsáveis devem estar atentos ao aparecimento de efeitos colaterais mais frequentes, como os distúrbios gastrointestinais (dor abdominal, diarreia, náuseas e vômitos), bem como os mais raros, como as reações de hipersensibilidade (exantema maculopapular, prurido, eosinofilia e anafilaxia).

Macrolídeos

Em algumas situações será demandado ao odontopediatra eleger outras classes de antimicrobianos, sendo assim compelido a modificar a prescrição costumeira. Algumas das situações que impõem alteração das indicações clínicas é o relato de reações de hipersensibilidade às penicilinas, bem como a necessidade de mecanismo de ação distinto e/ou espectro de ação capaz de abranger patógenos não sensíveis às penicilinas.

No grupo dos macrolídeos, em particular os fármacos semissintéticos, a claritromicina e a azitromicina estão elencadas como opções viáveis na pediatria e como alternativas terapêuticas ao grupo das penicilinas. São fármacos bacteriostáticos, possuem efeito pós-antibiótico prolongado, boa absorção por via oral e baixa interferência alimentar, excelente cinética de distribuição tecidual, atingindo elevadas concentrações nos granulócitos e macrófagos. Esses novos macrolídeos possuem apresentações farmacológicas em solução e suspensão, sabor e odor agradáveis, bem como intervalo de tempo entre as doses muito cômodo, principalmente a azitromicina, que necessita de 1 dose/dia. Os cálculos posológicos para uso infantil tomam como premissa as seguintes escalas terapêuticas: claritromicina de 7,5 a 15 mg/kg/dia de 12 em 12 horas; azitromicina de 10 a 12 mg/kg/dia em dose única.[25,30]

No emprego dos antimicrobianos cabe destacar a reflexão sobre a cautela na prescrição de alguns fármacos

Tabela 4   Apresentação e posologia pediátrica da amoxicilina

Fármaco	Apresentação pediátrica	Escala posológica
Amoxicilina	Suspensão oral de 50 mg/mL Suspensão oral de 125, 250, 500 mg/5 mL	Crianças com menos de 20 kg: 20 a 50 mg/kg/dia de 8 em 8 horas Crianças acima de 20 kg: 20 a 50 mg/kg/dia de 8/8 ou 12/12 horas (250 a 500 mg/dose de 8/8 ou 12/12 horas)
Amoxicilina + ácido clavulânico	Suspensão oral de 125 mg (amoxicilina) + 31,25 mg/5 mL (ácido clavulânico). Suspensão oral de 250 mg (amoxicilina) + 62,5 mg/5 mL (ácido clavulânico) Suspensão oral de 200 mg (amoxicilina BD) + 28,5 mg/5 mL (ácido clavulânico) Suspensão oral de 400 mg (amoxicilina BD) + 57 mg/5 mL (ácido clavulânico)	

Fonte: adaptada de Guedes-Pinto.[26]

contraindicados para uso infantil, como as tetraciclinas e seus derivados, sulfonamidas, aminoglicosídeos e cloranfenicol. Outra importante ponderação é determinar o agente etiológico responsável pela gênese do processo infeccioso (fungos, vírus, bactérias, entre outros) e dessa forma realizar a escolha entre os antimicrobianos, antifúngicos, antivirais e antiparasitários de forma coerente.

CONSIDERAÇÕES FINAIS

Por tudo quanto exposto, depreende-se ser fundamental o conhecimento amplo da farmacologia pelos profissionais, para dessa forma evitar a elaboração de prescrições precárias. Para tanto, o prescritor deve portar um arsenal de conhecimentos, experiência clínica e sensatez, e com essas ferramentas pôr em prática o uso racional de fármacos.

REFERÊNCIAS BIBLIOGRÁFICAS

1. Pinto MM, Motta LJ, Bussadori SK. Terapêutica medicamentosa em odontopediatria. In: Bussadori SK, Motta LJ, Pinto MM. Manual de protocolos clínicos empregados em odontopediatria. São Paulo: Universidade Nove de Julho – Uninove; 2017.
2. Aulton ME, Taylor KMG. Delineamento de formas farmacêuticas. 4.ed. Elsevier; 2016.
3. American Dental Association. Guidelines for the use of sedation and general anesthesia by dentists. Adopted by the ADA House of Delegates, October 2016. Disponível em: http//www.ada.org. Acesso em: 20/7/2020.
4. Dionne R. Oral sedation. Compendium. 1998;19(9):868-77.
5. Wilson S. Oral sedation for dental procedures in children. Berlin Heidelberg: Springer-Verlag; 2015.
6. Gentil Filho V. Psicofarmacologia. In: Zanini AC, Oga S. Farmacologia aplicada. 3.ed. São Paulo: Atheneu; 1985. p.329-57.
7. Carvalho WB. Sedação, analgesia e bloqueio neuromuscular no paciente pediátrico. In: Amaral JLG. Sedação, analgesia e bloqueio neuromuscular em UTI. Ciências Brasileiras de Medicina Intensiva. 1996;2(1):185-239.
8. Shapira J, Holan G, Botzer E, Kupiеztky A, Tal E, Fuks AB. The effectiveness of midazolam and hydroxyzine as sedative agents for young pediatric dental patients. J Dent Child. 1996;421-5.
9. Silver T, Wilson C, Webb M. Evaluation of two dosages of oral midazolam as a conscious sedation for physically and neurologically compromised pediatric dental patients. Pediatr Dent. 1994;16(5):350-9.
10. Creedon RL. Controle farmacológico do comportamento do paciente. In: MacDonald RE, Avery DR. Odontopediatria. 6.ed. Rio de Janeiro: Guanabara Koogan; 1995. p.211-29.
11. Moritz RD, Duarte DF. Agentes utilizados para sedação em terapia intensiva. Rev Bras Terap Intens. 1998;10(3):129-37.
12. Azevedo ID, Ferreira MAF, Costa APS, Bosco VL, Moritz RD. Efficacy and sagety of midazolam form sedation in pediatric dentistry: a controlled clinical trial. Journal of Dentistry for Children. 2013;133-8.
13. Azevedo ID. Controle do comportamento infantil: aferição e avaliação de técnica. [Tese]. Florianópolis (SC): Universidade Federal de Santa Catarina; 2006. 140f.
14. Pain terms: a list with definitions and notes on usage. Recommended by the IASP Subcommittee on Taxonomy. Pain. 1979;6(3):249.
15. Becker DE, Reed KL. Local anesthetics: review of pharmacological considerations. Anesthesia Progress. 2012;59(2):90-101; quiz 2-3.
16. Singh R, Al Khalili Y. Benzocaine. StatPearls. Treasure Island (FL). 2020.
17. Council on Clinical Affairs, American Academy of Pediatric Dentistry. Guideline on use of local anesthesia for pediatric dental patients. Pediatr Dent. 2015;37(5):71-77.
18. Ferreira TR, Lopes LC. Analysis of analgesic, antipyretic, and nonsteroidal anti-inflammatory drug use in pediatric prescriptions. J Pediatr (Rio J). 2016;92:81-7.
19. Figueiredo IMB. As bases farmacológicas em odontologia. São Paulo: Santos Editora; 2009.
20. Carmo ED, Amadei SU, Pereira AC, Silveira VAS, Rosa LEB, Rocha RF. Prescrição medicamentosa em odontopediatria. Rev Odontol UNESP. jul./ago. 2009;38(4)256-62.
21. Wannmacker L, Ferreira, MBC. Farmacologia clínica para dentistas. 3.ed. Rio de Janeiro: Guanabara Koogan; 2007.
22. Ministério da Saúde. Secretaria de Atenção à saúde. Departamento de Atenção básica. Manual de especialidades em Saúde bucal. Brasília; 2008. 128p.
23. Golan DETA, Armstrong EJ, Armstrong AW. Princípios de farmacologia: a base fisiopatológica da farmacoterapia. 3.ed. Rio de Janeiro 2014.
24. Cameron AC. Manual de odontopediatria. 3.ed. Rio de Janeiro: Elsevier; 2012.
25. Oliveira, RG. Blackbook: pediatria. 5.ed. Belo Horizonte: Black Book; 2019.
26. Guedes-Pinto AC. Odontopediatria. 9.ed. São Paulo: Santos; 2016.
27. Yagiela JA, Dowd BS, Johnson AJ, Mariott EA, Neidle EA. Farmacologia e terapêutica para dentistas. 6.ed. São Paulo: Elsevier; 2011.
28. World Health Organization. Resolution: WHA A68/20 – Antimicrobial resistance. Draft global action plan on antimicrobial resistance. Genebra, 2015.
29. Rang, HP, Dale MM. Farmacologia. 8.ed. Elsevier; 2016.
30. Tavares, W, Marinho LAC. Rotinas de diagnóstico e tratamento das doenças infecciosas e parasitárias. 4.ed. São Paulo: Atheneu; 2015.

Parte 4

Materiais dentários aplicados à odontopediatria

MATERIAIS RESTAURADORES EM ODONTOPEDIATRIA

15

Kamila Rosamilia Kantovitz
Angela Scarparo
Fernanda Miori Pascon
Daniela Rios
Julia Puppin-Rontani
Regina Maria Puppin-Rontani

A indicação de um material para uso em odontopediatria relaciona-se diretamente ao diagnóstico e prognóstico da doença, aos fatores relacionados à biogênese das dentições decídua, mista e permanente, como o ciclo biológico do dente decíduo e/ou estágio de irrupção do dente permanente, à colaboração do paciente e às características dos materiais (propriedades físico-mecânicas, vantagens/potencialidades e limitações). Dessa maneira, este capítulo tem por objetivo elencar os materiais restauradores disponíveis para uso em odontopediatria, descrevendo desde o conceito até as aplicações clínicas.

CIMENTO DE IONÔMERO DE VIDRO

Definição

Cimento de ionômero de vidro (CIV) é um termo geral utilizado para materiais restauradores baseados em uma reação ácido-base, entre um pó de vidro e o ácido poliacrílico (líquido) que, misturados, produzem uma massa plástica, que subsequentemente se torna rígida. Foi desenvolvido na década de 1970 por Wilson & Kent,[1] que aliaram as propriedades de liberação de fluoretos, estética, baixa alteração dimensional, apresentados pelo **cimento de silicato**, com a de união química à estrutura dentária e baixa toxicidade, do **cimento de policarboxilato de zinco**.[1-3]

Histórico de desenvolvimento

O primeiro CIV desenvolvido foi denominado ASPA, um acrônimo de *aluminum silicate polyacrylic acid*, que consistia em íons de aluminossilicato de vidro e solução aquosa do copolímero do ácido acrílico. Contudo, o tempo de trabalho reduzido associado ao tempo de geleificação demasiadamente longo levou ao desenvolvimento de novas formulações para suprir tais deficiências.[1-3] A primeira alteração foi a inclusão do ácido tartárico na composição do material, com o objetivo de melhorar as características de manipulação dele, sendo, então, disponibilizado comercialmente o ASPA II. No ano seguinte, foi lançado o ASPA IV, cuja formulação continha a adição de copolímeros do ácido itacônico, propiciando melhora na estabilidade de armazenamento e redução da viscosidade do cimento.

Atualmente, o CIV convencional em sua forma básica apresenta-se como pó e líquido. O pó é basicamente composto por sílica, fluoreto de cálcio e alumina, sendo a proporção alumina:sílica a chave para a reatividade com o ácido poliacrílico. Outros óxidos metálicos, além de bário e estrôncio, foram adicionados para aumentar a radiopacidade do material. Esse pó de vidro apresenta partículas entre 15 e 50 micrômetros, sendo o tamanho da partícula relacionado com a indicação do material, como veremos adiante **(Quadro 1)**. O líquido apresenta-se como uma solução aquosa do ácido poliacrílico, entre 40 e 50%, tendo sido substituído em parte por outros ácidos, como o itacônico, o maleico ou o tricarboxílico. A presença do ácido tartárico permitiu a reação com ampla variedade de vidros, pois controla o grau de dissolução do vidro. Além de aumentar o tempo de trabalho e a validade do produto, diminuir a viscosidade e facilitar o manuseio.[4]

Apresenta como vantagens a liberação de fluoretos, a união química ao esmalte e à dentina, o coeficiente de expansão térmica linear similar à estrutura dentária e a biocompatibilidade.[5-8] Em contrapartida, observam-se como limitações a baixa reprodução estética, a baixa resistência ao desgaste e à tração, a friabilidade elevada, a degradação em ambiente ácido, a reação de geleificação lenta e a solubilidade inicial elevada.[9]

No intuito de melhorar as propriedades mecânicas de resistência à fratura, fez-se a inclusão de partículas de prata ao pó do CIV, aumentando também a tenacidade e a resistência ao desgaste. Contudo, o material foi considerado antiestético e não demonstrou superioridade nas demais propriedades constantemente analisadas de resistência à compressão e à flexão, e solubilidade. Por essa razão, com a introdução de outras alternativas no mercado, por exemplo, os cimentos de ionômero de vidro modificados por resina (CIV-MR), o CIV com partículas de prata deixou de ser indicado.[10]

A inclusão de monômeros resinosos como o hidroxietil metacrilato (HEMA) à composição básica do CIV deu origem ao CIV-MR, que atenuou as limitações do material convencional citadas acima[10,11] e proporcionou melhor controle do tempo de trabalho, menor suscetibilidade à umidade e menor resistência à flexão.[10,12] Porém, a inclusão desses monômeros levou à contração de polimerização inerente à presença do HEMA na formulação, maior citotoxicidade e maior custo. Apesar de a reação de presa principal ser a ácido-base, que caracteriza o material como CIV, passou a ter também a reação de polimerização (ativada por luz), caracterizando uma ativação dupla. Em alguns casos, a reação é tripla, isto é: reação ácido-base; fotoativação e oxirredução.

A nanotecnologia propiciou aos CIV-MR avanços substanciais nas características de superfície (maior lisura) e nas propriedades ópticas e mecânicas desse material, devido à utilização de estruturas com escala entre 0,1 e 100 nm.[13] Apresenta-se na forma de pasta/pasta, contendo a pasta A (vidro de flúor-alumínio silicato, HEMA, copolímero de ácido acrílico e ácido itacônico, nanopartículas de sílica e zircônia, metacrilatos e dimetacrilatos) e a pasta B (HEMA, água, copolímero do ácido polialcenoico, nanopartículas de sílica e canforoquinona). Apesar das melhorias desse material com a incorporação da nanotecnologia, os estudos mostraram que comparando-se aos compósitos, os CIV-MR apresentam menor resistência ao desgaste, com perda de estrutura (matriz e partículas de carga), deixando áreas de desgaste após simulação de mastigação.[14,15]

Além dos tipos de CIV citados, podem ser encontrados no mercado odontológico os CIV convencionais de alta viscosidade, os quais são caracterizados por uma relação pó/líquido maior, apresentando partículas com dimensões inferiores às dos cimentos convencionais, além da liofilização do ácido poliacrílico. Essa apresentação comercial resulta em um material com maior dureza superficial, menor tempo de geleificação, maior resistência à compressão e custo mais elevado (dependendo da marca comercial) que o CIV convencional, sendo indicado no tratamento restaurador atraumático (TRA).[16-18]

Por fim, o desenvolvimento tecnológico idealizado pela indústria GC *Corportation* produziu um material encapsulado, com tecnologia híbrida de vidro, comercialmente disponível como Equia Forte©. O material composto por ácido poliacrílico e partículas de vidro ultrafinas, altamente reativas e dispersas no pó de ionômero de vidro, associado a incorporação do ácido poliacrílico de alto peso molecular, produz uma matriz mais resistente. Além disso, uma cobertura superficial (Equia Forte Coat©) constituída de monômero multifuncional foi incorporada à composição, o que produz uma matriz resinosa mais resistente e um forte sistema baseado no CIV (sistema Equia Forte Fil©). Estudo laboratorial demonstra que esse material tem desempenho promissor ao ser comparado com CIV-MR por revelar um sistema restaurador com adequadas propriedades físicas (resistência à compressão e microdureza de superfície) e estéticas.[19]

Classificação dos CIV

Diante do exposto, os CIV podem ser classificados quanto à evolução (gerações) ou composição, tamanho das partículas, indicação clínica, viscosidade e até mesmo pelas características de manipulação, como demonstrado nos **Quadros 1 e 2**.

Reação química - reação de geleificação

A reação química do CIV, denominada geleificação, caracteriza-se por ser uma reação ácido-base entre o vidro de aluminossilicato e o ácido poliacrílico, uma vez iniciada a aglutinação do pó ao líquido. Pode ser descrita em três fases: dissolução, geleificação e endurecimento continuado,[10] descritas a seguir.

Fase 1 (dissolução): o ácido poliacrílico reage com as partículas de vidro, liberando cálcio, sódio, alumínio e flúor, formando um gel de sílica, e dando início ao processo de geleificação. Resumidamente: os íons de hidrogênio liberados dos grupos carboxílicos na presença de água se difundem pelo vidro, promovendo mais liberação de íons cálcio, alumínio e flúor.[10] Observa-se, então, a elevação do pH com a migração dos íons cálcio e alumínio do gel de sílica para a fase aquosa do cimento. Ocorre a precipitação dos policarboxilatos que se ligam às cadeias de cálcio e alumínio, iniciando a geleificação do material. Nessa fase é importante que o material seja protegido.

Quadro 1 Classificação dos cimentos de ionômero de vidro quanto à evolução (gerações) ou composição, tamanho das partículas, indicação clínica, viscosidade ou tipo de manipulação

	Classificação
Evolução (gerações) ou composição	1. Cimento de ionômero de vidro convencional 2. Cimento de ionômero de vidro reforçado por metal 3. Cimento de ionômero de vidro modificado por resina
Tamanho das partículas	1. Tipo I (13 a 19 um) - cimentação 2. Tipo II (45 a 50 um) - restauração 3. Tipo III (25 a 35 um) - forramento
Indicação clínica	1. Tipo I (cimentação) 2. Tipo II (restauração e adequação do meio bucal) 3. Tipo III (base, forramento e selamento de fóssulas e fissuras) 4. Tipo IV (base e forramento - fotoativado) 5. Tipo V (tratamento restaurador atraumático)
Viscosidade	1. Baixa viscosidade 2. Alta viscosidade
Manipulação	1. Convencional (pó-líquido) 2. Encapsulados 3. Pasta-pasta

Fonte: elaborado pelas autoras.

Quadro 2 Classificação quanto à composição, apresentação comercial e tipo de reação dos cimentos de ionômero de vidro

	Pó	Líquido	Apresentação comercial	Tipo de reação
Convencionais (baixa viscosidade)	Alumina (Al_2O_3), fluoreto de cálcio (Ca_2F) e sílica (SiO_2)	Água, ácido poliacrílico. *Ácido tartárico e ácido itacônico*	Pó/líquido	Química (ácido-base)
Convencionais (alta viscosidade)	Alumina (Al_2O_3), fluoreto de cálcio (Ca_2F) e sílica (SiO_2)	Água, ácido poliacrílico. *Ácido tartárico e ácido itacônico*	Pó/líquido pasta/pasta cápsula	Química (ácido-base)
Modificados por partículas metálicas	Partículas de liga de prata sinterizadas com as partículas de vidro	Solução aquosa de um copolímero de ácido acrílico e/ou maleico e ácido tartárico	Pó/líquido cápsula	Química (ácido-base)
Modificados por resina	Partículas de vidro	Monômeros resinosos (HEMA, Bis-GMA), ácido poliacrílico e fotoiniciadores	Pó/líquido** cápsula	Dupla - química (ácido-base) e polimerização (fotoativação) Ou **Tripla - química (ácido-base) e polimerização (fotoativação) e oxirredução

*Ácidos incorporados para melhoria das características de manipulação, ácido tartárico (aumenta tempo de trabalho) e ácido itacônico (melhores características de armazenamento) (Vieira et al., 2006).
**Apresentação comercial exclusiva para materiais com reação tripla.
Fonte: elaborado pelas autoras.

Fase 2 (geleificação): o policarboxilato de cálcio forma-se nos primeiros cinco minutos, enquanto o policarboxilato de alumínio, mais resistente e estável, forma-se em 24 horas, conferindo melhores propriedades mecânicas ao material comparadas às iniciais (5 minutos). A matriz de polissais de cálcio e alumínio continua sendo formada, e após 48 horas é possível observar a ocorrência da maior parte do processo de geleificação, proporcionando propriedades mecânicas adequadas ao material. Os íons flúor não reagidos, presentes na matriz, serão posteriormente reagidos com a superfície do dente em contato com o material restaurador. Nessa fase é importante que o material seja protegido.

Fase 3 ("endurecimento" continuado): nessa fase ocorre a hidratação da matriz de hidrogel e policarboxilatos, que pode durar meses.[6] Ao final, o material é caracterizado por partículas de vidro não reagidas circundadas por uma matriz de gel de sílica, unidas quimicamente pela matriz de polissais de cálcio e alumínio.

Uma das preocupações em relação ao desempenho clínico do CIV está relacionada às fases iniciais da geleificação, quando a água desempenha um papel importante nas reações químicas que ocorrem no material, e é capaz de ditar a longevidade da restauração. Nesse processo, o material pode sofrer: embebição (presença de excesso de água), que leva à expansão da superfície do material devido a sua absorção excessiva e aumento da solubilidade na cavidade oral, ou sinérese (perda de água), que leva a alterações que comprometem a restauração, como o aumento da opacidade, a perda de adesão do material ao dente, e afeta negativamente as propriedades mecânicas do material. Assim, após a manipulação, esses processos são considerados limitações do CIV. Para contornar essa característica, é importante durante a fase inicial de geleificação (5 a 7 minutos) a manutenção de isolamento adequado da superfície restaurada com CIV. Ainda, deve-se considerar a importância do isolamento semipermeável da superfície do cimento, uma vez que a incorporação da água no material durante as primeiras 24 horas permite o amadurecimento das cadeias e formação dos sais de cálcio e alumínio. Clinicamente, a sinérese e a embebição podem ser controladas se o cimento for protegido superficialmente por 5 a 7 minutos após a inserção na cavidade, estando o dente sob isolamento relativo ou absoluto. Decorrido esse tempo (10 a 30 minutos), pode-se realizar a remoção de excessos do material com instrumento manual cortante, e a aplicação de um material isolante (do meio bucal) para diminuir a suscetibilidade à umidade durante as primeiras 24 horas.[20] Há opções de escolha para a proteção da superfície do CIV, como: o verniz indicado pelo fabricante, que geralmente acompanha o material, a vaselina sólida, que é de uso fácil, ou o esmalte incolor para unhas.

Reação dupla – reação de geleificação associada à fotoativação

Referenciada por dupla ativação pela ocorrência de uma reação química, a reação ácido-base (descrita anteriormente) e a reação física, desencadeada pela luz, dando início à polimerização dos monômeros presentes na composição do material, geralmente HEMA/BisGMA. Como a polimerização dos monômeros resinosos ocorre antes da finalização da **fase 2**, a reação ácido-base continua mesmo tendo sido finalizado o procedimento de fotoativação. A fotoativação possibilita o controle do tempo de trabalho e diminui a suscetibilidade à umidade.[10]

Reação tripla – reação de geleificação, polimerização e oxirredução

A reação ácido-base e a de polimerização dos monômeros resinosos são as mesmas já descritas, com o diferencial de apresentar componentes capazes de assegurar a polimerização caso esta não ocorra em toda a sua profundidade, por meio da reação de oxirredução.[10]

Apresentação comercial e manipulação

As propriedades mecânicas e químicas finais do material são determinadas pelo proporcionamento pó/líquido e aglutinação do pó ao líquido realizados de forma adequada. Nos materiais encapsulados isso é facilmente alcançado, mas nas apresentações comerciais pó/líquido deve-se seguir cuidadosamente as instruções do fabricante quanto ao volume da gota e ao preenchimento da colher medidora. A aglutinação deve ser iniciada pelo proporcionamento do pó e do líquido, de preferência em folha de papel plastificado **(Figura 1A)**. O pó deve ser dividido em duas partes iguais **(Figura 1B)**, e a primeira metade incorporada ao líquido de forma rápida e em movimentos circulares, sem pressão (15 s). Em seguida, a segunda parte deve ser incorporada à mistura (15 s), e, ao final da aglutinação (30 s), a massa deve estar com aspecto brilhante **(Figura 1C)**. Ao ser tocada com a espátula, deve ocorrer a formação de um fio, ligando a espátula à massa do CIV **(Figura 1D)**, cujo tempo de trabalho será de 1 a 2 minutos. Nesse momento o cimento está pronto para ser levado à cavidade em um único incremento para evitar a formação de bolhas internas. Em seguida, deve-se pressioná-lo contra as paredes da cavidade, necessitando proteger sua superfície para evitar a embebição/sinérese. Uma vez formada a fase gel (**fase 1**), a pressão inadequada ou a colocação de outra porção produzirão restaurações/selamentos com propriedades físico-mecânicas indesejáveis, pois induzem tensões que levarão a fraturas no corpo e na superfície do material. Um cuidado importante a ser destacado é que o material deve ser inserido na cavidade enquanto apresentar aspecto brilhante **(Figura 1E)**, pois, quando o material atinge aspecto fosco, suas propriedades adesivas são perdidas, portanto não deve ser utilizado clinicamente.

Além dessas características, para assegurar a obtenção das propriedades desejáveis do material e da restauração, a proporção pó/líquido deve ser cuidadosamente respeitada. É fundamental que o profissional não a altere, na busca pela alteração da viscosidade e/ou consistência do material, e siga a indicação do fabricante, pois essa manobra impactará nas propriedades finais do material e subsequentemente em seu desempenho.

Em virtude da dificuldade em estabelecer na prática clínica uma correta proporção pó/líquido e adequada manipulação, cápsulas pré-dosadas foram desenvolvidas para garantir o adequado proporcionamento (pó/líquido). Contudo, esse sistema tornou-se mais oneroso, além de necessitar de equipamento para homogeneização do material e de aplicador específicos.[10,21,22]

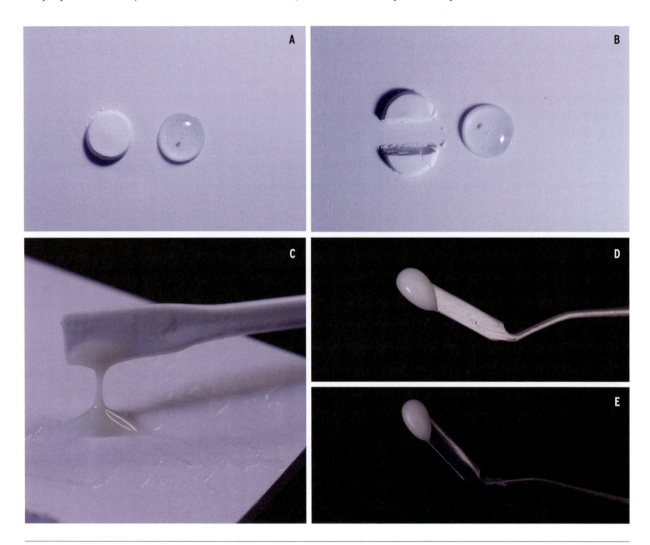

Figura 1 Preparação do material para manipulação: A: utilização de folha de papel plastificada, e proporcionamento do pó e do líquido. B: divisão do pó em duas partes. C: aspecto brilhante do material logo após a aglutinação do material. D: formação de um fio, indicando que o material está na fase adequada para inserção na cavidade. E: aspecto fosco do material, indicando que não existe mais possibilidade de inserção na cavidade, visto que não apresenta adequadas propriedades adesivas e mecânicas.

Fonte: acervo das autoras.

Propriedades

1. **Adesão:** o CIV adere quimicamente à estrutura dentária, por meio da quelação dos grupos carboxílicos dos ácidos poliacrílicos ao cálcio presente na apatita do esmalte e da dentina.[23] Após a manipulação do material, quando este se encontra com aspecto brilhante, isso significa que ainda há grupos carboxílicos livres para reagir com o cálcio do dente. Por outro lado, o aspecto fosco indica que todos esses radicais reagiram com o cálcio do próprio material, não havendo radicais livres para reagir com o dente. No intuito de melhorar a adesão do CIV à estrutura dentária, foi sugerido o uso do ácido poliacrílico ou o *primer* do próprio fabricante, para o tratamento da superfície dentária, com o objetivo de remoção da *smear layer*, antes da inserção do material. Entretanto, revisão sistemática sobre a eficácia do ácido poliacrílico aplicado anteriormente à inserção do material constatou que, enquanto estudos laboratoriais mostravam que esse passo da aplicação do material trazia um efeito positivo na adesão, os estudos clínicos indicam falta de evidência científica até o momento.[24] Com relação ao CIV-MR, os valores de resistência da união à estrutura dentária melhoraram significativamente, pois associa a união química promovida pelo CIV com a micromecânica dos componentes resinosos.[10]
2. **Liberação de flúor:** após a presa, o CIV libera íons fluoreto, por difusão, às áreas adjacentes à restauração, e em menores quantidades para o meio bucal pela lixiviação e dissolução do próprio material restaurador.[4] A quantidade de fluoreto liberada é mais alta nas primeiras 24 horas, durante a presa inicial, devido ao efeito de lavagem na superfície, e é crucial para o processo de remineralização. Porém, essa liberação é significativamente reduzida entre 24 e 48 horas, sendo mantida por um período de 10 a 20 dias. Após uma semana ocorre redução da capacidade de liberação de flúor decorrente de um equilíbrio entre a lixiviação erosiva das partículas de vidro e a difusão do fluoreto lixiviado através da matriz do cimento. A liberação de fluoreto varia em função de diversos fatores, entre eles o tipo de material e o meio de estocagem. Um dos principais fatores que produzem aumento da liberação de fluoretos é o pH do meio. A queda do pH, produzida por armazenamento em soluções ácidas[25] ou contato com biofilme associado a dieta cariogênica, podem potencializar a liberação do íon.[26] Quanto à recarga de fluoreto, esta é dependente da disponibilidade do íon no meio e do tipo do cimento. Nesse sentido, estudos *in vitro* mostram que a capacidade de liberação e de recarga de fluoreto do CIV convencional é similar ao CIV-MR, ainda que se observem pequenas diferenças em função do tipo e quantidade de monômeros adicionados.[27] Apesar de os estudos *in vitro* apontarem a capacidade dos CIV de inibir a desmineralização produzida por ácidos, nem todos os estudos clínicos evidenciam a habilidade desses cimentos para prevenir lesões recorrentes de cárie de forma diferente daqueles materiais que não liberam fluoretos. Por outro lado, sabe-se que o fluoreto liberado interfere no processo de desmineralização e remineralização, e nas características do biofilme.[28-31]
3. **Coeficiente de expansão térmica:** alterações térmicas produzem modificações dimensionais nas estruturas dentárias (esmalte e dentina), assim como nos materiais restauradores. Dessa forma, mudanças de temperatura causam alterações na interface dente/restauração proporcionais aos coeficientes de dilatação ou contração dos materiais e do dente. Como esses coeficientes demonstram-se similares (dente e CIV), as alterações na interface são pequenas, protegendo a união de falhas, mantendo a integridade da margem da restauração.
4. **Biocompatibilidade:** CIV é um cimento biocompatível, uma vez que o ácido poliacrílico, além de ser um ácido de alto peso molecular (não penetra nos túbulos dentinários), é considerado um ácido fraco.

Aplicações clínicas

Selamento de fóssulas e fissuras

O CIV tem sido utilizado com a finalidade de selar fóssulas e fissuras em função das suas propriedades físicas e químicas. Ainda que demonstre desempenho clínico (taxas de retenção) inferior quando comparado aos selantes resinosos, sua utilização se faz importante como uma barreira mecânica com potencial anticariogênico, em casos de dentes permanentes em irrupção cuja possibilidade de isolamento absoluto é impossibilitada para uso de material resinoso. *(Leia mais no Capítulo 20.)*

Adequação do meio bucal

Partindo do pressuposto de que a etapa de adequação do meio bucal é realizada para diminuir a atividade de cárie, permitir que as cavidades vedadas apresentem menor acúmulo de alimentos e biofilme, facilitar a higienização bucal e, concomitantemente, promover a remineralizarão do substrato, a utilização do CIV tem sido reforçada pelos achados na literatura.[32] *(Leia mais no Capítulo 9.)*

Tratamento restaurador atraumático (TRA)

Técnica de caráter restaurador definitivo, desenvolvido para uso em locais de difícil acesso aos cuidados em saúde. Preconiza-se a remoção do tecido cariado com a utilização apenas de instrumentos cortantes manuais. O CIV de alta viscosidade é o material de escolha para a restauração das cavidades, pelo fato de suas propriedades mecânicas e desempenho clínico em longo prazo apresentar taxas de sucesso superiores quando comparados aos CIV convencionais.[32-34] Nesse contexto, revisão sistemática com metanálise confirmou as altas taxas de sobrevivência para restaurações com CIV de alta viscosidade, realizadas em dentes permanentes e decíduos, em cavidades de superfície única, observadas por mais de 5 anos. Entretanto, menor sobrevida foi observada nos casos em que as restaurações foram realizadas em múltiplas superfícies e localizadas em áreas de alto esforço mastigatório.[34] Nesse sentido, deve-se considerar que a própria cavidade de múltiplas superfícies pode representar uma limitação para falha antecipada dessa técnica.[32,35] *(Leia mais no Capítulo 21.)*

Forramento ou base

Ainda que se saiba que o melhor protetor do complexo dentino-pulpar é a própria dentina,[36] quando o forramento está indicado, o ideal é que se utilize o CIV,[37] pelo fato de este apresentar todas as propriedades mencionadas anteriormente. Cabe ressaltar que, quando se utiliza o CIV para preenchimento inicial da cavidade, como uma base, para posterior finalização com compósito odontológico, essa técnica é denominada "sanduíche". O objetivo é melhorar a união das restaurações em compósito odontológico, assim como diminuir a microinfiltração e os efeitos negativos do conjunto sistema adesivo/compósito odontológico à dentina (que será explicado a seguir).[38] Por se entender o fenômeno da sinérese e embebição, essa técnica tem sido substituída pela utilização de CIV-MR ou resinas compostas *flow* ou do tipo *bulk fill* quando o procedimento necessita ser realizado em uma única sessão, e o sistema adesivo a ser utilizado prevê o condicionamento ácido total da cavidade. Dessa forma, ao inserir CIV-MR, é possível que se realize o preparo da superfície (condicionamento ácido, enxágue e secagem) para a finalização da restauração em resina composta. *(Leia mais no Capítulo 21.)*

Restauração definitiva e perspectivas futuras

Dentre as opções de CIV, a restauração definitiva, em dentes decíduos, tem sido realizada com o uso do CIV-MR ou CIV de alta viscosidade, em função dos melhores resultados discutidos anteriormente. Mesmo em dentes permanentes os CIV constituem uma opção restauradora definitiva, principalmente para dentes posteriores, uma vez que vêm demonstrando bom desempenho clínico em longo prazo.[39]

O desafio químico-térmico-mecânico ao qual o material restaurador é constantemente exposto impacta na longevidade da restauração.[25] Por essa razão, pesquisas têm sido realizadas simulando as condições clínicas de exposição diária, como também novas formulações vêm sendo testadas. A inclusão de componentes antimicrobianos como clorexidina[40,41] e doxiciclina[42] demonstraram benefícios à atividade antimicrobiana sem alterar as propriedades mecânicas do cimento. Mais recentemente, a adição de nanotubos de dióxido de titânio ($\cong$ 20 nm, na fase anatase, confeccionados pelo método alcalino) também comprovou melhorias na resistência à abrasão, à compressão, à microdureza de superfície e propriedades biológicas, sem alterar a rugosidade de superfície e a adesão ao elemento dentário.[43,44]

MATERIAIS RESINOSOS

Materiais resinosos constituem uma das classes de materiais restauradores utilizados para prevenir e impedir a progressão de lesões cariosas (selantes e infiltrantes), e para tratamento (restauração direta e indireta), formando um conjunto único com o substrato dentário. São materiais que dependem exclusivamente de adesão à estrutura dentária para garantir a retenção nas cavidades e superfícies.[45-49]

Abordada no Capítulo 16, a adesão constitui um dos processos mais complexos da operatória dentária, alcançando mais de 60 anos de pesquisa e inovação, com resultados promissores. A **Figura 2** destaca pontos importantes da evolução dos processos adesivos. Dentre eles, devem ser ressaltados o condicionamento ácido do esmalte, proposto por Michael Buonocore,[45] a introdução dos polímeros a base de metacrilato em odontologia, por Raphael Bowen,[50] o condicionamento total do esmalte e da dentina, proposto por Fusayama,[51] a descoberta da camada híbrida por Nakabayashi,[47] técnica de adesão úmida por Kanka[52] e o desenvolvimento de adesivos autocondicionantes[53-56] e materiais autoadesivos.[57]

O desenvolvimento tecnológico dos materiais resinosos, de forma didática, acompanhando o processo adesivo, pode ser dividido em dois segmentos: o desenvolvimento dos sistemas adesivos e dos compósitos restauradores. Entretanto, pode-se notar pelo avanço cronológico que ambos os segmentos tiveram a mesma origem e foram eventos simultâneos (**Figuras 3A e 3B**, respectiva-

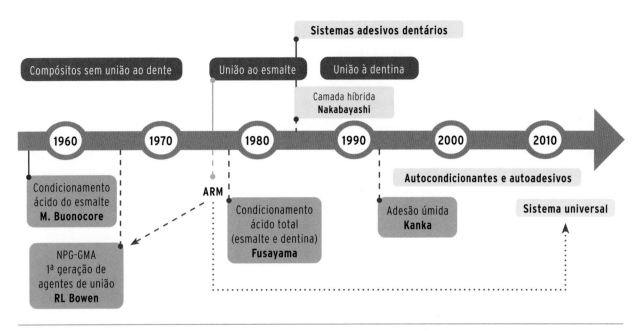

Figura 2   Esquema resumido dos últimos 60 anos da evolução dos processos adesivos em Odontologia.
NPG-GMA: N-(2-hydroxy-3-methacryloxypropyl)-N-phenylglycine; ARM: agente de retenção máxima.
Fonte: elaborada pelas autoras.

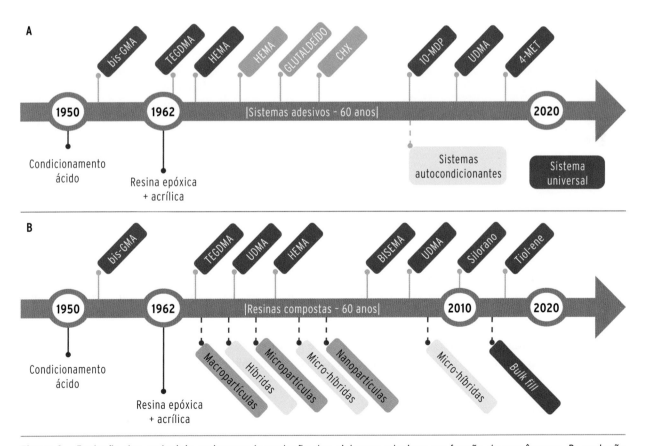

Figura 3   Evolução dos materiais resinosos: A: evolução dos sistemas adesivos em função do monômeros. B: evolução tecnológica dos compósitos restauradores em função dos monômeros e do tamanho das partículas.
Fonte: elaborada pelas autoras.

mente). Nesse sentido, novas perspectivas, por exemplo, a utilização de monômeros com menor degradação hidrolítica, como as acrilamidas[58,59] e o tiol-ene,[60] assim como a copolimerização de agentes antimicrobianos ao acrilato, têm permitido a melhoria dos materiais adesivos, possibilitando maior bioatividade.

Assim, o uso de materiais adesivos prevê a união de um substrato (esmalte ou dentina) a um material restaurador (compósito, metal ou cerâmica), por meio da adesão física e/ou química, de acordo com a natureza do material, utilizando-se ou não sistemas adesivos. Dentro desse princípio, torna-se imprescindível conceituar a adesão.

Conceito de adesão

Referida como colagem, descreve uma técnica com aplicação de uma camada intermediária para unir substratos de diferentes composições, cujas conexões podem ser solúveis ou insolúveis. É a adesão que acontece quando se utilizam sistemas adesivos odontológicos, sejam eles em relação à adesão ao esmalte, dentina, metais, cerâmicas etc.

SISTEMAS ADESIVOS

Definição

Sistemas adesivos são materiais resinosos desenhados para produzir uma interface resistente entre os materiais restauradores resinosos e a estrutura dentária.[48] Apresentam três funções: 1. promover a união entre o aderente (substrato – esmalte, dentina, metal, compósitos, cerâmicas) e o material restaurador ou cimento; 2. distribuir o estresse ao longo das superfícies unidas; 3. selar a interface entre o material restaurador e o dente, aumentando a resistência à microinfiltração, diminuindo a sensibilidade pós-operatória, a alteração de cor marginal e a lesão de cárie na margem da restauração. Apresentam três mecanismos principais de adesão, o embricamento micromecânico, a união química com o esmalte e a dentina e a copolimerização com a matriz resinosa dos materiais adesivos.

Histórico de desenvolvimento

A **Figura 3A** ilustra a evolução dos sistemas adesivos em função dos monômeros utilizados em sua composição. Foram projetados inicialmente como agentes de união ao esmalte combinando diferentes dimetacrilatos a partir de compósitos (BisGMA) com monômeros diluentes (TEGDMA), na tentativa de controlar a viscosidade e melhorar a molhabilidade.[61] Essa mistura de monômeros hidrófobos teve uma boa aceitação para adesão ao esmalte, um substrato friável, com baixo conteúdo de água e matéria orgânica.

Passados alguns anos, esses sistemas foram substituídos por outros que podem ser usados na dentina e no esmalte, beneficiando simultaneamente a adesão a ambos os substratos. Grande variedade de produtos químicos foi pesquisada para alcançar uma união adequada e mais estável à dentina cujos mecanismos requerem adequada remoção ou dissolução da *smear layer* do esmalte e da dentina, manutenção ou reconstituição da matriz colágena dentinária, bom molhamento, eficiente difusão e penetração dos monômeros, polimerização no interior da estrutura dentária e copolimerização com a matriz do compósito.[61]

Independentemente de como é apresentado, a composição dos sistemas adesivos atuais compreende um agente condicionante, um *primer* hidrófilo e uma matriz resinosa hidrófoba, como veremos a seguir.

Composição

Agente condicionante de superfície

Os agentes condicionadores são ácidos fortes (pH = 0,7 a 2,5) usados para remover a *smear layer* e dissolver o mineral da superfície dentária. Esses ácidos podem ser o ácido fosfórico de 30 a 40% ou estar incorporado no frasco do *primer* na forma de monômeros acídicos.

Primer

De maneira geral, o *primer* é composto por uma mistura de monômeros hidrófilos, como o HEMA (2-hidroxietil metacrilato), dissolvidos em solvente orgânico como acetona, etanol ou água, os quais irão preparar a superfície do substrato para receber a matriz resinosa, podendo ou não conter fotoiniciadores e inibidores de polimerização. A função primordial do *primer* é preparar o substrato para receber o adesivo, extremamente hidrófobo.[48,49,61,62]

Matriz resinosa

A matriz resinosa é composta por uma mistura de monômeros hidrófobos (como o BisGMA), que permearão a rede de colágeno exposta, a qual é polimerizada, formando, então, a camada híbrida.[47] Essa camada irá se copolimerizar com o compósito resinoso.

Solventes orgânicos

Os solventes orgânicos (água, acetona e etanol) são adicionados à composição para auxiliar a penetração e a difusão dos monômeros na dentina.[63] Estes podem apresentar-se como uma mistura de dois solventes como água e etanol ou água e acetona. Esse solvente, se não volatilizado previamente à polimerização, levará a um menor grau de conversão final do adesivo, à plasticização, pela degradação hidrolítica do polímero formado e, consequentemente, à redução das propriedades mecânicas da camada adesiva.[64]

Fotoiniciadores e inibidores de polimerização

A polimerização do adesivo se deve aos fotoiniciadores incorporados à mistura, permitindo ao operador o controle em relação ao tempo de aplicação e de trabalho. Dentre os fotoiniciadores existentes na odontologia, o mais comumente utilizado é a canforoquinona (CQ), que necessita de um coiniciador (amina terciária – EDMAB – benzoato de 4-etil dimetilamino) para que este seja excitado pela luz do aparelho fotoativador no comprimento de onda de 468 nm da luz azul, gerando radicais livres, que ativarão a CQ.[61] Porém, a CQ é hidrófoba e pode atrapalhar a polimerização de monômeros mais hidrófilos.[62] Devido à oxidação da amina terciária, coloração e hidrofobia da CQ, foram desenvolvidos fotoiniciadores alternativos, como BAPO (óxido de bisacilfosfina), Ivocerin, Lucerin TPO (óxido de 2,4,6-trimetilbenzoil difenilfosfina) e PPD (1-fenil 1,2-propanodiona).[64,65] Essas moléculas não necessitam da amina terciária para a ativação, são menos hidrófobas e possuem coloração branca. Os inibidores de polimerização, como o BHT (butil-4-metilfenol) são adicionados à composição de adesivos, para que não ocorra a polimerização espontânea ainda dentro do frasco, aumentando o tempo de prateleira do material.

Outros componentes

Algumas marcas comerciais possuem variações em suas composições, podendo conter cargas inorgânicas, a fim de melhorar as propriedades mecânicas da interface, fluoretos, antimicrobianos (MDPB – brometo de 12-metacriloiloxidodecil peridinium) e agentes de ligações cruzadas do colágeno, com a finalidade de aumentar a longevidade da união, entre outros componentes.[62]

Classificação

Os sistemas adesivos possuem diversas classificações, sendo a mais utilizada a classificação de acordo com o modo como o adesivo interage com o substrato, esmalte ou dentina. Com isso, os adesivos podem ser classificados em condiciona-e-lava (*etch-and-rinse*), autocondicionantes (*self-etch*) e os universais (*multi-mode*).

Condiciona-e-lava (*etch-and-rinse*)

Os adesivos do tipo condiciona-e-lava envolvem um passo previamente à aplicação do adesivo, o condicionamento com ácido fosfórico, nas concentrações entre 30 e 40%, dependendo do fabricante. Esse ácido promove a dissolução dos minerais da estrutura do esmalte e da dentina, e a remoção completa da *smear layer*, permitindo a penetração do adesivo em ambos os substratos e uma união por meio do embricamento micromecânico, através da formação da camada híbrida e formando *tags resinosos*.[48] Devido ao fato de o esmalte e a dentina possuírem composições e propriedades diferentes (esmalte – 95% de minerais, 2% de matéria orgânica, 3% de água; dentina – 75% de minerais, 20% de matéria orgânica, 5% de água – em peso seco),[66] cada estrutura necessita de um tempo de condicionamento diferente, sendo que o esmalte, por possuir maior concentração de minerais, necessita de maior tempo (15 s) e a dentina de menor tempo, isto é, 7 s para dentes decíduos e 15 s para dentes permanentes, independentemente de o substrato ser decíduo ou permanente.[67] (*Leia mais sobre a adesão em dentes decíduos no Capítulo 26.*)

Quando a dentina é condicionada, a dissolução da fase mineral expõe as fibrilas colágenas em uma profundidade aproximada de 5 a 8 micrômetros,[48] deixando espaços que serão parcialmente preenchidos pelo adesivo, na dentina inter ou peritubular e intratubular, formando respectivamente a camada híbrida (camada acidorresistente, constituída por fibrilas colágenas impregnadas pelo adesivo) e os *tags* resinosos.[66] Essa camada de adesivo irá se copolimerizar com o compósito odontológico, como citado anteriormente. A parte exposta das fibrilas colágenas, não penetrada pelo adesivo, torna-se preenchida pela água presente no fluido dentinário e é o local onde se inicia a degradação hidrolítica da interface de união entre a dentina e o adesivo, levando à perda da restauração. Ao mesmo tempo, a redução do pH produzida pela aplicação do ácido fosfórico durante o condicionamento ácido permite a ativação das metaloproteinases (MMP) e catepsinas (CT), enzimas responsáveis pela degradação enzimática dessa interface ao longo do tempo.[68] Alguns estudos testaram a aplicação de agentes antimicrobianos previamente à aplicação dos adesivos, como a clorexidina, cujo efeito secundário é a inibição da ação das MMP e das CT, demonstrando resultados promissores, sendo um protocolo utilizado por muitos clínicos e que, além de evitar a degradação enzimática da camada híbrida, apresenta efeito antimicrobiano a longo prazo.[69,70]

Após o condicionamento deve ser realizado o enxágue da cavidade, com a total remoção do ácido fosfórico, minerais dissolvidos e da *smear layer*, seguida pela posterior secagem total do esmalte (aspecto de giz branco) e parcial da dentina, deixando-a úmida. Deve-se ter muito cuidado durante a secagem da cavidade, pois é de suma importância deixar a dentina relativamente úmida, para que não ocorra o colapso das fibrilas colágenas e prejudique a penetração do adesivo, implicando a redução da resistência da união e a diminuição da longevidade da restauração.[71] Essa técnica, chamada *wet bonding* e proposta por Kanca,[52] é altamente sensível ao erro do operador, pois a quantidade de água presente determinará os efeitos sobre a longevidade da restauração.[71] O excesso de água compromete a união resina/dentina, uma vez que a presença da água interfere na polimerização do adesivo, reduzindo o grau de conversão final e, consequentemente, reduzindo as propriedades mecânicas e aumentando a degradação hidrolítica do polímero formado.[64] Por outro lado, o ressecamento da dentina também leva ao colapso da rede de fibrilas, impedindo a permeação dos monômeros resinosos e reduzindo o embricamento micromecânico e, consequentemente, a resistência da união entre o adesivo e o substrato dentinário.[62,71] Assim, cuidado extremo deve ser tomado quando se utilizam sistemas adesivos desse tipo.

O sistema adesivo do tipo condiciona-e-lava (*etch-and-rinse*) pode ser subclassificado em relação ao número de passos do sistema adesivo de escolha, sendo estes de três ou dois passos:

- **Três passos** (condicionamento com ácido fosfórico, *primer* e adesivo): sistemas adesivos constituídos por uma seringa (ácido) e dois frascos. Um dos frascos contém o *primer*, constituído por uma mistura de monômeros hidrófilos, solventes orgânicos e fotoiniciadores. Os monômeros hidrófilos, geralmente constituídos por HEMA, permitem melhor penetração na dentina pela afinidade com a água presente nos túbulos dentinários. O solvente, geralmente acetona ou etanol, tem a função de auxiliar na remoção da água da dentina desmineralizada para melhor penetração do adesivo e é de suma importância a volatilização desse solvente, para evitar plasticização do adesivo ao longo do tempo, como referido anteriormente. O segundo frasco (terceiro passo) possui apenas uma mistura de monômeros hidrófobos, fotoiniciadores e inibidores em sua composição, para formar a camada híbrida e se copolimerizar com o *primer* e o compósito odontológico. Esse segundo frasco, por não possuir solventes em sua composição, forma uma camada hidrófoba e com menor sorção e solubilidade de água, sendo menos suscetível de plasticização.[64] Dentre os adesivos condiciona-e-lava, o adesivo ScotchBond Multipurpose (3M ESPE) é considerado o padrão ouro.

- **Dois passos** (condicionamento com ácido fosfórico e um frasco único de *primer* + adesivo – simplificado): sistemas adesivos constituídos por uma seringa (ácido) e um frasco. O frasco é composto por uma mistura de monômeros hidrófilos, monômeros hidrófobos, solvente orgânico, fotoiniciadores e inibidores em um frasco único. Pelo fato de sua composição conter monômeros hidrófilos e hidrófobos misturados em um único frasco, pode ocorrer a separação de fases desses monômeros durante a volatilização do solvente do adesivo, levando à diminuição das propriedades mecânicas da interface adesiva.[48,62] A separação de fases ocorre durante a volatilização do solvente, onde o etanol ou a acetona se volatilizam e se separam da água, e esta faz os monômeros hidrófobos e hidrófilos se separarem, decorrente da afinidade ou não com a água.[48]

Algumas marcas comerciais incorporam partículas de carga inorgânica na composição dos adesivos para melhorar as propriedades mecânicas dessa interface,[72] pois a camada adesiva, apesar de absorver as tensões durante os carregamentos oclusais, é a camada de menor resistência da restauração, porém esse benefício ainda é controverso na literatura.

Autocondicionantes (*self-etch*)

A fim de obter adesivos com menor número de passos, menor sensibilidade técnica (*wet bonding*), menor tempo clínico, maior facilidade de aplicação e, principalmente, reduzir a fragilidade da região abaixo da camada híbrida, composta por dentina desmineralizada e não preenchida por monômeros resinosos, surgiram os adesivos autocondicionantes. Esses adesivos não necessitam de condicionamento ácido previamente à aplicação do sistema adesivo, pois possuem em sua composição monômeros funcionais acídicos, os quais desmineralizam parcialmente o substrato e ao mesmo tempo se ligam quimicamente a hidroxiapatita presente no substrato, formando a camada híbrida.[49] Essa camada híbrida é formada por minerais dissolvidos, lama dentinária (*smear layer*) e adesivo, cuja espessura depende do pH desses monômeros, podendo ser classificados em: extrassuave (pH > 2,5 – espessura de 300 nm), suave (pH ≈2 – espessura de 500 nm) e forte (pH ≤ 1 – espessura de 4 mm) (*state of the art of self-etch*).

Essa camada híbrida é formada uma vez que o adesivo consegue simultaneamente infiltrar a área desmineralizada à medida que o *primer* desmineraliza o substrato. Isso acarreta menor sensibilidade dentinária pós-operatória, devido à menor profundidade de desmineralização da dentina, total preenchimento da zona condicionada e devido ao fato de os túbulos dentinários estarem parcialmente ocluídos com lama dentinária.[73]

A maioria dos adesivos autocondicionantes possui água em sua composição, cuja finalidade é ionizar os monômeros[74] para que haja o condicionamento da superfície, ao mesmo tempo que a presença de água reidrata as fibrilas colágenas colabadas pela secagem excessiva da dentina após a lavagem da cavidade devido ao condicionamento seletivo do esmalte, criando espaços para a penetração dos monômeros e formação da zona de interação.[49] Dessa forma, ocorre um controle da umidade e a dentina não necessita estar úmida para alcançar adesão adequada. Entretanto, deve-se atentar à composição do material de escolha, observando a presença da água na composição, uma vez que nem todos os sistemas adesivos autocondicionantes contêm água. Os adesivos que não possuem água necessitam que a dentina esteja úmida previamente à aplicação, sendo uma técnica similar à do condiciona-e-lava e, portanto, mais sensível.

Os monômeros presentes nos adesivos autocondicionantes são misturas de monômeros funcionais 10-MDP (fosfato de 10-metacriloiloxidocecil di-hidrogênio), 4-MET (ácido 4-metacriloiloxietil trimelítico) e PHENIL-P (fosfato de 2-metacriloiloxietil fenil), dependendo do fabricante, sendo misturados a outros monômeros e comonômeros. A forma como esses monômeros condicionam e se unem quimicamente ao substrato pode ser entendida como o *AD-concept*.[49] Resumidamente, ao aplicar ativamente o adesivo autocondicionante ocorrem simultaneamente a desmineralização e a adesão no substrato. De forma geral, os monômeros funcionais ionizam-se na presença da água, produzindo a liberação de íons fosfato (PO_4^{3-}) e hidroxila (OH^-) da hidroxiapatita, presente nos minerais da dentina e esmalte, ao mesmo tempo que se ligam ao Ca^{+2} exposto. Dessa forma, ocorre a remoção do Ca^{+2} ou a união química da molécula monomérica ao Ca^{+2} da hidroxiapatita, na dependência da estabilidade da união formada entre eles. Desse modo, por exemplo, o monômero 10-MDP é responsável pela formação de uma nanocamada na dentina, na qual duas moléculas desse monômero são unidas entre si pelo grupamento metacrilato em uma extremidade e na outra extremidade estão presentes os grupamentos fosfato. Os grupamentos fosfato, por sua vez, irão se ligar ao Ca^{+2} da hidroxiapatita, sendo responsáveis pela união química ao substrato, formando um sal de Ca^{+2} estável. Já os monômeros 4-MET e PHENYL-P são responsáveis pelo condicionamento do substrato, devido à formação de um sal de Ca^{+2} menos estável, removendo-o da hidroxiapatita.[49] Uma vez que monômeros funcionais presentes na composição do adesivo são os responsáveis pelo condicionamento do substrato e pela união química, é necessária a aplicação ativa do adesivo por 15 s com a utilização de um micropincel. Assim, o conhecimento da composição, a função de cada componente e respeitar o modo de aplicação indicado pelo fabricante são primordiais para garantir maior eficiência e eficácia da restauração.

Para o uso de adesivos autocondicionantes em restaurações que envolvam esmalte e dentina, é indicado o condicionamento seletivo do esmalte com ácido fosfórico por 15 s, uma vez que o esmalte contém maior conteúdo mineral.[75] Deve ser lembrado que não é necessário deixar a dentina úmida para a aplicação desses adesivos, pois contêm água em sua composição. Os adesivos autocondicionantes podem ser divididos em dois tipos, de acordo com o número de passos de aplicação ou técnica de uso:

- **Adesivos autocondicionantes de DOIS passos (*primer* e adesivo):** o *primer* (primeiro passo) é composto por uma mistura de monômeros funcionais ácidos, monômeros hidrófilos, fotoiniciadores e solventes orgânicos, geralmente álcool e água, o qual deve ser aplicado de forma ativa no esmalte e na dentina por 15 s, seguido da volatilização do solvente com ar (5 s). O adesivo (segundo passo), composto por uma mistura de monômeros hidrófobos e comonômeros, fotoiniciador e inibidor, que deve ser polimerizado e irá se copolimerizar com o *primer* e o compósito odontológico. Dentre os adesivos autocondicionantes de dois passos, o adesivo Clearfil SE Bond é o pioneiro e é considerado o padrão ouro entre os adesivos autocondicionantes de dois passos.
- **Adesivos autocondicionantes de UM passo ou adesivo – simplificado:** consistem na aplicação de um adesivo de apenas um frasco, composto por uma mistura de monômeros funcionais, monômeros hidrófilos, monômeros hidrófobos, solvente orgânico, fotoiniciador e inibidor. Pelo fato de todos os componentes estarem misturados em apenas um frasco, seu tempo de prateleira é menor e pode ocorrer a separação de fases, comprometendo as propriedades mecânicas e funcionais do sistema, maior nanoinfiltração, portanto menor longevidade da união.[76] Deve ser aplicado de

forma ativa por 15 s, seguido da volatilização do solvente com ar (5 s) e fotopolimerização. Algumas marcas comerciais possuem esse adesivo de passo único em dois frascos, os quais devem ser misturados previamente à aplicação, pois os monômeros ácidos são separados da água, para que não ocorra a ionização no frasco, aumentando assim o tempo de prateleira e as propriedades mecânicas e funcionais desses adesivos. Um cuidado importante é a observação da presença de água nesses sistemas. Nesse caso, a aplicação do material deve ser feita com muito critério, pois a presença de água pode levar à separação de fases durante a evaporação incompleta do solvente, separando-a do etanol ou acetona.[59] Essa ocorrência promove menor resistência da união do adesivo ao substrato e maior degradação da união, observada pela presença de nanoinfiltração, diminuindo a longevidade da união.[76]

Universais (multi-mode)

Surgiram posteriormente ao desenvolvimento dos adesivos autocondicionantes e podem ser utilizados tanto na técnica convencional (condicionamento ácido do esmalte e da dentina) quanto com condicionamento seletivo do esmalte, ou mesmo na forma autocondicionante (**Figura 3A**).[77] Sua composição varia conforme o fabricante e basicamente constitui-se por uma mistura de monômeros funcionais, monômeros hidrófilos e hidrófobos, solventes orgânicos (água e etanol), silano, fotoiniciador e inibidor em um mesmo frasco. A aplicação dos adesivos universais é semelhante à aplicação de adesivos autocondicionantes de passo único.

É importante ressaltar a volatilização do solvente, a aplicação da fina camada de adesivo e da adequada polimerização desta, a fim de obter maior longevidade clínica da restauração. Também é importante ler cuidadosamente a bula do fabricante, pois há uma variação de aplicação entre os adesivos de passo único (condiciona-e-lava, autocondicionantes e universais), sendo que alguns necessitam de duas camadas de aplicação e volatilização do solvente, previamente à polimerização deste, assegurando maior resistência de união ao substrato.[78]

Levando em consideração os avanços da tecnologia em materiais dentários, voltada ao aumento da longevidade da união resina/dentina e resina/esmalte, alcançando diferenciados e diversos tipos de sistemas adesivos, relacionados à composição e ao modo de aplicação, cabe ao cirurgião-dentista escolher aquele que melhor se aplica, baseado no conhecimento da composição, modo de ação dos componentes e familiaridade com a técnica de aplicação do sistema adesivo eleito.

COMPÓSITO ODONTOLÓGICO (RESINA COMPOSTA)

Definição

O compósito odontológico ou resina composta consiste em polímeros de metacrilato com grande popularidade na odontopediatria, devido às propriedades estéticas e mecânicas.[4] Podem ser utilizados para restaurações diretas ou semidiretas de dentes cariados e/ou fraturados e para selamento de fóssulas e fissuras.

Histórico do desenvolvimento

As resinas compostas surgiram na década de 1960, como uma mistura de dimetacrilatos (resina acrílica) e pó de quartzo silanizado,[50] sendo bem aceitas por mimetizar e aderir ao elemento dentário. Com o passar dos anos, a evolução na composição desses materiais tornou-o material de escolha para restaurações dentárias (**Figura 3**), mesmo sabendo que sua longevidade entre 6 e 10 anos não supera a do amálgama de prata.[79,80] Ao considerar a duração do ciclo biológico dos dentes decíduos (aproximadamente 6 anos), o compósito odontológico é um dos materiais de escolha para a restauração de dentes decíduos.

Composição

São basicamente compostos por uma matriz polimérica, sendo a maioria à base de dimetacrilatos; cargas inorgânicas, as quais conferem resistência e opacidade ao material e ao mesmo tempo reduzem a contração de polimerização; por um agente de união, o silano, cuja função é unir quimicamente a matriz polimérica às cargas inorgânicas; e por componentes químicos como fotoiniciadores, inibidores, pigmentos e opacificadores.[62]

O que diferencia os compósitos odontológicos são as concentrações e tipos dos componentes, fato que altera suas propriedades mecânicas, físicas, ópticas e reológicas, como veremos a seguir.

Resinas compostas convencionais

Resinas compostas comerciais, apresentam como base da matriz polimérica, em sua grande maioria, o monômero BisGMA (bisfenol-A diglicidil metacrilato),[62] descoberto por Bowen em 1955[81] (**Figura 2**). Por ser um monômero de alto peso molecular e consequentemente muito viscoso, monômeros de menor peso molecular são adicionados para diminuir a viscosidade da matriz, como

UDMA (uretano dimetacrilato) e TEGDMA (trietileno glicol dimetacrilato), porém em menores concentrações.[82] Em diferentes marcas comerciais, pode-se encontrar diferentes tipos de monômeros em sua matriz polimérica, com diferentes grupamentos funcionais. Os monômeros são ligados entre si por forças de Van der Walls, e, ao serem polimerizados, ligam-se por ligações covalentes, formando um polímero denso de ligações cruzadas e de menor volume, resultando na contração volumétrica. A contração volumétrica das resinas compostas comerciais varia entre 6 e 8%. Essa contração de polimerização gera tensão de polimerização na interface adesiva, podendo levar à deflexão de cúspides, sensibilidade dentinária e formação de fendas entre o substrato (esmalte ou dentina) e o material restaurador, a qual pode constituir via de acúmulo de biofilme dentário e desenvolvimento de lesão de cárie ao redor da restauração.[79] Na tentativa de diminuir a contração volumétrica de polimerização, foram propostas modificações na composição de resinas compostas, como a incorporação de monômeros como o silorano,[83] os quais possuem um mecanismo de abertura de anel (*ring opening monomer*) durante a polimerização em vez de polimerização por adição, e a incorporação de monômeros de maior peso molecular.[84]

O agente de união silano é adicionado à composição das resinas compostas, produzindo a união química entre as partículas de carga e a matriz polimérica. O silano é uma molécula bifuncional, que possui em uma extremidade um grupamento metacrilato, que irá se unir à matriz polimérica e na outra extremidade um grupamento silanol, que se unirá à carga inorgânica por ligações covalentes.[79]

A adição de cargas inorgânicas à matriz tem por objetivo reforçar a estrutura e aumentar as propriedades mecânicas de resistência à flexão, ao desgaste e à compressão. As partículas de carga variam em tamanho, forma, concentração e composição, dependendo do tipo e indicação da resina. As primeiras resinas compostas continham cargas de tamanhos maiores (10 a 50 micrômetros), denominadas macroparticuladas, as quais conferiam resistência ao material, porém tinham polimento deficiente, e ao longo do tempo se obtinha uma superfície mais rugosa e menos estética, propícia ao manchamento. Para superar esses problemas estéticos, foram desenvolvidas resinas com cargas menores, denominadas resinas microparticuladas, as quais continham tamanho médio de 40 a 50 nm, porém possuíam baixa quantidade de cargas, sendo menos resistentes. Os fabricantes então reduziram os tamanhos das cargas das resinas macroparticuladas (1 a 10 micrômetros) e adicionaram partículas de carga de tamanho micrométrico (40 nm), sendo então chamadas de resina *midfill*. Para melhorar ainda mais a estética dessas resinas, os fabricantes reduziram o tamanho das partículas para tamanhos de 0,4 a 1 um, as quais são chamadas de resinas micro-híbridas (ou miniparticuladas), também conhecidas como universais, pois podem ser utilizadas na maioria dos casos tanto para dentes posteriores quanto para dentes anteriores.[85]

Os fabricantes continuaram modificando o tamanho das partículas, entrando na escala nanométrica, formulando resinas nanoparticuladas, contendo partículas de carga de tamanho de 5 a 100 nm, melhorando suas propriedades ópticas. Algumas resinas microparticuladas foram então reformuladas e a elas foram adicionadas partículas nanométricas, denominadas resinas nano-híbridas.[86]

Para uma correta seleção das resinas compostas, é necessário saber sua composição para a correta indicação. Resinas compostas que contêm cargas microparticuladas e micro-híbridas possuem maior resistência mecânica, sendo indicadas para áreas de maior carga mastigatória, enquanto as resinas nanoparticuladas ou nano-híbridas possuem melhores propriedades ópticas e melhor polimento, sendo mais indicadas para regiões estéticas.[86]

A polimerização das resinas compostas fotopolimerizáveis se dá fisicamente por meio do aparelho fotoativador, que emite luz em comprimentos de onda específicos para ativar os fotoiniciadores, incorporados à matriz, da mesma maneira que ocorre com os sistemas adesivos. Porém, a CQ é amarela, e sua amina terciária sofre oxidação ao longo do tempo, alterando a cor do material.[65] Ainda, por ser muito hidrófoba, pode interferir na polimerização de monômeros mais hidrófilos. Assim, fotoiniciadores alternativos têm sido adicionados em alguns materiais comerciais, como explicado anteriormente. Dessa forma, pode-se produzir compósitos com coloração mais próxima aos dentes decíduos. Ao utilizar resinas compostas com fotoiniciadores alternativos, devemos atentar aos diferentes comprimentos de onda que eles absorvem para a ativação e geração de radicais livres. Esse fato implica a necessidade de aparelhos fotoiniciadores *poliwave*, com luz azul e violeta.[85] Para que não ocorra a polimerização espontânea no frasco que contém o compósito, inibidores como BHT (butil-4-metilfenol metil) são incorporados em diferentes concentrações às resinas compostas, aumentando o tempo de prateleira desses materiais.

Quanto à técnica restauradora direta, esta deve ser realizada em pacientes colaboradores, pois é uma técnica sensível e demorada em relação a técnica semidireta. Após a aplicação do adesivo no substrato, as restaurações com resinas convencionais devem ser inseridas em camadas, oblíquas, de até 2 mm de profundidade e sem unir paredes opostas. Cada incremento deve ser fotoativado durante 20 a 40 s, porém é dependente da recomendação do fabricante.

Para a odontopediatria é necessário levar em consideração o tempo que o dente decíduo a ser restaurado estará em função antes da esfoliação, e a resistência ao desgaste do material de escolha. Outro fator determinante para a escolha do material restaurador é o tamanho da restauração. Em restaurações com grande destruição coronária, pode-se realizar a técnica semidireta, que envolve um passo extra de moldagem do paciente e a obtenção do modelo de gesso ou modelo em silicone por adição para modelo (menor tempo de presa em relação ao gesso), no qual será confeccionada a restauração em resina composta. Essas restaurações semidiretas têm a vantagem de ter um maior grau de conversão final do compósito odontológico, menores problemas gerados durante a confecção da peça devido à tensão de contração de polimerização e melhor estética.[87] Nesse caso, a confecção da restauração é realizada fora da boca do paciente, sendo esta apenas cimentada no remanescente dentário, apresentando-se como uma técnica menos crítica do que a confecção da restauração direta propriamente dita, com menor tempo de cadeira.

Resina composta *flow*

As resinas compostas *flow* possuem menor viscosidade quando comparadas com as resinas convencionais, uma vez que essas resinas possuem menor quantidade de carga inorgânica na composição e, consequentemente, menor resistência mecânica.[88] Por essa razão, as resinas *flow* possuem indicação limitada, sendo utilizadas como selantes de fóssulas e fissuras e também como forramento de restaurações Classe II, em que a adaptação do compósito odontológico é de difícil visualização e acesso. Por serem resinas com menor viscosidade, adaptam-se melhor às paredes pulpares e cervicais.

Existem no mercado resinas *flow* autoadesivas, que possuem monômeros funcionais na composição, responsáveis pelo condicionamento ácido e adesão química ao substrato, simultaneamente.[89] Disponíveis no mercado brasileiro podemos citar alguns exemplos, como a Vertise™ flow (KerrDental, Joinville, SC, Brasil) e a Yller flow® (Neodent, Pelotas, RS, Brasil). Por não necessitar de condicionamento ácido prévio e utilização de sistemas adesivos, o tempo de aplicação e facilidade da técnica desses materiais as faz vantajosas para o uso em odontopediatria.[90] Porém, ainda são necessários estudos clínicos com maior longevidade para estabelecer a sobrevivência dessas resinas.

Bulkfill

A fim de ter um material restaurador com uma técnica de aplicação menos crítica, foram inseridas no mercado odontológico as resinas Bulkfill, as quais têm como indicação o preenchimento de cavidades em apenas um incremento de até 4 mm de profundidade, com menor tensão de contração de polimerização. Essas resinas compostas possuem modificações em sua composição para que a luz do aparelho fotoativador consiga penetrar até a base da restauração, sem prejudicar o grau de conversão final. Entre essas modificações está a maior translucidez do material, que facilita a passagem de luz.[91] As partículas de carga também foram alteradas quanto ao formato e tamanho, para facilitar a passagem da luz, sendo menores que o comprimento de onda do aparelho fotoativador.[92] Outra alteração que facilitou a passagem de luz para polimerização até a base foi o índice de refração da matriz e das cargas inorgânicas, as quais são similares. Porém, a profundidade de polimerização e o grau de conversão na base da restauração é dependente da energia total recebida pelo material restaurador, devendo totalizar 16 J.

Apesar de ter sido colocada no mercado com a prerrogativa de menor contração de polimerização, ainda é controversa na literatura a aclamada menor tensão de contração de polimerização dessas resinas, quando comparado às resinas convencionais. Alguns estudos demonstraram a formação de fendas na base da restauração,[93] entre o compósito e o substrato dentário, porém essa falha é totalmente dependente da escolha do sistema adesivo, sendo o fator de maior influência. Revisão sistemática e metanálise indicaram desempenho clínico semelhante de compósitos odontológicos do tipo Bulkfill e resinas compostas convencionais em dentes permanentes posteriores ao longo de 72 meses.[94] Estudos clínicos de 12 meses em dentes decíduos comparando as resinas do tipo Bulkfill com as convencionais, em cavidades Classe I ou II, mostraram resultados promissores para a primeira, constituindo uma alternativa na odontopediatria.[95,96] No entanto, estudos clínicos de maior duração são necessários.

Entre as resinas Bulkfill, há uma classificação quanto à viscosidade e ao modo de aplicação. São divididas em Bulkfill regular e Bulkfill *flow*:

- **Bulkfill regular:** possui maior quantidade de carga inorgânica, sendo uma resina mais viscosa e consequentemente de fácil escultura. Esta é considerada a verdadeira resina Bulkfill, pois não necessita de outra resina para última camada, possui adequada resistência ao desgaste e pode ser inserida em cavidades de até 4 mm de profundidade, em apenas um incremento. Por ser um material mais translúcido, é indicado para dentes posteriores, nos quais a estética não é tão requerida, comparativamente aos dentes anteriores.

- **Bulkfill** *flow*: possui menor viscosidade e, consequentemente, menor resistência mecânica e ao desgaste. Essas resinas são indicadas para incremento único, como base em cavidades com profundidade acima de 4 mm, pois necessitam de uma camada final de resina convencional, que ficará em contato com o dente antagonista. Por sua baixa viscosidade, esse tipo de compósito não é passível de escultura, porém estudos *in vitro* demonstraram que tais resinas possuem melhor adaptação às paredes da cavidade devido à menor viscosidade e por serem aplicadas com o auxílio de uma seringa.

A fim de ter uma correta seleção do material restaurador a ser utilizado, é necessário analisar o tamanho da cavidade, localização (posterior ou anterior), tipo da cavidade a ser restaurada e levar em consideração o perfil da doença cárie para cada paciente. Há uma grande variedade de compósitos no mercado, com diferentes propriedades mecânicas, físicas e ópticas. A correta seleção de material e domínio da técnica faz com que se tenha maior longevidade. Mais uma vez, o melhor material é aquele que o cirurgião-dentista conhece e cuja técnica domina.

SELANTES DE FÓSSULAS E FISSURAS

Definição

Selantes de fóssulas e fissuras são materiais que atuam como barreira física à penetração de fluidos, substratos e bactérias, inibindo, impedindo ou mesmo diminuindo a progressão da lesão de cárie.[97-99]

Classificação e composição

Os selantes podem ser classificados por tipo de material, predominantemente resinosos e ionoméricos, como pode ser visto na **Figura 4**.

Os selantes resinosos são compostos por uma matriz orgânica representada inicialmente por monômeros acrílicos como cianoacrilatos, e basicamente por BisGMA (bisfenol A-glicidil-dimetacrilato), UDMA (uretano dimetacrilato), TEGDMA (trietilenoglicol dimetacrilato) e um sistema de polimerização química, tendo como ativador a amina terciária-peróxido de benzoíla, ou a física, molécula fotoiniciadora-peróxido de benzoíla (sistema de fotoativação).

Além da matriz resinosa, atualmente, podem ou não apresentar carga. Ainda, podem ser divididos de acordo com a translucência, em transparente e opaco. Quanto à presença de cor (rosa, âmbar, branco) ou incolor, estudo demonstrou que a distinção da cor e a translucência (opacos) induzem a menor erro de identificação do material na superfície oclusal.[97] Interessante notar que fabricantes, para facilitar a identificação da locali-

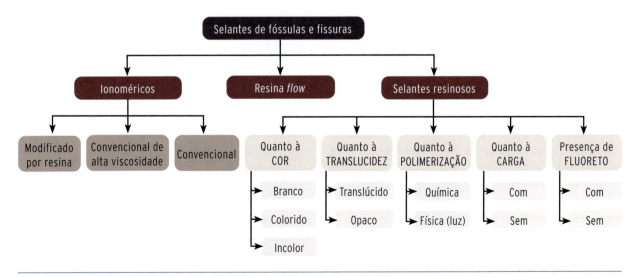

Figura 4 Classificação dos materiais para uso como selantes de fóssulas e fissuras.
Fonte: elaborada pelas autoras.

zação do selante na superfície oclusal, adicionaram pigmentos ao material, que, ao ser polimerizado, torna-se branco (Clinpro -3M ESPE, Saint Paul, MN, USA) ou que posteriormente, nos exames clínicos subsequentes, após receber incidência de luz do fotoativador, altera a pigmentação de incolor para verde e após 5 minutos retorna a ser incolor (Helioseal Clear, Ivoclar Vivadent, Schaan, Liechtenstein). Pode ainda conter fluoreto, na forma de partículas de carga, inicialmente pensado como fonte reservatória de fluoreto para ser liberado e promover prevenção à cárie dentária. Entretanto, a literatura mostra que esses materiais não apresentam longo tempo de liberação de fluoreto, não apresentando efeito adicional à proteção oferecida pelo material sem esse íon. O sucesso dos selantes de fóssulas e fissuras resinosos está diretamente associado a alta taxa de retenção, atuando como barreira física entre o biofilme cariogênico e o esmalte.[100] Além dos selantes propriamente ditos, algumas resinas *flow* podem ser usadas como selantes, possuindo um percentual de carga maior que os selantes resinosos propriamente ditos, o que lhes confere maior resistência mecânica.[101]

Propriedades

Viscosidade

Selantes de fóssulas e fissuras apresentam baixa viscosidade em comparação com outras resinas compostas, devido à menor concentração de cargas inorgânicas em sua composição, o que permite o escoamento e o molhamento da superfície do esmalte condicionada pelo ácido fosfórico, e a penetração no interior da fissura. O condicionamento com ácido fosfórico aumenta a energia de superfície do esmalte e consequentemente melhora o molhamento e a penetração do material nas microporosidades do esmalte, garantindo o embricamento micromecânico e a adesão.[102]

Diferentes materiais, com ou sem carga, apresentam diferentes viscosidades. Porém, tanto a penetração nas fissuras quanto a retenção na superfície oclusal não apresentam diferenças significantes e não interferem na prevenção da cárie.[102] As propriedades físicas dos selantes se assemelham mais aos compósitos resinosos sem carga do que àqueles com carga. Quanto às propriedades mecânicas, estudos que compararam selantes e resinas fluidas usadas como selantes, e testaram módulo de elasticidade, dureza e resistência à flexão, demonstraram que as resinas *flow* possuem resistência mecânica em média duas vezes superior à dos selantes, dependendo de sua composição.[101]

Biocompatibilidade

Em relação a essa propriedade, o nível de toxidade refere-se à liberação de bisfenol A (BPA), produto da degradação do monômero BisGMA ou BPA-DM (bisfenol A dimetacrilato) presentes na composição da maioria dos selantes. Tem sido aventada a toxicidade produzida pelo BPA, pois os materiais não polimerizados ou inadequadamente polimerizados podem liberar quantidades preocupantes de substâncias xenoestrogênicas.[103] Substâncias xenoestrogênicas são compostos sintéticos que mimetizam os efeitos do estrogênio, tendo afinidade pelos receptores de estrógeno, particularmente preocupante em crianças. Estrogenicidade constitui a habilidade de um produto químico alterar os ciclos reprodutivos e processos de desenvolvimento na vida selvagem. Em relação ao BPA, teme-se que a liberação afete o desenvolvimento ou manutenção celular. Entretanto, a quantidade de BPA liberada dos compósitos/selantes é provavelmente mil vezes menos potente que o hormônio nativo.[104] Dessa forma, o risco de efeito estrogênico a partir do BPA liberado nesse material é muito baixo. Levando em conta os benefícios altamente efetivos da aplicação de selantes para a prevenção ou progressão das lesões de cárie, em relação ao baixo risco de efeito estrogênico dos materiais resinosos, o uso de selantes continua bem indicado.

Liberação de fluoretos

Alguns materiais resinosos, como os selantes de fóssulas e fissuras, possuem a capacidade de liberar fluoreto para a cavidade bucal e dessa forma podem atuar nos tecidos dentários quando ocorrem os processos de desmineralização e remineralização.[105] A prevenção da cárie se relaciona à redução da perda mineral do esmalte, quando exposto aos desafios cariogênicos, e a presença de fluoreto pode proporcionar proteção adicional às superfícies oclusais seladas.[106-108] Importante salientar que as taxas de liberação do fluoreto e os períodos que ocorrem a liberação são aspectos relevantes para auxiliar na determinação de estratégias para controle da doença e escolha do material. Nesse sentido, maiores taxas de liberação de fluoreto foram observadas nas primeiras 24 horas para um cimento de ionômero de vidro convencional, um cimento de ionômero modificado por resina e um selante resinoso, mas o selante resinoso apresentou padrões similares em todos os dias de análise, e os materiais ionoméricos apresentaram maior liberação em condições ácidas (solução desmineralizadora e ácido cítrico).[109] Estudo recente demonstrou maior liberação de fluoreto para o cimento de ionômero de vidro convencional, entretanto o selante resinoso estudado apresentou efeito protetor superior ao esmalte adjacente ao material contra desmineralização comparado ao selante ionomérico. Dessa forma, baixas concentrações de fluoreto liberadas podem contribuir para efeitos antidesmineralizadores comparáveis aos do cimento de ionômero de vidro.[110]

Aplicações clínicas

Os selantes podem ser utilizados na superfície oclusal, superfícies palatinas de incisivos superiores e outros acidentes anatômicos nos quais a retenção de biofilme representa predictibilidade à instalação de lesões de cárie, em pacientes de alto risco à doença cárie.

Segundo as diretrizes da Academia Americana de Odontopediatria (AAPD), a evidência mostra que os selantes disponíveis no mercado são efetivos como intervenção para reduzir a incidência de lesão de cárie na superfície oclusal de dentes decíduos e permanentes, em crianças e adolescentes, comparados ao não uso de selantes ou vernizes com fluoretos. Esse benefício, inclusive, pode ser observado nas superfícies oclusais de molares hígidos e lesões oclusais cariosas não cavitadas. Essas recomendações devem ser acatadas considerando-se cuidadosamente os fatores individuais dos pacientes e com a adoção de outras medidas preventivas para o gerenciamento do processo da doença cárie, principalmente para aqueles pacientes de alto risco.[111]

INFILTRANTES

Definição

Infiltrantes são materiais resinosos de baixa viscosidade com características adesivas que têm o objetivo de penetrar nas porosidades da lesão de cárie inicial (terço inicial do esmalte até o terço inicial da dentina) e reestruturar a área fragilizada da lesão. Assim, criam uma barreira mecânica contra a difusão de ácidos no interior do corpo da lesão, e com isso diminuem a velocidade ou impede a progressão da mesma.[112]

Histórico de desenvolvimento

Na década de 1970 foi utilizado um material cariostático à base de resorcinol/formaldeído em lesões de cárie iniciais. Porém, devido a suas características tóxicas, causando ulcerações na mucosa bucal, e sensibilidade caiu em desuso.[113,114] Na década de 1990, foram testados adesivos dentinários para penetrar e inibir a progressão das lesões iniciais, mas a penetração do material nas lesões foi superficial (6 a 21 mcm).[115-117] Entretanto, após quase uma década de pesquisa, Meyer-Lueckel e Paris[112] e Paris et al.[118] propõem o uso do ácido clorídrico a 15% para desmineralizar a camada superficial do esmalte dentário, associando otimização do coeficiente de penetração das resinas utilizadas como infiltrantes para atingir o corpo da lesão de cárie e inibir sua progressão. Comercialmente esse sistema é conhecido como Icon® (DMG, Hamburgo, Alemanha). Alguns estudos têm mostrado que composições experimentais, diferentes daquela do Icon®, mas com a mesma finalidade, podem produzir efeitos diferentes na penetração do material e no preenchimento da estrutura porosa da lesão cariosa, muitas vezes alcançando resultados mais efetivos quando comparado ao Icon®.[119] Estudos clínicos longitudinais em dentes decíduos têm comprovado sua eficácia em curto e médio prazo,[120] superando a eficácia da terapia com flúor.[121] Estudo clínico controlado realizado por Peters et al.[122] em 2019, com acompanhamento de 3 anos de lesões de cárie infiltradas, em desenho de boca dividida, mostrou que a infiltração com resina apresentou 100% de sucesso na inibição da progressão de lesões cariosas no interior do esmalte (E2), e em 64% daquelas que se localizavam no terço externo da dentina (D1), sendo significativamente mais eficaz do que o manejo padrão somente com terapias não invasivas.[122] Além disso, recentes revisões sistemáticas com e sem metanálise concluíram que há alta evidência científica ao utilizar infiltrantes em dentes decíduos e permanentes em vez dos tratamentos convencionais.[123-125] Entretanto, o acúmulo de biofilme sobre o material ainda permanece como um dos responsáveis pela reincidência de lesões de cárie ao redor da área infiltrada. Estudo de Inagaki et al.[126] mostrou que é possível controlar as lesões iniciais de cárie adicionando clorexidina à mistura de monômeros utilizada como infiltrante, prevenindo novas lesões de cárie adjacentes à área infiltrada.

O infiltrante inicialmente foi proposto para a paralisação de lesões de cárie iniciais em esmalte em superfícies lisas e proximais, como alternativa ao uso de brocas, sem a abertura e a restauração dessas lesões. Além disso, o procedimento promove o mascaramento de lesões brancas cariosas ou não, ativas ou inativas, em superfícies lisas livres de esmalte.

Atualmente, tem sido considerado um procedimento microinvasivo, pois utiliza o ácido hidroclorídrico a 18% para remoção química da superfície externa da lesão subsuperficial de cárie em esmalte. Cabe ressaltar que a infiltração só é indicada enquanto a lesão de cárie não apresenta cavitação do esmalte.[127]

Composição

Constitui uma matriz resinosa composta basicamente por TEGDMA (trietilenoglicol dimetacrilato), HEMA (2-hidroxietil metacrilato), outros monômeros diluentes, solventes orgânicos, sem a presença de cargas inorgânicas, e por um sistema de fotoativação baseado em canforoquinona.

Propriedades

Viscosidade e tensão superficial

Baixas para haver penetração no esmalte com aumento da porosidade em relação ao esmalte normal. Dessa forma, a infiltração tem sido aplicada em esmalte hipomineralizado. Crombie et al.[128] concluíram que o infiltrante é capaz de penetrar nas porosidades da área de hipomineralização, produzindo um aumento significante na microdureza do esmalte. Entretanto, devido às características peculiares dessa hipomineralização, como presença de matéria orgânica, a profundidade de penetração do infiltrante não pode ser previsível.[128] Mais estudos devem ser realizados para assegurar a técnica da infiltração de lesões de hipomineralização molar-incisivo (HMI).

Ópticas

Deve-se considerar a eficiência do infiltrante no mascaramento de alterações de cor do esmalte em superfícies lisas livres, sejam causadas por lesões de cárie iniciais ou hipomineralizações. A alteração de cor é decorrente do aumento das porosidades da subsuperfície do esmalte, alterando o índice de refração da luz e, assim, produzindo uma alteração de cor na superfície. Muitas vezes, durante a remineralização das lesões, a mancha branca pode incorporar pigmentações amarelas, marrons e ampliar o problema estético. O infiltrante apresenta índice de refração mais próximo ao do esmalte. Por isso, ao penetrar em suas porosidades, promove um mascaramento da mancha branca. No entanto, de acordo com o fabricante, o Icon® é um material com base no monômero TEGDMA, que pode aumentar a sorção de água, diminuir as propriedades mecânicas de maneira geral e facilitar a alteração de cor. A alteração de cor devido à hidrofilia da matriz pode ainda plasticizar e amolecer a matriz resinosa e reduzir a estabilidade de cor. Além disso, como qualquer outro material resinoso, pode sofrer alteração de cor pela pigmentação extrínseca, por exemplo, por café.[129] O infiltrante mostra-se também suscetível à degradação hidrolítica, que pode se seguir por duas vias, a água firmemente aderida no interior dos poros do esmalte e da água oriunda da saliva. O estudo de Nóbrega et al.[130] mostrou que a imersão de seções do esmalte permeadas pelo infiltrante experimental contendo TEGDMA e BisEMA (bisfenol diglicidil dimetacrilato etoxilado) apresentou a menor variação de microdureza transversal, mostrando menor degradação do material, comparado com o Icon® e outras misturas como o TEGDMA e HEMA, e, TEGDMA, UDMA e HEMA. Assim, pode-se verificar que o polímero que constituem os infiltrantes, mesmo no interior e protegido pela estrutura do esmalte, pode sofrer degradação hidrolítica,[130] podendo alterar clinicamente a cor do material. Dessa forma, as áreas contendo o infiltrante podem ter a cor alterada e aumentar o problema estético. Por outro lado, estudos têm demonstrado que pode haver recuperação da cor por meio de polimento e clareamento superficial.[129,131]

Mecânica

O Icon®, ao penetrar nos poros da lesão de cárie, estabiliza mecanicamente essa frágil estrutura. Isso se explica, pois o TEGDMA, sendo um monômero extremamente fluido e de alta flexibilidade, possui alta taxa de conversão e, consequentemente, promove resultados satisfatórios quanto ao módulo de elasticidade e resistência à microdureza.[119]

Apresentação comercial

O infiltrante é comercializado em dois *kits* distintos, um para superfícies lisas livres e outro para superfícies interproximais. O conjunto para superfícies lisas livres apresenta três seringas, uma contendo o ácido hidroclorídrico a 18% (Icon-Etch®), outra contendo o etanol a 90% (Icon-Dry®) e outra com o material resinoso (Icon-Infiltrant®). Na extremidades das seringas pode-se acoplar uma esponja aplicadora no caso do ácido e do material ou uma agulha de plástico no caso do etanol, facilitando a inserção na área desejada. O *kit* para aplicação nas superfícies interproximais é mais complexo e compreende, além das seringas contendo Icon-Etch®, Icon-Dry® (e sua agulha aplicador), Icon-Infiltrant®, cunhas plásticas e pontas aplicadoras desenhadas para a superfície proximal. São pontas plásticas contendo uma membrana dupla, apresentando em um dos lados microporosidades para a saída ou do ácido ou do infiltrante, que se acopla perfeitamente à superfície proximal, e sob pressão insere o material nessa superfície (**Figura 5**). O material deve ser inserido após o condicionamento ácido, lavagem abundante com

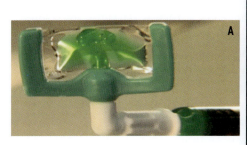
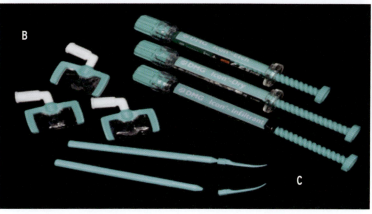

Figura 5 Fotografia do *kit* infiltrante Icon® para superfície interproximal. A: Icon Infiltrante®. B: aplicador auxiliar para regiões proximais. C: cunhas de plástico.
Fonte: fotografias gentilmente cedidas pela Profa. Dra. Regina Maria Puppin-Rontani.

água e secagem rigorosa da área problema, seguida pela aplicação do Icon-Dry®, pelo tempo recomendado pelo fabricante, para que não ocorra interferência com a polimerização dos monômeros, uma vez que a presença de água na região pode alterar a capacidade de penetração e polimerização do material. O detalhamento da técnica e modo de aplicação serão abordados no Capítulo 21.

Aplicação clínica

Indicado para as lesões iniciais de cárie, lesões de subsuperfície do esmalte (E1) até o primeiro terço da dentina (D1), sem perda de continuidade do esmalte nas superfícies proximais e livres de dentes decíduos e permanentes. O infiltrante também pode ser utilizado como material estético no mascaramento de áreas de esmalte hipomineralizado, fluoróticas ou não, como nas áreas atingidas pela hipomineralização molar-incisivo (HMI).

MATERIAIS RESTAURADORES INTELIGENTES OU BIOATIVOS

Previamente à discussão sobre materiais restauradores inteligentes, torna-se importante relembrar algumas definições dos termos mais usados para os materiais utilizados em odontologia e aqueles aplicados à área da saúde. Biomateriais ou materiais biomédicos, tradicionalmente, são considerados materiais naturais ou sintéticos para serem inseridos em tecidos vivos, especialmente como parte de um equipamento médico. Podem ser usados na forma de grânulos, coberturas, e com uso designado pela biocompatibilidade, estabilidade química, alta resistência ao desgaste. São distinguidos de outros materiais por possuírem uma combinação de propriedades, incluindo química, mecânica, física e biológica que podem considerá-los seguros, efetivos e confiáveis para serem usados em um ambiente fisiológico.[132] Entretanto, desde 1999, um biomaterial tem sido definido como aquele que fornece uma interface com sistemas biológicos para avaliar, tratar, aumentar ou reconstituir qualquer tecido, órgão ou função do organismo, transformando-o de um material bioinerte em um material bioativo. Atualmente, esse termo se refere ao material com capacidade de induzir e conduzir uma resposta biológica do sistema com o qual ele interage, por exemplo, estimular diferenciação e proliferação celular, estimular regeneração genética e tecidual, liberar moléculas bioativas para responder ativa e efetivamente no restauro e reparo de funcionalidades nos órgãos.[133] Materiais bioativos têm se tornado parte da engenharia biomédica e têm sido amplamente utilizados na engenharia tecidual e órgãos artificiais. Entre os materiais considerados como bioativos estão aqueles que apresentam em sua composição SiO_2, CaO, P_2O_5, Na_2O, entre outros óxidos, ou seja, os biovidros, cerâmicas vítreas bioativas, hidroxiapatita, compósitos bioativos, vidros reforçados por fibras de metal. Baseando-se na publicação de François et al.,[133] toda a classe de CIV poderia ser considerada como material bioativo.

De forma geral, os materiais inteligentes, também denominados materiais bioativos, possuem uma ou mais propriedades que podem ser significativamente alteradas de maneira controlada por estímulos externos, como estresse, umidade, campos elétricos ou magnéticos, luz, temperatura, pH ou compostos químicos. Materiais inteligentes são a base de muitas aplicações, incluindo sensores e atuadores ou músculos artificiais, particularmente como polímeros eletroativos. Por exemplo, durante a queda de pH, alguns materiais liberam íons fluoreto que impediriam a desmineralização da estrutura dentária.[132]

Como exemplo ainda desses materiais inteligentes, o surgimento do compômero, um compósito com adição de partículas de polissais, não apresentou sucesso relevante por apresentar diminuição nas principais ações desejáveis de ambas as categorias de materiais, as propriedades mecânicas dos compósitos e de liberação de fluoreto dos CIV.

Entre os materiais restauradores inteligentes podemos incluir os citados a seguir.

Ariston pHc

Material fabricado pela Vivadent (Schaan, Liechtenstein). É um material restaurador fotopolimerizável indicado para restauração posterior de cor próxima ao elemento dentário. Sua matriz monomérica consiste em uma mistura de dimetilmetacrilatos e cargas inorgânicas e inclui vidro alcalino, vidro de fluorossilicato de Ba-Al, trifluoreto de itérbio e dióxido de silício altamente disperso. Também contém um catalisador e estabilizadores. Estudos *in vitro* e clínicos mostraram que a liberação dos íons propostos no material não foi efetivo em inibir lesões de cárie recorrente, bem como a resistência ao desgaste no final de um ano de avaliação não obteve resultados promissores.[134,135]

Cention N

Constitui uma nova classe de materiais, que combinam as vantagens das duas famílias mais importantes de materiais restauradores diretos, os compósitos resinosos e os CIV, cuja propriedade mais importante resulta da liberação de íons (cálcio, fluoretos e hidroxilas) com finalidade terapêutica (ação preventiva à desmineralização). O Cention N (Ivoclar Vivadent) é um material restaurador indicado para cavidades Classes I e II em dentes posteriores, comercializado no Brasil desde 2017. Caracterizado pela presença de uma partícula de carga alcalina capaz de liberar íons que neutralizam ácidos e componentes que reduzem a contração de polimerização,[136] apresenta-se comercialmente como um líquido composto por uma mistura monomérica contendo uretano dimetacrilato (UDMA), dicloropropanol (DCP), polietileno glicol -400 (PEG-400), dodecano dimetacrilato (DDMA) e um pó, contendo diferentes partículas de vidro, iniciadores e pigmentos.[137,138] Apresentando-se como um material de dupla polimerização, química, por meio de aminas iniciadores da polimerização e por luz ou física, por meio de fotoiniciadores, podendo, assim, ser utilizado na forma de incremento único. Encontra-se disponível na cor A2, sendo radiopaco.

Segundo o fabricante, o material oferece estética associada à resistência à flexão e pertence à classe dos "alkasites", referindo-se à nova categoria de materiais restauradores, como os compômeros e ormocer, sendo classificado como um subgrupo de compósitos resinosos.[139]

Considerado substituto ao amálgama,[139] tem demonstrado melhores valores de resistência à flexão quando comparado ao CIV.[138,140,141] Outra característica que tem despertado interesse é a capacidade de liberação de flúor superior ao CIV.[140] Contudo, ainda não se sabe como será sua capacidade de recarga.[142] Mais estudos são necessários para que se possa ter uma forte evidência sobre o desempenho clínico do material.

GIOMER

O material restaurador bioativo, conhecido como *GIOMER*, foi desenvolvido na tentativa de combinar as características favoráveis dos compósitos odontológicos (preparo cavitário conservador e estética) e dos CIV (liberação de íons fluoretos).[143,144] Pode se dizer que é uma "família" de materiais odontológicos constituídos, basicamente, de matriz orgânica polimérica e partículas de vidro multifuncional de flúor-boro-alumínio-silicato com a superfície pré-reagida (S-PRG) com ácido poliacrílico.[143-145]

O processo de desenvolvimento das partículas S-PRG foi resultante do aprimoramento de uma primeira versão, denominada F-PRG (do inglês *full* = completa, partícula F-PRG), na qual era utilizado um vidro à base de flúor-alumínio-silicato preparado por um processo de moagem, o qual era submetido a jateamento prolongado com uma solução de ácido polialquenoico (PAA) e água, formando uma única fase, em toda a extensão da partícula, de uma matriz de polissais de cálcio e alumínio contendo fluoreto (fase de ionômero de vidro).[146] Apesar de as partículas F-PRG liberarem quantidade exacerbada de fluoreto com a reação completa do vidro, a presença apenas da matriz de polissais conferia à partícula propriedades mecânicas ruins. Por esse motivo, houve a descontinuação da partícula do tipo F-PRG.[147,148]

A partícula S-PRG apresenta duas diferenças básicas em relação à F-PRG, que são a utilização de outro tipo de vidro patenteado pela *Shofu Dental Co*, e de uma fase de ionômero de vidro (matriz de polissais) apenas na superfície, mantendo a superfície do vidro ao centro da partícula.[144] Dessa forma as partículas S-PRG apresentam uma estrutura com três camadas sobre o núcleo de vidro multifuncional flúor-boro-alumínio-silicato (FBAS). Primeiramente, as partículas de vidro multifuncionais passam pelo processo de moagem, trituração e são filtradas por meio de um sistema de peneiras até alcançarem o tamanho final das partículas que varia entre 1 e 3 µm (**Figura 6** – núcleo de vidro funcional). Em seguida, o primeiro tratamento da superfície do vidro é realizado, e baseia-se na associação de polissiloxano e álcool à temperatura de ≈200 ºC. Durante esse processo há a formação de uma camada de hidrogel úmido de óxido de silício com uma espessura específica de ≈100 nm. Após a liofilização, por meio da evaporação do álcool, observa-se a presença de poros na camada superficial da partícula (**Figura 6** – camada superficial modificada). A finalidade dessa estrutura ao redor da massa de vidro multifuncional é reduzir a interação entre as partículas, evitar a aglomeração destas, controlar a atuação do ácido poliacrílico por meio do processo de difusão (porosidade dessa superfície), aumentar a resistência da partícula e proteger a fase ionomérica. A camada superficial interna da partícula, por sua vez, irá formar-se pela reação ácido-base entre o vidro de FBAS e o ácido poliacrílico (AP) na presença de água, formando a matriz ionomérica com ≈50 nm de espessura entre o vidro multifuncional (núcleo) e a camada superficial externa da partícula (camada porosa) (**Figura 6** – fase ionomérica).[144] Durante a formação dessa matriz ionomérica, os íons que compõem o vidro multifuncional permanecem ligados entre si, tendo o sódio como agente intermediário. Fujimoto et al.[147] demonstraram que essa estrutura trilaminar permite a liberação e a recarga de íons enquanto protege o núcleo de vidro dos efeitos nocivos da umidade, melhorando consideravelmente a durabilidade do material a longo prazo. Para incorporação dessas partículas em compósitos, há aplicação do silano, que promoverá a união dessa tecnologia com a matriz polimérica dos produtos *GIOMER* (**Figura 6** – processo de silanização).[144]

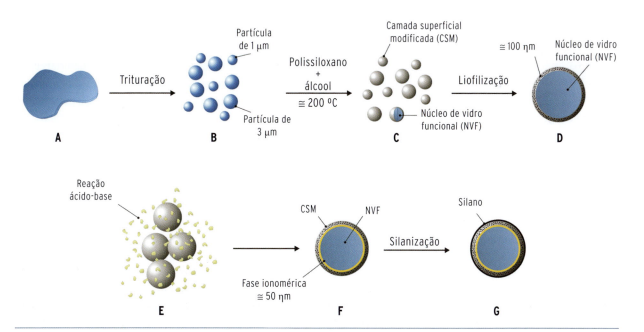

Figura 6 Desenho ilustrativo do desenvolvimento das partículas modificadas de S-PRG (partícula de vidro multifuncional pré-reagido na superfície), que constituem os produtos com a tecnologia *GIOMER*, partícula trilaminar. A: vidro multifuncional de fluoro-boro-aluminossilicato (FBAS). B: após processo de trituração/filtragem, forma-se o núcleo de vidro funcional (NVF) com partículas que variam de 1 a 3 µm. C: camada superficial modificada (CSM) constituída por hidrogel úmido de óxido de silício. D: após a liofilização, finaliza-se a formação da CSM com a presença de poros de espessura de »100 nm. E: formação da camada superficial interna da partícula por meio da reação ácido-base (fase ionomérica com ≈50 nm de espessura). F: partícula de vidro funcional com três camadas formadas (CSM, fase ionomérica e NVF). G: para utilização em compósitos odontológicos, realiza-se o processo de silanização.
Fonte: elaborada pelas autoras.

Propriedades físico-químicas e biológicas do GIOMER

O benefício adicional da partícula S-PRG é que, ao entrar em contato com água ou ácido do ambiente bucal, as partículas S-PRG liberam íons (**Figura 6**) que modulam um efeito bioativo específico,[144,146-149] como explicado a seguir:

1. **Íon de sódio (Na⁺)** solúvel em água, promove a indução dos demais íons, que incluem íon borato, alumínio, estrôncio e silicato.[147]
2. **Íon de borato (Bo$_3^{3-}$)** possui atividade bactericida e antifúngica, e também previne a adesão bacteriana de cepas de estreptococos sobre o material restaurador. O mecanismo de ação de S-PRG sobre *P. gingivalis* envolve o controle de sais e íons metálicos que regulam a atividade da enzima bacteriana.[150] Portanto, ao modular processos da fisiologia bacteriana, os íons boro apresentam também um potencial efeito antibiofilme bacteriano. Por fim, a presença de íons borato pode contribuir com o processo de formação óssea.[151]
3. **Íon de alumínio (Al³⁺)** atua no controle da hipersensibilidade dentinária.[147,152]
4. **Íon de estrôncio (Sr²⁺)** reage com o cálcio do substrato dentário e aumenta a resistência às dissoluções ácidas promovidas pelo desequilíbrio dos processos de des e remineralização da saliva. Portanto, age como tampão ácido, promovendo a neutralização do pH do meio bucal. Ainda, promove a formação de tecido ósseo e sua calcificação.[147]
5. **Íon de silicato (Si²⁻)** contribui para a remineralizarão do substrato dentário pelo processo de neoformação de hidroxiapatita, à medida que a sílica gel induz a nucleação dos íons fosfato e cálcio do ambiente circundante, produz apatita biologicamente ativa na superfície do gel de sílica.[153] Alternativamente, os íons Si²⁻ liberados da partícula S-PRG são adsorvidos na superfície do substrato, proporcionando locais para nucleação heterogênea de apatita, que contribui com a formação de apatita óssea.[154]
6. **Íon de fluoreto (F⁻)** exerce importante papel na dinâmica e no controle da progressão da cárie dentária, favorecendo o processo de remineralizarão dentária por meio da formação de cristais de fluroapatita e fluoreto de cálcio.[148]

A efetividade dessa tecnologia quanto à liberação/recarga de fluoretos, ação antimicrobiana e, portanto, de prevenção às lesões de cárie pode ser destacada em diferentes estudos.[145,146,155-160] Em relação à liberação e recarga dos fluoretos, Itota et al.[145] demonstraram que a quantidade de liberação total e livre de fluoreto nos GIOMER foi maior que no compômero e no compósito odontológico sem a tecnologia e que a extensão da partícula S-PRG desempenhou papel importante tanto na liberação quanto na recarga de fluoreto dos materiais à base de resina. Também foi demonstrado que tanto GIOMER quanto compômeros promovem o rompimento inicial do flúor.[156] Preston et al. (1999)[161] relataram que a capacidade de um material de exibir recarga de flúor depende de sua capacidade de reter o íon. A capacidade de recarga é governada pelo número de locais disponíveis em um material capaz de reter fluoreto absorvido. Naoum et al.[157] compararam a liberação e a recarga de fluoretos entre diferentes materiais odontológicos e relataram que produtos que dispunham da tecnologia GIOMER apresentaram a máxima liberação e recarga de fluoretos. A explicação está baseada na presença do hidrogel nas partículas de S-PRG que exibe maior permeabilidade e porosidade do que materiais sem essas partículas. Esse hidrogel fornece ao compósito com essa tecnologia (Beautiful II®) áreas dentro da estrutura capazes de aumentar a absorção de flúor em relação a um compósito que não contém uma fase de ionômero de vidro,[158] podendo, dessa forma, promover a liberação sustentada de fluoretos, resultando na diminuição da incidência de cáries ao redor das restaurações.[57,157-159]

Embora o uso de partículas S-PRG em materiais poliméricos possa promover uma rápida liberação de fluoretos por meio da troca de ligantes no hidrogel pré-reagido em cimentos de ionômero de vidro convencionais, há uma diferença entre a disponibilidade e acessibilidade do fluoreto em materiais dentários à base de resina. Enquanto no CIV convencional a liberação de íons da matriz ocorre desde a reação de presa por meio da dissolução ativa (ação do ácido poliacrílico) das partículas de vidro contendo fluoreto, em uma matriz resinosa polimerizada a liberação de íons ocorre apenas na presença de água, e depende da taxa de absorção de água e da mobilidade segmentar das cadeias poliméricas da matriz orgânica polimerizada. No entanto, a menos que o material seja exposto a uma fonte constante de flúor extrínseco, e semelhante a outros materiais restauradores estéticos, a recarga de flúor nas partículas S-PRG parece ser transitória.[147,157] Ademais, estudos relatam que produtos com tecnologia GIOMER exercem efeito oclusivo superior dos túbulos dentinários, proporcionando resistência superior à dentina subjacente. O fluoreto e outros íons liberados pela partícula multifuncional contribuem para a remineralização dos túbulos e, posteriormente, sua oclusão e diminuição da sensibilidade.[152] Por fim, a multiplicidade de íons fluoreto, boro e estrôncio parece conferir aos produtos que dispõem da tecnologia *GIOMER* um efeito antimicrobiano efetivo. Nomura et al.,[160] ao avaliarem o efeito inibitório de *S. mutans* sob materiais com ou sem a presença da tecnologia S-PRG, afirmaram que os produtos *GIOMER* inibem efetivamente o crescimento dessa bactéria, especialmente antes da fase de crescimento logarítmico. Ainda, observaram alterações na expressão de genes relacionados ao metabolismo de açúcares de *S. mutans* na presença de S-PRG, resultando em atenuação da cariogenicidade dessa bactéria. Entretanto, mesmo com toda essa ação antimicrobiana, a necessidade de polimento da superfície da restauração de *GIOMER* ainda é primordial para obter superfície lisa e reduzir o acúmulo de biofilme sobre a restauração.[162]

Propriedades físico-mecânicas do GIOMER

A manipulação dos produtos *GIOMER* é considerada fácil. As resinas possuem resistência à flexão e ao cisalhamento, sendo menos propensas a serem deslocadas de áreas com alto estresse funcional. Em relação às propriedades físico-mecânicas, testes de dureza superficial constataram dureza adequada e boa resistência ao desgaste.[163] Estudos revelam que as resinas que contêm a tecnologia S-PRG apresentam excelente desempenho clínico em estudos de curto prazo.[164-166] Estudos clínicos sugeriram que a morfologia, adaptação marginal e sensibilidade pós-operatória são semelhantes para compósitos de resina e *GIOMER*,[167-171] sendo que o número de lesões de cárie adjacente às restaurações ocorreu com menor frequência.[172,173] Adicionalmente, material restaurador que dispõe de tecnologia *GIOMER* apresenta escores de microinfiltração mais baixos que o dos compômeros, podendo ser indicado para restauração a Classe II em molar decíduo de crianças de alto risco à cárie.[174]

Ao se referir à resistência de união no campo da odontologia restauradora, os *GIOMER* apresentam sistema adesivo autocondicionante (**Quadro 3**), que é usado para obter a adesão do material à estrutura do dente. Estudos relatam menor retenção do material (*GIOMER*) e aumento da presença de microinfiltrações quando produtos fluoretados tópicos e clorexidina são associados na superfície das restaurações de *GIOMER*,[175-177] influenciando negativamente a resistência de união entre o *GIOMER* e a estrutura dentária. Testes realizados por Kimyai et al.[178] mostraram que a contaminação com agentes hemostáticos pode aumentar a microinfiltração e lacunas marginais nas restaurações de *GIOMER*. Ainda, os materiais restauradores à base de *GIOMER* são afetados negativamente por hábitos alimentares e procedimentos odontológicos, como consumo de bebidas ácidas, clareamento dos dentes ou métodos de profilaxia utilizando fluoretos.[179,180] No entanto, a força necessária para deslocar uma restauração de *GIOMER* é maior que a necessária para o deslocamento de restaurações realizadas com os CIV e polímeros à base de zircônia.[181-183] Com relação à resistência de união do esmalte, *GIOMER* e bráquetes ortodônticos, os cimentos de ionômero de vidro modificados por resina (CIVMR) e nanoionômeros parecem apresentar melhor adaptação marginal quando comparados aos *GIOMER*.[182,183]

A propriedade óptica do material com tecnologia S-PRG constitui aspecto de extrema importância. *GIOMER* integra as propriedades de transmissão e difusão da luz dos dentes naturais oferecendo estética previsível com uma correspondência de sombra próxima aos dentes naturais, produzindo, portanto, excelente reprodução natural dos dentes.[184-186] Nakamura et al.[187] encontraram aparência estética das restaurações com produtos *GIOMER* dois anos após a aplicação.

Aplicações clínicas

Os fabricantes (Shofu Inc. Co., Japão) recomendam o uso da tecnologia *GIOMER* para todas as classes de restaurações, apresentando diferentes formulações de materiais. Assim, são indicados para restaurações tanto anteriores como posteriores (Classes I, II, III, IV, V), selantes de fóssulas e fissuras, como materiais de base ou revestimento, para cimentação de restaurações e colagem de bráquetes ortodônticos, para barreira protetora em áreas hipersensíveis expostas ou na prevenção e tratamento de manchas brancas, especialmente para pacientes com alto índice de cárie. Seu emprego para facetas diretas também é indicado devido às propriedades estéticas das resinas com tons gengivais que produzem um efeito camaleão nas áreas cervicais expostas. O **Quadro 3** mostra os produtos disponíveis com base na tecnologia S-PRG (*GIOMER*).

Cabe ressaltar que as resinas, adesivos, selantes e barreira protetora com tecnologia *GIOMER* são materiais relativamente novos e que ainda há poucos estudos clínicos randomizados que comprovem todos os mecanismos bioativos que foram encontrados em estudos laboratoriais.

Perspectivas futuras

A busca por soluções biológicas, mimetizando ou imitando a natureza na abordagem das afecções odontológicas, tem trazido ótimas opções para a prevenção, reparo e regeneração das estruturas da cavidade bucal, como osso,

Quadro 3 Disponibilidade comercial dos produtos *GIOMER* de acordo com o fabricante (Shofu Dental Corporation, Japão)

Produtos	Especificações
FL-BOND II (sistema adesivo)	Autocondicionante – dois frascos (*primer* ácido e Bond com partículas S-PRG)
Beautifil Bulk Restorative	Resina composta de inserção do tipo Bulk (4 mm), com viscosidade regular, indicada para restaurações de dentes posteriores, incluindo superfícies oclusais, possui 87% em peso e 74,5% em volume de partículas inorgânicas.
Beautifil-Bulk Flowable	Resina composta de inserção do tipo Bulk (4 mm), com baixa viscosidade, indicada para nivelamento da cavidade, possui 73% em peso de partículas inorgânicas. Injetável, fácil adaptação, 10 s de tempo de presa.
Beautifil Flow Plus F00 Beautifil Flow Plus F03	Resina composta convencional (inserção = 2 mm), indicada para base, forramento e material restaurador. F00 = sem fluidez, 67,3% em peso de partículas inorgânicas, F03 = pouco de fluidez, 66,8% em peso de partículas inorgânicas.
Beautifil II	Resina composta nano-híbrida (inserção = 2 mm), indicada para restaurações diretas de Classes I a V, facetas e reconstruções de núcleo. Ótima estética. Partícula inorgânica 68,6% em peso.
Beautifil II LS (*low shrinkage*)	Resina composta com baixa contração de polimerização (0,85%) (inserção 2 mm), indicada para restaurações diretas de Classes I a V e facetas diretas em esmalte, efeito camaleão. Partícula inorgânica ≈83% em peso.
Beautifil II Gingiva	Resina composta de efeito gengival, indicada para áreas de retração gengival (mascarar). Apresenta 5 tonalidades: rosa escura, rosa clara, laranja, roxa, marrom. Partícula inorgânica ≈83% em peso.
Beautifil II Esmalte	Resina composta de efeito para esmalte. Apresenta 4 tonalidades: translúcida, alta translucidez, baixa translucidez, âmbar. Partícula inorgânica ≈83% em peso.
Beautifil Flow	Resina composta na versão F10 (alta fluidez), indicada para selantes de fóssulas e fissuras, revestimento de cavidades e retoques estéticos.
BeautiSealant	Selante de fóssulas e fissuras autocondicionante.
PRG Barrier Coat	Barreira protetora fotopolimerizável indicada para casos de hipersensibilidade dentinária e aplicações em regiões com suscetibilidade ao desenvolvimento de lesões de cárie e áreas com dificuldade de higienização.

Fonte: elaborado pelas autoras.

dentina, esmalte e polpa, além dos processos utilizados na adesão às superfícies duras dos dentes. Alternativas biomiméticas como a adesão em superfícies úmidas têm desafiado a odontologia adesiva ao longo de mais de 60 anos e vem ganhando empatia entre os pesquisadores, que têm traduzido a natureza da adesão de mexilhões aos cascos dos navios para a odontologia. Além disso, as terapias até então realizadas de maneira convencional, como o reparo da dentina afetada por cárie, a obliteração de exposição pulpar, o tratamento endodôntico, serão substituídas por abordagens biomiméticas realizadas com materiais bioativos e biomiméticos que viabilizam a reestruturação da matriz extracelular com arcabouços de hidrogéis ou polidoxona, entre outros proteínas similares à proteína-1 da matriz da dentina e a amelogenina, tão eficazes no processo de indução e organização da mineralização tecidual. A aplicação dessas novas abordagens tem sido observada com a substituição do tratamento endodôntico convencional pela revascularização pulpar, e, em um futuro muito próximo, a regeneração pulpar associando os fatores de crescimento, arcabouços biológicos e células-tronco.

Entre os materiais biomiméticos estudados para a reestruturação da dentina podem ser encontrados os precursores poliméricos líquidos (PILP), com capacidade de induzir o processo de mineralização e reparo da estrutura e propriedades da dentina alterada pelo processo de cárie, nano-hidroxiapatitas, como facilitadores, bem como os peptídeos de automontagem como o P_{11}-4, contido no Curodont Repair (Credentis, Suíça). Além dessa possibilidade, para regeneração de tecidos duros, o P_{11}-4 pode ainda ser utilizado como um arcabouço na fabricação de membranas para remodelação e regeneração óssea e dentinária. Os arcabouços produzidos para estruturar células e tecidos, como os hidrogéis, produzidos por impressão

3D, do tipo *bioprinting*, têm sido pesquisados, e em um futuro muito próximo espera-se que estejam disponibilizados para o uso em consultórios. Essa possibilidade tem sido estudada, e a utilização de proteínas e peptídeos que se automontam, formando arcabouços para sustentação de células e desenvolvimento de novos tecidos, como matriz extracelular e organizando a biomineralização de novo,[188] é o novo advento da odontologia.

REFERÊNCIAS BIBLIOGRÁFICAS

1. Wilson AD, Kent BE. The glass-ionomer cement, a new translucent dental filling. J Chem Technol Biotechnol. 1971;21(11):313.
2. Wilson AD, Kent BE. A new translucent cement for dentistry: the glass-ionomer cement. Br Dent J. 1972;132(4):133-5.
3. Wilson AD. Alumino-silicate polyacrylic acid and relates cements. Br Polym J. 1974;6(3):165-79.
4. Shen C. Cimentos dentários. In: Anusavice JK, Shen C, Rawls HP. Phillips. Materiais dentários. 12.ed. Rio de Janeiro: Guanabara Koogan; 2013b. p.307-339.
5. Sidhu SK. Clinical evaluations of resin-modified glass-ionomer restorations. Dent Mat. 2010;26(1):7-12.
6. Silva R, Queiroz M, França T, Silva C, Beatrice L. Glass ionomer cements properties: a systematic review. Odontol Clín-Cient. 2010;9(2):125-9.
7. Paschoal MA, Gurgel CV, Rios D, Magalhães AC, Buzalaf MA, Machado MA. Fluoride release profile of a nanofilled resin-modified glass ionomer cement. Braz Dent J. 2011;22(4):275-9.
8. Yuksel E, Zaimoglu A. Influence of marginal fit and cement types on microleakege of all-ceramic crown systems. Braz Oral Res. 2011;25(3):261-6.
9. Maneenut C, Sakoolnamarka R, Tyas MJ. The repair potential of resin-modified glass-ionomer cements. Dent Mater. 2010;26(7):659-65.
10. Van Noort R. Cimentos de ionômero de vidro e cimentos de ionômero de vidro modificados por resina. In: Van Noort R. Introdução aos materiais dentários. 12.ed. Rio de Janeiro: Elsevier; 2013. p.119-33.
11. Fúcio SB, de Paula AB, de Carvalho FG, Feitosa VP, Ambrosano GM, Puppin-Rontani RM. Biomechanical degradation of the nano-filled resin-modified glass-ionomer surface. Am J Dent. 2012;25(6):315-20.
12. Xie D, Brantley WA, Culbertson BM, Wang G. Mechanical properties and microstructures of glass-ionomer cements. Dent Mater. 2000;16(2):129-38.
13. Scheffel DLS, Ricci HA, Panariello BHD, Zuanon ACC, Helbing J. Desgaste e rugosidade superficial de um cimento de ionômero de vidro nanoparticulado. Rev Odontol Bras Central. 2012;21(56):430-5.
14. Correr GM, Bruschi Alonso RC, Correr Sobrinho L, Puppin-Rontani RM, Ferracane JL. In vitro wear of resin-based materials: simultaneous corrosive and abrasive wear. J Biomed Mater Res B Appl Biomater. 2006;78(1):105-14.
15. Cunha MR, Puppin-Rontani RM, Ferracane JL, Correr-Sobrinho L. In vitro wear evaluation of dental materials in primary teeth. Am J Dent. 2006;19(6):364-9.
16. Bonifácio CC, Kleverlaan CJ, Raggio DP, Werner A, Carvalho RC, van Amerogen WE. Physical-mechanical properties of glass ionomer cements indicated for atraumatic restorative treatment. Aust Dent J. 2009;54(3):233-7.
17. Khoroushi M, Keshani F. A review of glass-ionomers: from conventional glass-ionomer to bioactive glass-ionomer. Dent Res J. 2013;10(4):411-20.
18. Tonmukayakul U, Arrow P. Cost-effectiveness analysis of the atraumatic restorative treatment-based approach to managing early childhood caries. Community Dent Oral Epidemiol. 2017;45(1):92-100.
19. Poornima P, Koley P, Kenchappa M, Nagaveni NB, Bharath KP, Neena IE. Comparative evaluation of compressive strength and surface microhardness of EQUIA Forte, resin-modified glass-ionomer cement with conventional glass-ionomer cement. J Indian Soc Pedod Prev Dent. 2019;37(3):265-70.
20. Kamatham R, Reddy SJ. Surface coatings on glass ionomer restorations in pediatric dentistry-worthy or not? J Indian Soc Pedod Prev Dent. 2013;31(4):229-33.
21. Rodrigues FVT, Pimenta RAC, Padula TF, Alencar CJF, Bigliazzi R, Raggio DP, et al. Custo-benefício do ionômero de vidro encapsulado usado como material restaurador para tratamento restaurador atraumático (ART): relato de caso. J Health Sci Inst. 2017;35(4):285-8.
22. Spezzia S. Cimento de ionômero de vidro: revisão de literatura. J Oral Investigations. 2017;6(2):74-88.
23. Shen C. Estrutura da matéria e princípios de adesão. In: Anusavice JK, Shen C, Rawls HP. Phillips. Materiais dentários. 12.ed. Rio de Janeiro: Guanabara Koogan; 2013a. p.17-29.
24. Avila WM, Hesse D, Bonifacio CC. Surface conditioning prior to the application of glass-ionomer cement: a systematic review and meta-analysis. J Adhes Dent. 2019;21(5):391-9.
25. Kantovitz KR, Motta-Júnior J, Moreira KMS, Cibim DD, Correr GM, Alonso RCB, et al. Efeito do tempo e das condições do meio nas propriedades mecânicas-químicas-morfológicas dos cimentos de ionômero de vidro convencionais. J Clin Dent Res. 2019;16(3):106-20.
26. Kumari PD, Khijmatgar S, Chowdhury A, Lynch E, Chowdhury CR. Factors influencing fluoride release in atraumatic restorative treatment (ART) materials: a review. J Oral Biol Craniofac Res. 2019;9(4):315-20.
27. Lopes CMCF, Galvan J, Chibinski ACR, Wambier DS. Fluoride release and surface roughness of a new glass ionomer cement: glass carbomer. Rev Odontol Unesp. 2018;47(1):1-6.
28. Fúcio SB, Puppin-Rontani RM, de Carvalho FG, Mattos-Graner R de O, Correr-Sobrinho L, Garcia-Godoy F. Analyses of biofilms accumulated on dental restorative materials. Am J Dent. 2009;22(3):131-6.
29. Raggio DP, Tedesco TK, Calvo AF, Braga MM. Do glass ionomer cements prevent caries lesions in margins of restorations in primary teeth? A systematic review and meta-analysis. J Am Dent Assoc. 2016;147(3):177-85.

30. Tedesco TK, Bonifácio CC, Calvo AF, Gimenez T, Braga MM, Raggio DP. Caries lesion prevention and arrestment in approximal surfaces in contact with glass ionomer cement restorations: a systematic review and meta-analysis. Int J Paediatr Dent. 2016;26(3):161-72.
31. Silva FWGP, Queiroz AM, Freitas AC, Assed S. Utilização do ionômero de vidro em odontopediatria. Odontol. Clín Cient. 2011;10(1):13-7.
32. Raggio DP, Hesse D, Lenzi TL, Guglielmi ABC, Braga MM. Is atraumatic restorative treatment an option for restoring occlusoproximal caries lesions in primary teeth? A systematic review and meta-analysis. In J Paeditr. 2013;23(6):435-43.
33. de Amorim RG, Frencken JE, Raggio DP, Chen X, Hu X, Leal SC. Survival percentages of atraumatic restorative treatment (ART) restorations and sealants in posterior teeth: an updated systematic review and meta-analysis. Clin Oral Investig. 2018;22(8):2703-25.
34. Moura MS, Sousa GP, Brito MHSF, Silva MCC, Lima MDM, Moura LFAD. Does low-cost GIC have the same survival rate as high-viscosity GIC in atraumatic restorative treatments? A RCT. Braz. Oral Res. 2019;33:e125.
35. Tedesco TK, Calvo AF, Lenzi TL, Hesse D, Guglielmi CA, Camargo LB, et al. ART is an alternative for restoring occlusoproximal cavities in primary teeth: evidence from an updated systematic review and meta-analysis. Int J Paediatr Dent. 2017;27(3):201-9.
36. Santos PS, Pedrotti D, Braga MM, Rocha RO, Lenzi TL. Materials used for indirect pulp treatment in primary teeth: a mixed treatment comparisons meta-analysis. Braz Oral Res. 2017;31:e101.
37. Bausen AG, Moulin GL, Cassano K, Baldiotti AL, Scarparo A. Proteção do complexo dentina-polpa em odontopediatria: uma revisão de literatura. Rev Fac Odontol Porto Alegre. 2021;21(2):xx-xx.
38. McLean JW, Powis DR, Prosser HJ, Wilson AD. The use of glass-ionomer cements in bonding composite resins to dentin. Br J Dent. 1985;158(1):410-4.
39. Gurgan S, Kutuk ZB, Yalcin Cakir F, Ergin E. A randomized controlled 10 years follow up of a glass ionomer restorative material in class I and class II cavities. J Dent. 2020;94:103175.
40. Duque C, Aida KL, Pereira JA, Teixeira GS, Caldo-Teixeira AS, Perrone LR, et al. In vitro and in vivo evaluations of glass-ionomer cement containing chlorhexidine for atraumatic restorative treatment. J Appl Oral Sci. 2017;25(5):541-50.
41. Machado JC, Duque C, Oliveira JPP, Scarparo A. Effect of storage time and chlorhexidine addition on the mechanical properties of glass ionomer cements. Braz J Oral Sci. 2017;16:e17011.
42. Castilho ARF, Duque C, Kreling PF, Pereira JA, Paula AB, Sinhoreti MAC, et al. Doxycycline-containing glass ionomer cement for arresting residual caries: an in vitro study and a pilot trial. J App Oral Sci. 2018;26:e20170116.
43. Cibim DD, Saito MT, Giovani PA, Borges AFS, Pecorari VGA, Gomes OP, et al. Novel nanotechnology of TiO_2 improves physical-chemical and biological properties of glass ionomer cement. Int J Biomater. 2017;2017:7123919.
44. Kantovitz KR, Fernandes FP, Feitosa IV, Lazzarini MO, Denucci GC, Gomes OP, et al. TiO_2 nanotubes improve physico-mechanical properties of glass ionomer cement. Dent Mat. 2020;36(3):e85-e92.
45. Buonocore MG. A simple method of increasing the adhesion of acrylic filling materials to enamel surfaces. J Dent Res. 1955;34(6):849-53.
46. Gwinnett AJ, Matsui A. A study of enamel adhesives: the physical relationship between enamel and adhesives. Arch Oral Biol. 1967;12(12):1615-9.
47. Nakabayashi N, Kojima K, Masuhara E. The promotion of adhesion by the infiltration of monomers into tooth substrates. J Biomed Mater Sci. 1982;16(3):265-73.
48. Pashley DH, Tay FR, Breschi L, Tjäderhane L, Carvalho RM, Carrilho M, et al. State of the art of etch and rinse adhesives. Dent Mater. 2011;27(1):1-16.
49. Van Meerbeek B, Yoshihara K, Yoshida Y, Mine A, De Munck J, Van Landuyt KL. State of the art of self-etch adhesives. Dent Mater. 2011;27(1):17-28.
50. Bowen RL. Properties of a silica reinforced polymer for dental restorations. JADA. 1963;66:57-64.
51. Fusayama T, Nakamura M, Kurosaki N, Iwaku M. Non-pressure adhesion of a new adhesive restorative resin. J Dent Res. 1979;58(4):1364-70.
52. Kanca J 3rd. Improving bond strength through acid etching of dentin and bonding to wet dentin surfaces. J Am Dent Assoc. 1992;123(9):35-43.
53. Yoshida Y, Van Meerbeek B, Nakayama Y, Snauwaert J, Hellemans L, Lambrechts P, et al. Evidence of chemical bonding at biomaterial: hard tissue interfaces. J Dent Res. 2000;79(2):709-14.
54. Yoshida Y, Van Meerbeek B, Nakayama Y, Yoshioka M, Snauwaert J, Abe Y, et al. Adhesion to and decalcification of hydroxyapatite by carboxylic acids. J Dent Res. 2001;80(6):1565-9.
55. Yoshioka M, Yoshida Y, Inoue S, Lambrechts P, Vanherle G, Nomura Y, et al. Adhesion/decalcification mechanisms of acid interactions with human hard tissues. J Biomed Mater Res. 2002;59(1):56-62.
56. Yoshida Y, Nagakane K, Fukuda R, Nakayama Y, Okazaki M, Shintani H, et al. Comparative study on adhesive performance of functional monomers. J Dent Res. 2004;83(6):454-8.
57. De Munck J, Vargas M, Van Landuyt K, Hikita K, Lambrechts P, Van Meerbeek B. Bonding of an auto-adhesive luting material to enamel and dentin. Dent Mater. 2004;20(10):963-71.
58. Rodrigues SB, Petzhold CL, Gamba D, Leitune VCB, Collares F. Acrylamides and methacrylamides as alternative monomers for dental adhesives. Dent Mater. 2018;34(11):1634-44.
59. Fugolin AP, Dobson A, Mbiya W, Navarro O, Ferracane JL, Pfeifer CF. Use of (meth)acrylamides as alternative monomers in dental adhesive systems. Dent Mater. 2019;35(5):686-96.
60. Boulden JE, Cramer NB, Schreck KM, Couch CL, Bracho-Troconis C, Stansbury JW, et al. Thiol–ene–methacrylate composites as dental restorative materials. Dent Mater. 2011;27(3):267-72.

61. Van Landuyt KL, Snauwaert J, De Munck J, Peumans M, Yoshida Y, Poitevin A, et al. Systematic review of the chemical composition of contemporary dental adhesives. Biomaterials. 2007;28(26):3757-85.
62. Thomé T, Erhardt MCG, Leme AA, Bakri IA, Bedran-Russo AK, Bertassoni LE. Emerging polymers in dentistry. In: Puoci F (ed.). Advanced polymers in medicine. 2015. Chap.9.
63. Tay FR, Pashley DH. Have dentin adhesives become too hydrophilic? J Can Dent Assoc. 2003;69(11):726-31.
64. Cadenaro M, Antoniolli F, Sauro S, Tay FR, Di Lenarda R, Prati C, et al. Degree of conversion and permeability of dental adhesives. Eur J Oral Sci. 2005;113(6):525-30.
65. Albuquerque PPAC, Bertolo ML, Cavalcante LMA, Pfeifer CS, Schneider LFS. Degree of conversion, depth of cure, and color stability of experimental dental composite formulated with camphorquinone and phenanthrenequinone photoinitiators. J Esthet Restor Dent. 2015;27(Suppl 1):49-57.
66. Nakabayashi N, Pashley DH. Hybridization of dental hard tissues. New York State Dent J. 1999;65(7):54.
67. Lenzi TL, Braga MM, Raggio DP. Shortening the etching time for etch-and-rinse adhesives increases the bond stability to simulated caries-affected primary dentin. J Adhes Dent. 2014;16(3):235-41.
68. De Munck J, Vander Steen PE, Mine A, Van Landuyt KL, Poitevin A, Opdenakker G, et al. Inhibition of enzymatic degradation of adhesive-dentin interfaces. J Dent Res. 2009;88(12):1101-6.
69. Breschi L, Cammelli F, Visiniti E, Mazzoni A, Vita F, Carrilho M, et al. Influence of chlorhexidine concentration on the durability of etch-and-rinse dentin bonds: a 12-month study. J Adhes Dent. 2009;11(3):191-8.
70. Breschi L, Martin P, Mazzoni A, Nato F, Carrilho M, Tjäderhane L, et al. Use of a specific MMP inhibitor (Galardin) for preservation of hybrid layer. Dent Mater. 2010;26(6):571-8.
71. Frankenberger R, Krämer N, Petschelt A. Technique sensitivity of dentin bonding: effect of application mistakes on bond strength and marginal adaptation. Oper Dent. 2000;25(4):324-30.
72. Azad E, Atai M, Zandi M, Shokrollahi P, Solhi L. Structure-properties relationships in dental adhesives: effect of initiator, matrix monomer structure, and nano-filler incorporation. Dent Mater. 2018;34(9):1263-70.
73. Perdigao J, Geraldeli S, Hodges JS. Total-etch versus self-etch adhesive: effect on postoperative sensitivity. J Am Dent Assoc. 2003;134(12):1621-9.
74. Hiraishi N, Nishiyama N, Ikemura K, Yau JY, King NM, Tagami J, et al. Water concentration in self-etching primers affects their aggressiveness and bonding efficacy to dentin. J Dent Res. 2005;84(7):653-8.
75. Pires CW, Soldera EB, Bonzanini LIL, Lenzi TL, Soares FZM, Montagner AF, et al. Is adhesive bond strength similar in primary and permanent teeth? A systematic review and meta-analysis. J Adhes Dent. 2018;20(2):87-97.
76. Reis AF, Giannini M, Pereira PN. Long-term TEM analysis of the nanoleakage patterns in resin-dentin interfaces produced by different bonding strategies. Dent Mater. 2007;23(9):1164-72.
77. Takamizawa T, Barkmeier WW, Tsujimoto A. Influence of different etching modes on bond strength and fatigue strength to dentin using universal adhesive systems. Dent Mater. 2016;32(2):e9-21.
78. Zecin-Derim A, Sokolowski J, Szczesio-Wlodarczyk, Piwonski I, LuKomska-Szymanska M, Lapinska B. Multi-layer application of self-etch and universal adhesives and the effect on dentin bond strength. Molec. 2019;24(2):345.
79. Ferracane J. Buonocore memorial lecture: placing dental composites. A stressful experience. Oper Dent. 2008;33(3):247-57.
80. Demarco FF, Corrêa MB, Cenci MS, Moraes RR, Opdam NJM. Longevity of posterior composite restorations: not only a matter of materials. Dent Mater. 2012;28(1):87-101.
81. Bowen RL. Use of epoxy resins in restorative materials. J Dent Res. 1956;35(3):360-9.
82. Zimmerli B, Strub M, Jeger F, Stadler O, Lussi A. Composite materials: composition, properties and clinical applications. A literature review. Schweiz Monatsschr Zahnmed. 2010;120(11):972-86.
83. Weinmann W, Thalacker C, Guggenberger R. Siloranes in dental composites. Dent Mater. 2005;21(1):68-74.
84. Moraes RR, Garcia JW, Barros MD, Lewis SH, Pfeifer CS, Liu JC, Stansbury JW. Control of polymerization shrinkage and stress in nanogel-modified monomer and composite materials. Dent Mater. 2011;27(6):509-19.
85. Sim JS, Seol HJ, Park JK, Garcia-Godoy F, Kim HI, Kwon YH. Interaction of LED light with coinitiator-containing composite resins: effect of dual peaks. J Dent. 2012;40(10):836-42.
86. Chen MH. Update on dental nanocomposites. J Dent Res. 2010;89(6):549-60.
87. Donly KJ, García-Godoy F. The use of resin-based composite in children. Ped Dent. 2002;24(5):480-8.
88. Baroudi K, Rodrigues JC. Flowable resin composites: a systematic review and clinical considerations. J Clin Diagn Res. 2015;9(6):ZE18-ZE24.
89. Naga AA, Yousef M, Ramadan R, Bahgat SF, Alshawwa L. Does the use of a novel self-adhesive flowable composite reduce nanoleakage? Clin Cosmet Investig Dent. 2015;7:55-64.
90. Pacifici E, Chazine M, Vichi A, Grandini S, Goracci C, Ferrari M. Shear-bond strength of a new self-adhering flowable restorative material to dentin of primary molars. J Clin Pediatr Dent. 2013;38(2):149-54.
91. Fronza BM, Ayres APA, Pacheco RR, Rueggeberg FA, Dias CTS, Giannini M. Characterization of inorganic filler content, mechanical properties, and light transmission of bulk fill resin composites. Oper Dent. 2017;42(4):445-55.
92. Fronza BM, Rueggeberg FA, Braga RR, Mogilevych B, Soares LES, Martin AA, et al. Monomer conversion, microhardness, internal marginal adaptation, and shrinkage stress of bulk-fill resin composites. Dent Mater. 2015;31(12):1542-51.
93. Sampaio CS, Rodrigues RV, Souza-Junior EJ, Freitas AZ, Ambrosano GM, Pascon FM, et al. Effect of restorative system and thermal cycling on the tooth-restoration interface: OCT evaluation. Oper Dent. 2016;41(2):162-70.
94. Veloso SEM, Lemos CAA, Moraes SLD, Vasconcelos BCE, Pellozzer EP, Monteiro GQM. Clinical performance of

bulk-fill and conventional resin composite restorations in posterior teeth: a systematic review and meta-analysis. Clin Oral Investig. 2019;23(1):221-3.

95. Ehlers V, Gran K, Callaway A, Azrak B, Ernst CP. One-year clinical performance of flowable bulk-fill composite vs conventional compomer restorations in primary molars. J Adhes Dent. 2019;21(3):247-54.

96. Akman H, Tosun G, Niger J. Clinical evaluation of bulk-fill resins and glass ionomer restorative materials: a 1-year follow-up randomized clinical trial in children. Clin Pract. 2020;23(4):489-

97. Beauchamp J, Caufield PW, Crall JJ, Donly KJ, Feigal R, Gooch B, et al. Evidence-based clinical recommendations for the use of pit-and-fissure sealants: a report of the American Dental Association Council on Scientific Affairs. J Am Dent Assoc. 2008;139(3):257-68.

98. Kantovitz KR, Pascon FM, Nobre-dos-Santos M, Puppin-Rontani RM. Review of the effects of infiltrants and sealers on non-cavitated enamel lesions. Oral Health Prev Dent. 2010;8(3):295-305.

99. Kühnisch J, Mansmann U, Heinrich-Weltzien R, Hickel R. Longevity of materials for pit and fissure sealing: results from a meta-analysis. Dent Mater. 2012;28(3):298-303.

100. Muller-Bolla M, Lupi-Pégurier L, Tardieu C, Velly AM, Antomarchi C. Retention of resin-based pit and fissure sealants: a systematic review. Community Dent. Oral Epidemiol. 2006;34(5):321-36.

101. Beun S, Bailly C, Devaux J, Leloup G. Physical, mechanical and rheological characterization of resin-based pit and fissure sealants compared to flowable resin composites. Dent Mater. 2012;28(4):349-59.

102. Symons AL, Chu CY and Meyers IA. The effect of fissure morphology and pretreatment of the enamel surface on penetration and adhesion of fissure sealants. J Oral Rehabil. 1996;23(12):791-79.

103. Olea N, Pulgar R, Pérez P, et al. Estrogenicity of resin-based composites and sealants used in dentistry. Environ Health Perspect. 1996;104(3):298-305.

104. Becher R, Wellendorf H, Sakhi AK, Samuelsen JT, Thomsen C, Bolling AK, et al. Presence and leaching of bisphenol a (BPA) from dental materials. Acta Biomater Odontol Scand. 2018;4(1):56-62.

105. Wiegand A, Buchalla W, Attin T. Review on fluoride-releasing restorative materials: fluoride release and uptake characteristics, antibacterial activity and influence on caries formation. Dent Mater. 2007;23(3):343-62.

106. Kantovitz KR, Pascon FM, Correr GM Borges AFS, Uchôa MNS, Puppin-Rontani, RM. Inhibition of mineral loss at the enamel/sealant interface of fissures sealed with fluorideand non-fluoride containing dental materials in vitro. Acta Odontol Scand. 2006;64(6):376-83.

107. Kantovitz KR, Pascon FM, Nociti FH Jr, Tabchoury CP, Puppin-Rontani RM. Inhibition of enamel mineral loss by fissure sealant: an in situ study. J Dent. 2013;41(1):42-50.

108. Lobo MM, Pecharki GD, Tengan C, da Silva DD, da Tagliaferro EP, Napimoga MH. Fluoride-releasing capacity and cariostatic effect provided by sealants. J Oral Sci. 2005;47(1):35-41.

109. Kantovitz KR, Pascon FM, Correr GM, Alonso RC, Rodrigues LK, Alves MC, et al. Influence of environmental conditions on properties of ionomeric and resin sealant materials. J Appl Oral Sci. 2009;17(4):294-300.

110. Ei TZ, Shimada Y, Nakashima S, Romero MJRH, Sumi Y, Tagami J. Comparison of resin-based and glass ionomer sealants with regard to fluoride-release and anti-demineralization efficacy on adjacent unsealed enamel Dent Mater J. 2018;37(1):104-12.

111. Wright JT, Crall JJ, Fontana M, et al. Evidence-based clinical practice guideline for the use of pit-and-fissure sealants. American Academy of Pediatric Dentistry, American Dental Association. Pediatr Dent. 2016;38(5):E120-E36.

112. Meyer-Lueckel H, Paris S, Kielbassa AM. Surface layer erosion of natural caries lesions with phosphoric and hydrochloric acid gels in preparation for resin infiltration. Caries Res. 2007;41(3):223-30.

113. Davila JM, Buonocore MG, Greeley CB, Provenza DV. Adhesive penetration in human artificial and natural white spots. J Dent Res. 1975;54(5):999-1008.

114. Robinson C, Hallsworth AS, Weatherell JA, Künzel W. Arrest and control of carious lesions: a study based on preliminary experiments with resorcinol-formaldehyde resin. J Dent Res. 1976;55(5):812-8.

115. Rodda JC. Impregnation of caries-like lesions with dental resins. N Z Dent J. 1983;79(358):114-7.

116. Donly KJ, Ruiz M. In vitro demineralization inhibition of enamel caries utilizing an unfilled resin. Clin Prev Dent. 1992;14(6):22-4.

117. Irinoda Y, Matsumura Y, Kito H, Nakano T, Toyama T, Nakagaki H, Tsuchiya T. Effect of sealant viscosity on the penetration of resin into etched human enamel. Oper Dent. 2000;25(4):274-82.

118. Paris S, Meyer-Lueckel H, Cölfen H, Kielbassa AM. Resin infiltration of artificial enamel caries lesions with experimental light curing resins. Dent Mater J. 2007;26(4):582-8.

119. Araújo GSA, Sfalcin RA, Araújo TGF, Alonso RCB, Puppin-Rontani RM. Evaluation of polymerization characteristics and penetration into enamel caries lesions of experimental infiltrants. J Dent. 2013;41(11):1014-9.

120. Ekstrand KR, Bakhshandeh A, Martignon S. Treatment of proximal superficial caries lesions on primary molar teeth with resin infiltration and fluoride varnish versus fluoride varnish only: efficacy after 1 year. Caries Res. 2010;44(1):41-6.

121. Ammari MM, Jorge RC, Souza IPR, Soviero VM. Efficacy of resin infiltration of proximal caries in primary molars: 1-year follow-up of a split-mouth randomized controlled clinical trial. Clin Oral Invest. 2018;22(3):1355-62.

122. Peters MC, Hopkins AR, Zhu L, Yu Q. Efficacy of proximal resin infiltration on caries inhibition: results from a 3-year randomized controlled clinical trial. J Dent Res. 2019;98(13):1497-502.

123. Elrashid AH, Alshaiji BS, Saleh SA, Zada KA, Basser MA. Efficacy of resin infiltrate in noncavitated proximal carious lesions: a systematic review and meta-analysis. J Int Soc Prev Community Dent. 2019;9(3):211-8.

124. Faghihian R, Shirani M, Tarrahi MJ, Zakizade M. Efficacy of the resin infiltration technique in preventing initial caries progression: a systematic review and meta-analysis. Pediatr Dent. 2019;41(2):88-94.

125. Domejéan S, Ducamp R, Léger S, Holmgren C. Resin infiltration of non-cavitated caries lesions: a systematic review. Med Princ Pract. 2015;24(3):216-21.
126. Inagaki LT, Dainezi VB, Alonso RC, Paula AB, Garcia-Godoy F, Puppin-Rontani RM, et al. Evaluation of sorption/solubility, softening, flexural strength and elastic modulus of experimental resin blends with chlorhexidine. J Dent. 2016;49:40-5.
127. Phark JH, Duarte S, Meyer-Lueckel H, Paris S. Caries infiltration with resins: a novel treatment option for interproximal caries. Compend Contin Educ Dent. 2009;30(3):13-7.
128. Crombie F, Manton D, Palamara J, Reynolds E. Resin infiltration of developmentally hypomineralized enamel. Int J Paediatr Dent. 2014;24(1):51-5.
129. Araújo GS, Naufel FS, Alonso RC, Lima DA, Puppin-Rontani RM. Influence of staining solution and bleaching on color stability of resin used for caries infiltration. Oper Dent. 2015;40(6):E250-6.
130. Nóbrega MTC, Dantas ELA, Alonso RCB, Almeira LFD, Puppin-Rontani RM, De Sousa FB. Hydrolytic degradation of different infiltrant compositions within different histological zones of enamel caries like-lesions. Dent Mat J. 2020;39(3):449-55.
131. Borges A, Caneppele T, Luz M, Pucci C, Torres C. Color stability of resin used for caries infiltration after exposure to different staining solutions. Oper Dent. 2014;39(4):433-40.
132. Zhao X, Courtney JM, Qian H. Bioactive materials in medicine: design and applications (Woodhead Publishing Series in Biomaterials) (English edition). 1.ed. E-book, 2011.
133. François P, Fouquet V, Attal JP, Dursun E. Commercially available fluoride-releasing restorative materials: a review and a proposal for classification. Mater (Basel). 2020;13(10):2313.
134. Delfino CS, de Andrade LEH, de Souza FB, Oliveira-Jr. OB. Inibições de lesões de cárie secundária ao redor dos materiais restauradores. RGO. 2006;54(1):17-20.
135. Braun AR, Frankenberger R, Krämer N. Clinical performance and margin analysis of Ariston pHc versus Solitaire I as posterior restorations after 1 year. Clin Oral Invest. 2001;5(3):139-47.
136. Samanta S, Das UK, Mitra A. Comparison of microleakage in class V cavity restored with flowable composite resin, glass ionomer cement and cention N. Imp J Interdiscip Res. 2017;3(8):180-3.
137. Chole D, Shah H, Kundoor S, Bakle S, Gandhi N, Hatte N. In vitro comparison of flexural strength of cention-N, bulk-fill composites, light-cure nanocomposites, and resin-modified glass ionomer cement. IOSR J of Dent and Med Scienc. 2018;17(10):79-82.
138. Gupta N, Jaiswal S, Nikhil V, Gupta S, Jha P, Bansal P. Comparison of fluoride ion release and alkalizing potential of a new bulk-fill alkasite. J Conserv Dent. 2019;22(3):296-9.
139. Mann JS, Sharma S, Maurya S, Suman A. Cention N: a review. Int J Cur Res. 2018;10(5):69111-2.
140. Mishra A, Singh G, Singh SK, Agarwal M, Qureshi R, Khurana N. Comparative evaluation of mechanical properties of cention N with conventionally used restorative materials: an *in vitro* study. Int J Prosthodont Restor Dent. 2018;8(4):120-4.
141. Panpisut P, Toneluck A. Monomer conversion, dimensional stability, biaxial flexural strength, and fluoride release of resin-based restorative material containing alkaline fillers. Dent Mater J. 2020;39(4):608-15.
142. Singh H, Rashmi S, Pai S, Kini S. Comparative evaluation of fluoride release from two different glass ionomer cement and a novel alkasite restorative material: an in vitro study. Pesqui Bras Odontoped Clín Integr. 2020;20:e5209.
143. Roberts TA, Miyai K, Ikemura K, Fuchigami K, Kitamura T. Fluoride ion sustained release pre-formed glass ionomer filler and dental compositions containing the same. US Patent No. 5,883,153;1999.
144. Nakatsuka T, Yasuda Y, Kimoto K, Mizuno M, Negoro N. Dental fillers. United States Patent No. 6,620,861;2013.
145. Itota T, Carrick TE, Yoshiyama M, McCabe JF. Fluoride release and recharge in giomer, compomer and resin composite. Dent Mat. 2004;9(20):789-95.
146. Ikemura K, Tay FR, Endo T, Pashley DH. A review of chemical-approach and ultramorphological studies on the development of fluoride-releasing dental adhesives comprising new pre-reacted glass ionomer (PRG) fillers. Dent Mater J. 2008;27(3):315-39.
147. Fujimoto Y, Iwasa M, Murayama R, Miyazaki M, Nagafuji A, Nakatsuka T. Detection of ions released from S-PRG fillers and their modulation effect. Dent Mater J. 2010; 29(4):392-7.
148. Ito S, Iijima M, Hashimoto M, Tsukamoto N, Mizoguchi I, Saito T. Effects of surface pre-reacted glass-ionomer fillers on mineral induction by phosphoprotein. J Dent. 2011;39(1):72-9.
149. Najma Hajira NSW, Meena N. GIOMER: the intelligent particle (new generation glass ionomer cement). Int J Dent Oral Health. 2015;2(4):1-5.
150. De Souza AP, Gerlach RF, Line SR. Inhibition of human gingival gelatinases (MMP-2 and MMP-9) by metal salts. Dent Mater. 2000;16(2):103-8.
151. Nishio M, Yamamoto K. The anti-dental plaque effect of fluoride releasing light-cured composite resin restorative material. Japan J Conserv Dent. 2002;45(3):459-68.
152. Tsubota Y, Mukai Y, Hanaoka K. The application of S-PRG powder in the curative treatment of dental hypersensitivity in vitro. Japan J Conserv Dent. 2006;49(5):563-73.
153. Li P, Ohtsuki C, Kokubo T, Nakanishi K, Soga N, Nakamura T, et al. Effects of ions in aqueous media on hydroxyapatite induction by silica gel and its relevance to bioactivity of bioactive glasses and glassceramics. J Appl Biomater. 1993;4(3):221-9.
154. Tomiyama K, Mukai Y, Teranaka T. Acid resistance induced by a new orthodontic bonding system in vitro. Dent Mater J. 2008;27(4):590-7.
155. Yap AU, Tham SY, Zhu LY, Lee HK. Short-term fluoride release from various aesthetic restorative materials. Oper Dent. 2002;27(3):259-65.
156. Okuyama K, Murata Y, Pereira PN, Miguez PA, Komatsu H, Sano H. Fluoride release and uptake by various dental materials after fluoride application. Am J Dent. 2006;19(2):123-7.
157. Naoum S, Ellakwa A, Martin F, Swain M. Fluoride release, recharge and mechanical property stability of various fluoride-containing resin composites. Oper Dent. 2011;36(4):422-32.

158. Yoneda M, Suzuki N, Hirofuji T. Antibacterial effect of surface pre-reacted glass ionomer filler and eluate: mini review. Pharm Anal Acta. 2015;6:349.
159. Murayama R, Nagura Y, Yamauchi K, Moritake N, Iino M, Ishii R, et al. Effect of a coating material containing surface reaction-type pre-reacted glass-ionomer filler on prevention of primary enamel demineralization detected by optical coherence tomography. J Oral Sci. 2018;60(3):367-73.
160. Nomura R, Morita Y, Matayoshi S, Nakano K. Inhibitory effect of surface pre-reacted glass-ionomer (S-PRG) evaluate against adhesion and colonization by Streptococcus mutans. Sci Rep. 2018;8(1):5056.
161. Preston AJ, Higham SM, Agalamanyi EA, Mair LH. Fluoride recharge of aesthetic dental materials. J Oral Rehabil. 1999;26(12):936-40.
162. Hyun HK, Salehi S, Ferracane JL. Biofilm formation affects surface properties of novel bioactive glass-containing composites. Dent Mater. 2015;31(12):1599-608.
163. Manuja N, Pandit IK, Srivastava N, Gugnani N, Nagpal R. Comparative evaluation of shear bond strength of various esthetic restorative materials to dentin: an in vitro study. J Ind Soc Pedod Prev Dent. 2011;29(1):7-13.
164. Gordan VV, Mjör IA, Vasquez O, Watson RE, Wilson N. Self-etching primer and resin-based restorative material: two-year clinical evaluation. J Esthet Restor Dent. 2002; 14(5):296-302.
165. Gordan VV, Mjör IA. Short- and long-term clinical evaluation of post-operative sensitivity of a new resin-based restorative material and self-etching primer. Oper Dent. 2002;27(6):543-8.
166. Sunico MC, Shinkai K, Katoh Y. Two-year clinical performance of occlusal and cervical GIOMER restorations. Oper Dent. 2005;30(3):282-9.
167. Shiiya T, Mukai Y, Tomiyama K, Teranaka T. Anti-demineralization effect of a novel fluoride-releasing varnish on dentin. Am J Dent. 2012;25(6):347-50.
168. Shimazu K, Ogata K, Karibe H. Caries-preventive effect of fissure sealant containing surface reaction-type pre-reacted glass ionomer filler and bonded by self-etching primer. J Clin Pediatr Dent. 2012;36(4):343-7.
169. Kawasaki K, Kambara M. Effects of ion-releasing tooth-coating material on demineralization of bovine tooth enamel. Int J Dent. 2014;463149:1-7.
170. Kaga M, Kakuda S, Ida Y, Toshima H, Hashimoto M, Endo K, et al. Inhibition of enamel demineralization by buffering effect of S-PRG filler-containing dental sealant. Eur J Oral Sci. 2014;122(1):78-83.
171. Shirai T, Arai Y, Nagai K, Takagi R. Caries-preventive effect of mouthguards containing S-PRG Filler. Japan Acad of Sports Dent. 2015;19(1):8-13.
172. Abdel-karim UM, El-Eraky M, Etman WM. Three-year clinical evaluation of two nano-hybrid giomer restorative composites. Tanta Dent J. 2014;11:213-22.
173. Cury JA, de Oliveira BH, dos Santos AP, Tenuta LM. Are fluoride releasing dental materials clinically effective on caries control? Dent Mater. 2016; 32(3):323-33.
174. Eldesouky, et al. Microleakage of GIOMER and Compomer in Primary Teeth. Alexand Dent J. 2016;41:188-93.
175. Mousavinasab SM, Meyers I. Fluoride release by glass ionomer cements, compomer and giomer. Dent Res J. 2009; 6(2):75-81.
176. Dhull KS, Nandlal B. Effect of low-concentration daily topical fluoride application on fluoride release of giomer and compomer: an in vitro study. J Indian Soc Pedod Prev Dent. 2011;29(1):39-45.
177. Tarasingh P, Reddy JS, Suhasini K, Hemachandrika I. Comparative evaluation of antimicrobial efficacy of resin-modified glass ionomers, compomers and GIOMERs: an in vitro study. J Clin Diagn Res. 2015;9:ZC85-ZC87.
178. Kimyai S, Pournaghi-Azar F, Mohammadi N, Babri M. Effect of hemostatic agent on marginal gaps of class V giomer restorations. J Clin Exp Dent. 2017;9(5):e672-e676.
179. Yoshihara K, Nagaoka N, Maruo Y, Sano H, Yoshida Y, Van Meerbeek B. Bacterial adhesion not inhibited by ion-releasing bioactive glass filler. Dent Mater. 2017;33(6):723-34.
180. Ntaoutidou S, Arhakis A, Tolidis K, Kotsanos N. Clinical evaluation of a surface pre-reacted glass (S-PRG) filler-containing dental sealant placed with a self-etching primer/adhesive. Eur Arch Paediatr Dent. 2018;19(6):431-7.
181. Alsayed EZ, Hariri I, Sadr A, Nakashima S, Bakhsh TA, Shimada Y, et al. Optical coherence tomography for evaluation of enamel and protective coatings. Dent Mater J. 2015;34(1):98-107.
182. Bollu IP, Hari A, Thumu J, Velagula LD, Bolla N, Varri S, et al. Comparative evaluation of microleakage between nano-ionomer, giomer and resin modified glass ionomer cement in class V cavities- CLSM study. J Clin Diagn Res. 2016;10(5):66-70.
183. Walia R, Jasuja P, Verma KG, Juneja S, Mathur A, Ahuja L. A comparative evaluation of microleakage and compressive strength of Ketac Molar, Giomer, Zirconomer, and Ceram-x: an in vitro study. J Indian Soc Pedod Prev Dent. 2016;34(3):280-4.
184. Yu B, Lee YK. Differences in color, translucency and fluorescence between flowable and universal resin composites. J Dent. 2008;36(1):840-6.
185. Ilie N, Stawarczyk B. Evaluation of modern bioactive restoratives for bulk-fill placement. J Dent. 2016;49:46-53.
186. Condò R, Cerroni L, Pasquantonio G, Mancini M, Pecora A, Convertino A, et al. A deep morphological characterization and comparison of different dental restorative materials. Biomed Res Int. 2017;2017:7346317.
187. Nakamura N, Yamada A, Iwamoto T, Arakaki M, Tanaka K, Aizawa S, et al. Two-year clinical evaluation of flowable composite resin containing pre- reacted glass-ionomer. Pediatr Dent J. 2009;19(1):89-97.
188. de Souza Araújo IJ, de Paula AB, Bruschi-Alonso RC, Taparelli JR, Innocentini Mei LH, Stipp RN, et al. A novel Triclosan Methacrylate-based composite reduces the virulence of Streptococcus mutans biofilm. PLoS One. 2018;13:e0195244.

ADESÃO EM DENTES DECÍDUOS

16

Tathiane Larissa Lenzi
Daniela Prócida Raggio
Luciano Casagrande
Fernando Borba de Araujo
Rachel de Oliveira Rocha

INTRODUÇÃO

A adesão em odontologia foi inicialmente vislumbrada por Michael Buonocore com a introdução do condicionamento ácido,[1] o que impulsionou o desenvolvimento de materiais e técnicas capazes de favorecer a íntima interação com os substratos dentários. Com isso, preparos cavitários tradicionais, com formas de retenção, contorno e conveniência, foram substituídos por "preparos adesivos", mais biológicos por priorizar a realização de remoção seletiva de tecido cariado,[2] possibilitando a preservação do tecido dentário e a manutenção da vitalidade pulpar.

Evidências científicas suportam o emprego dos materiais adesivos em odontopediatria, muito mais pela extensão dos achados clínicos e laboratoriais obtidos em dentes permanentes, dado o menor número de estudos realizados com dentes decíduos. Todavia, as diferenças existentes entre dentes decíduos e permanentes – histológicas, morfológicas e de ciclo vital – limitam a extrapolação direta desses achados. Ao longo do capítulo serão descritas as interações e particularidades da adesão em dentes decíduos.

PECULIARIDADES DE DENTES DECÍDUOS E PERMANENTES

A adesão em dentes decíduos é influenciada de forma intensa pelas características que os diferenciam dos dentes permanentes. Os dentes decíduos se assemelham aos permanentes em suas características anatômicas, muito embora em menores dimensões. Contudo, as diferenças no conteúdo mineral e na estrutura morfológica do esmalte e, principalmente, da dentina impactam diretamente na adesão em dentes decíduos.

Esmalte

Dentes decíduos apresentam o esmalte em menor espessura,[3] com camada aprismática mais espessa e uniforme[4] e maior densidade dos prismas[3] que dentes permanentes. Além disso, apresentam menor conteúdo mineral, com concentrações inferiores de cálcio e fosfato[3] quando comparados aos dentes permanentes. Essas características podem influenciar as propriedades mecânicas do esmalte de dentes decíduos, mas ainda assim não interferem de maneira significativa em seu comportamento como um substrato distinto para a adesão.

A presença da camada de esmalte aprismático, na qual os cristais de hidroxiapatita estão dispostos paralelamente uns aos outros e perpendiculares à superfície, mais espessa e uniforme em dentes decíduos,[4] suscitou dúvidas com relação à reatividade do esmalte decíduo ao condicionamento ácido. Tempos mais longos de aplicação do agente condicionador nesse substrato foram sugeridos, podendo alcançar 120 segundos.[5] No entanto, é importante ter em mente que a camada de esmalte aprismático é frequentemente removida pelo preparo desse substrato, por meio da abrasão com pontas diamantadas. Sendo assim, o tempo de condicionamento ácido do esmalte de dentes decíduos **não** necessita ser modificado, dado que os valores de resistência de união ao esmalte abrasionado de dentes decíduos e permanentes são similares quando ambos os substratos são condicionados com gel de ácido fosfórico por 15 segundos.[6]

Dentina

A adesão à dentina, diferentemente do esmalte, ainda é assunto desafiador, especialmente no que tange à longevidade da união. O desafio imposto pelo substrato dentinário deve-se a sua heterogeneidade, em termos de estrutura e composição, que varia regionalmente em um mesmo dente, e a sua característica intrinsecamente úmida. Essas diferenças se intensificam quando diferentes substratos são comparados, como a dentina decídua e a permanente.

A dentina de dentes decíduos apresenta menor conteúdo mineral[7] e maior concentração de carbonato[8] quando comparada à dentina de dentes permanentes. A maior densidade tubular da dentina de dentes decíduos[9] resulta em menor área de dentina intertubular disponível para adesão, além de promover vias de difusão mais rápidas e fáceis para o agente condicionador[10] (**Figura 1**).

Todas essas características conferem a esse substrato maior solubilidade e menor capacidade de tamponamento e, como consequência, maior reatividade a soluções ácidas, resultando em zonas de desmineralização mais profundas quando a dentina decídua é condicionada pelo tempo recomendado para dentes permanentes.[11] Quanto maior a profundidade de desmineralização da dentina, menor a capacidade de difusão e impregnação dos monômeros, resultando em camadas híbridas mais espessas[12,13] e com fibrilas colágenas expostas total ou parcialmente.[12,13] Com isso, a degradação da união tende a ser percebida, em avaliações laboratoriais, mais precocemente em dentes decíduos.[14,15]

A degradação das interfaces adesivas formadas em dentina é evento comum a dentes permanentes e decíduos e envolve a deterioração tanto dos constituintes poliméricos dos sistemas adesivos como das fibrilas colágenas expostas, presentes na união resina-dentina, as quais são suscetíveis à hidrólise e à ação de enzimas denominadas metaloproteinases.[16,17] Tais enzimas estão presentes no próprio substrato dentinário e são ativadas pela ação dos agentes condicionadores, como resposta à lesão de cárie[16,17] e pelo processo fisiológico da rizólise.[18]

Além disso, a remoção seletiva de tecido cariado[2] já é senso comum em odontopediatria, o que desafia ainda mais a adesão em dentes decíduos, dadas as alterações químicas e micromorfológicas observadas na dentina afetada. A dentina afetada possui conteúdo mineral ainda menor e mais porosidades,[19] que permitem a ação mais intensa dos agentes ácidos, com consequente maior profundidade de desmineralização. No entanto, em cavidades submetidas à remoção seletiva de tecido cariado, a adesão é suportada pela dentina hígida presente nas paredes laterais do preparo e pelo esmalte circundante à cavidade. Assim, mais importante do que a preocupação com o substrato desmineralizado remanescente é a utilização de protocolos clínicos que visem minimizar a discrepância entre a desmineralização e a infiltração dos agentes adesivos.

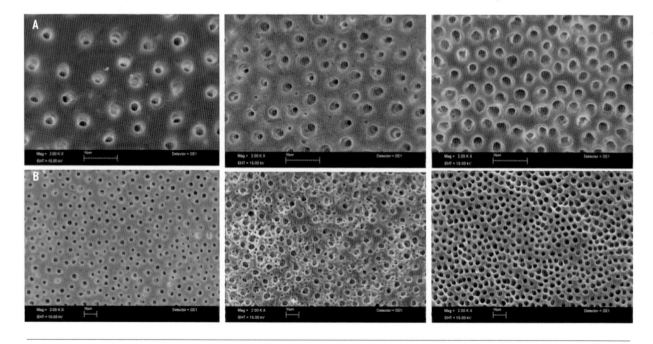

Figura 1 Microscopias eletrônicas de varredura representativas do número de túbulos dentinários nos terços superficial, médio e profundo da dentina de dentes permanentes (A) e decíduos (B).
Fonte: acervo dos autores.

ADESÃO EM DENTES DECÍDUOS

A despeito das diferenças entre dentes decíduos e permanentes como substratos para adesão, os sistemas adesivos têm sido empregados seguindo o mesmo protocolo, dado que inexistem recomendações dos fabricantes quanto ao uso de seus produtos em dentes decíduos. Devido a isso, estudos têm procurado inserir modificações na rotina de aplicação dos sistemas adesivos quando de seu uso em esmalte e, principalmente, em dentina de dentes decíduos, na tentativa de favorecer a união, mas sem aumentar o número de passos operatórios e o tempo clínico, tão valioso em odontopediatria.

A odontologia adesiva evoluiu imensamente desde 1955, quando da proposta do condicionamento ácido.[1] Desde então, os sistemas adesivos disponíveis comercialmente têm sido classificados em gerações, número de passos operatórios ou de acordo com a estratégia adesiva. Esta última, de forma simplista, permite agrupar os materiais em duas categorias: *etch-and-rinse* (condicione-e-lave) ou convencionais e *self-etch* ou autocondicionantes. Na primeira, o ácido fosfórico é aplicado sobre esmalte e dentina, seguido de abundante lavagem e remoção da umidade excessiva antes da aplicação de *primer* e adesivo, que podem estar apresentados em dois frascos ou em apenas um. Na estratégia autocondicionante, a aplicação prévia do ácido fosfórico não é necessária, sendo os sistemas apresentados em dois frascos (um *primer*/ácido mais um adesivo) ou em único frasco (uma só solução com as funções de ácido, *primer* e adesivo). Existem ainda aqueles, mais recentes, que permitem serem empregados em qualquer uma das formas explicitadas anteriormente e que recebem a denominação de sistemas universais ou multimodo (**Figura 2**).

O protocolo de aplicação dos sistemas adesivos varia de acordo com o tempo e o modo de aplicação (ativa ou passiva), o número de camadas, o tempo de aplicação de jato de ar comprimido para evaporação do solvente e de fotoativação, ainda que dentro da mesma categoria. Sendo assim, é fundamental seguir as orientações dos fabricantes.

Representantes dessas categorias de sistemas adesivos são empregados corriqueiramente em odontopediatria e na odontologia em geral, de acordo com a disponibilidade e também com as preferências profissionais. Estudos clínicos e laboratoriais apontam desempenho exitoso de sistemas adesivos convencionais e autocondicionantes em dentes permanentes. Ainda assim, os sistemas adesivos têm sido continuamente avaliados no intuito de explicitar, principalmente, fatores relativos à interação com os substratos dentários e à longevidade da interface. As avaliações dos sistemas adesivos são, em geral, realizadas em laboratório, mesmo que estudos clínicos forneçam evidências mais robustas. Isso porque estes últimos são laboriosos, exigem longo tempo e maior aporte de recursos financeiros. Assim, estudos laboratoriais permitem respostas mais rápidas a questões específicas, tais como a capacidade da interface de suportar as tensões a que está exposta e sua durabilidade. A adesão em dentes decíduos tem sido incluída nesses estudos, muito embora em menor número que o daqueles que investigam a adesão em dentes permanentes. De modo geral, os sistemas adesivos apresentam desempenho inferior, em termos de resistência de união, quando aplicados em dentes decíduos, especialmente em dentina.[6]

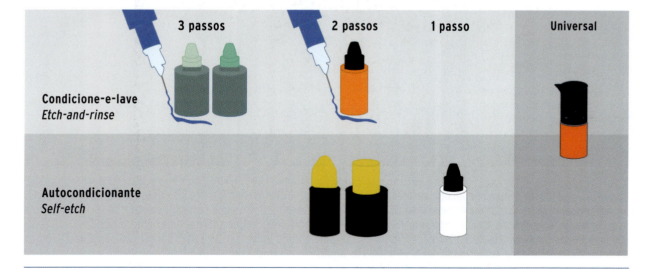

Figura 2 Classificação atual dos sistemas adesivos.
Fonte: imagem gentilmente cedida pela Profa. Carine Weber Pires.

Procedimentos restauradores com técnica simplificada e rapidez sempre foram objeto de interesse da odontopediatria, e não seria diferente com os sistemas adesivos autocondicionantes, que permitem, de forma simultânea, a desmineralização e a infiltração e impregnação do substrato.[20] Das primeiras gerações de sistemas adesivos autocondicionantes para as de hoje, houve mudanças significativas no que se refere a sua composição, sendo que duas se destacam. O pH dos adesivos autocondicionantes ficou em geral mais ameno/suave (acima de 2,0 a 2,5), tornando menos agressiva a interação com a dentina. Com isso, não há remoção de toda a lama dentinária (*smear layer*) da embocadura dos túbulos dentinários e remove-se menos mineral da dentina, expondo, assim, menos fibrilas colágenas. Monômeros funcionais capazes de se unir quimicamente ao cálcio (como o monômero 10-MDP) foram incorporados ao adesivo, o que se acredita que possa promover maior estabilidade da união à dentina com o passar do tempo.[20]

Na verdade, tem sido observado comportamento clínico similar entre os sistemas adesivos convencionais, especialmente dos de 3 passos, e autocondicionantes em restaurações de lesões não cariosas em dentes permanentes,[21] o que parece não ocorrer em dentes decíduos. Estudos laboratoriais apontam que sistemas convencionais proporcionam maiores valores de resistência de união ao esmalte e à dentina de dentes decíduos comparados a sistemas autocondicionantes.[22] A aplicação em separado do agente condicionador ácido parece ser também a melhor escolha quando do uso de sistemas adesivos universais, tanto em esmalte[23] como em dentina,[24] mesmo considerando a longevidade da união.[25]

No entanto, clinicamente, o comportamento clínico do sistema adesivo universal (Single Bond Universal, 3M ESPE) em restaurações de molares decíduos após a remoção seletiva de tecido cariado não foi influenciado pela estratégia de aplicação (modo convencional ou autocondicionante). Além disso, houve uma tendência a melhores resultados quando o sistema foi utilizado no modo autocondicionante[26] (**Figura 3**). O sistema adesivo Single Bond Universal apresenta pH ameno (ao redor de 2,7) e o monômero funcional 10-MDP.

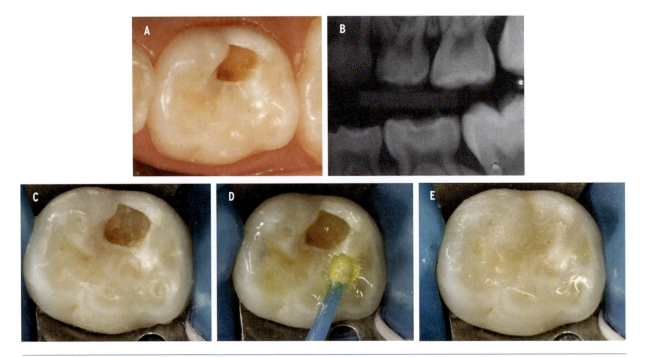

Figura 3   A: aspecto clínico inicial: presença de lesão cavitada ativa envolvendo dentina no dente 75. B: radiografia interproximal inicial: radiolucidez em metade interna de dentina. C: aspecto clínico após remoção seletiva de tecido cariado à dentina macia. D: aplicação ativa (o *microbrush* embebido no adesivo é esfregado sobre a superfície da cavidade sob pressão manual) de uma camada do sistema adesivo universal (Single Bond Universal, 3M ESPE) durante 20 segundos, seguido da aplicação de jato de ar comprimido por 5 segundos (a superfície deve apresentar um aspecto brilhante e uniforme, sem aparência de poças - excesso de adesivo) e fotoativação por 10 segundos. E: aspecto final após inserção da resina composta (Filtek Bulk Fill, cor A1, 3M ESPE) em incremento único.

Fonte: acervo dos autores.

As falhas de restaurações adesivas em dentes decíduos são preocupantes, dado que parecem ocorrer em proporções maiores que aquelas em dentes permanentes.[27] Para minimizar possíveis falhas decorrentes do fracasso da interface adesiva, modificações de protocolo têm sido sugeridas para dentes decíduos. O uso de agentes inibidores das metaloproteinases, como o digluconato de clorexidina, poderia prevenir ou minimizar a deterioração das fibrilas colágenas expostas, contribuindo para a formação de interfaces adesivas mais estáveis longitudinalmente. A solução de clorexidina a 2% pode ser usada incorporada ao agente condicionador ácido ou ao sistema adesivo, ou ainda aplicada após o condicionamento com ácido fosfórico. Tem sido demonstrado que a clorexidina não interfere negativamente na resistência de união imediata de sistemas adesivos à dentina e pode minimizar a degradação da interface adesiva em curto prazo. Após 12 meses, no entanto, seu efeito é perdido,[28] tornando sua indicação clinicamente questionável.

Nesse cenário, a redução do tempo de condicionamento ácido é um procedimento clínico de fácil controle e aplicabilidade, que, além de demandar menos tempo, visa suplantar a problemática da discrepância entre a profundidade de desmineralização da dentina e sua subsequente infiltração dos constituintes dos sistemas adesivos (**Figura 4**). A redução do tempo de condicionamento ácido da den-

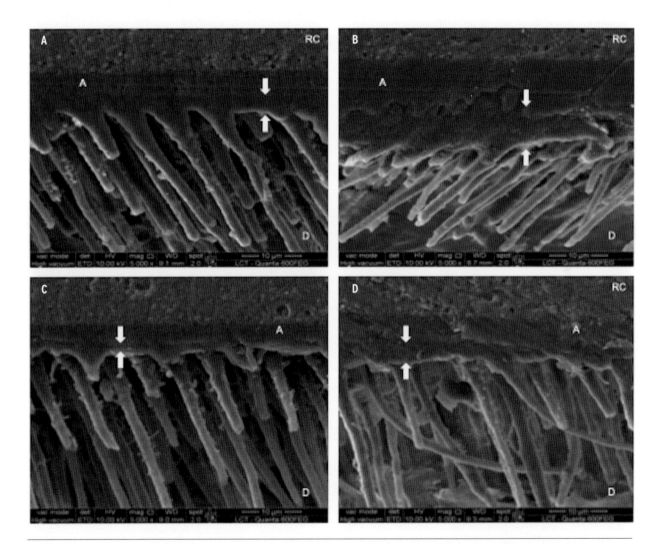

Figura 4 Espessura da camada híbrida (setas) formada em dentina hígida (A) e cariada (B) após 15 segundos de condicionamento ácido previamente à aplicação de sistema adesivo convencional (Adper Single Bond 2, 3M ESPE). Nota-se uma redução na espessura da camada híbrida (setas) formada em dentina hígida (C) e cariada (D) após 7 segundos de condicionamento ácido. Quanto menor a espessura da camada híbrida, menor a quantidade de fibrilas colágenas desprovidas de reforço mineral e adesivo.
RC: resina composta; D: dentina; A: adesivo.
Fonte: acervo dos autores.

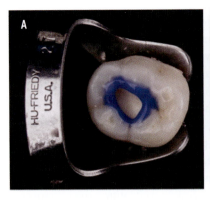 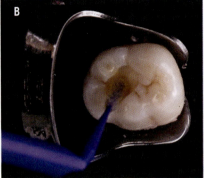 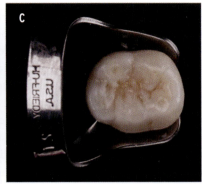

Figura 5 A: condicionamento com gel de ácido fosfórico a 37% do esmalte durante 8 segundos, e em seguida, da dentina por 7 segundos, totalizando 15 segundos de condicionamento das margens da cavidade em esmalte. B: aplicação ativa de duas camadas consecutivas do sistema adesivo convencional (Adper Single Bond 2, 3M ESPE) durante 15 segundos cada, seguido da aplicação de jato de ar comprimido durante 5 segundos e fotoativação por 10 segundos. C: aspecto clínico final após inserção de resina composta convencional (Filtek Universal Restorative, cor A1, 3M ESPE).
Fonte: acervo dos autores.

tina de dentes decíduos pela metade do tempo recomendado para dentes permanentes apresentou bons resultados em estudos laboratoriais e tem sido recomendada quando da utilização de sistemas adesivos convencionais.[29,30] Sendo assim, deve-se iniciar o condicionamento com ácido fosfórico do esmalte por 8 segundos e, em seguida, a dentina é condicionada por 7 segundos, totalizando 15 segundos de condicionamento de esmalte **(Figura 5)**.

CONSIDERAÇÕES FINAIS

Uma adesão consistente e estável entre o material restaurador e o substrato dental não é apenas desejável sob o ponto de vista mecânico, mas também por razões biológicas e estéticas. Restaurações de resina composta são frequentemente realizadas na prática clínica, especialmente em decorrência de cárie dentária. Traumatismos dentários na dentição decídua podem também demandar a realização de procedimentos restauradores. Além de possibilitarem maior preservação de estrutura dentária, as restaurações de resina composta apresentam boa aceitação estética por parte das crianças e seu núcleo familiar.

A despeito das evidências científicas disponíveis, quando da realização de procedimentos restauradores na dentição decídua, os clínicos podem optar pela utilização de um sistema adesivo universal, sem a necessidade de condicionamento ácido prévio em esmalte e dentina, ou ainda pelo uso de sistemas adesivos convencionais, reduzindo pela metade o tempo de condicionamento ácido da dentina. O tempo de condicionamento ácido do esmalte permanece o mesmo (15 segundos). Entretanto, em situações clínicas envolvendo uma grande quantidade de esmalte, como nos casos de traumatismos dentários, o uso de sistemas adesivos com condicionamento ácido prévio é preferível.

REFERÊNCIAS BIBLIOGRÁFICAS

1. Buonocore MG. A simple method of increasing the adhesion of acrylic filling materials to enamel surfaces. J Dent Res. 1955;34(6):849-53.
2. Schwendicke F, Frencken JE, Bjørndal L, Maltz M, Manton DJ, Ricketts D, et al. Managing carious lesions: consensus recommendations on carious tissue removal. Adv Dent Res. 2016;28(2):58-67.
3. de Menezes MAHO, Torres CP, Gomes-Silva JM, Chinelatti MA, De Menezes FCH, Palma-Dibb RG, et al. Microstructure and mineral composition of dental enamel of permanent and deciduous teeth. Microsc Res Tech. 2010;73(5):572-7.
4. Fava M, Watanabe I-S, Fava-De-Moraes F, da Costa LRRS. Prismless enamel in human non-erupted deciduous molar teeth: a scanning electron microscopic study. Rev Odontol da Univ São Paulo. 1997;11(4):239-43.
5. Fuks AB, Odont EE, Shapira J. Mechanical and acid treatment of the prismless layer of primary teeth vs acid etching only: a SEM study. ASDC J Dent Child. 44(3):222-5.
6. Pires CW, Soldera EB, Bonzanini LIL, Lenzi TL, Soares FZM, Montagner AF, et al. Is adhesive bond strength similar in primary and permanent teeth? A systematic review and meta-analysis. J Adhes Dent. 2018;20(2):87-97.
7. Angker L, Nockolds C, Swain MV, Kilpatrick N. Quantitative analysis of the mineral content of sound and carious primary dentine using BSE imaging. Arch Oral Biol. 2004;49(2):99-107.

8. Sønju Clasen AB, Ruyter IE. Quantitative determination of type A and type B carbonate in human deciduous and permanent enamel by means of Fourier transform infrared spectrometry. Adv Dent Res. 1997;11(4):523-7.
9. Lenzi TL, Guglielmi C de AB, Arana-Chavez VE, Raggio DP. Tubule density and diameter in coronal dentin from primary and permanent human teeth. Microsc Microanal. 2013;19(6):1445-9.
10. Selvig KA. Ultrastructural changes in human dentine exposed to a weak acid. Arch Oral Biol. 1968;13(7):719-34.
11. Nor JE, Feigal RJ, Dennison JB, Edwards CA. Dentin bonding: SEM comparison of the resin-dentin interface in primary and permanent teeth. J Dent Res. 1996;75(6):1396-403.
12. Sardella TN, de Castro FLA, Sanabe ME, Hebling J. Shortening of primary dentin etching time and its implication on bond strength. J Dent. 2005;33(5):355-62.
13. Lenzi TL, Mendes FM, Rocha RO, Raggio DP. Effect of shortening the etching time on bonding to sound and caries-affected dentin of primary teeth. Pediatr Dent. 2013;35(5):E129-33.
14. Lenzi TL, Soares FZM, Rocha RO. Degradation of resin-dentin bonds of etch-and-rinse adhesive system to primary and permanent teeth. Braz Oral Res. 2012;26(6):511-5.
15. Soares FZM, Lenzi TL, Rocha RO. Degradation of resin-dentine bond of different adhesive systems to primary and permanent dentine. Eur Arch Paediatr Dent. 2017;18(2):113-8.
16. Frassetto A, Breschi L, Turco G, Marchesi G, Di Lenarda R, Tay FR, et al. Mechanisms of degradation of the hybrid layer in adhesive dentistry and therapeutic agents to improve bond durability: a literature review. Dent Mater. 2016;32(2):e41-53.
17. Perdigão J, Reis A, Loguercio AD. Dentin adhesion and MMPs: a comprehensive review. J Esthet Restor Dent. 2013;25(4):219-41.
18. Linsuwanont-Santiwong B, Takagi Y, Ohya K, Shimokawa H. Expression of MT1-MMP during deciduous tooth resorption in odontoclasts. J Bone Miner Metab. 2006;24(6):447-53.
19. Wang Y, Spencer P, Walker MP. Chemical profile of adhesive/caries-affected dentin interfaces using Raman microspectroscopy. J Biomed Mater Res A. 2007;81(2):279-86.
20. Van Meerbeek B, Yoshihara K, Yoshida Y, Mine A, De Munck J, Van Landuyt KL. State of the art of self-etch adhesives. Dent Mater. 2011;27(1):17-28.
21. Santos MJMC, Ari N, Steele S, Costella J, Banting D. Retention of tooth-colored restorations in non-carious cervical lesions: a systematic review. Clin Oral Investig. 2014;18(5):1369-81.
22. Lenzi TL, Gimenez T, Tedesco TK, Mendes FM, Rocha RO, Raggio DP. Adhesive systems for restoring primary teeth: a systematic review and meta-analysis of in vitro studies. Int J Paediatr Dent. 2016;26(5):364-75.
23. Antoniazzi BF, Nicoloso GF, Lenzi TL, Soares FZM, Rocha RO. selective acid etching improves the bond strength of universal adhesive to sound and demineralized enamel of primary teeth. J Adhes Dent. 18(4):311-6.
24. Lenzi TL, Soares FZM, Rocha RO. Does bonding approach influence the bond strength of universal adhesive to dentin of primary teeth? J Clin Pediatr Dent. 2017;41(3):214-8.
25. Lenzi TL, Soares FZM, Raggio DP, Pereira GKR, Rocha RO. Dry-bonding etch-and-rinse strategy improves bond longevity of a universal adhesive to sound and artificially-induced caries-affected primary dentin. J Adhes Dent. 2016;18(6).
26. Lenzi TL, Pires CW, Soares FZM, Raggio DP, Ardenghi TM, Rocha RO. Performance of universal adhesive in primary molars after selective removal of carious tissue: an 18-month randomized clinical trial. Pediatr Dent. 2017;39(5):371-6.
27. Chisini LA, Collares K, Cademartori MG, de Oliveira LJC, Conde MCM, Demarco FF, et al. Restorations in primary teeth: a systematic review on survival and reasons for failures. Int J Paediatr Dent. 2018;28(2):123-39.
28. Montagner AF, Sarkis-Onofre R, Pereira-Cenci T, Cenci MS. MMP Inhibitors on Dentin stability. J Dent Res. 2014;93(8):733-43.
29. Lenzi TL, Braga MM, Raggio DP. Shortening the etching time for etch-and-rinse adhesives increases the bond stability to simulated caries-affected primary dentin. J Adhes Dent. 2014;16(3):235-41.
30. Sanabe ME, Kantovitz KR, Costa CADS, Hebling J. Effect of acid etching time on the degradation of resin-dentin bonds in primary teeth. Am J Dent 2009;22(1):37-42.

PARTE 5

Condutas clínicas

DECISÃO DE TRATAMENTO PARA LESÕES DE CÁRIE EM PACIENTES INFANTIS

17

Jonas de Almeida Rodrigues
Vanessa dos Santos Brum
Adriela Azevedo Souza Mariath

INTRODUÇÃO

Tradicionalmente, a cárie dentária era considerada uma doença infecciosa, causada por biofilme, associada à presença e à gravidade dos seus sintomas. Dessa forma, o tratamento previa a remoção de todo o tecido infectado e dessas bactérias, para posterior restauração.[1]

Com a evolução do conhecimento científico, houve uma mudança no entendimento da doença cárie. Sabe-se que é um processo multifatorial e dinâmico, resultado do desequilíbrio entre desmineralização e remineralização, levando à perda de mineral nos tecidos dentários e ao surgimento de lesões.[2]

A presença de lesões de cárie reflete, então, a atividade da doença em determinado período de tempo.[3] As características como localização, profundidade, presença de cavitação e atividade vão nortear a decisão de tratamento, podendo esta ser o monitoramento do paciente, abordagens não invasivas ou tratamento restaurador, todos associados às mudanças de hábitos.

Está claro que o tratamento restaurador, por si só, não trata a doença.[4] Sendo assim, o procedimento restaurador não deve ser considerado isoladamente uma estratégia para o controle da doença cárie, mas sim parte integrante do tratamento, junto ao controle dos fatores etiológicos.

Resumidamente, os objetivos do tratamento restaurador são facilitar o controle de biofilme, paralisar a lesão e controlar a atividade em um local específico, proteger o complexo dentino-pulpar, restaurar a função, forma e estética do dente.[5,6] Critérios como localização, cavitação, dor ou sensibilidade e capacidade de higienização guiarão o cirurgião-dentista na indicação do tratamento.

Dentro da ideia da odontologia minimamente invasiva, o foco do tratamento está justamente em paralisar e prevenir novas lesões, preservando a estrutura dentária.[7] Nesse contexto, a detecção precoce das lesões de cárie é de extrema importância, por tratar-se de um processo biológico reversível nos estágios iniciais e por existir uma variedade de alternativas não restauradoras de tratamento.[8,9]

Na tentativa de propor um sistema de detecção de lesões de cárie internacionalmente aceito, foi proposto em 2002 o Sistema Internacional de Avaliação e Detecção de Cárie (ICDAS), desenvolvido com o objetivo central de fornecer informação padronizada, de melhor qualidade, para melhor diagnóstico, prognóstico e tratamento de lesões de cárie. Nesse sistema, as lesões são classificadas em escores que podem variar de 0 a 6 de acordo com suas características clínicas, considerando a atividade da lesão e sua extensão histológica.[10]

A partir do diagnóstico e classificação, as lesões podem ainda ser categorizadas de acordo com a severidade e a atividade. Segundo o Sistema Internacional de Classificação e Manejo de Cáries (ICCMS), as lesões podem ser iniciais (escores 1 e 2), moderadas (escores 3 e 4) e severas (escores 5 e 6).[11] O estadiamento das lesões, levando em consideração os fatores de risco individuais do paciente, irão nortear a decisão de tratamento, que será abordada neste capítulo.

Quadro 1   Sistema Internacional de Detecção e Avaliação de Cárie (ICDAS)

Escore	Critério	
0	Nenhuma ou pouca alteração na translucidez de esmalte após prolongada secagem a ar (5 s)	
1	Alteração inicial visível em esmalte (vista apenas após secagem prolongada a ar ou restrita às áreas de fóssulas e fissuras)	Iniciais
2	Mudança nítida visível em esmalte úmido	
3	Descontinuidade (microcavidade) localizada no esmalte, que pode se apresentar opaco ou descolorido (sem dentina visível)	Moderadas
4	Sombreamento da dentina subjacente (com ou sem microcavidade)	
5	Cavidade nítida com dentina visível	Severas
6	Cavidade extensa nítida com dentina visível (envolvendo mais da metade da superfície)	

Fonte: Pitts e Ekstrand.[12]

LESÕES INICIAIS

As lesões iniciais (ou superficiais) compreendem as lesões não cavitadas em esmalte, classificadas como escores 1 e 2 do ICDAS. Para todas as lesões iniciais não há necessidade de tratamentos invasivos.

Para lesões ativas, o tratamento se direciona principalmente ao controle dos fatores etiológicos a fim de paralisar ou diminuir a progressão da lesão. A adesão do paciente e responsáveis ao tratamento é essencial, visando ao adequado controle do biofilme, à redução da frequência de consumo de sacarose na dieta e ao aumento da exposição ao flúor.

Sabe-se que o flúor interfere na dinâmica do processo da doença cárie, reduzindo a desmineralização e promovendo a remineralização, sendo importante a manutenção de níveis constantes na cavidade bucal.[13] Porém, na presença de lesões de cárie ativas, um maior aporte de flúor é necessário. A aplicação profissional de flúor em alta concentração é uma alternativa conservadora para paralisação de lesões iniciais, sempre acompanhado do controle dos fatores etiológicos.[14,15] Entre os principais veículos estão o flúor gel e o verniz de flúor.

Embora a região anterior seja de fácil visualização e remoção de biofilme, comumente implica envolvimento estético. Lesões iniciais de mancha branca, que comprometam esteticamente o paciente, podem ser suavizadas por meio da técnica de microabrasão.[16]

As lesões em esmalte inativas, pelo fato de não apresentarem características de progressão, não necessitam de tratamento além do acompanhamento clínico e do controle dos fatores etiológicos.

LESÕES MODERADAS

Com a dificuldade de controlar os fatores etiológicos e com o avanço da doença e a progressão das lesões, uma perda de continuidade do esmalte poderá ser observada e uma pequena cavidade, com ou sem envolvimento dentinário, podem estar presentes. Podem ser consideradas lesões moderadas as microcavidades em esmalte até o sombreamento da dentina adjacente, classificadas como escores 3 e 4 do ICDAS, respectivamente, sendo ambas sem tecido dentinário exposto.

Dentro do contexto de mínima intervenção, a primeira opção de abordagem é o controle dos fatores etiológicos, como já mencionado, principalmente quando se trata de superfícies lisas livres. Em alguns casos, quando há dificuldade na higienização, nas superfícies oclusais, por exemplo, no controle da dieta ou quando o tratamento remineralizador utilizando fluoretos não é bem-sucedido, o bloqueio mecânico utilizando selantes de fóssulas e fissuras pode ser indicado.[17,18]

Para as lesões moderadas em esmalte com pequenas cavitações (escore 3 do ICDAS, sem exposição de dentina), o tratamento não invasivo e, em caso de insucesso, o bloqueio mecânico são as opções de tratamento. No caso das lesões de sombreamento (escore 4 do ICDAS), não existe evidência na literatura do melhor tratamento indicado. Nesses casos, dependendo da profundidade da lesão observada no exame radiográfico, tanto o selamento quanto o procedimento restaurador com remoção seletiva de tecido cariado podem estar indicados. Em dentes decíduos, dependendo do grau de rizólise do dente e do tempo que este ainda precise permanecer em função, o acompanhamento periódico sem nenhuma intervenção invasiva pode ser uma opção.

Os selantes são materiais adesivos, desenvolvidos com o objetivo de proteger mecanicamente as fóssulas e fissuras do acúmulo de biofilme.[19] As evidências mais recentes mostram que os selantes são efetivos na prevenção, mas também na paralisação de lesões oclusais iniciais, sendo indicados principalmente para indivíduos mais suscetíveis à cárie.[17,18,20-22] *(Leia mais no Capítulo 20.)*

Existe uma diversidade de materiais disponíveis para o selamento de lesões moderadas, entre eles os selantes resinosos, o cimento de ionômero de vidro e as resinas fluidas. Há dificuldade em determinar a superioridade de um tipo de material devido à baixa qualidade de evidência para estudos comparativos. A escolha do material deve ser baseada nas propriedades do material e na proposta do selamento, levando em consideração a chance de falha e as situações clínicas específicas, como a umidade do campo operatório.[21] Os principais materiais indicados seriam os selantes à base de resina composta e os cimentos de ionômero de vidro.[17,22,23]

Os selantes resinosos, realizados com condicionamento ácido prévio, aderem micromecanicamente à superfície dentária, obliterando as fóssulas e fissuras. São classificados de acordo com o conteúdo de carga, presença de flúor e método de polimerização.[20,23]

Assim como outros materiais adesivos, os selantes resinosos não requerem retenção mecânica, dispensando desgastes dentários. São preconizados para o selamento de fóssulas e fissuras, apresentando melhores taxas de retenção quando comparados aos selantes à base de ionômero de vidro.[22,24]

Os selantes à base de ionômero de vidro apresentam menor sensibilidade à umidade e à técnica operatória quando comparados aos materiais resinosos, sendo geralmente mais fáceis de aplicar,[17,25] o que os torna adequados para uso em crianças não cooperativas ou em dentes parcialmente erupcionados. Apesar da menor taxa de retenção do ionômero de vidro comparado aos selantes resinosos, a eficácia no controle de cárie em termos de prevenção é semelhante entre os materiais,[26] o que pode ser atribuído, em parte, à capacidade de liberação de flúor do ionômero de vidro.

O sucesso dos selantes na prevenção e paralisação das lesões estará relacionado a um correto diagnóstico, indicação e técnica operatória. Qualquer que seja o material selecionado, é de extrema importância que se faça o acompanhamento do paciente, pois pode ocorrer a perda parcial ou mesmo total do selante com o passar do tempo e, consequentemente, a progressão da lesão.[20] Nas consultas de manutenção, caso necessário, pode ser feita a reaplicação do material.

LESÕES SEVERAS

As lesões severas ou profundas envolvem as lesões cavitadas com dentina exposta e visível, classificadas como escores 5 e 6 pelo sistema ICDAS. Com o aumento da cavidade (em extensão e/ou profundidade), há também maior dificuldade de higienização, consequentemente prejudicando o processo de remineralização. Por isso, em lesões severas a única opção de tratamento é o tratamento restaurador. Um dos objetivos do procedimento restaurador é reestabelecer a integridade da superfície para que o paciente possa higienizar e proteger o complexo dentino-pulpar, evitando assim a exposição pulpar.[6]

Dessa forma, em lesões mais profundas, há preocupação quanto à proximidade do órgão pulpar, sendo que o material restaurador deve isolar a dentina do ambiente bucal. Assim, criam-se condições favoráveis à remineralização e à reparação tecidual, evitando dor, exposição pulpar e mantendo sua vitalidade.

Lesões oclusais severas são mais facilmente avaliadas por meio do exame visual-tátil. Para lesões proximais, a identificação de cavitação e a consequente decisão de tratamento podem ser mais difíceis. Para essas superfícies, a separação temporária dos dentes com elástico ortodôntico e a realização de radiografias interproximais podem auxiliar na determinação da presença de cavidade, da atividade, bem como a profundidade da perda mineral.[27]

Descartando-se sinais de envolvimento pulpar como dor espontânea, abscesso, fístula ou alterações radiográficas, deve-se realizar o bloqueio da cavidade. O bloqueio mecânico da lesão promove a paralisação do processo carioso e estimula a formação de dentina terciária.[6] Segundo os estudos, não é necessária a remoção de toda a dentina infectada em lesões profundas para o sucesso do tratamento, desde que a restauração possa isolar a lesão do ambiente bucal.[28] Sendo assim, a única justificativa para a remoção de tecido cariado, atualmente, seria o aumento da superfície adesiva e consequente maior longevidade da restauração, e isso é realizado apenas nas paredes laterais das lesões severas.[5]

Com o avanço dos materiais restauradores adesivos e o maior entendimento da doença, abordagens mais conservadoras vêm sendo discutidas, com foco em preservar o máximo de estrutura, dispensando a remoção de tecido cariado ou removendo o mínimo possível. São opções de tratamento para lesões profundas dentro da ideia de preservação tecidual: a aplicação de cariostático, o uso de selantes sem manipulação de tecido cariado, o tratamento restaurador convencional com remoção seletiva de tecido cariado, o tratamento restaurador atraumático e a técnica de Hall. Abordaremos a seguir cada uma dessas opções.

Cariostático

Conhecido desde a década de 1970, o diaminofluoreto de prata (DFP) vem ganhando cada vez mais espaço no controle de cárie como estratégia não invasiva. Trata-se de um agente cariostático, que promove a remineralização da estrutura dental, protegendo as fibras colágenas, além de ter efeito antibacteriano.

A principal desvantagem do DFP é o escurecimento da lesão devido à ação da prata, prejudicando a estética, principalmente na região anterior. Apesar do desafio estético, é uma opção acessível, de fácil execução e efetiva no controle de lesões em dentina.[29]

Pode ser encontrado em diferentes concentrações (10 a 38%), porém os estudos mostram maior efetividade nas concentrações mais elevadas. Não há um consenso quanto ao número e frequência necessária de aplicações.[30] *(Leia mais no Capítulo 18.)*

Selamento

A aplicação de selantes resinosos de fóssulas e fissuras com cunho preventivo está bastante estabelecida na literatura. Entretanto, estudos mais antigos já avaliaram o uso de selantes para tratamento de lesões de cárie, mostrando a paralisação das lesões moderadas, por meio da diminuição da microbiota viável e do bloqueio do aporte de nutrientes ao biofilme.[18,31,32]

Os selantes resinosos e o cimento de ionômero de vidro, especialmente de alta viscosidade, por apresentar melhores propriedades e retenção, são os mais utilizados também para o selamento de lesões em dentina. As resinas fluidas ou *flow* também são uma alternativa, apresentando características superiores de resistência.[33,34]

Quando se fala em lesões severas, a maioria dos estudos com uso de selantes em dentes decíduos, sem manipulação de tecido cariado, mostra paralisação e até mesmo regressão das lesões, seguindo critérios como: abertura de no máximo 3 mm, cavidades restritas à face oclusal e profundidade com distância segura da câmara pulpar (até a metade externa de dentina), sem sintomatologia dolorosa.[35-37]

Ainda há poucas evidências para indicação de selamento de lesões cariosas mais profundas. Um estudo que realizou selamento de lesões cavitadas em dentina, incluindo lesões profundas, com CIV modificado por resina, não encontrou associação entre profundidade e falha restauradora após dois anos de acompanhamento.[38]

Tratamento restaurador atraumático (TRA)

O tratamento restaurador atraumático (TRA) prevê a remoção de tecido cariado de cavidades até o terço médio de dentina apenas com instrumentos manuais, preservando o máximo de estrutura dentária e posterior restauração, utilizando cimento ionômero de vidro de alta viscosidade.[39]

Foi inicialmente proposto para locais de difícil acesso e escassez de recursos (ausência de exame radiográfico e anestesia),[40] todavia, vem sendo também utilizado devido aos resultados satisfatórios de longevidade e paralisação do processo carioso no ambiente clínico, sendo uma alternativa segura para cavidades envolvendo apenas uma face em ambas as dentições[25] e lesões oclusoproximais de dentes decíduos.[41]

Técnica de Hall *(Hall technique)*

Nessa técnica, são utilizadas coroas metálicas pré-fabricadas para reabilitação de molares decíduos com lesões em dentina, sem remoção de tecido cariado, sem preparo e sem anestesia. Quando bem indicada, trata-se de uma boa opção para paralisação de lesões mais amplas oclusais e proximais, sendo uma técnica de fácil execução, baixo custo e que preserva a estrutura dentária.[42] Entre as desvantagens estão a estética, devido à cor do metal, e a dificuldade de serem encontradas no Brasil.

Tratamento restaurador e manipulação de tecido cariado

Os objetivos e princípios da remoção de tecido cariado envolvem a manutenção do elemento dentário com a preservação dos tecidos, manutenção da vitalidade pulpar, evitar a exposição pulpar, evitar a ansiedade do paciente e viabilizar margens cavitárias sadias para o apropriado selamento das restaurações.[43] Com relação à remoção de tecido cariado, a evidência na literatura é vasta, e contraindica a remoção total de tecido cariado para o tratamento restaurador de lesões severas.[28,44-47]

Entretanto, apesar de a literatura científica demonstrar a eficácia da remoção seletiva de tecido cariado (RSTC), os critérios que compreendem essa técnica ainda são considerados subjetivos, uma vez que não existem métodos precisos que determinem exatamente a dentina que deve ser removida. A dureza é o principal critério para a determinação do tecido cariado a ser removido. Outros critérios, como umidade e coloração, também são utilizados como referenciais clínicos na determinação do tecido alterado a ser removido.[5]

Em lesões severas em dentina, porém rasas, a longevidade da restauração é um fator importante. Nesse caso, a remoção seletiva à dentina firme é o tratamento de escolha para ambas as dentições. No entanto, em lesões profundas, a manutenção da vitalidade pulpar deve ser priorizada, e está indicada a remoção seletiva à dentina macia.[5,43]

Na remoção seletiva de tecido cariado, as paredes laterais da cavidade devem apresentar um tecido hígido, oferecendo condições adequadas para uma boa adesão. A dentina das paredes laterais deve estar dura, resistente ao ser raspada por um escavador ou sonda exploradora. Ao fundo, em direção à parede pulpar, deve ser deixado um tecido cariado firme, evitando a exposição pulpar, mas que permita a colocação de volume adequado do material restaurador. Em lesões severas mais profundas, essa dentina ao fundo pode estar mais amolecida, pois o objetivo principal é manter a vitalidade e evitar a exposição pulpar.[5,43]

O uso de material forrador (hidróxido de cálcio) no fundo da cavidade em lesões severas também não é indicado, uma vez que a deposição de dentina terciária e a formação de uma barreira protetora irá ocorrer independentemente do material restaurador. A literatura suporta a colocação de uma base de hidróxido de cálcio quando a espessura da dentina sobre a parede pulpar for de até 1 mm visível na radiografia interproximal, devido à toxicidade dos materiais adesivos.[48]

Dentro de todo o contexto de mínima intervenção, os materiais restauradores adesivos trouxeram avanços importantes, sendo os mais empregados na odontopediatria. As resinas compostas, cimentos de ionômero de vidro convencionais, principalmente de alta viscosidade, e modificados por resina seriam os mais indicados para o tratamento restaurador. Para a escolha do material, devem ser levados em consideração critérios como experiência do profissional, umidade do campo operatório e exigência estética. *(Leia mais no Capítulo 15.)*

CONSIDERAÇÕES FINAIS

Diante do exposto, fica clara a complexidade do processo de tomada de decisão clínica em face das lesões cariosas. A partir do correto diagnóstico, são diversos os fatores que influenciarão na decisão de tratamento, técnica e materiais utilizados. Sendo assim, nossa conduta será sempre pautada na melhor evidência científica disponível, mas guiada pela avaliação individual do paciente, considerando seus hábitos, histórico de doença, ciclo biológico do dente decíduo, capacidade de cooperação, entre outros.

O fato de os dentes decíduos serem temporários, ou seja, terem seu ciclo biológico determinado até a esfoliação, é um ponto importante a ser considerado durante a decisão de tratamento. Um dente próximo à esfoliação muitas vezes dispensará tratamentos mais invasivos, assim como a retenção do material não será o principal critério de escolha. Por outro lado, a idade ou capacidade de cooperar da criança também influenciará na escolha da técnica e do material.

Como já mencionado, as lesões são classificadas de acordo com suas características clínicas, sendo a presença de cavidade e a profundidade das lesões determinantes para a escolha do tratamento. A capacidade de remineralização está relacionada com a capacidade de higienização.

Quadro 2 Opções de tratamento para lesões de cárie ativas

Iniciais	Moderadas	Severas
Não cavitadas (escores 1 e 2)	• *Microcavidade em esmalte (escore 3)* • *Sombreamento em dentina (escore 4)*	*Cavitadas com dentina exposta (escores 5 e 6)*
Tratamento não invasivo • Orientação de higiene bucal e dieta • Fluorterapia (gel ou verniz)	**Tratamento não invasivo** • Orientação de higiene bucal e dieta • Fluorterapia • Aplicação de selante* • Restauração quando houver indicação estética ou envolvimento periodontal	• Aplicação de selante* • Tratamento restaurador convencional (RSTC) • ART • *Hall technique*

*Avaliar critérios de indicação.

Fonte: elaborado pelos autores.

Lesões severas, na medida em que a higiene é dificultada, necessitarão de bloqueio da cavidade. Além disso, em lesões mais profundas, a restauração tem função de proteção do complexo dentino-pulpar, evitando dor e sensibilidade.

Identificada a necessidade de restauração ou bloqueio da cavidade, poder-se-á optar pela remoção seletiva de tecido cariado ou pela manutenção do tecido cariado. Como já vimos, a remoção total do tecido cariado é contraindicada. Dentre as opções restauradoras, pode-se realizar o tratamento restaurador convencional, o selamento (sem manipulação de tecido), o tratamento restaurador atraumático e o uso de coroas pré-fabricadas. Para a escolha da técnica, a profundidade e a extensão da lesão e a experiência do profissional devem ser consideradas.

Os materiais escolhidos devem estar em concordância com o objetivo de preservação tecidual. Dessa forma, os materiais adesivos são os mais indicados em odontopediatria. Para o selamento, os materiais mais utilizados são os selantes resinosos e o cimento de ionômero de vidro, principalmente os de alta viscosidade. Para restauração convencional, pode ser utilizada resina composta ou cimento de ionômero de vidro. Mais uma vez, a escolha será influenciada pela experiência do profissional, extensão da lesão e faces envolvidas, além da exigência estética ou maior necessidade de retenção.

Além de todos esses aspectos, toda conduta deve ser sempre baseada na melhor evidência científica disponível. Alguns tratamentos possuem vasta literatura disponível, como a remoção seletiva de tecido cariado. Quanto ao selamento, para lesões em dentina, a literatura ainda é limitada, e a indicação deve respeitar certos critérios abordados neste capítulo.

O tratamento odontológico em crianças apresenta muitas particularidades, pois, além da questão técnica, envolve o medo, a ansiedade e o manejo do comportamento. Em odontopediatria, o diagnóstico precoce, a prevenção e a preservação tecidual têm um papel ainda mais especial. Mais uma vez, devemos lembrar que, quando indicado, o tratamento restaurador é apenas parte do tratamento, e deve estar sempre associado ao controle dos fatores etiológicos e ao envolvimento dos responsáveis para mudança de hábitos.

REFERÊNCIAS BIBLIOGRÁFICAS

1. Schwendicke F. Removing carious tissue: why and how? In: Schwendicke F, Frencken J, Innes N (eds.). Caries excavation: evolution of treating cavitated carious lesions. Basel: Karger; 2018. p.56-67. (Monographs in Oral Science, v.27.)
2. Fejerskov O, Kidd E. Dental caries: the disease and its clinical management. Oxford: Blackwell Munksgaard; 2003.
3. Pitts NB, Stamm JW. International Consensus Workshop on Caries Clinical Trials (ICW-CCT): final consensus statements. Agreeing where the evidence leads. J Dent Res. 2004;83(SPEC. ISS. C):2002-5.
4. Pitts NB. Are we ready to move from operative to non-operative/preventive treatment of dental caries in clinical practice? Caries Res. 2004;38(3):294-304.
5. Schwendicke F, Frencken JE, Bjørndal L, Maltz M, Manton DJ, Ricketts D, et al. Managing carious lesions: consensus recommendations on carious tissue removal. Adv Dent Res. 2016;28(2):58-67.
6. Kidd EAM. How "clean" must a cavity be before restoration? Caries Res. 2004;38(3):305-13.
7. Ericson D. The concept of minimally invasive dentistry. Dent Updat. 2007;34:9-18.
8. Warren JJ, Levy SM, Kanellis MJ. Dental caries in the primary dentition: assessing prevalence of cavitated and non-cavitated lesions. J Public Health Dent. 2002;62(2):109-14.
9. Urquhart O, Tampi MP, Pilcher L, Slayton RL, Araujo MWB, Fontana M, et al. Nonrestorative treatments for caries: systematic review and network meta-analysis. J Dent Res. 2019;98(1):14-26.
10. Ismail A, Sohn W, Tellez M, Amaya A, Sen A, Hasson H, et al. The International Caries Detection and Assessment System (ICDAS): an integrated system for measuring dental caries. Comunity Dent Oral Epidemiol. 2007;35(1):170-8.
11. Pitts NB, Ekstrand K. International caries detection and assessment system (ICDAS) and its international caries classification and management system (ICCMS): methods for staging of the caries process and enabling dentists to manage caries. Community Dent Oral Epidemiol. 2013;41(1):41-52.
12. Pitts NB, Ekstrand KR; ICDAS Foundation. International Caries Detection and Assessment System (ICDAS) and its International Caries Classification and Management System (ICCMS) – methods for staging of the caries process and enabling dentists to manage caries. Community Dent Oral Epidemiol. 2013 Feb;41(1):e41-52.
13. Cury JA. Uso do flúor e controle da cárie como doença. In: Baratieri LN. Odontologia restauradora: fundamentos e possibilidades. São Paulo: Santos; 2001. p.33-68.
14. Lenzi TL, Montagner AF, Soares FZM, de Oliveira Rocha R. Are topical fluorides effective for treating incipient carious lesions? J Am Dent Assoc. 2016 Feb;147(2):84-91.
15. Gao SS, Zhang S, Mei ML, Lo ECM, Chu CH. Caries remineralisation and arresting effect in children by professionally applied fluoride treatment: a systematic review. BMC Oral Health. 2016;16(1):1-9.
16. Sundfeld RH, Croll TP, Briso ALF, De Alexandre RS, Neto DS. Considerations about enamel microabrasion after 18 years. Am J Dent. 2007;20(2):67-72.
17. Beauchamp J, Caufield PW, Crall JJ, Donly K, Feigal R, Gooch B, et al. Evidence-based clinical recommendations for the use of pit-and-fissure sealants: a report of the American Dental Association Council on Scientific Affairs. J Am Dent Assoc. 2008;139(3):257-68.

18. Griffin SO, Oong E, Kohn W, Vidakovic B, Gooch BF, Bader J, et al. The effectiveness of sealants in managing caries lesions. J Dent Res. 2008;87(2):169-74.
19. Cueto EI, Buonocore MG. Sealing of pits and fissures with an adhesive resin: its use in caries prevention. J Am Dent Assoc. 1967;75(1):121-8.
20. Ahovuo-Saloranta A, Forss H, Walsh T, Nordblad A, Mäkelä M, Worthington H V. Pit and fissure sealants for prev. Cochrane Database Syst Rev. 2017;2017(7).
21. AAPD. Use of pit-and-fissure sealants. Pediatr Dent. 2018;40(6):162-78.
22. Azarpazhooh A, Main PA. Pit and fissure sealants in the prevention of dental caries in children and adolescents: a systematic review. J Can Dent Assoc (Tor). 2008;74(2).
23. Colombo S, Beretta M. Dental Sealants Part 3: Which material? Efficiency and effectiveness. Eur J Paediatr Dent. 2018;19(3):247-9.
24. Poulsen S, Laurberg L, Væth M, Jensen U, Haubek D. A field trial of resin-based and glass-ionomer fissure sealants: clinical and radiographic assessment of caries. Community Dent Oral Epidemiol. 2006;34(1):36-40.
25. de Amorim RG, Leal SC, Frencken JE. Survival of atraumatic restorative treatment (ART) sealants and restorations: a meta-analysis. Clin Oral Investig. 2012;16(2):429-41.
26. Alirezaei M, Bagherian A, Sarraf Shirazi A. Glass ionomer cements as fissure sealing materials: yes or no? A systematic review and meta-analysis. J Am Dent Assoc. 2018;149(7):640-649.e9.
27. Braga MM, Mendes FM, Ekstrand KR. Detection activity assessment and diagnosis of dental caries lesions. Dent Clin North Am. 2010;54(3):479-93.
28. Thompson V, Craig R, Curro F, Green W, Ship J. Treatment of deep carious lesions by complete excavation or partial removal. J Am Dent Assoc. 2008;139(6):705-12.
29. Chibinski AC, Wambier LM, Feltrin J, Loguercio AD, Wambier DS, Reis A. Silver diamine fluoride has efficacy in controlling caries progression in primary teeth: a systematic review and meta-analysis. Caries Res. 2017;51(5):527-41.
30. Gao SS, Zhao IS, Hiraishi N, Duangthip D, Mei ML, Lo ECM, et al. Clinical trials of silver diamine fluoride in arresting caries among children: a systematic review. JDR Clin Transl Res. 2016;1(3):201-10.
31. Handelman SL, Washburn F, Wopperer P. Two-year report of sealant effect on bacteria in dental caries. J Am Dent Assoc. 1976;93(5):967-70.
32. Mertz-Fairhurst EJ, Curtis JW, Ergle JW, Rueggeberg FA, Adair SM. Ultraconservative and cariostatic sealed restorations: Results at year 10. J Am Dent Assoc. 1998;129(1):55-66.
33. Beun S, Bailly C, Devaux J, Leloup G. Physical, mechanical and rheological characterization of resin-based pit and fissure sealants compared to flowable resin composites. Dent Mater. 2012;28(4):349-59.
34. Bagherian A, Shiraz AS. Flowable composite as fissure sealing material? A systematic review and meta-analysis. Br Dent J. 2018;224(2):92-7.
35. Kramer P, Cardoso L, Reis P, Streck A, Silveira D, Tovo M. Efeito da aplicação de selantes de fossas e fissuras na progressão de lesões cariosas oclusais em molares decíduos: observações clínicas e radiográficas. Rev Ibero-Americana Odontopediatria Odontol do Bebé. 2003;6(34):504-14.
36. Borges BCD, De Souza Borges J, Braz R, Montes MAJR, De Assunção Pinheiro IV. Arrest of non-cavitated dentinal occlusal caries by sealing pits and fissures: a 36-month, randomised controlled clinical trial. Int Dent J. 2012;62(5):251-5.
37. Hesse D, Bonifácio CC, Mendes FM, Braga MM, Imparato JCP, Raggio DP. Sealing versus partial caries removal in primary molars: a randomized clinical trial. BMC Oral Health. 2014;14(1):1-7.
38. Santos N, Sarti C, Gouvea D, Toniolo J, Leal S, Neves M, et al. Selamento versus restauração de lesões de carie em dentina de superfícies oclusais de molares decíduos: ECR de 2 anos de acompanhamento. In: SBpqO. 2019. p.780.
39. Cole BOI, Welbury R. The atraumatic restorative treatment (ART) technique: does it have a place in everyday practice? Pediatr Dent. 2000;27:118-23.
40. Frencken JE, Pilot T, Songpaisan Y, Phantumvanit P. Atraumatic restorative treatment (ART): rationale, technique, and development. J Public Health Dent. 1996;56(3):135-40.
41. Tedesco TK, Calvo AFB, Lenzi TL, Hesse D, Guglielmi CAB, Camargo LB, et al. ART is an alternative for restoring occlusoproximal cavities in primary teeth: evidence from an updated systematic review and meta-analysis. Int J Paediatr Dent. 2017;27(3):201-9.
42. Santamaría RM, Innes N. Sealing carious tissue in primary teeth using crowns: the hall technique. Monogr Oral Sci. 2018;27:113-23.
43. Innes NPT, Frencken JE, Bjørndal L, Maltz M, Manton DJ, Ricketts D, et al. Managing carious lesions: consensus recommendations on terminology. Adv Dent Res. 2016;28(2):49-57.
44. Bjørndal L, Kidd E. The treatment of deep dentine caries lesions. Dent Updat. 2005;32(7):402-4.
45. Ricketts D, Kidd E, Innes NPT, Clarkson JE. Complete or ultraconservative removal of decayed tissue in unfilled teeth. Cochrane Database Syst Rev. 2006;19(CD003808).
46. Alves LS, Giongo FCM de S, Mua B, Martins VB, Barbachan E Silva B, Qvist V, et al. A randomized clinical trial on the sealing of occlusal carious lesions: 3-4-year results. Braz Oral Res. 2017;31:e44.
47. Dalpian D, Ardenghi T, Demarco F, Garcia-Godoy F, De Araujo F, Casagrande L. Clinical and radiographic outcomes of partial caries removal restorations performed in primary teeth. Am J Dent. 2014;27(2):68-72.
48. Costa CAS, Oliveira MF, Giro EMA, Hebling J. Biocompatibility of resin-based materials used as pulp-capping agents. Int Endod J. 2003;36(12):831-9.

USO DE FLUORETOS EM ODONTOPEDIATRIA   18

Adílis Alexandria
Izabel Monteiro Dhyppolito
Laís Rueda Cruz
Ana Paula Pires dos Santos

INTRODUÇÃO

A cárie dentária é uma doença crônica, biofilme e açúcar-dependente, sendo resultado de um desequilíbrio no processo de desmineralização-remineralização dentária, que ocorre de maneira dinâmica e constante na cavidade bucal. Esse desequilíbrio acontece quando há metabolização dos açúcares da dieta pelas bactérias residentes da cavidade bucal que produzem ácidos, reduzindo o pH do meio e levando à perda mineral (desmineralização). Quando a ingestão de açúcar é interrompida, o pH volta ao valor normal e os minerais retornam para a superfície do dente (remineralização). Sendo assim, quando a ingestão de açúcar é frequente, a perda mineral é constante e, ao longo do tempo, poderá resultar na formação de cavidades, denominadas lesões de cárie.[1]

As lesões de cárie podem acometer o esmalte e a dentina, podendo levar à dor e ao desconforto e causando impacto negativo na qualidade de vida das crianças e adolescentes acometidos e, consequentemente, dos seus familiares. A presença da dor pode causar dificuldade de mastigação, problemas de sono e abstenção escolar. Os responsáveis podem ser afetados financeiramente de maneira indireta, quando deixam de trabalhar para buscar tratamento para seus filhos, ou direta, quando têm de custear o tratamento odontológico ou o transporte, por exemplo. Dessa forma, lesões de cárie não tratadas podem gerar custos psicológicos, emocionais, sociais e financeiros.[2]

Dados epidemiológicos apontam a cárie dentária em dentes permanentes como a doença mais prevalente do mundo, atingindo mais de 2 bilhões de pessoas. Nos dentes decíduos, os dados também são alarmantes, com uma prevalência total de 532 milhões de crianças acometidas pela doença.[3] No Brasil, os dados nacionais mais recentes são do SB Brasil 2010,[4] que demonstrou que, aos 12 anos, a prevalência de cárie em dentes permanentes é de 56,5%, e, aos 5 anos, em dentes decíduos, é de 53,4%.

Muito embora os números ainda sejam expressivos, ao longo do tempo houve um declínio na prevalência e na incidência da cárie dentária tanto no Brasil como no mundo. Grande parte dessa redução pode ser relacionada à descoberta do potencial terapêutico do uso dos fluoretos (F^-). Esse potencial foi descoberto no começo do século XX, quando se observou que a prevalência de cárie era menor em regiões onde a água de abastecimento era naturalmente fluoretada. Posteriormente, países como Estados Unidos e Canadá iniciaram o processo de fluoretação artificial das águas de abastecimento para prevenção e controle da doença. Estima-se que, no mundo, mais de 380 milhões de pessoas sejam beneficiadas pela água artificialmente fluoretada, além de 50 milhões que têm acesso à água naturalmente fluoretada nos níveis recomendados.[5,6]

A partir do conhecimento do potencial terapêutico dos F^-, além da fluoretação artificial das águas de abastecimento, o íon foi incorporado a outros veículos, como dentifrícios, géis, espumas, bochechos e vernizes. Este capítulo abordará cada um desses veículos de acordo com a melhor evidência científica disponível atualmente.

BASES PARA PRÁTICA CLÍNICA

Mecanismo de ação dos fluoretos

Os F^- desempenham um papel fundamental no controle da cárie dentária,[7] portanto entender seu mecanismo de ação nesse processo é imprescindível. Ao contrário do que se pensava há alguns anos, a ação benéfica do F^- se dá pela sua ação local de forma tópica na cavidade bucal.[1,7] O F^- tem atuação na interface do dente com o biofilme e interfere no processo de desmineralização-remineralização que ocorre durante a formação das lesões de cárie.[8] O flúor é o elemento químico mais eletronegativo da natureza, por isso possui grande afinidade pelos minerais componentes dos tecidos dentários. O F^- pode estar presente na cavidade bucal ligado ao biofilme, na saliva, nos tecidos moles e dentários, e sua disponibilidade constante no meio bucal em contato com a superfície dentária é fundamental para a redução da desmineralização e a ativação da remineralização[9] (Figura 1).

Fluoretos na odontologia

O uso de F^- na odontologia é parte fundamental na estratégia de prevenção e controle da cárie dentária. No entanto, é importante lembrar as limitações de seu efeito, uma vez que o F^- não interfere nos fatores responsáveis pela doença, como o consumo de açúcar e o acúmulo de biofilme. As diferentes formas de uso do F^- podem ser classificadas de acordo com a estratégia utilizada para disponibilizá-lo na cavidade bucal: uso coletivo (consumo de água fluoretada), individual (utilização de dentifrício fluoretado e uso de soluções para bochechos com flúor) ou profissional (aplicação de produtos profissionais liberadores de flúor, como gel, verniz e materiais restauradores). O uso coletivo e os dentifrícios fluoretados são indicados para todos e fazem parte da rotina diária. Já o uso profissional e os bochechos fluoretados devem ser avaliados e indicados pelo cirurgião-dentista de acordo com a necessidade individual de cada paciente.

Uso coletivo

O uso coletivo dos F^- refere-se basicamente à estratégia de fluoretação artificial das águas de abastecimento. Tradicionalmente, chamava-se de flúor de uso sistêmico, pois se acreditava que todo o flúor da água que era ingerido era incorporado à superfície dentária durante sua formação, tornando o dente mais resistente. Entretanto, sabe-se que a quantidade de flúor incorporado à estrutura dentária é pequena e que a ação do flúor é sempre tópica, independentemente de seu modo de aplicação, ou seja, é preciso que ele esteja presente na cavidade bucal para exercer sua ação anticárie.

A disponibilidade do F^- presente na água ocorre ao beber a água, durante a mastigação de refeições preparadas com água fluoretada e após a ingestão do alimento, já que o flúor também retorna à cavidade bucal via glândulas salivares.[9]

A fluoretação da água foi uma estratégia utilizada para a redução nos índices de cárie dentária na população mundial durante a segunda metade do século XX. Embora existam outros veículos para disponibilização do F^-, a água é o meio mais custo-efetivo e também o mais utilizado para atingir a população, independentemente da idade e da condição social.[9,10]

Revisões sistemáticas realizadas sobre o tema encontraram redução de cárie nas dentições decídua e permanente em crianças, além de maior proporção de crianças livres de cárie no grupo que tinha acesso à água artificialmente fluoretada. Entretanto, os estudos incluídos nessas revisões são muito antigos, alguns apresentam limitações metodológicas importantes e seus resultados podem não

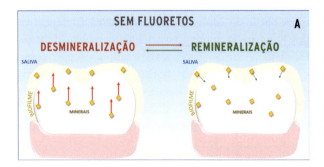
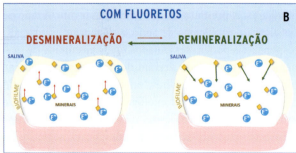

Figura 1 Representação esquemática dos processos de desmineralização e remineralização dos tecidos dentários na ausência (A) e na presença (B) de F^-. O tamanho e a espessura das setas representam a intensidade com que os eventos ocorrem.
Fonte: elaborada pelas autoras.

se aplicar ao cenário atual. Ainda assim, não há evidência sobre o impacto da descontinuação da fluoretação artificial da água de abastecimento.[11,12] Sabe-se, portanto, que é uma estratégia populacional, barata e efetiva e por esse motivo não há, por enquanto, razões para sua descontinuação.

Uso individual

Entre os métodos individuais de administração de F⁻ estão os dentifrícios e as soluções para bochecho. Diante do conhecimento sobre o mecanismo de ação dos F⁻, sabe-se da necessidade de manutenção de baixos níveis intrabucais para reduzir a velocidade de progressão da cárie dentária. Logo, os métodos individuais, particularmente os dentifrícios fluoretados, são alternativas inteligentes de uso de F⁻.

Dentifrícios fluoretados

O uso de dentifrícios contendo flúor em sua composição começou a ser estudado logo após o entendimento do potencial terapêutico do flúor e sua utilização como método coletivo por meio das águas de abastecimento. A partir de então, diversos ensaios clínicos foram conduzidos comprovando sua efetividade anticárie. Além disso, revisões sistemáticas recentes confirmam esses achados.[8,13]

Os dentifrícios fluoretados são o meio mais utilizado para a prevenção e o controle da cárie dentária. Pode-se dizer ainda que a escovação com dentifrícios fluoretados é o meio mais racional, pois, além de liberar o flúor para a cavidade, ao mesmo tempo, promove a remoção mecânica do biofilme da superfície do dente.[9,14]

Os dentifrícios podem ser apresentados em diversas formulações. Em relação aos agentes fluoretadores, podem conter fluoreto de sódio (NaF), monofluorfosfato de sódio (MFP), fluoreto estanhoso (SnF_2) e fluoreto de amina (AmF), sendo os dois primeiros os mais comumente encontrados no mercado.

Em relação à concentração, os dentifrícios podem apresentar concentração convencional ou padrão de F⁻ [(1.000 a 1.500 partes por milhão– ppm)], alta concentração (> 1.500 ppm F) ou baixa concentração (abaixo de 600 ppm F). Os dentifrícios com concentração padrão têm efetividade anticárie comprovada e são os mais utilizados. Os dentifrícios com alta concentração também têm efetividade anticárie comprovada, entretanto devem ser indicados apenas em casos específicos devido ao alto potencial de toxicidade aguda e crônica. Os dentifrícios contendo baixas concentrações foram desenvolvidos para crianças com o objetivo de oferecer o benefício anticárie e minimizar o risco de toxicidade crônica, a fluorose dentária. Entretanto, dentifrícios com baixa concentração não têm efetividade anticárie quando comparados com placebo e também não são capazes de diminuir o risco de desenvolvimento de fluorose considerada esteticamente indesejável. Portanto, apenas dentifrícios contendo pelo menos 1.000 ppm de F⁻ seriam recomendados para prevenção e controle da doença.[8,13]

Para minimizar o risco de desenvolvimento da fluorose dentária e garantir o efeito benéfico de prevenção da cárie, é preciso reduzir a ingestão de dentifrício durante a escovação.[14] Assim, a quantidade de dentifrício utilizada deve ser controlada pelos responsáveis, sendo para crianças menores de 3 anos a quantidade referente a um grão de arroz cru e para crianças de 3 a 6 anos de idade a quantidade referente a um grão de ervilha.[15]

Portanto, a recomendação baseada na melhor evidência atual é a de que todas as crianças devem escovar os dentes com dentifrício com concentração padrão de F⁻ a partir da erupção do primeiro dente, pelo menos duas vezes ao dia, na quantidade recomendada para cada idade.[15,16]

Soluções fluoretadas para bochecho

As soluções fluoretadas para bochecho ou enxaguatórios bucais começaram a ser estudadas no mesmo período dos dentifrícios com flúor. Seus mecanismos de ação são similares, permitindo a liberação do F⁻ para cavidade bucal, porém as soluções não são capazes de remover o biofilme da superfície dentária. Sua utilização foi bastante difundida em programas de uso supervisionado em escolas,[17] entretanto também podem ser recomendadas para uso domiciliar em pacientes com risco de cárie.[15]

O uso de soluções fluoretadas também tem sido indicado para pacientes em tratamento ortodôntico com a finalidade de redução do desenvolvimento de manchas brancas de cárie. Embora essa prática seja amplamente divulgada e recomendada por muitos ortodontistas, não há evidência de efeito protetor do uso de bochechos para essa finalidade.[18]

Embora outras formulações tenham sido testadas, a maior parte das soluções comercializadas é à base de NaF. São encontradas em duas formulações, de 0,05% (225 ppm F) e de 0,2% (900 ppm F), para uso diário e semanal/quinzenal, respectivamente.[5,15] Seu uso está embasado nos resultados de uma revisão sistemática que encontrou efetividade anticárie em ambas as formulações para crianças e adolescentes de 6 a 14 anos, na dentição permanente.[17] É importante ressaltar que o uso em crianças menores de 6 anos não é recomendado devido ao alto risco de ingestão e possível toxicidade.

Uso profissional

Alguns produtos fluoretados amplamente utilizados na odontologia são de aplicação restrita pelo cirurgião-dentista, tais como géis, espumas e vernizes, pois são produtos de alta concentração de F$^-$. Os materiais liberadores de flúor e o diamino fluoreto de prata também são produtos usados no atendimento clínico por profissionais da odontologia, e esses materiais receberão destaque neste tópico.

É importante ter em mente que a aplicação profissional de F$^-$ é uma estratégia complementar ao uso coletivo e individual que deve ser utilizada pelo cirurgião-dentista de acordo com a avaliação individual de cada paciente.

Géis e espumas fluoretadas

Os géis fluoretados ainda são muito utilizados na prática odontológica, e a atual recomendação no Brasil é a aplicação desse material de duas a três vezes ao ano.[5] Entretanto, uma revisão sistemática do grupo Cochrane concluiu que há evidência de qualidade moderada quanto ao efeito inibidor de cárie para dentição permanente, e para dentição decídua as evidências disponíveis são de baixa qualidade.[19]

Os produtos fluoretados utilizados na odontologia na forma de gel são: o fluorfosfato acidulado (FFA) a 1,23% (12.300 ppmF) e o fluoreto de sódio neutro (9.000 ppmF). Pode-se ainda encontrar o FFA comercialmente disponível como espuma com a concentração de 12.300 ppm de F$^-$.

Especificamente em relação aos géis acidulados, deve-se ter um cuidado especial no uso em pacientes que apresentem restaurações ou selantes de ionômero de vidro, pois esses materiais restauradores em condições ácidas tendem a aumentar a abrasão, a rugosidade superficial e a pigmentação.[20] Recomenda-se que o dente restaurado seja isolado com vaselina no momento da aplicação do FFA, ou que se opte pelo uso do gel neutro.

Sugere-se, em relação ao tempo de aplicação do material, que as instruções do fabricante sejam seguidas. Geralmente o tempo de aplicação varia de 1 minuto (para géis acidulados, cuja concentração de F$^-$ é mais alta) a 4 minutos (para géis neutros, cuja concentração de F$^-$ é mais baixa). Contudo, estudos sugerem que não há diferença de efetividade dos materiais nos tempos de 1 ou 4 minutos.[21]

É importante destacar que se tornou comum a indicação, pelos cirurgiões-dentistas, para que o paciente permaneça cerca de 30 minutos sem beber água após a aplicação tópica de géis fluoretados, entretanto não há evidência científica que embase tal recomendação.[5,22]

É de extrema importância que se realize a técnica de aplicação do produto de forma adequada, explicando ao paciente que os géis e espumas fluoretadas não podem ser engolidos, a fim de minimizar a toxicidade aguda dos materiais, que frequentemente é associada a náuseas, vômitos e dores de estômago. Além disso, o produto fluoretado não deve ser aplicado com o paciente em jejum, pois favorece a maior absorção do F$^-$ em caso de ingestão acidental.[23]

A técnica para aplicação dos géis e espumas fluoretadas é composta pelos seguintes procedimentos (**Figura 2**):

1. Profilaxia das arcadas dentárias (uso de pasta profilática ou pedra-pomes com água).
2. Colocar o paciente em posição sentada na cadeira odontológica e instruí-lo a não engolir o material durante a aplicação.
3. Separar uma porção do produto fluoretado que será aplicado em um recipiente de plástico ou de silicone.
4. Secar as superfícies dentárias com seringa tríplice e fazer isolamento relativo com roletes de algodão. O ambiente deve ser mantido seco com auxílio de sugador.
5. Aplicar o material por quadrantes com o auxílio de cotonetes ou roletes de algodão. Lembre-se de utilizar o fio dental para levar o material até as superfícies proximais.
6. Aguardar o tempo de aplicação recomendado pelo fabricante, mantendo sempre o sugador na cavidade bucal do paciente.
7. Remover o isolamento relativo e retirar o excesso de material com auxílio de gaze e/ou sugador.
8. Pedir que o paciente cuspa todo o excesso do produto.

Verniz fluoretado

O verniz fluoretado é uma resina com alta concentração de F$^-$; a maioria dos produtos contém cerca de 2,26% de F$^-$ a partir de uma suspensão de 5% de fluoreto de sódio.[15] A facilidade de aplicação desse material, sua aderência à estrutura dentária, o endurecimento em contato com a saliva e a boa tolerância pelas crianças fazem com que esse veículo seja recomendado como a forma mais conveniente e segura de aplicação profissional de F$^-$ para pré-escolares.[24,25] No Brasil, a orientação é que sejam feitas de duas a quatro aplicações anuais.[5]

Embora a efetividade do verniz fluoretado já tenha sido intensamente investigada na literatura, a evidência do efeito anticárie desse material em pré-escolares tem sido questionada nos estudos mais recentes. Essa mudança nas conclusões de efetividade do verniz deve-se

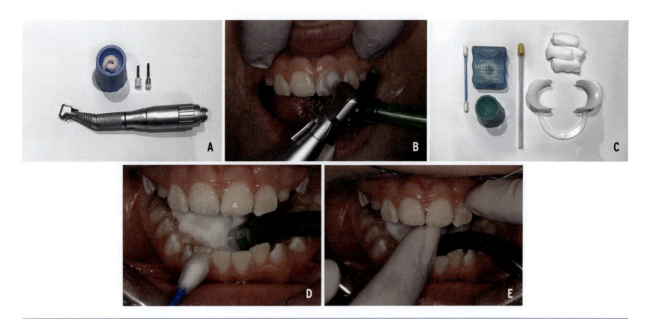

Figura 2 A: materiais necessários para profilaxia: pasta profilática ou pedra-pomes com água, escovas Robinson e taças de borracha. B: profilaxia das arcadas. C: materiais para aplicação profissional de flúor gel. D: secagem dos dentes, isolamento relativo das arcadas com roletes de algodão e sugador, e aplicação tópica do material por quadrante com auxílio de cotonete. E: uso do fio dental nas superfícies proximais.
Fonte: fotos gentilmente cedidas pelo projeto de extensão Crescer Sorrindo da UERJ.

principalmente à melhora na qualidade metodológica dos estudos mais recentes, contornando vieses e produzindo evidências de qualidade mais robusta. Outro ponto fundamental, já mencionado, diz respeito às práticas de higiene bucal nos dias de hoje, quando o dentifrício fluoretado é mais utilizado. Os novos achados apontaram que a aplicação profissional de verniz fluoretado quase não agregou benefício anticárie adicional às crianças.[24]

A técnica para aplicação do verniz é composta pelos seguintes procedimentos **(Figura 3)**:

1. Profilaxia das arcadas dentárias (uso de pasta profilática ou de pedra-pomes com água).
2. Separar uma porção do material que será aplicado em um recipiente de plástico ou de silicone.
3. Secar as superfícies dentárias com seringa tríplice e fazer isolamento relativo com roletes de algodão. O ambiente deve ser mantido seco com o auxílio de sugador.
4. Aplicar o material por quadrantes com auxílio de pincéis do tipo *microbrush*.
5. Instruir aos responsáveis que a criança deve permanecer cerca de duas horas sem comer/beber e que os dentes só devem ser escovados após o período de 12 horas após a aplicação.

Diamino fluoreto de prata

O diamino fluoreto de prata é um composto formado pela combinação de nitrato de prata e F^-. A ação desse material consiste na paralisação de lesões de cárie e na prevenção do desenvolvimento de novas lesões.[15,26] Esse processo se dá por meio da redução do crescimento de bactérias cariogênicas e pela interferência no processo de desmineralização e remineralização dentária (assim como os demais produtos que foram abordados anteriormente, atua inibindo a desmineralização e favorecendo a remineralização).[27]

É um material que tem sido recomendado especialmente para crianças mais novas e menos cooperativas, pois, além de sua aplicação ser considerada rápida e simples, apresenta um potencial de paralisação de lesões cavitadas. Em muitos casos, o diamino fluoreto de prata é considerado a última alternativa antes do uso de técnicas de sedação ou anestesia geral para intervenção odontológica. Um aspecto importante a ser destacado sobre o diamino fluoreto de prata é que, apesar de ser um material incolor, quando aplicado em lesões de cárie, estas se tornam escurecidas (as superfícies dentárias livres de cárie não sofrem alteração de cor). Por esse motivo, é extremamente importante que se esclareça a ocorrência desse processo aos pais/responsáveis pelas crianças antes que o procedimento seja realizado.[28]

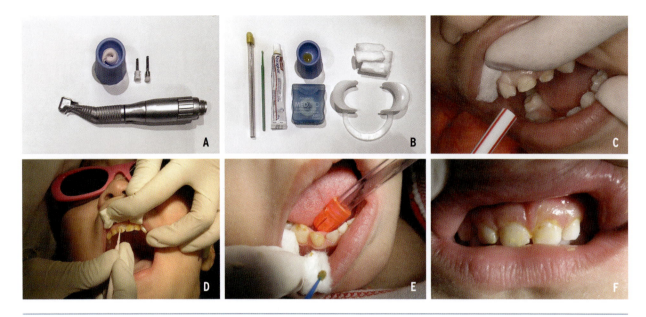

Figura 3 A: materiais necessários para profilaxia: pasta profilática ou pedra-pomes com água, escovas Robinson e taças de borracha. B: apresentação do verniz fluoretado e materiais necessários para a aplicação clínica. C: após profilaxia, secagem dos dentes e isolamento relativo das arcadas com roletes de algodão e sugador. D e E: aplicação tópica do material por quadrante com auxílio de *microbrush*. F: aparência final dos dentes após a aplicação do verniz.
Fonte: fotos gentilmente cedidas pelo projeto de extensão Crescer Sorrindo da UERJ.

Deve-se explicar antecipadamente os riscos e benefícios associados a esse tratamento e compartilhar com eles a decisão sobre realizar o procedimento ou não. Recomenda-se que durante essa conversa sejam mostradas fotografias evidenciando as lesões escurecidas após a aplicação do material. Pode-se lançar mão ainda de um termo de consentimento livre e esclarecido autorizando a realização do procedimento.

Do ponto de vista clínico, alguns cuidados devem ser tomados. Como foi citado, o diamino fluoreto de prata, quando em contato com a pele/mucosas, roupas ou superfícies, causa o aparecimento de manchas escuras. Assim, é essencial que se mantenha todo o material de aplicação organizado e que seja feita a proteção dos lábios, mucosas e gengiva do paciente com vaselina, a fim de impedir o manchamento dos tecidos.

A técnica para aplicação do diamino fluoreto de prata é composta pelos seguintes procedimentos **(Figura 4)**:

1. Assinatura do termo de consentimento pelos pais/responsáveis pela criança.
2. Organização do material para aplicação.
3. Profilaxia das arcadas dentárias (uso de pasta profilática ou pedra-pomes com água).
4. Passar vaselina na gengiva, lábios e mucosas do paciente.
5. Aplicação do material com pincel do tipo *microbrush* (o escurecimento das lesões não é instantâneo).

Materiais liberadores de flúor

O cimento de ionômero de vidro (CIV), em suas diferentes formas de apresentação, é considerado o principal material liberador de flúor utilizado na odontologia. Esse material é amplamente utilizado em odontopediatria para selamento de fóssulas e fissuras, execução de restaurações, além de cimentação de bandas ortodônticas. Algumas vantagens do CIV são a capacidade de formar ligações químicas com o esmalte e a dentina, habilidade de liberação dos F^- presentes em sua composição e possibilidade de "recarregamento" do material após contato com produtos fluoretados, funcionando como um reservatório de F^- para que posteriormente possa liberar novamente esses íons na cavidade bucal.[5,20,29]

Embora o efeito anticárie dos materiais liberadores de flúor já tenha sido demonstrado em estudos *in vitro* e *in situ*, esse efeito não foi comprovado em ensaios clínicos. A evidência que se tem disponível é que o ionômero de vidro foi associado a melhor capacidade de prevenir lesões em se tratando de restaurações ocluso-proximais quando comparado a outros materiais restauradores.[29]

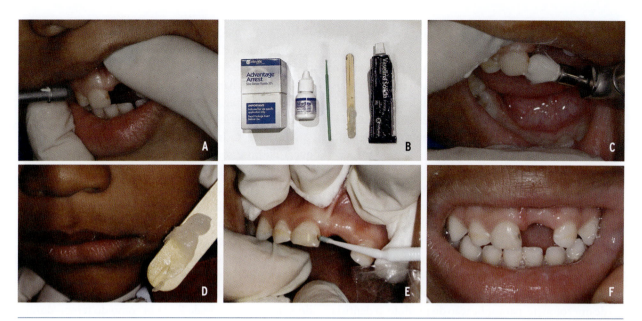

Figura 4 A: aspecto inicial da lesão cariosa. B: material que será utilizado durante o procedimento. C: profilaxia antes da aplicação. D: vaselina para proteção do lábio, gengivas e mucosa do paciente. E: aplicação do material nas lesões cariosas com auxílio de *microbrush*. F: aparência final da lesão cariosa escurecida pela aplicação do diamino fluoreto de prata.
Fonte: fotos gentilmente cedidas pelo projeto de extensão Crescer Sorrindo da UERJ.

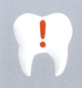 Lembre-se: no atual cenário, no qual se observa o amplo uso de dentifrícios fluoretados, devemos nos questionar se seria relevante manter a indicação do uso complementar de F⁻ por meio de soluções para bochecho e da aplicação profissional de géis e espumas. Será que o uso desses produtos traz benefício anticárie adicional àquele oferecido pelos dentifrícios fluoretados? Os estudos que compõem as revisões sistemáticas sobre a efetividade anticárie desses produtos são antigos e apresentam limitações metodológicas importantes, o que compromete a qualidade da evidência.

Toxicidade aguda e crônica dos fluoretos

Quando se fala de F⁻ em odontologia, é importante ressaltar que, dependendo da dose e do tempo de exposição ao F⁻, pode-se ter um quadro de toxicidade aguda ou crônica. A toxicidade aguda é resultado de uma alta ingestão de F⁻ em um intervalo de tempo curto; já a toxicidade crônica ocorre pela exposição e absorção de pequenas quantidades de F⁻ durante um período de tempo prolongado.

Toxicidade aguda por ingestão de fluoreto

Os primeiros sinais de uma intoxicação aguda por F⁻ costumam ser náuseas, dor abdominal, vômito e diarreia. O quadro pode se agravar e gerar sintomas como parada cardiorrespiratória, dependendo do nível de ingestão pelo paciente. A chamada dose provavelmente tóxica (DPT) é a quantidade de F⁻ capaz de causar toxicidade aguda em um paciente, e seu valor é de 5 mg F/kg da criança. Se uma quantidade igual ou maior a essa for ingerida, o paciente deve receber tratamento de emergência e ser hospitalizado.[30]

Os dentifrícios fluoretados merecem um destaque especial em relação a esse assunto, já que são usados diariamente pelos nossos pacientes. A quantidade de creme dental recomendada por escovação é equivalente a um grão de arroz cru (aproximadamente 0,1 g) para crianças de até 3 anos ou do tamanho de uma ervilha (aproximadamente 0,3 g) para aquelas maiores de 3 anos. Considerando pacientes de 10 e 20 kg (que corresponde normalmente à massa corporal média de uma criança de 1 e 6 anos de idade respectivamente), o cálculo da DPT diante da ingestão de dentifrício fluoretado (1.100 ppm) é de 45 e 90 g, respectivamente, para pacientes nesse peso. São quantidades muito maiores do que aquelas indicadas para uso na escovação de acordo com as idades, mesmo que se considere mais de uma escovação por dia; logo, fica evidente a importância da dispensação da quantidade adequada e da supervisão pelos pais/responsáveis.[30]

Dentre os produtos fluoretados de uso profissional, o gel é o que tem a quantidade de aplicação estimada mais próxima da DPT. Considerando ainda crianças de 10 e 20 kg, a DPT para o gel acidulado (12.300 ppm) é, respectivamente, de 4,05 e 8,1 g e do gel neutro (9.000 ppm), respectivamente, de 5,55 e 11,1 g.[30]

Para a aplicação do gel fluoretado em moldeira utiliza-se aproximadamente 2,5 g do produto. Esse é um dos motivos pelos quais não se recomenda mais o uso de moldeiras como dispositivos de aplicação. Não existe uma estimativa da quantidade de produto aplicado quando se utiliza o cotonete ou rolete de algodão, entretanto acredita-se que essa quantidade é menor que aquela necessária para preencher a moldeira. Com auxílio de um cotonete, para aplicação do produto, o dentista tem maior controle da quantidade que está sendo ministrada, além de permitir a aplicação por quadrantes, realizando a sucção e a possibilidade de expectoração do excesso do gel durante todo o procedimento. Lembrando que, para minimizar os riscos de toxicidade aguda por F⁻, deve-se seguir rigorosamente as recomendações de aplicação dos materiais.

Toxicidade crônica por ingestão de fluoreto

O resultado clínico da toxicidade que ocorre pela ingestão de pequenas quantidades de F⁻ por um período prolongado é chamado de fluorose, que consiste em uma alteração na mineralização do esmalte pela absorção do íon F⁻ durante o período de maturação do esmalte.[31]

Um aspecto importante que deve ser evidenciado é que a fluorose só ocorrerá se houver ingestão de quantidade inadequada de produtos fluoretados durante o período de formação dentária. Dessa forma, sabendo que a mineralização da coroa dos dentes permanentes compreende desde o nascimento até cerca de 5 anos de idade da criança, esse seria o período mais suscetível ao desenvolvimento da fluorose.[31]

A fluorose apresenta-se em diferentes níveis de gravidade e com distintos aspectos clínicos, dependendo do nível de absorção de F⁻, bem como do tempo durante o qual esse processo ocorreu. Nos casos mais leves a fluorose se manifesta sob a forma de linhas brancas transversais na coroa dos dentes. Nos casos mais graves, podem ocorrer pigmentações após a erupção dentária e até mesmo fraturas. Na **Figura 5** pode-se observar o aspecto clínico de diferentes níveis de gravidade de fluorose dentária.

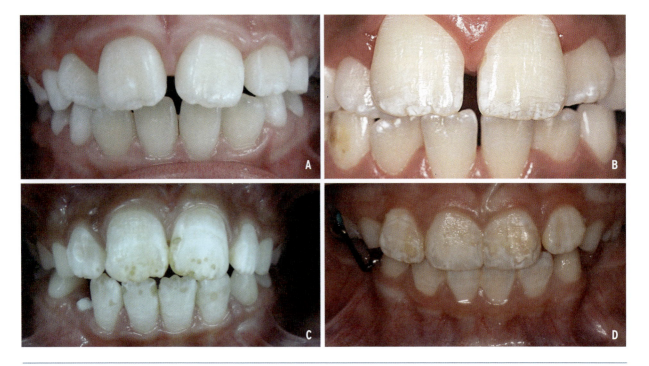

Figura 5 A: fluorose muito leve. B: leve. C: moderada. D: severa, de acordo com o índice de Dean para registro dos níveis de gravidade da fluorose dentária.

Fonte: fotos gentilmente cedidas pelo projeto de extensão Crescer Sorrindo da UERJ.

Sobre este tópico, uma pergunta deve ser feita: dentre as diferentes formas de uso individual e profissional de F⁻ citadas até o momento, qual seria aquela que oferece maior chance de provocar algum grau de fluorose? A resposta é a escovação com dentifrício fluoretado por pacientes pré-escolares, cuja recomendação é o uso diário. Contudo, antes que qualquer mudança de recomendação seja feita dentro dessa temática, é preciso conhecer e discutir mais a fundo alguns dados sobre esse assunto, ainda tão polêmico no meio odontológico.

O primeiro ponto a ser discutido é a possibilidade de deglutição do dentifrício por crianças pequenas. Mesmo que isso venha a ocorrer, em algumas formulações de pasta, apenas parte do F⁻ presente na composição é solúvel, logo nem todo F⁻ ingerido será necessariamente absorvido.

O uso de pastas de baixa concentração ou sem flúor também não é recomendado como estratégia de minimização dos riscos, uma vez que seu uso aumenta o risco de cárie na dentição decídua e não protege contra fluorose esteticamente indesejável nos dentes anteriores permanentes.[13]

No Brasil, a prevalência dessa alteração dentária é considerada muito baixa e engloba majoritariamente os níveis muito leve e leve.[4] De modo geral, os estudos têm mostrado que crianças com níveis leves e muito leves de fluorose relatam pouco ou nenhum impacto negativo dessa alteração sobre sua qualidade de vida.[32]

Em um cenário bastante contrastante com a fluorose, tem-se a cárie dentária, que é a doença mais prevalente no mundo[3] e interfere negativamente na qualidade de vida das crianças e suas famílias.[2]

Assim, diante das evidências disponíveis, a melhor estratégia para obter o máximo benefício anticárie na infância com menor risco de desenvolvimento de fluorose nos dentes permanentes é a escovação supervisionada, com dentifrício de concentração padrão de F⁻ e em quantidade adequada de acordo com a idade da criança. Dessa forma, é possível maximizar os benefícios anticárie e minimizar as chances de desenvolvimento de fluorose, o que influencia positivamente na qualidade de vida dos pacientes (**Figura 6**).

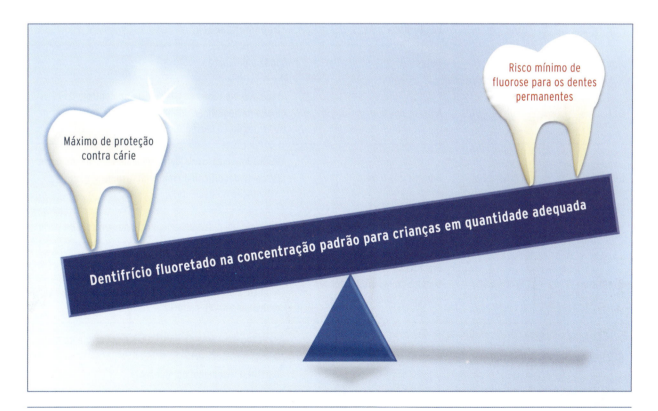

Figura 6 Representação esquemática da maximização da proteção contra a cárie dentária e minimização do risco de fluorose por meio do uso de dentifrícios fluoretados com concentração padrão de F⁻ na quantidade adequada para a idade da criança.
Fonte: elaborada pelas autoras.

CONSIDERAÇÕES FINAIS

Este capítulo abordou o uso de F⁻ na odontopediatria com base na melhor evidência científica disponível na atualidade. Sabe-se que o potencial terapêutico dos F⁻ tem sido essencial para a prevenção e o controle da cárie dentária. Diante do apresentado, podemos concluir que dentifrícios fluoretados com concentração padrão devem ser utilizados por todas as crianças desde a erupção do primeiro dente, na quantidade recomendada para cada idade e sob a supervisão dos responsáveis, a fim de obter proteção anticárie e com risco mínimo de fluorose. Os F⁻ de uso profissional devem ser prescritos quando houver necessidade, uma vez que atuam como coadjuvantes dos F⁻ do uso individual, e essa decisão cabe ao cirurgião-dentista diante da avaliação de cada paciente. No **Quadro 1** encontram-se, de forma resumida, as principais recomendações para a utilização de F⁻ que foram abordadas neste capítulo.

Por fim, devemos enfatizar a importância da utilização de F⁻ no mundo atual, onde o consumo de açúcar é alto, frequente e oferecido às crianças de maneira precoce, sendo considerado por muitos uma demonstração de afeto. Assim, além das recomendações de dieta e higiene bucal, a utilização do flúor é essencial para o controle da cárie dentária.

Quadro 1 Recomendações para o uso de fluoretos na prática clínica em odontologia de acordo com o tipo de fluoreto, meio de uso e idade

Fluoreto	Uso	Idade para uso	Recomendações
Água fluoretada	Coletivo	Todas	Toda a população
Gel	Profissional	A partir dos 6 anos	Indicado em casos de deficiência no controle da cárie Risco de deglutição do material (uso de sugador e orientação ao paciente)
Espuma	Profissional	A partir dos 6 anos	Indicado em casos de deficiência no controle da cárie Risco de deglutição do material (uso de sugador e orientação ao paciente)
Verniz	Profissional	Pré-escolares	Indicado em casos de deficiência no controle da cárie.
Diamino	Profissional	Pré-escolares não cooperadores com múltiplas e/ou extensas lesões cavitadas de cárie	Indicado em casos de deficiência no controle da cárie Necessário passar vaselina nos lábios, gengiva e mucosa do paciente devido ao potencial de manchamento do material
Bochecho	Individual	A partir dos 6 anos	Indicado em casos de deficiência no controle da cárie. 0,05% NaF - diário 0,2% NaF - semanal ou quinzenal
Dentifrício	Individual	Desde a erupção do primeiro dente	1.000 a 1.100 ppm 0 a 2 anos: um grão de arroz cru 3 a 6 anos: um grão de ervilha

Fonte: elaborado pelas autoras.

REFERÊNCIAS BIBLIOGRÁFICAS

1. Kidd E, Fejerskov O. Changing concepts in cariology: forty years on. Dent Update. 2013;40(4):277-8,80-2,85-6.
2. Abanto J, Panico C, Bönecker M, Frazao P. Impact of demographic and clinical variables on the oral health-related quality of life among five-year-old children: a population-based study using self-reports. Int J Paediatr Dent. 2018;28(1):43-51.
3. Global, regional, and national incidence, prevalence, and years lived with disability for 354 diseases and injuries for 195 countries and territories, 1990-2017: a systematic analysis for the Global Burden of Disease Study 2017. The Lancet. 2017;392:1789-858.
4. Brasil. Ministério da Saúde. Secretaria de Atenção à Saúde. Secretaria de Vigilância em Saúde. SB Brasil 2010: Pesquisa Nacional de Saúde Bucal: resultados principais. Brasília; 2012. 116p.
5. Brasil. Ministério da Saúde. Secretaria de Atenção à Saúde. Departamento de Atenção Básica. Guia de recomendações para o uso de fluoretos no Brasil. Brasília; 2009. 54p.
6. O'Mullane DM, Baez RJ, Jones S, Lennon MA, Petersen PE, Rugg-Gunn AJ, et al. Fluoride and Oral Health. Community Dent Health. 2016;33(2):69-99.
7. Fejerskov O. Changing paradigms in concepts on dental caries: consequences for oral health care. Caries Res. 2004;38(3):182-91.
8. Walsh T, Worthington HV, Glenny AM, Marinho VC, Jeroncic A. Fluoride toothpastes of different concentrations for preventing dental caries. Cochrane Database Syst Rev. 2019;(3):CD007868.
9. Tenuta LM, Cury JA. Fluoride: its role in dentistry. Braz Oral Res. 2010;24(Suppl 1):9-17.
10. From the Centers for Disease Control and Prevention. Achievements in public health, 1900-1999: fluoridation of drinking water to prevent dental caries. JAMA. 2000;283(10):1283-6.
11. McDonagh MS, Whiting PF, Wilson PM, Sutton AJ, Chestnutt I, Cooper J, et al. Systematic review of water fluoridation. BMJ. 2000;321(7265):855-9.
12. Iheozor-Ejiofor Z, Worthington HV, Walsh T, O'Malley L, Clarkson JE, Macey R, et al. Water fluoridation for the prevention of dental caries. Cochrane Database Syst Rev. 2015(6):CD010856.
13. Santos AP, Oliveira BH, Nadanovsky P. Effects of low and standard fluoride toothpastes on caries and fluorosis: systematic review and meta-analysis. Caries Res. 2013;47(5):382-90.
14. Kobayashi CA, Belini MR, Italiani FM, Pauleto AR, Araujo JJ, Tessarolli V, et al. Factors influencing fluoride ingestion from dentifrice by children. Community Dent Oral Epidemiol. 2011;39(5):426-32.
15. American Academy of Pediatric Dentistry. Best Practices: Fluoride Therapy. The Reference Manual of Pediatric Dentistry. 2019-2020;262-5.
16. Oliveira BH, Santos APP, Nadanovsky P. Uso de dentifrícios fluoretados por pré-escolares: o que os pediatras precisam saber? Resid Pediatr. 2012;2(2):12-9.
17. Marinho VC, Chong LY, Worthington HV, Walsh T. Fluoride mouthrinses for preventing dental caries in children and adolescents. Cochrane Database Syst Rev. 2016(7):CD002284.
18. Benson PE, Parkin N, Dyer F, Millett DT, Germain P. Fluorides for preventing early tooth decay (demineralised lesions) during fixed brace treatment. Cochrane Database Syst Rev. 2019;(11):CD003809.
19. Marinho VC, Worthington HV, Walsh T, Chong LY. Fluoride gels for preventing dental caries in children and adolescents. Cochrane Database Syst Rev. 2015;(6):CD002280.
20. Yip HK, Lam WT, Smales RJ. Fluoride release, weight loss and erosive wear of modern aesthetic restoratives. Br Dent J. 1999;187(5):265-70.
21. Calvo AF, Tabchoury CP, Del Bel Cury AA, Tenuta LM, Silva WJ, Cury JA. Effect of acidulated phosphate fluoride gel application time on enamel demineralization of deciduous and permanent teeth. Caries Res. 2012;46(1):31-7.
22. Delbem AC, Carvalho LP, Morihisa RK, Cury JA. Effect of rinsing with water immediately after APF gel application on enamel demineralization in situ. Caries Res. 2005;39(3):258-60.
23. Cavalli AM, Reboucas AG, Zanin L, Florio FM. Assessment of the Influence of Meal Type on Fluoride Absorption due to Ingestion of professionally Applied Gels. J Contemp Dent Pract. 2016;17(6):451-6.
24. Sousa FSO, Santos APP, Nadanovsky P, Hujoel P, Cunha-Cruz J, Oliveira BH. Fluoride Varnish and Dental Caries in Preschoolers: A Systematic Review and Meta-Analysis. Caries Res. 2019;53(5):502-13.
25. Vaikuntam J. Fluoride varnishes: should we be using them? Pediatr Dent. 2000;22(6):513-6.
26. Oliveira BH, Rajendra A, Veitz-Keenan A, Niederman R. The Effect of Silver Diamine Fluoride in Preventing Caries in the Primary Dentition: A Systematic Review and Meta-Analysis. Caries Res. 2019;53(1):24-32.
27. Zhao IS, Gao SS, Hiraishi N, Burrow MF, Duangthip D, Mei ML, et al. Mechanisms of silver diamine fluoride on arresting caries: a literature review. Int Dent J. 2018;68(2):67-76.
28. Sousa FSO, Santos APP, Barja-Fidalgo F, Oliveira BH. Evidence-based pediatric dental practice within the clinician's reach: the case of the esthetic effect of topical silver diamine fluoride for caries control in primary dentition. Rev. Gaúch. Odontol. 2016; 64(4):369-75.
29. Raggio DP, Tedesco TK, Calvo AF, Braga MM. Do glass ionomer cements prevent caries lesions in margins of restorations in primary teeth?: A systematic review and meta-analysis. J Am Dent Assoc. 2016;147(3):177-85.
30. Whitford GM. Acute toxicity of ingested fluoride. Monogr Oral Sci. 2011;22:66-80.
31. Aoba T, Fejerskov O. Dental fluorosis: chemistry and biology. Crit Rev Oral Biol Med. 2002;13(2):155-70.
32. Chankanka O, Levy SM, Warren JJ, Chalmers JM. A literature review of aesthetic perceptions of dental fluorosis and relationships with psychosocial aspects/oral health-related quality of life. Community Dent Oral Epidemiol. 2010;38(2):97-109.

REMOÇÃO QUÍMICO-MECÂNICA DA CÁRIE

19

Sandra Kalil Bussadori
Ravana Angelini Sfalcin
Marcelo Mendes Pinto

As técnicas de mínima intervenção têm permitido, cada vez mais, profundas mudanças no paradigma da remoção do tecido cariado. O método convencional de remoção de tecido cariado, utilizando alta e baixa rotação, é eficiente na remoção de bactérias da dentina, porém pode levar à remoção de dentina sadia e à consequente abertura dos túbulos dentinários. Esse efeito geralmente promove dor e desconforto do paciente, sendo necessária a aplicação de anestesia local.[1-3] Atualmente, o tratamento confortável e de mínima intervenção está entre os princípios básicos da odontopediatria.[4]

Diante disso, métodos alternativos de remoção do tecido cariado por meio de agentes químico-mecânicos têm alcançado amplo espectro de utilização no atendimento da criança. Dentre eles, o Papacárie® (Fórmula & Ação) é um produto comercialmente disponível que atua de forma eficaz na remoção da dentina infectada, preservando a dentina afetada e o tecido sadio. O Papacárie® é um gel composto de papaína e cloramina que, por meio da ação de enzimas proteolíticas da papaína, age na degradação parcial da dentina alterada e desmineralizada que foi previamente exposta à ação bacteriana (dentina infectada), facilitando assim sua remoção e prevenindo danos ao tecido subjacente (dentina afetada mas não infectada).[5] Já a cloramina apresenta propriedades desinfetantes, e dessa maneira a combinação de ambas tem ação bactericida e bacteriostática, agindo como debridante anti-inflamatório, não danificando o tecido sadio e acelerando o processo cicatricial.[6]

Esse gel não tem contraindicações e pode ser utilizado tanto em dentes decíduos como em dentes permanentes, sendo indicado para qualquer tipo de lesão de cárie, principalmente em pacientes com necessidades especiais, crianças, adolescentes e adultos fóbicos. Uma de suas principais vantagens é o fato de ser uma técnica atraumática, ou seja, como não há estímulos cortantes, não há necessidade do uso de anestesia[7] e de instrumentos rotatórios. É uma técnica efetiva, de baixo custo, de fácil aplicação e que não necessita de aparatos tecnológicos para ser realizada.[8] Além disso, é um material biocompatível com os tecidos bucais e que não apresenta toxicidade.[9]

Estudos laboratoriais, clínicos e revisões sistemáticas foram e ainda têm sido realizados comprovando a eficácia da utilização do gel Papacárie®. O **Quadro 1** mostra alguns estudos realizados nos últimos cinco anos:

Quadro 1 Trabalhos publicados sobre o Papacárie® nos últimos 5 anos

Trabalhos	Autor	Título	Revista/ano de publicação
Laboratoriais	Bussadori SK et al.*	Papain gel: a new chemo-mechanical caries removal agent	J Clin Pediatr Dent/2005
	Hamama HH et al.	Effect of chemomechanical caries removal on bonding of resin-modified glass ionomer cement adhesives to caries-affected dentine	Aust Dent J/2015
	Silva Júnior ZS et al	Effect of papain-based gel on type I collagen: spectroscopy applied for microstructural analysis	Sci Rep/2015
	Rosa AJ et al.	Scanning electron microscopy analysis of microstructure of the adhesive interface between resin and dentin treated with papain gel	Indian J Dent Res/2015
	Divya G et al.	Evaluation of the efficacy of caries removal using polymer bur, stainless steel bur, Carisolv, Papacarie: an in vitro comparative study	J Clin Diagn Res/2015
	Basting RT et al.	Antimicrobial potential of papain chemomechanical agente on Streptococcus Mutans and Lactobacillus Casei followed by the use of self-etching adhesive systems	J Clin Pediatr Dent/2016
	Sahana S et al.	Effectiveness of chemomechanical caries removal agents Papacarie® and Carie-Care™ in primary molars: an in vitro study	J Int Soc Prev Community Dent/2016
	Hafez MA et al.	Microleakage evaluation of composite restorations following papain-based chemo-mechanical caries removal in primary teeth	J Clin Pediatr Dent/2017
	Nair S et al.	Effect of a papain-based chemomechanical agent on structure of dentin and bond strength: an in vitro study	Int J Clin Pediatr Dent/2018
	Botta SB et al.	Photodynamic therapy associated with a blue dye papain-based gel and evaluation of its degradation of type I collagen fiber	Photomed Laser Surg/2018
	AlHumaid J	Efficacy and efficiency of Papacarie versus conventional method in caries removal in primary teeth: an SEM study	Saudi J Med Med Sci/2020
	Bastos LA et al.	Effects of papain-based gel used for caries removal on macrophages and dental pulp cells	Braz Dent J/2019
	Silva ZS Jr et al.	The effects of photodynamic therapy with blue light and papain-based gel associated with Urucum, on collagen and fibroblasts: a spectroscopic and cytotoxicity analysis.	Lasers Med Sci/2020
	AlHumaid J et al.	X-ray microtomography assessment of Carisolv and Papacarie effect on dentin mineral density and amount of removed tisse	Acta Odontol Scand/2018

(continua)

Quadro 1   Trabalhos publicados sobre o Papacárie® nos últimos 5 anos *(continuação)*

Trabalhos	Autor	Título	Revista/ano de publicação
Ensaios clínicos/ relato de caso	Goyal PA et al.	*Efficacy and tolerance of papain gel with conventional drilling method: a clinical--microbiological study*	J Clin Pediatr Dent/2015
	Chowdhry S et al.	*Recent vs conventional methods of caries removal: a comparative in vivo study in pediatric patients*	Int J Clin Pediatr Dent/2015
	Reddy MV et al.	*Efficacy of antimicrobial property of two commercially available chemomechanical caries removal agents (Carisolv and Papacarie): an ex vivo study*	J Int Soc Prev Community Dent/2015
	Da Mota AC et al.	*Case report of photodynamic therapy in the treatment of dental caries on primary teeth*	J Lasers Med Sci/2016
	Hedge S et al	*Clinical efficiency of three caries removal systems: rotary excavation, Carisolv and Papacarie*	J Dent Child/2016
	Abdul Khalek et al.	*Effect of Papacarie and alternative restorative treatment on pain reaction during caries removal among children: a randomized controlled clinical trial*	J Clin Pediatr Dent/2017
	Bottega F et al.	*Costs and benefits of Papacarie in pediatric dentistry: a randomized clinical trial*	Sci Rep/2018
	Moimaz AS et al.	*Clinical and microbiological analysis of mechanical and chemomechanical methods of caries removal in deciduous teeth*	Oral Health Prev Dent/2019
	Costa-Santos L et al.	*The effect of antimicrobial photodynamic therapy on infected dentin in primary teeth: a randomized controlled clinical trial protocol*	Medicine (Baltimore)/2019
Revisão sistemática/ metanálise	Schwendicke F	*Caries removal in primary teeth using Papacarie*	Evid Based Dent/2018
	Deng Y et al.	*Effects of Papacarie on children with dental caries in primary teeth: a systematic review and meta-analysis*	Int J Paediatr Dent/2018

*Artigo publicado em 2005 sobre a utilização do Papacárie®.

Fonte: elaborado pelos autores.

O protocolo de utilização do gel Papacárie®, que pode ser empregado para bebês, crianças, jovens, adultos e idosos, pacientes com necessidades especiais, é simples e está descrito no desenho esquemático a seguir.

Por se tratar da técnica de remoção seletiva do tecido cariado por meio de uma técnica minimamente invasiva, não traumática, a realização de anestesia local e o isolamento absoluto é dispensável, sendo necessária a utilização de um adequado isolamento relativo (afastador

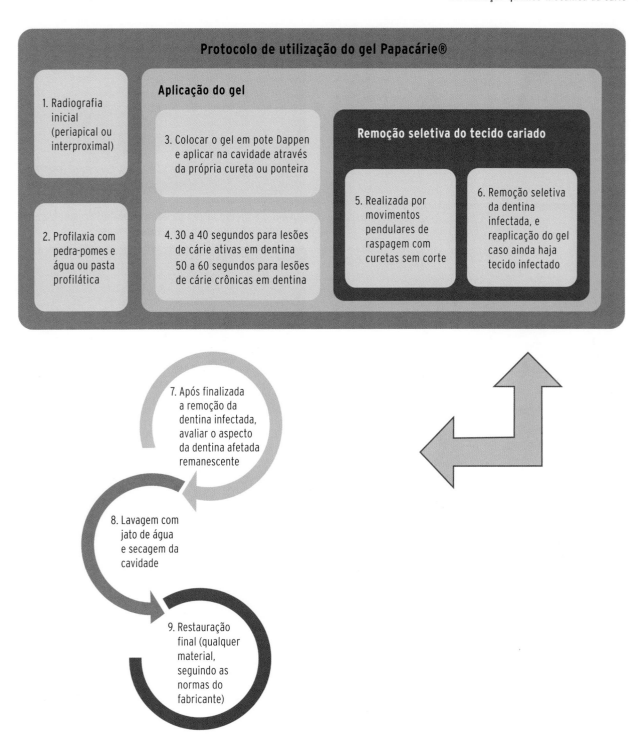

Figura 1 Desenho esquemático do passo a passo clínico do gel Papacárie®.
Fonte: elaborada pelos autores.

de lábios, rolete de algodão e sugador de saliva) durante o procedimento. Após a finalização do caso, o odontopediatra/cirurgião-dentista deve realizar o acompanhamento clínico e radiográfico da restauração.

Acompanhe a sequência do procedimento clínico com a utilização do gel Papacárie® em uma lesão de cárie extensa e profunda, na qual não foi necessária a realização de anestesia local e isolamento absoluto.

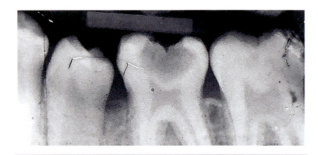

Figura 2 Radiografia inicial.

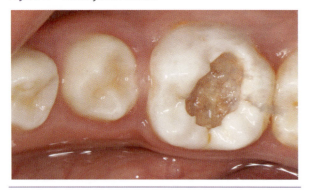

Figura 3 Aspecto clínico inicial da lesão de cárie ativa em dentina (dentina infectada).

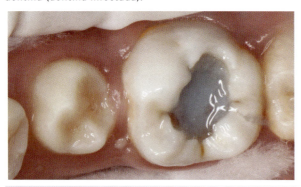

Figura 4 Aplicação do gel Papacárie® de 30 a 40 segundos sob isolamento relativo.

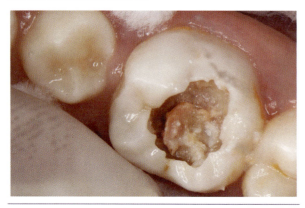

Figura 5 Aspecto da dentina infectada e de fácil remoção com cureta sem corte após a aplicação do gel Papacárie®.

Fonte (Figuras 2 a 9): acervo dos autores.

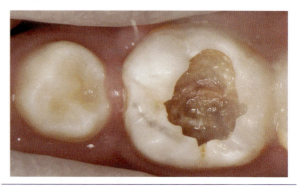

Figura 6 Aspecto vítreo da dentina afetada remanescente na parede de fundo, sem comprometimento pulpar.

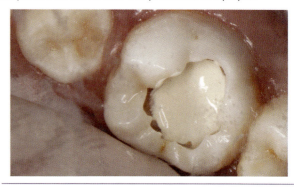

Figura 7 Aplicação do Biodentine® (Septodont) como material forrador na parede pulpar.

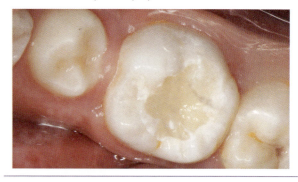

Figura 8 Restauração final com cimento de ionômero de vidro.

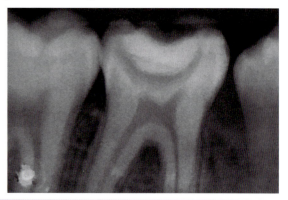

Figura 9 Radiografia final.

Outra alternativa para o uso do Papacárie® é a associação deste com terapia fotodinâmica antimicrobiana (aPDT). Uma mudança na composição do Papacárie® foi sugerida a fim de melhorar suas propriedades e aplicabilidade, dessa forma podendo ser utilizado como agente de remoção do tecido dentinário necrótico e também como agente antimicrobiano. Essa mudança foi realizada com a adição de um fotossensibilizante que pode ser ativado pela luz na terapia fotodinâmica (PDT), o qual promove a interação entre o gel e a fonte de luz, considerando a hipótese de potencialização do efeito antimicrobiano do gel de papaína com adição de azul de metileno.[10] Quando as bactérias são irradiadas por uma luz *laser* de comprimento de onda complementar, ocorre a absorção de fótons pelo fotossensibilizante, que é convertido para um estado excitado. A seguir, a energia transferida para as moléculas vizinhas pode resultar na formação de moléculas reativas como o oxigênio singleto, os íons superóxidos, as hidroxilas e outros radicais livres que podem danificar e, em último caso, levar à morte das células bacterianas.[11] O **Quadro 2** mostra o protocolo de aplicação do Papacárie® e da aPDT.

Entretanto, vale ressaltar que, para utilizar o gel, não necessariamente se precisa aplicar o aPDT, porém essa é outra possível indicação para o uso do Papacárie®.

Quadro 2   Protocolo de aplicação do gel Papacárie® e aPDT

Passo a passo Papacárie® e aPDT	
Radiografia inicial	Periapical ou interproximal
Profilaxia	Com pedra-pomes e água ou com pasta profilática
Isolamento	Relativo (afastador de lábios, rolete de algodão e sugador de saliva)
Aplicação do gel na cavidade	Colocar o gel em pote Dappen e aplicar por 5 minutos na cavidade através da própria cureta ou com a própria ponteira
Raspagem da dentina cariada	Remoção do tecido cariado ao redor das paredes laterais da cavidade, com curetas sem corte
Irradiação com aPDT	Irradiar o tecido dentário por 1 minuto
Raspagem da dentina cariada	Remoção do tecido cariado remanescente

(continua)

Quadro 2   Protocolo de aplicação do gel Papacárie® e aPDT *(continuação)*

Passo a passo Papacárie® e aPDT	
Avaliação clínica	Inspeção da textura da dentina remanescente
Restauração	Pode ser feita com qualquer material restaurador, seguindo as normas do fabricante
Preservação	Acompanhamento clínico e radiográfico do dente/restauração

Fonte: elaborado pelos autores.

REFERÊNCIAS BIBLIOGRÁFICAS

1. Li R, Zhao Y, Ye L. How to make choice of the carious removal methods, Carisolv or traditional drilling? A meta-analysis. J Oral Rehabil. 2014;41:432-42.
2. Allen KL, Salgado TL, Janal MN, Thompson VP. Removing carious dentin using a polymer instrument without anesthesia versus a carbide bur with anesthesia. J Am Dent Assoc. 2005;136:643.
3. Rafique S, Fiske J, Banerjee A. Clinical trial of an air-abrasion/chemomechanical operative procedure for the restorative treatment of dental patients. Caries Res. 2003;37:360-4.
4. Gupta S, Singh C, Yeluri R, Chaudhry K, Munshi AK. Clinical and microbiological evaluation of the carious dentin before and after application of Papacarie gel. J Clin Pediatr Dent. 2013;38:133-8.
5. Banerjee A, Watson TF, Kidd EA. Dentine caries: take it or leave it? Dental Update. 1999;27:272-6.
6. Bussadori SK, Castro LC, Galvão AC. Papain gel: a new chemo-mechanical caries removal agente. The Journal of Clinical Pediatric Dentistry. 2005;30:115-9.
7. Banerjee A, Watson TF, Kidd E. Dentine excavation: a review of current clinical techniques. Br Dent J 2000; 188:476-82. Based on the SDR technology. Dent Mater. 2011;27(4):348-55.
8. Bussadori SK, Guedes CC, Fernandes KPS, Martins MD, Masuda MS. Utilização do gel à base de papaína para remoção química e mecânica do tecido cariado. Rev Assoc Paul Cir Dent. 2006;60(6);450-3.
9. Araújo NC, Oliveira APB, Rodrigues VMS, Andrade PMMS. Análise da microinfiltração marginal em restauração cimento de ionômero de vidro após utilização de Papacárie. Rev Odonto Cienc. 2008;23(2):161-5
10. Júnior ZS, et al. Papain gel containing methylene blue for simultaneous caries removal and antimicrobial photoinactivation against Streptococcus mutans biofilms. Scientific Reports. 2016;6:33270.
11. Bhatti M, et al. Effect of doimetric and physiological factors on the lethal photosensitization of Porphyromonas gingivalis in vitro. Photochem Photobiol. 1997;65(6):1026-31.

SELANTES EM ODONTOPEDIATRIA

20

Fernanda Miori Pascon
Angela Scarparo
Kamila Rosamilia Kantovitz
Julia Puppin-Rontani
Regina Maria Puppin-Rontani

Evidências científicas confirmam que a cárie é uma doença biofilme-açúcar-dependente, decorrente de um desequilíbrio entre o processo de desmineralização e remineralização (DES-RE) dos tecidos dentários.[1-3] A doença tem caráter multifatorial, entre eles hospedeiro, microbiota, substrato/dieta, tempo de interação, fatores socioeconômicos, culturais e comportamentais[1,4] *(Leia mais no Capítulo 7.)* Além disso, é considerada um problema de saúde pública em muitos países, incluindo o Brasil.[5,6] Sendo assim, estratégias de prevenção devem ser instituídas, como controle mecânico do biofilme, orientações quanto aos hábitos alimentares e o uso de fluoretos *(Leia mais no Capítulo 17.)* Considerando a redução das taxas da doença cárie, os fluoretos são eficazes e considerados um fator positivo para a prevenção da doença.[2] Porém, essa eficácia se refere principalmente às superfícies lisas, como as faces vestibulares e linguais *(Leia mais no Capítulo 18.)*

Apesar do declínio na incidência/prevalência da doença cárie em crianças e adolescentes,[7,8] as superfícies oclusais, comparadas às lisas, são ainda as mais acometidas, e mais da metade de todas as lesões de cárie são observadas em fóssulas e fissuras dos dentes posteriores permanentes,[9,10] devido ao acúmulo de microrganismos nessas regiões, aos diferentes estágios de erupção,[11-14] à profundidade e forma das fissuras, que dificultam a realização da remoção mecânica do biofilme,[11,12] e à falta de acesso à saliva no interior da fissura.[9,10] Dessa maneira, considerando a maior probabilidade de ocorrência de acúmulo de biofilme, as faces proximais e superfícies oclusais são consideradas as mais suscetíveis ao desenvolvimento de lesões cariosas.[15]

Nesse sentido, os selantes de fóssulas e fissuras foram introduzidos na odontologia com o objetivo principal de atuar como barreira protetora, adesiva e micromecânica[16,17] e assim diminuir a incidência da doença. Historicamente, o selamento de fóssulas e fissuras começou a ser empregado na década de 1960, com a vantagem de apresentar menor custo comparado aos tratamentos restauradores convencionais.[18] Durante a década de 1970 observou-se diminuição das taxas de incidência/prevalência de cárie com a utilização dos selantes, e com isso o custo-benefício dessa modalidade de tratamento foi reavaliado, considerando principalmente o risco e a atividade de cárie dos pacientes. Assim, nesse contexto, o uso de selantes não deve ser feito indiscriminadamente, uma vez que são indicados somente para pacientes de alto risco à cárie.[9,13]

Características relativas à classificação, composição, propriedades e indicações dos materiais utilizados para o selamento de fóssulas e fissuras podem ser vistos no Capítulo 15.

INDICAÇÕES

Os selantes são principalmente indicados para serem aplicados em dentes posteriores livres de cárie para prevenir a formação da lesão em fóssulas e fissuras ou em dentes com lesões de cárie incipientes para prevenir a progressão. O selamento dessas superfícies suscetíveis funciona como uma barreira contra ácidos e perda mineral dentária,[19,20] além de impedir o crescimento do biofilme, bloqueando a nutrição dos microrganismos,[21] e de promover a liberação de fluoreto, que age como um componente remineralizante.[22]

Pesquisas clínicas e revisões sistemáticas de ensaios clínicos randomizados demonstraram que os selantes são eficazes e seguros para prevenir ou conter a progressão de lesões de cárie não cavitadas quando comparados a um grupo controle sem o uso de selantes[13,23] e que têm o mesmo efeito preventivo[24] ou melhor do que vernizes fluoretados.[23,25]

Ainda, considerando a importância e o aumento da popularidade da odontologia minimamente invasiva, os selantes de fóssulas e fissuras ganharam destaque para o tratamento de lesões de cárie iniciais ativas em sulcos e fissuras e a paralisação das não cavitadas.[13,26,27]

OBSERVAR X APLICAR VERNIZ FLUORETADO X SELAR

Um dos pontos importantes quanto ao selamento de fóssulas e fissuras refere-se ao substrato (esmalte hígido ou cariado e lesões em diferentes terços dentinários). O esmalte hígido (escore 0 do ICDAS) é caracterizado por uma estrutura cristalina com 96% de conteúdo inorgânico, 1% de conteúdo orgânico (proteínas, carboidratos e lipídeos) e 3% de água, com presença de prismas altamente organizados, enquanto lesões ativas em esmalte se caracterizam por alterações na orientação espacial dos cristais de hidroxiapatita, tendo seu conteúdo alterado proporcionalmente à perda mineral.[28] Lesões de cárie subsuperficiais, também chamadas de lesões de mancha branca, apresentam superfície externa altamente mineralizada e a parte interna, denominada corpo da lesão, desmineralizada.[29]

Importante considerar que, em estágios iniciais, as lesões podem ser paralisadas ou remineralizadas,[1] por isso a importância do correto diagnóstico e tomada de decisão quanto ao tratamento *(Leia mais no Capítulo 17)* e melhor prognóstico em longo prazo. Nesse sentido, há lesões que necessitarão de intervenções restauradoras (escores 5 e 6 do ICDAS) e as que poderão ser tratadas por métodos não invasivos (escores 1, 2, 3 e 4 do ICDAS) **(Figura 1)**.

Considerando as superfícies oclusais de primeiros molares permanentes de crianças de alto risco à cárie, basicamente há duas estratégias/abordagens odontológicas a serem consideradas: aplicação de verniz fluoretado e utilização de selantes de fóssulas e fissuras. Ambas têm sido utilizadas há décadas e demonstrado efetividade preventiva quanto à cárie se comparadas com a ausência de tratamento. Além disso, vários fatores devem ser considerados quando da escolha pela utilização de vernizes fluoretados ou selantes de fóssulas e fissuras, como a técnica de aplicação, o uso de equipamentos e a aceitação pelos pacientes.[24]

De acordo com a literatura, tanto a aplicação de verniz fluoretado quanto o uso de selantes nas superfícies oclusais são considerados procedimentos efetivos para a prevenção da cárie. Entretanto, qual tratamento pode ser considerado superior em termos de efetividade ainda é incerto. Essa incerteza levou os pesquisadores a conduzir um estudo clínico randomizado para comparar a efetividade clínica, o custo-benefício e a aceitação desses tratamentos na prevenção de cárie em primeiros molares permanentes. Chestnutt et al.[24] concluíram que não houve

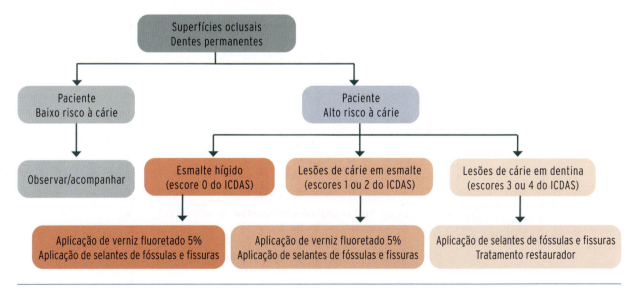

Figura 1 Fluxograma de decisão de tratamento para superfícies oclusais de dentes permanentes, em função do risco à cárie e dos substratos (esmalte hígido, lesões de cárie em esmalte e dentina).
Fonte: elaborada pelas autoras.

diferença na prevenção da cárie, em primeiros molares permanentes, de crianças de alto risco à cárie pertencentes a programas de saúde bucal, quando da utilização de verniz fluoretado ou selante resinoso aos 36 meses, e que ambos foram aceitos pelos pacientes infantis (6 a 10 anos de idade), pelos pais e pelas escolas.

Os tratamentos não restauradores (não invasivos) ou os minimamente invasivos devem considerar os estágios da lesão para direcionar as intervenções clínicas,[30] sendo que as abordagens mais conservadoras têm por objetivo a paralisação e/ou reversão do processo carioso, minimizando a perda de estrutura dentária. Nesse sentido, lesões de cárie não cavitadas (escore 3 do ICDAS), caracterizadas pela superfície intacta ou sem evidência clínica de cavitação,[31] são mais suscetíveis à reversão quando utilizadas intervenções químicas, como o uso de fluoretos, por exemplo, e à paralisação da progressão com intervenções químicas ou mecânicas, como a aplicação de selantes de fóssulas e fissuras.[30] Já as lesões cavitadas (escore 4 do ICDAS), ou seja, aquelas com perda de estrutura identificadas visualmente ou por meio tátil,[31,32] são menos suscetíveis à reversão ou paralisação quando nenhuma estratégia clínica é utilizada.[30]

Estudo recente elaborado pelos membros da American Dental Association Council on Scientific Affairs and the Center for Evidence-Based Dentistry[30] recomenda aos clínicos o uso de selantes resinosos para reversão ou paralisação de lesões não cavitadas nas superfícies oclusais de molares permanentes associado a aplicações a cada 3 a 6 meses de verniz fluoretado, ou somente o uso de selantes quando comparado ao uso somente de verniz fluoretado, flúor fosfato acidulado em gel a 1,23% (aplicações a cada 3 ou 6 meses) ou bochechos com fluoreto de sódio a 0,2% (uma vez por semana). Essa recomendação foi baseada na evidência científica disponível nos estudos avaliados, sendo considerada evidência de certeza moderada com forte recomendação (**Figura 1**).

Com relação à paralisação ou reversão de lesões cariosas não cavitadas em superfícies proximais, observou-se por meio de revisão sistemática da literatura que o uso de infiltrantes resinosos foi efetivo em paralisar a progressão das lesões (não cavitadas observadas radiograficamente até no máximo no terço externo da dentina) quando associados a outras medidas não operatórias.[33] Já o estudo de Slayton et al. (2018)[30] recomenda o uso de verniz fluoretado a 5%, com aplicações a cada 3-6 meses, uso somente de materiais resinosos infiltrantes, materiais resinosos infiltrantes associados ao verniz fluoretado a 5%, com a mesma frequência de aplicação descrita acima ou somente o uso dos selantes. A ordem dos tratamentos foi definida com base na efetividade, viabilidade dos tratamentos, preferências dos pacientes e recursos. Importante salientar que as recomendações foram classificadas como condicionais e que a evidência foi classificada como baixa ou muito baixa (**Figura 2**).

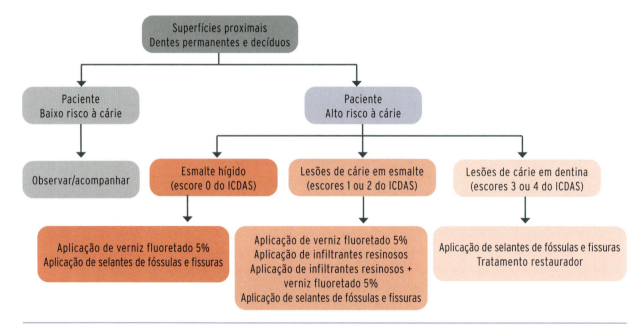

Figura 2 Fluxograma de decisão de tratamento para superfícies proximais de dentes permanentes e decíduos, em função do risco à cárie e dos substratos (esmalte hígido, lesões de cárie em esmalte e dentina).
Fonte: elaborada pelas autoras.

INDICAÇÃO DE SELANTES PARA DENTES DECÍDUOS

Conforme descrito anteriormente, evidências científicas demonstram o efeito preventivo do selantes de fóssulas e fissuras na formação e progressão de lesões de cárie em dentes permanentes, em crianças com alto risco à cárie.[13] Entretanto, esse efeito preventivo não foi validado quando se consideram dentes decíduos, sendo a literatura escassa sobre esse assunto.[34-36] A Academia Americana de Odontopediatria (AAPD) recomenda que mais estudos devem ser realizados, uma vez que as informações são insuficientes para suportar o uso de selantes em dentes decíduos.[37]

Dentes decíduos e permanentes apresentam diferenças anatômicas, morfológicas e estruturais, sendo que os primeiros apresentam menor espessura de esmalte,[38] prismas de esmalte menores e mais permeáveis com arranjo estrutural menos organizado,[39] maior conteúdo mineral de carbonato, o que pode levar a maior solubilidade do esmalte.[40] Dessa forma, a progressão das lesões de cárie é mais rápida quando comparada aos dentes permanentes,[41] com consequente maior perda mineral, e problemas associados, como dor de origem dentária, perdas precoces e problemas relacionados à alimentação, ganho de peso e qualidade de vida das crianças.[42,43] Entretanto, a anatomia das fissuras menos proeminentes em molares decíduos[44] e muitas vezes a não colaboração comportamental de pacientes jovens diante do tratamento odontológico são fatores que devem ser considerados no sucesso do selamento de dentes decíduos.[45]

Apesar das diferenças entre dentes decíduos e permanentes, Hong et al.[35] observaram por meio de um estudo retrospectivo que molares decíduos selados foram menos propensos a desenvolver lesões de cárie em fóssulas e fissuras em crianças de alto risco à cárie. Os resultados encontrados por eles foram coerentes com os reportados pelo ADA Council on Scientific Affairs e com as recomendações sobre prática clínica da AAPD,[37] os quais se referem ao efeito preventivo dos selantes em dentes permanentes e foram desenvolvidos com base em revisões sistemáticas e estudos clínicos randomizados.[23] Entretanto, os autores sugerem que novos estudos sejam conduzidos considerando desenhos experimentais randomizados e controlados para avaliação do custo-efetividade, retenção e sucesso do selamento de molares decíduos em crianças de alto risco à cárie.[35]

Estudos de revisão sistemática da literatura com metanálise são considerados os melhores em fornecer evidências científicas para tomadas de decisões clínicas. *(Leia mais no Capítulo 1.)* Recentemente foi avaliada a efetividade de diferentes materiais seladores na prevenção e progressão de lesões de cárie em fóssulas e fissuras de molares decíduos por meio de uma revisão sistemática da literatura com metanálise. Os autores concluíram que ainda há estudos clínicos randomizados e controlados insuficientes para estabelecer benefícios do selamento de molares decíduos em termos de prevenção e progressão de lesões de cárie, e que mais uma vez estudos com alta qualidade metodológica devem ser realizados para suportar a evidência do uso de selantes de fóssulas e fissuras em molares decíduos não cavitados.[45]

MATERIAIS UTILIZADOS COMO SELANTES DE FÓSSULAS E FISSURAS CONSIDERANDO O DESEMPENHO CLÍNICO E A EFETIVIDADE

Dentre as possibilidades de materiais existentes, duas categorias podem ser indicadas: materiais resinosos (selante resinoso e resina composta *flow*) e ionoméricos (CIV convencional, CIV de alta viscosidade e CIV modificado por resina).

O desempenho clínico desses materiais pode ser avaliado em função da taxa de retenção[16] ou de sua efetividade em prevenir o desenvolvimento de lesão cariosa.[46] Uma análise crítica sobre esses parâmetros e o material avaliado se faz importante, em virtude das características distintas entre as categorias.

A indicação e a escolha dentre os materiais resinosos estão condicionadas à possibilidade de um campo operatório livre de umidade, o que requer isolamento absoluto (com dique de borracha) e, por consequência, a colaboração do paciente para a execução do procedimento.[47,48] Sendo assim, em crianças não colaboradoras[47] e molares permanentes em erupção, indica-se a utilização de isolamento relativo do campo operatório (com rolete de algodão) e a escolha de um material ionomérico.[49]

Uma metanálise sobre longevidade demonstrou que selantes resinosos (com ou sem presença de fluoreto) e cimentos de ionômero de vidro convencionais (CIV-C), inseridos após o condicionamento ácido da superfície (ácido fosfórico e ácido poliacrílico, respectivamente), apresentaram os melhores resultados de retenção a longo prazo quando comparados aos CIV de alta viscosidade e aos adesivos.[50] Cumpre ressaltar que o CIV de alta viscosidade, como a própria terminologia diz, apresenta uma viscosidade maior que a dos demais materiais testados, e por consequência menor habilidade em escoar no interior das fóssulas e fissuras, o que provavelmente explica os baixos valores de retenção. No entanto, ao considerar sua capacidade de prevenir o desenvolvimento de lesão de cárie, estudos demonstram excelente efetividade.[51,52]

Nessa perspectiva, reforça-se que a retenção do selante é importante principalmente para materiais resinosos, pois sua falha, quando parcial, pode propiciar o acúmulo de biofilme e possivelmente maiores chances de desenvolvimento de lesão cariosa.

Na busca por maiores taxas de retenção, outros materiais e associações foram avaliados. A utilização de sistemas adesivos,[50] com efeito de selante, deve ser indicada com cautela, pois dados reportam taxas de retenção abaixo da média quando comparadas às dos CIV-C.[50] Da mesma forma, o uso de adesivos autocondicionantes associados aos selantes resinosos não demonstrou superioridade quando comparado à técnica convencional de aplicação do selante resinoso.[53] Entretanto, em estudo clínico randomizado controlado de Erbas Unverdi et al.[54] foi observado que o uso de sistemas adesivos do tipo condiciona-e-lava (*etch-and-rinse*) (XP Bond; Dentsply) e autocondicionantes (*self-etch*) (Clearfil SE Bond; Kuraray), em esmalte previamente condicionado, promoveu aumento significativo da retenção de um selante resinoso aos 24 meses. Ainda, Moreira et al.,[14] também em estudo clínico randomizado, concluíram que o estágio de erupção foi mais significativo para menores taxas de retenção e desenvolvimento de lesões de cárie em molares permanentes do que propriamente a camada intermediária de adesivo utilizada. Concluíram ainda que houve a prevenção de doença na superfície oclusal após 24 meses do tratamento. Resinas compostas *flow* também podem ser indicadas como selantes de superfície, nesses casos sempre associadas ao uso de sistema adesivo.[55]

Por fim, no que diz respeito aos casos em que há envolvimento de dentina, sugere-se a indicação de CIV modificado por resina, CIV de alta viscosidade e resinas compostas *flow* em virtude das propriedades mecânicas apresentadas.

Diante da literatura consultada e apresentada, há evidências científicas de qualidade que indicam o uso de selantes para tratamento não invasivo de lesões de cárie não cavitadas em superfície oclusal. Entretanto, considerando lesões proximais, há resultados positivos, em lesões não cavitadas, mas ainda com limitação de estudos de boa qualidade, sendo a evidência considerada moderada. Importante salientar que a avaliação do risco individual dos pacientes é fundamental para nos orientar na escolha e decisão da melhor terapêutica.

TÉCNICAS DE UTILIZAÇÃO

O passo a passo para a realização do selamento da superfície (Figuras 3 e 4) será descrito a seguir. Destacam-se em negrito as principais diferenças entre as técnicas.

Selante resinoso

1. Anestesia tópica
2. Anestesia infiltrativa.
3. Isolamento absoluto do campo operatório – **com dique de borracha (Figura 3A)**.
4. Profilaxia da superfície, com escova Robinson e/ou taça de borracha, pedra-pomes e água (Figura 3B).
5. Condicionamento ácido da superfície – **ácido fosfórico** 35 a 37%, por 15 segundos (Figura 3C).
6. Enxágue abundante da superfície.
7. Secagem excessiva da superfície, com **jato de ar**, até que seja possível observar a superfície com aspecto opaco (Figura 3D).
8. **Aplicação do selante, com auxílio de sonda exploradora** (deixar que o material escoe, evitando a inclusão de bolhas. Não utilizar material em excesso) (Figura 3E).
9. Fotoativação pelo tempo indicado pelo fabricante (Figura 3F).
10. Inspeção, com sonda exploradora, da integridade da interface dente/selante (Figura 3H).
11. Remoção do isolamento absoluto.
12. Checagem da oclusão com papel-carbono (se for necessário o ajuste, utilizar pontas diamantadas de granulação superfina).

Selante com cimento de ionômero de vidro convencional (CIV)

1. Isolamento absoluto do campo operatório – **com rolete de algodão (Figura 4A)**.
2. Profilaxia da superfície, com escova Robinson e/ou taça de borracha, pedra-pomes e água (Figura 4B).
3. Condicionamento ácido da superfície – **ácido poliacrílico**, por 10 segundos (Figura 4C).
4. Enxágue da superfície.
5. Secagem da superfície, com **bolinha de algodão**.
6. Aplicação do material, com auxílio de espátula de inserção (a manipulação do material deve ser realizada conforme preconizado pelo fabricante – *leia mais no Capítulo 15*) (Figura 4D).
7. **Pressão digital com dedo enluvado e vaselinado (Figura 4E)**.
8. Remoção dos excessos do material com instrumentos manuais.
9. Inspeção sobre possíveis interferências oclusais (se for necessário o ajuste, utilizar colher de dentina/cureta ou Hollemback).
10. Proteção da superfície selada com material fornecido pelo fabricante ou vaselina (Figura 4F).

20. Selantes em odontopediatria 233

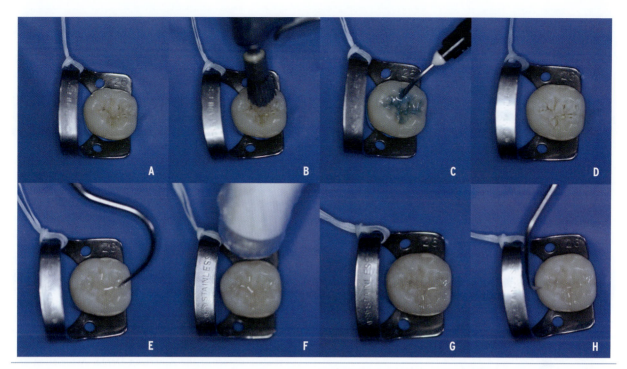

Figura 3 Passo a passo da aplicação de selante resinoso. A: isolamento absoluto do campo operatório – com dique de borracha. B: profilaxia da superfície, com escova Robinson, pedra-pomes e água. C: condicionamento ácido da superfície – ácido fosfórico 35 a 37%, por 15 segundos. D: secagem excessiva da superfície, com jato de ar, até que seja possível observar a superfície com aspecto opaco. E: aplicação do selante, com auxílio de sonda exploradora. F: fotoativação pelo tempo indicado pelo fabricante. G: aspecto final da superfície após fotoativação. H: inspeção, com sonda exploradora, da integridade da interface dente/selante.

Fonte: acervo das autoras.

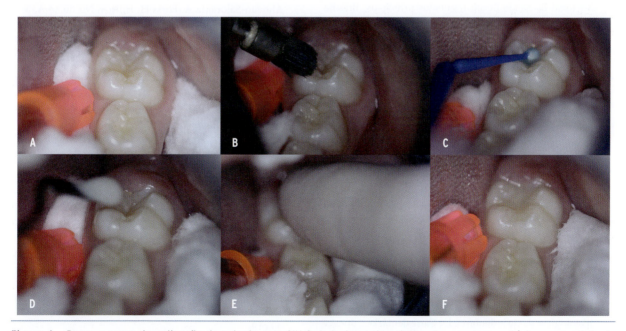

Figura 4 Passo a passo da aplicação de selante com CIV-C. A. Isolamento relativo do campo operatório – com rolete de algodão. B. Profilaxia da superfície, com escova Robinson, pedra-pomes e água. C. Condicionamento ácido da superfície – ácido poliacrílico, por 10 s. D. Aplicação do CIV, com auxílio de espátula de inserção. E. Pressão digital com dedo enluvado e vaselinado. F. Aspecto final da superfície selada e protegida.

Fonte: acervo das autoras.

REFERÊNCIAS BIBLIOGRÁFICAS

1. Featherstone JD. The continuum of dental caries-evidence for a dynamic disease process. J Dent Res. 2004;83(Spec No C):C39-42.
2. Tenuta LM, Chedid SJ, Cury JA. Uso de fluoretos em odontopediatria: mitos e evidências. In: Maia LC, Primo LG. Odontopediatria clínica integral. São Paulo: Santos; 2012.
3. Cruz LR, D'Hyppolito IM, Barja-Fidalgo F, de Oliveira BH. "Cárie é transmissível?" Tipo de informação sobre transmissão da cárie em crianças encontrada através da ferramenta de busca Google®. Rev. Bras. Odontol. 2017;74(1):70-3.
4. Sheiham A, James WPT. A new understanding of the relationship between sugars, dental caries and fluoride use: implications for limits on sugars consumption. Public Health Nutr. 2014;17(10):2176-84.
5. Kassebaum NJ, Bernabé E, Dahiya M, Bhandari B, Murray CJ, Marcenes W. Global burden of untreated caries: a systematic review and metaregression. J Dent Res. 2015;94(5):650-8.
6. Nóbrega AVD, Moura LFAD, Andrade NS, Lima CCB, Dourado DG, Lima MDM. Impact of dental caries on the quality of life of preschoolers measured by PedsQL questionnaire. Cien Saude Colet. 2019;24(11):4031-42.
7. Dorantes C, Childers NK, Makhija SK, Elliott R, Chafin T, Dasanayake AP. Assessment of retention rates and clinical benefits of a community sealant program. Pediatr Dent. 2005;27(3):212-6.
8. Brasil. Ministério da Saúde. SB Brasil 2010: Pesquisa Nacional de Saúde Bucal: resultados principais. Brasília (DF): Editora do Ministério da Saúde; 2012.
9. Feigal RJ, Donly KJ. The use of pit and fissure sealants. Pediatr Dent. 2006;28(2):143-50; discussion 192-198.
10. Nørrisgaard PE, Qvist V, Ekstrand K. Prevalence, risk surfaces and inter-municipality variations in caries experience in Danish children and adolescents in 2012. Acta Odontol Scand. 2016;74(4):291-7.
11. Jodkowska E. Efficacy of pit and fissure sealing: long-term clinical observations. Quintessence Int. 2008;39(7):593-602.
12. Carvalho JC. Caries process on occlusal surfaces: evolving evidence and understanding. Caries Res. 2014;48:339-46.
13. Ahovuo-Saloranta A, Forss H, Walsh T, Hiiri A, Nordblad A, Mäkelä M, et al. Sealants for preventing dental decay in the permanent teeth. Cochrane Database Syst Rev. 2013 Mar 28;(3):CD001830.
14. Moreira KMS, Kantovitz KR, Aguiar JPD, Borges AFS, Pascon FM, Puppin-Rontani RM. Impact of the intermediary layer on sealant retention: a randomized 24-month clinical trial. Clin Oral Investig. 2017 Jun;21(5):1435-43.
15. Fejerskov O, Nyvad B, Kidd AM. Características clínicas e histológicas da cárie dentária. In: Cárie dentária: a doença e seu tratamento clínico. São Paulo: Santos; 2005. p.71-96.
16. Simonsen RJ. Pit and fissure sealant: review of the literature. Pediatr Dent. 2002;24(5):393-414.
17. Mejàre I, Lingström P, Peterson LG, Holm AK, Twetman S, Källestål C, et al. Caries-preventive effect of fissure sealants: a systematic review. Acta Odontol Scand. 2003;61(6):321-30.
18. Cueto EI, Buonocore MG. Sealing of pits and fissures with an adhesive resin. Its use in caries prevention. J Am Dent Assoc. 1967;75(1):121-8.
19. Kantovitz KR, Pascon FM, Nobre-dos-Santos M, Puppin-Rontani RM. Review of the effects of infiltrants and sealers on non-cavitated enamel lesions. Oral Health Prev Dent. 2010;8(3):295-305.
20. Schwendicke F, Jäger AM, Paris S, Hsu LY, Tu YK. Treating pit-and-fissure caries: a systematic review and network meta-analysis. J Dent Res. 2015;94(4):522-33.
21. Splieth CH, Ekstrand KR, Alkilzy M, Clarkson J, Meyer Lueckel H, Martignon S, et al. Sealants in dentistry: outcomes of the ORCA Saturday Afternoon Symposium 2007. Caries Res. 2010;44(1):3-13.
22. Kantovitz KR, Pascon FM, Nociti FH Jr, Tabchoury CP, Puppin-Rontani RM. Inhibition of enamel mineral loss by fissure sealant: an in situ study. J Dent. 2013;41(1):42-50.
23. Wright JT, Tampi MP, Graham L, Estrich C, Crall JJ, Fontana M, et al. Sealants for preventing and arresting pit and-fissure occlusal caries in primary and permanent molars: a systematic review of randomized controlled trials-a report of the American Dental Association and the American Academy of Pediatric Dentistry. J Am Dent Assoc. 2016;147(8):631-45.e18.
24. Chestnutt IG, Hutchings S, Playle R, Morgan-Trimmer S, Fitzsimmons D, Aawar N, et al. Seal or Varnish? A randomised controlled trial to determine the relative cost and effectiveness of pit and fissure sealant and fluoride varnish in preventing dental decay. Health Technol Assess. 2017;21(21):1-256.
25. Ahovuo-Saloranta A, Forss H, Hiiri A, Nordblad A, Mäkelä M. Pit and fissure sealants versus fluoride varnishes for preventing dental decay in the permanent teeth of children and adolescents. Cochrane Database Syst Rev. 2016 Jan 18;2016(1):CD003067.
26. Griffin SO, Oong E, Kohn W, Vidakovic B, Gooch BF, CDC Dental Sealant Systematic Review Work Group, et al. The effectiveness of sealants in managing caries lesions. J Dent Res. 2008;87(2):169-74.
27. Innes NP, Manton DJ. Minimum intervention children's Dentistry: the starting point for a lifetime of oral health. Br Dent J. 2017;223(3):205-13.
28. Barbakow F, Imfeld T, Lutz F. Enamel remineralization: how to explain it to patients. Quint. Int. 1991;22(5):341-7.
29. Meyer-Lueckel H, Paris S. Progression of artificial enamel caries lesions after infiltration with experimental light curing resins. Caries Res. 2008;42(2):117-24.
30. Slayton RL, Urquhart O, Araujo MWB, Fontana M, Guzmán-Armstrong S, Nascimento MM, et al. Evidence-based clinical practice guideline on nonrestorative treatments for carious lesions: a report from the American Dental Association. J Am Dent Assoc. 2018;149(10):837-49.e19.
31. Longbottom CL, Huysmans MC, Pitts NB, Fontana M. Glossary of key terms. Monogr Oral Sci. 2009;21:209-16.
32. Fontana M, Young DA, Wolff MS, Pitts NB, Longbottom C. Defining dental caries for 2010 and beyond. Dent Clin North Am. 2010;54(3):423-40.

33. Domêjean S, Ducamp R, Léger S, Holmgren C. Resin infiltration of non-cavitated caries lesions: a systematic review. Med Princ Pract. 2015;24(3):216-21.
34. Hotuman E, Rolling I, Poulsen S. Fissure sealants in a group of 3-4-year-old children. Int J Paediatr Dent. 1998;8(2):159-60.
35. Hong M, Vuong C, Herzog K, Ng MW, Sulyanto R. Sealed primary molars are less likely to develop caries. J Am Dent Assoc. 2019;150(8):641-8.
36. Francis R, Mascarenhas AK, Soparkar P, Al-Mutawaa S. Retention and effectiveness of fissure sealants in Kuwaiti school children. Community Dent Health. 2008;25(4):211-5.
37. Guideline on restorative dentistry. Pediatr Dent. 2016;38:107-19.
38. Grine FE. Enamel thickness of deciduous and permanent molars in modern Homo sapiens. Am J Phys Anthropol. 2005;126(1):14-31.
39. Lindén LA, Björkman S, Hattab F. The diffusion in vitro of fluoride and chlorhexidine in the enamel of human deciduous and permanent teeth. Arch Oral Biol. 1986;31(1):33-7.
40. Sønju Clasen AB, Ruyter IE. Quantitative determination of type A and type B carbonate in human deciduous and permanent enamel by means of Fourier transform infrared spectrometry. Adv Dent Res. 1997;11(4):523-7.
41. Wang LJ, Tang R, Bonstein T, Bush P, Nancollas GH. Enamel demineralization in primary and permanent teeth. J Dent Res. 2006 Apr;85(4):359-63.
42. Abanto J, Carvalho TS, Mendes FM, Wanderley MT, Bönecker M, Raggio DP. Impact of oral diseases and disorders on oral health related quality of life in preschool children. Community Dent Oral Epidemiol. 2011;39(2):105-14.
43. Sheiham A. Dental caries affects body weight, growth and quality of life in pre-school children. Br Dent J. 2006;201(10):625-6.
44. Hatrick CD, Eakle WS. Dental materials: clinical applications for dental assistants and dental hygienists. 3.ed. St. Louis, Missouri: Elsevier; 2016.
45. Lam PPY, Sardana D, Ekambaram M, Lee GHM, Yiu CKY. Effectiveness of pit and fissure sealants for preventing and arresting occlusal caries in primary molars: a systematic review and meta-analysis. J Evid Based Dent Pract. 2020;20(2):101404.
46. Mickenautsch S, Yengopal V. Validity of sealant retention as surrogate for caries prevention: a systematic review. PLoS One. 2013 Oct 23;8(10):e77103.
47. Chen XX, Liu XG. Clinical comparison of Fuji VII and a resin sealant in children at high and low risk of caries. Dent Mater J. 2013;32(3):512-8.
48. Schlueter N, Klimek J, Ganss C. Efficacy of a moisture-tolerant material for fissure sealing: a prospective randomised clinical trial. Clin Oral Investig. 2013;17(3):711-6.
49. Holmgren CJ, Lo ECM, Hu D. Glass ionomer ART sealants in Chinese school children: 6 year results. J Dent. 2013;41(9):764-70.
50. Kühnisch J, Bedir A, Lo YF, Kessler A, Lang T, Mansmann U, et al. Meta-analysis of the longevity of commonly used pit and fissure sealant materials. Dent Mater. 2020;36(5):e158-e168.
51. Mickenautsch S, Yengopal V. Caries-preventive effect of high-viscosity glass ionomer and resin-based fissure sealants on permanent teeth: a systematic review of clinical trials. PLoS One. 2016 Jan 22;11(1):e0146512.
52. Cabral RN, Faber J, Otero SAM, Hilgert LA, Leal SC. Retention rates and caries-preventive effects of two different sealant materials: a randomised clinical trial. Clin Oral Investig. 2018;22(9):3171-7.
53. Botton G, Morgental CS, Scherer MM, Lenzi TL, Montagner AF, Rocha RO. Are self-etch adhesive systems effective in the retention of occlusal sealants? A systematic review and meta-analysis. Int J Paediatr Dent. 2016 Nov;26(6):402-11.
54. Erbas Unverdi G, Atac SA, Cehreli ZC. Effectiveness of pit and fissure sealants bonded with different adhesive systems: a prospective randomized controlled trial. Clin Oral Investig. 2017;21(7):2235-43.
55. Bagherian A, Shiraz AS. Flowable composite as fissure sealing material? A systematic review and meta-analysis. Br Dent J. 2018;224(2):92-7.
56. Giacaman RA, Muñoz-Sandoval C, Neuhaus KW, Fontana M, Chałas R. Evidence-based strategies for the minimally invasive treatment of carious lesions: review of the literature. Adv Clin Exp Med. 2018;27(7):1009-16.

DENTÍSTICA EM ODONTOPEDIATRIA

21

Marlus Roberto Rodrigues Cajazeira
Carla Pitoni
Ricardo Scarparo Navarro
Flávio Warol
Angela Scarparo

A prática restauradora contemporânea em odontopediatria se diferencia em diversos aspectos da odontologia restauradora clássica proposta no fim do século XIX, a começar pela revisão de seu protagonismo no controle da cárie. Em uma época em que o conhecimento sobre a doença ainda era limitado, a abordagem operatória era considerada o principal recurso ao alcance do profissional para reparar danos e interromper a progressão da doença.[1,2]

O tratamento restaurador em odontopediatria visa restabelecer a saúde, devolvendo forma, função e principalmente mantendo a vitalidade do dente.[3] Atualmente ele é considerado parte integrante da estratégia de controle da cárie, na qual a modificação de hábitos relacionados à higiene bucal e à dieta é considerada o fator determinante.[2] Conforme estabelecido inicialmente, além de visar à reabilitação funcional e estética dos dentes, reparando os danos provocados pela doença, a restauração da cavidade cria as condições necessárias para a paralisação da lesão e a preservação da vitalidade da polpa, ao restringir o acesso dos nutrientes do ambiente bucal às bactérias cariogênicas presentes na dentina.[4] É importante salientar também que a restituição dos contornos anatômicos, por mínima que seja, indisponibiliza áreas de retenção do biofilme e facilita a escovação e o uso do fio dental.

PRINCÍPIOS DO TRATAMENTO RESTAURADOR ATUAL

Os princípios sobre os quais se baseia o tratamento restaurador contemporâneo se contextualizaram com o reconhecimento do aspecto multifatorial da cárie e com o desenvolvimento dos materiais restauradores adesivos.

Indiscutivelmente, o princípio mais importante na atualidade é a minimização do desgaste dos tecidos mineralizados durante o preparo cavitário. Por décadas, quantidades significativas de esmalte e dentina foram perdidas em detrimento da necessidade de remover bactérias presentes nos tecidos cariados e de prover a retenção e a resistência aos materiais restauradores não adesivos.[3,4] Contudo, a compreensão da cárie como um desequilíbrio ecológico e das alterações que ela produzia nesses tecidos, associada ao desenvolvimento dos materiais restauradores adesivos, foi um dos fatores que determinaram a configuração mais conservadora dos preparos atuais.[5,6]

Além disso, o uso dos cimentos de ionômero de vidro e das resinas compostas também tem se justificado na demanda por materiais restauradores capazes de devolver a cor e a translucidez natural dos dentes.[7,8] *(Leia mais nos Capítulos 15 e 16.)* Essa necessidade fica evidente quando a literatura odontológica revela que dentes cariados, fraturados ou ausentes são percebidos negativamente pelos próprios pacientes e seus familiares.[9,10]

Ainda, como parte de uma prática cada vez menos invasiva, existe o incentivo para a seleção de técnicas restauradoras mais simples e que causem o menor desconforto possível, como o tratamento restaurador atraumático e a remoção químico-mecânica do tecido cariado (que serão descritas em maiores detalhes no Capítulo 19), que se diferenciam das técnicas restauradoras convencionais, mais complexas e com maior potencial para alterar os níveis de ansiedade, especialmente quando instrumentos rotatórios são utilizados.[11-14]

Este capítulo visa, assim, apresentar possibilidades de intervenção restauradora em odontopediatria após a decisão de tratamento e a escolha do material restaurador.

PLANEJAMENTO DO TRATAMENTO

Conforme observado no Capítulo 9, o plano de tratamento é dividido em três fases:

- Fase 1: adequação do meio bucal.
- Fase 2: reabilitadora.
- Fase 3: manutenção preventiva.

Na fase 1, além das orientações sobre a importância de uma rotina que inclua a escovação regular e eficiente com dentifrício fluoretado e a redução do consumo de carboidratos fermentáveis na dieta, o profissional tem a oportunidade de associar métodos não invasivos que contribuam para paralisar lesões em esmalte (p. ex., aplicações tópicas profissionais de fluoretos, selamento de sulcos e fissuras e pequenas lesões em dentina) e minimamente invasivos para as lesões em dentina – particularmente as ativas –, que incluem a remoção seletiva da dentina cariada – procedimento que consiste na remoção total da dentina cariada das paredes circundantes e na remoção parcial das paredes próximas à polpa, incluindo somente o tecido necrótico e amolecido.[15-18] O material restaurador de escolha nesse momento é o cimento de ionômero de vidro (CIV) convencional ou de alta viscosidade, em função de suas propriedades de adesão e liberação de flúor[19] (**Figura 1**).

Na fase 2 – como apresentado nos Capítulos 15 e 17 – é feita a escolha da técnica e do material restaurador, o que implica o conhecimento das características relacionadas à lesão cariosa (localização, atividade e extensão), ao paciente infantil (o risco da doença e biogênese das dentições) e ao estágio do desenvolvimento cognitivo e/ou histórico odontológico pregresso, a partir do qual é possível determinar a capacidade de colaboração do paciente durante a consulta.

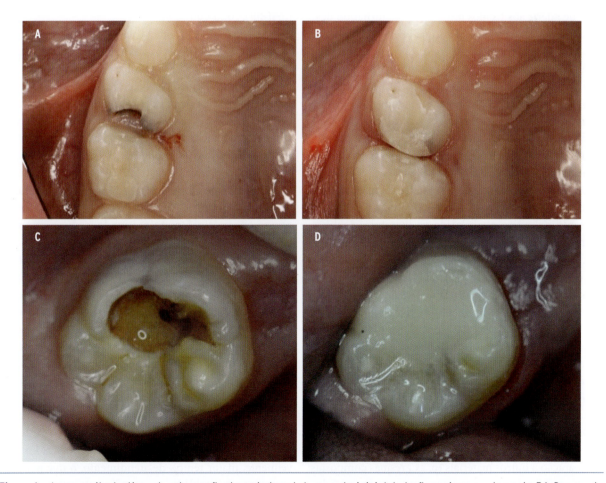

Figura 1 Imagens ilustrativas de adequação do meio bucal. A: aspecto inicial de lesão cariosa no elemento 54. B: aspecto final do elemento 54, após inserção de CIV-C. C: aspecto inicial de lesão cariosa no elemento 36. B: aspecto final do elemento 36, após inserção de CIV de alta viscosidade.
Fonte: acervo dos autores.

SELEÇÃO DO MATERIAL RESTAURADOR

Durante décadas o amálgama de prata foi o material mais amplamente utilizado para restaurar dentes posteriores decíduos e permanentes devido à sua excelente resistência ao desgaste e à fratura.[20] Entretanto, além de não ser estético, a ausência da capacidade de aderir aos tecidos dentários previa a necessidade de um preparo cavitário menos conservador, considerando a necessidade de prover resistência e, principalmente, retenção a esse material.

Os cimentos de ionômero de vidro (CIV) e as resinas compostas gradualmente substituíram o amálgama de prata e, hoje, são os materiais mais utilizados no tratamento restaurador de dentes decíduos e permanentes jovens.[21,22] Além de mimetizar a cor e, no caso das resinas compostas, a translucidez dos tecidos mineralizados, esses materiais dividem uma importante característica – ainda que por mecanismos distintos –, que é a capacidade de aderir aos tecidos mineralizados, tornando desnecessários desgastes adicionais que obedeçam à lógica dos princípios biomecânicos propostos décadas antes.[23,24]

Entretanto, ao se deparar com ampla variedade de subtipos de CIV e compósitos disponíveis no mercado, o profissional é frequentemente acometido pela dúvida sobre qual material seria o melhor para restaurar dentes decíduos e permanentes jovens. É importante, dessa forma, que sua escolha seja baseada na melhor evidência científica disponível, levando em consideração as preferências do paciente e seus familiares, bem como sua experiência clínica.[25,26] Infelizmente, ainda não há um consenso definitivo estabelecido na literatura científica sobre qual o material que apresenta os melhores resultados. Entretanto, é imprescindível que a seleção do material considere fatores como: (i) a localização e as dimensões da cavidade; (ii) o estágio do desenvolvimento do dente decíduo (ou seja, o quanto ele está próximo de sua esfoliação); (iii) a preferência do paciente e/ou seus responsáveis; e (iv) a capacidade de cooperação do paciente durante a consulta.

Alguns trabalhos realizados nos últimos anos merecem destaque, como o de Pires et al.,[27] que, em revisão sistemática sobre a longevidade de restaurações diretas em molares decíduos, verificaram que as restaurações com CIV convencional apresentaram maior risco de falha em comparação a outros materiais (p. ex., resinas compostas e CIV modificado por resina). Em outro estudo, metodologicamente semelhante, Chisini et al.[28] observaram que restaurações com resina composta apresentaram menor taxa anual de falhas e que fatores como as dimensões da cavidade e o comportamento da criança durante o procedimento são capazes de afetar a longevidade das restaurações em dentes decíduos.

TÉCNICAS RESTAURADORAS

Ainda em fase de integração ao currículo acadêmico e à rotina dos consultórios odontológicos, a prática baseada na mínima intervenção tem como premissa a seleção de procedimentos que causem o menor desgaste possível dos tecidos dentários, visando ao menor enfraquecimento do remanescente dental e à redução do risco de exposição pulpar.[29] Além disso, segundo a mesma linha de pensamento, é importante que haja a predileção por procedimentos tecnicamente simples e de rápida execução, minimizando o desconforto do paciente e o risco de comportamentos aversivos durante a consulta.[29,30]

Restaurações com compósito

As resinas compostas são os materiais mais usados no tratamento restaurador infantil e se destacam por suas propriedades estéticas, bem como pela versatilidade clínica, sendo indicadas para a restauração de dentes anteriores e posteriores, a cimentação de peças protéticas e o selamento de sulcos e fissuras[31] **(Figura 2)**.

Apesar do bom desempenho clínico das restaurações em dentes decíduos,[27,28] as resinas são materiais sensíveis à técnica, sendo recomendado o uso do isolamento absoluto como forma de restringir o acesso da saliva ao campo operatório. Do mesmo modo, como a composição química da maioria dos materiais disponíveis é baseada em monômeros lineares (p. ex., BisGMA, UDMA e TEGDMA), é imprescindível que o profissional insira o material na cavidade em pequenos incrementos como forma de reduzir as tensões geradas pela contração de polimerização, que podem provocar seu descolamento das margens do preparo.[32] Além de permitir a penetração de fluidos e microrganismos que promovem a degradação da interface adesiva, a abertura de fendas nas margens da restauração tem sido associada à ocorrência de sensibilidade pós-operatória, de descoloração marginal e de lesões de cárie secundária.[33]

A inserção incremental do material implica, invariavelmente, maior tempo de atendimento, o que pode representar um problema no atendimento infantil. Desse modo, técnicas alternativas têm sido propostas para reduzir o tempo de atendimento, tal como o uso de bases de cimento de ionômero de vidro, procedimento com ampla aceitação entre os profissionais. Nessa técnica, após a remoção do tecido cariado, a maior parte do volume da cavidade é preenchida com cimento de ionômero de vidro modificado por resina – viabilizando a conclusão da restauração em consulta única –, deixando-se uma pequena margem de dentina e esmalte reservada para o compósito. Desse modo, maximiza-se o tempo de consulta – já que pouco compósito será necessário para preencher o interior remanescente da cavidade – e se reduz o volume necessário de compósito, minimizando a contração de polimerização.

Outra técnica bastante conhecida é a da réplica oclusal, indicada para dentes em que os contornos anatômicos da superfície oclusal não foram comprometidos pela progressão da lesão[34,35] (**Figura 3**). Nessa técnica, um molde oclusal de resina acrílica obtido previamente à realização do preparo cavitário é utilizado para modelar o último incremento de compósito (**Figura 3A**), permitindo, com isso, a restituição dos contornos anatômicos de forma mais simples e rápida.

Há cerca de uma década foram lançados no mercado os compósitos de baixa contração ou *bulk*. O principal

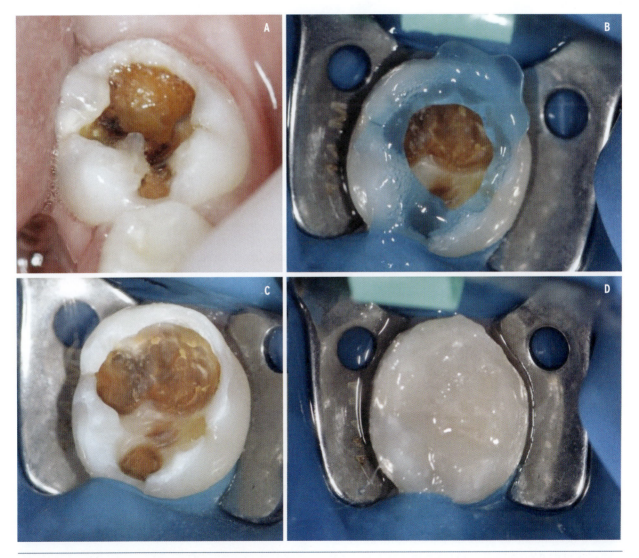

Figura 2 Tratamento restaurador em resina composta convencional. A: aspecto inicial de lesão cariosa no elemento 75. B: condicionamento ácido seletivo em esmalte, ácido fosfórico a 37%, por 15 segundos, após a remoção seletiva de tecido cariado. C: aspecto branco opaco do esmalte após o enxágue, pelo dobro do tempo, do ácido fosfórico e secagem excessiva do esmalte. B: aspecto final após a inserção da resina composta convencional, a partir de técnica incremental, incrementos de até 2 mm, fotoativação por 40 segundos.
Fonte: acervo dos autores.

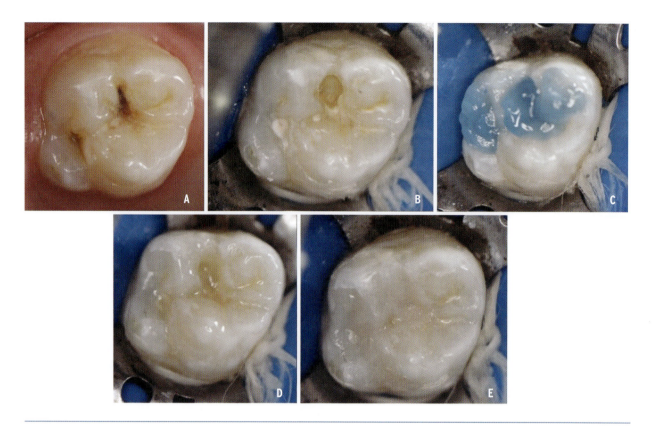

Figura 3 Tratamento restaurador por meio da técnica da réplica oclusal. A: aspecto inicial de lesão de cárie, no elemento 16. B: remoção de esmalte sem suporte. C: condicionamento da superfície com ácido fosfórico a 37%, em esmalte por 30 segundos e em dentina por 15 segundos. D: aplicação do sistema adesivo de frasco único, de forma ativa, por 20 segundos. E: aspecto final após a inserção da resina composta convencional, adaptação da réplica/carimbo oclusal e fotoativação por 40 segundos; após esse período, remove-se o carimbo e realiza-se nova fotoativação, por mais 40 segundos.
Fonte: caso clínico desenvolvido pelo acadêmico Diego Dutra (ISNF/UFF) sob supervisão da Profa. Angela Scarparo.

benefício desse material é a possibilidade de ser inserido em incrementos de até 4 mm – maiores, se comparados aos 2 mm dos compósitos convencionais –, permitindo um preenchimento mais rápido das cavidades.[36,37] Embora o material tenha sido inicialmente proposto para ser utilizado como base, nos últimos anos aqueles que apresentam consistência regular têm sido empregados como material restaurador direto. Pesquisas recentes, inclusive, têm demonstrado que restaurações realizadas com compósitos de baixa contração apresentam desempenho clínico similar às restaurações realizadas com compósitos convencionais[38,39] **(Figuras 4 a 10)**. Entretanto, como existe a necessidade de a luz da fotoativação atingir as camadas mais profundas de cada incremento, o material sofre o acréscimo de partículas de carga modificadas, que refletem menos a luz.[40] Como resultado, as restaurações realizadas com os compósitos de baixa contração tendem a ser mais translúcidas, por isso o material não é indicado para a restauração de regiões estéticas.

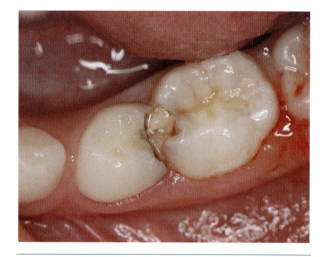

Figura 4 Aspecto inicial de lesão de cárie, nos elementos 74 (ocluso-distal) e 75 (ocluso-mesial).
Fonte: Meyfarth S. et al.[41]

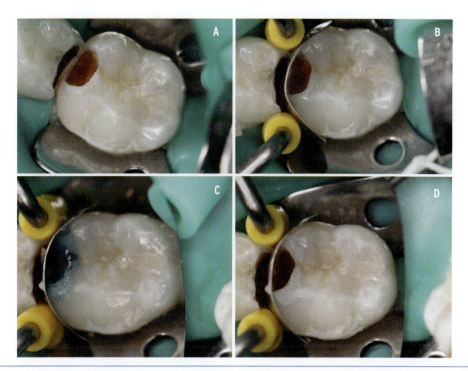

Figura 5 Tratamento restaurador com resina composta *bulkfill flow* e regular. A: aspecto final da cavidade, no elemento 85, após a remoção seletiva de tecido cariado e regularização das paredes de esmalte sem suporte com caneta de alta rotação, sob refrigeração com água. B: inserção de matriz metálica para definir a cavidade a ser restaurada. C: condicionamento ácido seletivo, em esmalte, por 15 segundos. D: aspecto final da superfície de esmalte, branca e opaca, após secagem excessiva da superfície.
Fonte: Meyfarth S. et al.[41]

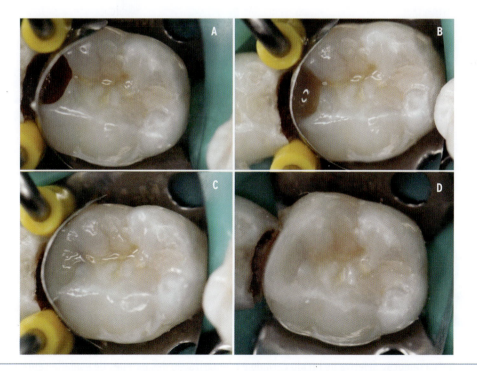

Figura 6 A: aplicação do sistema adesivo universal, de forma ativa, por 20 segundos. B: inserção de resina composta *bulkfill flow*, até o limite amelodentinário. C: inserção de resina composta *bulkfill* regular, no restante da cavidade. D: aspecto final da restauração.
Fonte: Meyfarth S. et al.[41]

242 Parte 5 Condutas clínicas

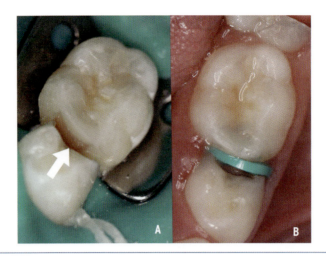

Figura 7 A: aspecto final da restauração. Note a translucidez da resina *bulkfill* (seta). B: instalação de elástico para ganho de espaço, e posterior recuperação do diâmetro mesiodistal do elemento 74.
Fonte: Meyfarth S. et al.[41]

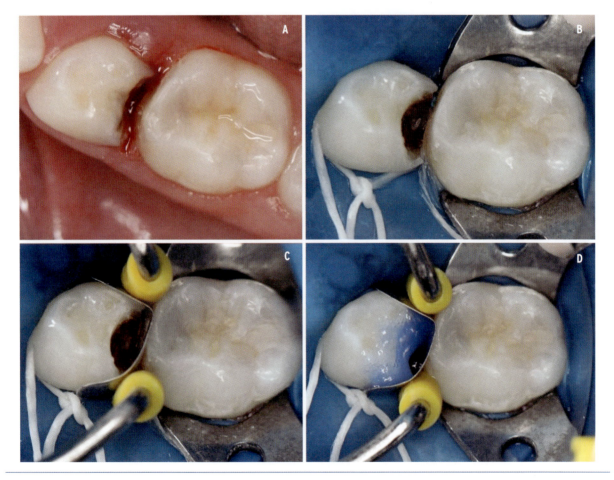

Figura 8 A: aspecto inicial do elemento 74, após 3 dias com elástico, para ganho de espaço. B: aspecto final da cavidade, no elemento 85, após a remoção seletiva de tecido cariado e regularização das paredes de esmalte sem suporte com caneta de alta rotação, sob refrigeração com água. C: inserção de matriz metálica para definir a cavidade a ser restaurada. Note: não foi possível adaptar perfeitamente a matriz em função da perda de parte da face lingual e expansividade do dente. D: condicionamento ácido seletivo, em esmalte, por 15 segundos.
Fonte: Meyfarth S. et al.[41]

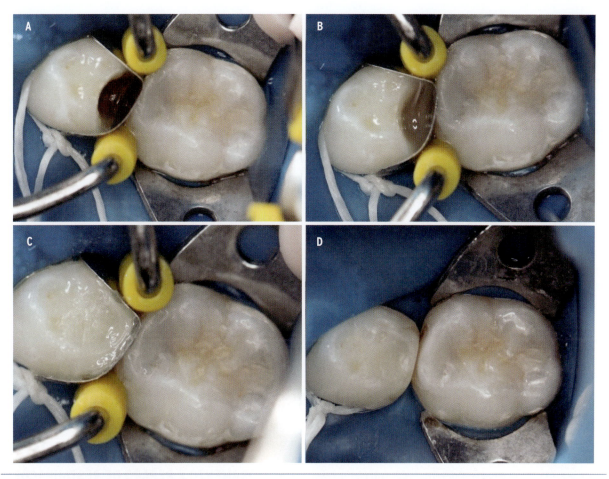

Figura 9 A: aplicação do sistema adesivo universal, de forma ativa, por 20 segundos. B: inserção de resina composta *bulk-fill flow*, até o limite amelodentinário. C: inserção de resina composta *bulkfill* regular, no restante da cavidade. D: aspecto final da restauração.
Fonte: Meyfarth S. et al.[41]

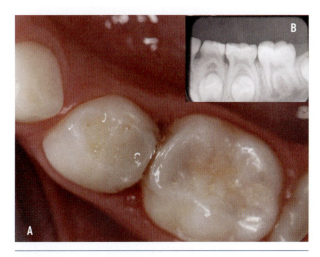

Figura 10 A: aspecto final dos elementos 74 e 75 restaurados; na sessão seguinte será dado acabamento e polimento à restauração do elemento 74. B: radiografia final para verificação da qualidade das margens.
Fonte: Mehfarth et al.[41]

Embora desenvolvidos em meados da década de 1990, os compósitos de baixa viscosidade – ou compósitos *flow* – também se tornaram mais populares nos últimos anos, ao mesmo tempo que existe uma aceitação cada vez maior dos procedimentos baseados na prática de mínima intervenção. Devido à incorporação de menor quantidade de partículas de carga em sua composição, os compósitos de baixa viscosidade apresentam fluidez significativamente maior que os compósitos restauradores convencionais, permitindo que o material seja injetado e capaz de escoar através de locais confinados.[42,43] Os compósitos de baixa viscosidade são clinicamente versáteis, sendo utilizados no selamento de sulcos e fissuras, como primeiro incremento de restaurações proximais, no reparo de defeitos marginais de restaurações de compósito e – com melhor resistência ao desgaste e à flexão dos materiais atuais – na restauração de cavidades oclusais e proximais conservadoras.[44-50]

O uso desse material se tornou particularmente interessante nas restaurações adesivas conservadoras – ou restaurações "preventivas" de compósito, como também são conhecidas –, procedimento que contextualiza para os dias atuais o princípio da extensão para prevenção, proposto há mais de cem anos. Convencionalmente, essa técnica incluía o uso de um compósito de consistência regular para restaurar as lesões em dentina e na cobertura de todos os sulcos e fissuras adjacentes com selante resinoso.[51,52] Com a utilização do compósito de baixa viscosidade, a técnica é simplificada, uma vez que ele é usado tanto como material restaurador quanto como selante[53] (Figura 11). Todavia, é importante salientar que, devido à menor incorporação de partículas de carga em sua composição, os compósitos de baixa viscosidade apresentam maior contração de polimerização.[54] Portanto, é imprescindível que o material seja injetado em incrementos aproximados de 2 mm, de forma a minimizar os efeitos da contração de polimerização.

Restaurações de cimento de ionômero de vidro

Desenvolvidos no início dos anos 1970, os CIV são bastante conhecidos e utilizados por especialistas e clínicos que atendem crianças em função de suas propriedades de adesão química aos tecidos mineralizados e de sua capacidade de liberar fluoretos, que interferem na progressão das lesões cariosas. Atualmente, existe ampla variedade de CIV, incluindo os cimentos convencionais de presa lenta, as versões modificadas pela adição de componentes metálicos e resinosos e os cimentos de alta viscosidade ou presa rápida indicadas para o TRA.[55]

É possível argumentar que um dos fatores que contribuíram para tornar os CIV tão populares em odontopediatria foi o tratamento restaurador automático (TRA). Embora proposta inicialmente para o atendimento de indivíduos sem acesso ao tratamento restaurador convencional – caracterizado pelo alto custo e complexidade –, a técnica, em função de sua simplificação e relativo baixo custo, tem sido amplamente utilizada por especialistas e clínicos.[56] O TRA é, hoje, possivelmente, um dos principais expoentes da prática baseada na mínima intervenção, tendo em vista seu caráter minimamente invasivo e seu menor potencial de causar dor e desconforto ao paciente.[57]

Na técnica, a remoção seletiva da dentina cariada é realizada exclusivamente com escavadores manuais. Na sequência, o interior da cavidade é limpo com algodão úmido e as superfícies condicionadas com ácido poliacrílico, que tem por função remover a camada superficial da *smear layer* e disponibilizar íons cálcio e fosfato, essenciais para a adesão química entre o cimento e as superfícies do esmalte e da dentina. Após a remoção do condicionador novamente com algodão umedecido, o cimento de ionômero de vidro – preferencialmente o de alta viscosidade – é inserido gradualmente no interior da cavidade com espátula, cuidando para que não sejam formadas bolhas no interior da restauração. Por fim, após a perda do brilho superficial – que indica o momento em que o material atingiu sua presa inicial –, a superfície do cimento é protegida com vaselina sólida para evitar que o material perca ou absorva água do meio bucal.[58]

Dentre os diferentes tipos de CIV, um que tem recebido destaque nas duas últimas décadas são as versões modificadas pela adição de componentes resinosos. Aspectos relacionados à composição e reação de polimerização do material são discutidos com maior profundidade no Capítulo 15. Sob o ponto de vista clínico, a possibilidade da presa imediata e sua menor sensibilidade às oscilações de umidade constituem importantes vantagens para o tratamento infantil.[59] Além disso, pesquisas recentes têm evidenciado o bom desempenho clínico desse material quando utilizado para restaurar molares decíduos.[60,61]

MONITORAMENTO E REPARO DE RESTAURAÇÕES

Frequentemente, profissionais que atendem crianças são questionados pelos responsáveis sobre a longevidade das restaurações. Mesmo hoje, apesar das melhoras expressivas nas propriedades dos materiais, as restaurações ainda têm um tempo de vida relativamente limitado. Ainda que não seja possível definir com exatidão um prazo de durabilidade, sabe-se que fatores de diferentes naturezas são capazes de afetá-lo, como o risco de cárie, as dimensões do preparo cavitário e o material restaurador utilizado.[28,62,63]

A maioria dos defeitos relacionados à necessidade da substituição das restaurações está localizada em suas margens (p. ex., cárie secundária, pigmentações e fraturas). Entretanto, é importante considerar que um percentual significativo das restaurações defeituosas é substituído na ausência de critérios específicos de diagnóstico ou da estimativa da magnitude dos defeitos.[28,63-65]

Consequentemente, a substituição de restaurações defeituosas constitui um dos procedimentos mais realizados pelos cirurgiões-dentistas.[66] Sob o ponto de vista clínico, substituir restaurações é um procedimento clinicamente complexo, oneroso e que causa desgaste adi-

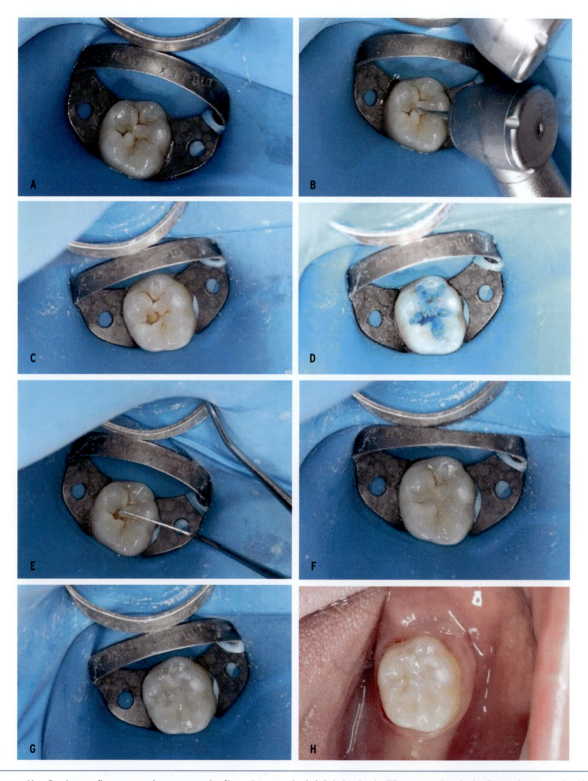

Figura 11 Restauração com resina composta *flow*. A: aspecto inicial do dente 75 apresentando lesão cariosa em dentina localizada no sulco central. B: remoção do esmalte sem suporte com pontas diamantadas em alta rotação. Depois de obtido acesso ao interior da cavidade foi realizada a remoção seletiva da dentina cariada com escavadores manuais. C: aspecto da lesão após a remoção da dentina cariada. D: condicionamento ácido do interior da lesão e dos sulcos e fissuras adjacentes. E: inserção incremental da resina composta. F: cavidade completamente restaurada. G e H: aspecto do dente após o selamento dos sulcos e fissuras adjacentes com selante resinoso.
Fonte: acervo dos autores.

cional dos tecidos dentários, reduzindo a resistência da estrutura dental remanescente e aumentando o risco de agressão à polpa.[65,67] Além disso, até o momento não existe um consenso na literatura científica sobre o melhor desempenho das novas restaurações em comparação com suas antecessoras.[68,69]

Como o principal objetivo da odontologia restauradora contemporânea é a preservação dos tecidos dentários, o monitoramento de restaurações defeituosas, associado ou não à realização de procedimentos de manutenção de baixo custo e complexidade (p. ex., recontorno, polimento e reparo ou selamento marginal), tem sido cada vez mais incentivado[70,71] (**Figura 12**). Esses procedimentos são indicados para restaurações clinicamente insatisfatórias, que apresentam defeitos pontuais, passíveis de solução, como: irregularidades superficiais associadas ou não à descoloração; pigmentações ou pequenas lesões de cárie secundária em suas margens.[72]

Ademais, estudos publicados nos últimos anos, além de ressaltar o caráter conservador, a simplicidade e o baixo potencial traumático dessas técnicas, têm evidenciado também sua capacidade de aumentar a longevidade de restaurações defeituosas.[69,73-75] Sob o ponto de vista técnico, os procedimentos podem ser divididos em selamento marginal (que consiste na aplicação de selante resinoso ou compósito de baixa viscosidade no defeito marginal) e reparo (quando é realizado um preparo minimamente invasivo na região defeituosa, para em seguida ser aplicada nova camada de compósito regular ou uma camada adicional de compósito de baixa viscosidade).

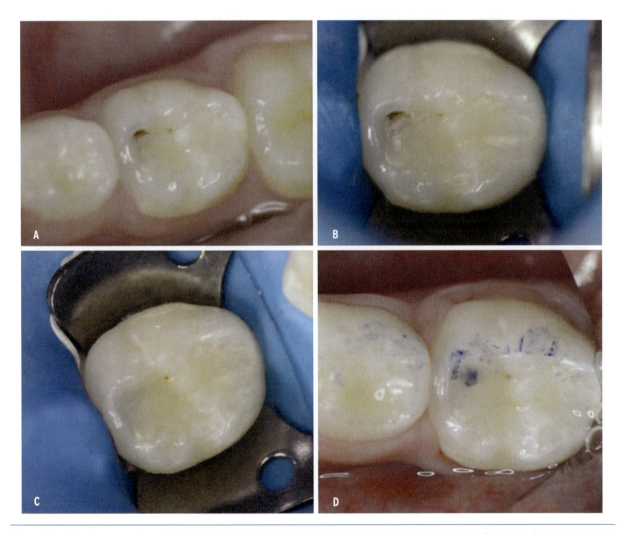

Figura 12 Reparo em restauração de resina composta. A: aspecto inicial da falha na restauração em resina composta. B: aspecto final após a remoção de tecido de esmalte sem suporte. C: aspecto final da restauração após o reparo. D: ajuste oclusal após a finalização da intervenção.
Fonte: caso clínico desenvolvido pelo acadêmico Matheus Tardin (ISNF/UFF) sob supervisão da Profa. Angela Scarparo.

CONSIDERAÇÕES FINAIS

O tratamento restaurador restabelece a integridade da estrutura dentária, garante o perímetro do arco e proporciona maior longevidade para que o elemento dentário cumpra seu papel no ciclo biológico. Para tanto, é imprescindível que o profissional conheça quais os materiais restauradores disponíveis, suas indicações, limitações e a técnica de utilização.

REFERÊNCIAS BIBLIOGRÁFICAS

1. Elderton RJ. Preventive (evidence-based) approach to quality general dental care. Med Princ Pract. 2003;12 Suppl 1:12-21.
2. Schwendicke F, Lamont T, Innes N. Removing or controlling? How caries management impacts on the lifetime of teeth. Monogr Oral Sci. 2018;27:32-41.
3. American Academy of Pediatric Dentistry. Guideline on restorative dentistry. 2019.
4. van Amerongen WE. Dental caries under glass ionomer restorations. J Public Health Dent. 1996;56(3 Spec No):150-63.
5. Schwendicke F, Dörfer CE, Paris S. Incomplete caries removal: a systematic review and meta-analysis. J Dent Res. 2013;92(4):306-14.
6. Schwendicke F. Removing carious tissue: why and how? Monogr Oral Sci. 2018;27:56-67.
7. Frencken JE, Peters MC, Manton DJ, Leal SC, Gordan VV, Eden E. Minimal intervention dentistry for managing dental caries: a review: report of a FDI task group. Int Dent J. 2012;62(5):223-43.
8. Leal SC. Minimal intervention dentistry in the management of the paediatric patient. Br Dent J. 2014;216(11):623-27.
9. Peretz B, Ram D. Restorative material for children's teeth: preferences of parents and children. ASDC J Dent Child. 2002 Sep-Dec;69(3):243-8,233.
10. Zimmerman JA, Feigal RJ, Till MJ, Hodges JS. Parental attitudes on restorative materials as factors influencing current use in pediatric dentistry. Pediatr Dent. 2009;31(1):63-70.
11. Soares FC, Cardoso M, Bolan M. Altered esthetics in primary central incisors: the child's perception. Pediatr Dent. 2015;37(5):29-34.
12. Tschammler C, Zimmermann D, Batschkus S, Wiegand A, Folta-Schoofs K. Perception of children with visible untreated and treated caries. J Dent. 2018;74:37-42.
13. Hegde S, Kakti A, Bolar DR, Bhaskar SA. Clinical efficiency of three caries removal systems: rotary excavation, Carisolv, and Papacarie. J Dent Child (Chic). 2016;83(1):22-8.
14. Deng Y, Feng G, Hu B, Kuang Y, Song J. Effects of Papacarie on children with dental caries in primary teeth: a systematic review and meta-analysis. Int J Paediatr Dent. 2018;28(4):361-72.
15. Corrêa-Faria P, Viana KA, Raggio DP, Hosey MT, Costa LR. Recommended procedures for the management of early childhood caries lesions: a scoping review by the children experiencing dental anxiety: collaboration on research and education (CEDACORE). BMC Oral Health. 2020;20(1):75.
16. Marchi JJ, Araújo FB, Fröner AM, Straffon LH, Nör JE. Indirect pulp capping in the primary dentition: a 4 year follow-up study. J Clin Pediatr Dent. 2006 Jan;31(2):68-71.
17. Maltz M, oliveira EF, Fontanella V, Bianchi R. A clinical microbiologic and radiographic study of deep carious lesions after incomplete caries removal. Quintessence Int. 2002 Feb; 33(2):151-9.
18. Schwendicke F, Frencken JE, Bjorndal L, Maltz M, Manton DJ, Ricketts D, et al. Managing carious lesions: consensus recommendations on carious tissue removal. Adv Dent Res. 2016 May;28(2):58-67.
19. Saber AM, El-Housseiny AA, Alamoudi NM. Atraumatic restorative treatment and interim therapeutic restoration: a review of the literature. Dent J (Basel). 2019;7(1):28.
20. Motisuki C, Lima LM, dos Santos-Pinto L, Guelmann M. Restorative treatment on class I and II restorations in primary molars: a survey of Brazilian dental schools. J Clin Pediatr Dent. 2005;30(2):175-8.
21. Pair RL, Udin RD, Tanbonliong T. Materials used to restore class II lesions in primary molars: a survey of California pediatric dentists. Pediatr Dent. 2004;26(6):501-7.
22. Buerkle V, Kuehnisch J, Guelmann M, Hickel R. Restoration materials for primary molars-results from a European survey. J Dent. 2005;33(4):275-81.
23. Silva e Souza MH Jr, Carneiro KG, Lobato MF, Silva e Souza PA, Góes MF. Adhesive systems: important aspects related to their composition and clinical use. J Appl Oral Sci. 2010;18(3):207-14.
24. Sidhu SK, Nicholson JW. A review of glass-ionomer cements for clinical dentistry. J Funct Biomater. 2016;7(3):16.
25. Weyant RJ. Teaching evidence-based practice: considerations for dental education. Dent Clin North Am. 2019;63(1):97-117.
26. Finucane D. Restorative treatment of primary teeth: an evidence-based narrative review. Aust Dent J. 2019;64 Suppl 1:S22-S36.
27. Pires CW, Pedrotti D, Lenzi TL, Soares FZM, Ziegelmann PK, Rocha RO. Is there a best conventional material for restoring posterior primary teeth? A network meta-analysis. Braz Oral Res. 2018;32:e10.
28. Chisini LA, Collares K, Cademartori MG, et al. Restorations in primary teeth: a systematic review on survival and reasons for failures. Int J Paediatr Dent. 2018;28(2):123-39.
29. Freitas M, Santos J, Fuks A, Bezerra A, Azevedo T. Minimal intervention dentistry procedures: a ten year retrospective study. J Clin Pediatr Dent. 2014;39(1):64-7.
30. Leal SC. Minimal intervention dentistry in the management of the paediatric patient. Br Dent J. 2014;216(11): 623-7.
31. Donly KJ, García-Godoy F. The use of resin-based composite in children: an update. Pediatr Dent. 2015;37(2):136-43.
32. Soares CJ, Faria-E-Silva AL, Rodrigues MP, et al. Polymerization shrinkage stress of composite resins and

resin cements: what do we need to know? Braz Oral Res. 2017;31(suppl 1):e62.
33. Nedeljkovic I, Teughels W, De Munck J, Van Meerbeek B, Van Landuyt KL. Is secondary caries with composites a material-based problem? Dent Mater. 2015;31(11):e247-e277.
34. Duque C, Silva RC, Santos-Pinto L. Treatment options for the occlusal surface of first permanent molars. J Clin Pediatr Dent. 2004;29(1):5-9.
35. Francisconi-Dos-Rios LF, Tavares JAO, Oliveira L, Moreira JC, Nahsan FPS. Functional and aesthetic rehabilitation in posterior tooth with bulk-fill resin composite and occlusal matrix. Restor Dent Endod. 2020;45(1):e9.
36. Van Ende A, De Munck J, Lise DP, Van Meerbeek B. Bulk-fill composites: a review of the current literature. J Adhes Dent. 2017;19(2):95-109.
37. Chesterman J, Jowett A, Gallacher A, Nixon P. Bulk-fill resin-based composite restorative materials: a review. Br Dent J. 2017;222(5):337-44.
38. Ehlers V, Gran K, Callaway A, Azrak B, Ernst CP. One-year clinical performance of flowable bulk-fill composite vs conventional compomer restorations in primary molars. J Adhes Dent. 2019;21(3):247-54.
39. Berti LS, Turssi CP, Amaral FL, et al. Clinical and radiographic evaluation of high viscosity bulk-fill resin composite restorations. Am J Dent. 2020;33(4):213-7.
40. Reis AF, Vestphal M, Amaral RCD, Rodrigues JA, Roulet JF, Roscoe MG. Efficiency of polymerization of bulk-fill composite resins: a systematic review. Braz Oral Res. 2017;31(suppl 1):e59.
41. Meyfarth, S. et al. The challenge of restoring mesio-distal dimension: the rational use of the development of dental materials in Pediatric Dentistry. Rev. Bras. Odontol. 2018;75:e1198.
42. Frankenberger R, Lopes M, Perdigão J, Ambrose WW. The use of flowable composites as filled adhesives. Dent Mater. 2002;18:227-38.
43. Baroudi K, Rodrigues JC. Flowable resin composites: a systematic review and clinical considerations. J Clin Diagn Res. 2015 Jun;9(6):ZE18-24.
44. Sabbagh J, Ryelandt L, Bachérius L, Biebuyck JJ, Vreven J, Lambrechts P, et al. Characterization of the inorganic fraction of resin composites. J Oral Rehabil. 2004 Nov;31(11):1090-101.
45. Jang JH, Park SH, Hwang IN. Polymerization shrinkage anddepth of cure o bulk-fill resin composites and highly filled flow-able resin. Oper Den. 2015;40:172-80.
46. Lawson NC, Radhakrishnan R, Givan DA, Ramp LC, Burgess JO. Two-year randomized, controlled clinical trial of a flowable and conventional composite in class I restorations. Oper Dent. 2015 Nov-Dec;40(6):594-602.
47. Andersson-Wenckert I, Sunnegårdh-Grönberg K. Flowable resin composite as a class II restorative in primary molars: a two-year clinical evaluation. Acta Odontol Scand. 2006 Nov;64(6):334-40.
48. Gallo JR, Burgess JO, Ripps AH, Walker RS, Maltezos MB, Mercante DE, et al. Three-year clinical evaluation of two flowable composites. Quintessence Int. 2010 Jun;41(6):497-503.
49. Torres CRG, Rêgo HM, Perote LC, Santos LF, Kamozaki MB, Gutierrez NC, et al. A split-mouth randomized clinical trial of conventional and heavy flowable composites in class II restorations. J Dent. 2014 Jul;42(7):793-9.
50. Kitasako Y, Sadr A, Burrow MF, Tagami J. Thirty-six month clinical evaluation of a highly filled flowable composite for direct posterior restorations. Aust Dent J. 2016 Sep;61(3):366-73.
51. Simonsen RJ. Preventive resin restorations and sealants in light of current evidence. Dent Clin North Am. 2005;49(4):815-vii.
52. Savage B, McWhorter AG, Kerins CA, Seale NS. Preventive resin restorations: practice and billing patterns of pediatric dentists. Pediatr Dent. 2009 May-Jun;31(3):210-5.
53. Qin M, Liu H. Clinical evaluation of a flowable resin composite and flowable compomer for preventive resin restorations. Oper Dent. 2005 Sep-Oct;30(5):580-7.
54. Miyasaka T, Okamura H. Dimensional change measurements of conventional and flowable composite resins using a laser displacement sensor. Dent Mater J. 2009;28(5):544-51.
55. Sidhu SK, Nicholson JW. A review of glass-ionomer cements for clinical dentistry. J Funct Biomater. 2016;7(3):16.
56. Frencken JE. Atraumatic restorative treatment and minimal intervention dentistry. Br Dent J. 2017;223(3):183-9.
57. Leal SC, Abreu DM, Frencken JE. Dental anxiety and pain related to ART. J Appl Oral Sci. 2009;17 Suppl(spe):84-8.
58. Serra MC, Navarro MF, Freitas SF, Carvalho RM, Cury JA, Retief DH. Glass ionomer cement surface protection. Am J Dent. 1994;7(4):203-6.
59. Donly KJ. Restorative dentistry for children. Dent Clin North Am. 2013;57(1):75-82.
60. Dermata A, Papageorgiou SN, Fragkou S, Kotsanos N. Comparison of resin modified glass ionomer cement and composite resin in class II primary molar restorations: a 2-year parallel randomised clinical trial. Eur Arch Paediatr Dent. 2018;19(6):393-401.
61. Webman M, Mulki E, Roldan R, Arevalo O, Roberts JF, Garcia-Godoy F. A retrospective study of the 3-year survival rate of resin-modified glass-ionomer cement class II restorations in primary molars. J Clin Pediatr Dent. 2016;40(1):8-13.
62. Dalpian DM, Gallina CS, Nicoloso GF, Correa MB, Garcia-Godoy F, Araujo FB, et al. Patient-and treatment-related factors may influence the longevity of primary teeth restorations in high caries-risk children: a university-based retrospective study. Am J Dent. 2018 Oct;31(5):261-6.
63. Campagna P, Pinto LT, Lenzi TL, Ardenghi TM, Oliveira Rocha R, Oliveira MDM. Survival and associated risk factors of composite restorations in children with early childhood caries: a clinical retrospective study. Pediatr Dent. 2018 May 15;40(3):210-4.
64. Mjör IA, Toffenetti F. Secondary caries: a literature review with case reports. Quintessence Int. 2000 Mar;31(3):165-79.
65. Demarco FF, Corrêa MB, Cenci MS, Moraes RR, Opdam NJ. Longevity of posterior composite restorations: not only a matter of materials. Dent Mater. 2012 Jan;28(1):87-101.

66. Gordan VV, Riley JL 3rd, Geraldeli S, Rindal DB, Qvist V, Fellows JL, et al.; Dental Practice-Based Research Network Collaborative Group. Repair or replacement of defective restorations by dentists in The Dental Practice-Based Research Network. J Am Dent Assoc. 2012 Jun;143(6):593-601.
67. Gordan VV. Clinical evaluation of replacement of class V resin based composite restorations. J Dent. 2001 Sep;29(7):485-8.
68. Gordan VV, Garvan CW, Blaser PK, Mondragon E, Mjör IA. A long-term evaluation of alternative treatments to replacement of resin-based composite restorations: results of a seven-year study. J Am Dent Assoc. 2009 Dec;140(12):1476-84.
69. Kanzow P, Wiegand A. Retrospective analysis on the repair vs. replacement of composite restorations. Dent Mater. 2020 Jan;36(1):108-18.
70. Frencken JE, Peters MC, Manton DJ, Leal SC, Gordan VV, Eden E. Minimal intervention dentistry for managing dental caries: a review: report of a FDI task group. Int Dent J. 2012 Oct;62(5):223-43.
71. Kanzow P, Wiegand A, Schwendicke F. Cost-effectiveness of repairing versus replacing composite or amalgam restorations. J Dent. 2016 Nov;54:41-7.
72. Hickel R, Brüshaver K, Ilie N. Repair of restorations: criteria for decision making and clinical recommendations. Dent Mater. 2013;29(1):28-50.
73. Estay J, Martín J, Viera V, Valdivieso J, Bersezio C, Vildosola P, et al. 12 years of repair of amalgam and composite resins: a clinical study. Oper Dent. 2018 Jan/Feb;43(1):12-21.
74. Ruiz LF, Nicoloso GF, Franzon R, Lenzi TL, Araujo FB, Casagrande L. Repair increases the survival of failed primary teeth restorations in high-caries risk children: a university-based retrospective study. Clin Oral Investig. 2020 Jan;24(1):71-7.
75. Martins BMC, Silva EJNLD, Ferreira DMTP, Reis KR, Fidalgo TKDS. Longevity of defective direct restorations treated by minimally invasive techniques or complete replacement in permanent teeth: a systematic review. J Dent. 2018 Nov;78:22-30.

REABILITAÇÃO BUCAL EM ODONTOPEDIATRIA

22

Andreza Maria Fábio Aranha
Meire Coelho Ferreira
Marlus Roberto Rodrigues Cajazeira
Angela Scarparo
Flávio Warol

A IMPORTÂNCIA DA MANUTENÇÃO DO ESPAÇO EM ODONTOPEDIATRIA

Algumas das causas mais comuns da perda de espaço no arco dentário são dentes decíduos com cárie interproximal, erupção ectópica, alteração na sequência de erupção, anquilose de molar decíduo, impactação ou transposição dentária, ausência congênita de dentes, reabsorção anormal das raízes dos molares decíduos, erupção prematura ou tardia dos dentes permanentes, morfologia dentária anormal e perda precoce de molares decíduos.[1-4]

O grau em que o espaço é afetado varia de acordo com o arco, a localização da perda e o tempo decorrido da perda dentária. A quantidade e as consequências estão diretamente relacionadas a quais dentes adjacentes estão presentes, sua condição clínica e a quantidade de apinhamento ou espaçamento na arcada dentária.[1,2,4] Portanto, uma avaliação criteriosa sobre como essa perda poderá interferir na erupção desejada dos dentes permanentes é fundamental para prevenir desarmonias dentomaxilares.[3,4]

Diante do exposto, este capítulo visa apresentar possibilidades de reabilitação bucal em odontopediatria, abordando próteses fixas e removíveis mais comumente utilizadas, enfatizando as indicações, vantagens e desvantagens, além do passo a passo para sua adequada execução (**Figura 1**).

PRÓTESE FIXA

A cárie dentária ainda é uma condição clínica frequente em crianças, capaz de produzir uma destruição extensa dos tecidos dentais duros e de promover a inflamação do tecido gengival circunjacente à lesão. Essas questões clínicas, somadas à dificuldade de cooperação por crianças mais jovens, às expectativas dos pais quanto ao sucesso restaurador[5] e à menor resistência de restaurações diretas em grandes cavidades, exigem procedimentos restauradores que demandem menor tempo clínico, sessão única e que propiciem maior resistência aos esforços mastigatórios.

Considerando as dificuldades clínicas, as questões relacionadas ao paciente e responsáveis, procedimentos restauradores de cobertura total e imediatos são preconizados na clínica infantil. Entre os recursos clínicos disponíveis estão as próteses unitárias em resina composta confeccionadas a partir de coroas de acetato, coroas pré-facetadas (base de aço inoxidável e faceta de zircônia), coroas de zircônia pré-formadas e coroas de aço inoxidável pré-formadas.

Coroas de acetato

As coroas de acetato são coroas pré-formadas, transparentes, utilizadas na reconstrução com resina composta de dentes anteriores extensamente destruídos, que facilitam o restabelecimento da forma do dente.[6]

Vale ressaltar que a inflamação gengival ao redor do dente destruído por cárie e seu sangramento podem interferir na polimerização adequada da resina e resultar em coroas manchadas e de menor resistência ao desgaste. Com isso, o isolamento dentário e a hemostasia (em caso de sangramento gengival) adequados são cruciais para o sucesso desse tipo de restauração,[7] podendo atingir uma taxa de retenção de 88% em incisivos decíduos superiores.[8]

22. Reabilitação bucal em odontopediatria

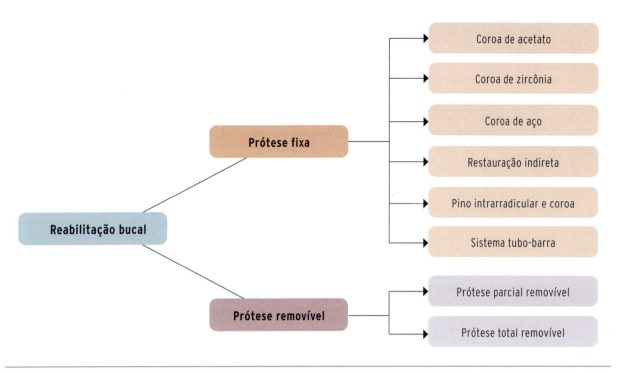

Figura 1   Diagrama das próteses que serão abordadas neste capítulo.
Fonte: elaborada pelos autores.

Diferentes empresas comercializam coroas de acetato, que são produzidas em material transparente para os dentes anteriores decíduos e permanentes. As coroas são identificadas pelo número do dente e por sua dimensão mesiodistal (**Figura 2**).

As coroas de acetato são de uso único e devem ser utilizadas, de preferência, sob isolamento absoluto, a fim de evitar sua deglutição pela criança. Os passos operatórios são apresentados no **Quadro 1**.

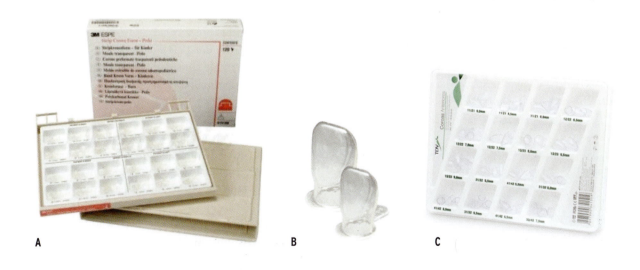

Figura 2   A: coroas de acetato. B: *Strip Crown Forms* (3M ESPE). C: coroas anteriores (TDV).
Fonte: A: https://www.dentaltix.com; B: https://www.3m.com/3M; C: https://m.dentalcremer.com.br.

Quadro 1	Passos operatórios para confecção de coroa total de resina composta, utilizando coroa de acetato
1	Selecionar a coroa de acetato (dente e tamanho da coroa)
2	Prova da coroa no dente
3	Redução em altura, caso necessário, recortando a borda cervical com uma tesoura curva
	Aplicação do protocolo adesivo de escolha, seguindo orientações do fabricante
4	Preenchimento da coroa de acetato com a resina composta desejada e aplicação da coroa sobre o dente preparado
5	Remoção dos excessos da resina composta extravasada (pelo orifício e nas margens da coroa)
6	Fotoativação da resina composta
7	Remoção da coroa de acetato após a fotoativação
8	Acabamento da restauração de resina composta, caso necessário
9	Polimento da restauração de resina composta em sessão clínica posterior

Fonte: elaborado pelos autores.

Coroas pré-facetadas em zircônia

As coroas pré-facetadas (*pre-veneered crowns*) em zircônia podem ser a melhor opção de tratamento em dentes anteriores com destruição coronária extensa. Além da estética proporcionada, apresentam facilidade de uso e longevidade. As desvantagens são descritas como a fragilidade do revestimento estético, que tende a fraturar diante de uma força mastigatória acentuada,[9] a demanda por uma remoção considerável de estrutura dental, o custo alto e as tonalidades de cor limitadas.[10]

O preparo dentário para as coroas pré-facetadas em zircônia é descrito no **Quadro 2**. As coroas pré-facetadas em zircônia para uso pediátrico são fabricadas para dentes anteriores e posteriores, sendo comercializadas pela NuSmile (NuSmile® Signature), Kinder Krowns (Pre-veneered Kinder Krowns®), Cheng Crowns Pediatric Crowns (Cheng Crowns) e Space Maintainers Laboratory (Dura crowns), dentre outras (**Figura 3**).

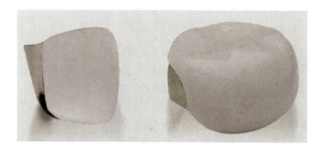

Figura 3 Coroas pré-facetadas em zircônia.
Fonte: NuSmile.

A coroa é cimentada na mesma sessão clínica do preparo do dente, e sua estética não é afetada em casos de contaminação salivar ou por sangramento gengival.[11,12] Para a cimentação, recomenda-se o cimento de ionômero de vidro modificado por resina (CIV-MR).

Coroas de zircônia pré-formadas

O uso de coroas de zircônia pré-formadas em odontopediatria é relativamente recente.[13] Foram desenvolvidas com o intuito de sanar as deficiências estéticas das coroas totais em resina composta utilizadas na reconstrução de dentes decíduos anteriores extensamente destruídos.[14]

Em molares decíduos, observa-se eficácia equivalente às coroas metálicas pré-formadas. Além do desempenho clínico, a satisfação dos pais e das crianças com a estética alcançada tem sido consideravelmente superior com o uso das coroas de zircônia.[15]

Por outro lado, as coroas de zircônia são contraindicadas para dentes cujo remanescente coronário for demasiado limitado, em pacientes com hábitos parafuncionais e nos casos em que a distância interoclusal é reduzida.[13,16,17]

O tipo de zircônia usado em coroas dentárias é a zircônia estabilizada com ítria (ZEI), cuja estrutura cristalina da ZEI é constituída por cerâmica de dióxido de zircônia, estável à temperatura ambiente pela adição de óxido de ítrio. A substituição de alguns íons de zircônia pelos íons de ítria otimiza a dureza e a inércia química da zircônia.[16] A zircônia é a cerâmica mais resistente (nove vezes mais forte que o esmalte), com resultados satisfatórios em zonas de elevado estresse mecânico.[13,14,16] A resistência a produtos químicos, a dureza e a resistência erosiva elevadas da zircônia permitem a substituição dos metais.[16]

Essas coroas apresentam como vantagens a estética satisfatória, representada pela translucidez e pela superfície altamente polida, que reduz o manchamento e o acúmulo de biofilme bacteriano; as margens finas, que proporcionam melhor adaptação ao tecido gengival e, consequentemente, sua saúde; a biocompatibilidade; a resistência físico-mecânica; a termoestabilidade; a baixa condutividade e expansão térmica; e o fato de ser autoclavável.[13,14,17-19] A coroa de zircônia e as coroas metálicas demonstram taxas de desgaste mais baixas, diferentemente das cerâmicas tradicionais, que apresentam taxa de desgaste mínimo nos dentes antagonistas.[16] Como desvantagens há a incapacidade de se moldarem para o selamento das margens, a necessidade de estrutura dentária remanescente suficiente, o custo elevado e a necessidade de controle do sangramento gengival para o sucesso da cimentação.[17]

As coroas de zircônia pré-formadas são fabricadas para os dentes decíduos e permanentes, anteriores e posteriores, e em diferentes tamanhos[16] (Figura 4).

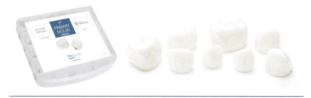

Figura 4 Coroas de zircônia pré-formadas da NuSmile. São comercializadas em duas tonalidades (*light* e *extra light*). Obs.: a coroa de zircônia pré-formada da Kinder Krowns é comercializada também em duas tonalidades: PEDO 1 Shade (Lighter) e PEDO 2 Shade (*more natural shade*).
Fonte: https://www.nusmile.com.

O preparo dentário para a inserção das coroas de zircônia e coroas pré-facetadas em zircônia é diferente do realizado para a colocação de uma coroa de aço inoxidável (**Quadro 2**). As coroas de zircônia devem ser assentadas passivamente, o que requer maior desgaste dentário.[20]

Alguns *kits* para o preparo do dente e das coroas pré-facetadas em zircônia e para as coroas de zircônia pré-formadas são disponibilizados (**Figura 5**).

A cimentação da coroa de zircônia é realizada na mesma sessão clínica do preparo do dente, sendo recomendado o CIV-MR.

Coroas de aço inoxidável pré-formadas

As coroas de aço inoxidável pré-fabricadas foram introduzidas por Humphrey[21] em 1950, para a restauração de dentes decíduos com grande destruição coronária. Desde sua introdução no mercado, as coroas de aço passaram por um processo de evolução, com melhorias no aspecto anatômico, no contorno gengival e até mesmo quanto à resistência do aço utilizado (**Figura 6**).

As coroas de aço continuam a oferecer a vantagem da cobertura total do dente, prevenindo cáries recorrentes, além de oferecer resistência e durabilidade em longo prazo e manutenção mínima.[4]

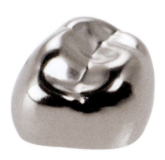

Figura 6 Coroa de aço inoxidável pré-fabricada.
Fonte: https://www.3m.com/3M.

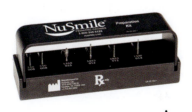 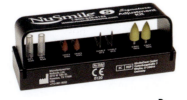 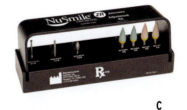

A   B   C

Figura 5 *Kits* comercializados para o preparo do dente e das coroas. A: *kit* para o preparo do dente: NuSmile Preparation Bur Kit. B. *kit* para o preparo das coroas pré-facetadas em zircônia: NuSmile Signature Adjustment Bur Kit. C: *kit* para o preparo das coroas de zircônia pré-fabricadas: NuSmile ZR Adjustment Bur Kit.
Fonte: https://www.nusmile.com.

Quadro 2 Passos operatórios para o preparo de dentes anteriores e posteriores para coroas de zircônia ou coroas pré-facetadas em zircônia

1	Seleção da coroa: deve ser realizada segurando uma coroa de frente para o dente a ser preparado.
2	Redução incisal: requer uma maior redução (1 a 1,5 mm) que a realizada para coroas de aço inoxidável. A redução aumentada é necessária para encaixar uma coroa de tamanho adequado. Recomenda-se utilizar uma ponta diamantada em forma de roda (ponta ativa com espessura de 1,2 mm). **Redução oclusal:** requer maior redução (1 a 1,5 mm) que a realizada para as coroas de aço inoxidável.
3	Redução interproximal: redução de 1 mm com ponta diamantada em formato cônico. Manter a ponta de corte paralela à superfície interproximal e supragengivalmente. **Redução interproximal:** redução de 1 a 1,5 mm com ponta diamantada em forma de chama ou ponta carbide cônica (.368). Manter a ponta de corte paralela à superfície interproximal e supragengivalmente.
4	Redução vestibular e lingual: redução de 1 a 1,5 mm com ponta diamantada em formato cônico. Manter a ponta de corte paralela ao dente e supragengivalmente.
5	Redução subgengival: usar uma ponta diamantada de grana fina cônica com topo em chama para realizar o desgaste dental 1 a 2 mm abaixo da gengiva (término cervical em lâmina de faca *"feathered margin"*). Obs.: frequentemente permanece uma faixa de estrutura dental, justamente abaixo do tecido gengival. A remoção dessa estrutura dental subgengival é o fator-chave para alcançar um ajuste passivo.
6	Verificação do tamanho da coroa: se ela não se encaixar sem resistência, será necessário desgastar mais a estrutura dental. Obs.: ao inserir a coroa de zircônia sobre o preparo dental, ela deve se encaixar passivamente e de 1 a 2 mm abaixo da gengiva e sem alterar o tecido. A coroa de zircônia é uma cerâmica sólida e não flexível.
7	Lavagem do preparo e da coroa a fim de remover qualquer remanescente de sangue e detritos. Limpeza do preparo e da coroa com pasta de limpeza para próteses.
8	Preenchimento da coroa com o cimento de escolha.
9	Encaixar a coroa sobre o dente preparado com leve pressão dos dedos. Verificar, por meio de uma sonda exploradora, se a gengiva está livre ou se foi pinçada pela coroa, principalmente na superfície lingual. Remover os excessos do cimento nas margens das superfícies lisas livres com sonda exploradora e nas superfícies interproximais com fio dental.

Obs.: se for necessário diminuir a altura da coroa, isso deve ser feito com ponta diamantada de grana fina. A ponta deve formar um ângulo de 45 graus com a margem da coroa. No momento do ajuste, refrigeração adequada deve ser mantida, pois excesso de calor pode causar microfraturas na zircônia. O ajuste não pode ser feito na borda incisal **(ou superfície oclusal)** ou na superfície interproximal **(ou nas paredes da coroa),** pois pode causar áreas fracas na coroa.
*Em negrito: relativo a dentes posteriores.
Fonte: elaborado pelos autores e baseado em encartes da Kinder Krowns.

Dois tipos de coroas de aço inoxidável são comercializados: as coroas sem contorno e as pré-contornadas (**Figura 7**). Embora mínimos, mesmo as coroas pré-contornadas necessitam de recorte e contorno, de forma a replicar o mais próximo possível as dimensões e contornos da forma original do dente.[22] Em caso de necessidade de recorte das coroas pré-contornadas, pode ocorrer a perda do pré-contorno e uma adaptação frouxa ao dente, o que é solucionado com ajustes por meio de alicates.

De acordo com o Manual de Referência de Odontologia Pediátrica da American Academy of Pediatric Dentistry,[4] as coroas metálicas pré-fabricadas são indicadas para a restauração de dentes decíduos e perma-

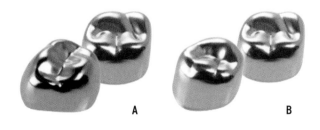

Figura 7 Coroas de aço inoxidável pré-fabricadas. A: coroas pré-contornadas. B: coroas sem contornos (paredes paralelas).
Fonte: https://www.3m.com/3M.

nentes com cárie extensa (**Figura 8**), descalcificação cervical e/ou defeitos de desenvolvimento, quando é provável a falha de outros materiais restauradores disponíveis, após pulpotomia ou pulpectomia, para restaurar dente decíduo que será pilar para um mantenedor de espaço, para a restauração intermediária de dentes fraturados e como tratamento restaurador definitivo para crianças com alto risco à cárie.

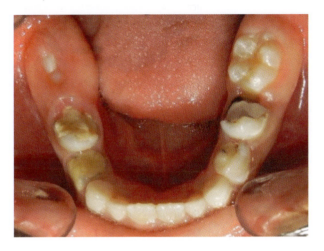

Figura 8 Dente #75 com perda estrutural extensa.
Fonte: imagem gentilmente cedida pela Profa. Dra. Tacíria Machado Bezerra (Universidade Ceuma/Uniceuma).

Dentre as vantagens das coroas de aço destacam-se o baixo custo, sessão clínica única, recuperação imediata da altura cervicoclusal e da extensão mesiodistal do dente, que, consequentemente, repercute na eficiência mastigatória. Muito embora as coroas de aço comercializadas atualmente tenham sido melhoradas, ainda algumas desvantagens, como dificuldade de ajuste em relação ao dente antagonista, adaptação cervical e ponto de contato deficiente, são observadas. Como se trata de uma coroa metálica, a estética sempre estará prejudicada, embora seja indicada para dentes posteriores.

As coroas apresentam uma identificação relacionada ao dente, ao arco (p. ex., primeiro molar decíduo superior esquerdo: D-primeiro molar decíduo; U-superior; L-esquerdo; segundo molar decíduo inferior direito: E-segundo molar decíduo; L-inferior; R-direito) e ao tamanho da coroa (número seguinte às letras). Seis tamanhos para cada dente são disponibilizados no *kit*.

Os passos operatórios previamente ao preparo do dente para a coroa de aço (**Figura 9**) passam pela anestesia, inclusive da margem gengival ao redor do dente, avaliação da oclusão dental (relação entre os dentes antagonistas e linha média) (**Figura 9A**), remoção do tecido cariado e preenchimento da cavidade com CIV-MR (**Figura 9B**) ou com resina composta.

O isolamento absoluto é preconizado durante o preparo do dente e do ajuste da coroa, pois, além de melhorar o acesso, controlar a saliva e o comportamento da criança, previne a aspiração da coroa.

Os passos operatórios para o preparo do dente e da própria coroa de aço são descritos no **Quadro 3**.

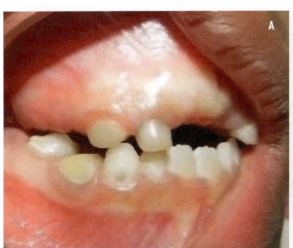
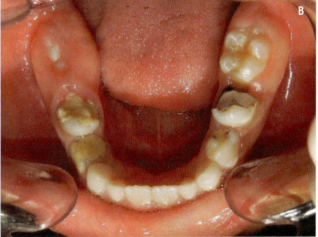

Figura 9 Passos preparatórios prévios ao preparo do dente para as coroas de aço. A: avaliação da oclusão do dente #85 com os dentes antagonistas. B: restauração provisória de cimento de ionômero de vidro convencional, no dente #85.
Fonte: imagens gentilmente cedidas pela Profa. Dra. Tacíria Machado Bezerra (Universidade Ceuma/Uniceuma).

Quadro 3 Passos operatórios para o preparo do dente e da coroa de aço inoxidável

1	Mensurar a extensão mesiodistal do dente com compasso de ponta seca para seleção da coroa de aço.
2	Desgastar as faces proximais do dente com uma ponta diamantada cônica (2200) em alta rotação.
3	Reduzir a face oclusal com ponta diamantada troncocônica ou cilíndrica (topo plano).
4	Desgastar as faces vestibular e lingual/palatal, quando necessário.
5	Realizar o arredondamento dos ângulos agudos formados entre as faces desgastadas.
6	Provar a coroa selecionada, posicionando primeiramente sua porção lingual e, em seguida, aplicando uma pressão em direção à vestibular do dente.
7	Avaliar a altura da coroa, contatos proximais e região gengival.
8	Recortar a altura da coroa com tesoura curva e eliminar rebarbas com pedra montada ou disco de carburundum quando necessário.
9	Contornar a região cervical da coroa com alicate n. 114 e n. 137.
10	Prova final da coroa após os ajustes iniciais.
11	Radiografia interproximal a fim de confirmar a adaptação marginal da coroa.
12	Acabamento e polimento das margens da coroa.
13	Limpar a coroa com álcool ou detergente por fora e internamente, e profilaxia do dente preparado.
14	Cimentação da coroa.

Fonte: elaborado pelos autores.

Seleção da coroa de aço

Caso a perda de estrutura dental proximal impossibilite a mensuração da extensão mesiodistal **(Figura 10A)**, recorre-se ao dente homólogo do lado oposto. Caso ainda assim não seja possível obter a medida do dente homólogo, deve-se tomar por base a medida da distância entre a face distal de um dente adjacente até a face mesial do outro dente adjacente ao dente a ser preparado.[23] Além da seleção da coroa com medidas mais próximas à do dente **(Figura 10B)**, são selecionadas uma de tamanho menor e outra de tamanho maior.

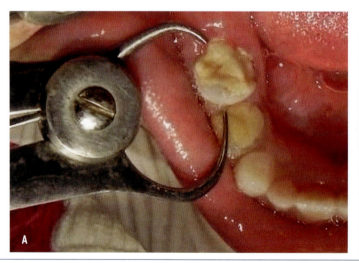 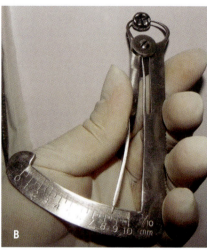

Figura 10 Seleção da coroa de aço. A: mensuração da largura mesiodistal da coroa dental. B: mensuração da largura mesiodistal da coroa de aço inoxidável.
Fonte: imagens gentilmente cedidas pela Profa. Dra. Tacíria Machado Bezerra (Universidade Ceuma/Uniceuma).

Preparo do dente
Faces proximais

Ao reduzir as faces proximais do dente, deve-se proteger as superfícies proximais dos dentes adjacentes ao dente sob preparo utilizando uma tira matriz até que haja o rompimento do contato entre os dentes. A redução das superfícies proximais do dente deve apresentar paredes verticais, com uma leve convergência oclusal e com extensão subgengival. A margem gengival do preparo proximal termina em zero e 1 mm abaixo da borda gengival (**Figura 11**). Ao final do preparo dessa superfície, a sonda exploradora deve correr livremente entre a face preparada e a face do dente adjacente.

Face oclusal

A redução da face oclusal deve seguir a anatomia do dente (inclinações das cúspides da coroa: vertentes interna e externa) quando possível. A redução que acompanha a vertente externa das cúspides significa que o preparo se estende para vestibular, lingual/palatal e proximal (terço oclusal das faces lisas). O desgaste deve ser o suficiente para representar 1 a 1,5 mm de espaço entre o dente em preparo e o antagonista (**Figura 12**). A fim de verificar se o desgaste foi suficiente, o paciente deve ocluir, sendo a utilização de uma lâmina de cera um recurso útil para averiguar áreas em que o desgaste foi insuficiente.

Arredondamento dos ângulos

Para o arredondamento dos ângulos oclusovestibular e oclusolingual/palatal, a ponta diamantada deve formar uma angulação de 30 a 40 graus em relação à superfície oclusal.

Face vestibular e palatina/lingual

O contorno das faces vestibular e palatina/lingual, por si só, já auxilia na retenção da coroa. De maneira geral, a redução dessas faces se limita a seu terço oclusal, que corresponde à vertente externa das cúspides. No entanto, pode ocorrer de as coroas selecionadas ou mesmo o ajuste da coroa não se adequar a uma região de grande convexidade que exista no terço cervical vestibular em direção à face proximal mesial, comum principalmente em primeiros molares decíduos. Nesse caso, é necessária a redução da estrutura dentária dessa face. Caso haja, também, alguma convexidade elevada na superfície lingual/palatina, esta deverá ser removida. Uma vez realizada a redução das faces, o arredondamento dos ângulos formados entre essas faces e as faces proximais deve ser realizado.[24]

Prova e preparo da coroa de aço

A coroa deve se ajustar ao dente preparado e estabelecer pontos de contato com os dentes adjacentes. A coroa selecionada é inserida no dente preparado, posicionando-se primeiramente sua porção lingual, seguida de pressão sobre sua porção oclusal em direção à vestibular do dente e de forma que deslize sobre essa face e alcance o sulco gengival. O paciente é solicitado para ocluir sobre um *bite* de mordida. Após o assento da coroa, deve ser comparada a altura da coroa com as cristas marginais dos dentes adjacentes (**Figura 13A**). Quando for observado um desnível entre a altura da coroa e a das cristas marginais vizinhas, com a coroa apresentando-se acima do nível dessas cristas, algumas condições clínicas devem ser

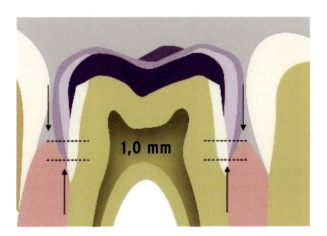

Figura 11 Ilustração da margem gengival do preparo proximal para instalação de coroas de aço, a qual se estende 1 mm da borda gengival.
Fonte: desenho baseado em catálogo da 3M.

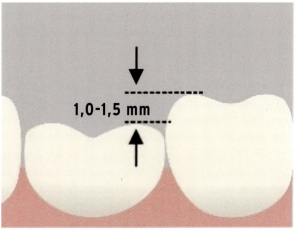

Figura 12 Ilustração da espessura do desgaste oclusal em relação ao dente adjacente para instalação da coroa de aço.
Fonte: desenho baseado em catálogo da 3M.

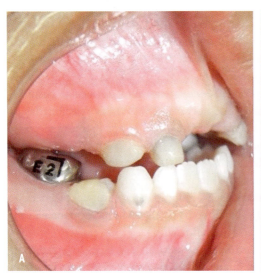
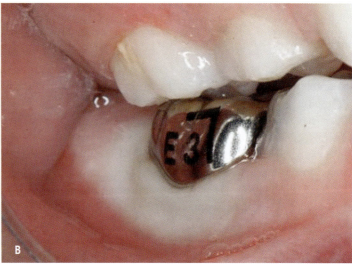

Figura 13 Ajuste final para posterior cimentação da coroa de aço. A: prova da coroa de aço inoxidável. B: isquemia gengival durante a prova da coroa, denotando a necessidade de ajustes.
Fonte: imagem A gentilmente cedida pela Profa. Dra. Tacíria Machado Bezerra (Universidade Ceuma/UNICEUMA); imagem B gentilmente cedida pela Profa. Dra. Lúcia de F. A. de Deus Moura (Universidade Federal do Piauí/UFPI).

consideradas: uma redução dentária oclusal inadequada, presença de coroa muito grande para o dente preparado, presença de contato proximal ao nível gengival não removido, perda coronária ocluso-cervical extensa do dente adjacente ou dente adjacente em infraoclusão. Uma região de isquemia gengival **(Figura 13B)** pode significar que a coroa está muito larga ou, em casos de coroa contornáveis, que foi muito contornada. Quando a coroa se mostrar larga no dente, deve ser experimentada a coroa reserva de numeração inferior. Em casos de sobrecontorno, deve ser realizada a retificação do contorno.

Considerando que não haja desnível oclusal, que a coroa esteja bem ajustada ao dente e em contato com os dentes adjacentes, é recomendado avaliar a extensão da coroa no nível subgengival. Nesse caso, com uma sonda exploradora, faz-se uma marca no nível gengival da coroa, tanto na face vestibular quanto na lingual/palatina, a fim de orientar a altura do recorte. Remove-se a coroa e se recorta 1 mm abaixo da marca realizada com a sonda com o auxílio de uma tesoura curva, acompanhando o contorno da crista gengival ao redor do dente. A coroa deve se estender por aproximadamente 1 mm abaixo da margem gengival. As rebarbas são eliminadas com pedras montadas e discos de carburundum.

Em seguida, deve ser realizado o contorno cervical da coroa a fim de se obter um ajuste estreito ao dente preparado. O contorno significa arredondar em direção ao interior da coroa o terço cervical (margem da coroa), realizado com alicates n. 114 e n. 137 **(Figura 14)**. O alicate 114 é utilizado desde o terço médio das paredes da coroa **(Figura 14A)**, enquanto o alicate 137 é utilizado na margem cervical das paredes da coroa **(Figura 14B)**. Esse ajuste marginal auxilia na retenção da coroa, na proteção do cimento de fixação e na manutenção da saúde gengival.[22]

Após o ajuste do contorno cervical, a coroa é novamente inserida no dente preparado. O paciente é orientado para ocluir sobre um *bite* (de mordida), e em seguida é avaliada a adaptação da coroa ao dente preparado, o contato da coroa com os dentes adjacentes e antagonistas. A sonda exploradora deve ser novamente utilizada a fim de inspecionar as áreas de ajuste marginal. Quando se observar ainda ajuste marginal deficiente em algum ponto, novo contorno dessa margem deve ser feito com alicate n. 137. Caso os contatos com os dentes adjacentes ainda sejam deficientes, novo ajuste deve ser feito com o alicate n. 114. A avaliação da oclusão deve ser bilateral e em oclusão cêntrica. Pontos de contato prematuros com os dentes antagonistas devem ser removidos.

Durante o ajuste da coroa, em que esta necessita ser removida do dente preparado, sua remoção pode ser feita com uma cureta (colher) dentinária. Durante esse movimento de retirada da coroa, o dedo do profissional deve ser mantido sobre a oclusal da coroa, a fim de controlar seu movimento, impedindo, assim, algum acidente (em casos de não se utilizar isolamento absoluto).

Uma adaptação inadequada da coroa pode levar a uma mordida aberta e a um desvio mandibular indesejável, enquanto uma coroa bem adaptada oferece dificuldade

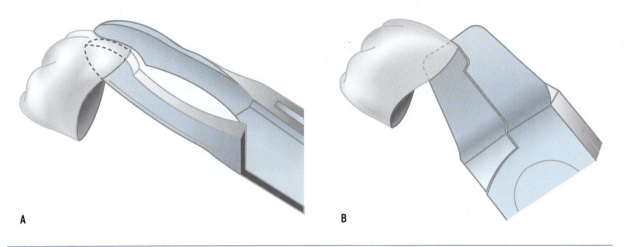

Figura 14 Ajuste do contorno cervical da coroa de aço. A: contorno do terço médio até o cervical da coroa com alicate n. 114. B: contorno do terço cervical da coroa com alicate n. 137.
Fonte: elaborada pelos autores.

na remoção manual. O exame radiográfico deve ser realizado antes da cimentação da coroa a fim de confirmar sua adaptação ao dente.

Uma vez adaptada, a coroa deve ser removida e receber o acabamento final e o polimento. A pedra montada utilizada para o acabamento final deve produzir margens uniformes **(Figura 15)**. O polimento deve ser realizado com borracha abrasiva a fim de eliminar ranhuras superficiais.[22] Em seguida, a coroa deve ser limpa com álcool ou detergente por fora e internamente, assim como o dente preparado deve ser submetido a profilaxia.[24]

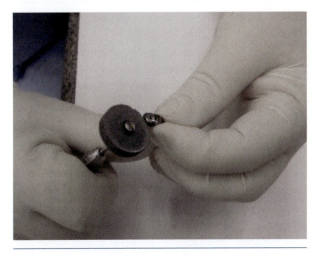

Figura. 15 Acabamento da coroa de aço inoxidável com pedra montada.
Fonte: imagem gentilmente cedida pela Profa. Dra. Tacíria Machado Bezerra (Universidade Ceuma/Uniceuma).

Cimentação da coroa de aço

A coroa deve ser cimentada sob isolamento relativo **(Figura 16)**. Dessa forma, se o preparo do dente e o ajuste da coroa tiverem ocorrido sob isolamento absoluto, este deve ser removido.

Para a cimentação pode ser utilizado o cimento adesivo tipo dual ou CIV-MR. O cimento deve preencher 2/3 da coroa. A coroa deve ser acomodada sobre o preparo de maneira cuidadosa. Após sua inserção, os excessos do cimento extravasados devem ser removidos com sonda explorada nas faces lisas livres e com fio dental, nas faces proximais. Nesse momento, pode ser utilizado um *bite* (de mordida) para que o paciente morda. Antes de o cimento tomar presa, solicitar ao paciente para fechar a boca em oclusão cêntrica, a fim de verificar se a oclusão foi alterada. A oclusão deve ser novamente avaliada utilizando-se de um papel articular.

A empresa 3M Dental Products comercializa *kits* (não disponíveis no Brasil) de coroas de aço com características distintas: o *kit* "3M™ Stainless Steel Crowns" é composto por coroas para molares permanentes e decíduos. Os aspectos principais dessas coroas são ajuste mínimo e anatomia precisa do dente. O outro *kit*, "3M™ Unitek™ Stainless Steel Crowns", é composto por coroas para pré-molares e molares permanentes e dentes anteriores e posteriores decíduos. Apresentam como características anatomia oclusal rasa, o que requer menor redução dentária; superfície oclusal espessa para impedir sua perfuração e paredes paralelas capazes de serem contornadas **(Figura 17)**.

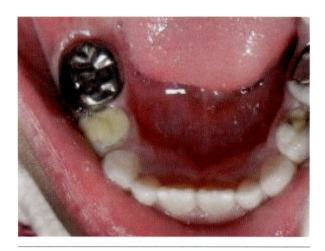

Figura 16 Cimentação da coroa de aço inoxidável sob isolamento relativo.
Fonte: imagem gentilmente cedida pela Profa. Dra. Tacíria Machado Bezerra (Universidade Ceuma/Uniceuma).

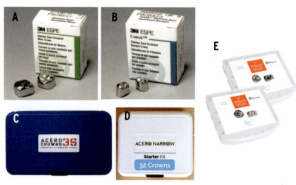

Figura 17 Coroas de aço inoxidáveis. A: 3M™ Stainless Steel Crowns. B: 3M™ Unitek™ Stainless Steel Crowns. C: *kit* Acero3S crowns (Kinder Krowns). D: *kit* Acero Narrow (Kinder Krowns). E: *kit* NuSmile SSC Pre-contoured.
Fonte: respectivos *sites* dos produtos expostos na imagem.

Restauração unitária indireta de molar decíduo com resina composta

Em casos de destruições coronárias, além da possibilidade de inclinação dos dentes adjacentes e perda de espaço no arco, a extrusão de dentes antagonistas, a mastigação unilateral e o desvio da linha média são observados.[1-3]

A reconstrução de dentes decíduos posteriores severamente destruídos por lesões de cárie é um desafio para a odontopediatria, uma vez que o uso de retentores intrarradiculares é contraindicado pelo risco de fratura radicular. A quantidade de estrutura dentária remanescente, a amplitude da câmara pulpar e o alargamento dos condutos ao se realizar o tratamento endodôntico são fatores que podem prejudicar a restauração dos molares decíduos por meio de técnicas adesivas diretas.[25,26]

O emprego da resina composta aplicada de forma indireta traz benefícios à prática odontológica, surgindo como alternativa restauradora viável para molares decíduos com limitado remanescente coronário, uma vez que favorece a estética pela reprodução de forma, cor e contorno natural do dente decíduo e é realizada com menor tempo clínico. Além disso, apresenta como vantagens o restabelecimento da face de contato entre os dentes decíduos, adaptação marginal adequada, menor contração de polimerização da resina composta e da formação de fendas na interface dente/restauração e melhor resistência mecânica da restauração.[11,27,28] Entretanto, os procedimentos indiretos, de forma geral, determinam maior custo financeiro pelo acréscimo de etapa laboratorial, embora o próprio profissional possa executar o trabalho.

Os passos operatórios para a restauração de molares decíduos pela técnica indireta em resina composta são descritos no **Quadro 4** e apresentados nas **Figuras 18 e 19**.

PINOS INTRARRADICULARES

A Diversas técnicas têm sido descritas e utilizadas na promoção de retenção das restaurações, como os reforços metálicos[40] (**Figura 20A**), uso de pinos de fibra de vidro[33,39,41-44] (**Figura 20B**), pinos confeccionados com fio ortodôntico em forma da letra grega alfa ou ômega[35,38] (**Figura 20C**), reforços com pinos curtos de resina composta[34] (**Figura 20D**) e pinos biológicos de raízes de dentes extraídos[36,37] (**Figura 20E**).

A variedade de pinos pré-fabricados não metálicos disponível no mercado apresenta como vantagens o menor desgaste da estrutura dentária, adesão favorável à dentina e técnica simplificada.[39] A literatura mostra que não há diferença na resistência à fratura entre os pinos de fibra de vidro, de resina composta e de fibra de quartzo quando utilizados em dentes decíduos.[45]

Os pinos em fibra de vidro têm sido muito utilizados por apresentarem módulo de elasticidade semelhante ao da dentina, o que favorece a distribuição das tensões de forma homogênea, propriedades adesivas que favorecem a cimentação, capacidade de suportar grande volume de resina composta, resistência e estética favoráveis, menor tempo de trabalho devido à fácil manipulação, ausência de etapa laboratorial e, portanto, um número reduzido de sessões.[33,39,41-43,44,46]

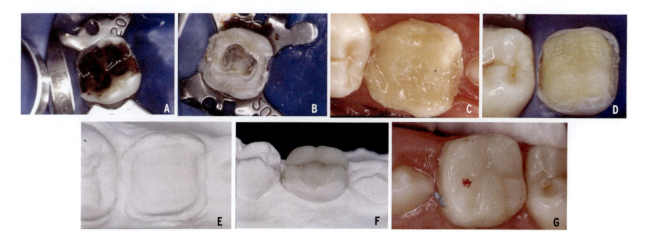

Figura 18 Restauração indireta de resina composta de molar decíduo. A: caso inicial, destruição coronária do dente n. 85 e necrose pulpar. B: remoção da cárie dentária, abertura coronária e tratamento endodôntico dos canais radiculares. C: preparo do núcleo de preenchimento com cimento de ionômero de vidro modificado por resina (Vitremer, 3M ESPE). D: preparo ligeiramente expulsivo do remanescente dentário com parede cervical em esmalte (brocas diamantada troncocônica n. 4138). E: obtenção do modelo de gesso pedra especial (Herostone, VIGODENT). F: confecção da restauração com resina composta convencional (Z100, cor A2, 3M ESPE) pela técnica incremental e fotoativação por 40 segundos/incremento. G: cimentação da peça (sistema adesivo Adper Single Bond 2™ e cimento resinoso Rely X™ ARC; 3M ESPE) e ajuste oclusal.
Fonte: caso clínico da própria do autora Andreza Maria Fábio Aranha.

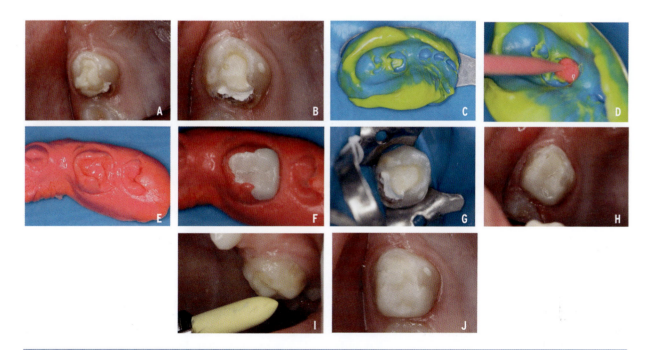

Figura 19 A: restauração deficiente em cimento de ionômero de vidro no dente n. 55. B: preparo cavitário ligeiramente expulsivo. C: molde obtido em material à base de silicone de adição (VOCO). D: injeção do silicone para confecção dos modelos. E: modelo em silicone (VOCO). F: confecção da restauração em resina composta no modelo (Z100, cor A2, 3M ESPE). G: isolamento absoluto do dente n. 55 e procedimentos adesivos realizados conforme a instrução do fabricante (Adper Single Bond 2™; 3M ESPE). H: aspecto da restauração imediatamente após a cimentação com cimento resinoso (Rely X™ ARC; 3M ESPE). I: ajuste oclusal com pontas diamantadas extrafinas e o polimento com pontas de silicone. J: aspecto final da restauração.
Fonte: caso clínico realizado com as alunas Raíssa Máximo e Fernanda Justen (ISNF/UFF).

Quadro 4 Passos operatórios para a restauração de dente decíduo posterior pela técnica indireta de resina composta

1ª FASE CLÍNICA	
1	Avaliação clínica e radiográfica do remanescente dentário, das condições de higiene bucal e do comportamento da criança.
2	Remoção seletiva da dentina cariada.
3	Confecção de núcleo de preenchimento com cimento de ionômero de vidro na porção coronária formando um munhão com formato expulsivo, de cervical para incisal, quando necessário.
4	Preparo minimamente invasivo do remanescente coronário, com brocas diamantadas troncocônicas, deixando as paredes cavitárias planas, livres de irregularidades, com ângulos internos arredondados, a fim de tornar o preparo levemente expulsivo.
5	Seleção da cor da resina composta (escala de cor do fabricante).
6	Moldagem dos arcos inferior e superior com hidrocoloide irreversível ou silicone de condensação e adição, e obtenção do registro de mordida em cera.
FASE LABORATORIAL	
1	Obtenção dos modelos em gesso pedra especial ou silicone para modelos.
2	Isolamento dos modelos de gesso (vaselina, isolante para resina acrílica).
3	Confecção da restauração com resina composta convencional (cor selecionada na fase clínica) pela técnica incremental (incrementos de 2 mm de espessura) e fotoativação por 40 segundos/incremento.
4	Escultura e acabamento da restauração.
5	Ajuste oclusal, utilizando o modelo antagonista e registro em cera.
2ª FASE CLÍNICA	
1	Preparo da superfície dentária e da peça para a posterior cimentação: profilaxia com pedra-pomes e água do remanescente dentário e da restauração em resina composta.
2	Cimentação da restauração: seleção do sistema adesivo e do cimento resinoso* e aplicação conforme recomendações dos fabricantes.
3	Remoção dos excessos do cimento, ajuste oclusal e acabamento e polimento final (brocas diamantadas extrafinas, série F e FF, pontas de silicone).
4	Radiografia final para avaliação da adaptação da peça e posterior acompanhamento do caso.

* A *onlay/inlay* de resina composta pode ser cimentada com resina *flow*, cimento de ionômero de vidro modificado por resina ou cimento resinoso.

Fonte: elaborado pelos autores.

Previamente à inserção do reforço intracanal, é necessário tratamento endodôntico adequado do canal radicular. A pasta obturadora deve ser removida até 5 mm da junção cemento-esmalte ou 1/3 do comprimento da raiz para não interferir no processo da rizólise,[32] e o canal vedado com cimento de ionômero de vidro ou guta-percha.

Os passos operatórios para a reabilitação de dentes decíduos anteriores com reforços intrarradiculares de fibra de vidro e coroa de resina composta são apresentados no **Quadro 5** e na **Figura 21**.

Prótese fixa funcional com sistema tubo-barra

A perda de dentes decíduos é considerada precoce quando ocorre antes do processo da rizólise fisiológica ou antes do estágio 6 de Nolla de formação do dente permanente sucessor.[47] Quando a perda dentária ocorre na região anterior e não é gerenciada de forma adequada, pode desencadear dificuldades na mastigação, posição inadequada da língua, deglutição com padrão de anormalidade e mordida aberta anterior pela interposição lingual,

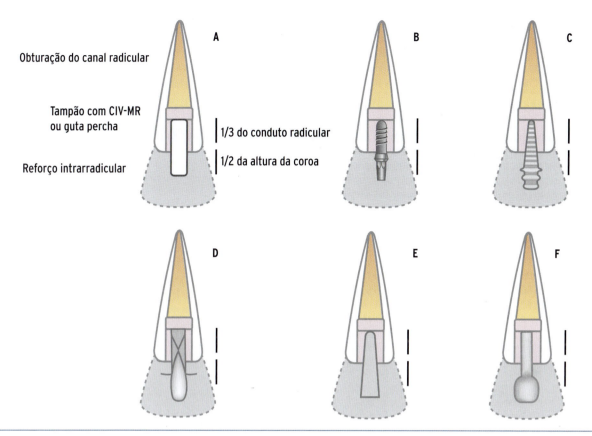

Figura 20 Desenho esquemático dos tipos de reforços intracanais para restauração de dente decíduo anterior com destruição severa da coroa. A: Esquema do preparo do canal para inserção do pino. B: reforço metálico. C: pino de fibra de vidro. D: pino de fio ortodôntico. E: pino de resina composta. F: pino biológico.
Fonte: elaborada pelos autores.

Quadro 5 Passos operatórios para a restauração de dente decíduo anterior com pino de fibra de vidro e coroa de resina composta

1	Desobturação de 5 mm ou 1/3 do canal radicular tratado endodonticamente a partir da junção cemento-esmalte e prova do pino de fibra de vidro.
2	Seleção do pino de fibra de vidro com diâmetro compatível com o diâmetro do 1/3 cervical do canal radicular.
3	Corte do pino intracanal com broca diamantada em alta rotação, sob refrigeração, na metade da altura da coroa, e imersão em álcool 70%, até o momento da cimentação.
4	Condicionamento do remanescente dentário e 1/3 cervical do canal radicular com ácido fosfórico 37%, durante 30 segundos. Lavagem e secagem do conduto radicular com cone de papel absorvente esterilizado.
5	Preparo do pino conforme recomendação do fabricante.
6	Cimentação do pino: seleção do adesivo e cimento resinoso e aplicação conforme recomendações dos fabricantes.
7	Radiografia para avaliação da cimentação do pino.
8	Confecção de núcleo de preenchimento com resina composta na porção coronária formando um munhão com formato expulsivo, de cervical para incisal.
9	Seleção e prova da coroa de acetato (dente e tamanho da coroa).

(continua)

Quadro 5 Passos operatórios para a restauração de dente decíduo anterior com pino de fibra de vidro e coroa de resina composta *(continuação)*

10	Ajuste em altura, caso necessário, recortando a borda cervical com uma tesoura curva. Confecção de orifício na região palatina da coroa para extravasamento do excesso de resina composta, com a ponta de uma sonda exploradora.
11	Preenchimento da coroa de acetato com a resina composta desejada e inserção da coroa sobre o dente preparado.
12	Remoção dos excessos da resina composta extravasada (pelo orifício e nas margens da coroa).
13	Fotoativação da resina composta (40 segundos cada lado).
14	Remoção da coroa de acetato após a fotoativação.
15	Acabamento da restauração de resina composta, caso necessário.
16	Polimento da restauração de resina composta na próxima sessão clínica.

Fonte: elaborado pelos autores.

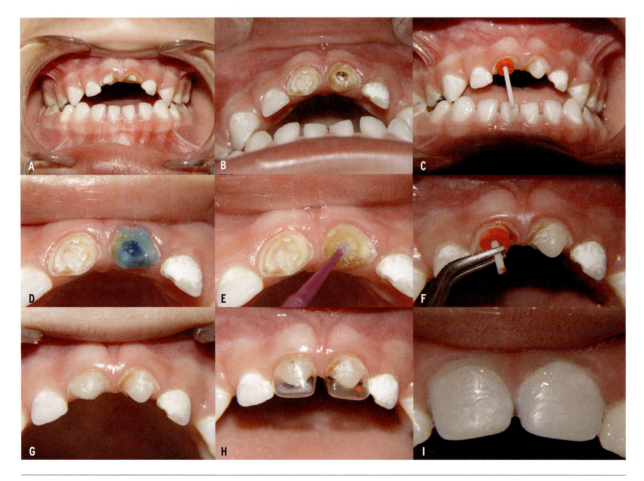

Figura 21 Restauração de dente decíduo anterior com pino de fibra vidro. A: caso inicial, destruição coronária dos dentes n. 51 e n. 61. B: desobturação do 1/3 cervical dos canais radiculares. C: seleção do pino (Fibrekor™ Post System Kit, 1 mm; Pentron). D: preparo do remanescente dentário (condicionamento com ácido fosfórico 37% por 40 segundos). E: aplicação do sistema adesivo (Adper Single Bond 2™; 3M ESPE). F: cimentação do pino (Rely X™ ARC; 3M ESPE). G: preparo de núcleo de preenchimento na porção coronária dos dentes n. 51 e n. 52 (resina composta Z100, cor A2; 3M ESPE™). H: ajuste da coroa de acetato. I: restauração final.

Fonte: caso clínico da própria autora Andreza Maria Fábio Aranha.

respiração bucal[48] e distúrbios durante o desenvolvimento da fala.[49] A ausência prematura dos dentes anteriores pode afetar a estética e repercutir nas interações sociais da criança.[48]

Embora a manutenção do espaço na região posterior seja um fator importante a ser considerado após a perda precoce de molares decíduos, na região anterior, mesmo com a perda precoce de vários incisivos, a perda de espaço não ocorre se os caninos decíduos já estiverem irrompidos. Ocasionalmente, em uma dentição apinhada, se um ou mais incisivos forem perdidos, pode haver algum rearranjo de espaço entre os incisivos restantes, mas a manutenção de espaço não é geralmente necessária após a irrupção dos caninos decíduos.[2,48]

A seleção do tipo de prótese adequado representa um aspecto importante do plano de tratamento, no qual devem ser consideradas as seguintes características: simplicidade de uso e instalação do dispositivo, resistência, facilidade de higienização, interferência no crescimento das bases ósseas, na oclusão, na fala e/ou mastigação,[48,50] bem como avaliar o estágio de desenvolvimento do sucessor permanente, a idade do paciente, a higiene bucal e o grau de cooperação da criança e de seu responsável.[1,50,51] As próteses dentárias podem ser removíveis, fixas, funcionais ou não funcionais.

As próteses removíveis não são recomendadas para crianças menores de 5 anos de idade pela falta de colaboração do paciente quanto ao uso e à necessidade de ajustes periódicos dos grampos, além de apresentarem maior risco de fratura e perda. As próteses fixas são alternativas de baixo custo, de estética favorável e que independem da colaboração do paciente, obtendo satisfação da família e da própria criança.[1,48] Entretanto, o dispositivo fixo pode interferir no crescimento e desenvolvimento das bases ósseas, principalmente no sentido transversal, sendo contraindicado em pré-escolares.[52]

A prótese fixa funcional do tipo tubo-barra foi proposta, inicialmente, por Denari e Corrêa,[53] sendo adotado o sistema tubo-barra, cujo dispositivo funciona como um encaixe entre duas peças que se desprendem entre si conforme o crescimento lateral da maxila. Entretanto, nessa técnica, os dentes adjacentes ao espaço protético são preparados e recebem coroas. Em uma destas o elemento suspenso é fixado e, na outra, há um encaixe com sistema tubular macho-fêmea. Considerando um tratamento minimamente invasivo com maior preservação da estrutura dentária, é recomendada a utilização de prótese fixa funcional com sistema tubo-barra, na qual coroas dentárias (elementos suspensos) são confeccionadas em acrílico e na região palatina há um arco palatino (fio ortodôntico 1-1,5 mm) soldado em bandas ortodônticas (cimentadas nos segundos molares decíduos) e o sistema tubular com encaixe do tipo "macho e fêmea", que se abre à medida que a maxila se desenvolve (**Figura 22**).[51,54]

A prótese fixa com sistema tubo-barra é uma alternativa viável e de baixo custo que não interfere no processo de crescimento e desenvolvimento maxilar, oferece maior segurança e não requer a cooperação da criança para sua utilização.[50-52,54] As etapas operatórias para a confecção e instalação da prótese fixa funcional com sistema tubo-barra são apresentadas no **Quadro 6** e nas **Figuras 23 e 24**.

PRÓTESE REMOVÍVEL

Ainda que se possa observar a redução na prevalência da cárie dentária, a polarização da doença reflete as desigualdades sociais e econômicas de nossa sociedade e reforça esse agravo como o maior desafio, em odontologia, para a saúde pública.[55,56]

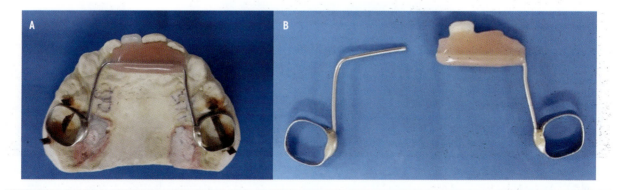

Figura 22 Prótese fixa funcional com sistema tubo-barra. A: dispositivo protético com encaixe do tipo "macho e fêmea". B: prótese fixa com sistema tubo-barra com bandas ortodônticas.
Fonte: fotos gentilmente cedidas pela especialista Thais Silva da Fonseca (Curso de Especialização EAPE/UNIAVAN, Cuiabá-MT).

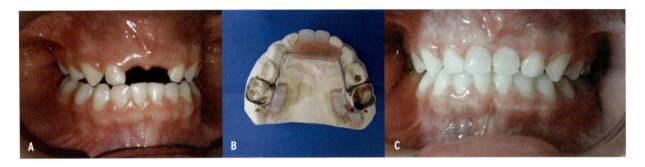

Figura 23 Prótese fixa funcional com sistema tubo-barra para substituição de incisivos centrais. A: caso inicial, perda dos dentes n. 51 e n. 61 por cárie dentária. B: confecção da prótese fixa. C: caso final – instalação da prótese fixa.
Fonte: imagens gentilmente cedidas pela Profa. Andreza Maria Fábio Aranha.

O acometimento de múltiplos elementos dentários e a consequente perda destes nos conduz à reabilitação por meio da utilização de próteses parciais removíveis (PPR) ou totais removíveis (PT). Entre as características favoráveis à sua indicação estão a possibilidade de reabilitação de dentes anteriores e posteriores simultaneamente, a fácil execução, instalação e manutenção e a possibilidade de reembasamento. A contraindicação refere-se a crianças com menos de 3 anos e responsáveis que não puderem garantir a periodicidade nas consultas odontológicas de controle e manutenção da prótese.[50,56]

Com base em um planejamento integrado das especificidades de cada caso (endodontia, cirurgia, dentística, prótese), é possível oportunizar um quadro clínico favorável para a instalação e estabilização da prótese. Nesse sentido, é imprescindível conhecer as características da dentição decídua e mista, para que não haja prejuízo ao crescimento e desenvolvimento da criança. *(Leia mais no Capítulo 24.)*

As próteses, parciais ou totais, podem ser utilizadas como medida temporária durante a transição dentária, restabelecendo as funções mastigatória, fonética e de estética.[57]

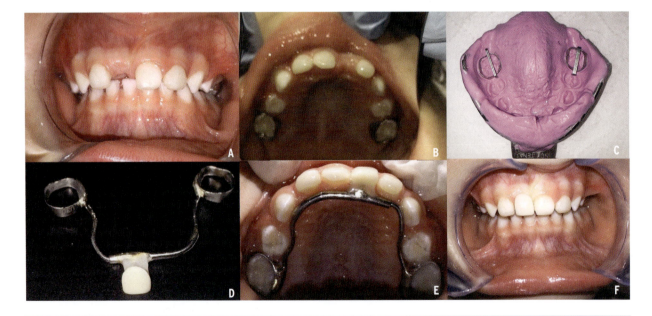

Figura 24 Prótese fixa funcional com sistema tubo-barra para substituição de um elemento dentário. A: caso inicial, perda do dente n. 51 por trauma dentário. B: prova seleção das bandas ortodônticas (Morelli, SP, Brasil). C: moldagem de transferência com alginato Orthotrace (Cavex, SC, Brasil). D: prótese fixa com sistema tubo-barra. E: prova e instalação da prótese. F: caso final.
Fonte: fotos gentilmente cedidas pela especialista Thais Silva da Fonseca (Curso de Especialização EAPE/Uniavan, Cuiabá-MT).

Quadro 6 Passos operatórios para confecção e instalação da prótese fixa funcional com sistema tubo-barra

1ª FASE CLÍNICA	
1	Avaliação clínica e radiográfica da região anterior (higiene bucal, oclusão, colaboração do paciente, estágio de Nolla do desenvolvimento dos sucessores permanentes).
2	Prova e seleção das bandas ortodônticas nos segundos molares decíduos inferiores (n. 55 e n. 65).
3	Moldagem dos arcos superior e inferior com hidrocoloide irreversível e obtenção do registro de mordida em cera e transferência das bandas no molde do arco superior.
FASE LABORATORIAL	
1	Obtenção dos modelos em gesso pedra especial.
2	Montagem dos dentes artificiais de acrílico de acordo com as características da dentição e da criança (tipo do dente, tipo de arco de Baume).
2ª FASE CLÍNICA	
1	Prova do dispositivo protético e avaliação da oclusão dentária.
2	Cimentação da prótese (bandas ortodônticas) com cimento de ionômero de vidro de acordo com as recomendações do fabricante.
3	Orientações a respeito da higiene bucal e retornos periódicos para acompanhamento do desenvolvimento dos dentes sucessores permanentes.
4	Radiografia final para avaliação da adaptação da peça e posterior acompanhamento do caso.

Fonte: elaborado pelos autores.

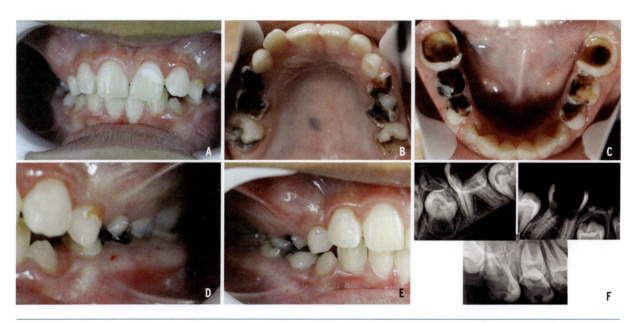

Figura 25 Características iniciais do caso. A: vista frontal da paciente em oclusão. B: vista oclusal do arco superior, sendo possível observar o envolvimento por cárie de múltiplos dentes. C: vista oclusal do arco inferior, sendo possível observar o envolvimento por cárie de múltiplos dentes. D e E: oclusão, lado esquerdo e direito, respectivamente, sendo possível observar perda da dimensão vertical. F: exames radiográficos utilizados no auxílio da definição do plano de tratamento.

Fonte: este caso refere-se à publicação Warol et al.[56]

Prótese parcial removível

As próteses parciais removíveis têm o propósito de manter espaço e função quando utilizadas na reabilitação da porção posterior. A devolução da eficiência mastigatória, pela reposição dos dentes, propicia um posicionamento normal da mandíbula, restabelecendo a qualidade da função mastigatória.[58]

No que diz respeito à região anterior, a literatura é controversa e reporta que, na ausência apenas dos incisivos, a instalação da PPR visa devolver função e estética, enquanto seu uso também como mantenedor de espaço poderá ocorrer na ausência do canino decíduo.[59]

PRÓTESE TOTAL

As próteses totais são indicadas em casos de ausência congênita de todos os elementos dentários ou na presença de mutilação por cárie. O tratamento restabelecerá a estética, devolvendo as funções mastigatória e fonética, além de melhorar a autoestima, e por consequência, a qualidade de vida da criança.[57]

A execução da técnica, para confecção da prótese total, em crianças obedece aos mesmos passos da preconizada em adulto. Por essa razão, caracteriza-se por ser de difícil execução, pois depende da colaboração e da aceitação do paciente.[60]

Quadro 7   Passos operatórios para confecção e instalação da prótese parcial removível

	1ª FASE CLÍNICA
1	Avaliação clínica e radiográfica dos elementos dentários acometidos por cárie (higiene bucal, oclusão, colaboração do paciente, estágio de Nolla do desenvolvimento dos sucessores permanentes).
2	Moldagem dos arcos superior e inferior com hidrocoloide irreversível e obtenção do registro de mordida em cera.
	FASE LABORATORIAL
1	Obtenção dos modelos em gesso tipo III.
2	Montagem em articulador.
	2ª FASE CLÍNICA
1	Ajuste do plano em cera.
	FASE LABORATORIAL
1	Montagem dos dentes artificiais de acrílico de acordo com as características da dentição e da criança.
	3ª FASE CLÍNICA
1	Prova estética e avaliação da oclusão dentária.
	FASE LABORATORIAL
1	Polimerização da prótese.
2	Acabamento e polimento.
	4ª FASE CLÍNICA
1	Instalação da prótese e ajuste oclusal.
2	Orientações a respeito da higiene bucal e retornos periódicos para acompanhamento do desenvolvimento dos dentes sucessores permanentes.

Fonte: elaborado pelos autores.

Quadro 8 Passos operatórios para confecção e instalação da prótese total removível

1ª FASE CLÍNICA	
1	Avaliação clínica e radiográfica dos elementos dentários acometidos por cárie (higiene bucal, oclusão, colaboração do paciente, estágio de Nolla do desenvolvimento dos sucessores permanentes).
2	Moldagem dos arcos superior e inferior com hidrocoloide irreversível.
FASE LABORATORIAL	
1	Obtenção dos modelos anatômicos em gesso tipo III.
2	Confecção de moldeira individual em resina acrílica.
2ª FASE CLÍNICA	
1	Moldagem funcional com silicone de adição (podendo ser utilizado o de condensação).
FASE LABORATORIAL	
1	Obtenção dos modelos de trabalho em gesso tipo III ou IV.
2	Confecção de placa base e plano em cera.
3ª FASE CLÍNICA	
1	Ajuste do plano em cera, com delimitação da linha alta do sorriso, linha mediana e linha dos caninos.
FASE LABORATORIAL	
1	Montagem dos dentes.
4ª FASE CLÍNICA	
1	Prova estética e avaliação da oclusão dentária.
FASE LABORATORIAL	
1	Polimerização da prótese.
2	Acabamento e polimento.
5ª FASE CLÍNICA	
1	Instalação da prótese e ajuste oclusal.
2	Orientações a respeito da higiene bucal e retornos periódicos para acompanhamento do desenvolvimento dos dentes sucessores permanentes.

Fonte: elaborado pelos autores.

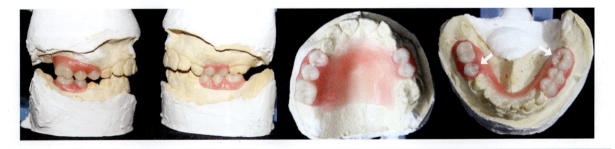

Figura 26 Montagem em articulador, dentes superiores e inferiores perdidos pela definição do tratamento. Note: apesar de ser constatada perda da dimensão vertical, realizou-se a montagem de dentes no arco inferior, no intuito de restabelecer a dimensão vertical. Contudo, ainda na fase laboratorial, é possível observar que a montagem dos dentes ocorreu no limite máximo do desgaste dos dentes artificiais (seta).
Fonte: este caso refere-se à publicação Warol et al.[56]

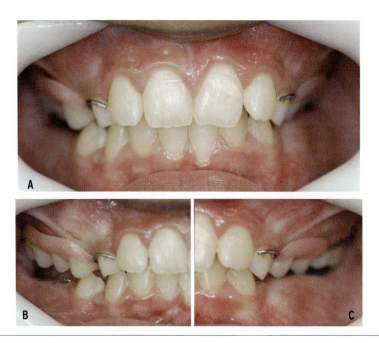

Figura 27 Instalação da prótese parcial removível. A: vista frontal após instalação da PPR. B: vista lateral direita, sendo possível observar a diminuição da dimensão vertical. C: vista lateral esquerda, sem recuperação da dimensão vertical, pois a instalação da PPR inferior produziu mordida aberta anterior.
Fonte: este caso refere-se à publicação Warol et al.[56]

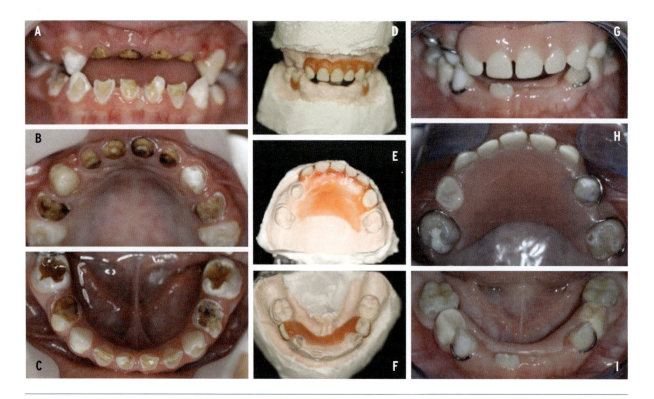

Figura 28 A-C: aspecto clínico inicial, sendo possível observar o envolvimento de múltiplos dentes. D-F: fase laboratorial – montagem dos dentes superiores e inferiores. G-I: aspecto final do caso, sendo possível observar o restabelecimento da oclusão, estabilidade e retenção, por meio de grampos em aço inoxidável.
Fonte: imagens gentilmente cedidas pelos Profs. Angela Scarparo e Flávio Warol.

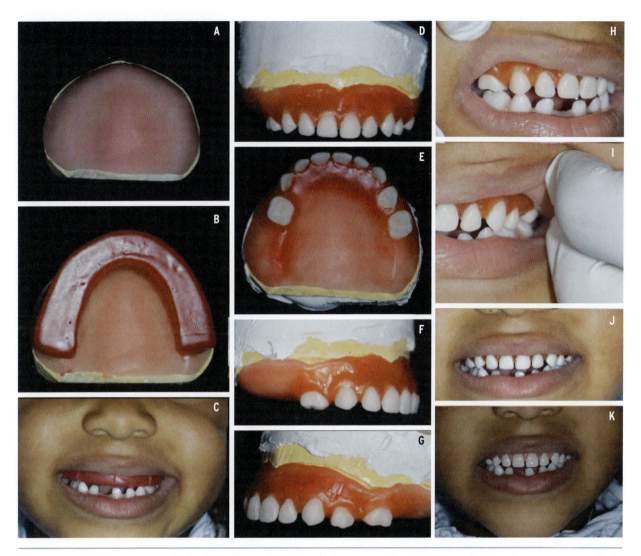

Figura 29 Sequência de instalação de prótese total removível. A e B: confecção de placa-base e plano em cera. C: ajuste do plano em cera. D a G: fase laboratorial da montagem dos dentes. H a J: prova dos dentes, análise da oclusão e linha do sorriso. K: aspecto final após instalação da PT.
Fonte: imagens gentilmente cedidas pelos Profs. Angela Scarparo e Flávio Warol.

CONSIDERAÇÕES FINAIS

Baseado no exposto neste capítulo, existem diversas técnicas e materiais disponíveis para a reabilitação bucal em odontopediatria. O sucesso do tratamento está diretamente relacionado ao manejo do comportamento da criança durante as etapas clínicas, bem como ao engajamento familiar na manutenção dos cuidados com a saúde bucal e com o dispositivo protético, quando este for removível. A reabilitação bucal devolve não somente a função ao sistema estomatognático, como também a autoestima, promovendo bem-estar social ao núcleo familiar.

REFERÊNCIAS BIBLIOGRÁFICAS

1. Brothwell DJ. Guidelines on the use of space maintainers following premature loss of primary teeth. J Can Dent Assoc. 1997;63(10):753-66.
2. Ngan P, Alkire RG, Fields HW Jr. Management of space problems in the primary and mixed dentitions. J Am Dent Assoc. 1999;130(9):1330-9.
3. Terlaje RD, Donly KJ. Treatment planning for space maintenance in the primary and mixed dentition. ASDC J Dent Child. 2001;68(2):109-14.
4. American Academy of Pediatric Dentistry (AAPD)a. The reference manual of pediatric dentistry. best practices: developing dentition and occlusion. Management of the

developing dentition and occlusion in pediatric dentistry. Latest revision. 2019a; p.362-78

5. Croll TP, Helpin ML. Preformed resin-veneered stainless steel crowns for restoration of primary incisors. Quintessence Int. 1996;27:309-13.
6. MacLean JK, Champagne CE, Waggoner WF, Ditmyer MM, Casamassimo P. Clinical outcomes for primary anterior teeth treated with preveneered stainless steel crowns. Pediatr Dent. 2007;29(5):377-81.
7. Psaltis GL, Kupietzky A. A simplified isolation technique for preparation and placement of resin composite strip crowns. Pediatr Dent. 2008;30(5):436-8.
8. Kupietzky A, Waggoner WF, Galea J. The clinical and radiographic success of bonded resin composite strip crowns for primary incisors. Pediatr Dent. 2003;25(6):577-81.
9. Waggoner WF, Cohen H. Failure strength of four veneered primary stainless steel crowns. Pediatr Dent. 1995;17:36-40.
10. Croll TP. Primary incisor restoration using resin-veneered stainless steel crowns. J Dent Child. 1998;65:89-95.
11. Roberts C, Lee JY, Wright JT. Clinical evaluation of and parental satisfaction with resin-faced stainless steel crowns. Pediatr Dent. 2001;23:28-31.
12. Cohn C. Zirconia-prefabricated crowns for pediatric patients with primary dentition: technique and cementation for esthetic outcomes. Compend Contin Educ Dent. 2016;37(8):554-8.
13. Garg V, Panda A, Shah J, Panchal P. Crowns in pediatric dentistry: a review. JAMDSR. 2016;4(2):41-6.
14. Ashima G, Sarabjot B, Gauba K, Mittal HC. Zirconia crowns for rehabilitation of decayed primary incisors: an esthetic alternative. J Clin Pediatr Dent. 2014;1(39):18-22.
15. Donly KJ, Sasa I, Contreras CI, Mendez MJC. Prospective randomized clinical trial of primary molar crowns: 24-month results. Pediatr Dent. 2018; 15;40(4):253-8.
16. Shuman I. Pediatric crowns: from stainless steel to zirconia. Dental Academy of Continuing Education. 2016.
17. Gosnell E, Thikkurissy S. Management of dental caries and esthetic issues in the pediatric patient. J Calif Dent Assoc. 2013;8(41):619-29.
18. Taran PK, Kaya MS. A comparison of periodontal health in primary molars restored with prefabricated stainless steel and zirconia crowns. Pediatr Dent. 2018;15;40(5):334-9.
19. Walia T, Brigi C, Abdel Rahman M, KhirAllah M. Comparative evaluation of surface roughness of posterior primary zirconia crowns. Eur Arch Paediatr Dent. 2019;20:33-40.
20. Lee H, Chae YK, Lee HS, Choi SC, Nam OH. Three-dimensional digitalized surface and volumetric analysis of posterior prefabricated zirconia crowns for children. J Clin Pediatr Dent. 2019;43(4):231-8.
21. Humphrey WP. Use of chrome steel in children's dentistry. Dental Survey. 1950;26:945-9.
22. Croll TP, Epstein DW, Castaldi CR. Marginal adaptation of stainless steel crowns. Pediatr Dent. 2003;25(3):249-52.
23. Randall RC. Preformed metal crowns for primary and permanent molar teeth: review of the literature. Pediatr Dent. 2002;24(5):489-500.
24. Duggal MS, Gautam SK, Nichol R, Robertson AJ. Paediatric dentistry in the new millennium: 4. cost-effective restorative techniques for primary molars. Dent Update. 2003;30(8):410-5.
25. Attari N, Roberts JF. Restoration of primary teeth with crowns: a systematic review of the literature. Eur Arch Paediatr Dent. 2006;7(2):58-62.
26. American Academy of Pediatric Dentistry (AAPD). The reference manual of pediatric dentistry. Best practices: restorative dentistry. Pediatric restorative dentistry. Latest revision. 2019b; p.340-52.
27. De Moraes D, Rank RCIC, Imparato JCP. Reconstrução de molares decíduos com restauração indireta em resina composta. Revista da Faculdade de Odontologia – UPF. 2005 Jul/Dez 10(2):51-4. https://doi.org/10.5335/rfo.v10i2.1494.
28. Ferreira SLM, Biancalana H, Bengtson AL, Guedes-Pinto. Prótese em odontopediatria. In: Guedes-Pinto AC. Odontopediatria. 9.ed. Rio de Janeiro: Santos; 2016. p.611-30.
29. Waggoner WF. Anterior crowns for primary anterior teeth: an evidence-based assessment of the literature. Eur Arch Paediatr Dent. 2006;7(2):53-7.
30. Usha M, Deepak V, Venkat S, Garcia M. Treatment of severely mutilated incisors: a challenge to the pedodontist. J Indian Soc Pedod Prev Dent. 2007;25 Suppl:S34-6.
31. Shah PV, Lee JY, Wright JT. Clinical success and parental satisfaction with anterior preveneered primary stainless steel crowns. Pediatr Dent. 2004;26(5):391-5.
32. Judd PL, Kenny DJ, Jonhston DH, Yacobi R. Composite short-post technique for primary anterior teeth. J Am Dent Assoc. 1990;120(5):553-5.
33. Sharaf AA. The application of fiber core pins in restoring badly destroyed primary incisors. J Clin Pediatr Dent. 2002;26(3):217-24.
34. Mendes FM, De Bendetto MS, Dell Conte Zardetto CG, Wanderley MT, Correa MS. Resin composite restoration in primary anterior teeth using short post technique and strip crowns: a case report. Quintessence Int. 2004 Oct;35(9):689-92.
35. Morteda A, King NM. A simplified technique for the restoration of severely mutilated primary anterior teeth. J Clin Pediatr Dent. 2004 Spring;28(3):187-92.
36. Sacono NT, Daniel VF, Motisuki C, Santos-Pinto L. Esthetic restoration of primary anterior teeth with the utilization of biological pin and celluloid matrix: indirect technique. Rev Inst Cienc Saude. 2007;25(1):85-9.
37. Grewal N, Seth R. Comparative in vivo evaluation of restoring severely mutilated primary anterior teeth with biological post and crown preparation and reinforced composite restoration. J Indian Soc Pedod Prev Dent. 2008 Dec;26(4):141-8.
38. Aminabadi NA, Farahani RM. The efficacy of a modified omega wire extension for the treatment of severely damaged primary anterior teeth. J Clin Pediatr Dent. 2009 Summer;33(4):283-8.
39. Oliveira LB, Peixoto LFS, Zardeto CGDC, Correa MSNP, Wanderley MT. Rehabilitation of primary anterior teeth using glass fiber core post. J Health Sci Inst. 2010;28(1):89-93.
40. Eshghi A, Esfahan RK, Khoroushi MA. Simple method for reconstruction of severely damaged primary anterior teeth. Dent Res J (Isfahan). 2011 Oct;8(4):221-5.

41. Jain M, Singla S, Bhushan B, Kumar S, Bhushan A. Esthetic rehabilitation of anterior primary teeth using polyethylene fiber with two different approaches. J Indian Soc Pedod Prev Dent. 2011 Oct-Dec;29(4):327-32.
42. Verma L, Passi S. Glass fibre-reinforced composite post and core used in decayed primary anterior teeth: a case report. Case Rep Dent. 2011;2011:864254.
43. Metha D, Gulati A, Basappa N, Raju OS. Esthetic rehabilitation of severely decayed primary incisors using glass fiber reinforced composite: a case report. J Dent Child (Chic). 2012 Jan-Apr;79(1):22-5.
44. Memarpour M, Shafie F. Restoration of primary anterior teeth using intracanal polyethylene fibers and composite: an in vivo study. J Adhes Dent. 2013 Feb;15(1):85-91.
45. Seraj B, Ghadimi S, Estaki Z, Fatemi M. Fracture resistance of three different posts in restoration of severely damaged primary anterior teeth: an *in vitro* study. Dent Res J (Isfahan). 2015 Jul-Aug;12(4):372-8. doi: 10.4103/1735-3327.161461.
46. Motisuki C, Santos-Pinto L, Giro EM. Restoration of severely decayed primary incisors using indirect composite resin restoration technique. Int J Paediatr Dent. 2005;15(4):282-6.
47. Nolla C M. The development of the permanent teeth. J Dent Child, Fulton. 1960;27:254-66.
48. Waggoner WF, Kupietzky A. Anterior esthetic fixed appliances for the preschooler: considerations and a technique for placement. Acad Pediatr Dent. 2001;23:2.
49. Gable TO, Kummer, AW, Lee L, Creaghead NA, Moore LJ. Premature loss of the maxillary primary incisors: effect on speech production. ASDC J Dent Child. May-Jun 1995;62(3):173-9.
50. Sant'Anna GR, Guaré RO, Rodrigues CR, Guedes-Pinto AC. Primary anterior tooth replacement with a xed prosthesis using a precision connection system: a case report. Quintessence Int. 2002;33(4):303-8.
51. Silva PV, Norberto JSL, Del Papa ABR, Simões CD, Berger SB, Aranha AMF. Aesthetic functional fixed appliance as treatment of premature loss of primary anterior teeth. J Health Sci. 2019;21(5esp):454-8
52. Margolis FS. The esthetic space maintainer. Compend Contin Educ Dent. 2001;22(11):911-4.
53. Denari W, Corrêa D. Prótese parcial anterior pelo sistema tubo-barra. Rev Assoc Paul Cir Dent. 1995 Nov-Dez;49(6):477-8
54. Ota CM, Corteleti JF, Cardenas ML, Novaes TF, et al. Mantenedor fixo estético-funcional como tratamento para perda precoce de dentes decíduos anteriores. Rev Assoc Paul Cir Dent. 2014;68(4):308-11
55. Melo FGC, Cavalcanti AL, Fontes LBC, Granville-Garcia AF, Cavalcanti SALB. Perda precode de molares permanentes e fatores associados em escolares de 9, 12 e 15 anos da rede pública municipal de Campina Grande, Estado da Paraíba, Brasil. Acta Scientiarum. Health Sciences. 2011;33(1):99-105.
56. Warol F, Bispo IL, Oliveira RC, Barcelos R, Scarparo A. Oral rehabilitation in mixed dentition: the challenge of replacing permanent teeth. J Res Dent. 2017;5(1):2-5.
57. Dainezi VB, Inagaki LT, Varanda T, Pascon FM, Puppin-Rontani RM. Reabilitação estética e funcional na primeira infância: relato de caso. Rev Assoc Paul Cir Dent. 2015;69(4):387-93.
58. Jacinto-Gonçalves SR, Gavião, MBD. Força de mordida em crianças com mantenedor de espaço funcional na fase da dentadura mista inicial. Rev Dent Press Ortodon Ortopedi Facial. 2009;14(4):101-10.
59. Pereira L, Miasato JM. Mantenedor de espaço estético-funcional em odontopediatria. Rev Odontol da Unicid. 2010;22(2):154-62.
60. Otenio CCM, Machado FC, Oliveira AS, Alves RT, Mattos CLB, Ribeiro RA. Reabilitação estético-funcional em odontopediatria: relato de um caso clínico. HU Revista. 2009;35(1):59-64.

Parte 6

Características da dentição-oclusão e aspectos relacionados

DESENVOLVIMENTO DA DENTIÇÃO

23

Fernanda Ramos de Faria
Joberth Baliza
Angela Scarparo

O desenvolvimento de um indivíduo é caracterizado pelas mudanças que ocorrem do nascimento à maturidade, sendo o crescimento o aspecto quantitativo do desenvolvimento.[1] Para compreender o desenvolvimento da oclusão (entende-se que participam desse processo os elementos dentários, maxila e mandíbula, músculos, glândulas, vasos sanguíneos e nervos), é necessário ter conhecimento do crescimento e do desenvolvimento craniofacial do indivíduo, dentro dos aspectos considerados de normalidade, nos períodos pré e pós-natal, para que assim seja possível detectar variações que possam comprometer um desenvolvimento dentário normal.[2] Há fatores que podem interferir no desenvolvimento dentário tanto no período pré-natal quanto no pós-natal, e podem ser divididos didaticamente entre os fatores genéticos (intrínsecos) e os ambientais (extrínsecos).[3] Primariamente, são os fatores genéticos os responsáveis pelo potencial total de crescimento do indivíduo, entretanto a extensão com que o indivíduo atinge seu potencial de crescimento é majoritariamente regida pelos fatores ambientais.[4] As modificações sofridas pelos elementos dentários desde suas formações por meio de interações entre os diversos componentes celulares (que serão abordados mais detalhadamente à frente) até a erupção e o estabelecimento das dentições (decídua, mista e permanente) se relacionam diretamente com os fatores genéticos e os ambientais **(Figura 1)**.[5] Dessa forma, torna-se necessária a atuação do odontopediatra na realização do acompanhamento precoce do desenvolvimento da oclusão e na manutenção da saúde oral do indivíduo, para a obtenção de função e estabilidade na dentição decídua e na mista, que refletirá posteriormente no estabelecimento da dentição permanente. O odontopediatra é capaz de identificar e diagnosticar variações da normalidade, atuar na prevenção e interceptação de condições desfavoráveis e, se necessário, encaminhar o indivíduo para as demais especialidades da odontologia.[6,7]

O DESENVOLVIMENTO DENTÁRIO

O desenvolvimento dentário pode ser dividido nos períodos pré e pós-natal, sendo o período pré-natal aquele que antecede o nascimento e o pós-natal o posterior ao nascimento do indivíduo.

Em situações consideradas dentro da normalidade, a formação da dentição decídua encontra-se nos dois períodos. No período pré-natal há a formação do complexo craniofacial e o início da odontogênese (processo de formação dos elementos dentários), e, no período pós-natal

Desenvolvimento dentário pré e pós-natal		Fatores genéticos e ambientais		Estabelecimento das dentições decídua, mista e permanente

Figura 1 Diagrama esquemático do estabelecimento das dentições. Note: o desenvolvimento dentário pré e pós-natal sofre influências genéticas e ambientais, e esse processo reflete no estabelecimento das dentições.
Fonte: elaborada pelos autores.

(dividido em roletes gengivais/pré-dentário e pós-dentário), culminam principalmente os eventos no crescimento e desenvolvimento da maxila e da mandíbula, bem como na erupção dentária decídua.[6]

Período pré-natal

Didaticamente, o processo de formação dentária pode ser dividido em três estágios: **botão**/broto, **capuz**/casquete e **campânula**/sino.[8]

O desenvolvimento dentário no período pré-natal inicia-se ao final da quinta semana de vida intrauterina, no qual, por meio de uma proliferação celular intensa, as células basais do epitélio oral (derivado do ectoderma) formam uma lâmina vestibular que contribui para a formação do vestíbulo bucal, e uma lâmina dentária, que será o futuro arco dentário, que originará os germes dentários (Figura 2).[8,9]

O estágio inicial da odontogênese, denominado **botão**, ocorre por volta da sétima semana de vida intrauterina e se inicia após a formação da lâmina dentária a partir do epitélio oral. A lâmina dentária tem formato de U e segue a curvatura da maxila e da mandíbula primitivas. Na lâmina dentária superior (correspondente à maxila) e inferior (correspondente à mandíbula) ocorre um espessamento epitelial, em que as células proliferam e formam tumefações epiteliais espaçadas (botões), que invaginam em direção ao ectomesênquima subjacente (derivado de células da crista neural) (Figura 3).[10] Formam-se 10 botões superiores e 10 inferiores, correspondentes aos elementos dentários decíduos. Os botões surgem em diferentes períodos nas lâminas dentárias. Os primeiros são os da região anterior da mandíbula, os precursores dos incisivos inferiores decíduos. Ao final da oitava semana de vida intrauterina, todos os botões dentários inferiores e superiores decíduos têm finalizada a sua formação. Os botões dentários permanentes iniciam sua formação a partir da décima semana de vida intrauterina, provenientes de extensões mais profundas das lâminas dentárias, e se localizam em posição mais lingual em relação aos botões dentários decíduos. Os molares permanentes não possuem predecessores e se desenvolvem como botões a partir de extensões posteriores das lâminas dentárias. O primeiro molar permanente se desenvolve aos 4 meses de vida intrauterina, e os segundos e terceiros molares, após o nascimento do indivíduo, entre 1 e 5 anos de idade.[6]

O estágio de **capuz** é caracterizado por fatores de crescimento (moléculas que se ligam a receptores presentes na

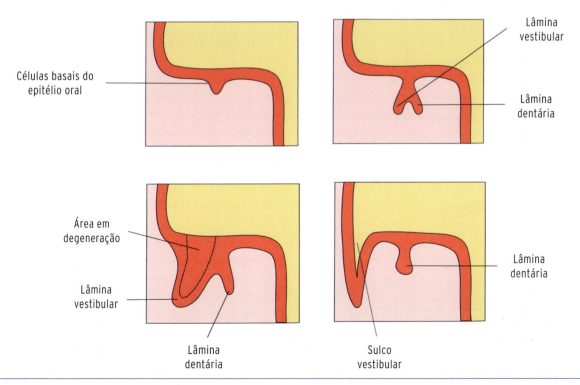

Figura 2 Desenho esquemático do desenvolvimento dentário no período pré-natal, ao final da quinta semana de vida intrauterina.
Fonte: adaptada de Katchburian e Arana.[11]

superfície de células específicas, e que exercem ação sinalizadora) que promovem uma proliferação celular heterogênea em diferentes áreas dos botões, causando aumento na densidade dos tecidos e ocasionando uma curvatura nas bordas dos botões. Forma-se então uma concavidade semelhante a um capuz. No interior deste as células se diferenciam em epitélio interno e externo do esmalte, e entre eles têm-se as células do retículo estrelado. A esse conjunto dá-se o nome de órgão do esmalte. Ao final desse estágio, podem ser visualizados os germes dentários, constituídos por um componente epitelial (órgão do esmalte) e um ectomesenquimal (papila dentária), os quais originam, respectivamente, o esmalte e o complexo dentinopulpar. Além disso, ao redor de todo o germe dentário há uma condensação do ectomesênquima, denominada folículo dentário, que mais adiante terá a função de originar componentes do periodonto, a partir de cementoblastos (originará o cemento), fibroblastos (originará o ligamento periodontal) e osteoblastos (originará o osso alveolar) **(Figura 3)**.[11]

Durante a décima semana de vida intrauterina ocorre o estágio de **campânula**, caracterizado por intensa histo e morfodiferenciação. Formam-se camadas celulares entre o epitélio interno e o retículo estrelado, que constituem o estrato intermediário **(Figura 3)**.[6] As células do epitélio interno induzem a diferenciação de células ectomesenquimais da papila dentária em pré-dentina (a partir dos odontoblastos) e em polpa dentária. Após a deposição de pré-dentina, as células do epitélio interno se diferenciam em ameloblastos e iniciam a deposição de pré-esmalte. A lâmina dentária se desintegra e o germe dentário perde a ligação com o epitélio oral.[8] O epitélio interno do esmalte se dobra, sendo possível caracterizar morfologicamente a coroa dentária, e posteriormente eventos celulares de diferenciação possibilitam a formação de esmalte e dentina **(Figura 4)**.[11]

Nesse estágio, observa-se a região de encontro entre o epitélio interno e o externo, onde é formada a alça cervical, com uma dupla camada celular, denominada bainha epitelial de Hertwig, que posteriormente contribui para a formação da dentina radicular e o formato da raiz.[8] À medida que a raiz é formada, o que é considerado um evento importante para o processo de erupção dentária, as células tornam-se mais afastadas, cessam sua atividade e se fragmentam, formando restos celulares denominados restos epiteliais de Malassez. Uma das funções atribuídas aos restos epiteliais de Malassez é impedir a união do cemento com o osso alveolar, uma vez que estes apresentam a mesma origem embrionária **(Figura 4)**.[12]

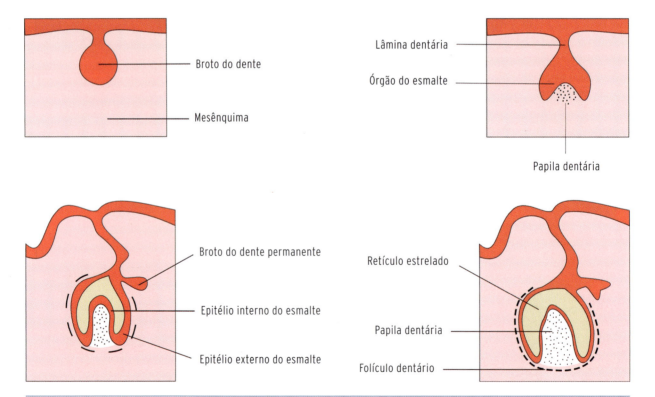

Figura 3 Desenho esquemático da fase de botão, capuz, campânula e campânula avançada.
Fonte: adaptada de Moore e Persaud.[13]

Com a finalização da formação dentária, ocorre a degeneração do órgão do esmalte, com o desaparecimento do retículo estrelado. Os epitélios interno e externo formam um revestimento chamado de epitélio reduzido do órgão do esmalte, que recobre a coroa dentária até o término da erupção e contribui posteriormente para a formação do epitélio juncional da gengiva **(Figura 4)**.[11]

Período pós-natal

Período dos roletes gengivais/pré-dentário

Os arcos dentários são componentes essenciais para o crescimento e o desenvolvimento da face, e são considerados fundamentais para a sobrevivência do indivíduo, pois estão intimamente ligados com funções vitais: respiração, sucção e deglutição.[14]

Mesmo que a forma dos arcos dentários seja definida durante a vida intrauterina, a variabilidade nos caminhos eruptivos dos elementos dentários, o suporte ósseo durante o crescimento e a movimentação dos elementos dentários após a erupção em conjunto com as pressões exercidas pelos músculos contribuem para alterações na dimensão e forma dos arcos, sendo de grande importância na compreensão das variações relacionadas ao desenvolvimento da oclusão.[15] Tais variações iniciam-se no período dos roletes gengivais, que compreende o intervalo de tempo entre o nascimento e a irrupção (momento em que o elemento dentário é exposto na cavidade bucal) dos primeiros elementos dentários decíduos.[16]

Ao nascimento do indivíduo, os processos alveolares superior e inferior encontram-se recobertos por um espessamento da mucosa gengival, denominados roletes gengivais.[17] Estes recobrem os alvéolos e possuem sulcos transversais, que segmentam as regiões correspondentes a cada um dos dentes decíduos ainda não irrompidos.[18]

O palato é raso e as rugosidades palatinas são bem evidenciadas.[19] As mucosas dos lábios superior e inferior são bem vascularizadas, com pregas e freios com amplas inserções.[20]

Os roletes gengivais têm forma arredondada, tendo o superior (correspondente à maxila) contorno semicircular e o inferior (correspondente à mandíbula), contorno em forma de U.[19] Os roletes gengivais se tocam nas regiões posteriores, enquanto as regiões anteriores não se tocam. Nesse espaço intermaxilar anterior criado, a língua se projeta e repousa a fim de preencher esse espaço,

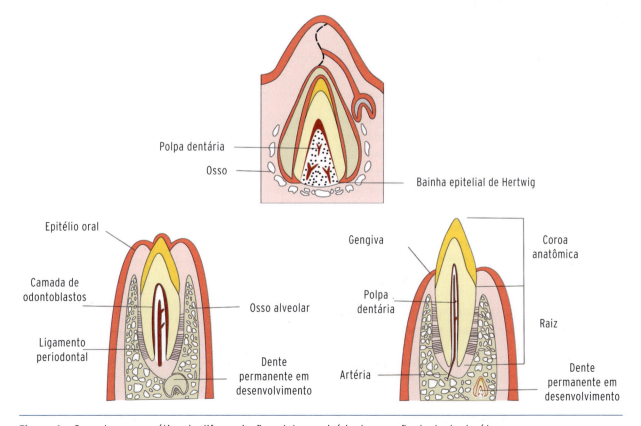

Figura 4 Desenho esquemático da diferenciação celular e o início da erupção do dente decíduo.
Fonte: adaptada de Moore e Persaud.[13]

não sendo indicativo de maloclusão nessa fase.[6] Frequentemente há um posicionamento distal da mandíbula em relação à maxila. Essa posição é considerada fisiológica, pois facilita a lactação proporcionada pela aderência de pregas e saliências da cavidade bucal à mama da mãe. Além disso, há um posicionamento mais anterior do lábio superior em relação ao inferior.[6]

Ao nascimento, entre as bordas incisais e oclusais dos dentes decíduos ainda não irrompidos e os contornos gengivais, não há osso alveolar, o que contribui para uma dimensão vertical reduzida. Se essa região de ausência óssea for traumatizada, pode levar a consequências, como a degeneração de algum elemento dentário.[21]

Na região de incisivos e caninos superiores e inferiores observa-se um cordão fibroso flácido que auxilia no vedamento dos maxilares durante a amamentação, denominado cordão de Robin e Magitot. Esse cordão desaparece parcialmente ou totalmente quando irrompidos os dentes decíduos.[17,22] A sínfise mentoniana ainda se encontra aberta, com potencial de crescimento ósseo em lateralidade, possibilitando um alinhamento correto dos dentes decíduos inferiores no arco.[18]

A articulação temporomandibular (ATM) tem a fossa articular côncava e rasa, o ramo mandibular tem pouca altura, a eminência articular pequena e o côndilo mandibular achatado.[23] Essas características anatômicas também contribuem para uma dimensão vertical pequena. A ATM e todos os seus componentes são ricamente vascularizados. O crescimento e a maturação da ATM só se completam na fase adulta.[18] Há um potente ligamento inserido entre a apófise coronoide e o osso temporal, conferindo à mandíbula a movimentação no sentido anteroposterior. Apesar de a movimentação da mandíbula se limitar basicamente atuando na função de sucção durante a amamentação natural, os músculos da face (bucinador e orbicular da boca) e da mastigação (masseter, temporal e pterigóideos) funcionam intensamente.[18] A amamentação natural estimula a respiração nasal e o crescimento mandibular no sentido anteroposterior.[24] A amamentação a partir da sucção do bico da mamadeira ou chupeta pode requerer um trabalho excessivo do músculo orbicular da boca e induzir possíveis alterações nas funções orofaciais, como na mastigação e na fonação, e na formação de um palato mais estreito.[25]

Segundo Ando e Psillackis,[19] ao nascimento os dentes decíduos não irrompidos se encontram em diferentes fases de desenvolvimento (Tabela 1).

Eventualmente, pode ocorrer erupção de algum elemento dentário precocemente, sobretudo de um elemento inferior, podendo este ser ou não supranumerário.[26] Quando presente ao nascimento, é chamado de dente natal. Quando erupcionado no primeiro mês de vida, é chamado de neonatal. O elemento dentário erupcionado no segundo ou no terceiro mês é chamado de pré-erupcionado.[6]

Apesar de poder causar desconforto à mãe durante a amamentação, caso não seja supranumerário, não dever ser extraído. Porém, se prejudicar a amamentação ou apresentar mobilidade preocupante com risco de ser aspirado, pode-se pensar em sua extração. Para evitar ulcerações no lábio e na língua do bebê, pode-se desgastar seletivamente a borda incisal do elemento dentário.[26]

A importância da correta cronologia de erupção se relaciona com a manutenção dos espaços nos arcos dentários, e qualquer alteração observada nessa fase de desenvolvimento deve ser da competência do odontopediatra. Cabe a este a tomada de decisão para elaborar o melhor plano de tratamento possível.[27]

Tabela 1 Estágio de desenvolvimento dos dentes decíduos ao nascimento

Dente	Superior	Inferior
Incisivo central	5/6	3/5
Incisivo lateral	2/3	3/5
Canino	1/3	1/3
Primeiro molar	Cúspides formadas sem união total	Cúspides formadas e unidas
Segundo molar	Cúspides formadas sem união	Cúspides formadas sem união

Fonte: Ando e Psillackis.[19]

REFERÊNCIAS BIBLIOGRÁFICAS

1. Enlow D, Moyers R, Merow W. Handbook of facial growth. Philadelphia: Saunders; 1982.
2. Campos B, Susanibar F, Carranza CA, Oliveira NCM. Embriologia do sistema estomatognático. In: Susanibar F, Marchesan IQ, Ferreira VEJA, Douglas CR, Parra D, Dioses A. Motricidade orofacial: fundamentos desenvolvimento do SE durante a vida intrauterina neuroanatômicos, fisiológicos e linguísticos. Ribeirão Preto: Book Toy; 2015. p.23-60.
3. Björk A. Facial growth in man, studied with the AID of metallic implants. Acta Odontol Scand. 1955;13(1):9-34.
4. Penchaszadeh VB. Condicionantes básicos para el crescimiento: una larga polémica: herencia o ambiente. In: Cusminsky M, Moreno EM, Ojeda ENS. Crecimiento y desarrollo: hechos y tendencias. Washington (DC): OPS; 1988. p.90-101.

5. Schinestsck PAN, Schinestsck AR. A importância do tratamento precoce da má oclusão dentária para o equilíbrio orgânico e postural. J Bras Ortod Ortop Maxilar. 1998;3(13):15-30.
6. Moyers RE. Ortodontia. Rio de Janeiro: Guanabara Koogan; 1991.
7. Leite D, Vieira C. Características morfológicas encontradas na cavidade oral de neonatos: revisão de literatura. Rev Facul Odontol – UPF. 2018;23(1).
8. Cobourne M. The genetic control of early odontogenesis. Brit J Orthod. 1999;26(1):21-8.
9. Ferreira F. Ortodontia: diagnóstico e planejamento clínico. São Paulo: Artes Médicas; 2008.
10. Thesleff I. Two genes for missing teeth. Nature Genetics. 1996;13(4):379-80.
11. Katchburian E, Arana V. Histologia e embriologia oral. Grupo Gen/Guanabara Koogan; 2000.
12. Lindskog S, Blomlof L, Hammarstrom L. Evidence for a role of odontogenic epithelium in maintaining the periodontal space. J Clin Periodontol. 1988;15(6):371-3.
13. Moore KL, Persuad TVN. Embriologia clínica. 8.ed. Rio de Janeiro: Elsevier; 2008;
14. Proffit W, Sarver D, Fields H. Contemporary orthodontics. Philadelphia: Elsevier/Mosby; 2019.
15. Cassidy KM, Harris EF, Tolley EA, Keim RG. Genetic influence on dental arch form in orthodontic patients. Angle Orthod. 1998;68(5):445-54.
16. Bhaskar S. Histologia e embriologia oral de Orban. São Paulo: Artes Médicas; 1989.
17. Villena RS, Corrêa MSNP. Características do sistema estomatognático: no recém-nascido e anomalias mais frequentes. In: Odontopediatria na primeira infância. São Paulo: Santos; 2009.
18. Guedes-Pinto AC, Issáo M, Prado C. Desenvolvimento da dentição decídua. In: Odontopediatria. São Paulo: Santos; 1988.
19. Ando T, Psillakis CM. Considerações sobre rebordos gengivais do recém-nascido. Rev Fac Odontol São Paulo. 1973;11(1):155-62.
20. Camargo MCF, Baussels J. Atendimento longitudinal e continuado na clínica odontopediátrica. In: Baussels J. Odontopediatria: procedimentos clínicos. São Paulo: Premier, 1997. p.75-88.
21. Losso EM, Tavares MCR, Bertoli FMP, Baratto-Filho F. Traumatismo dentoalveolar na dentição decídua. RSBO. 2011;8(1):1-20.
22. Abanto J, Raggio D, Alves F, Alves T, Nahás F, Corrêa P, et al. Oral characteristics of newborns: report of some oral anomalies and their treatment. 2009;8.140-145.
23. Zarb GA, Carlsson GE, Sessle BJ, Mohl ND. Disfunções da articulação temporomandibular e dos músculos da mastigação. Santos, 2000.
24. Haddad AE. Aplicações da ortopedia funcional dos maxilares na odontopediatria. Rev Odontopediatria. 1992;1(4):231-6.
25. Baldrighi SEZM, Pinzan A, Zwicker CVD, Michelini CR da S, Barros DR, Elias F. A importância do aleitamento natural na prevenção de alterações miofuncionais e ortodônticas. Rev Dental Press de Ortod Ortoped Facial. 2001;6(5):111-21.
26. Sevalho M, Hanan S, Alves Filho A, Medina P. Dentes natais: relato de caso clínico. ConScientiae Saúde. 2011;10(1):160-5.
27. Souki BQ, Rocha MCSD, Paixão, RDF. Manejo dos diversos estágios do desenvolvimento da oclusão. In: Massara ML, Rédua P. Manual de referência para procedimentos clínicos em odontopediatria. São Paulo: Santos, 2013.

CARACTERÍSTICAS DA DENTADURA DECÍDUA

24

Eduardo Grigollo Patussi
Juliane Bervian
Larissa Corrêa Brusco Pavinato
Ricardo Kochenborger

Quando se trabalha o termo "característica", seja de um assunto, de um projeto, de um produto, de uma personalidade, enfim, características das dentições humanas, normalmente são apontados os fatores comuns que possam descrever nosso objeto de estudo ou análise. Por isso, neste capítulo traremos uma série de informações pertinentes sobre o desenvolvimento da dentição decídua e sua troca pela dentição permanente, passando pela fase da dentadura mista.

Neste capítulo, serão estudados os conceitos e as características das dentições de uma maneira estática, por meio de pontos e fatores-chave a serem observados, como também serão trabalhadas as repercussões dinâmicas que tais características estão trazendo ou trarão para a vida futura do indivíduo. Por isso, remete-se aos conceitos clássicos, desde os primórdios do século passado, com os apontamentos de Angle, passando por Nolla, Baume, Andrews, Cohen, Van der Linden, dentre tantos outros. Faremos um compilado de informações através de mais de cem anos de análise e interpretação retrospectiva dos fatos.

Bom, inicialmente é importante trabalharmos com os termos técnicos adequados. Conceitualmente, o ser humano possui apenas duas dentições naturais, composta por dentes decíduos ou dentes permanentes. Mesmo assim, comumente são vistos textos mencionando uma terceira dentição – a dentição mista. Adotando uma divisão didática mais correta e contemporânea, usaremos o termo "dentição" quando nos referirmos aos dentes, sejam eles decíduos ou permanentes, enquanto o termo "dentadura" será empregado quando nos referirmos ao momento ou à fase de transição entre as dentições, por isso teremos a fase da dentadura decídua (somente com dentes decíduos), a fase da dentadura mista (dentes decíduos e permanentes simultaneamente) e a fase da dentadura permanente (somente dentes permanentes) **(Figura 1)**.

Obviamente, esta é uma análise muito mais ampla e profunda do que somente verificarmos o posicionamento dentário nas arcadas. O ideal é traçarmos uma linha do tempo para o desenvolvimento e irrompimento dentário e paralelamente sabermos o que está acontecendo em volta da pessoa, por exemplo, interpretando conjuntamente

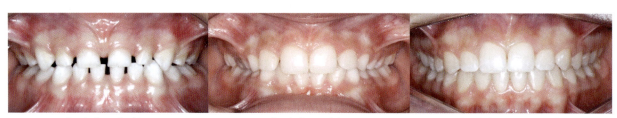

Dentadura decídua　　　Dentadura mista　　　Dentadura permanente

Figura 1　O ser humano possui duas dentições, constituídas de dentes decíduos e de dentes permanentes. Entretanto, possui três fases, denominadas fase da dentadura decídua, representada exclusivamente por dentes decíduos; fase da dentadura mista, mesclada por decíduos e permanentes; e fase da dentadura permanente, apenas por dentes permanentes.
Fonte: acervo dos autores.

fatores que impactam na qualidade de vida e no crescimento e desenvolvimento orgânico, como fatores ambientais/comportamentais (atividades de lazer, educação e interação social, núcleo familiar e hábitos de alimentação e higiene, bem como o nível de atenção dedicada, dentre outros); fatores socioeconômicos (condições culturais e econômicas do núcleo familiar, acessibilidade à saúde e educação, qualidade de vida); fatores biológicos (genética, idade e surtos de crescimento, fatores hormonais, nutricionais).

Assim, um termo que frequentemente adotamos e que melhor representa tal momento é "gestão estratégica das dentições". O emprego da palavra "gestão" se dá pelo fato de significar administração, logística, controle, gerenciamento, enquanto o termo "estratégica" denota um conceito de que podemos interferir de uma maneira tática, pensada e organizada os caminhos que seguiremos.

Diante do exposto até o momento, este capítulo será dividido didaticamente de acordo com a fase da dentadura em que o indivíduo se encontra, trabalhando seus aspectos principais, de modo que o leitor consiga preencher a maior parte de informações possíveis. Os conceitos serão conduzidos levando em consideração três pilares do conhecimento – o diagnóstico, o planejamento e a execução. Isso torna possível uma conduta clínica individualizada, séria e responsável, estabelecendo o melhor prognóstico a curto, médio e longo prazo (**Quadro 1**).

Fazendo uma analogia a viagens, alguns pontos são fundamentais na sua organização, seja ela a trabalho ou a lazer – isso se chama gestão estratégica. Como primeiro passo para qualquer viagem, temos que saber ou decidir o local de partida e o local de chegada. Tendo isso definido, o passo seguinte é decidirmos como faremos para ir de um destino ao outro, o tempo de que dispomos e como iremos administrar nossa jornada, incluindo todas as intempéries possíveis. Transpondo essa analogia para a realidade odontológica, vamos trabalhar nas etapas dessa viagem. Nosso ponto de partida é o diagnóstico, ou seja, de nada adianta planejarmos um destino sem saber de onde partiremos. Pode ser que até cheguemos ao local correto, porém demandando muito mais energia, tempo e, por que não, dinheiro. Entretanto, mais provavelmente, pode ser que nunca cheguemos ao local desejado.

Nosso destino serão as sete chaves de oclusão de Andrews, propostas na década de 1970, ou seja, aquela oclusão tida como ideal ou perfeita, na qual todo o sistema estomatognático atua em harmonia preservando a saúde do indivíduo. Entretanto, é importante salientar Cohen, outro autor clássico da mesma geração, que relata o fato de que na natureza o ideal raramente é encontrado, por isso o termo mais correto a ser utilizado é "satisfatório". Dessa forma, nosso destino será a oclusão mais satisfatória possível para o paciente, aquela na qual todos os dentes e arcadas se encaixam adequadamente, obtendo tanto função quanto estética, e consequentemente promovendo saúde e qualidade de vida ao indivíduo.[1]

Agora, já sabendo do ponto de partida e de chegada, devemos saber o que e como faremos para chegar lá. Em uma viagem, podemos decidir o meio de transporte que nos leve de um ponto a outro, consequentemente interferindo no tempo, conforto, segurança, comodidade, entre outros fatores. Na odontologia, escolher o meio significa

Quadro 1 Quadro conceitual para elaboração de um correto planejamento integral, focado em três pilares de conhecimento – o diagnóstico, o planejamento e a execução

DIAGNÓSTICO	PLANEJAMENTO	EXECUÇÃO
Diagnóstico clínico	**Plano de tratamento**	**Protocolos de tratamento**
• Contextualização individual • Fatores ambientais e comportamentais • Fatores socioeconômicos • Fatores biológicos • Características individuais • Análise dos padrões oclusais e características dentárias • Análise radiográfica e exames complementares • Fatores-chave • Diagnóstico	• Diagnóstico e tipos de tratamentos possíveis para a situação clínica em questão • Individualização do plano de tratamento - critérios de conveniência e necessidade (aquilo que o paciente almeja de acordo com o que é possível) • Vantagens e desvantagens de cada proposta • Indicações e contraindicações • Perspectiva de tempo e prognóstico do caso	• Proposta de tratamento escolhida e mais adequada para o caso clínico em questão • Sequência clínica adotada - passo a passo completo • Treinamento técnico específico para cada caso, por meio do desenvolvimento técnico e habilidades motoras • Preservação do caso

Fonte: elaborado pelos autores.

escolher como iremos conduzir as fases das dentaduras decídua, mista e permanente. Sempre levamos em consideração questionamentos como: se eu não interferir no atual quadro, como irão transcorrer as trocas dentárias e a evolução do engrenamento dentário? Tomando como exemplo um fato bastante cotidiano na vida odontológica, uma criança que perde precocemente um dente decíduo tem o espaço para o sucessor permanente comprometido. Se não intervirmos com um mantenedor de espaço, todo o desenvolvimento futuro será comprometido.

Como dito, o diagnóstico é o ponto de partida: se começarmos errado, toda a viagem será comprometida. Assim, vamos com outra analogia – todos nós já fizemos atividades chamadas de "jogo dos erros", nos quais duas imagens são colocadas lado a lado e devemos identificar ou encontrar o que está errado, sejam 5, 6, 7 ou "x" erros. Diagnóstico nada mais é do que isso, entretanto não temos as duas imagens disponíveis, temos aquilo que encontramos no nosso paciente ou no que estivermos observando e, no outro lado, temos diversas imagens gravadas no nosso banco de dados neural, através das quais vamos achar os erros. O que torna mais interessante ainda esse jogo, seguindo a mesma linha de raciocínio, é que não sabemos quantos erros serão, nem mesmo se haverá erros. Isso diferencia drasticamente os profissionais, ou seja, aqueles que conseguem e têm o discernimento de interpretar corretamente o caso tendem a chegar no melhor e mais correto diagnóstico possível, estabelecendo o que está certo e o que está errado, definindo os pontos-chave para o planejamento, conduzindo, assim, ao destino ideal.

Por isso, a partir deste momento, iremos estudar diversas características da dentadura decídua, bem como sua evolução para mista, fundamentais para estabelecermos ou criarmos nosso acervo de imagens ou padrões de referência, ou seja, nosso diagnóstico.

Proffit,[2] em 2007, apresentou em seu capítulo sobre crescimento e desenvolvimento das dentições alguns conceitos interessantes que podemos interpretar e adaptar para formação do nosso conhecimento científico, como Padrão, Variabilidade e Previsibilidade: "padrão" pode ser considerado o conjunto de normas, regras, características comuns, conjunto de repetições coordenadas que representam algum objeto de estudo; o termo "variabilidade" expressa o desvio do padrão normal; por fim, agrupando o fator tempo e fatores modificadores aos conceitos de padrão e variabilidade, tem-se o conceito de "previsibilidade", representando o que irá acontecer a curto, médio e longo prazo. Novamente remetemos à expressão "gestão estratégica das dentições".

A dentição decídua começa a se desenvolver ainda na gestação do bebê, o mais comum é que irrompam os primeiros dentes decíduos por volta dos 6 aos 8 meses de vida, geralmente os incisivos inferiores. Assim, dá-se início à fase da dentadura decídua, que perdura até que irrompa o primeiro dente permanente, por volta dos 6 anos de idade da criança.[3] Seguindo a mesma linha de raciocínio até agora trabalhada, seguimos adaptando os conceitos de padrão, variabilidade e previsibilidade às características que serão apresentadas:

- Sequência de irrompimento, nomenclatura e grupos dentários
- Tamanho e coloração dos dentes decíduos
- Tipos dos arcos dentários – Classificação de Baume
- Relações oclusais dos dentes decíduos
- Espaço Livre de Nance ou Lee Way Space
- Inclinações dentárias

SEQUÊNCIA DE IRROMPIMENTO, NOMENCLATURA E GRUPOS DENTÁRIOS

Em média, os dentes decíduos começam o seu irrompimento na cavidade bucal a partir dos 6 meses e terminam por volta dos 36 meses de vida do bebê, entretanto é comum observar grandes variações, sobretudo de ordem genética. Nesse ciclo evolutivo, ele passa por transformações fisiológicas incontáveis.[3] Ao ater-se às transformações bucais, nesse processo ele passa de uma alimentação líquida e exclusiva para alimentos sólidos e variados. Consequentemente, seu padrão de mastigação e deglutição também muda consideravelmente, de movimentos simples e rudimentares até uma mastigação eficiente, com movimentos de lateralidade e protrusão em sintonia com uma deglutição amadurecida, na qual a língua passa a tocar na papila palatina em vez de se acomodar entre os rebordos alveolares enquanto o bebê encontra-se edêntulo e com um padrão de deglutição infantil (Quadro 2).

Assim, os primeiros dentes a irromperem são os incisivos centrais inferiores, seguidos pelos incisivos laterais inferiores ou pelos incisivos centrais superiores; logo na sequência, vêm os incisivos lateais superiores. Dessa forma, é fundamental salientar que, normalmente, até completar o primeiro ano de vida, o bebê já possui os quatro dentes anteriores. Esse fato vem em conjunto com inúmeras modificações no cotidiano do bebê, uma vez que ele passa a não ter alimentação exclusiva no peito, introduzindo gradativamente alimentos sólidos, tendo agora a possibilidade de apreender os alimentos com os dentes.

Quadro 2 Sequência de irrompimento da dentadura decídua. Variações desta cronologia são normais, principalmente de origem genética

Dente	0 meses	6 meses	12 meses	18 meses	24 meses	30 meses	36 meses	42 meses
ICS								
ILS								
CS								
1º MS								
2º MS								
ICI								
ILI								
CI								
1º MI								
2º MI								

Fonte: elaborado pelos autores.

Como profissionais e equipe alocada ao atendimento da saúde dessa faixa etária, é fundamental explicarmos à família todos os cuidados com a higiene bucal, visto que as superfícies dentárias estão hipomaturadas e propensas a desmineralização.

Diante dessas condições da natureza, no primeiro ano têm início os primeiros movimentos mastigatórios, muito rudimentares, já que possuem somente os anteriores. Agora, no segundo ano de vida, as mudanças são mais significativas, pois os próximos dentes a irromper são os primeiros molares decíduos, corriqueiramente os inferiores antes dos superiores, em torno dos 18 aos 24 meses. Por volta do final do segundo ano de vida do bebê ou início do terceiro, observa-se que tais molares estão em oclusão. Obviamente esse fato traz possibilidades incríveis para a criança, uma vez que ela pode esmagar os alimentos. Como comentado sobre os anteriores, são superfícies hipomaturadas, sendo que, no caso dos molares, ocorre o agravante de possuírem sulcos e superfícies retentivas de alimentos e, consequentemente, mais propensas a lesões de cárie.

Seguindo com o irrompimento, os próximos dentes a irromperem são os caninos, por volta dos 24 aos 30 meses, sendo que, da mesma maneira, inferiores normalmente antecedem os superiores. Nesse momento, agora com uma alimentação predominantemente mais sólida, a mastigação começa a ser mais elaborada, na qual a criança desempenha todos os movimentos bordejantes mandibulares e consegue apreender os alimentos com os incisivos, triturar com os molares e executar as guias de lateralidade através dos caninos, não apenas abrindo e fechando a boca para mastigar.

Assim, os últimos dentes decíduos a irromperem próximo do final do terceiro ano de vida são os segundos molares, também inferiores antes dos superiores. Após entrarem em oclusão funcional, diz-se que a dentadura decídua está completa e em pleno funcionamento, permanecendo assim por mais 3 anos, no momento em que iniciam os processos de irrompimento dos dentes permanentes.

Então, diante dessa sequência de fatos e irrompimentos, percebe-se que a dentição decídua é composta por 20 dentes, distribuídos entre incisivos, caninos e molares, enquanto a permanente é composta por 32 dentes. O grupo dentário que não está presente nesta fase são os pré-molares, que se originam dos germes dentários dos molares decíduos (Figura 2).

Quanto à nomenclatura, os dentes decíduos seguem a mesma lógica proposta para numeração de dentes permanentes, na qual o primeiro número representa o quadrante e o segundo número representa o dente, conforme pode ser visualizado na Figura 3.

TAMANHO E COLORAÇÃO DOS DENTES DECÍDUOS

Em relação ao tamanho dos dentes decíduos em comparação aos seus sucessores permanentes, a maioria é

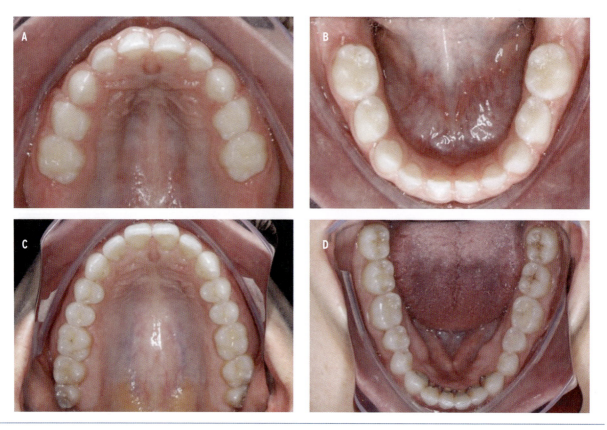

Figura 2 A e B: dentadura decídua completa, composta por incisivos, caninos e molares. C e D: dentadura permanente completa, composta por incisivos, caninos, pré-molares e molares.
Fonte: acervo dos autores.

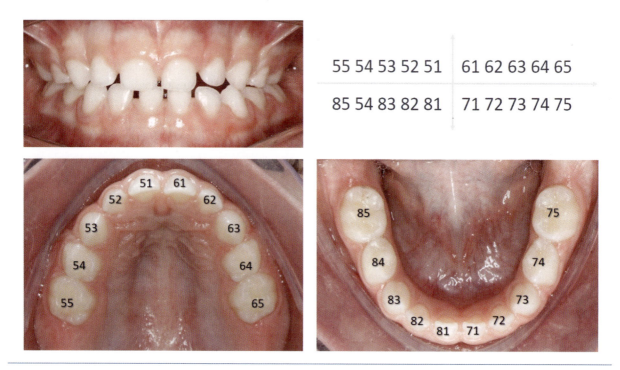

Figura 3 Nomenclatura dos dentes decíduos.
Fonte: acervo dos autores.

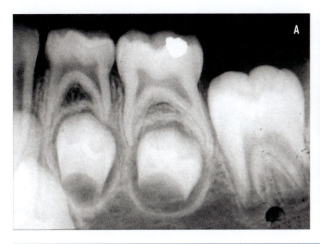 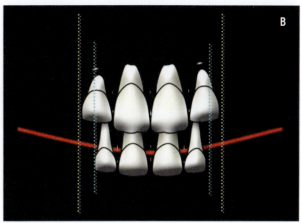

Figura 4 A: diferença de tamanho entre dentes decíduos e permanentes. Os dentes permanentes são maiores no sentido médio-distal, com exceção dos segundos molares decíduos, que são mais largos que os seus sucessores. B: o espaço necessário para o alinhamento dos quatro incisivos superiores é de 7 a 8 mm a mais do que o espaço que os decíduos ocupam, enquanto na mandíbula necessitam de 6 mm a mais.
Fonte: acervo dos autores.

menor do que os que os advêm, com uma exceção – os segundos molares decíduos, que são mais largos do que os segundos pré-molares, como pode ser observado na **Figura 4A**. No que tange ao espaço requerido para o alinhamento de incisivos centrais e laterais permanente, estes necessitam em média de 7 a 8 mm a mais na maxila, e em torno de 6 mm na mandíbula, uma vez que os incisivos decíduos são consideravelmente menores do que os permanentes **(Figura 4B)**.

Normalmente os dentes decíduos anteriores possuem uma proporção bastante equilibrada entre altura e largura das coroas, além dos ângulos incisais mais arredondados, sobretudo os distais. Ao analisar os dentes permanentes anteriores, observa-se uma dimensão mais alongada no sentido cervicoincisal do que na largura mesiodistal, uma vez que as coroas são mais alongadas do que largas, quase na proporção de altura sendo o dobro da largura. Agora, ao analisar os dentes posteriores, comparando molares decíduos com permanentes, os da primeira dentição mostram-se mais equivalentes aos dentes da segunda, visto que mantêm uma proporção de largura maior que altura. Contudo, um fato que necessita de atenção é o equador dentário, que se encontra mais ao centro da coroa nos dentes permanentes, enquanto nos decíduos é bem próximo do bordo cervical, fazendo com que as coroas dos dentes decíduos sejam bastante expulsivas, necessitando de um cuidado especial em casos de procedimentos restauradores[4] **(Figura 5)**.

Cabe ressaltar que, mesmo não sendo o tópico principal deste capítulo, além do tamanho e da coloração, diferenças marcantes são encontradas nas estruturas dos dentes decíduos, tanto em dentina quanto em esmalte,

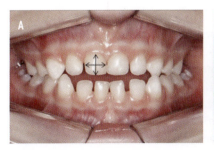 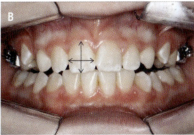 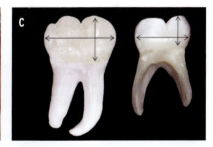

Figura 5 A e B: diferença de proporção entre os dentes anteriores decíduos e permanentes. C: equador dentário dos dentes decíduos, que é bastante próximo do bordo cervical.
Fonte: acervo dos autores.

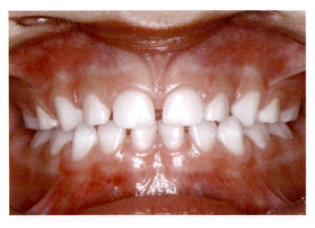 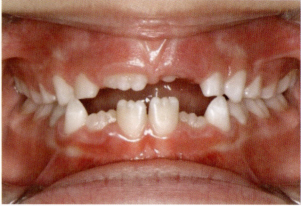

Figura 6   Diferença de tonalidade. Fotos do mesmo paciente, na esquerda enquanto estava na dentadura decídua; na direita, dentadura mista, na qual se observa a diferente tonalidade entre os dentes permanentes e os decíduos.
Fonte: acervo dos autores.

sobretudo no que tange à permeabilidade dentinária, fato que potencializa as lesões cariogênicas. Além disso, essa permeabilidade aumentada torna frequentes lesões de furca, uma vez que a espessura da região é diminuída em comparação aos dentes permanentes. Sobre a câmera pulpar dos dentes decíduos posteriores evidencia-se a protuberância do corno pulpar mesial, merecendo cuidado aumentado nas remoções de tecido cariado. Ainda sobre anatomia dental dos dentes decíduos, salienta-se a divergência radicular de alguns molares, merecendo cuidado especial em eventuais procedimentos cirúrgicos.

Quanto à coloração, os dentes decíduos são mais brancos e com menor translucidez do que os permanentes. Logo que os dentes permanentes irrompem, é comum os familiares estranharem a coloração, sobretudo por estar um ao lado do outro, tornando-se perceptível a diferença de cor, principalmente com uma tonalidade mais amarelada (Figura 6).

TIPOS DE ARCOS DENTÁRIOS – CLASSIFICAÇÃO DE BAUME

Louis J. Baume,[5] em seu estudo, publicado em 1950, classificou os arcos dentários da dentadura decídua em dois tipos, conforme a presença de diastemas na região anterior. Determinou que o Arco Tipo I é aquele com diastemas generalizados (Figura 7), enquanto o Arco Tipo II está condicionado a arcos sem diastemas (Figura 8). Em suas observações, verificou que, sobretudo devido à diferença de tamanho dos dentes decíduos para os permanentes, aqueles arcos cujos espaços estavam presentes teriam uma probabilidade maior de que os dentes permanentes irrompessem sem grandes problemas, enquanto no arco sem espaçamentos ocorre a maior possibilidade de haver apinhamentos dentoalveolares. Clinicamente tais apontamentos são claramente perceptíveis, de modo que podemos antever a necessidade corretiva de espaço antes mesmo de a dentadura mista estar presente.

RELAÇÕES OCLUSAIS DOS DENTES DECÍDUOS

A relação de oclusão dos dentes decíduos segue alguns parâmetros utilizados na dentadura permanente, entretanto os dentes de referência são os caninos decíduos e seu padrão de engrenamento com a arcada oposta deve ser o espaço primata.[6]

Espaços primatas são espaços localizados entre determinados grupos dentários dos dentes decíduos que servem, além de parâmetro para determinação da oclusão na dentadura decídua, de reserva para o irrompimento e alinhamento dentário na dentadura mista. Na arcada superior, o espaço primata se localiza entre os incisivos laterais e os caninos, enquanto na inferior se localiza entre o canino e o primeiro molar, como pode ser observado na Figura 9.

Dessa maneira, Foster e Hamilton,[7] em 1969, determinaram os padrões de oclusão da dentadura decídua, nos quais se estabeleceram três classes: Classe I, na qual os caninos ocluem no espaço primata da arcada oposta; Classe II, na qual o canino inferior oclui distalmente ao espaço primata superior; e Classe III, na qual o canino inferior oclui mesialmente ao espaço primata superior.

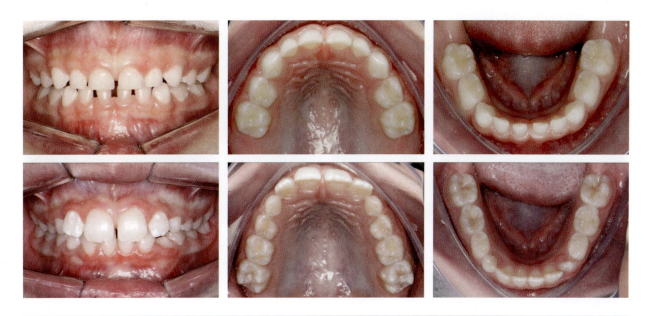

Figura 7 Arco Tipo I de Baume. Fotografias de uma criança aos 5 anos e aos 9 anos. Na primeira linha, enquanto estava na dentadura decídua, com **Arco Tipo I de Baume**, no qual se observam diastemas generalizados entre os dentes decíduos anteriores. Na segunda, pode ser verificado que os espaços advindos da dentadura decídua foram fundamentais para o irrompimento correto dos dentes permanentes. Salienta-se que o diastema entre os incisivos permanentes é normal na fase da dentadura mista, sendo caracterizada como fase do Patinho Feio.
Fonte: acervo dos autores.

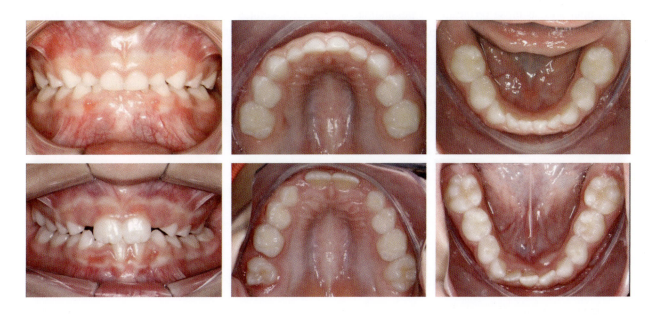

Figura 8 Arco Tipo II de Baume. Fotografias de uma criança aos 5 anos e aos 8 anos. Na primeira linha, enquanto estava na dentadura decídua, com **Arco Tipo II de Baume**, no qual se observa a ausência dos diastemas entre os dentes decíduos anteriores, o que prediz que não haverá espaço suficiente para o irrompimento correto dos dentes permanentes. Na segunda, podem ser verificados os severos apinhamentos e a falta de espaços, tanto no arco superior quanto no inferior, a exemplo do dente 32, que está prestes a irromper completamente lingualizado.
Fonte: acervo dos autores.

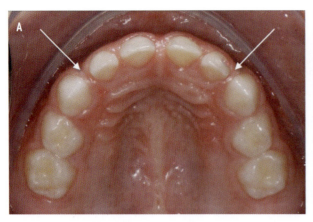
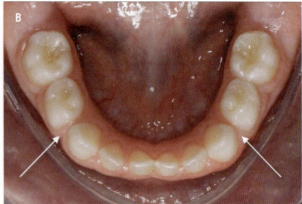

Figura 9 Espaços primatas da dentadura decídua. Localizados na arcada superior (A) entre os incisivos laterais superiores e os caninos superiores, e na arcada inferior (B) entre os caninos inferiores e os primeiros molares inferiores.
Fonte: acervo dos autores.

Essa classificação segue os mesmos princípios estabelecidos por Angle, entretanto os dentes de referência são os caninos decíduos **(Figura 10)**.

Além do posicionamento dentário dos caninos decíduos, é importante verificar a relação terminal dos segundos molares decíduos, que irão servir de guia para o irrompimento dos primeiros molares permanentes. Da mesma maneira que os caninos, os dentes de referência são os inferiores, assim se verificam três possibilidades: molares alinhados ou topo a topo; degrau distal, em que o segundo molar inferior encontra-se posicionado distalmente em relação ao superior; degrau mesial, em que o segundo molar inferior está mesializado em relação ao superior.[2,6,8,9,10] No tópico seguinte, serão explicadas as repercussões clínicas dessas três variações **(Figura 11)**.

ESPAÇO LIVRE DE NANCE OU LEE WAY SPACE

Hayas N. Nance, em seus dois artigos clássicos,[11,12] publicados em 1947, observou o segmento posterior dos dentes decíduos e o comparou com o mesmo segmento dos sucessores permanentes. Assim, as referências adotadas foram as medidas da mesial do canino decíduo até a distal do segundo molar decíduo, tanto superior quanto inferior, comparando-as com as medidas obtidas da mesial do canino permanente até a distal do segundo pré-molar. Depois de inúmeras aferições, observou que o espaço ocupado pelos três dentes decíduos era ligeiramente maior do que o espaço ocupado pelos três dentes permanentes sucessores, obtendo uma média de 0,9 mm por hemiarco na maxila e 1,7 mm por hemiarco na mandíbula.

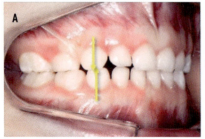
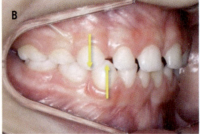
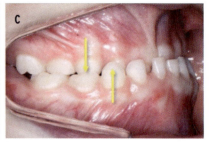

Figura 10 Relação de oclusão na dentadura decídua, estabelecida pelo posicionamento dos caninos com o espaço primata. A: pode ser verificada uma Classe II, visto que o canino inferior está ocluindo distalmente ao espaço primata da arcada superior. B: nota-se um engrenamento ideal, ou seja, Classe I, na qual o canino inferior oclui no espaço primata superior, enquanto o canino superior oclui no espaço primata inferior. C: observa-se que o engrenamento dos caninos inferiores está ocorrendo para mesial do espaço primata superior, sendo denominada Classe III.
Fonte: acervo dos autores.

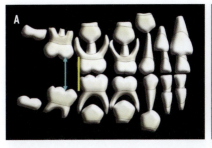 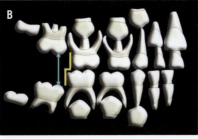 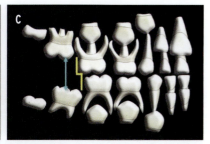

Figura 11 Desenho esquemático da relação terminal dos molares decíduos. A: observa-se que os molares decíduos estão alinhados, topo a topo ou planos, favorecendo o irrompimento dos molares permanentes já em um engrenamento ideal, ou seja, Classe I de Angle. B: verifica-se que os segundos molares inferiores estão distalizados em relação aos superiores, o que conduz um irrompimento distalizado dos primeiros molares permanentes inferiores, característico de uma Classe II de Angle. C: nota-se o inverso, em que os segundos molares decíduos inferiores estão mesializados em relação aos superiores, acarretando um irrompimento dos permanentes em Classe III de Angle.
Fonte: elaborada pelos autores.

Denominou esse espaço Lee Way Space, ou, também difundido na literatura, Espaço Livre de Nance **(Figura 12)**.

O principal dente responsável por essa "sobra de espaço" são os segundos molares decíduos, visto que, se comparados individualmente, cada dente que compõe o Espaço Livre de Nance, os caninos decíduos são menores que seus sucessores. Os primeiros molares decíduos normalmente são do mesmo tamanho que os primeiros pré-molares, já os segundos molares decíduos normalmente são mais largos do que os segundos pré-molares.[4]

Somado a esse fato, os segundos molares decíduos normalmente são os últimos decíduos a esfoliarem, mantendo os molares permanentes apoiados à sua superfície distal. No momento em que ocorre a troca dentária, clinicamente se observa a ocupação do Espaço Livre de Nance pelos molares permanentes, ou seja, eles realizam o movimento de mesialização. Como na mandíbula esse espaço é maior do que na maxila, os molares inferiores tendem a mesializar mais do que os superiores, o que faz com que haja mudança no padrão de oclusão[1,2,6,8] **(Figura 13)**.

Como relatado anteriormente, a relação distal dos segundos molares decíduos pode se apresentar de três maneiras: alinhados, degrau distal ou degrau mesial.[6,8] Na primeira situação, tida como mais favorável, os mo-

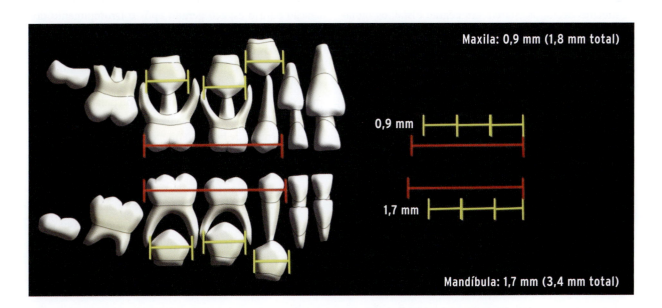

Figura 12 Desenho esquemático do Espaço Livre de Nance ou Lee Way Space.
Fonte: elaborada pelos autores.

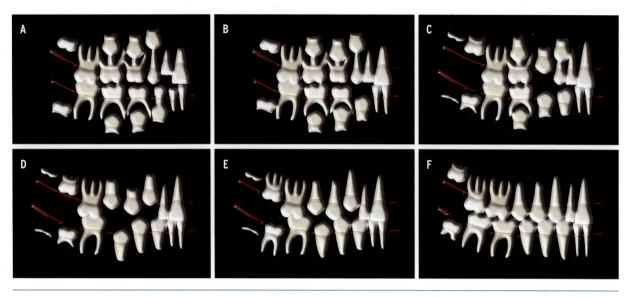

Figura 13 Desenho esquemático da ocupação fisiológica do Espaço Livre de Nance. O primeiro desenho (A) representa uma oclusão ideal em uma dentadura mista, na qual a relação terminal dos molares decíduos é plana e os caninos estão em Classe I. A partir do irrompimento dos caninos inferiores permanentes (B) iniciam-se os movimentos de ocupação dos espaços advindos do Espaço Livre de Nance, seguindo pelo irrompimento dos primeiros pré-molares (C), até que, ao esfoliarem os segundos molares decíduos (D), os primeiros molares permanentes transladam para mesial (E), em torno de 1,7 mm por hemiarco na mandíbula e 0,9 mm por hemiarco na maxila, fazendo com que os molares permanentes, inicialmente ocluindo em topo, encaixem-se perfeitamente em Classe I de Angle (F).
Fonte: elaborada pelos autores.

lares permanentes irrompem e ocluem também em topo, o que poderia ser considerado uma Classe II leve; contudo, como os inferiores transladam mais que os superiores (1,7 mm na mandíbula contra 0,9 mm na maxila), ocorre o engrenamento em Classe I de Angle; no caso de os molares decíduos estarem em degrau distal, os molares permanentes irão irromper em Classe II, sendo que, seguindo a mesma linha de raciocínio, tendem a suavizar essa Classe II, podendo até mesmo se tornar uma Classe I; todavia, se estiverem com o plano terminal em degrau mesial, os molares permanentes irão irromper em Classe III de Angle, e, após a esfoliação dos segundos molares decíduos, o prognóstico se tornaria pior, ou seja, iria aumentar a magnitude desta Classe III.

Pensando nesses prognósticos clínicos, Nance[11,12] criou dois dispositivos fundamentais na vida de todo cirurgião-dentista, seja odontopediatra, ortodontista ou clínico geral, que se propõem a realizar um tratamento preventivo e, ao mesmo tempo, interceptativo das más oclusões. Trata-se de dispositivos de ancoragem, ou seja, como analogia à âncora náutica, cujo objetivo é manter a embarcação estática, na boca eles são destinados a manter os molares permanentes na posição original, impedindo sua translação mesial após a troca dos molares decíduos pelos pré-molares, em outros termos,

impedindo a ocupação do espaço livre de Nance ou do Lee Way Space.

Assim, um dos dispositivos propostos por Nance é conhecido como Botão de Nance, cuja finalidade é manter os molares superiores ancorados, impedindo sua mesialização para o espaço gerado após o irrompimento dos pré-molares superiores. Esse dispositivo é composto por duas bandas ortodônticas, as quais serão cimentadas nos primeiros molares superiores. Nelas é soldada uma barra de aço inoxidável, geralmente de espessura 0,7 ou 0,8 mm, conformada a 1 mm da mucosa do palato, sendo que na concavidade palatina recebe um "revestimento" acrílico, em formato de botão, o que mantém os molares totalmente apoiados. Com isso, em vez de ambos os molares (superior e inferior) mesializarem, apenas os inferiores mesializam, ocupando o diastema advindo do Lee Way Space (1,7 mm de cada lado), minimizando pequenas discrepâncias oclusais de Classe II. Para correção completa, deve-se proceder à mecânica ortodôntica de distalização dos dentes anteriores superiores **(Figura 14A)**.

O outro dispositivo elaborado seguiu a mesma linha de raciocínio, contudo, agora para o arco inferior. De tal modo, confeccionou um dispositivo de ancoragem dos molares permanentes inferiores, o qual ele denominou Arco Lingual de Nance. Como no superior, ocorre a diagramação de um arco de aço inoxidável, de espessura 0,7 ou 0,8 mm, o qual é soldado às bandas dos molares e contornado pela lingual dos pré-molares, apoiando-se na superfície lingual das coroas dos incisivos e caninos inferiores. Com isso, em casos em que o paciente tenha uma tendência à Classe III de Angle, corroborada por um padrão terminal dos molares decíduos em degrau mesial, pode-se optar pela não utilização fisiológica do Lee Way Space do arco inferior, somente do superior. Isso faz com que o padrão de oclusão dos molares permanentes mude, pois os superiores mesializarão em torno de 0,9 mm de cada lado, ao passo que os inferiores estarão estacionados. Assim, por meio de mecânica ortodôntica, o espaço gerado é ocupado para retrair o segmento anterior, permitindo a correção de Classe III de magnitudes pequenas (Figura 14B).

INCLINAÇÕES DENTÁRIAS

Em relação às inclinações axiais dos dentes decíduos, comparativamente ao posicionamento dos dentes permanentes, pode ser verificado que os da primeira dentição se encontram verticalizados nas bases esqueléticas, enquanto seus sucessores dispõem-se com angulações e inclinações específicas. Uma vez que estão verticalizados, tornam inexistentes as curvas de compensação dos movimentos mastigatórios, como a Curva de Spee e a Curva de Wilson[2,6,12] (Figura 15).

Diante das características analisadas na dentadura decídua, pode-se concluir que três parâmetros são considerados ideais para o desenvolvimento correto da dentadura mista e consequentemente da permanente. Dessa maneira, partindo de um ideal teórico, o que clinicamente é um tanto quanto improvável, o quadro ideal teria:

- Arcada Tipo I de Baume, cujos diastemas generalizados garantiriam que o espaço presente seria compatível com o espaço requerido para os permanentes, favorecendo o irrompimento nos locais ideais, sem apinhamentos.
- Classe I de Foster e Hamilton, na qual o canino decíduo oclui no espaço primata da arcada oposta. Este padrão de posicionamento favorece que os caninos permanentes também irrompam nessa posição, sendo considerado um dos principais parâmetros para uma oclusão equilibrada e mutuamente protegida.
- Relação terminal dos molares decíduos alinhados, pois favorece o irrompimento dos primeiros molares permanentes em uma posição ideal, o que, por meio da utilização adequada do Espaço Livre de Nance, conduz a uma Classe I de Angle, fato que também é primordial quando se objetiva uma oclusão favorável e ajustada.

Obviamente, salienta-se a necessidade de somar a esses três parâmetros os atributos genéticos de crescimento craniofacial. Em outras palavras, o padrão como maxila e mandíbula crescem e se desenvolvem vai exercer papel primordial na evolução das dentaduras decídua, mista e permanente. Como dito no início deste capítulo, quanto mais informações tivermos sobre nosso paciente, melhor e mais preciso será o diagnóstico e, consequentemente, conseguiremos adotar a melhor estratégia de conduta, sa-

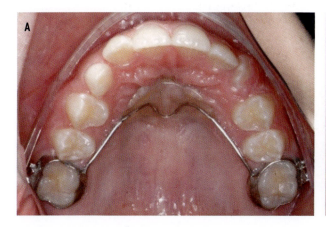
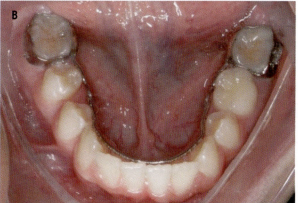

Figura 14 Fotografias clínicas dos dispositivos de ancoragem preconizados por Nance. A: aparelho denominado Botão de Nance. B: Arco Lingual de Nance.
Fonte: acervo dos autores.

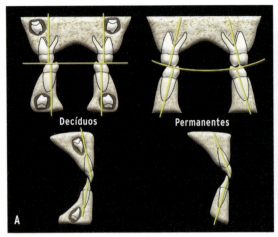 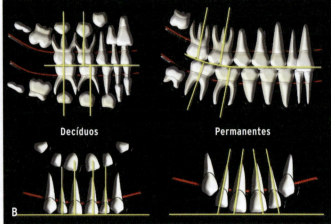

Figura 15 Desenho esquemático representativo das inclinações dentárias. No primeiro (A), evidenciam-se as inclinações no sentido vestíbulo-lingual, enquanto no segundo (B), representam as inclinações no sentido mésio-distal. Pode ser verificado que nos dentes decíduos as curvas de Spee e de Wilson estão nulas ou inexistentes.
Fonte: elaborada pelos autores.

bendo observar, proservar, intervir e tratar nos momentos mais oportunos, pensando sempre no resultado final, que é uma oclusão equilibrada e saudável, proporcionando longevidade e qualidade de vida ao indivíduo.

REFERÊNCIAS BIBLIOGRÁFICAS

1. Velini FV. Ortodontia: diagnóstico e planejamento clínico. 7.ed. São Paulo, Artes Médicas; 2008.
2. Proffit WR. Ortodontia contemporânea. 5.ed. Rio de Janeiro, Elsevier; 2013.
3. Dean JA, Avery DR, McDonald RE. McDonald & Avery: odontopediatria para crianças e adolescentes. 9.ed. Rio de Janeiro, Elsevier; 2011.
4. Nelson SJ, Ash MM. Wheeler's Dental Anatomy, Phisiology and Occlusion. 9.ed. Saunders, Elsevier; 2010.
5. Baume LJ. Physiological tooth migration and its significance for the development of occlusion I: the biogenetic course of the deciduous dentition. J Dent Res. 1950 Apr;29(2):123-32.
6. Moyers RE. Ortodontia. 4.ed. Rio de Janeiro, Guanabara Koogan; 1991.
7. Foster TD, Hamilton MC. Occlusion in the primary dentition. Br Dent J. 1969;126:76-9.
8. Silva Filho OG, Garib DG, Lara TS. Ortodontia interceptativa: protocolo em duas fases. São Paulo, Artes Médicas; 2013.
9. Interlandi S. Ortodontia: bases para iniciação. 4.ed. São Paulo, Artes Médicas, USP; 1999.
10. Graber LW, Vanarsdall RL, Vig KWL. Ortodontia: princípios e técnicas atuais. 5.ed. Rio de Janeiro, Elsevier; 2012.
11. Nance HN. The Limitations of Orthodontic Treatment I – Mixed Dentition – Diagnosis and Treatment in The Permanent Dentition. American Journal Of Orthodontics and Oral Surgery. 1947 Apr;33(4).
12. Nance HN. The Limitations of Orthodontic Treatment II – Diagnosis and Treatment in The Permanent Dentition. American Journal Of Orthodontics and Oral Surgery. 1947 May;33(5).

HÁBITOS BUCAIS E SUAS CONSEQUÊNCIAS NA ODONTOPEDIATRIA

25

Michele Bolan
Carolina da Luz Baratieri
Josiane Pezzini Soares
Carla Massignan

INTRODUÇÃO

Hábito é o resultado da repetição de um ato com determinado fim, tornando-se com o tempo resistente a mudanças. Um hábito bucal pode ser definido como ato neuromuscular aprendido, que se torna inconsciente, sendo este diretamente relacionado às funções do sistema estomatognático, como sucção, deglutição, mastigação, respiração e fonação.[1]

Os hábitos bucais fazem parte da função orofaríngea normal e, dessa forma, desempenham papel importante no crescimento do sistema estomatognático.[2] É fundamental compreender que o desenvolvimento normal do complexo craniofacial é determinado pelo correto desempenho das suas funções, sendo este necessário para a estimulação e manutenção do equilíbrio durante e após o seu desenvolvimento.[3,4] Qualquer alteração poderá ocasionar anomalias estruturais das bases ósseas, pois, apesar de o tecido ósseo ser um dos mais mineralizados do corpo humano, é um dos mais plásticos e o que mais responde às forças funcionais.[4]

O equilíbrio muscular entre os lábios, a língua e as bochechas é responsável pelo formato das arcadas dentárias e da oclusão. Estudos sugerem que mesmo forças muito leves são suficientes para mover os dentes, se estas forem de longa duração. O limiar de duração da força segundo Linden é de aproximadamente 6 horas para iniciar a movimentação dentária em humanos.[5]

Quando se fala em hábitos bucais deletérios, estes são associados, frequentemente, a crescimento ósseo anormal, más posições dentárias, distúrbios respiratórios, distúrbios da fala, desequilíbrio da musculatura facial e problemas psicológicos. Um hábito bucal por si só, mesmo não funcional, não será fator etiológico de desarmonias faciais e/ou oclusais. Para serem denominados deletérios, fatores determinantes como duração, frequência e intensidade do hábito devem ser considerados[1] **(Figura 1)**. Essa tríade de fatores, associada aos padrões genéticos individuais, irá determinar a instalação, o tipo e a gravidade das alterações associadas.

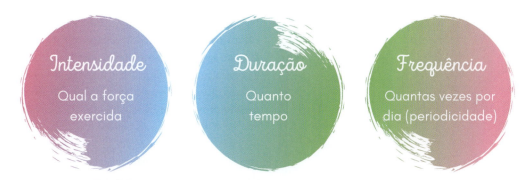

Figura 1 Tríade de Graber.
Fonte: elaborada pelas autoras.

O objetivo deste capítulo é abordar a relação dos hábitos bucais e suas consequências na odontopediatria. Dessa forma, discutiremos aspectos relevantes sobre os hábitos de **sucção nutritiva**, **sucção não nutritiva** e **funcionais (Quadro 1)**.

Quadro 1 Hábitos bucais deletérios

Sucção nutritiva	Mamadeira
Sucção não nutritiva	Chupeta, dedo, lábios
Funcionais	Respiração bucal, deglutição atípica, interposição lingual, onicofagia, morder objetos e lábios

Fonte: elaborado pelas autoras.

SUCÇÃO

Sucção nutritiva (aleitamento materno e mamadeira)

A sucção é um ato fisiológico inato, detectado desde a vida intrauterina. Nos primeiros meses de vida, o aleitamento materno é fundamental para o desenvolvimento e a manutenção da saúde do bebê. Além de todos os benefícios relacionados a nutrição, sistema imunológico e emocional, a amamentação natural também é essencial no estímulo ao desenvolvimento do sistema estomatognático, favorecendo a obtenção da oclusão dentária adequada, assim como correta deglutição, fonoarticulação e respiração[6] **(Figura 2)**.

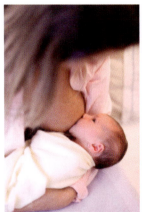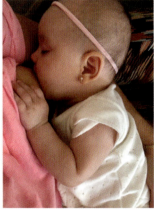

Figura 2 O aleitamento materno, além de nutrir e proteger contra doenças, auxilia no bom desenvolvimento dentofacial e aumenta o vínculo materno.
Fonte: acervo das autoras.

A Organização Mundial de Saúde (OMS)[7] recomenda que o aleitamento materno deve ser exclusivo e em livre demanda de 0 a 6 meses de vida; após esse período, deve-se introduzir os alimentos pastosos e sólidos gradativamente, mantendo o aleitamento materno até os 24 meses de vida, para satisfazer as necessidades nutricionais da criança e estimular o crescimento esquelético da face.[8] Além disso, o aleitamento materno irá proporcionar uma deglutição, fonação e desenvolvimento mandibular adequados.[9]

Quando o aleitamento natural é precocemente substituído pelo artificial, por meio da mamadeira, a criança atinge, em apenas alguns minutos, a sensação de plenitude alimentar, e não recebe a quantidade de estimulação motora-oral adequada para seu desenvolvimento, aumentando a incidência de alterações como: flacidez dos músculos periorais, alteração na postura da língua, instabilidade na deglutição, disfunções respiratórias, além de deformidade dos dentes e da face, sendo a mais observada a mordida aberta anterior.[3]

Aqui vale uma reflexão: será que as forças exercidas durante o hábito de sucção da mamadeira são responsáveis por essas alterações dentofaciais? Se considerarmos que uma criança demora em média de 5 a 10 minutos para realizar todo o processo de sucção da mamadeira, a duração dessa força não é capaz de provocar tais alterações, uma vez que são necessárias no mínimo 6 horas diárias para seu estabelecimento. No entanto, esse tempo também não é o suficiente para suprir todas as necessidades fisiológicas e emocionais de sucção da criança, o que, muitas vezes, a leva a buscar essa satisfação na sucção dos dedos ou da chupeta, sendo que esses hábitos, sim, podem provocar alterações importantes.[2,10,11,12]

Os hábitos deletérios de sucção são instalados devido a razões multifatoriais, porém o mais comum é o desmame precoce.[3,12] Desvios no desenvolvimento do sistema estomatognático podem ter início logo após o nascimento. Para isso, basta que não ocorra a estimulação adequada das funções orais durante esse período, como a duração insuficiente do aleitamento materno, o que irá interferir no trabalho neuromuscular adequado para a sucção, a respiração e a deglutição. A maioria dos estudos mostra associação entre tempo prolongado da amamentação e menor prevalência de hábitos de sucção não nutritivos em crianças,[2,10,11] e que a presença de hábitos de sucção não nutritivos pode ocasionar o desmame precoce.[13] Ou seja, a amamentação natural exclusiva deve ser estimulada, tentando evitar o uso da mamadeira ou chupeta.

Sendo assim, vale salientar o papel preventivo que o aleitamento materno desempenha no controle dos hábitos bucais deletérios, pois supre a necessidade de sucção da criança, o que evita a predisposição ao desenvolvimento da sucção não nutritiva, auxiliando o desenvolvimento facial harmônico desde a infância, portanto esse é um fator protetor relevante na instalação de maloclusões.[11]

Uma vez que não é possível o aleitamento materno devido a problemas como produção insuficiente de leite materno ou quando a mãe pode transmitir doença para a criança, torna-se necessário o uso da mamadeira. Sendo assim, é importante escolher o bico anatômico de silicone, com tamanho apropriado para a idade do bebê e com furo original compatível com o conteúdo da mamadeira. A postura da criança ao alimentar-se com mamadeira deverá ser mais verticalizada, para evitar dificuldades respiratórias, o que faria com que ela passasse a respirar pela cavidade bucal. Aos 6 meses, com o início da introdução dos alimentos sólidos, é indicada a substituição da mamadeira pelo copo comum ou o copo de transição para ingestão de líquidos (**Figura 3**).

Sucção não nutritiva (chupeta, dedo, lábios)

Dentre os hábitos não nutritivos destacam-se a sucção digital (dedos) e as chupetas, as quais propiciam sensação agradável, de bem-estar e segurança na criança.[4]

Hábitos de sucção digital e de chupeta são praticados por muitas crianças devido a razões distintas; entretanto, se não estiverem diretamente envolvidos na instalação ou manutenção de alterações, não devem constituir uma preocupação clínica de importância para o dentista. Como se pode observar, a maioria dos hábitos é superada até os 3 ou 4 anos de vida.[14] Esses hábitos também podem ser classificados como não compulsivos, quando são de fácil aquisição e abandono pela criança durante seu amadurecimento, ou compulsivos, quando estão fixados à personalidade, a ponto de a criança recorrer ao hábito quando se sente insegura.[4]

O uso da chupeta é culturalmente estabelecido e socialmente aceito. Sua prevalência é alta, podendo chegar a 58%, dependendo da idade e da população estudada.[15] Entretanto, os hábitos de sucção não nutritivos tendem a diminuir com a idade, variando de 56% aos 6 meses a 5% aos 4 anos de idade.[16] Muitos estudos afirmam que a chupeta passa a ser problema quando usada por um período prolongado, além dos 3 anos de idade.[17] Além disso, quando ofertada desde os primeiros dias de vida, pode ocorrer a chamada "confusão de bicos", uma vez que a criança estaria revezando entre a amamentação materna e o uso de chupeta, o que poderia estimular o desmame precoce.[18,19]

Os problemas bucais mais relacionados aos hábitos prolongados de sucção não nutritivos são: mordida aberta anterior, inclinação vestibular dos incisivos superiores acompanhada de diastema, retroinclinação dos incisivos inferiores, maior incidência de traumas nos incisivos superiores devido à hipotonicidade labial superior e à inclinação aumentada deles, mordida cruzada posterior, atresia maxilar, alteração da postura da língua em repouso[1] (**Figura 4**).

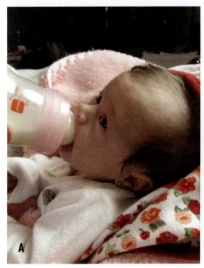 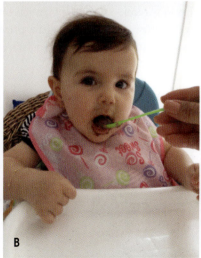 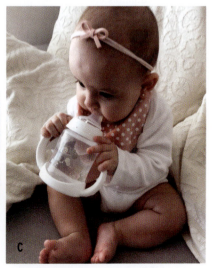

Figura 3 A: uso da mamadeira, posição da criança verticalizada. B: introdução alimentar aos 6 meses. C: uso de copo de transição para água e outros líquidos.
Fonte: acervo das autoras.

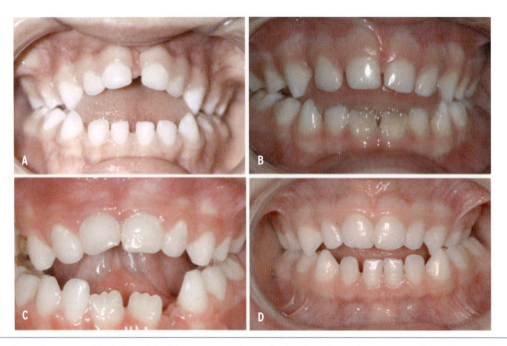

Figura 4 Alterações na cavidade bucal devido ao uso prolongado da chupeta. Notam-se: mordida aberta anterior, atresia maxilar (A,B,C,D); interposição lingual (B); mordida cruzada posterior (C,D).
Fonte: acervo das autoras.

A presença e o grau de severidade dos efeitos deletérios da sucção da chupeta e do dedo dependerão de fatores como duração, frequência e intensidade do hábito, posição da chupeta e/ou dedo na boca, idade do término do hábito, padrão de crescimento, genética e grau de tonicidade da musculatura bucofacial.[17]

Atualmente, é grande a oferta no mercado de diferentes modelos de chupetas, ditas ortodônticas e/ou funcionais, divulgadas como menos prejudiciais à cavidade bucal do que as chupetas convencionais. Estudos recentes não encontraram vantagens significativas no uso de chupetas ortodônticas quando comparadas às convencionais,[20,21] mostrando que a frequência e a duração do hábito foram mais relevantes do que o tipo de chupeta. Ou seja, dependendo do tempo de uso ambas poderão causar alterações. Em uma revisão sistemática recente,[21] relataram que chupetas com o bico mais fino geraram mordida aberta mais leve do que as convencionais; já em relação à mordida cruzada posterior, o uso de chupetas ortodônticas/funcionais não diminuiu sua incidência **(Figura 5)**.

A indicação ou a contraindicação da chupeta é um assunto polêmico e varia de acordo com a área profissional, seja dentista, psicólogo, fonoaudiólogo, pediatra, otorrinolaringologista, e mesmo entre as mães não há consenso.

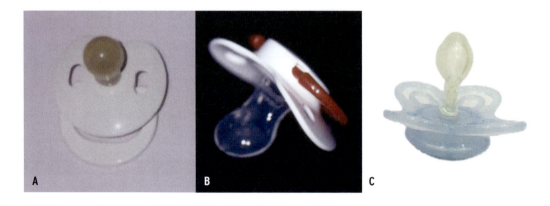

Figura 5 A: chupeta convencional. B: chupeta ortodôntica. C: chupeta de pescoço fino.
Fonte: acervo das autoras.

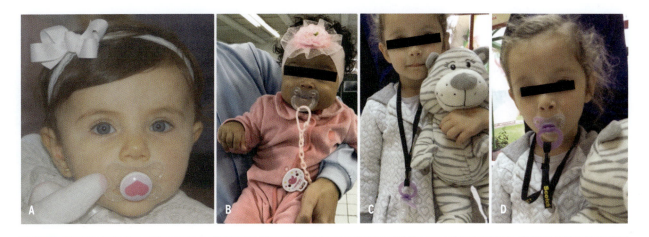

Figura 6   A: uso da chupeta, criança de 1 ano. B: em criança de 2 meses, sugerir que não a use ou a pendure na roupa para não aumentar o peso da chupeta e ficar sempre disponível. C e D: criança de 4 anos.
Fonte: acervo das autoras.

A maioria dos profissionais da odontologia, quando questionada sobre o uso da chupeta, desaconselha-o, porém as famílias frequentemente a oferecem a seus filhos com base na sabedoria popular que afirma que a chupeta "acalma e tranquiliza a criança".[22]

Sendo assim, quando a opção é pelo uso da chupeta, é importante informar ao responsável quanto ao desmame precoce,[18,19] aos possíveis efeitos do uso prolongado e estabelecer o que chamamos de "uso racional da chupeta", que consiste em: não deixá-la disponível, não pendurá-la na roupa, estabelecer momentos específicos para o uso (associar ao sono), limitar o tempo de uso (no máximo 6 horas diárias) e removê-la até os 3 anos de idade (Figura 6).

A sucção digital tende a ser mais prejudicial e difícil de ser tratada do que a sucção de chupeta, uma vez que o dedo está sempre à disposição da criança. O dedo preferencialmente escolhido é o polegar, mas os outros também podem estar associados ao hábito (Figura 7). O próprio dedo que é utilizado para a sucção pode apresentar calosidades fibrosas e ósseas, deformação ou ulcerações na região em que se apoia na superfície incisal ou oclusal dos dentes[23] (Figura 8).

Existe relação de causalidade bem estabelecida entre a mordida aberta anterior (MAA) e o hábito de sucção não nutritiva.[24] Nesses casos, a autocorreção da MAA pode ser obtida consistentemente com a remoção do hábito de sucção, contanto que outras disfunções secundárias

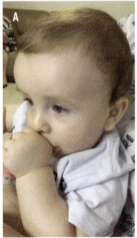
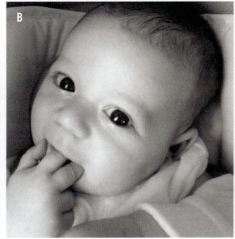
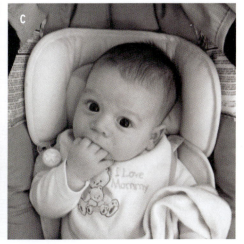

Figura 7   A: sucção digital, sucção do polegar. B e C: sucção do dedo indicador e médio.
Fonte: acervo das autoras.

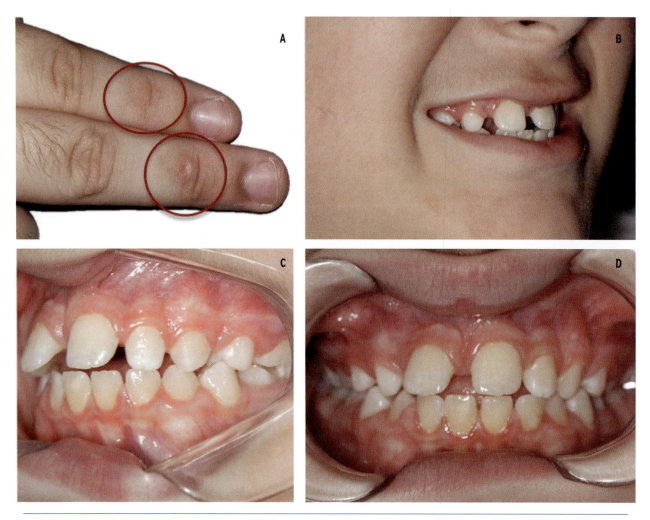

Figura 8   Sucção digital. A: calosidade no dedo. B, C e D: alteração na cavidade bucal: projeção dos incisivos superiores conforme o paciente posicionava o dedo na boca.
Fonte: acervo das autoras.

não tenham se instalado.[4] Essas disfunções secundárias podem se desenvolver devido à protrusão dos incisivos superiores gerada pelo hábito de sucção, dificultando o selamento necessário para a deglutição e fazendo com que a língua altere sua postura de repouso normal.[25]

Quando o hábito persiste após o tempo esperado de seu desaparecimento, pode ser que este seja um sintoma de distúrbio emocional, e a sua abordagem terapêutica deve ser baseada na etiologia. Após o diagnóstico correto da disfunção, procede-se com indicação de tratamento ortodôntico, atuando na correção ou redução dos danos causados na fala, respiração, mastigação, deglutição, estética, entre outros. Para o sucesso do tratamento dos hábitos de sucção e suas consequências, é necessária uma intervenção multidisciplinar envolvendo odontopediatra/ortodontista, fonoaudiólogo, otorrinolaringologista e psicólogo, a fim de reduzir os riscos de recidiva das más oclusões.[4]

Caso a autocorreção não ocorra após a remoção do fator etiológico, outra forma de corrigir hábitos funcionais é por meio de mecanismos que impeçam que a língua se apoie sobre os dentes. Os mais conhecidos são as grades palatinas ou linguais e as pontas ativas ou esporões. As grades palatinas ou linguais visam corrigir a MAA, impedindo que a língua se apoie sobre os dentes (Figura 9), enquanto as pontas ativas forçam uma mudança na postura de repouso da língua, permitindo, dessa forma, a erupção dos dentes e o fechamento da mordida aberta (Figura 10).[25,26] O ideal é que esses aparelhos sejam fixos, na intenção de reeducarem a função até se obter a automação do movimento. Uma vez corrigida a postura da língua, o fator etiológico é removido e a estabilidade do tratamento garantida.

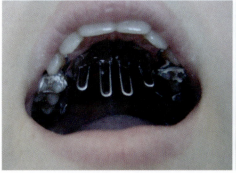 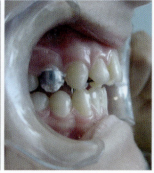 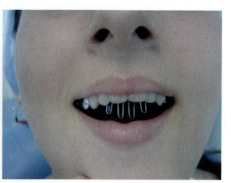

Figura 9   Uso de grade palatina para correção da mordida aberta anterior causada por sucção digital.
Fonte: acervo das autoras.

Não existe apenas uma posição de repouso de língua, ela pode se posicionar de forma mais alta ou mais baixa (**Figura 11**), gerando mordidas abertas com diferentes características morfológicas e severidades. Diante das consequências da postura incorreta da língua, a partir da análise dessas características, o tratamento é escolhido, podendo ser impedidor ou direcionador da língua. As posturas de língua alta e horizontal já se encontram muito próximas da postura normal, precisando apenas de controle no sentido horizontal. Sugere-se que mecanismos bloqueadores, como as grades, sejam suficientes para produzir essa retração da língua e adaptá-la à sua correta postura em repouso. Esse tipo de tratamento será denominado tratamento impedidor. No entanto, nas posturas de língua baixa e muito baixa, a língua, além de se encontrar projetada, está posicionada abaixo de sua posição correta, precisando ser retraída e elevada. Esse processo é de difícil aprendizado e automação, necessitando de aparelhos educadores que forcem o direcionamento da língua, como as pontas ativas. Esse tipo de tratamento será denominado tratamento direcionador.[25] A maioria dos casos de postura de língua baixa está associada à atresia maxilar, sendo em casos mais severos, com mordida cruzada posterior, em razão do afastamento da língua do palato. Nesses casos, o problema transverso deve ser corrigido previamente com expansores maxilares, garantindo que a língua possa adquirir a posição de repouso adequada.

A sucção do lábio, apesar de ser menos frequente do que a sucção de chupeta e digital, também pode aparecer isolada ou vir acompanhada de sucção do polegar. Na maioria dos casos, é o lábio inferior que está envolvido na sucção, apesar de serem observados também hábitos de mordida do lábio. Quando o lábio inferior é constantemente pressionado por baixo dos dentes anteriores superiores, pode ocorrer vestibuloversão dos incisivos superiores, mordida aberta e, às vezes, linguoversão dos incisivos inferiores.[4]

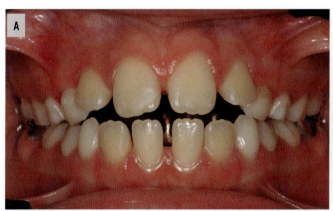 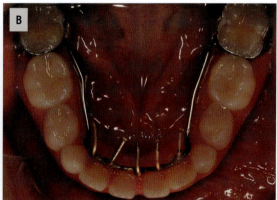

Figura 10   A e B: uso de esporões para correção da mordida aberta anterior causada por sucção digital.
Fonte: acervo das autoras.

RESPIRAÇÃO

A atividade mais importante e vital do sistema estomatognático é a respiração. A respiração normal é feita por via nasal, permitindo que o ar inspirado pelo nariz seja purificado, filtrado, aquecido e umidificado antes de chegar aos pulmões.[3,4,27]

A respiração nasal pode ser comprometida por doenças das vias aéreas superiores que provocam obstruções mecânicas ou funcionais à passagem do ar inspirado. A troca do padrão respiratório, de nasal para bucal, pode ser ocasionada por obstrução completa ou incompleta, devido a hipertrofia de cornetos, desvio de septo, pólipo nasal, hipertrofia adenoideana, atresia de coanas e mais raramente por tumores.[28] A respiração bucal associa-se a vários problemas de saúde e à piora da qualidade de vida de crianças e adolescentes.[4] Se a respiração bucal ocorrer por um longo período, irá prejudicar o desenvolvimento infantil, crescimento craniofacial, oclusão dentária, alimentação, postura corporal, qualidade do sono, atenção e aprendizagem escolar.[29] O padrão respiratório anormal persistente também afeta a posição de língua, lábios e dentes, além da morfologia dos tecidos duros e moles.[5]

As características mais comuns encontradas nas crianças respiradoras bucais são: boca entreaberta, lábio superior curto, lábio inferior volumoso e evertido, face estreita (em graus variáveis), nariz achatado, pequenos orifícios nasais e mal desenvolvidos, maxila atrésica e palato profundo, muitas vezes apresentam maloclusão de Classe II divisão 1 de Angle, com incisivos protruídos, desarmonias oclusais que incluem apinhamentos, mordida aberta, mordida cruzada posterior e postura de língua baixa. O respirador bucal tem uma face bem característica, com hipotrofia muscular, ausência do selamento labial e olheira profunda[4] (**Figuras 12 e 13**). O conjunto dessas características também pode ser denominado síndrome do respirador oral, síndrome obstrutiva respiratória ou síndrome da face longa.[30]

Em virtude da complexidade da respiração bucal e da diversidade de órgãos e estruturas comprometidas, o diagnóstico deve ser realizado pelo otorrinolaringologista. Porém, o odontopediatra pode investigar os sinais que irão indicar suspeita de obstrução nasal e a presença de respiração bucal por meio de perguntas sobre babar no travesseiro ou roncar à noite (*vide* questionário no final deste capítulo). O tratamento do respirador bucal deve envolver várias especialidades para alcançar o êxito terapêutico, sendo ideal interceptar a presença da respiração bucal tão logo seja percebido o processo. Os benefícios do tratamento interdisciplinar são essenciais no que diz respeito a qualidade de vida, estética, fala, crescimento e desenvolvimento do portador de respiração bucal.[30]

Vale ressaltar que o principal meio de prevenção da síndrome da respiração oral é a amamentação, pois, além de suprir as necessidades nutritivas e emocionais, faz com que a criança desenvolva, de maneira adequada, as estruturas faciais e orais.[27,30]

DEGLUTIÇÃO

A primeira função que surge no feto, com aproximadamente 12 semanas, é a deglutição, sendo este um processo complexo e integrado. O mecanismo de deglutição consiste em uma sequência reflexa de contrações musculares que favorecem a descida do alimento da cavidade bucal até o estômago, sem que haja entrada de alimento na via aérea.[31] Os movimentos de deglutição seguem três padrões: o infantil, o transicional e o adulto. No padrão de deglutição infantil, a boca não se fecha e a língua se

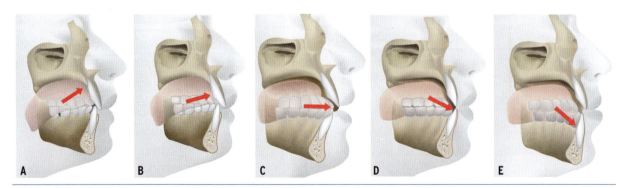

Figura 11   Esquema da postura da língua em repouso. A: postura normal. B: postura alta. C: postura horizontal. D: postura baixa. E: postura muito baixa.
Fonte: elaborada pelas autoras.

25. Hábitos bucais e suas consequências na odontopediatria

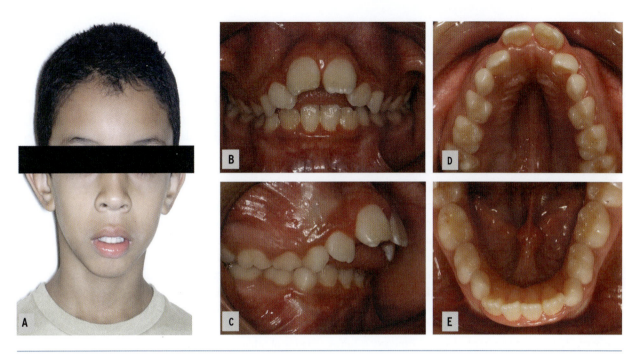

Figura 12 Respirador bucal. A: face estreita, boca entreaberta, olheiras, lábio inferior evertido. B, C, D: mordida aberta anterior, atresia maxilar, *overjet* acentuado. E: inclinação paralingual dos dentes inferiores.
Fonte: acervo das autoras.

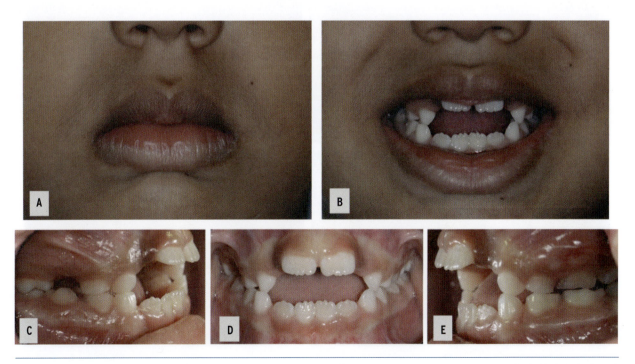

Figura 13 Respirador bucal. A: lábio evertido, contração do músculo mentoniano para o selamento labial. B, C, D e E: mordida aberta anterior, atresia maxilar.
Fonte: acervo das autoras.

posiciona anteriormente entre os maxilares ou dentes. Na deglutição transicional, a boca está fechada e a língua se projeta à frente. No padrão de deglutição do adulto, a língua se mantém dentro da cavidade bucal e os lábios se movem sutilmente ou não se movem. A deglutição deverá atingir a sua maturação aproximadamente aos 3 anos de idade, sendo esta uma deglutição do tipo adulta.[5]

A deglutição atípica é uma forma inadequada de a língua e outros músculos realizarem o ato de deglutição. Normalmente, esse tipo de deglutição acontece porque há inadequado movimento dos músculos envolvidos na execução dessa função. Esse movimento poderá estar alterado pelo tônus, mobilidade e/ou postura lingual.[31]

No que concerne ao potencial da deglutição atípica como fator etiológico das maloclusões, devem ser levados em consideração fatores como tempo, intensidade e frequência. É normalmente aceito que, para afetar a morfologia esquelética facial e a posição dos dentes, deve ser exercida pressão constante por pelo menos 6 horas diárias.[5] Só então o equilíbrio de forças exercido sobre a dentição é alterado. O ato de deglutir dura apenas 1 segundo. Com a frequência de 600 a 900 deglutições por dia, o total por dia não excede 10 ou 15 minutos, o que não está nem perto de causar algum efeito. Consequentemente, a deglutição não afetaria a posição dos dentes ou a morfologia facial. Portanto, a deglutição atípica não pode causar mordida aberta ou maloclusão. O movimento da deglutição se adapta à alteração morfológica, e não o contrário. Na mordida aberta, a língua se projeta em direção aos lábios para que haja selamento da cavidade bucal, um pré-requisito ao ato de deglutição, fazendo com que haja o padrão de deglutição alterado[5] (**Figura 14**).

A terapia miofuncional é frequentemente descrita para corrigir interferências linguais durante a deglutição.[25] Há vários aspectos relacionados ao momento e ao tipo da intervenção fonoaudiológica nos casos de alterações da deglutição. A decisão de quando iniciar a intervenção fonoaudiológica ou mesmo se esta é necessária deve ser tomada em conjunto entre fonoaudiólogo e ortodontista, antes do início do tratamento.[31] A estabilidade dos resultados obtidos pela Ortodontia depende do equilíbrio muscular exercido pelas funções bucais, por isso uma avaliação fonoaudiológica após o tratamento ortodôntico passa a ser essencial para a alta do paciente, evitando recidivas.

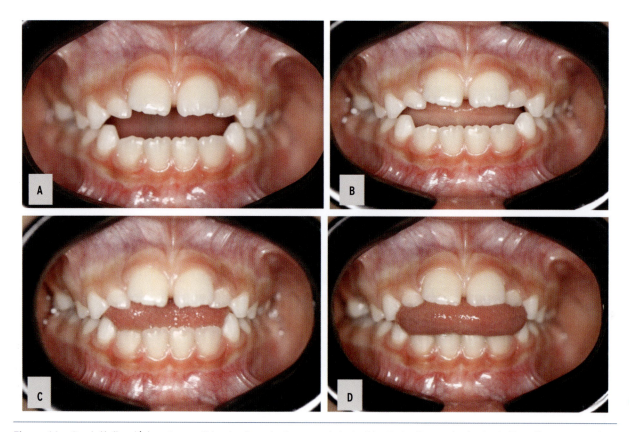

Figura 14 Deglutição atípica. A: mordida aberta anterior preestabelecida. B, C e D: no ato de deglutir, a língua se projeta entre os incisivos, fazendo o selamento da cavidade bucal.
Fonte: acervo das autoras.

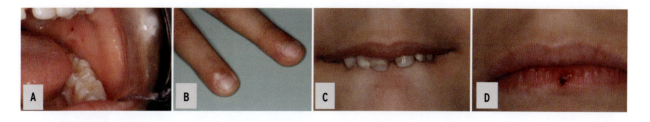

Figura 15 Paciente apresenta bruxismo do sono e vários hábitos associados, como: A: morder bochecha, B: onicofagia, C: morder os lábios. A e D: lesão traumática.
Fonte: acervo das autoras.

MORDER UNHAS, LÁBIOS E OBJETOS

Onicofagia é o hábito crônico de morder as unhas, geralmente associado a distúrbios psicológicos como estresse e ansiedade. O roer das unhas geralmente atinge o pico na infância e adolescência, mas raramente é observado em pacientes com menos de 3 anos de idade. A literatura relata prevalência de 23% em crianças com idade escolar de 3 a 6 anos, 20 a 33% em crianças de 7 a 10 anos e pode atingir 45% das crianças dos 10 anos à puberdade.[32] Normalmente, há um decréscimo após a puberdade, com uma prevalência de 10% de pacientes pós-puberdade até 35 anos.[32] Além de consequências na cavidade bucal como desgaste dentário, trincas em esmalte, fraturas dentais, movimentação dentária, periodontite apical e distúrbio temporomandibular, esses hábitos podem causar lesões nos dedos e nas unhas.

Ainda, as crianças podem apresentar outros hábitos associados, como morder os lábios, bochechas, língua ou objetos.[33] Quando o hábito está relacionado a morder partes da cavidade oral, temos que ter atenção para um exame minucioso, pois esse hábito é danoso, podendo gerar lesões na mucosa e até úlceras (**Figura 15**). Em relação a morder objetos, os prejuízos são os mesmos do hábito de onicofagia. Assim, independentemente do hábito, é importante orientar a criança e os pais, auxiliando na sua remoção. Uma abordagem psicológica pode ser resolutiva e efetiva nesse sentido[34] (**Figura 16**).

ABORDAGEM PSICOLÓGICA NA INTERVENÇÃO DOS HÁBITOS BUCAIS DELETÉRIOS

Como visto, a maioria dos hábitos bucais tem um fator emocional envolvido, assim como a automatização da atividade repetitiva. A abordagem psicológica deve fazer parte do tratamento do paciente com hábitos bucais deletérios, a fim de determinar o ensejo desse comportamento, conscientizar a criança, alterando suas percepções de forma positiva. A terapia cognitivo-comportamental é uma aliada nesse tipo de tratamento, pois permite que o paciente olhe com mais atenção para os seus pensamentos e assim desenvolva mecanismos para mudá-los, o que o leva a modificar suas atitudes também.[35]

Uma das técnicas, chamada de técnica de reversão do hábito, consiste na conscientização do hábito, resposta competitiva, controle de estímulos, treinamento relaxante e apoio social.[35]

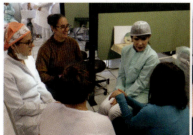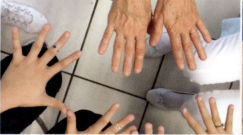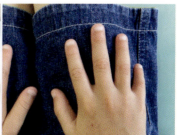

Figura 16 Abordagem psicológica. Conversa com a psicóloga e com a família sobre o hábito de onicofagia; nesse caso, a mãe e as duas filhas roíam as unhas.
Fonte: acervo das autoras.

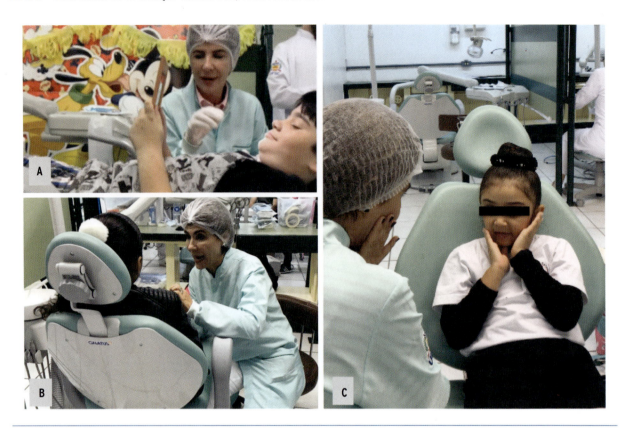

Figura 17 Abordagem psicológica de conscientização sobre o hábito. Psicóloga explicando a definição do hábito, por que ele ocorre e suas consequências (o mesmo pode ser realizado pelos pais em casa). A: sucção digital. B e C: hábito de morder lábios e mucosa.
Fonte: acervo das autoras.

A primeira etapa do processo é conscientizá-lo de seus próprios comportamentos e reconhecê-los **(Figura 17)**. O paciente é então informado de todas as atividades que podem causar o hábito. Essa fase também inclui o monitoramento e registro pelo responsável de quando ocorre o comportamento repetitivo. Uma vez que os pacientes têm mais consciência de seus comportamentos, podem perceber que certas situações desencadeiam um episódio e procurar evitá-las. Informar sobre os malefícios que o hábito está causando também faz parte da conscientização. O treinamento para relaxamento pode ser um componente crucial para ajudar a reduzir o desejo e o estresse, que podem desencadear o hábito. O próximo passo é a fase de resposta competitiva. Uma resposta competitiva é o método para ensinar os pacientes a praticar estratégias em resposta ao evento desencadeador do hábito. Tais estratégias incluem usar bolas antiestresse, sentar nas mãos ou bater palmas **(Figura 18)**. Alguns outros exemplos: na prática, nos casos de onicofagia e sucção digital é importante ocupar as mãos da criança com um brinquedo ou solicitar ajuda dela para uma tarefa de casa, assim ela automaticamente irá remover a mão da boca. Nos casos de uso de chupeta e mordida das mucosas, peça para a criança cantar, contar história, estimule que ela fale ou ofereça algo para ela comer, automaticamente irá parar de fazer aquele comportamento repetitivo. O próximo passo é fazer com que os pacientes identifiquem uma pessoa de apoio social, ajuda e incentivo da família, como professores e amigos. Essa pessoa elogiaria quando o paciente executasse corretamente a resposta competitiva e ofereceria *feedback* se a executasse incorretamente. A resposta competitiva também pode ser eficaz porque ensina aos pacientes que, com o tempo, seus impulsos diminuirão. Uma abordagem de equipe é crucial, pois o clínico trabalha com o paciente para colaborar e desenvolver técnicas que podem ser úteis na redução do comportamento indesejado.[35] Vale ressaltar que ficar chamando a atenção da criança, solicitando que retire a mão da boca, não funciona e terá o efeito contrário, além de causar estresse desnecessário para ela e para os pais.

Uma abordagem psicológica para o interrompimento dos hábitos apresentados neste capítulo tem demonstrado sucesso.[34] A técnica da caminha para chupeta, caderno

25. Hábitos bucais e suas consequências na odontopediatria   307

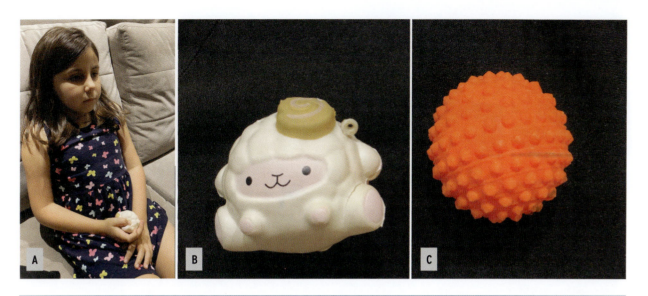

Figura 18   A: criança assistindo TV, segurando um brinquedo antiestresse, a fim de evitar que mantenha a mão na boca. B: brinquedo macio. C: bolinha antiestresse.
Fonte: acervo das autoras.

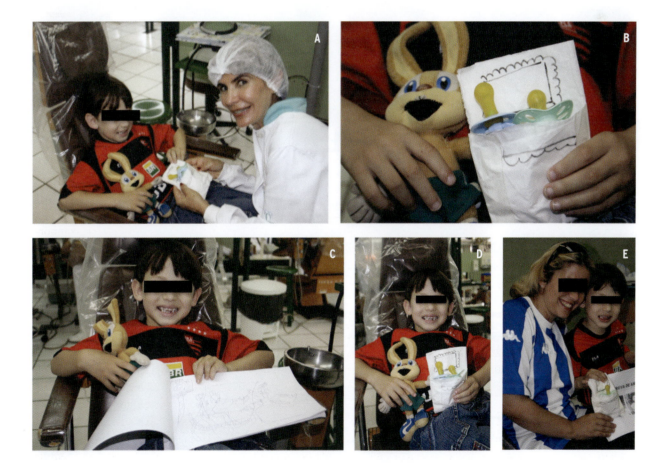

Figura 19   A: conscientização pela psicóloga sobre o uso da chupeta. B,C,D: utilização da técnica da caminha e do caderno. E: reforço positivo do responsável.
Fonte: acervo das autoras.

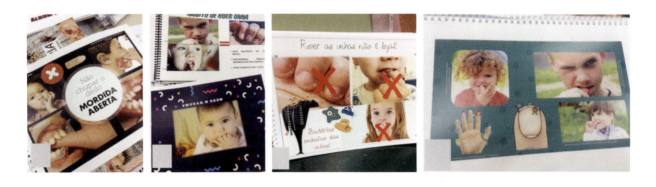

Figura 20 Outro tipo de abordagem utilizada na conscientização é o álbum de imagens. Álbuns realizados pelos alunos de graduação em Odontologia.
Fonte: acervo das autoras.

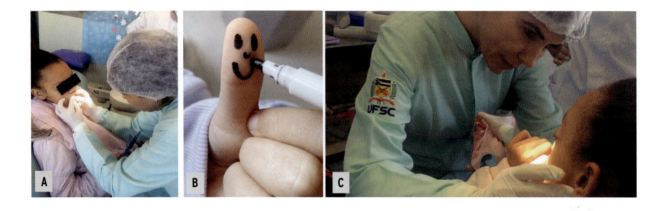

Figura 21 Técnica da dramatização no hábito de sucção de dedo. A: mostrar no espelho, para a criança, o que o hábito está fazendo com seus dentes. B e C: desenhar um bonequinho no dedo, como personagem da história. Esse bonequinho diz que não está gostando de ficar dentro da boca, em um lugar escuro e molhado, sendo mordido pelos dentes.
Fonte: acervo das autoras.

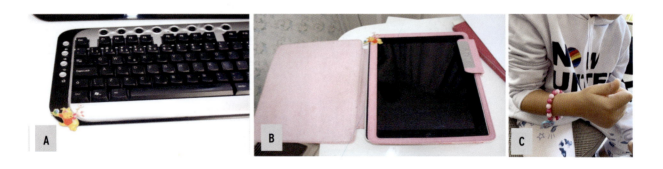

Figura 22 Técnica do lembrete. A: adesivo no teclado do computador. B: adesivo no *tablet*. C: uso de uma pulseirinha "lembrete".
Fonte: acervo das autoras.

de anotações (para reforço positivo) **(Figura 19)**, álbum de imagens **(Figura 20)**, dramatização **(Figura 21)**, lembrete **(Figura 22)** são exemplos dessa terapia.[34]

No momento de conscientização, podemos usar a técnica de dramatização, que consiste em utilizar o dedo ou a chupeta, na forma de personagens de um teatro, em que eles conversam com a criança **(Figura 21)**.

Outra técnica para remoção do hábito é a do lembrete.[34] Em crianças e adolescentes, ela funciona como avisos que são dispostos em casa, em lugares onde a criança costuma ficar. Esses lembretes podem ser um *post-it* ou um adesivo, que são colocados na TV, na tela do computador, no celular, na geladeira ou no espelho, por exemplo. Isso irá lembrá-la de não fazer o hábito. Usar uma pulseirinha também funcionará como lembrete nos casos de sucção digital e onicofagia. Ao levar a mão à boca, a criança visualizará a pulseira e irá lembrar de não fazer o hábito **(Figura 22)**.

CONSIDERAÇÕES FINAIS

Aos que se destinam a cuidar da saúde odontológica da criança cabe a responsabilidade de salientar o papel preventivo do aleitamento materno no controle dos hábitos bucais deletérios. O hábito mais frequentemente encontrado é o de sucção digital e/ou chupeta. Quando instalados, eles podem levar a modificações no padrão de crescimento e desvios precoces no desenvolvimento do sistema estomatognático, pois, se não houver correta estimulação das funções bucais, não se tem o correto trabalho neuromuscular para a sucção, respiração e deglutição, gerando más oclusões.

A instalação e a gravidade das alterações dentofaciais decorrentes dos hábitos bucais deletérios dependerão da frequência, intensidade e duração destes, associados aos padrões genéticos individuais da criança.

O sucesso do tratamento dos hábitos bucais deletérios e suas consequências dependerá de uma abordagem multidisciplinar envolvendo o odontopediatra, ortodontista, fonoaudiólogo, otorrinolaringologista e psicólogo, a fim de reduzir os riscos de recidiva das alterações.

A seguir, há um fluxograma que tem como objetivo resumir as condutas mediante o tipo de hábito deletério e ainda uma série de perguntas que o profissional pode incluir na sua anamnese para auxiliar na identificação dos hábitos citados neste capítulo.

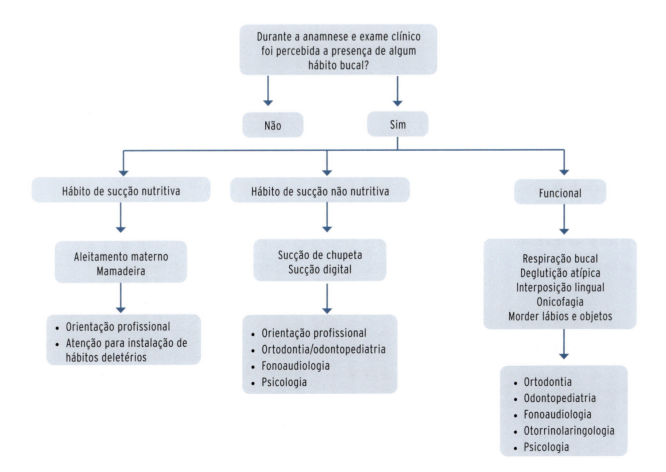

Questionário guiado para investigação de hábitos bucais deletérios		
Aleitamento materno	( ) SIM	( ) NÃO
Aleitamento materno exclusivo	( ) Menos de 6 meses	( ) 6 meses
	( ) Mais de 6 meses	( ) Mais de 1 ano
1) Mamadeira:		
( ) Nunca usou		
( ) Usou	Quantas vezes por dia?_____	Até quando?_____
( ) Ainda usa	Quantas vezes por dia?_____	
2) Hábitos bucais:		
a. Atualmente		
( ) Usa chupeta	Quantas vezes por dia?_____	Quantas horas?_____ ( ) dia ( ) noite
( ) Chupa dedo	Quantas vezes por dia?_____	Quantas horas?_____
( ) Rói unha		
( ) Mastiga objetos		
( ) Suga ou morde os lábios		
b. História passada		
( ) Usou chupeta	Até quando?_____	
( ) Chupava dedo	Até quando?_____	
( ) Roía unha	Até quando?_____	
( ) Mastigava objetos	Até quando?_____	
( ) Sugava ou mordia os lábios	Até quando?_____	
3) Costuma ficar de boca aberta	( ) SIM	( ) NÃO
4) Ronca à noite	( ) SIM	( ) NÃO
5) Baba no travesseiro	( ) SIM	( ) NÃO
6) Tem dificuldade de concentração	( ) SIM	( ) NÃO
7) Tem sonolência diurna	( ) SIM	( ) NÃO
8) Prefere alimentos	( ) Líquidos	( ) Sólidos ( ) Pastosos

REFERÊNCIAS BIBLIOGRÁFICAS

1. Graber LW, Vanarsdall RL, Vig KWL. Ortodontia: princípios e técnicas atuais. Elsevier; 2012.
2. Boronat-Catalá M, Bellot-Arcís C, Montiel-Company JM, Almerich-Silla JM, Catalá-Pizarro M. Does breastfeeding have a long-term positive effect on dental occlusion? J Clin Exp Dent. 2019;11(10):e947-e951.
3. Neiva FCB, Cattoni DM, Ramos JLA, Issler H. Desmame precoce: implicações para o desenvolvimento motor-oral. J Pediatr. 2003;79:7-12.
4. Abrão J, Moro A, Horliana RF, Shimizu RH. Hábitos bucais deletérios. Ortodontia preventiva: diagnóstico e tratamento. A. Médicas; 2014. p.70.
5. Linden F. Growth and development of the facial complex: interactions among the dentition, skeleton, and function.

Development of human dentition. 1.ed. Quintessence Publishing Co; 2013.
6. Lopes WC, Marques FKS, Oliveira CF, Rodrigues JA, Silveira MF, et al. Alimentação de crianças nos primeiros dois anos de vida. Rev Paul Pediatr. 2018;36(2):164-70.
7. World Health Organization. Global strategy for infant and young child feeding. Geneva: World Health Organization. United Nations Children's Fund; 2003.
8. Mosele PG, Santos JF, Godói VC, Costa FM, Toni PM, Fujinaga CI. Instrumento de avaliação da sucção do recém-nascido com vista a alimentação ao seio materno. Rev CEFAC. 2014;16(5):1548-57.
9. Ministério da Saúde. Saúde da criança: aleitamento materno e alimentação complementar. Ministério da Saúde, Secretaria de Atenção à Saúde, Departamento de Atenção Básica. 2.ed. Brasília: Ministério da Saúde; 2015.
10. Chen X, Xia B, Ge L. Effects of breast-feeding duration, bottle-feeding duration and non-nutritive sucking habits on the occlusal characteristics of primary dentition. BMC Pediatr. 2015;15:46.
11. Peres KG, Cascaes AM, Nascimento GG, Victora CG. Effect of breastfeeding on malocclusions: a systematic review and meta-analysis. Acta Paediatr. 2015;104(467):54-61.
12. Roscoe MG, Bonifacio SVS, Silva TB, Pingueiro JM, Lemos MM, Feres MF. Association of Breastfeeding Duration, Nonnutritive Sucking Habits, and Malocclusion. Int J Clin Pediatr Dent. 2018;11(1):18-22.
13. Batista CLC, Ribeiro VS, Nascimento M, Rodrigues VP. Association between pacifier use and bottle-feeding and unfavorable behaviors during breastfeeding. J Pediatr. 2018;94(6):596-601.
14. Varas VF, Gil BG, Izquierdo FG. Prevalencia de hábitos orales infantiles y su influencia en la dentición temporal/Prevalence of childhood oral habits and their influence in primary dentition. Pediatr aten prim. 2012;14(53):13-20.
15. Góes MPS, Araújo CMT, Góes PSA, Jamelli SR. Persistência de hábitos de sucção não nutritiva: prevalência e fatores associados. Saúde Mater Infant. 2013;13:247-57.
16. Warren JJ, Bishara SE, Steinbock KL, Yonezu T, Nowak AJ. Effects of oral habits' duration on dental characteristics in the primary dentition. J Am Dent Assoc. 2001;132(12):1685-93.
17. Cunha SRT, Corrêa MSNP, Oliveira PML, Schalka MMS. Hábitos bucais. Odontopediatria na primeira infância. São Paulo: Editora Santos; 1998. p.561-76.
18. Kramer MS, Barr RG, Dagenais S, Yang H, Jones P, Ciofani L, Jané F. Pacifier use, early weaning, and cry/fuss behavior: a randomized controlled trial. JAMA. 2001;286(3):322-6.
19. Karabulut E, Yalçin SS, Ozdemir-Geyik P, Karaagaoglu E. Effect of pacifier use on exclusive and any breastfeeding: a meta-analysis. Turk J Pediatr. 2009;51(1):35-43.
20. Medeiros R, Ximenes M, Massignan C, Flores-Mir C, Vieira R, Porporatti AL, et al. Malocclusion prevention through the usage of an orthodontic pacifier compared to a conventional pacifier: a systematic review. Eur Arch Paediatr Dent. 2018;19(5):287-95.
21. Schmid KM, Kugler R, Nalabothu P, Bosch C, Verna C. The effect of pacifier sucking on orofacial structures: a systematic literature review. Prog Orthod. 2018;19(1):8.
22. Wagner Y, Heinrich-Weltzien R. Midwives' oral health recommendations for pregnant women, infants and young children: results of a nationwide survey in Germany. BMC Oral Health. 2016;16:36.
23. Duijts L, Jaddoe VWV, Hofman A, Moll HA. Prolonged and exclusive breastfeeding reduces the risk of infectious diseases in infancy. Pediatrics. 2010;26(1):18-25.
24. Lima GN, Cordeiro CM, Justo JS, Rodrigues LCB. Mordida aberta anterior e hábitos orais em crianças. Rev Soc Bras de Fonoaudiol. 2010;15:369-75.
25. Artese AS, Drummond JMD, Nascimento JM, Artese F. Critérios para o diagnóstico e tratamento estável da mordida aberta anterior. Dental Press J Orthod. 2011;16(3):136-61.
26. Feres MF, Abreu LG, Insabralde NM, Almeida MR, Flores-Mir C. Effectiveness of open bite correction when managing deleterious oral habits in growing children and adolescents: a systematic review and meta-analysis. Eur J Orthod. 2017;39(1):31-42.
27. Park EH, Kim JG, Yang YM, Jeon JG, Yoo JI, Kim JK, et al. Association Between Breastfeeding and Childhood Breathing Patterns: A Systematic Review and Meta-Analysis. Breastfeed Med. 2018;13(4):240-7.
28. Chambi-Rocha A, Cabrera-Domínguez MA, Domíguez-Reyes A. Breathing mode influence on craniofacial development and head posture. J Pediatr (Rio de Janeiro). 2018;94(2):123-30.
29. Ribeiro GC, Santos ID, Santos AC, Paranhos LR, César CP. Influence of the breathing pattern on the learning process: a systematic review of literature. Braz J Otorhinolaryngol. 2016;82(4):466-78.
30. Menezes VD, Cavalcanti LL, Albuquerque TC, Garcia AFG, Leal RB. Respiração bucal no contexto multidisciplinar: percepção de ortodontistas da cidade do Recife. Dental Press J Orthod. 2011;16:84-92.
31. Pereira CC, Felício CM. Os distúrbios miofuncionais orofaciais na literatura odontológica: revisão crítica. R Dental Press Ortodon Ortop Facial. 2005;10(4):134-42.
32. Motghare V, Kumar J, Kamate S, Kushwaha S, Anand R, Gupta N, et al. Association between harmful oral habits and sign and symptoms of temporomandibular joint disorders among adolescents. J Clin Diagn Res. 2015;9(8):45-8.
33. Halteh P, Scher R, Lipner SR. Onychophagia: A nail-biting conundrum for physicians. J Dermatolog Treat. 2017;28(2):166-72.
34. Areal R, Bosco VL, Bolan M. Na boca. Orientações e técnicas para a remoção de hábitos bucais. 1.ed. Curitiba: Moura SA; 2018.
35. Skurya J, Jafferany M, Everett GJ. Habit reversal therapy in the management of body focused repetitive behavior disorders. Dermatologic Therapy. 2020;13811:1-5.

ORTODONTIA PREVENTIVA E INTERCEPTATIVA EM ODONTOPEDIATRIA

Guilherme Thiesen
Patricia Pigato Schneider

A odontologia mistura arte e ciência para o cuidado e tratamento das mais variadas alterações do sistema estomatognático. No atendimento de crianças e adolescentes, a arte se manifesta não somente na escultura dentária ou no trabalho manual para confecção de um aparelho, mas principalmente no condicionamento psicológico e motivacional dos pacientes para que se obtenha sucesso na intervenção. No tocante à ortodontia preventiva e interceptativa, o conhecimento científico e técnico ortodôntico também necessita ser mesclado com a habilidade de condicionar a psique dos pacientes, de modo individualizado, para que eles colaborem efetivamente com o tratamento.

A ortodontia é a especialidade da odontologia que se ocupa da prevenção e correção dos defeitos nas posições dos dentes, objetivando o reestabelecimento normal da oclusão. Com o auxílio da ortopedia facial, podem ser tratados casos que apresentem desarmonias das bases ósseas (p. ex., a deficiência ou excesso maxilar e mandibular), por meio do estímulo, inibição ou redirecionamento do crescimento esquelético da face. Como o manejo das bases ósseas depende do potencial de crescimento do paciente, a ortopedia facial deve ser realizada em crianças e adolescentes durante o período de crescimento. Na idade adulta, como não há mais crescimento remanescente para fins terapêuticos, as abordagens ortopédicas não são mais possíveis com previsibilidade, e existe a possibilidade de o tratamento envolver a realização de cirurgia ortognática conjunta. Por isso, o diagnóstico precoce é fundamental para que a maloclusão seja corrigida em tempo hábil, favorecendo o desenvolvimento dentário e esquelético da criança.

Mas o que constitui a ortodontia preventiva e a interceptativa?

A ortodontia preventiva restringe-se a abordagens não mecânicas realizadas com o objetivo de manter o desenvolvimento normal da oclusão e de prevenir o estabelecimento de uma maloclusão. Atuar de maneira preventiva significa realizar procedimentos que visam manter a higidez da oclusão e o perímetro do arco dentário. No espectro de procedimentos disponíveis, pode-se incluir desde o controle da higiene oral para prevenção da cárie ao uso de mantenedores de espaço após a perda precoce de um ou mais dentes decíduos.

A ortodontia interceptativa (também chamada de interceptiva) envolve mecanoterapias ortodônticas e ortopédicas aplicadas nos estágios precoces do desenvolvimento da oclusão (dentadura decídua, mista e permanente jovem), com a finalidade de impedir a progressão de uma maloclusão constatada e, se possível, corrigi-la, bem como evitar ou eliminar a instalação de hábitos bucais deletérios. A recuperação de espaços, a correção de uma mordida cruzada ou de uma mordida aberta anterior são alguns dos exemplos de tratamentos interceptativos.

Dessa maneira, se durante o exame clínico for diagnosticado um problema dentário ou esquelético na criança que necessita de intervenção, tais abordagens preventivas ou interceptativas podem ser racionalizadas adotando uma conduta conhecida como "protocolo de tratamento em duas fases" (Figura 1). Nesse caso, a primeira fase é sinônimo de tratamento ortodôntico e/ou ortopédico interceptativo precoce, sendo realizado quando se determina que vale a pena tratar a maloclusão diagnosticada para permitir um correto desenvolvimento oclusal e facial. Por meio do uso de aparelhos ortodônticos ou ortopédicos, essa etapa do tratamento pode alcançar resultados que não seriam possíveis na idade adulta, quando o paciente já

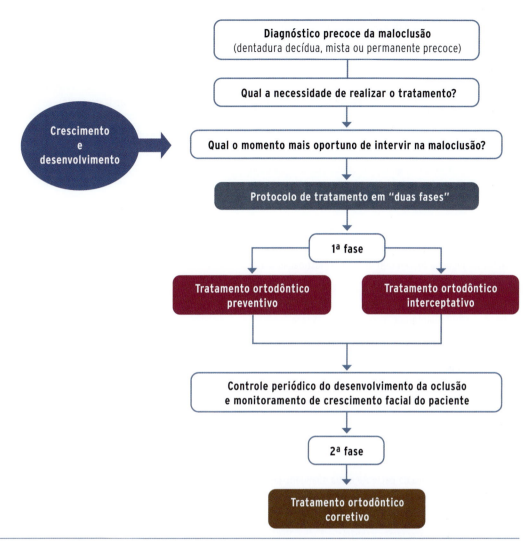

Figura 1 Fluxograma do tratamento precoce da maloclusão na fase de dentadura decídua, mista ou permanente jovem.
Fonte: elaborada pelos autores.

atingiu a maturidade esquelética e, consequentemente, a face já alcançou suas dimensões definitivas. Já a segunda fase do tratamento é realizada quando todos os dentes permanentes estão irrompidos, e envolve procedimentos ortodônticos corretivos, por meio do uso de aparelho ortodôntico para melhorar o posicionamento individualizado dos dentes e finalizar o tratamento.[1]

A realização do tratamento ortodôntico interceptativo precoce apresenta vantagens e desvantagens que devem ser ponderadas pelo profissional (**Quadro 1**). De maneira geral, os estudos mostram que muitos pacientes que realizam tratamento ortodôntico interceptativo não precisam do tratamento corretivo,[2] e aqueles que precisam têm a severidade da maloclusão reduzida, tornando a segunda fase do tratamento (na dentadura permanente) mais simples e curta.[1-4] Entretanto, o paciente não deve ter alta quando termina a primeira fase do tratamento. Nesse intervalo, tão logo a primeira etapa do tratamento precoce é finalizada, o desenvolvimento da oclusão e o crescimento facial passam a ser supervisionados regularmente, para que os resultados alcançados nesse período sejam mantidos até que não haja mais crescimento remanescente (**Figura 1**).[3]

QUAIS SÃO OS PROBLEMAS ORTODÔNTICOS MAIS COMUNS DURANTE O DESENVOLVIMENTO DAS CRIANÇAS E DOS ADOLESCENTES?

Apinhamento: os incisivos podem se apresentar irregulares (rotacionados ou com inclinações alteradas) em consequência da falta de espaço causada por uma dis-

Quadro 1   Vantagens e desvantagens de realizar o tratamento ortodôntico preventivo ou interceptativo

Vantagens	Desvantagens
Aproveitar o potencial de crescimento e desenvolvimento do paciente.	Aumento no tempo total de tratamento (1ª fase + 2ª fase de tratamento).
Evitar a fratura ou perda por trauma de dentes anteriores que estejam muito projetados.	Aumento no custo total do tratamento.
Eliminar precocemente hábitos bucais deletérios, tais como: sucção de dedo ou chupeta; interposição de língua ou lábio.	Possível redução da colaboração do paciente quando a 2ª fase do tratamento é necessária.
Permitir o desenvolvimento normal da fala.	Possibilidade de recidiva parcial do problema apresentado inicialmente, já que o estabelecimento definitivo da oclusão só ocorrerá futuramente.
Garantir adequada função oral durante a mastigação e a deglutição.	
Avaliar a existência de problemas respiratórios que possam afetar a oclusão dentária e o crescimento da face.	
Prevenir ou evitar a ocorrência de distúrbios irruptivos.	
Corrigir mordidas cruzadas ou abertas que estejam presentes.	
Reduzir a gravidade do problema, tornando a 2ª etapa do tratamento mais simples, e, consequentemente, reduzir o tempo de tratamento durante a adolescência.	
Reduzir a necessidade de extração de dentes permanentes.	
Melhorar a autoestima do paciente e sua qualidade de vida, minimizando possível problemas psicossociais dessa fase.	
Diminuir a chance de o tratamento envolver cirurgia ortognática para a correção de problemas esqueléticos.	
Diminuir a chance de precisar da 2ª etapa do tratamento (na dentadura permanente).	

Fonte: elaborado pelos autores.

crepância negativa entre a massa dentária e o perímetro do rebordo alveolar, resultado da dimensão mesiodistal aumentada de um ou mais dentes ou de uma arcada dentária pequena.[3]

Diastemas: os espaçamentos entre os dentes podem ocorrer por diversos fatores, entre eles: patologias e alterações locais, dentes com dimensões menores que o normal, agenesias ou ausências dentárias e presença de freio labial anormal. Em algumas situações, os hábitos de chupar dedo, chupeta ou mamadeira também podem causar ou intensificar um espaçamento na região anterior. A reclamação mais comum nesses casos é a estética deselegante, causada pela descontinuidade no alinhamento dentário, bem como o acúmulo e a impacção de restos alimentares quando os espaços estão presentes na região posterior das arcadas.

Perda precoce de dentes decíduos: a perda de dente decíduo é considerada "precoce" quando ocorre antes do período normal de esfoliação. Radiograficamente, nesses casos o germe do dente sucessor permanente ainda não iniciou o processo de formação da raiz e se encontra aquém do estágio 6 de Nolla (coroa completamente formada).[5] Isso significa que o germe sucessor ainda não tem muita força irruptiva para romper completamente o rebordo alveolar, e o espaço que era ocupado pelo dente decíduo ficará vazio por um longo período. A ausência de pontos de contato entre os dentes adjacentes rompe com o equilíbrio estrutural e funcional, resultando em situações que levam à perda de espaço e à diminuição do comprimento do arco dentário, tais como: inclinação ou migração dos dentes adjacentes, impactações, apinhamentos, extrusão do dente antagonista, assimetrias do arco, desvio da linha média e/ou instalação de hábitos bucais nocivos.[3,5,6] Por esses motivos, a decisão de extrair precocemente um dente decíduo na criança deve ser precedida de análise diagnóstica rigorosa sobre a real necessidade de realizar a extração.

Distúrbios irruptivos: denomina-se "distúrbio irruptivo" qualquer condição que dificulte ou impeça que o dente alcance normalmente o plano oclusal e assuma sua posição correta no arco dentário. Uma vez presente, os distúrbios irruptivos aumentam a probabilidade de instalação de uma maloclusão. Dentre estes, destaca-se a retenção de caninos permanentes superiores.

Mordida aberta anterior: uma mordida aberta anterior se manifesta quando os incisivos superiores e inferiores não se contactam verticalmente na região anterior, enquanto os dentes posteriores se encontram em oclusão. A ausência de contato anterior pode sobrecarregar os dentes posteriores, prejudicar a função mastigatória (como a apreensão e corte dos alimentos) e produzir alterações funcionais decorrentes do posicionamento incorreto da língua na região anterior. Além disso, o desconforto estético causado em efeito de sua manifestação pode criar condições psicológicas e sociais desfavoráveis durante o desenvolvimento da criança.

Mordida cruzada: o tipo mais comum de mordida cruzada é aquele que apresenta uma relação oclusal invertida, com alguns dentes inferiores ocluindo vestibularmente aos dentes superiores. A mordida cruzada pode ser localizada na região anterior ou posterior e deve ser corrigida precocemente, uma vez que não se autocorrige durante o desenvolvimento da oclusão e pode provocar dificuldades ao mastigar.

Sobressaliência acentuada ou projeção dos dentes anteriores superiores (também denominada trespasse horizontal ou *overjet*): dentes superiores protruídos, que não contatam sagitalmente com os inferiores na região anterior, são propensos à fratura e podem indicar uma desigualdade no crescimento entre os maxilares. Comumente, a presença de *overjet* acentuado está associada a uma mandíbula pequena em relação à maxila e, clinicamente, o paciente manifesta a relação oclusal de Classe II. O hábito bucal persistente de sugar o dedo ou a chupeta também pode causar protrusão dos dentes anteriores superiores.

Mordida profunda (também denominada trespasse vertical, *overbite* ou sobremordida exagerada): uma mordida profunda ou sobremordida exagerada acontece quando os incisivos superiores cobrem de maneira excessiva os incisivos inferiores no sentido vertical. Quando os dentes anteriores inferiores ocluem no palato e causam trauma no tecido gengival, pode acontecer desconforto e danos significantes no periodonto. Uma mordida profunda também pode contribuir com sobrecarga oclusal na região anterior, com consequente desgaste incisal dos dentes envolvidos.

QUAL A IDADE IDEAL PARA REALIZAR A PRIMEIRA CONSULTA ORTODÔNTICA?

Uma questão importante a definir é a época ideal para a primeira consulta odontológica com vistas a uma avaliação ortodôntica. Apesar de não existir idade mínima nem máxima para realizá-la, é recomendado que a criança seja avaliada por volta dos 5 anos de idade. Se a primeira consulta acontecer antes desse período, recomenda-se aguardar para a realização do procedimento interceptativo, uma vez que comumente a criança ainda não possui maturidade psicológica para compreender e aceitar o tratamento.[3] Nesse período, a terapêutica ortodôntica deverá atuar de modo preventivo com o objetivo apenas de normalizar possíveis disfunções do sistema estomatognático, tais como: respiração bucal, distúrbios da fala ou possíveis hábitos bucais deletérios (principalmente sucção de dedo ou chupeta).

QUANDO INICIAR O TRATAMENTO ORTODÔNTICO PRECOCE?

Primeiramente, deve-se ter em mente que nem todas as maloclusões devem ser tratadas no momento do diagnóstico.[4] Para determinar quando iniciar o tratamento ortodôntico precoce, cabe ao profissional a premissa de ponderar duas questões importantes: o que é eficaz e o que é eficiente ser tratado na fase da dentadura decídua ou mista?[4] Para responder a essas questões, cada paciente deve ser avaliado individualmente quanto à necessidade de realizar o tratamento e à seleção do momento mais oportuno para intervir na sua maloclusão[3,4] **(Figura 1)**.

Considera-se indicado realizar o tratamento interceptativo quando: 1) for necessário prevenir o agravamento de uma maloclusão incipiente; 2) a correção se mantiver ao longo do desenvolvimento da oclusão; 3) se torna necessário proteger os tecidos dentários e periodontais; 4) forem constatados problemas funcionais; 5) se almeja simplificar ou eliminar a ortodontia corretiva. Além disso, deve-se levar em consideração que cada maloclusão tem uma "janela ideal de oportunidade" para realizar o tratamento, principalmente quando sua correção depende do manejo das bases ósseas e se beneficia do período de maior crescimento do paciente.[7] Individualizar o tratamento de cada maloclusão durante períodos específicos do desenvolvimento reflete a execução de um tratamento assertivo e "na medida certa", sem causar sobretratamento e considerando o custo benefício em longo prazo.[7] Um exemplo disso é o tratamento da Classe II com avanço da mandíbula, que apresenta resultados mais expressivos quando executado no surto de crescimento da puberdade. Esse período é conhecido também como estirão da adolescência, iniciando-se por volta dos 10 aos 11 anos nas meninas e dos 11 aos 12 anos nos meninos.[8]

QUAIS PROBLEMAS ORTODÔNTICOS MERECEM TRATAMENTO NA FASE DA DENTADURA DECÍDUA?

Na fase da dentadura decídua, é indicado tratamento apenas para as maloclusões que têm impacto corretivo imediato e com boa estabilidade no pós-tratamento,[4] tais como:

1. Mordida aberta anterior.
2. Mordida cruzada posterior.
3. Mordida cruzada anterior.

Mordida aberta anterior

A mordida aberta anterior é de fácil identificação clínica e se caracteriza pela falta localizada de contatos oclusais na região anterior. Em relação à prevalência, tem sido referida como a maloclusão vertical mais comum em crianças por se manifestar cedo na cavidade bucal (desde a dentadura decídua) e, geralmente, associada a algum hábito bucal persistente.[9] Um levantamento epidemiológico realizado na cidade Bauru-SP mostrou que 30% das crianças avaliadas na faixa etária de 7 aos 12 anos de idade apresentavam maloclusões no sentido vertical, sendo que 17,65% eram mordidas abertas anteriores.[10] Entretanto, a prevalência pode aumentar se tais crianças tiverem algum hábito de sucção; comprovando a estreita relação "causa" e "efeito" que existe entre os hábitos bucais deletérios e a manifestação dessa maloclusão.[9] Esse é um dos fatores que fazem o tratamento da mordida aberta anterior ser considerado um grande desafio na ortodontia, tornando-a uma irregularidade de difícil correção e estabilidade em logo prazo. Essa instabilidade vem sendo relacionada com a manutenção do fator causal após a maloclusão ter sido corrigida. Assim, desvendar o fator etiológico e eliminá-lo é fundamental para obter sucesso no tratamento.

Etiologia

A grande dificuldade para determinar precisamente a etiologia nos casos da mordida aberta é sua origem muitas vezes multifatorial. Entre os fatores que comumente devem ser investigados estão: a presença de hábitos de sucção não nutritivos (dedo ou chupeta), a respiração bucal (que pode estar relacionada a problemas de obstrução nasal, alergias, desvio de septo, adenoides ou hipertrofia das amígdalas), deglutição atípica (interposição lingual) ou fatores genéticos relacionados ao padrão de crescimento vertical do paciente (paciente face longa, caracterizado pelo crescimento hiperdivergente entre as bases ósseas e consequente aumento no terço inferior da face).[9,11]

Classificação

A mordida aberta anterior pode ser classificada como dentária ou esquelética. A mordida aberta é classificada como dentária (ou dentoalveolar, pois compromete os dentes e o osso alveolar que circunda suas raízes) quando os elementos dentários anteriores, por alguma razão, não alcançaram o plano oclusal. Nessa situação o comprometimento é apenas dentário, com o paciente apresentando bom padrão de crescimento facial e sem comprometimento esquelético (**Figuras 2, 3 e 4**).[12] Esse tipo de mordida aberta se apresenta restrita à região anterior e está diretamente relacionada ao pressionamento lingual atípico (**Figura 3**) ou à presença de hábitos de sucção (**Figura 4**).

Geralmente, a mordida aberta anterior dentária apresenta um prognóstico de tratamento favorável e responde bem ao tratamento interceptativo. Já a mordida aberta esquelética ocorre quando o problema oclusal está relacionado ao crescimento vertical e hiperdivergente das bases ósseas, envolvendo assim as estruturas dentárias e esqueléticas. Clinicamente, manifesta-se mais difusa, podendo envolver a região anterior e a posterior (**Figura 5**). Radiograficamente, a telerradiografia de perfil evidencia o crescimento hiperdivergente entre a maxila e a mandíbula (**Figura 6**). Essa situação prenuncia casos de difícil resolução e com prognóstico de tratamento ruim, nos quais a cirurgia ortognática pode ser necessária.

26. Ortodontia preventiva e interceptativa em odontopediatria 317

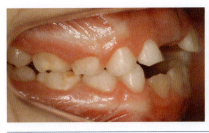 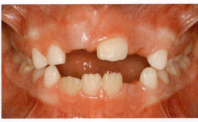 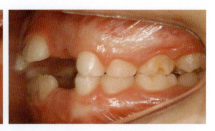

Figura 2 Mordida aberta anterior dentária, com histórico de trauma na região dos incisivos superiores, seguido de perda precoce e instalação de interposição lingual anterior.
Fonte: acervo dos autores.

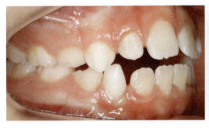 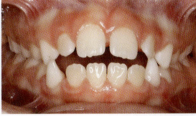 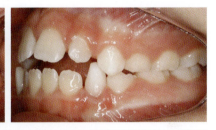

Figura 3 Mordida aberta anterior dentária, cujo agente etiológico é o pressionamento lingual atípico.
Fonte: acervo dos autores.

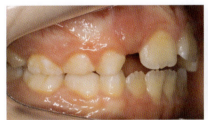 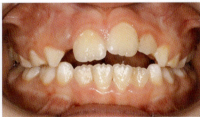 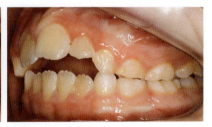

Figura 4 Mordida aberta anterior dentária, provocada por hábitos de sucção de dedo do lado esquerdo. Observa-se, nesse caso, maior magnitude de mordida aberta do lado em que o hábito era realizado.
Fonte: acervo dos autores.

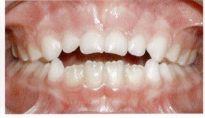 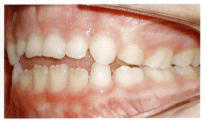

Figura 5 Mordida aberta anterior esquelética, envolvendo a região anterior e posterior. Observa-se, neste caso, que os primeiros molares decíduos também apresentam mordida aberta, o que remete a maior severidade da maloclusão.
Fonte: acervo dos autores.

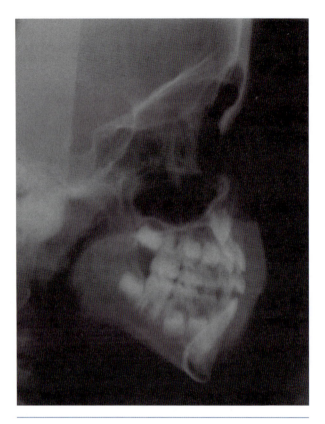

Figura 6 Radiograficamente, é possível visualizar a hiperdivergência das bases ósseas (plano palatino e plano mandibular), rotação da mandíbula no sentido horário e terço inferior da face aumentado, característico de pacientes com padrão de crescimento vertical.
Fonte: acervo dos autores.

Tratamento

É consenso na literatura ortodôntica que o tratamento da mordida aberta anterior deve se iniciar com a correção das causas e depois dos efeitos. Se a mordida aberta anterior for diagnosticada no estágio precoce do desenvolvimento (dentadura decídua ou mista precoce) e o hábito persistente for removido até os 5 anos de idade, ela se autocorrige espontaneamente na maioria dos casos.[11,13,14] Por isso, inicialmente, os pais devem ser alertados sobre as intercorrências que podem ocorrer na oclusão se o hábito deletério for mantido em longo prazo. Depois disso, recomenda-se que os familiares passem a orientar e incentivar a criança a abandoná-lo naturalmente. Se isso não acontecer, uma abordagem ortodôntica interceptativa deve ser instituída, de tal forma que a criança compreenda que o tratamento não será punitivo e que terá como propósito a correção da maloclusão.[3]

Um dos métodos mais comuns de tratar a mordida aberta anterior é por meio do uso da grade palatina, podendo esta ser fixa (**Figura 7**) ou móvel. Sempre que possível, deve-se optar por dispositivos fixos, pois estes não dependem da colaboração do paciente. Esse dispositivo ortodôntico é considerado um aparelho recordatório passivo, já que não libera força contra os dentes e funciona como um "obstáculo mecânico", impedindo a realização do hábito de sucção e evitando a interposição de língua.[14] Os efeitos suscitados pelo uso desse aparelho são quase exclusivamente ortodônticos, evidenciados pela extrusão e verticalização dos incisivos superiores e inferiores. Tais efeitos são suficientes para gerar mudanças dentoalveolares significativas e reestabelecer a oclusão na região anterior.[14] O tempo médio de tratamento varia de acordo com a severidade de cada caso, mas leva em média de 10 a 12 meses (até que a criança perca a memória de realizar o hábito).[3]

Outro dispositivo ortodôntico, que atua como reeducador postural da língua, é o esporão lingual (**Figura 8**). A vantagem desse método é que ele não atua como um obstáculo mecânico ao posicionamento anterior da língua, mas sim como um reeducador do posicionamento lingual. Isso porque, quando a língua se projeta para anterior e encosta nos esporões, o contato nessas superfícies pontiagudas produz arco reflexo (sinal neural similar à batida com martelo no joelho, que ao chegar à coluna vertebral emite uma resposta para reagir ao estímulo). Essa resposta neural faz a língua recuar, redirecionando-a para sua posição mais fisiológica. Possivelmente, esse fato é o responsável por esse dispositivo apresentar os melhores resultados, em termos de estabilidade em longo prazo, no tratamento da mordida aberta anterior.[15]

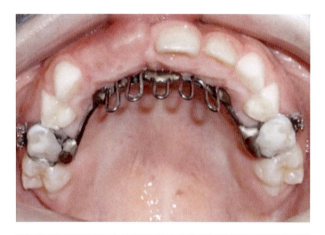

Figura 7 Grade palatina fixa para correção da mordida aberta anterior.
Fonte: acervo dos autores.

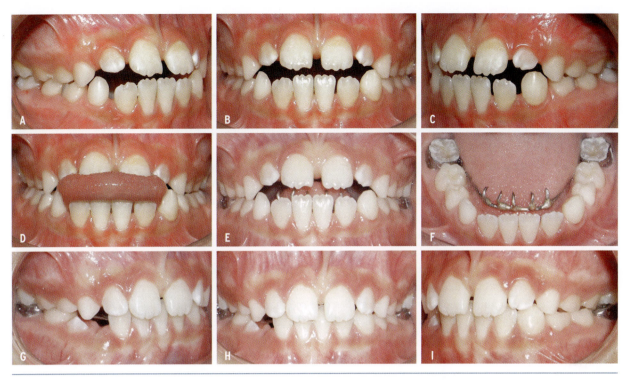

Figura 8 Paciente apresentando maloclusão de Classe I com mordida aberta anterior (A-C), cujo agente etiológico é o pressionamento lingual atípico (D). A conduta terapêutica foi a instalação de esporões soldados ao arco lingual (E-F). Após um período de 6 meses, houve o fechamento da mordida na região anterior (G-I).
Fonte: acervo dos autores.

Para que o tratamento seja mais eficiente, obtendo resultados estáveis em longo prazo, recomenda-se também que a abordagem seja multiprofissional. O ideal é que criança seja encaminhada ao fonoaudiólogo para investigar se ela apresenta a necessidade de realizar terapias para readequação da língua e da musculatura perioral; ao otorrinolaringologista, quando houver problemas respiratórios ou obstruções nasais persistentes; e ao psicólogo, caso a criança não consiga abandonar o hábito.[12] Muitas vezes, o hábito está relacionado com o estado emocional da criança. A falta de tratamento precoce poderá resultar em alterações morfológicas nos arcos dentários de difícil resolução na idade adulta, uma vez que nessa fase a maturidade esquelética já foi atingida e o padrão funcional muscular se manteve alterado durante todo o desenvolvimento oclusal e esquelético da criança.

Mordida cruzada posterior

A mordida cruzada posterior é uma maloclusão transversal dos arcos dentários, caracterizada por uma relação invertida entre os dentes superiores e inferiores, que pode afetar um ou mais dentes. Essa situação clínica é frequentemente observada em crianças e adolescentes.[13,16] Um levantamento epidemiológico demostrou alta incidência dessa maloclusão desde o estágio da dentadura decídua. Das crianças avaliadas, 20,81% apresentavam algum tipo de mordida cruzada posterior, sendo que em 6,99% a mordida cruzada apresentava-se associada a uma mordida aberta anterior.[16] Caso o tratamento precoce não seja realizado, essa maloclusão comumente não se autocorrige e persiste durante todos os estágios do desenvolvimento da oclusão.[13]

Etiologia

A mordida cruzada posterior se manifesta como resultado de vários fatores, tais como: inclinações desfavoráveis de um ou mais dentes, atresia maxilar decorrente de hábitos bucais deletérios (sucção não nutritiva, deglutição atípica ou respiração bucal) ou crescimento desarmônico da maxila e/ou da mandíbula no sentido transversal (principalmente a largura reduzida da maxila).[17]

Classificação

Existem alguns métodos de classificação da mordida cruzada posterior, porém aqui descreveremos um método simples e que direciona o profissional ao tratamento assertivo da maloclusão, levando em consideração a natureza dos tecidos envolvidos e a sua localização.

A mordida cruzada posterior deve ser classificada inicialmente quanto a sua etiologia, podendo ser de origem dentária (quando um ou mais dentes encontram-se com a inclinação alterada) ou esquelética (quando existe discrepância esquelética no sentido transversal entre a dimensão da maxila e da mandíbula).[18] Quanto à localização, a mordida cruzada posterior pode ser unilateral (quando o cruzamento se apresenta em apenas um dos lados) ou bilateral (caracterizada pelo cruzamento de ambos os lados da arcada).[12] Geralmente a mordida cruzada posterior unilateral está associada a um desvio funcional lateral da mandíbula durante o fechamento bucal, sendo assim classificada por alguns autores como "mordida cruzada posterior funcional". Porém, tal classificação torna-se confusa do nosso ponto de vista, porque não determina a causa desse desvio funcional (inclinações dentárias incorretas ou desarmonias transversais nas bases ósseas) e pode ocasionar desse modo condutas terapêuticas muitas vezes ineficazes.

Diagnóstico diferencial

A primeira questão que deve ser respondida, antes de elaborar o plano de tratamento é: a mordida cruzada posterior envolve somente estruturas dentoalveolares ou apresenta uma desarmonia esquelética? Essa diferenciação é fundamental para o estabelecimento de um correto plano de tratamento (**Figura 9**). Alguns fatores devem ser analisados para o diagnóstico diferencial, tais como:

1. Morfologia da arcada superior: arcadas estreitas e triangulares estão associadas a uma largura reduzida da maxila, indicando origem esquelética.
2. Inclinação dos dentes posteriores: dentes posteriores superiores inclinados para palatino e inferiores inclinados para vestibular caracterizam problemas de origem dentoalveolar. Se os dentes apresentarem inclinação vestibulolingual correta, infere-se que a maloclusão seja esquelética.
3. Número de dentes envolvidos: quanto mais dentes estiverem envolvidos, maior tendência de o problema ser mais grave e ter envolvimento esquelético.
4. Corredor bucal: quando da análise do sorriso, a presença de um corredor bucal amplo (grande distância da superfície vestibular dos dentes posteriores até a bochecha) caracteriza uma maxila deficiente no sentido transversal, indicando participação esquelética.

Outro fator que deve ser evidenciado com cautela é a presença de um desvio funcional da mandíbula durante o fechamento bucal, que geralmente aparece como agravante do problema oclusal e não como fator etiológico. Se a mordida cruzada posterior (quer seja esquelética ou dentária) for unilateral, comumente esse desvio funcional lateral da mandíbula está presente. O diagnóstico sobre a presença do desvio funcional deve ser realizado por meio da observação da oclusão do paciente em máxima intercuspidação habitual (MIH) e em relação cêntrica (RC), avaliada por meio da manipulação da mandíbula do paciente. Se a linha média inferior do paciente, que se encontrava desviada para o lado da mordida cruzada (em MIH), tornar-se mais coincidente com a linha média superior e a mordida passar a apresentar uma relação de topo bilateralmente (em RC), indica que há a presença de alguma interferência oclusal. Assim, a mandíbula desvia para lateral a fim de encontrar uma posição oclusal mais estável e confortável em repouso (chamado deslocamento funcional da mandíbula).

Vale frisar que, em muitos dos casos em que ocorrem interferências oclusais na região dos caninos decíduos, existe um diagnóstico incorreto de "mordida cruzada posterior funcional", cujo tratamento envolve o desgaste das cúspides dos dentes envolvidos. Entretanto, devemos entender que a maior parte desses casos tem como etiologia uma atresia da base óssea maxilar, que acaba resultando em um contato dentário inadequado. Assim, ao desgastar ou alterar a inclinação dos dentes envolvidos, o problema etiológico real não é corrigido, e muitas vezes os dentes permanentes sucessores voltam a manifestar cruzamento posterior.

Tratamento

O tratamento deve ser realizado assim que a mordida cruzada posterior for diagnosticada, tendo em vista a influência positiva que a correção dessa irregularidade causa no desenvolvimento da oclusão e o prognóstico favorável do tratamento em longo prazo.[18,19]

Entre as diversas possibilidades de tratamento, a escolha da terapêutica para cada caso vai depender do tipo de mordida cruzada que o paciente apresenta, necessitando na maioria dos casos a expansão da arcada superior: o tratamento poderá envolver assim a expansão lenta ou rápida da maxila. Quando a mordida cruzada posterior é dentária, associada ou não a desvio funcional da mandíbula, a expansão lenta é indicada e pode ser realizada por meio de um aparelho ortodôntico removível com torno expansor ou por meio do aparelho quadri-hélix. Com a utilização desses aparelhos, a mordida cruzada é corrigida lentamente, por meio de alteração nas inclinações dentárias dos dentes superiores posteriores. Geralmente, o protocolo de ativação do torno expansor do aparelho

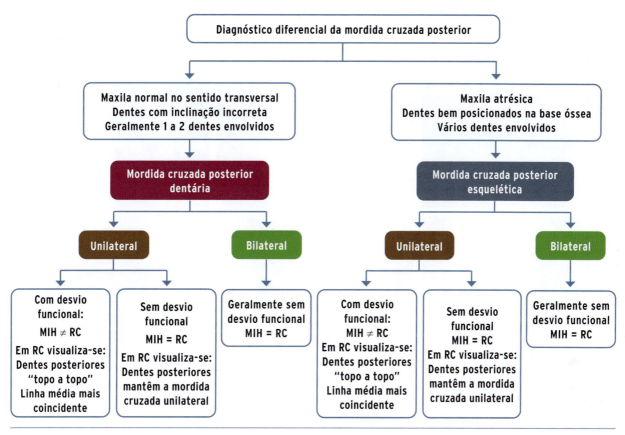

Figura 9 Fluxograma da classificação e do diagnóstico diferencial da mordida cruzada posterior.
Fonte: elaborada pelos autores.

ortodôntico removível é 1/4 de volta por semana, ou, no caso do quadri-hélix, uma ativação a cada 1 ou 2 meses.[12]

Porém, na grande maioria dos casos, a mordida cruzada posterior é esquelética, devendo-se realizar a expansão rápida da maxila (ERM). Esse procedimento utiliza-se de forças pesadas, que atuam em um curto período, com objetivo de promover a abertura da sutura intermaxilar e, consequentemente, causar o aumento da dimensão transversal do arco superior de modo ortopédico.[18-20] Dentre os aparelhos mais utilizados, destacamos o aparelho disjuntor palatino de Haas **(Figura 10)** e o aparelho disjuntor palatino Hyrax **(Figura 11)**. A principal diferença entre esses dois aparelhos está na forma de ancoragem, sendo respectivamente: dentomucossuportado (o expansor é apoiado nos dentes de suporte e na superfície do palato) e dentossuportado (o expansor é apoiado somente nos dentes de suporte, sem porção de acrílico em contato com o palato). A literatura demonstra que o efeito ortopédico esperado com o uso desses aparelhos é bastante similar.[18,19] Concomitante à expansão do arco dentário maxilar, espera-se que ocorra a abertura da sutura intermaxilar, o aumento do perímetro do arco (com mais espaço para o alinhamento dos incisivos superiores) e o aumento das dimensões das vias aéreas superiores (com melhora da parte respiratória).[18,19] Vale lembrar que, mesmo empregando um aparelho ortopédico, espera-se que ocorra algum efeito dentoalveolar durante esse procedimento, visto que o aparelho é apoiado em elementos dentários.[19] Geralmente o protocolo de ativação do torno expansor dos aparelhos para ERM envolve 1/4 de volta pela manhã e 1/4 de volta à noite, variando entre 2-6 semanas, de acordo com a magnitude da hipoplasia maxilar transversal e a idade do paciente.[20] O controle do efeito do tratamento pode ser realizado por meio de radiografias oclusais, nas quais é possível observar o efeito ortopédico de abertura da sutura palatina mediana, caracterizada por uma área radiolúcida nessa região.[21] Terminada a fase de ativação do aparelho, tem início a fase passiva, que compreende a contenção da expansão.[20] Essa fase é realizada com a manutenção do próprio aparelho expansor na boca do paciente, sem ativação, durante 3 a 6 meses **(Figura 11D)**. Durante esse período o diastema criado entre os incisivos se fecha de forma espontânea e gradativa, bem como ocorre neoformação óssea na área da sutura palatina mediana **(Figura 11E)**.[21]

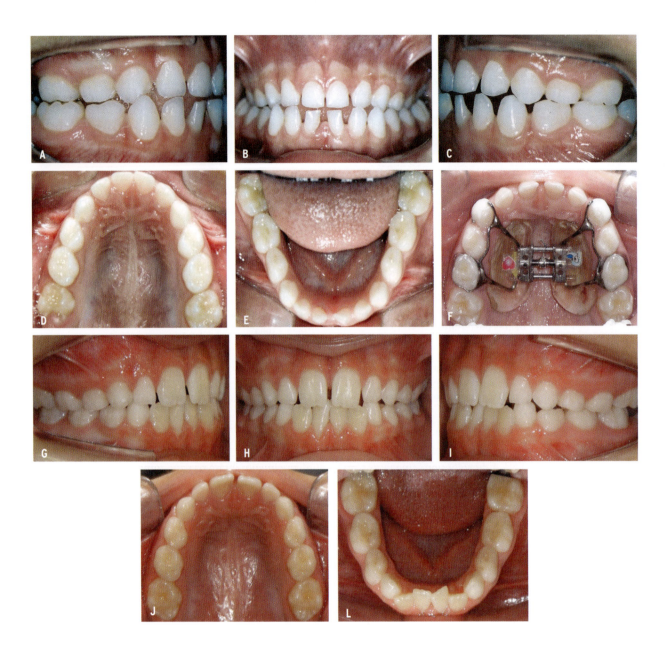

Figura 10 Paciente apresentando maloclusão de Classe I com mordida cruzada posterior bilateral (A-C). A maxila deficiente no sentido transversal (D) interferiu na relação interarcos, em vista do formado normal do arco dentário inferior (E). A mecânica de correção transversal utilizada consistiu na ERM com disjuntor palatino de Haas (F). Nota-se que os segundos molares decíduos foram bandados para confecção do aparelho, devido à presença de coroas clínicas menos expulsivas, além de as raízes apresentarem pequena risólise nesse período (D). Como a ERM acumula muita força durante a expansão, se os primeiros molares permanentes tivessem sido utilizados como ancoragem, provavelmente as bandas soltariam durante o procedimento. Essa abordagem foi eficiente para a correção da mordida cruzada posterior (G-I), causando mudança morfológica do arco dentário superior para uma conformação mais parabólica (J), compatível com a morfologia do arco dentário inferior (L).

ERM: expansão rápida da maxila.
Fonte: acervo dos autores.

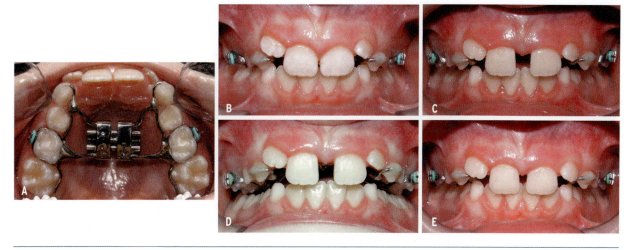

Figura 11 Expansão rápida da maxila (ERM) realizada com disjuntor palatino tipo Hyrax (A), na qual os segundos molares decíduos foram bandados e foi realizada uma extensão de fio por palatino até os primeiros molares permanentes. Essa abordagem corrige a atresia do arco dentário superior com a abertura da sutura palatina mediana, conforme observado clinicamente na sequência de imagens: pré-expansão (B); fase ativa da expansão (C-D). Nota-se a abertura do diastema entre os incisivos centrais superiores (C). A expansão foi realizada até que se obtivesse a sobrecorreção no sentido transversal (cúspides linguais dos molares superiores tocando as cúspides vestibulares dos molares inferiores) (D). Fase de contenção, na qual o aparelho expansor é mantido em posição (E). Nesse período, a sutura palatina mediana começa a se mineralizar (neoformação óssea na região), e a coroa dos incisivos centrais superiores começa a retornar à sua posição inicial pela ação das fibras transeptais (pós-expansão).
ERM: expansão rápida da maxila.
Fonte: acervo dos autores.

Mordida cruzada anterior

A mordida cruzada anterior se manifesta quando um ou mais dentes ocupam posições anormais no sentido vestibulolingual em relação aos dentes antagonistas. Apesar da baixa prevalência desta maloclusão, ela apresenta repercussões clínicas marcantes, que podem ser detectadas desde a dentadura decídua. Em levantamento epidemiológico realizado com crianças na faixa etária de 7 a 12 anos de idade, observou-se que apenas 5,05% apresentavam a relação de incisivos com mordida cruzada anterior.[22] Entretanto, essa maloclusão é de grande desafio para o ortodontista e merece atenção especial, principalmente em função dos efeitos adversos que podem surgir em decorrência da sua permanência, tais como:

- Desgaste dental na superfície vestibular dos incisivos superiores, juntamente com abrasão na incisal dos dentes anteriores de ambos os arcos.
- Risco de problemas periodontais nos incisivos inferiores devido às forças traumáticas da mastigação, que se tornam mais fortes com a idade e com o aumento da sobremordida (tais como perda do suporte ósseo e recessão gengival).
- Migração dos dentes vizinhos para fechar o espaço mesiodistal do dente cruzado, devido à perda de contato proximal.
- Crescimento displásico dos componentes dentoalveolares, tornando-se um problema de difícil resolução na idade adulta.

Etiologia

A etiologia da mordida cruzada anterior pode ser dentária ou esquelética.[23] Dentre as causas de origem dentária, destacam-se alguns fatores de origem local: presença de dentes supranumerários, retenção prolongada de dentes decíduos, traumatismos dentários, perda precoce de dentes decíduos e/ou patologias na região anterior, que acarretam desvios na erupção dos dentes sucessores permanentes. Além destes, o hábito de morder o lábio superior também pode projetar os dentes anteroinferiores. As causas de origem esquelética geralmente estão relacionadas à etiologia hereditária, na qual o paciente apresenta prognatismo mandibular e/ou deficiência no crescimento maxilar ligados a um padrão de herança autossômica dominante.[24]

Classificação

A mordida cruzada anterior pode ser classificada basicamente em dois tipos: dentária ou esquelética.

Quando a mordida cruzada anterior é causada por alterações dentárias ou dentoalveolares, os incisivos superiores encontram-se lingualizados e os incisivos inferiores vestibularizados, manifestando o cruzamento anterior. Em contrapartida, a maxila e a mandíbula encontram-se bem posicionadas e os molares apresentam-se em relação de Classe I.[23]

Já a mordida cruzada anterior esquelética, também chamada por alguns autores de "Classe III esquelética" ou "Classe III verdadeira", geralmente envolve vários incisivos e ocorre devido ao crescimento maxilomandibular desarmônico no sentido sagital. Nesse caso, existe uma discrepância esquelética caracterizada por retrusão maxilar e/ou prognatismo mandibular. A relação oclusal tenderá a ser de Classe III, mas haverá situações em que a Classe I se manifestará e, muito raramente, uma relação de Classe II provocada por atipias no posicionamento dentário.

A mordida cruzada anterior pode estar associada a um desvio funcional da mandíbula para anterior durante o fechamento bucal, sendo classificada por alguns autores como "mordida cruzada anterior funcional ou pseudoclasse III". Porém, tal como na mordida cruzada posterior, essa classificação torna-se confusa em nosso ponto de vista, pois não determina o fator etiológico desse desvio funcional e ocasiona condutas terapêuticas diversas na literatura.

Diagnóstico diferencial

O diagnóstico diferencial para determinação do tipo da mordida cruzada anterior é primordial para instituir o método correto de tratamento, bem como para obtenção de resultados satisfatórios em longo prazo **(Figura 12)**.[23] Assim, tal como na mordida cruzada posterior, a primeira hipótese que devemos questionar é: a mordida cruzada anterior está ocorrendo devido a alterações dentárias ou envolve problemas esqueléticos no posicionamento maxilomandibular? A discrepância maxilomandibular deve ser diagnosticada por meio da análise cefalométrica e da face do paciente (que tende a apresentar um perfil côn-

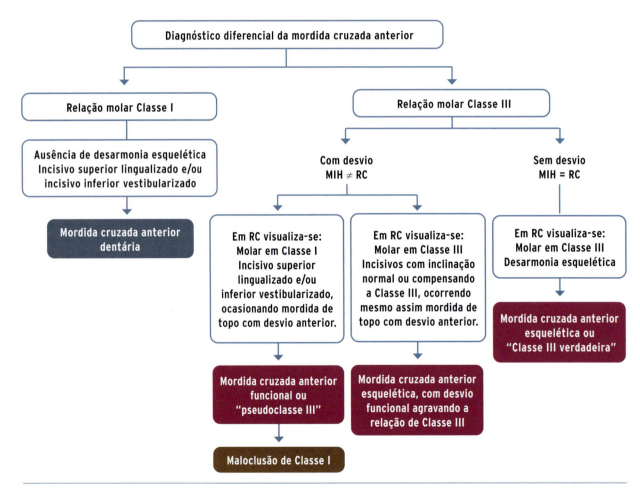

Figura 12 Fluxograma da classificação e do diagnóstico diferencial da mordida cruzada anterior.
Fonte: elaborada pelos autores.

cavo quando da presença de desarmonias esqueléticas de Classe III).

Existe também a possibilidade de a mordida cruzada anterior apresentar um contato prematuro na região dos incisivos, levando a um desvio funcional anterior da mandíbula. Para aferir tal desvio funcional, deve-se observar a oclusão do paciente em máxima intercuspidação habitual (MIH) e em relação cêntrica (RC). Assim, podemos encontrar uma mordida cruzada anterior dentária agravada por um desvio funcional (referida na literatura como "mordida cruzada anterior funcional ou pseudoclasse III" e, muitas vezes, diagnosticada erroneamente como mordida cruzada anterior esquelética quando não avaliada a discrepância em MIH e em RC), ou pode-se encontrar uma mordida cruzada anterior esquelética agravada ainda mais por um desvio funcional mandibular para anterior.

Na mordida cruzada anterior dentária com desvio funcional para anterior (ou "pseudoclasse III"), existe em MIH uma relação molar de Classe III com os incisivos possuindo inclinações vestibulolinguais anormais. Quando a relação oclusal do paciente é avaliada em RC, os incisivos cruzados ficam topo a topo e a Classe III dos molares se altera para Classe I. Geralmente, esta situação ocorre devido a algum contato oclusal prematuro, que faz com que a mandíbula altere seu posicionamento e se desloque para anterior, em uma posição mais confortável para o paciente ocluir. Se, ao contrário disso, a mesma relação oclusal for observada em MIH e em RC, infere-se a presença de mordida cruzada anterior esquelética.

Alguns autores denominam a "pseudoclasse III" como uma mordida cruzada anterior sem componentes esqueléticos, tratando o desvio funcional anterior por meio da correção das inclinações dos dentes anteriores. Entretanto, alguns ortodontistas optam por realizar o avanço ortopédico da maxila. Em nosso entendimento, a estratégia eficaz para acabar com essa disparidade de tratamentos consiste em determinar o que está causando o desvio funcional da mandíbula. Assim, torna-se plausível eliminar os contatos prematuros na região anterior mediante a correção das inclinações dentárias incorretas (quando se tratar de mordida cruzada anterior dentária com desvio funcional) ou mediante a correção da discrepância sagital entre as bases ósseas (quando da presença da mordida cruzada anterior esquelética com desvio funcional). Dessa forma, a conduta a ser empregada dependerá da causa primária do desvio funcional da mandíbula para anterior.

Tratamento

A terapia ortodôntica deve ser iniciada o mais cedo possível, com o objetivo de reestabelecer o desenvolvimento harmonioso da oclusão, melhorar a discrepância dentoesqueléticos sagital e promover um desenvolvimento craniofacial mais favorável. No entanto, a abordagem terapêutica pode variar dependendo da etiologia.

Se a mordida cruzada anterior for de origem dentária, a resposta ao tratamento geralmente é rápida e com bom prognóstico, porque sua correção não depende do controle ortopédico do crescimento facial.[25] Terapias simples para descruzar os dentes anteriores, por meio da alteração da inclinação vestibulolinguais desses dentes, podem ser utilizadas. Dentre elas, destaca-se a criação de um plano inclinado com a espátula de madeira ou resina e aparelhos ortodônticos com molas digitais.

A espátula de madeira é indicada para os casos em que a mordida cruzada anterior envolve apenas um ou dois dentes cruzados, sendo esse método mais efetivo quando o dente se apresenta ainda em fase irruptiva. Para que seja realizado, uma espátula de madeira deve ser posicionada em um plano de 45° com o dente cruzado, e movimentos de alavanca direcionados para vestibular devem ser executados durante 1 a 2 horas diárias, sendo que cada exercício não deve exceder 10 minutos. A efetividade deste método está na dependência da colaboração do paciente e dos pais, para que o protocolo seja realizado corretamente.

O plano inclinado de resina acrílica ou composta é fixo e utilizado quando a mordida cruzada envolve um ou mais dentes anteriores. É indicado para pacientes que têm o *overbite* normal ou acentuado, e contraindicado para pacientes que apresentem tendência à mordida aberta. A principal vantagem do plano inclinado é sua confecção simples e de baixo custo. Em contrapartida, pode causar dificuldade transitória na mastigação e na fala do paciente, bem como extrusão dos dentes posteriores que estão sem contato oclusal devido à interposição do plano inclinado na região anterior.

O aparelho ortodôntico com molas digitais é outra opção útil e versátil, principalmente quando o tratamento requer pequenos movimentos dentários (**Figura 13**). Esta terapêutica apresenta muitas vantagens, dentre elas: a aplicação de forças leves, boa tolerância pelo paciente e grande eficácia. Essas molas digitais para projeção dos incisivos podem ser incorporadas em placas acrílicas ou ainda soldadas em barras palatinas apoiadas nas bandas dos molares.[12]

Porém, se a mordida cruzada anterior for de origem esquelética, a abordagem terapêutica se torna mais complexa, porque necessita do controle ortopédico sobre o crescimento facial.[26-28] De preferência, a intervenção ortopédica nos casos de mordida cruzada anterior esquelética (Classe III esquelética) deve ser iniciada na dentadura

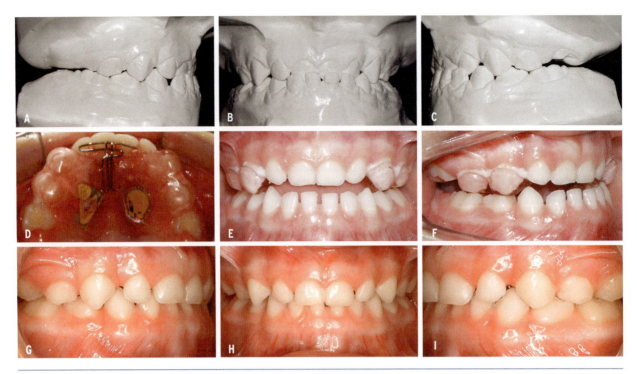

Figura 13 Paciente apresentando maloclusão de Classe I com mordida cruzada anterior dentária (A-C). O tratamento foi planejado com a utilização de uma placa ortodôntica com molas digitais na região anterior (D) e levante de mordida na região posterior (E-F). Devido à pouca ancoragem existente (os segundos molares decíduos estavam com atraso na irrupção), a placa foi cimentada com cimento ionômero de vidro. O objetivo da inserção das molas foi vestibularizar os incisivos que estavam inclinados para lingual. Para que isso fosse possível, o batente oclusal posterior garantiu a ausência de contato na região anterior. Após 2 meses de uso do aparelho, obteve-se adequação da inclinação vestibulolingual dos incisivos e trespasse horizontal positivo (G-I).
Fonte: acervo dos autores.

decídua ou mista precoce.[26] Nesse caso, os principais métodos ortopédicos são aqueles que aplicam forças pesadas tanto na maxila como na mandíbula, tais como a tração reversa da maxila ou a mentoneira.

A mentoneira começou a ser utilizada para controlar o crescimento mandibular excessivo, característico dessa desarmonia facial. Porém, até hoje questiona-se a eficácia dos resultados alcançados com este tratamento e seu impacto no crescimento facial final, tendo em vista que o crescimento remanescente tardio da mandíbula tende a suprimir os efeitos induzidos durante o uso desse aparelho. Por isso, o tratamento voltado para o prognatismo mandibular foi sendo substituído pelo tratamento da deficiência maxilar, na qual se associa a expansão rápida da maxila seguindo pelo protocolo de protração maxilar (tração reversa da maxila com o uso de máscara facial).[4,29,30] Esta constitui a abordagem mais difundida e empregada na literatura ortodôntica, produzindo resultados promissores e em menor tempo **(Figura 14)**. Os efeitos esperados incluem o estímulo no crescimento anterior da maxila, ao mesmo tempo que ocorre o redirecionamento do crescimento mandibular e adequação do posicionamento dos dentes anteriores.[12,31] Talvez a maior efetividade da aplicação da tração reversa da maxila esteja associada à frequente retrusão da maxila na determinação dos componentes da Classe III esquelética. Aproximadamente 2/3 dos pacientes apresentam algum grau de retrusão maxilar, associado ou não a prognatismo mandibular.[32] Para obter efetividade nesse tratamento, recomenda-se o emprego de cerca de 350 a 650 g de força de cada lado, com o uso do aparelho por aproximadamente 10 a 12 horas diárias. A duração média do tratamento é de 8 a 12 meses, dependendo da gravidade do problema e da cooperação do paciente com o uso do dispositivo.[28,30]

A contenção pós-tratamento não é necessária se a mordida cruzada anterior for dentária, a não ser que a sobremordida não seja suficiente para manter a posição corrigida. Entretanto, se for esquelética, o sucesso da correção não deve ser considerado definitivo caso ainda exista crescimento craniofacial remanescente, em virtude das marcantes características genéticas envolvidas na etiologia dessa desarmonia (existe a possibilidade de um

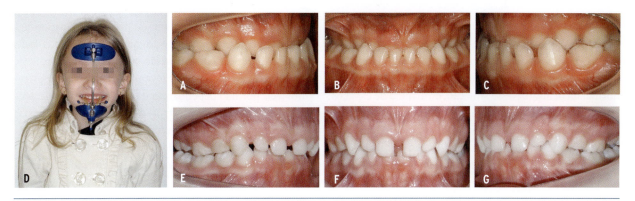

Figura 14 Paciente apresentando mordida cruzada anterior esquelética ou Classe III esquelética (A-C). O tratamento foi conduzido com ortopedia aplicada à maxila: ERM para descruzamento posterior, seguido imediatamente pela tração reversa da maxila utilizando a máscara facial de Petit (D). Acredita-se que a disjunção maxilar potencializa o efeito sagital induzido pela máscara facial. O objetivo dessa abordagem foi trazer todo o arco dentário superior em direção anterior. Essa abordagem teve a colaboração do paciente e permaneceu por um período de 9 meses. O efeito do tratamento foi positivo para a face e para o desenvolvimento da oclusão, descruzando a mordida na região anterior (E-G).
ERM: expansão rápida da maxila.
Fonte: acervo dos autores.

retorno ao padrão morfogenético de crescimento, principalmente durante o surto de crescimento da puberdade quando a mandíbula tende a crescer mais que a maxila). Por isso, torna-se fundamental o monitoramento dos pacientes até o término do seu período de crescimento.[30]

A probabilidade de uma maloclusão de Classe III esquelética necessitar de tratamento cirúrgico na fase adulta preocupa os pais desde cedo. Entretanto, estes devem estar cientes de que o paciente que apresenta uma Classe III esquelética só deve ser tratado com ortodontia corretiva final (segunda fase, associado ou não à cirurgia ortognática) ao término de seu surto de crescimento puberal, para que o padrão de crescimento não prejudique os resultados alcançados. Em função disso, o tratamento interceptativo deve ser feito com muita assertividade, para minimizar o risco de um tratamento ortocirúrgico na fase adulta.[30]

Algumas maloclusões não devem ser tratadas na dentadura decídua

- Maloclusões como apinhamentos, diastemas, mordida profunda e Classe II, apesar de presentes em um número considerável de pacientes, não carecem de tratamento na fase da dentadura decídua. Isso porque, em virtude do crescimento e desenvolvimento oclusal, os resultados não se mantêm estáveis em longo prazo (não existe garantia de que os dentes permanentes venham a irromper na posição corrigida).

- Para garantir resultados satisfatórios, seria necessário em alguns casos um longo período de contenção entre a 1ª e a 2ª fases de tratamento, tornando o tratamento demasiadamente longo.
- Para que o tratamento seja efetivo e eficiente, a correção desses problemas deve ser realizada tardiamente, durante períodos específicos do desenvolvimento da oclusão (conforme será descrito a seguir).

QUAIS PROBLEMAS ORTODÔNTICOS MERECEM TRATAMENTO NO PRIMEIRO PERÍODO TRANSITÓRIO DA DENTADURA MISTA?

Devem ser tratadas no primeiro período transitório da dentadura mista todas as maloclusões indicativas anteriormente e que ficaram sem tratamento na fase da dentadura decídua, assim como as demais alterações:

- Perda precoce de dentes decíduos (com manutenção ou recuperação de espaço).
- Apinhamento dentário (quando este se caracterizar como primário definitivo).
- Distúrbios irruptivos na região dos incisivos.

Manutenção e recuperação de espaços após a perda precoce de dentes decíduos

Cárie dentária extensa, restauração inadequada, traumatismo dental, reabsorção radicular atípica, anquilose e anomalias de desenvolvimento são alguns dos fatores que podem resultar na extração ou na perda precoce de dentes decíduos, comprometendo o equilíbrio do sistema estomatognático necessário para o desenvolvimento normal da oclusão. Nessa situação, o "manejo de espaços" representa uma das condutas ortodônticas mais importantes para prevenir o desenvolvimento de uma maloclusão incipiente na dentadura mista.[6] Essa terapêutica se refere a todos os procedimentos clínicos realizados com o objetivo de manter ou recuperar a relação existente entre o espaço presente disponível no rebordo alveolar e o espaço requerido para a acomodação de todos os dentes permanentes.

Manutenção de espaço

Quando ocorre a perda precoce de um ou mais dentes decíduos, os dentes adjacentes tendem a se deslocar em direção ao espaço dentário disponível. Porém, se a perda dentária for recente e ainda não tiver ocorrido redução do perímetro do arco dental, indica-se a instalação imediata de mantenedores de espaço.[5,6,33] O objetivo do mantenedor de espaço é preservar o espaço mesiodistal remanescente da perda dentária precoce, para que o dente sucessor permanente irrompa normalmente.[6] Deve-se ter cuidado para que o mantenedor não lese os tecidos circunjacentes, não interfira mecanicamente no processo irruptivo e não impeça o desenvolvimento da arcada dentária.

Os mantenedores de espaço podem ser de dois tipos: fixos ou removíveis. Entre os removíveis, os mais conhecidos são os aparelhos removíveis estético-funcionais, confeccionados com dentes pré-fabricados ou com dentes naturais do próprio paciente. Na região anterior, além de conservar o espaço no arco dentário e reabilitar a estética do sorriso, favorecendo o desenvolvimento psicoemocional da criança, impedem o desenvolvimento de hábitos bucais deletérios (como a interposição da língua ou lábio na região) que podem resultar em problemas na mastigação, deglutição e fonação.[6] Na região posterior, possibilitam a recuperação da dimensão vertical da oclusão.

Os mantenedores fixos levam vantagem sobre os removíveis por não dependerem da colaboração do paciente, porém não evitam a extrusão dos dentes antagonistas e, consequentemente, não reestabelecem a função mastigatória. Por isso, são referidos como aparelhos não funcionais, e dentre os mais comumente utilizados se destacam: a banda-alça, a barra palatina soldada, o arco lingual de Nance (**Figura 15**) e o botão palatino de Nance (**Figura 16**). Recomenda-se que esses aparelhos sejam mantidos até que o desenvolvimento da oclusão se complete.

A banda-alça é indicada para as situações em que ocorre perda prematura unilateral de um único molar decíduo, superior ou inferior.[6] É um dispositivo de confecção simples, no qual uma alça ortodôntica é confeccionada contornando o espaço da perda dentária e soldada a uma banda ortodôntica, que deve ser cimentada no dente adjacente à perda; geralmente no primeiro molar permanente.[12]

O arco lingual de Nance é indicado para as situações clínicas em que ocorre a perda precoce de mais de um dente na região posterior da arcada inferior, na qual o primeiro molar e os incisivos permanentes estão presentes.[6,33] Esse dispositivo ortodôntico é constituído de duas bandas ortodônticas (geralmente cimentadas nos molares) unidas por um arco lingual soldado que tangencia passivamente a face lingual dos dentes anteriores. Dessa forma, esse arco inferior impede a migração mesial do 1º molar permanente, a lingualização dos incisivos e o desvio da linha média quando da perda precoce unilateral de um canino decíduo (**Figura 15**).[34,35]

O botão palatino de Nance difere do arco lingual por ser um aparelho de ancoragem dentomucossuportada, devido à presença de acrílico na região palatina, sendo indicado para os casos de perdas múltiplas e bilaterais no arco superior (**Figura 16**).

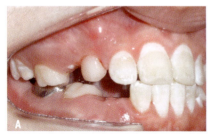 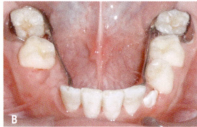 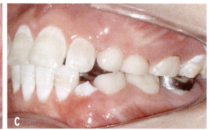

Figura 15 Arco lingual de Nance mantendo o espaço para a irrupção de caninos e pré-molares inferiores (A-C).
Fonte: acervo dos autores.

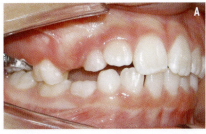 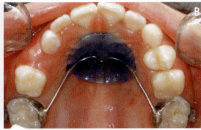 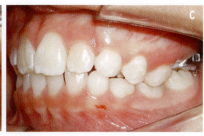

Figura 16 Botão de Nance mantendo o espaço para a irrupção de caninos e pré-molares superiores (A-C).
Fonte: acervo dos autores.

> **FICA A DICA!**
> - Quando a perda dentária é precoce e unilateral de um canino decíduo, pode haver desvio de linha média porque os incisivos tendem a inclinar em direção ao lado no qual ocorreu a perda. Nessa situação, recomenda-se a instalação imediata do arco lingual de Nance, incorporando-se um pequeno gancho soldado na distal do incisivo contíguo ao espaço edêntulo.

Recuperação de espaço

Caso a manutenção do perímetro do arco não tenha sido realizada imediatamente após a perda precoce de um dente decíduo, possivelmente ocorrerá inclinação dentária e redução do espaço necessário para que todos os dentes permanentes se posicionem adequadamente na arcada dentária. Nesse caso, o objetivo do tratamento passa a ser recuperar o diâmetro mesiodistal perdido que é destinado à irrupção do dente sucessor permanente.[12] Para isso, devem ser utilizados dispositivos ortodônticos dinâmicos conhecidos como "recuperadores de espaço". Existem diversos tipos de aparelhos recuperadores, especialmente para os casos em que ocorre a mesialização dos molares permanentes. Apesar das diferentes configurações, esses aparelhos ortodônticos têm em comum a presença de um dispositivo ativo, que deve ser posicionado na região onde houve a perda dentária. Esse dispositivo gera uma força contrária à inclinação do dente adjacente a perda, a fim de promover sua verticalização. Dessa forma, consegue-se recuperar o espaço, e o dente permanente sucessor tende a irromper normalmente no arco dentário. Muitos desses aparelhos recuperadores são móveis e devem ser orientados quanto ao uso diário e noturno, removendo-os apenas para realizar a higienização e as refeições, até que se obtenha o espaço desejado.[12]

Caso o paciente não seja colaborador, existe a possibilidade de usar um dispositivo recuperador fixo. Isso se torna ainda mais indicado para os casos em que o primeiro molar permanente se encontra parcialmente irrompido ou em infraoclusão devido a irrupção ectópica (**Figura 17A**). Nesse caso, a recuperação de espaço pode ser realizada por meio de uma mola aberta, fixada entre o primeiro molar permanente e o primeiro molar decíduo, associada a ancoragem dentossuportada obtida por meio da instalação de uma barra palatina com braço de extensão na superfície lingual dos molares decíduos (**Figura 17B**). Um detalhe importante é a não inclusão do segundo molar decíduo na mecânica ortodôntica, a fim de reduzir o risco da perda precoce e de preservar esse dente, que já apresenta uma risólise avançada.[36] A mola deve ter uma média de força de 80 a 100 g e ser ativada mensalmente.[36]

Apinhamento

O apinhamento pode ser encontrado em todas as fases do desenvolvimento da oclusão. Na dentadura decídua prevalece a relação intra-arco com espaçamentos, e assim a manifestação do apinhamento está presente em apenas 11% das crianças.[37] Embora a sua constatação inquiete o clínico, seu tratamento não garante a correção do apinhamento nas fases subsequentes de desenvolvimento oclusal, por isso a conduta coerente é não tratá-lo na dentadura decídua.[3,38] Em contraste, a prevalência do apinhamento na dentadura mista aumenta para 50% da crianças e ressalta a importância do diagnóstico precoce e estabelecimento de condutas terapêuticas viáveis nesse período.[10,39]

Classificação

O apinhamento diagnosticado na dentadura mista pode ser classificado como primário ou secundário.[40] Essa classificação está em concordância com o estágio de desenvolvimento da oclusão (idade dentária), bem como com o local no arco dentário onde se manifesta.[3]

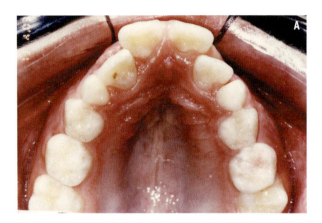 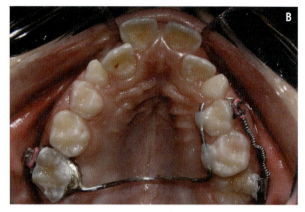

Figura 17 Perda de espaço devido à irrupção ectópica do primeiro molar superior permanente esquerdo (A). Optou-se por utilizar um recuperador de espaço fixo, por meio de mola aberta fixada entre o primeiro molar permanente e o primeiro molar decíduo (B).
Fonte: acervo dos autores.

O apinhamento é classificado como primário quando presente logo no primeiro período transitório da dentadura mista, na região dos incisivos permanentes. Se o apinhamento aparecer no segundo período transitório da dentadura mista, e estiver localizado na região de caninos permanentes e pré-molares, o apinhamento é dito como secundário. Como regra, se não houver espaço para os incisivos permanentes, também não haverá espaço para os caninos e pré-molares, por isso o apinhamento primário prenuncia a presença do apinhamento secundário. Por isso, ressalta-se a importância do diagnóstico e tratamento precoce do apinhamento primário. Porém, dependendo do seu comportamento ao longo do desenvolvimento da oclusão, essa irregularidade poderá ser classificada como temporário ou definitivo.[3]

Diagnóstico diferencial

O diagnóstico diferencial entre o apinhamento primário temporário ou definitivo está na dependência do resultado obtido por meio da "análise de modelo", que estipula a magnitude do apinhamento pela determinação da discrepância existente entre a massa dentária e o perímetro do rebordo alveolar. A discrepância de modelo negativa automaticamente nos remete às situações em que o apinhamento dentário está presente, porém pode ser classificado em suave (1 a 3 mm), moderado (4 a 6 mm) ou severo (7 a 9 mm).[41] Quando a discrepância negativa é suave, estamos diante de um apinhamento primário temporário. Em contrapartida, se a discrepância for moderada ou severa o apinhamento é classificado como definitivo **(Figura 18)**.

Etiologia

O apinhamento primário definitivo pode ser de origem genética ou ambiental.

Tratamento

A decisão terapêutica está diretamente relacionada com a etiologia e com o diagnóstico morfológico do tipo de apinhamento, pois nem sempre o apinhamento primário deverá ser tratado.

O apinhamento primário temporário, como o próprio nome diz, designa uma condição transitória e que tende a se autocorrigir espontaneamente durante o desenvolvimento da oclusão. Por isso, não está indicada a realização de qualquer intervenção mecânica além do simples acompanhamento periódico e preventivo do paciente. O objetivo das consultas é supervisionar longitudinalmente as trocas dentárias, uma vez que os próprios mecanismos da natureza propiciam eventos que têm como objetivo posicionar corretamente os dentes nos arcos dentários e, assim, resolver pequenos problemas de falta de espaço na dentadura mista. Os mecanismos da natureza se referem aos "mecanismos de compensação da oclusão", tais como: aumento da distância intercaninos, utilização de espaçamentos presentes na arcada (arco tipo I de Baume e espaçamentos primatas), irrupção dos incisivos permanentes mais para vestibular e o espaço livre de Nance ou "*leeway space*".[3,38] Nessas circunstâncias, qualquer intervenção realizada para corrigir o apinhamento primário temporário é considerada sobretratamento. A única terapêutica que pode ser instituída é o uso do arco lingual de Nance, com a intenção de preservar o comprimento do arco **(Figura 15)**. Dessa

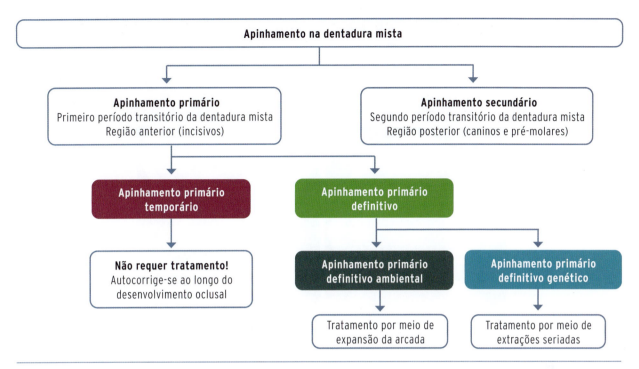

Figura 18 Fluxograma da classificação e do diagnóstico diferencial do apinhamento na fase da dentadura mista.
Fonte: elaborada pelos autores.

forma, evita-se o movimento mesial esperado dos molares permanentes e/ou a inclinação lingual dos incisivos durante a transição da dentadura mista à permanente.[35] Entretanto, vale lembrar que a instalação do arco lingual de Nance com a finalidade de manter o *leeway space* deve ser realizada somente no segundo período transitório da dentadura mista, a fim de evitar sua permanência por muito tempo em boca.

Ao contrário, o apinhamento primário definitivo se comporta como uma maloclusão e não se autocorrige; nessa circunstância seria negligência não intervir.[3] O tratamento envolve procedimentos interceptadores, por meio de uma estratégia de ganho de espaço para o alinhamento dos incisivos. Se o apinhamento for causado por uma discrepância negativa moderada, podem ser realizados procedimentos como a vestibularização dos incisivos ou a expansão transversal dos arcos dentários **(Figuras 19 e 20)**. Tais procedimentos devem ser instituídos de acordo com a morfologia das arcadas e a posição dos incisivos no rebordo alveolar.[3] No caso de o apinhamento ser resultado de uma discrepância negativa severa, a extração seletiva e programada de alguns dentes deve ser instituída – seguindo o protocolo conhecido como "extração seriada". Esse protocolo se inicia com a extração estratégica de dentes decíduos, durante o primeiro período transitório da dentadura mista, com o objetivo de gerar espaço para o alinhamento espontâneo dos incisivos permanentes. Em uma segunda etapa, durante o segundo período transitório da dentadura mista, alguns dentes permanentes são extraídos (geralmente os pré-molares) com objetivo de criar espaço para a irrupção dos caninos e segundos pré-molares[42] **(Figura 21)**. Por meio dessa terapêutica é possível antecipar a correção do apinhamento na dentadura permanente e evitar a realização de um tratamento ortodôntico corretivo mais longo na idade adulta.

Assim, a escolha da terapêutica adequada dependerá da etiologia do apinhamento primário definitivo. Se o apinhamento for de origem ambiental, o problema está na morfologia dos arcos dentários atrésicos, superior e/ou inferior, e nesse caso o tratamento envolve a expansão dos arcos alveolares para recuperar as dimensões transversais reduzidas.[3] Lembrando que na arcada inferior, pela ausência de uma sutura que permita a separação óssea, o único método de alargamento transversal seria a expansão lenta dentoalveolar. Para essa finalidade, alguns aparelhos podem ser empregados, por exemplo, a placa de Schwarz **(Figura 19G)**, a placa lábio-ativa **(Figura 20G)** ou o expansor mandibular de Williams **(Figura 31F)**. Se a etiologia for genética, é necessário reduzir o volume dentário mediante a realização da técnica de extração seriada **(Figura 21)**.

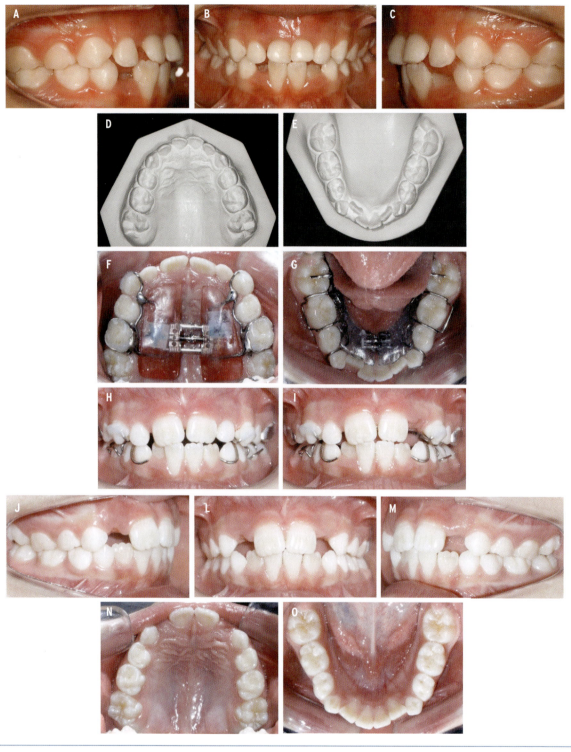

Figura 19 Paciente com apinhamento dentário superior e inferior, no primeiro período transitório da dentadura mista (D-E). A discrepância de modelo negativa moderada confirmou o diagnóstico de apinhamento primário definitivo. Os apinhamentos foram considerados de caráter ambiental, pois advêm da deficiência transversal da maxila e da mandíbula. A correção do apinhamento se deu pela expansão rápida da maxila com disjuntor de Haas (F), ativado 2/4 de volta por dia, e pela expansão lenta da arcada inferior com aparelho ortodôntico removível com torno expansor ativado 1/4 de volta por semana (placa de Schwarz) (G). A finalização do tratamento interceptativo (H-M) se deu em 10 meses, promovendo espaço suficiente para o alinhamento dos incisivos superiores e inferiores.

Fonte: acervo dos autores.

26. Ortodontia preventiva e interceptativa em odontopediatria   333

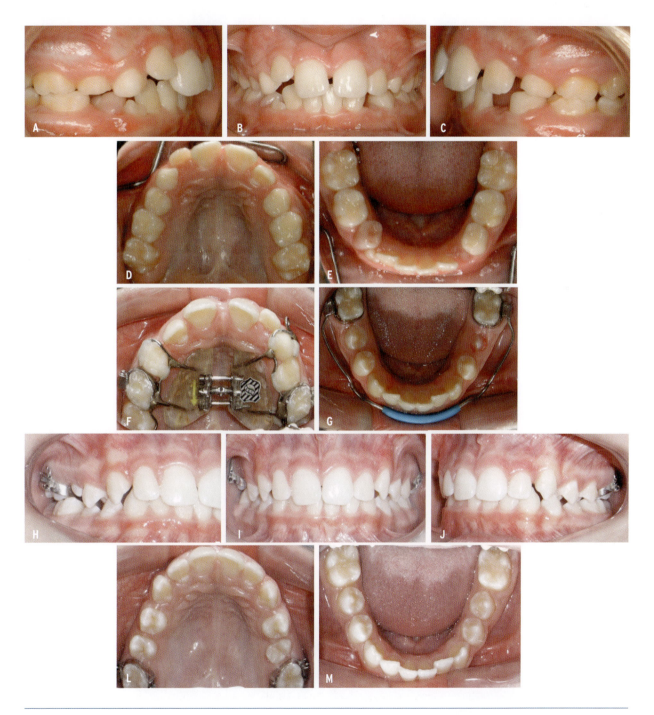

Figura 20   Paciente no primeiro período transitório da dentadura mista, com apinhamento primário definitivo de caráter ambiental nas arcadas superior e inferior (A-E). A interceptação realizada envolveu a expansão rápida da maxila utilizando o disjuntor de Haas (F), concomitante à expansão lenta do arco dentário inferior com Placa Lábio Ativa (PLA) (G). O tratamento precoce foi eficiente para a correção do apinhamento em ambas as arcadas, com duração total de 12 meses (H-M).

Fonte: acervo dos autores.

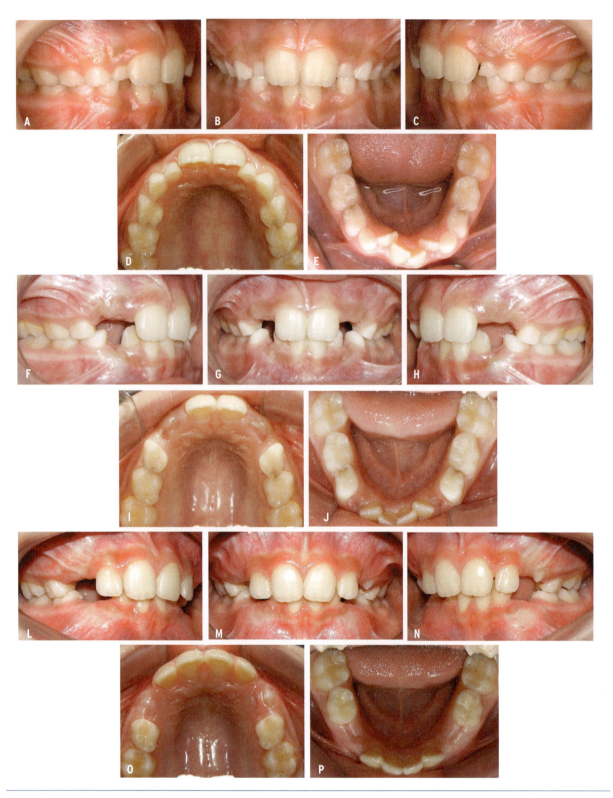

Figura 21 Paciente no primeiro período transitório da dentadura mista, com maloclusão de Classe I e apinhamento primário definitivo de caráter genético em ambas arcadas (A-E). A terapêutica escolhida foi a realização do programa de extrações seriadas, preservando a morfologia da arcada dentária que não se encontra com atresia. A primeira fase do tratamento consistiu na extração seriada dos incisivos laterais superiores decíduo e dos caninos decíduos superiores e inferiores, com objetivo de favorecer o alinhamento espontâneo dos incisivos permanentes (F-J). Nas fases seguintes, alguns dentes decíduos foram extraídos para facilitar a irrupção dos primeiros pré-molares (L-P). *(continua)*

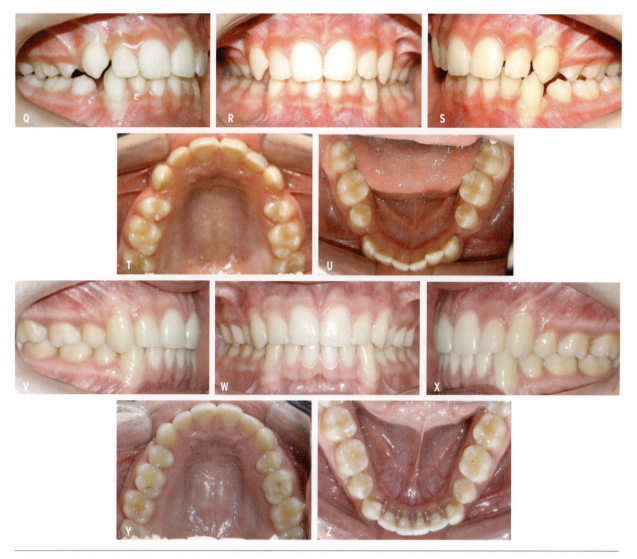

Figura 21 *(continuação)* Os primeiros pré-molares foram extraídos na fase subsequente, e aguardou-se a irrupção dos caninos e segundos pré-molares (Q-U). A maturidade oclusal foi atingida com a irrupção dos segundos molares permanentes, e o tratamento foi finalizado.
Fonte: acervo dos autores.

QUAIS PROBLEMAS ORTODÔNTICOS MERECEM TRATAMENTO NO PERÍODO INTERTRANSITÓRIO DA DENTADURA MISTA?

O período intertransitório da dentadura mista é considerado um "estágio de passividade clínica" e remete a uma pausa na esfoliação dos dentes decíduos, bem como à irrupção dos dentes permanentes. Por isso, não são visualizadas alterações dimensionais perceptíveis. Entretanto, existe intensa atividade de risólise e rizogênese nessa fase. Nesse período, deve-se realizar o tratamento de todas as maloclusões referidas anteriormente (e que ainda não foram tratadas), bem como algumas maloclusões específicas que são indicadas para tratamento nessa fase de desenvolvimento oclusal.

> **FICA A DICA!**
> - O característico diastema entre os incisivos superiores, durante a *fase do patinho feio* (período intertransitório da dentadura mista), faz parte do desenvolvimento normal da oclusão.
> - Não se recomenda intervenção ortodôntica para reduzir o diastema nessa fase, uma vez que a própria natureza se incumbirá de fechar espontaneamente esse espaço com a irrupção dos caninos permanentes.

- Entretanto, o diastema pode ser fechado precocemente se apresentar dimensão aumentada, principalmente se estiver causando problemas como: alteração da dicção, impacto estético negativo para a criança, ausência de espaço para a irrupção dos incisivos laterais permanentes ou presença de hábitos persistentes de sucção de dedo ou chupeta, que se acomodam nessa região (**Figura 22**).

QUAIS PROBLEMAS ORTODÔNTICOS MERECEM TRATAMENTO NO SEGUNDO PERÍODO TRANSITÓRIO DENTADURA MISTA?

Além das maloclusões indicativas de tratamento nos períodos anteriores e que porventura não sofreram intervenção, deve-se atentar-se para o diagnóstico e tratamento das seguintes irregularidades:

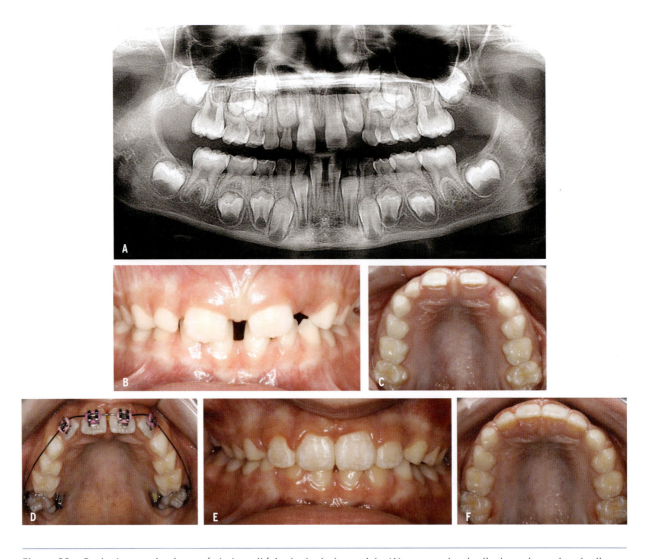

Figura 22 Paciente no primeiro período transitório da dentadura mista (A), apresentando diastema irregular, de dimensão aumentada, entre os incisivos centrais superiores permanentes (B-C), causado por hábito de interposição lingual. A radiografia panorâmica (A) e as fotos intraoclusais (B-C) confirmam a falta de espaço entre o incisivo central permanente (11) e o canino decíduo (53) para irrupção do incisivo lateral permanente (12). A presença de hábitos persistentes e a falta de espaço foram os indicativos para a realização da intervenção precoce. O fechamento do diastema foi realizado com aparelho fixo corretivo (mecânica conhecida como alinhamento 4 x 2). As fotos finais mostram a oclusão estabelecida, com a irrupção dos incisivos laterais (E-F).

Fonte: acervo dos autores.

1. Distúrbios irruptivos na região dos caninos.
2. Classe II.
3. Mordida profunda.

Distúrbios irruptivos na região dos caninos

Excluindo os terceiros molares, os caninos superiores são os dentes permanentes que mais comumente mostram distúrbios irruptivos, quando assumem uma trajetória irruptiva ectópica para palatino.[43] A prevalência dessa anomalia na população é de 1,7%, sendo o sexo feminino o mais afetado.[43] Quando eles se deslocam por palatino, duas consequências podem acontecer: sua retenção nessa região, que o impede de alcançar o plano oclusal, e/ou a reabsorção radicular dos dentes adjacentes (principalmente os incisivos laterais superiores permanentes). Quando diagnosticado ao longo das trocas dentárias na dentadura mista, esse distúrbio irruptivo pode ser interceptado com certa facilidade. Porém, se o diagnóstico acontecer apenas durante a dentadura permanente, o ápice radicular do canino já estará completamente formado, e a chance de que esse dente irrompa naturalmente na arcada dentária é baixa. Nesse caso, a retenção por palatino já estará estabelecida e a correção ficará na dependência de promover mecanicamente sua irrupção por meio do tracionamento ortodôntico, tornando o tratamento nessa fase mais desafiador.[44]

Etiologia

Quando se discutem os motivos da retenção prolongada dos caninos superiores permanentes, três fatores principais devem ser levados em consideração: sua extensa trajetória irruptiva, a sequência cronológica de irrupção e o fator genético. Em relação à trajetória irruptiva, os germes dos caninos superiores se formam muito distantes da cavidade bucal, próximos à cavidade nasal. Isso implica que esse dente tem um longo caminho a percorrer até atingir o nível oclusal.[3] Cronologicamente, esse é o último dente permanente a irromper na maxila durante o segundo período transitório da dentadura mista, aumentando sua probabilidade de ficar retido quando não há espaço suficiente no arco dentário para irrupção de todos os dentes. Geneticamente, esse distúrbio irruptivo apresenta elevada recorrência familiar e grande probabilidade de se manifestar associado a outras anomalias de caráter genético, como microdontia, infraoclusão de molares decíduos ou agenesias dentais.[43]

Diagnóstico diferencial

Quando o canino está retido por palatino, ele geralmente é encontrado bilateralmente. Já o canino retido por vestibular se manifesta mais frequentemente em apenas um dos lados. É sugerido na literatura que sua etiologia, conforme mencionado anteriormente, está fortemente vinculado à genética; diferente do canino por vestibular, que geralmente apresenta-se relacionado a um problema de falta de espaço do arco dentário. Para o diagnóstico diferencial, deve ser realizado exame clínico e de imagem.

Clinicamente, além do exame visual que constata a ausência desse dente, deve-se palpar a mucosa alveolar na região do canino. Como o canino superior é um dente que tem a coroa volumosa, palpar o rebordo alveolar é uma forma de constatar que sua trajetória eruptiva está normal, por vestibular. Se houver suspeita de retenção desse dente, deve-se realizar uma radiografia panorâmica (Figura 23A) e/ou periapical (Figura 23B). Quando, ao analisar a radiografia panorâmica, identifica-se uma assimetria na posição bilateral dos incisivos laterais e a imagem da coroa do canino superior demonstra uma sobreposição sobre a raiz do incisivo lateral, provavelmente o canino superior estará assumindo uma trajetória ectópica para palatino e poderá ficar retido nessa região.[45] Em caso de necessidade de maiores detalhes diagnósticos, exames complementares devem ser realizados, como por exemplo a obtenção de imagem tomográfica tridimensional ou radiografias pela técnica periapical de Clark.

Tratamento

Durante a dentadura mista é possível supervisionar o processo eruptivo do canino permanente e realizar um tratamento conservador quando sua retenção é diagnosticada. A abordagem precoce nesse período é simples e de grande valor biológico: consiste em extrair o canino decíduo predecessor no início do segundo período transitório da dentadura mista.[3,46] Esse protocolo envolve a extração e o acompanhamento por meio de radiografias panorâmicas realizadas a cada 6 meses (Figura 23). A normalização do trajeto eruptivo é constatada quando se deixa de verificar a sobreposição de imagens da coroa do germe do canino permanente sobre a raiz do incisivo lateral permanente.[3,46] A normalização da trajetória eruptiva deve acontecer no prazo máximo de 12 meses, caso contrário se infere o insucesso da interceptação precoce.[46]

Classe II

A Classe II foi proposta por Angle como uma relação distal da mandíbula, na qual os dentes inferiores ocluem distalmente em relação à posição normal, por isso é referida como "distoclusão". Clinicamente, manifesta-se quando o sulco mesiovestibular do 1º molar inferior permanente

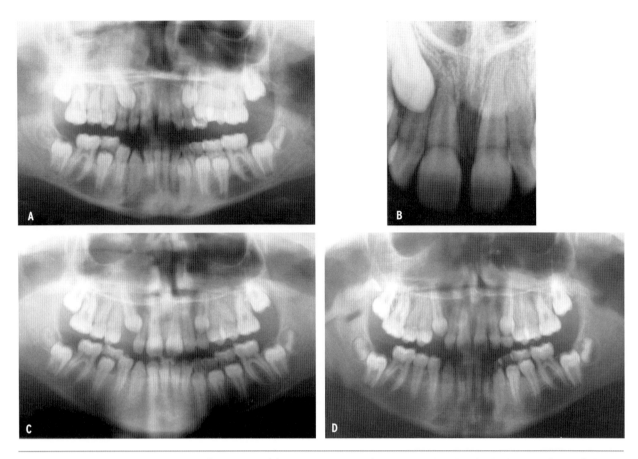

Figura 23 Paciente no segundo período transitório da dentadura mista demonstrando sinais de erupção ectópica do canino superior permanente do lado direito (A). A radiografia periapical pela técnica de Clark foi utilizada para confirmar o posicionamento palatino do germe do canino superior permanente em relação à raiz do incisivo lateral superior permanente (B). O canino superior decíduo do lado direito foi extraído visando interceptar precocemente a erupção ectópica do sucessor permanente (C). O acompanhamento radiográfico após 6 meses mostrou ausência de sobreposição de imagens nesta região (C). O canino permanente irrompeu espontaneamente no arco dentário (D), não necessitando da aplicação de mecânica ortodôntica.
Fonte: acervo dos autores.

apresenta-se distalizado em relação à cúspide vestibular do primeiro molar superior. Essa maloclusão já pode ser diagnosticada na fase de dentadura decídua, quando se detecta um degrau distal nos segundos molares decíduos, Classe II nos caninos decíduos e *overjet* acentuado.[47] Essas características clínicas não se corrigem espontaneamente e a tendência é que se repitam durante a dentadura mista, após a irrupção do primeiro molar permanente. Por se apresentar em todos os estágios do desenvolvimento da oclusão, a maloclusão de Classe II é um dos problemas oclusais mais frequentes, por isso seu tratamento é de grande interesse para a maioria dos clínicos. Um levantamento epidemiológico revelou que 38% dos indivíduos apresentavam relação oclusal de Classe II.[22] A alta prevalência dessa maloclusão é preocupante, uma vez que tende a prejudicar a estética na região anterior da face, bem como alterar funções essenciais de mastigação (devido à redução das áreas de contatos oclusais na região anterior), deglutição e fonação.[12,48,49]

Etiologia

A etiologia da Classe II pode ser ambiental ou genética. Entre as causas de origem ambiental, destaque-se a alteração no posicionamento dos molares superiores que se deslocam mais para mesial do que o normal durante o desenvolvimento da oclusão. Entre os motivos que podem levar isso a acontecer, destaca-se: perda precoce de dente posterior decíduo, irrupção ectópica, anquilose ou ausência congênita de um dente. Além desses fatores, hábitos bucais persistentes como interposição de lábio, respiração bucal e sucção de dedo ou chupeta também podem resultar em protrusão excessiva dos incisivos superiores e retrusão dos incisivos inferiores. No entanto, grande parte das maloclusões de Classe II é causada por fatores genéticos, relacionados a discrepância esquelética sagital no tamanho ou na posição das bases ósseas.[50] Comumente as Classes II esqueléticas apresentam-se relacionadas a uma mandíbula pequena ou retruída em relação à maxila. Porém, uma maxila grande ou protraída, ou a combinação de deficiência mandibular e excesso maxilar, também podem descrever a composição morfológica da Classe II.

Classificação

De acordo com a posição assumida pelos incisivos superiores, Angle diferenciou a Classe II em 2 subgrupos: Classe II divisão 1 e Classe II divisão 2. Ela é classificada como Classe II divisão 1 quando os 4 incisivos superiores estão protruídos (vestibularizados) e com trespasse horizontal aumentado. Nessa situação, os dentes anteriores apresentam um bom alinhamento ou espaçamentos entre si. Já na Classe II divisão 2, os incisivos centrais superiores estão inclinados para lingual ou verticalizados, enquanto os incisivos laterais superiores encontram-se vestibularizados. Quando a Classe II é unilateral e um dos lados apresenta uma relação normal de Classe I, recebe o nome de "subdivisão", que pode ser direita ou esquerda, referindo-se ao lado no qual a Classe II está presente.

Tratamento

Devido à alta prevalência dessa maloclusão já em fases iniciais do desenvolvimento da oclusão, existe um anseio dos pacientes e familiares de realizar o tratamento precoce. No entanto, o mais adequado para esta maloclusão é que essa abordagem terapêutica seja tardia, no segundo período transitório da dentadura mista – preferencialmente no surto de crescimento puberal.[4] Como regra, quanto mais cedo se inicia o tratamento da Classe II, mais tempo o paciente permanece em tratamento. Assim, tão importante como a escolha do método de tratamento, determinar a época oportuna para realizar a intervenção torna-se fundamental, objetivando reduzir o tempo total de tratamento sem comprometer a qualidade dos resultados obtidos. Nesse sentido, o tratamento antecipado da Classe II se justifica somente para alguns casos: 1) quando existe risco acentuado de fratura dos incisivos superiores devido a um trespasse horizontal exagerado; 2) quando a protrusão dentária estiver causando distúrbios funcionais marcantes no pacientes (respiração, fonação, deglutição etc.); 3) quando a criança estiver sofrendo muito *bullying* devido ao impacto estético negativo de seus incisivos projetados.[51] Nesse caso, o tratamento antecipado acontece antes do pico do surto de crescimento puberal, no período intertransitório da dentadura mista. Tal abordagem pode não ser tão eficiente para corrigir a Classe II, mas é efetiva para reduzir o *overjet* do paciente e impactar positivamente em sua qualidade de vida.[51]

A escolha da terapêutica ortodôntica também está na dependência da etiologia da maloclusão, se dentária ou esquelética. A Classe II de origem dentária (também denominada dentoalveolar) pode ser causada pela mesialização dos molares superiores, bem como pela distalização dos dentes inferiores durante o desenvolvimento da oclusão. A abordagem terapêutica nesses casos consiste na distalização dos dentes superiores ou na mesialização dos inferiores. Esses procedimentos podem ser feitos com uma infinidade de mecânicas ortodônticas e independem da presença ou não de crescimento craniofacial do paciente. Nosso foco neste capítulo é abordar a correção ortopédica de pacientes em crescimento, destinada para tratamento da Classe II esquelética.[48,49]

Assim, se a Classe II for de origem esquelética, a intervenção deve utilizar forças ortopédicas durante a fase de crescimento para redirecionar o desenvolvimento da maxila e/ou mandíbula, dependendo de onde a discrepância esquelética está localizada. Quando se deseja modificar o crescimento da maxila, uma possibilidade terapêutica sedimentada na literatura é o uso de aparelho extrabucal (AEB). Esse aparelho pode ser instituído com uma ancoragem baixa/cervical (**Figura 24**) ou alta/parietal (**Figura 25**), dependendo do padrão vertical de crescimento da face do paciente. Independentemente da direção da ancoragem externa onde será aplicada a força de tracionamento, a resultante de força deve ser pesada para garantir um real efeito ortopédico de restrição no crescimento maxilar. Essa força no sentido anteroposterior da maxila deve apresentar uma direção apropriada, e sua duração pode variar de 8 a 14 horas/dia, com intensidade em torno de 350 a 650 g de cada lado.[12] Os efeitos esperados incluem, além da restrição do deslocamento anteroposterior da maxila, distalização dos primeiros molares superiores permanentes, inclinação palatina dos incisivos superiores; ao mesmo tempo que a mandíbula continua crescendo e a relação de Classe I se estabelece concomitantemente.[51]

No caso de a Classe II esquelética ser originada por problemas no crescimento sagital mandibular, pode-se utilizar de aparelhos ortopédicos removíveis ou fixos, que atuam como propulsores da mandíbula. Entre as abordagens mais populares estão o bionator de Balters (**Figura 26**), o aparelho Invisalign para avanço mandibular (**Figura 27**) e o aparelho propulsor fixo de Herbst (**Figura 28**). Esses aparelhos são conhecidos por estimular

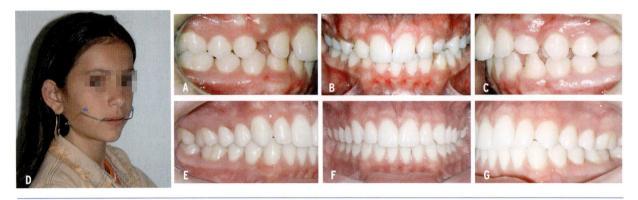

Figura 24 Paciente com Classe II divisão 2, subdivisão esquerda (A-C). A terapêutica escolhida foi o aparelho extrabucal (AEB) com tração cervical (D). O uso desse aparelho ortopédico restringiu o crescimento sagital da maxila e permitiu a obtenção de espaço para a irrupção do dente 13 por meio da distalização dentária, aproveitando o crescimento mandibular anterior. Ao final do tratamento, obteve-se uma relação bilateral de Classe I, com correção da mordida profunda por meio da extrusão dos molares.
Fonte: acervo dos autores.

o crescimento ósseo mandibular, mais especificamente a região do côndilo mandibular.[12] Entretanto, se o paciente tiver completado seu crescimento e a desarmonia esquelética apresentar grande magnitude, é provável que a cirurgia ortognática seja indicada e associada ao tratamento ortodôntico.

Mordida profunda (ou sobremordida exagerada)

A mordida profunda é uma maloclusão no sentido vertical que muitas vezes é diagnosticada simultaneamente com outros problemas oclusais. Ela é caracterizada quando os incisivos superiores cobrem verticalmente mais de 30% da coroa dos incisivos inferiores. Na dentadura decídua, sua manifestação clínica inicia com a irrupção dos incisivos e tende a diminuir com a irrupção dos molares. Na dentadura mista, tende a se agravar com a irrupção dos incisivos permanentes; porém, é possível visualizar uma melhora na dimensão vertical de oclusão concomitante com a irrupção dos pré-molares e molares permanentes. Por esse motivo, recomendamos que a mordida profunda seja tratada durante o segundo período transitório da dentadura mista com o objetivo de aproveitar a força eruptiva desses dentes e o levante oclusal natural que ocorre nesse período.

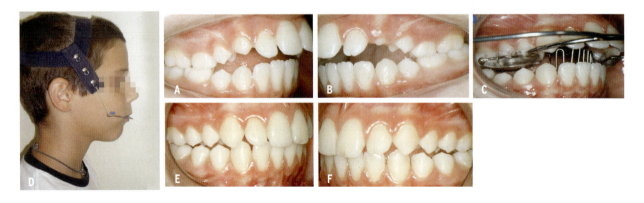

Figura 25 Paciente com Classe II divisão 1 (A-B). O tratamento escolhido foi o aparelho extrabucal (AEB) com tração parietal (C-D), inserindo em uma placa acrílica com cobertura oclusal nos dentes posteriores (conhecido como aparelho de Thurow modificado ou AEB conjugado). Ao final do tratamento, obteve-se uma relação de Classe I, com fechamento da mordida aberta por meio do controle de crescimento anteroinferior da maxila (E-F).
Fonte: acervo dos autores.

26. Ortodontia preventiva e interceptativa em odontopediatria 341

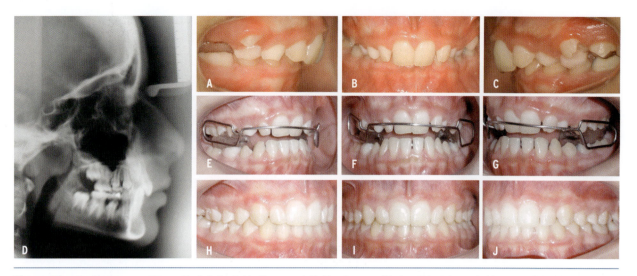

Figura 26 Paciente com Classe II divisão 2 (A-C), com deficiência mandibular (D). A terapêutica escolhida foi o aparelho ortopédico removível do tipo bionator de Balters (E-G). Uma das desvantagens dessa abordagem é que o sucesso do tratamento depende, entre outros fatores, da colaboração do paciente com o uso adequado do aparelho. O tratamento restabeleceu a relação de Classe I (H-J).
Fonte: acervo dos autores.

Tratamento

O tratamento dependerá de onde está localizada a causa do problema: se nos dentes anteriores, posteriores ou em ambos. Dessa forma, a terapêutica disponível poderá envolver a extrusão dos molares, a intrusão dos incisivos ou ambos, bem como a verticalização de molares e/ou a vestibularização de incisivos. A abordagem mais difundida é a utilização de placa de mordida com batente oclusal passivo na região anterior, cuja extrusão dos dentes posteriores é um dos principais efeitos **(Figura 29)**.

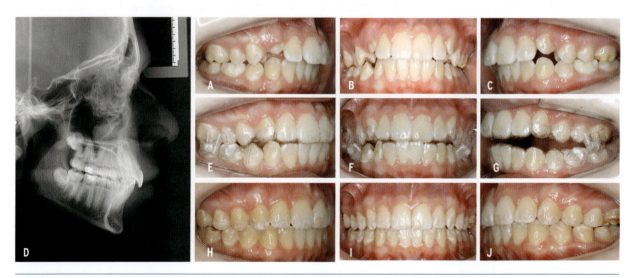

Figura 27 Paciente com Classe II divisão 1 (A-C), com deficiência mandibular (D). A terapêutica escolhida foi o aparelho Invisalign para avanço mandibular (E-G). Esse aparelho possui planos inclinados nas suas laterais chamados de "wings", que se ajustam gradativamente ao longo do tratamento, fazendo a mandíbula sofrer um avanço gradual e progressivo, concomitante às trocas regulares dos alinhadores. O tratamento restabeleceu a relação de Classe I (H-J).
Fonte: acervo dos autores.

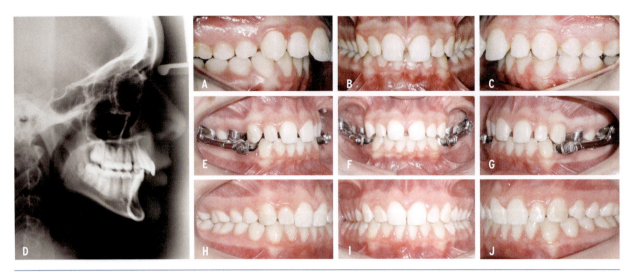

Figura 28 Paciente com Classe II divisão 1 (A-C) com deficiência mandibular (D). A terapêutica escolhida foi o propulsor fixo de Herbst (E-G). Esse aparelho possui a vantagem de não depender da colaboração do paciente. O avanço mandibular restabeleceu a relação oclusal de Classe I e a sobressaliência adequada na região dos incisivos.

Fonte: acervo dos autores.

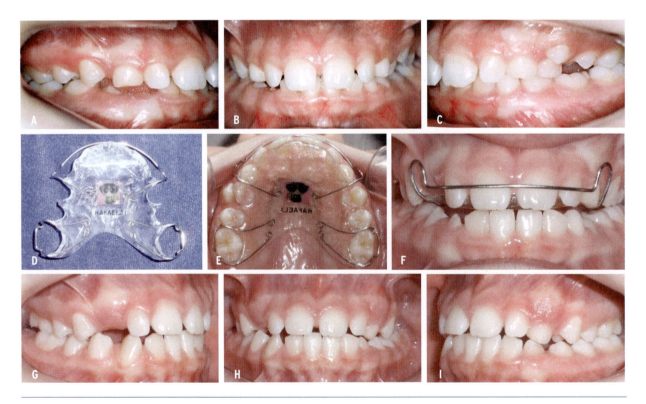

Figura 29 Paciente no segundo período transitório da dentadura mista apresentando mordida profunda, com os incisivos superiores trespassando verticalmente cerca de 90% dos incisivos inferiores (A-C). O tratamento de escolha foi a utilização da placa de mordida com batente oclusal anterior (D-F), concomitante à irrupção dos pré-molares permanentes. Após a terapêutica, foi possível visualizar melhora no posicionamento dos incisivos superiores em relação aos inferiores (G-I).

Fonte: acervo dos autores.

ORTODONTIA DIGITAL E ALINHADORES ORTODÔNTICOS PARA INTERVENÇÕES INTERCEPTIVAS

A tecnologia digital continua a se desenvolver como parte de nossas vidas, impactando diretamente a forma como vivemos e trabalhamos. Na prática dos aparelhos ortodônticos, essa digitalização trouxe novos equipamentos e tratamentos que têm oferecido maior agilidade, conforto e eficiência, em uma sociedade com cada vez mais opções de escolha e menos tempo disponível.

Materiais mais estéticos e confortáveis estão disponíveis para permitir que o processo de alinhamento dentário e ajuste das arcadas torne-se uma experiência tranquila. Nesse aspecto, os alinhadores dentários transparentes (tendo a marca Invisalign como pioneira nesse segmento) chegaram revolucionando o mercado. Inicialmente, esses aparelhos removíveis transparentes foram indicados para pequenas movimentações dentárias e, atualmente, já podem ser utilizados para vários tipos de tratamento, desde que devidamente manipulados por um profissional treinado.

O *Invisalign* é um aparelho removível, altamente personalizado, que consiste em uma sequência de placas transparentes (chamadas alinhadores) que são trocadas semanalmente com o objetivo de mover progressivamente os dentes até a posição desejada. Esses alinhadores são planejados virtualmente por meio de um *software* específico e confeccionados em material termoplástico que recobre todos os dentes. Inicialmente, uma cópia digital das arcadas dentárias é manipulada por um *software* especial, para planejar o tratamento e certificar-se de que os movimentos prescritos estão configurados corretamente. Posteriormente, os alinhadores são manufaturados, usando uma tecnologia que simula o tratamento para cada etapa da movimentação dentária, permitindo assim maior previsibilidade no resultado do tratamento.

Os alinhadores ortodônticos para crianças são chamados de "Invisalign First". Para iniciar o tratamento com essa modalidade, os pacientes devem ter os primeiros molares e pelo menos dois dos incisivos permanentes irrompidos (com no mínimo 2/3 da sua coroa clínica aparente). Os pacientes ainda devem ter ao menos dois dentes decíduos (caninos ou molares decíduos) ou permanentes (caninos ou pré-molares) não erupcionados por quadrante, em no mínimo três quadrantes (**Figura 30**).

O *Invisalign First* oferece ainda um guia de erupção dos incisivos superiores e inferiores. Os espaços fornecidos no alinhador permitem que os dentes permanentes irrompam desobstruídos e, convenientemente, servem como um limite vertical quando os dentes alcançam a posição oclusal desejada.

Para melhorar a retenção do alinhador em coroas clínicas curtas, algumas saliências são coladas aos dentes com resina composta (essas saliências ou botões são chamados de *attachments*). Uma das vantagens desse sistema é sua grande adaptação aos dentes, facilitando a aderência do paciente ao tratamento, mesmo sendo um aparelho removível. Outra vantagem é que, caso o paciente venha a perder algum dos alinhadores, poderá trocar pelo subsequente sem grande prejuízo na sequência do tratamento.

Outra tecnologia que apresenta crescente expansão na área da odontologia é o escaneamento intrabucal. Esse dispositivo dispensa a etapa de moldagem convencional, possibilitando assim maior conforto, rapidez e precisão, principalmente para os pacientes que têm necessidades especiais. Atualmente, por meio desse fluxo totalmente digital, existe a possibilidade de confeccionar os mais diversos aparelhos ortodônticos/ortopédicos fixos, sem a necessidade de utilizar bandas para sua fixação na cavidade bucal (**Figura 31**). Além disso, no aspecto da prevenção de saúde bucal, o escâner intrabucal permite monitorar a presença de lesões cariosas, bem como desgastes dentários e alterações gengivais ao longo do tempo.

A ortodontia da era digital já é uma realidade, porém sempre se deve lembrar que o conhecimento, o atendimento individualizado e a paixão pelo que fazemos é fundamental para o bom desempenho dessa tecnologia. Afinal, nada substitui o atendimento PESSOAL dos nossos pacientes.

CONCLUSÃO

Os progressos no campo da pesquisa odontológica vêm motivando os profissionais à aplicação de terapêuticas cada vez mais profiláticas e preventivas. Do ponto de vista da oclusão, cabe ao cirurgião-dentista o diagnóstico e o tratamento precoce de algumas das possíveis manifestações das maloclusões, de forma racional e efetiva.

É com essa mentalidade preventiva e interceptativa que se deve atuar, objetivando individualizar o tratamento de cada maloclusão durante períodos específicos do desenvolvimento da oclusão. Essa conduta reflete a execução de um tratamento assertivo e "na medida certa", sem causar sobretratamento e considerando o custo-benefício em longo prazo.

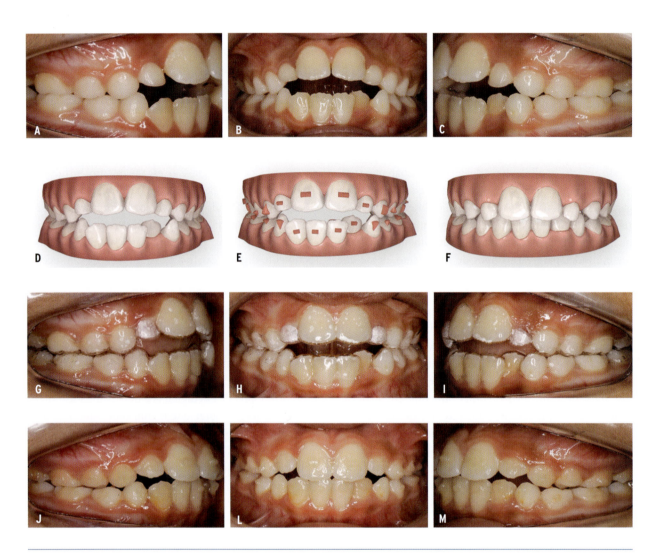

Figura 30 Paciente apresentando maloclusão de Classe I com mordida aberta anterior (A-C). O escaneamento intrabucal digital foi realizado, substituindo a moldagem convencional, gerando modelos virtuais passíveis de serem manipulados por intermédio de *software* (D). Por meio desse *software*, realizou-se o planejamento do tratamento, o que incluiu a colocação dos *attachments* nos modelos virtuais (E), certificação dos movimentos a serem realizados e simulação prévia do resultado a ser alcançado com o tratamento (F) usando alinhadores *Invisalign First* (G-I). O tratamento precoce foi instituído e a correção parcial da mordida aberta anterior e da atresia das arcadas já pôde ser observada após 5 meses de terapia. (J-M).

Fonte: acervo dos autores.

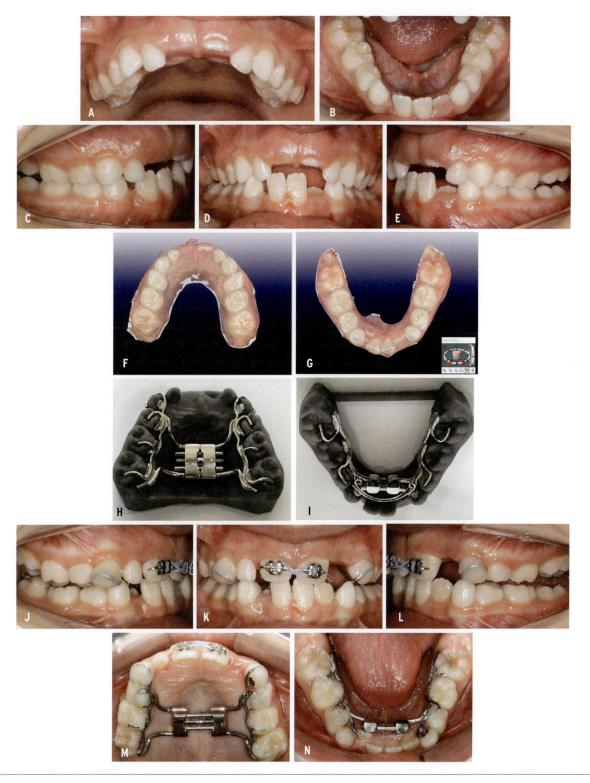

Figura 31 Paciente no primeiro período transitório da dentadura mista com ambas as arcadas, superior e inferior, atrésicas e com falta de espaço para irrupção dos incisivos laterais permanentes (A-E). O escaneamento intrabucal digital foi realizado, substituindo a moldagem convencional (F-G). O tratamento envolveu a expansão das arcadas para recuperar as dimensões transversais reduzidas. Optou-se pela utilização de expansor superior e inferior fixos e livres de bandas (H-I). O aparelho superior foi ativado 2 vezes ao dia e o inferior 2 vezes na semana, promovendo espaço para o alinhamento dos incisivos superiores e inferiores (K-N).

Fonte: acervo dos autores.

REFERÊNCIAS BIBLIOGRÁFICAS

1. Gianelly AA. One-phase versus two-phase treatment. Am J Orthod Dentofacial Orthop. 1995;108(5):556-9.
2. Dugoni S, Aubert M, Baumrind S. Differential diagnosis and treatment planning for early mixed dentition malocclusions. Am J Orthod Dentofacial Orthop. 2006;129(4 Suppl):S80-81.
3. Silva Filho OG, Garib DG, Lara, TS. Ortodontia interceptativa: protocolo de tratamento em duas fases. São Paulo: Artes Médicas; 2013.
4. Proffit WR. The timing of early treatment: an overview. Am J Orthod Dentofacial Orthop. 2006;129(4 Suppl):S47-49.
5. Araújo, MCM. Procedimentos ortodônticos preventivos. In: Ortodontia para clínicos. 4.ed. São Paulo: Santos; 1988.
6. Menegaz AM, Favetti M, Michelon D, Azevedo MS, Costa CT. Efetividade de mantedores de espaço em odontopediatria: revisão sistemática. RFO UPF. 2015;20(2):252-7.
7. Thiesen G, Rego MVNN, Lima EMS. Estudo longitudinal da relação entre o crescimento mandibular e o crescimento estatural em indivíduos com Classe II esquelética. Dental Press J Orthod. 2004;9(5):28-40.
8. Tibério S, Vigorito JW. O estudo da maturação esquelética de crianças brasileiras leucodermas, de 08 a 15 anos, em referência à ossificação dos ossos pisiforme, ganchoso, falanges média e proximal dos dedos 2 e 3. Ortodontia. 1989;22:4-19.
9. Rudolph MF. Another possible etiology for anterior open bite? Am J Orthod Dentofacial Orthop. 1997;112(2):16-17.
10. Silva Filho OG, Freitas SF, Cavassan A O. Prevalência de oclusão normal e má oclusão em escolares da Cidade de Bauru (São Paulo). Parte I: relação sagital. Rev Odontol. Univ São Paulo. 1990;4(2):130-7.
11. Ngan PFH. Open bite: a review of etiology and management. Pediatr Dent. 1997;19(2):91-8.
12. Abrão J, Moro A, Horliana RF, Shimizu RS. Ortodontia preventiva: diagnóstico e tratamento. São Paulo: Artes Médicas; 2014.
13. Góis EG, Vale MP, Paiva SM, Abreu MH, Serra-Negra JM, Pordeus IA. Incidence of malocclusion between primary and mixed dentitions among Brazilian children: a 5-year longitudinal study. The Angle Orthodontist. 2012;82(3):495-500.
14. Silva Filho OG, Chaves ASM, Almeida RR. Efeitos terapêuticos suscitados pelo uso da grade palatina: um estudo cefalométrico. Soc Paran Ortod. 1996;1:9-15.
15. Justus R. Correction of anterior open bite with spurs: long-term stability. World Journal of Orthodontics. 2001;2(3):13.
16. Silva Filho OG, Santamaria M, Capelozza Filho L. Epidemiology of posterior crossbite in the primary dentition. J Clin Pediatr Dent. 2007;32(1):73-8.
17. Garib DG, Silva Filho OG, Janson G. Etiologia das más oclusões: perspectiva clínica (parte I): fatores genéticos. Rev Clín Ortodon. Dental Press. 2010:77-97.
18. Kim KB, Doyle RE, Araújo EA, Behrents RG, Oliver DR, Thiesen G. Long-term stability of maxillary and mandibular arch dimensions when using rapid palatal expansion and edgewise mechanotherapy in growing patients. Korean J Orthod. 2019;49(2):89-96.
19. Rizzatto SMD, Thiesen G, Rego MVNN, Marchioro EM, Menezes LM. Evaluation of rapid maxillary expansion by means of spiral computed tomography. Orthodontics. 2004;1(1):207-14.
20. Haas AJ. Rapid expansion of the maxillary dental arch and nasal cavity by opening the midpalatal suture. The Angle Orthodontist. 1961;31(2):73-90.
21. Capelozza Filho L, Silva Filho OG. Expansão rápida da maxila: considerações gerais e aplicação clínica. Parte II. Rev Dent Press Ortodon Ortop Facial. 1997;2(4):86-108.
22. Almeida MR, Pereira ALP, Almeida RR, Almeida-Pedrin RR, Silva Filho OG. Prevalência de má oclusão em crianças de 7 a 12 anos de idade. Dental Press J Orthod. 2011;16(4):123-31.
23. Ngan P, Hu AM, Fields HW Jr. Treatment of class III problems begins with differential diagnosis of anterior crossbites. Pediatr Dent. 1997;19:386-95.
24. Thompson EM, Winter RM. Another family with the "Habsburg jaw". Journal of Medical Genetics. 1988;25(12):838-42.
25. Thiesen G, Fontes J de O da L, Zastrow MD, May NB. Incremental effects of facemask therapy associated with intermaxillary mechanics. Aust Orthod J. 2010;26(1):78-83.
26. Sugawara J, Mitani H. Facial growth of skeletal class III malocclusion and the effects, limitations, and long-term dentofacial adaptations to chincap therapy. Semin Orthod. 1997;3(4):244-54.
27. Capelozza Filho L. Padrão III. In: Capelozza Filho. Diagnóstico em ortodontia. Ed. Maringá, Dental Press; 2004. p.237-351.
28. Schneider PP, Gandini Júnior LG, Letra IM, Gandini MREAS. Tratamento precoce da má oclusão de Classe III com aparelho progênico e máscara facial. Ortodontia SPO. 2019;52(4):424-34.
29. Kim JH, Viana MA, Graber TM, Omerza FF, BeGole EA. The effectiveness of protraction face mask therapy: a meta-analysis. Am J Orthod Dentofacial Orthop. 1999;115(6):675-85.
30. Thiesen G, Fontes JOL, Zastrow MD, Lima MH, Nuernberg N. Tração reversa da maxila associada à mecânica intermaxilar no tratamento precoce do padrão III: relato de caso clínico. Dental Press J Orthod. 2009;8:86-94.
31. Mandall N, Cousley R, Dibiase A, et al. Early class III protraction facemask treatment reduces the need for orthognathic surgery: a multi-centre, two-arm parallel randomized, controlled trial. J Orthod. 2016;43(3):164-75.
32. Guyer EC, Ellis EE, McNamara JA, Behrents RG. Components of class III malocclusion in juveniles and adolescents. Angle Orthod. 1986;56(1):7-30.
33. Ngan P, Alkire RG, Fields H. Management of space problems in the primary and mixed dentitions. J Am Dent Assoc. 1999;130(9):1330-9.
34. Tagliaferro EPS, Guirado CG. Manutenção de espaço após perda precoce de dentes decíduos. RFO UPF. 2002; 7(2):13-7.

35. Brennan MM, Gianelly AA. The use of the lingual arch in the mixed dentition to resolve incisor crowding. American Journal of Orthodontics and Dentofacial Orthopedics. 2000;117(1):81-5.
36. Rizzatto SMD, Menezes LM, Rego MVNN, Thiesen G, Araujo VP, Freitas MPM. Maxillary first permanent molar impaction: a conservative treatment approach. J Clin Pediatr Dent. 2005;30(2):169-73.
37. Silva Filho OG, Rego MVNN, Baleirini e Silva PR, Ozawa TO. Relação intra-arco na dentadura decídua: diastemas, ausência de diastemas e apinhamento. Ortodontia SPO. 2002;35(4):8-19.
38. Moorrees CF, Chadha JM. Available space for the incisors during dental development: a growth study based on physiologic age. Angle Orthod. 1965;35(1):12-22.
39. Solow B. The association between the spacing of the incisors in the temporary and permanent dentitions of the same individuals. Eur J Orthod. 2007;29(Suppl_1):i69-74.
40. Van der Linden FPGM. Aspectos teóricos e clínicos do apinhamento na dentição humana. Ortodontia. 1980;13(1):26-45.
41. Little RM. The irregularity index: a quantitative score of mandibular anterior alignment. Am J Orthod. 1975;68(5):554-63.
42. Vasconcelos MC, Schneider PP, Raveli DV, Sampaio LP, Raveli TB. Extração seriada: considerações clínicas. Ortodontia SPO. 2014;47(2):163-70.
43. Baccetti T. A controlled study of associated dental anomalies. Angle Orthod. 1998;68(3):267-74.
44. Rech AS, Toe KPD, Claus J, Pasternak Junior B, Freitas MPM, Thiesen G. Utilização da tomografia computadorizada de feixe cônico no diagnóstico odontológico. Full Dentistry in Science. 2015;6:261-75.
45. Lindauer SJ, Rubenstein LK, Hang WM, Andersen WC, Isaacson RJ. Canine impaction identified early with panoramic radiographs. The Journal of the American Dental Association. 1992;123(3):91-7.
46. Ericson S, Kurol J. Early treatment of palatally erupting maxillary canines by extraction of the primary canines. Eur J Orthod. 1988;10(4):283-95.
47. Baccetti T, Franchi L, McNamara JA Jr, Tollaro I. Early dentofacial features of Class II malocclusion: a longitudinal study from the deciduous through the mixed dentition. Am J Orthod Dentofacial Orthop. 1997;111(5):502-9.
48. Thiesen G. Tratamento da Classe II com aparelho Herbst seguido de ortodontia corretiva. acompanhamento de 5 anos pós-tratamento. Dental Press J Orthod. 2020;18:129-40.
49. Rego MV, Martinez EF, Coelho RM, Leal LM, Thiesen G. Perception of changes in soft-tissue profile after Herbst appliance treatment of class II division 1 malocclusion. Am J Orthod Dentofacial Orthop. 2017;151(3):559-64.
50. McNamara JA Jr. Components of class II malocclusion in children 8-10 years of age. Angle Ortho. 1981;51(3):177-202.
51. Artese F. Olhando a ortodontia interceptativa de uma forma mais abrangente: o que realmente podemos oferecer? Dental Press J Orthod. 2019;24(5):7-8.

PARTE 7

Terapia pulpar e traumatismos em odontopediatria

TERAPIA PULPAR EM DENTES DECÍDUOS BASEADA EM EVIDÊNCIA

27

Laura Guimarães Primo
Roberta Barcelos
Aline de Almeida Neves
Andréa Vaz Braga Pintor
Maysa Lannes Duarte
Mariana Coutinho Sancas

INTRODUÇÃO

A terapia pulpar em dentes decíduos objetiva contribuir para a saúde bucal de crianças por meio da manutenção da integridade da dentição e dos tecidos de suporte. Está direcionada ao tratamento de dentes acometidos por cárie ou trauma, com o intuito de conservar a vitalidade pulpar, sempre que possível. Nesse sentido, a seleção do tratamento depende do diagnóstico da condição pulpar determinado pela relação dos dados da anamnese e dos exames clínico e radiográfico.[1,2]

Na anamnese, além dos dados pessoais, história médica e odontológica, a criança e seus cuidadores devem ser questionados quanto à presença de sintomas dolorosos atuais ou pregressos relacionados aos dentes. Enquanto um histórico de dor de curta duração provocada por estímulos mecânicos, químicos ou térmicos pode indicar polpa normal ou em condição inflamatória reversível, o relato de dor espontânea, de longa duração, agravada pelo decúbito, que necessitou de analgésico para seu controle, sugere condição inflamatória irreversível aguda. Já a descrição de persistência de dor por algum tempo, que então desapareceu, pode sugerir natureza necrótica.[1,2]

Também se deve atentar para as condições de saúde geral do paciente, visto que algumas condições sistêmicas inviabilizam tratamentos mais radicais como pulpotomias, pulpectomias e tratamento endodôntico não instrumental. As condições que contraindicam esses tratamentos são: pacientes infantis com alterações que podem acarretar endocardite infecciosa, diagnosticados com nefrite, tumores sólidos, leucemia, neutropenia idiopática cíclica ou outras alterações que levem à diminuição da contagem de células sanguíneas leucocitárias.[3] Por isso, ressalta-se a importância da anamnese detalhada. Ade-

mais, manter contato com o médico da criança é fundamental para o tratamento global do paciente.

O exame clínico acurado das regiões extrabucal e intrabucal prevê informações sobre as condições de saúde bucal do paciente, fundamentais para o diagnóstico pulpar. Os métodos de inspeção, auscultação e palpação estão indicados em odontopediatria. Já o método de percussão e os testes de sensibilidade pulpar não são recomendados, pela possibilidade de resultados inconsistentes e de provocar dor, fato que pode interferir negativamente no comportamento do paciente.[4]

Na avaliação extrabucal da face, a presença de edema, eritema e/ou linfadenopatia submandibular pode indicar um abscesso dentoalveolar agudo. A ocorrência de celulite facial caracteriza situações de maior gravidade, com dor facial, possível disseminação da infecção para o espaço infraorbitário causando fechamento parcial ou total do olho, limitação de abertura da boca, dificuldade para alimentação, febre e prostração. Tal condição requer internação hospitalar para administração de antibióticos por via endovenosa e avaliação de envolvimento dentário.[4,5]

Quanto ao aspecto intrabucal, o exame clínico deve contemplar os tecidos moles buscando sinais de edema, eritema e/ou fístula no vestíbulo bucal que podem estar associados a dentes com acometimento pulpar. O exame clínico dental deve incluir todas as faces, observando alterações de cor, sinais de trauma dentário, lesões de cárie e ainda a presença, extensão e qualidade de restaurações.[4] Em decorrência de trauma dental, alterações de cor para tons cinza-acastanhado e amarelo podem estar associadas com necrose e obliteração pulpar, respectivamente.[6] Entretanto, a associação entre alteração de cor e necrose deve ser considerada com cautela, e outros sinais e sintomas devem contribuir para o diagnóstico.[7] A análise clínica deve ser complementada pelo exame radiográfico para a determinação do diagnóstico.

O exame radiográfico possibilita a avaliação de estruturas não visíveis clinicamente. É indicado quando, após anamnese e exame clínico, há suspeita do acometimento pulpar de algum elemento, caso apresente dor provocada ou espontânea, fístula, edema facial ou intraoral e mobilidade patológica.[1,3,8] Sinais radiográficos de comprometimento pulpar são espessamento do espaço do ligamento periodontal, presença de região radiolúcida peri e/ou intrarradicular. A radiografia também pode mostrar desenvolvimento radicular normal, integridade e continuidade da lâmina dura, juntamente com a presença de osso trabecular normal na região perirradicular, sinais indicativos de polpa vital e ausência de patologia.[4]

Os exames mais indicados para o diagnóstico são a radiografia interproximal para avaliar profundidade de lesão de cárie e restaurações defeituosas e a radiografia periapical para avaliar o espaço do ligamento periodontal, as regiões de furca e periapical, a presença de calcificações pulpares e a condição do sucessor permanente. Preferencialmente, deve-se realizar a técnica do paralelismo com posicionador. Caso não seja possível, pode ser utilizada a técnica da bissetriz.[9]

Do mesmo modo, deve-se considerar que os dentes decíduos apresentam um ciclo biológico curto, caracterizado pela sua transitoriedade. Após a erupção e permanência na cavidade bucal por um período determinado geneticamente, sofrem esfoliação.[10] Dentes em processo avançado de rizólise não são candidatos à terapia pulpar. Similarmente, dentes que não apresentem estrutura coronária suficiente para execução de isolamento absoluto ou de restauração final não têm indicação para a terapia.[1,2,11]

Os dados coletados na anamnese e exames clínico e radiográfico contribuem para a orientação do diagnóstico pulpar, conforme a **Figura 1**. Entretanto, em algumas situações o diagnóstico só poderá ser finalmente estabelecido pelo manejo transoperatório da polpa. Durante o acesso à câmara pulpar, informações como quantidade/fluxo de sangramento bem como sua coloração e aspecto morfológico são determinantes do estágio de inflamação.[4]

É importante ressaltar que, se a polpa for diagnosticada como normal ou com pulpite reversível, tratamentos que seguem uma filosofia de odontologia minimamente invasiva são apropriados, como a remoção seletiva de cárie, com restauração final em sessão única. Esta tem

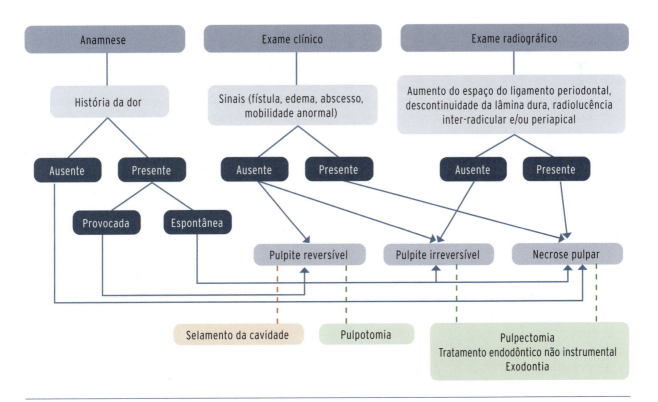

Figura 1 Diagrama esquemático das condições pulpares e seus possíveis tratamentos.
Fonte: elaborada pelas autoras.

reduzido significativamente a ocorrência de exposições pulpares, com bons resultados em longo prazo,[12] levando ao desuso da técnica de capeamento pulpar indireto. Caso ocorra exposição pulpar operatória acidental pontual, sem remanescente de tecido cariado, esta pode ser manejada pela técnica do capeamento pulpar direto, em casos muito restritos. Esses casos seriam caracterizados pela normalidade pulpar, com sangramento normal, fácil hemostasia, sem evidências de reabsorção radicular, assintomáticos e em pacientes menores de 4 anos de idade. Os materiais indicados para o capeamento pulpar direto são hidróxido de cálcio ou MTA.[1]

Neste capítulo serão descritos tratamentos para pulpite reversível, irreversível e necrose pulpar.

PULPOTOMIA

A pulpotomia é uma técnica baseada na extirpação do tecido pulpar coronário em um dente com polpa vital.[1,8] Seu objetivo é manter a polpa radicular vital e assintomática, sem evidências pós-operatórias de comprometimento ou reabsorção radicular patológica.[1]

Indicações e contraindicações

A técnica está indicada para dentes decíduos que não apresentem qualquer evidência de pulpite irreversível e aqueles que tenham sofrido exposição pulpar extensa por trauma ou durante a remoção de tecido cariado.[1,8] O **Quadro 1** apresenta as indicações e contraindicações da pulpotomia.

Evidências

É considerada a técnica mais indicada para tratamento de exposições pulpares em dentes decíduos com vitalidade,[8] embora sua utilização venha diminuindo ao longo dos anos devido à menor ocorrência de exposição pulpar operatória acidental, em função da remoção seletiva de tecido cariado, preconizada pela odontologia minimamente invasiva.

Nessa técnica, remove-se toda a polpa coronária com auxílio de colher de dentina afiada e utiliza-se um irrigante – solução salina ou hipoclorito de sódio.[13] Então, espera-se a hemostasia da polpa radicular e aplica-se um material a fim de desvitalizar, preservar ou regenerar o remanescente de polpa radicular.[14] Em seguida, o remanescente é coberto com cimento de óxido de zinco e eugenol, cimento de ionômero de vidro ou agregado de trióxido mineral (MTA, do inglês *mineral trioxide aggregate*) e restaurado, prevenindo a microinfiltração.[3,8]

No que diz respeito aos materiais para tratar a polpa radicular remanescente, os mais utilizados são formocresol, MTA, sulfato férrico, hidróxido de cálcio, materiais bioativos baseados em silicato de cálcio, hipoclorito de sódio, cimento de óxido de zinco e eugenol e glutaraldeído.[1,13,14] Entre estes, os melhores resultados clínicos são apresentados pelo MTA, formocresol, sulfato férrico e Biodentine® (Septodont, Pomerode, Brasil).[13] As evidências atuais contraindicam o uso do hidróxido de cálcio devido à alta frequência de insucesso, manifestado especialmente na forma de reabsorção interna.[1,8,13] Alternativas a esses materiais são a pulpotomia realizada por *laser* ou eletrocirurgia, embora mais estudos sobre essas técnicas sejam necessários.[13]

Quadro 1   Indicações e contraindicações para pulpotomia em dentes decíduos[1,3,8]

Indicações	Contraindicações
• Exposição pulpar durante remoção de tecido cariado ou traumatismo • Dor provocada • Confirmação após a abertura da câmara pulpar do diagnóstico de vitalidade pulpar caracterizado pelo sangramento pulpar com coloração vermelho rutilante, tecido pulpar de consistência firme ao ser amputado e capacidade de hemostasia espontânea • Estrutura dental remanescente que permita isolamento absoluto e/ou restauração subsequente	• Pacientes com risco de endocardite infecciosa, pacientes pré ou pós-transplantes, pacientes imunocomprometidos • Dor espontânea • Edema • Supuração • Necrose • Sangramento que não cessa espontaneamente • Espessamento do espaço do ligamento periodontal • Reabsorção radicular patológica ou fisiológica comprometendo mais de um terço do comprimento de uma ou mais raízes • Lesão radiolúcida inter ou perirradicular

Fonte: elaborado pelas autoras.

Segundo revisão sistemática,[13] o formocresol diluído (1:5) exibiu bons resultados clínicos.[1] No entanto, no final da década de 1980 surgiram preocupações relacionadas à possibilidade de efeitos tóxicos ou mutagênicos associados ao formaldeído presente em sua composição.[1,13] Sugere-se a utilização da formulação de formocresol diluído, conhecida como solução de Buckley, composta por 19% de formaldeído, 35% de cresol e 17,5% de glicerina.[13] Ainda assim, estudos utilizando esse material para pulpotomia em crianças não observaram efeitos tóxicos.[1]

Como alternativa às questões relacionadas ao formocresol, o MTA é considerado a opção de escolha para pulpotomia,[15] exibindo resultados melhores que as demais até o momento,[13] mas ainda há algumas desvantagens (Quadro 2). Nesse sentido, o cimento à base de silicato de cálcio Biodentine® (Septodont, Pomerode, Brasil) vem exibindo resultados promissores.[13,15]

É importante ressaltar que o sucesso da pulpotomia não depende apenas do material utilizado e que ainda são necessários mais estudos para comprovar a superioridade de algum material.[13,15]

Técnica

1. Anestesia tópica e local.
2. Isolamento absoluto.
3. Remoção de tecido cariado (se presente), acesso à câmara pulpar e obtenção de forma de conveniência para permitir a visualização da entrada dos canais radiculares.
4. Amputação da polpa coronária com colher de dentina afiada.
5. Irrigação da câmara pulpar com soro fisiológico e aspiração simultânea. A hemostasia deve ser espontânea, podendo ser auxiliada pela aplicação de penso de algodão embebido em soro fisiológico.
6. Aplicação de medicação:
   a. MTA: proporção 3:1 (pó/solução salina) – preparado de acordo com a recomendação do fabricante em consistência aderente; aplicado na espessura de 3 a 4 mm com leve compactação por condensador de amálgama grande;
   b. Formocresol: umedecer um penso de algodão com a solução, remover o excesso pressionando contra gaze ou algodão estéril, aplicar na entrada dos canais por 5 minutos, remover o penso e observar a fixação do remanescente pulpar, caracterizada por uma coloração cinza-acastanhada e ausência de sangramento;
   c. Sulfato férrico: aplicação de sulfato férrico a 15,5% com penso de algodão estéril ou por gotejamento com pinça por 15 segundos, observando a hemostasia.
7. Preenchimento da câmara pulpar com OZE (formocresol, sulfato férrico) ou CIV (MTA, sulfato férrico).
8. Restauração final com resina composta ou coroa de aço (para maior longevidade em restaurações envolvendo muitas faces).
9. Acabamento, polimento e verificação da oclusão.
10. Acompanhamento clínico e radiográfico: imediato e em 1, 3 e 6 meses, e semestralmente até a esfoliação do dente tratado e erupção do sucessor permanente.

O passo a passo pode ser visualizado nas **Figuras 2 e 3**.

Quadro 2   Vantagens e desvantagens dos principais materiais utilizados em pulpotomia de dentes decíduos[2,3,8,13,15]

	Vantagens	Desvantagens
Formocresol	Antimicrobiano, impede autólise do tecido, custo reduzido	Provoca desvitalização, não ocorre reparação pulpar, difícil controle da penetração
Sulfato férrico	Produz coagulação e hemostasia, atua como barreira para componentes irritantes de materiais aplicados sobre ele	Menor eficácia quando comparado ao formocresol e MTA
MTA	Antimicrobiano, biocompatível, não tóxico, não reabsorvível, promove regeneração tecidual em contato com tecido pulpar e perirradicular	Custo elevado, manchamento coronário, dificuldade de manipulação, longo tempo de presa
Biodentine®	Biocompatível, não tóxico, não reabsorvível, promove regeneração tecidual em contato com tecido pulpar e perirradicular, não provoca manchamento coronário, tempo de presa mais curto	Custo elevado, poucos estudos clínicos até o momento

Fonte: elaborado pelas autoras.

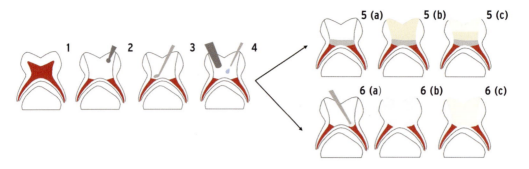

Figura 2 Resumo esquemático de pulpotomia: 1) Dente apresentando pulpite reversível. 2) Remoção de tecido cariado com broca esférica em baixa rotação, acesso à câmara pulpar e obtenção de forma de conveniência com brocas montadas em alta ou baixa rotação para permitir a visualização da entrada dos canais radiculares. 3) Amputação da polpa coronária com colher de dentina afiada. 4) Irrigação da câmara pulpar com soro fisiológico e aspiração simultânea. A hemostasia deve ser espontânea, podendo ser auxiliada pela aplicação de penso de algodão embebido em soro fisiológico. 5) Aplicação de medicação: (a) MTA: proporção 3:1 (pó/solução salina) - preparado de acordo com a recomendação do fabricante em consistência aderente; aplicado na espessura de 3 a 4 mm com leve compactação por condensador de amálgama grande. (b) Preenchimento da câmara pulpar com CIV. (c) Após 7 dias, rebaixamento de restauração provisória e restauração final com resina composta. 6) Aplicação de medicação: (a) Formocresol: umedecer um penso de algodão com a solução, remover o excesso pressionando contra gaze ou algodão estéril, aplicar na entrada dos canais por 5 minutos, remover o penso e observar a fixação do remanescente pulpar, caracterizada por uma coloração cinza--acastanhada e ausência de sangramento; OU Sulfato férrico: aplicação de sulfato férrico a 15,5% com penso de algodão estéril ou por gotejamento com pinça durante 15 segundos, remover o penso e observar a hemostasia. (b) Preenchimento da câmara pulpar com OZE. (c) Após 7 dias, rebaixar a restauração provisória e realizar restauração final com resina composta.

Fonte: desenhos realizados pela mestranda Mariana Coutinho Sancas (UFRJ).

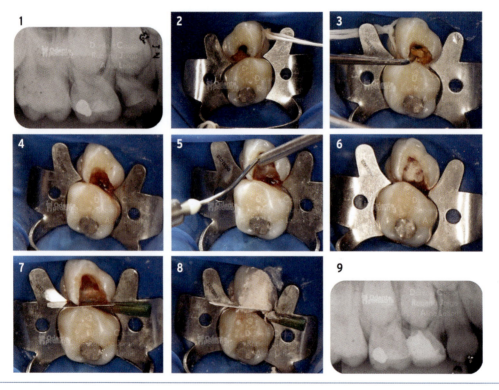

Figura 3 Sequência clínica de pulpotomia do dente 54. 1) Radiografia periapical inicial. 2) Aspecto inicial da lesão de cárie. 3) Remoção de tecido cariado. 4) Exposição pulpar durante a remoção de tecido cariado. 5) Irrigação da câmara pulpar com soro fisiológico e aspiração simultânea. 6) Aplicação da medicação. Neste caso, optou-se pelo formocresol. 7) Aspecto final após aplicação da medicação, mostrando a hemostasia. 8) Restauração provisória com cimento de óxido de zinco e eugenol. 9) Radiografia periapical final.

Fonte: imagens gentilmente cedidas pelas mestres Daniele Cassol, Roberta Jorge e Aline Letieri (UFRJ).

PULPECTOMIA

A pulpectomia é uma técnica baseada na extirpação de todo o tecido pulpar, coronário e radicular, de um elemento cuja polpa apresenta inflamação irreversível ou necrose, devido a cárie ou traumatismo dental. Seu objetivo é permitir que o dente decíduo seja mantido na cavidade bucal o maior tempo possível e que tanto o dente quanto o material que preencherá o sistema de canais radiculares sofram reabsorção na mesma velocidade, permitindo a erupção normal do elemento sucessor permanente.[1]

Indicações e contraindicações

A técnica está indicada para dentes decíduos que apresentem sinais e sintomas clínicos e/ou radiográficos indicativos de inflamação pulpar irreversível ou necrose. O **Quadro 3** apresenta as indicações e contraindicações da pulpectomia.

Evidências

É considerada a técnica mais indicada para tratamento de dentes decíduos que apresentam tecido pulpar irreversivelmente infectado ou necrótico.[1,2] Baseia-se na limpeza e desinfecção do sistema de canais radiculares por meio de debridamento e modelagem dos canais de forma manual ou mecanizada e irrigação constante com soluções como hipoclorito de sódio para redução microbiana.[2] Posteriormente, os canais são preenchidos com materiais reabsorvíveis como pasta à base de cimento de óxido de zinco e eugenol (OZE), pasta à base de iodofórmio, pasta à base de hidróxido de cálcio e uma combinação de iodofórmio e hidróxido de cálcio.[1,2,13,18,19]

Como parâmetro para a instrumentação radicular, é preciso determinar o comprimento de trabalho de instrumentação (CTI), também chamado de odontometria, por meio do método convencional ou por localizadores eletrônicos foraminais. No método convencional, a radiografia inicial é usada para medir o comprimento radicular total até o ápice radiográfico, do qual se reduz 1 mm para determinação do CTI.[3] As limitações dessa técnica são características inerentes à obtenção da radiografia, como posicionamento do filme e processamento,[9] e à própria anatomia, que provoca a sobreposição de estruturas na imagem bidimensional obtida através desse exame.[20]

O uso do localizador eletrônico para a dentição permanente já é amplamente documentado, porém sua introdução em odontopediatria é mais recente. Seu objetivo é diminuir o tempo de trabalho, exigir menos cooperação da criança, melhor precisão, menor exposição

Quadro 3 Indicações e contraindicações para pulpectomia em dentes decíduos[1,2,3,8,11,16,17]

Indicações	Contraindicações
• Dentes decíduos com lesão de cárie ou restauração defeituosa associada a sinais ou sintomas de pulpite irreversível • Dor espontânea ou persistente que desaparece após algum tempo • Presença de eritema localizado, fístula, edema ou mobilidade acentuada, comparada com o contralateral • Alteração de cor para tons de cinza • Reabsorção radicular interna • Confirmação após a abertura da câmara pulpar do diagnóstico de ausência de vitalidade pulpar, caracterizada pelo sangramento acentuado, que não cessa após alguns minutos, e pela presença de sangue com coloração alterada ou tecido pulpar liquefeito • Dentes decíduos com necrose pulpar com ou sem lesão inter ou perirradicular visível radiograficamente • Dentes com vitalidade pulpar, que sofreram traumatismo dental com exposição pulpar em um intervalo de tempo superior a 24 horas	• Pacientes com risco de endocardite infecciosa, pacientes pré ou pós-transplantes, pacientes imunocomprometidos • Estrutura dental remanescente que não permita isolamento absoluto e/ou restauração subsequente • Reabsorção radicular patológica ou fisiológica, comprometendo mais de um terço do comprimento de uma ou mais raízes • Evidência radiográfica de metamorfose calcificante ou perfuração do assoalho da câmara pulpar • Lesão radiolúcida inter ou perirradicular, afetando a cripta do sucessor permanente • Alveólise

Fonte: elaborado pelas autoras.

do paciente a radiação e detectar reabsorções radiculares não visíveis radiograficamente.[21] A técnica vem sendo defendida por alguns pesquisadores, entretanto não se mostra uma etapa obrigatória. Estudos clínicos controlados randomizados revelaram que ambos os métodos foram considerados semelhantes na determinação do comprimento dos canais radiculares em pulpectomias de dentes decíduos; a exceção ocorreu nos canais distobucal ou mesiolingual de molares decíduos.[20] Além disso, o aparelho tem alto custo.

A instrumentação pode ser realizada com instrumentos manuais ou mecanizados. A técnica manual é a mais amplamente realizada, utilizando limas tipo Kerr, com movimentos de rotação e tração, a fim de obter alargamento progressivo, combinando com avanço apical.[17] Os sistemas mecanizados são divididos em rotatórios, oscilatórios e reciprocantes, empregando limas com formatos, conicidades e cinemáticas diferentes. Apesar de amplamente utilizada em dentes permanentes, é uma ferramenta mais recente na odontopediatria, cujos resultados são considerados semelhantes aos da instrumentação manual.[22] A técnica apresenta como vantagens: redução do tempo de trabalho, aumento na conicidade da região cervical e média,[23] que pode facilitar a adaptação do material obturador, e como desvantagens: alto custo e necessidade de treinamento prévio.[2,17]

No que diz respeito às substâncias irrigadoras, o hipoclorito de sódio apresenta-se como material amplamente utilizado. Entretanto, ainda não há evidência científica com relação ao melhor agente irrigante a ser empregado durante a instrumentação.[24] Diferentemente, já ficou estabelecido, depois de uma revisão sistemática da literatura,[25] que a irrigação final com um agente capaz de remover a camada de *smear layer* (SL) mostra-se uma etapa fundamental para o sucesso do tratamento,[16] principalmente naqueles elementos com sintomatologia clínica e lesão inter e/ou perirradicular observada em radiografia prévia, ou seja, nos casos de difícil solução.[11] A remoção da SL com ácido cítrico vem se mostrando superior ao EDTA em função do baixo custo, menor tempo de irrigação (1 minuto), baixa toxicidade, além de apresentar resultados semelhantes. Em dentes decíduos, a utilização do ácido associada à ativação sônica mostrou-se benéfica, melhorando a qualidade da obturação dos canais e reduzindo a sintomatologia dolorosa pós-operatória.[26] Assim, a irrigação final deve ser realizada com ácido cítrico a 6%, seguido por soro fisiológico a 0,9% e aspiração simultânea.[2,11,17,25]

Embora a American Academy of Pediatric Dentistry AAPD[1] (2019-2020) não defina o número de consultas ideais para a realização de pulpectomias, a Associação Brasileira de Odontopediatria (ABO)[2] faz distinção quanto a esse ponto, estabelecendo tratamento em sessão única para dentes cujo diagnóstico inicial seja de pulpite irreversível ou necrose sem lesão. E o protocolo de múltiplas sessões associado à medicação intracanal é preconizado para casos de necrose com lesão.[2]

Talvez o ponto mais controverso da pulpectomia seja a escolha do material obturador dos canais radiculares. A AAPD[1] (2019-2020) e a ABO[2] (2020) preconizam o uso de três materiais que constituem a base das pastas obturadoras: cimento de óxido de zinco e eugenol (OZE), hidróxido de cálcio e iodofórmio. Frequentemente, pastas associando iodofórmio e hidróxido de cálcio, como Vitapex® (Neo DenProducts Co Ltd, Tóquio, Japão) e Endoflas® (Sanlor & Cia. S. en C.S., Bogotá, Colômbia), não comercializadas no Brasil, são utilizadas na literatura.[13,19]

A pasta à base de cimento de OZE é bastante relatada na literatura como material obturador, no entanto apresenta algumas desvantagens, como limitada capacidade de reabsorção quando comparada a reabsorção fisiológica das raízes dos dentes decíduos e em casos de extravasamento de material para tecidos periapicais, podendo ocasionar mudança do trajeto normal de erupção do dente sucessor e erupção ectópica.[27]

Apesar da dificuldade de obtenção, a pasta obturadora mais utilizada nas instituições de ensino do Brasil é a Pasta Guedes-Pinto,[28] material composto por Rifocort® (Medley S.A. Indústria Farmacêutica, Campinas, Brasil) iodofórmio e paramonoclorofenol canforado (PMCC). Atualmente, o Rifocort® não se encontra disponível nas farmácias, havendo necessidade de solicitar o preparo em farmácias de manipulação na seguinte proporção: para cada 1 grama da pomada Carbowax, 5 mg de acetato de prednisolona e 1,5 mg de rifamicina SV sódica. Para compor a pasta Guedes-Pinto, a proporção dos componentes foi estabelecida como 7% de PMCC, 23,8% de Rifocort® e 69,2% de iodofórmio. A mistura dos componentes da pasta deve ser realizada em placa de vidro no momento de sua utilização, de modo padronizado. Para obter 1 grama da Pasta Guedes-Pinto, mistura-se 1 cm de pomada de Rifocort® (Medley S.A. Indústria Farmacêutica, Campinas, Brasil), 2 gotas de PMCC e 1 cm do comprimento de um tubete anestésico preenchido por iodofórmio.[29]

O uso de pastas à base de hidróxido de cálcio espessadas com óxido de zinco tem sido promissor no Brasil, com bons resultados,[18,30] mostrando não haver diferença no sucesso quando comparadas à Pasta Guedes-Pinto.[18] No entanto, ainda não é possível afirmar a superioridade de qualquer material obturador sobre outro.[13,19]

Há vários métodos disponíveis para obturação dos canais radiculares, como lima manual,[31] espiral lentulo,[1,17] seringa do tipo Centrix e pontas intracanal.[32] Apesar de existirem poucos estudos clínicos controlados comparando métodos de obturação, a maioria dos que avaliaram o desempenho de pastas obturadoras utilizou espiral lentulo, devido à boa qualidade de obturação obtida.[18] Portanto, sugere-se o uso da espiral lentulo, dois números menores que o calibre da última lima utilizada para a instrumentação do canal de dentes decíduos.[17]

As restaurações finais dos dentes após a pulpectomia devem ser realizadas preferencialmente na mesma consulta destinada à obturação dos canais radiculares,[1,2] a fim de proteger o material obturador. A perda ou falha na restauração coronária compromete o selamento do canal, gerando microinfiltração, podendo estar relacionada diretamente ao insucesso da pulpectomia.[33] Dois materiais se destacam nos estudos clínicos, as restaurações de compósitos e as coroas de aço inoxidável pré-fabricadas (não amplamente comercializadas no Brasil). Os compósitos vêm se mostrando uma solução bastante eficaz para essas situações, desde que sejam respeitadas as características do material e observada a estrutura do remanescente dentário.[2]

Técnica

1. Anestesia tópica e local.
2. Isolamento absoluto.
3. Remoção de todo tecido cariado remanescente.
4. Acesso à câmara pulpar, remoção do teto e dos restos dentinários com ponta diamantada esférica proporcional ao tamanho do elemento dental. Posteriormente, pode ser utilizada uma broca tronco-cônica, com ponta inativa, a fim de estabelecer a forma de contorno.
5. Irrigação da câmara pulpar com 5 mL de soro fisiológico a 0,9% e aspiração simultânea, para melhor visualização das entradas dos condutos.
6. Estabelecimento do comprimento de trabalho por meio de localizadores apicais/foraminais ou da técnica convencional, empregando a radiografia periapical inicial de diagnóstico. No caso da odontometria convencional, o comprimento de trabalho total será medido com o auxílio de uma lima com cursor e uma régua milimetrada. Ao final, a medida será reduzida em 1 mm, a fim de obter o CTI.
7. Preparo químico-mecânico através de limas manuais ou instrumentos rotatórios obedecendo o comprimento de trabalho. No caso das limas manuais, serão usadas limas tipo Kerr, sendo a primeira a que melhor se acoplar ao conduto, seguida por mais duas da mesma série. Para dentes anteriores, recomenda-se iniciar com lima #45, e nos posteriores, com #35. A cada troca de lima deverá ocorrer irrigação com 10 mL de hipoclorito de sódio a 2,5% e aspiração simultânea.
8. Remoção da *smear layer*, a ser realizada com 10 mL de solução aquosa de ácido cítrico a 6%, durante 1 minuto, com aspiração simultânea.
9. Irrigação final com 10 mL de soro fisiológico a 0,9% e aspiração simultânea.
10. Secagem dos canais com cones de papel estéreis, compatíveis com o comprimento e a largura do conduto radicular.

Obs.: Até aqui, os procedimentos descritos serão utilizados para todos os elementos submetidos à pulpectomia, independentemente do diagnóstico da condição pulpar. Caso o dente apresente pulpite irreversível ou necrose pulpar sem lesão inter-radicular e periapical, pode-se seguir para o item 12 desta sequência. Caso o dente apresente necrose e lesão, ou ainda nos casos de crianças pouco colaboradoras, o procedimento acontecerá em duas sessões. Nesse caso, haverá o item:

11. a. Aplicação de medicação intracanal com ação antimicrobiana em um penso de algodão na entrada dos condutos radiculares e selamento da cavidade com cimento de ionômero de vidro.
    b. Decorridos 7 dias, o paciente retornará, e o dente será avaliado quanto à presença ou redução dos sinais e sintomas clínicos. Caso tenham regredido, serão realizados os itens 1 e 2 da técnica descrita, seguidos de remoção do cimento de ionômero de vidro e verificação da presença ou ausência de exsudato proveniente dos condutos radiculares. Na falta destes, realizam-se os itens 9 e 10 da técnica e procede-se à sequência abaixo. Caso persistam os sintomas, o dente deve receber novo preparo químico-mecânico, conforme já descrito, e aguardar mais 7 dias para a obturação.

12. Obturação/preenchimento do canal radicular com material reabsorvível, que pode ser realizada com espiral lentulo dois números menores que a última lima usada, utilizando os seguintes grupos de materiais:
    a. Pasta à base de cimento de óxido de zinco e eugenol – espatula-se no momento da obturação uma pasta na proporção de 0,5 grama de pó de óxido de zinco acrescido por 9 gotas de eugenol.
    b. Pasta iodoformada – o mercado apresenta diversas formulações em que o iodofórmio aparece em maior concentração, tais como: Pasta Kri, Pasta Maisto ou Hydropast® (Biodinâmica, Ibiporã, Brasil) e a Pasta Guedes-Pinto.

c. Pasta à base de iodofórmio e hidróxido de cálcio – as principais pastas deste grupo são a Vitapex® (Neo DenProducts Co Ltd, Tóquio, Japão) e Endoflas® (Sanlor & Cia. S. en C.S., Bogotá, Colômbia).
d. Pastas à base de hidróxido de cálcio – por exemplo Calen® (S.S.White, Rio de Janeiro, Brasil) espessada com óxido de zinco, a fim de melhorar a radiopacidade dela.

Obs.: Salientam-se que as pastas adquiridas comercialmente já prontas devem ser utilizadas de acordo com as instruções do fabricante.

13. Cobertura da pasta com material isolante, como: guta percha aquecida, cimento inerte, cimento ionômero de vidro ou mesmo um segmento de fita teflon estéril dobrado em tamanho compatível com a câmara pulpar, utilizando-se um calcador, a fim de isolar a pasta.
14. Restauração da câmara pulpar com material que apresente bom selamento, como cimento de ionômero de vidro seguido de resina composta ou somente resina composta.
15. Acabamento, polimento e checagem de oclusão.
16. Acompanhamento clínico e radiográfico: imediato e em 1, 3 e 6 meses, semestral até a esfoliação do dente tratado e erupção do dente permanente.

O passo a passo pode ser visualizado nas **Figuras 4 e 5**.

TRATAMENTO ENDODÔNTICO NÃO INSTRUMENTAL

O tratamento endodôntico não instrumental, do inglês *"noninstrumental endodontic treatment"*, consiste em uma terapia biológica da polpa radicular, inserida na filosofia *"lesion sterilization and tissue repair"* (LSTR). Seu objetivo é promover o reparo tecidual a partir da desinfecção dos canais radiculares por meio da aplicação de pasta antibiótica na entrada dos canais, sem instrumentação prévia deles.[34]

Indicações e contraindicações

A técnica está indicada para dentes decíduos que apresentem sinais e sintomas clínicos e/ou radiográficos indicativos de inflamação pulpar irreversível ou necrose. O **Quadro 4** apresenta as indicações e contraindicações do tratamento endodôntico não instrumental.

Evidências

O tratamento não instrumental foi proposto como uma alternativa mais simples e rápida à pulpectomia.[35] Além disso, estudos clínicos randomizados que compararam as frequências de sucesso clínico e radiográfico entre as duas técnicas[35,36,37] mostraram resultados favoráveis para ambas, principalmente quanto ao aspecto clínico. No entanto, mais estudos clínicos são necessários, sobretudo com longo prazo de acompanhamento para que os sucessores permanentes também possam ser observados.[35,38] Assim, a evidência científica atual não demonstra superioridade de uma técnica sobre a outra.[38]

Uma variedade de protocolos clínicos é observada na literatura para o tratamento não instrumental. A solução irrigadora para a câmara pulpar mais utilizada é o hipoclorito de sódio (NaOCl) em diferentes concentrações.[38]

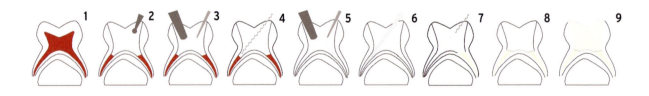

Figura 4 Resumo esquemático de pulpectomia: 1) Dente apresentando pulpite irreversível ou necrose pulpar. 2) Remoção de todo o tecido cariado, acesso à câmara e forma de conveniência com brocas montadas em alta ou baixa rotação. 3) Irrigação inicial com soro fisiológico com aspiração simultânea. 4) Instrumentação com limas manuais de tamanhos sucessivos a partir da primeira que melhor se adapte ao diâmetro apical inicial (ou com sistemas de instrumentação mecanizada). 5) Irrigação com hipoclorito de sódio a 2,5% e aspiração simultânea a cada troca de lima. Após a instrumentação, irrigação com ácido cítrico a 6% durante 1 minuto e irrigação final com soro fisiológico com aspiração simultânea. 6) Secagem de cada conduto com cones de papel absorvente. 7) Preenchimento dos canais radiculares com espiral lentulo acionada em sentido anti-horário. 8) Cobertura da pasta com material isolante, como: segmento de fita teflon estéril dobrado em tamanho compatível com a câmara pulpar, utilizando um calcador. 9) Restauração final com resina composta.

Fonte: desenhos realizados pela mestranda Mariana Coutinho Sancas (UFRJ).

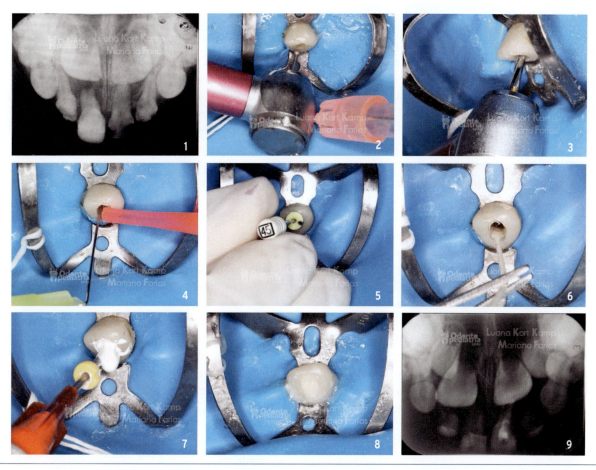

Figura 5 Sequência clínica de pulpectomia do dente 61. 1) Radiografia periapical inicial. 2) Acesso à câmara pulpar. 3) Estabelecimento da forma de contorno com broca tronco-cônica de ponta inativa. 4) Irrigação com 10 mL de NaOCl a 2,5% e aspiração simultânea. 5) Instrumentação manual com limas tipo Kerr, irrigação com 10 mL de NaOCl a 2,5% com aspiração simultânea, seguida de irrigação com ácido cítrico a 6% e final com soro fisiológico. 6) Secagem do canal com cones de papel estéreis. 7) Obturação do canal radicular com pasta à base de hidróxido de cálcio espessada com óxido de zinco. Por se tratar de um dente anterior, optou-se pela obturação com seringa do tipo Centrix. 8) Restauração provisória com cimento de ionômero de vidro convencional. 9) Radiografia periapical final.

Fonte: imagens gentilmente cedidas pelas mestrandas Luana Kort Kamp e Mariana Farias da Cruz (UFRJ).

Quadro 4 Indicações e contraindicações para o tratamento endodôntico não instrumental em dentes decíduos[3,35,36,37]

Indicações	Contraindicações
• Dor espontânea • Fístula • Edema facial ou intraoral • Mobilidade patológica • Sensibilidade à percussão vertical e/ou horizontal • Sangramento contínuo, mesmo após remoção da polpa coronária • Reabsorção radicular externa ou interna patológica envolvendo até um terço das raízes • Radiolucidez inter ou perirradicular sem envolvimento do germe do permanente • Espessamento do espaço do ligamento periodontal	• Pacientes com risco de endocardite infecciosa, pacientes pré ou pós-transplantes, pacientes imunocomprometidos • Histórico de alergia a algum dos medicamentos utilizados nas pastas • Dentes que não podem ser restaurados • Reabsorção radicular envolvendo mais de metade de uma das raízes • Dentes que apresentem: obliteração do canal radicular, extensa reabsorção interna, calcificação radicular e perfuração do assoalho da câmara pulpar

Fonte: elaborado pelas autoras.

As pastas são compostas por associações de materiais com propriedades antibacterianas, em diferentes concentrações e utilizando veículos distintos, tais como as pastas 3Mix e CTZ. A 3Mix pode ser composta por metronidazol, ciprofloxacino e minociclina[35] ou por ornidazol, ciprofloxacino e cefalosporina,[37] enquanto a CTZ combina cloranfenicol, tetraciclina e óxido de zinco.[36] Os veículos usados para pasta 3Mix são o macrogol ou propilenoglicol;[35,37] para pasta CTZ, o eugenol.[36]

A pasta CTZ é a mais comumente utilizada na América Latina, incluindo o Brasil,[36,39] portanto será descrita neste capítulo. Para execução dessa técnica, previamente à consulta, o cirurgião-dentista deve solicitar, em receituário de controle especial em duas vias, a manipulação em farmácia de cápsulas de 250 mg contendo 62,5 mg de tetraciclina, 62,5 mg de cloranfenicol e 125 mg de óxido de zinco, para uso em consultório. A validade é de 2 meses.

Essa técnica é indicada para utilização em serviço público, por apresentar protocolo mais simples que não utiliza instrumentação dos canais, reduzindo o tempo.[39] Contudo, ressalta-se que a maioria das falhas do tratamento não instrumental é observada somente na avaliação radiográfica, tornando esse exame essencial para o acompanhamento dos casos tratados,[38] o que seria uma limitação para sua adoção em serviços que não realizam radiografias.

Técnica

1. Anestesia tópica e local.
2. Isolamento, preferencialmente absoluto.
3. Remoção de tecido cariado (se presente), acesso à câmara pulpar e obtenção de forma de conveniência para permitir a visualização da entrada dos canais radiculares.
4. Remoção da polpa coronária com colher de dentina estendendo-se por 2 mm na polpa radicular.
5. Irrigação da câmara pulpar com 5 mL de NaOCl a 2,5% com aspiração simultânea. Em caso de hemorragia, realizar leve pressão com penso de algodão estéril embebido com hipoclorito de sódio a 2,5% aplicado por 1 minuto.
6. Limpeza da câmara coronária com soro fisiológico e algodão.
7. Preparo da pasta CTZ – em placa de vidro, abrir 1 cápsula, dispensando o conteúdo (pó), ao qual devem ser adicionadas 4 gotas de eugenol e proceder à espatulação até a obtenção de pasta homogênea.
8. Inserção da pasta na entrada dos canais radiculares, seguida de leve pressão com penso de algodão estéril.
9. Cobertura da pasta com material isolante, como: guta percha aquecida, cimento inerte, cimento de ionômero de vidro convencional ou modificado por resina ou mesmo um segmento de fita teflon estéril dobrado em tamanho compatível com a câmara pulpar, utilizando um calcador, a fim de isolar a pasta.
10. Restauração final com cimento de ionômero de vidro seguido de resina composta ou somente resina composta.
11. Acabamento, polimento e checagem de oclusão.
12. Acompanhamento clínico e radiográfico: imediato e em 1, 3 e 6 meses, semestral até a esfoliação do dente tratado e erupção do dente permanente.

O passo a passo pode ser visualizado nas **Figuras 6 e 7**.

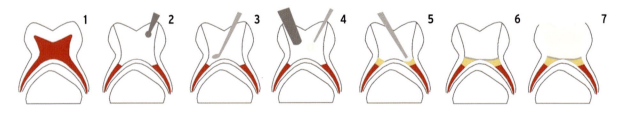

Figura 6 Resumo esquemático de tratamento endodôntico não instrumental: 1) Dente apresentando pulpite irreversível ou necrose pulpar. 2) Remoção de todo o tecido cariado, acesso à câmara pulpar e obtenção de forma de conveniência para permitir a visualização da entrada dos canais radiculares. 3) Remoção da polpa coronária com colher de dentina afiada estendendo-se por 2 mm na polpa radicular. 4) Irrigação da câmara pulpar com 5 mL de NaOCl a 2,5% com aspiração simultânea. Em caso de hemorragia, realizar leve pressão com penso de algodão estéril embebido com hipoclorito de sódio a 2,5%, aplicado por 1 minuto. 5) Após limpeza da câmara coronária com soro fisiológico e penso de algodão estéril, aplicação de pasta antibiótica na entrada dos canais radiculares, seguida de leve pressão com penso de algodão estéril. 6) Cobertura da pasta com material isolante, como: segmento de fita teflon estéril dobrado em tamanho compatível com a câmara pulpar, utilizando um calcador. 7) Restauração final com resina composta.
Fonte: desenhos realizados pela mestranda Mariana Coutinho Sancas (UFRJ).

27. Terapia pulpar em dentes decíduos baseada em evidência

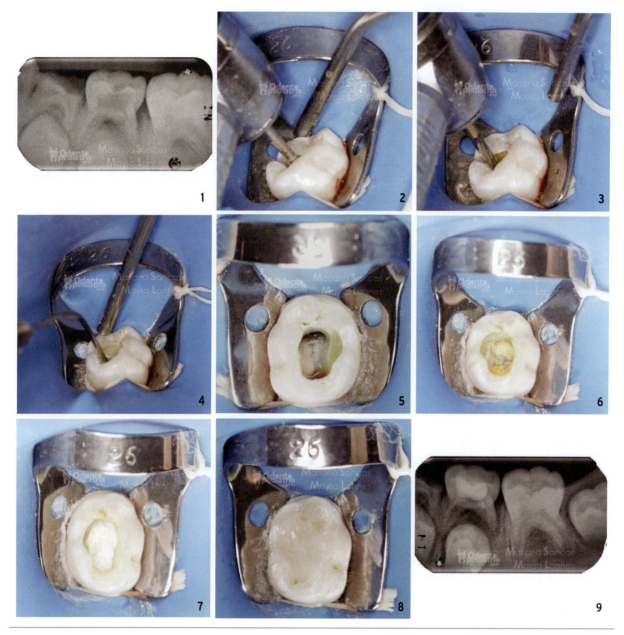

Figura 7 Sequência clínica de tratamento endodôntico não instrumental do dente 75. 1) Radiografia periapical inicial. 2) Remoção de tecido cariado e acesso à câmara pulpar. 3) Estabelecimento da forma de contorno com broca tronco-cônica de ponta inativa. 4) Irrigação com 5 mL de NaOCl a 2,5% com aspiração simultânea. 5) Vista oclusal da câmara pulpar limpa após remoção da polpa coronária. 6) Aspecto final da pasta CTZ na entrada dos condutos. 7) Cobertura da pasta com material isolante (neste caso, um segmento de fita teflon estéril dobrado em tamanho compatível com a câmara pulpar). 8) Restauração final com resina composta. 9) Aspecto radiográfico final.
Fonte: imagens gentilmente cedidas pela mestranda Mariana Coutinho Sancas e pela doutoranda Maysa Lannes Duarte (UFRJ).

CONCLUSÕES

Após a finalização de qualquer terapia pulpar – pulpotomia, tratamento endodôntico convencional ou tratamento não instrumental –, o paciente deve ser monitorado periodicamente até a erupção do sucessor permanente. Recomendam-se consultas de avaliação clínica no primeiro e terceiro mês após o procedimento e exames radiográficos em intervalos semestrais.[1,17]

Os casos de insucesso manifestam-se na manutenção, no reaparecimento e na ocorrência de novos sinais e/ou sintomas. No exame clínico podem ser observados fístula, abscesso, edema ou dor, enquanto no exame radiográfico o aumento ou surgimento de lesão peri ou inter-radicular seria indicativo. Ressalta-se que, especialmente em pulpotomias e no tratamento não instrumental, o insucesso é majoritariamente observado apenas no exame radiográfico com a presença de reabsorção interna,[1,8,13,38] devido à ativação de odontoclastos adjacentes ao tecido de granulação na polpa inflamada.[40]

Uma vez diagnosticado o insucesso, avalia-se a possibilidade de retratamento ou exodontia seguida da instalação de mantenedor de espaço, quando necessário. Ressalta-se que resultados favoráveis para a terapia pulpar são dependentes de diagnóstico inicial correto, que conduzirá à adequada seleção do tratamento. Ademais, essa escolha deve ser feita com base em evidências científicas, experiência clínica e respeito aos valores e às preferências do paciente.[8,13,15]

Nos casos de sucesso, é importante acompanhar o ciclo biológico do dente tratado. Deve ser observado o tempo estimado para sua esfoliação, auxiliado pela comparação com o seu contralateral, caso este não tenha recebido terapia pulpar. Nesse processo, pode ocorrer retenção prolongada, devido à não reabsorção do material obturador utilizado,[27] ou esfoliação precoce, devido à aceleração do processo fisiológico de reabsorção radicular pela atividade inflamatória local.[40] Similarmente, a erupção do sucessor ao dente tratado deve ser acompanhada, em virtude de possíveis alterações, como desvio no trajeto de erupção e/ou ocorrência de opacidade demarcada.[27]

As evidências científicas demonstram que os tratamentos pulpares em dentes decíduos são geralmente bem-sucedidos e representam importantes recursos para reabilitação bucal do paciente infantil, contribuindo para sua saúde e qualidade de vida.

REFERÊNCIAS BIBLIOGRÁFICAS

1. American Academy of Pediatric Dentistry (AAPD). Pulp Therapy for Primary and Immature Permanent Teeth. The Reference Manual of Pediatric Dentistry. 2019-2020;353-61.
2. Associação Brasileira de Odontopediatria. Terapia pulpar em dentes decíduos. In: Diretrizes para Procedimentos Clínicos em Odontopediatria. 3.ed. São Paulo: Editora Santos; 2020. p.185-202.
3. Primo LG, Vieira BHOM, Barcelos R, Tannure PN, Gleiser R. Terapia pulpar em dentes decíduos. In: Maia LC, Primo LG. Odontologia integrada na infância. São Paulo: Santos; 2012. p.237-50.
4. Fuks AB, Peretz B. Pediatric Endodontics: Current Concepts in Pulp Therapy for Primary and Young Permanent Teeth. Springer International Publishing Switzerland; 2016.
5. American Academy of Pediatric Dentistry (AAPD). Management Considerations for Pediatric Oral Surgery and Oral Pathology. The Reference Manual of Pediatric Dentistry. 2019-2020;402-11.
6. Goettems ML, Thurow LB, Noronha TG, et al. Incidence and prognosis of crown discoloration in traumatized primary teeth: A retrospective cohort study [published online ahead of print, 2020 Feb 16]. Dent Traumatol. 2020;10.1111/edt.12552.
7. Moccelini BS, Alencar NA, Bolan M, Magno MB, Maia LC, Cardoso M. Pulp necrosis and crown discoloration: a systematic review and meta-analysis [published online ahead of print, 2018 Jun 12]. Int J Paediatr Dent. 2018;10.1111/ipd.12372.
8. Dhar V, Marghalani AA, Crystal YO, Kumar A, Ritwik P, Tulunoglu O. Use of vital pulp therapies in primary teeth with deep caries lesions. Pediatr Dent. 2017;39(5):E146-E159.
9. Souza IPR, Pomarico L, Guedes FR. Diagnóstico por imagem em odontopediatria. In: Odontologia integrada na infância. São Paulo: Editora Santos; 2012. p.97-108.
10. Consolaro A. Dentes decíduos remanescentes em adultos e sua rizólise: implicações e aplicações clínicas. Dental Press J Orthod. 2007;6(2):108-11.
11. Barcelos R, Tannure PN, Gleiser R, Luiz RR, Primo LG. The Influence of Smear Layer Removal on Primary Tooth Pulpectomy Outcome: A 24-month, Double-Blind, Randomized, and Controlled Clinical Trial Evaluation. Int J Paediatr Dent. 2012 Sept;22(5):369-81.
12. Innes NP, Frencken JE, Bjørndal L, et al. Managing Carious Lesions: Consensus Recommendations on Terminology. Adv Dent Res. 2016;28(2):49-57.
13. Smaïl-Faugeron V, Glenny AM, Courson F, Durieux P, Muller-Bolla M, Fron Chabouis H. Pulp treatment for extensive decay in primary teeth. Cochrane Database of Syst Rev. 2018 May;31(5):CD003220.
14. Shafaee H, Alirezaie M, Rangrazi A, Bardideh E. Comparison of the success rate of a bioactive dentin substitute with those of other root restoration materials in pulpotomy of primary teeth. J Am Dent Assoc. 2019 Aug;150(8):676-88.
15. Stringhini Junior E, Santos MGC, Oliveira LB, Mercadé M. MTA and biodentine for primary teeth pulpotomy: a systematic review and meta-analysis of clinical trials. Clin Oral Investig. 2019 Apr;23(4):1967-76. Epub 2018 Sept 20.
16. Tannure PN, Azevedo CP, Barcelos R, Gleiser R, Primo LG. Long-term outcomes of primary tooth pulpectomy with and without smear layer removal: a randomized split-mouth clinical trial. Pediatr Dent. 2011;33(4):316-20.
17. Primo LG, Gleiser R, Barcelos R, Tannure PN. Endodontia de dentes decíduos: pulpectomia. In: Prado M & Rocha NS. Endodontia – Princípios para a prática clínica. Rio de Janeiro: MedBook; 2017. p.345-55.
18. Cassol DV, Duarte ML, Pintor AVB, Barcelos R, Primo LG. Iodoform Vs Calcium Hydroxide/Zinc Oxide based pastes: 12-month findings of a Randomized Controlled Trial. Braz Oral Res. 2019;33:e002.
19. Najjar RS, Alamoudi NM, El-Housseiny AA, Al Tuwirqi AA, Sabbagh HJ. A comparison of calcium hydroxide/iodoform paste and zinc oxide eugenol as root filling materials for pulpectomy in primary teeth: A systematic review and meta-analysis. Clin Exp Dent Res. 2019 Mar 4;5(3):294-310.

20. Alencar NA, Oriano MD, Bolan M, Cardoso M. Is there any difference in length measurement methods for pulpectomies in primary teeth? A double-blind, controlled clinical trial. Int J Paediatr Dent. 2019;29(6):712-19.
21. Ahmad IA, Pani SC. Accuracy of electronic apex locators in primary teeth: a meta-analysis. Int Endod J. 2015;48(3):298-307.
22. Manchanda S, Sardana D, Yiu CKY. A systematic review and meta-analysis of randomized clinical trials comparing rotary canal instrumentation techniques with manual instrumentation techniques in primary teeth. Int Endod J. 2020 Mar;53(3):333-53.
23. Moraes RDR, Santos TMPD, Marceliano-Alves MF, et al. Reciprocating instrumentation in a maxillary primary central incisor: A protocol tested in a 3D printed prototype. Int J Paediatr Dent. 2019;29(1):50-7.
24. Pozos-Guillen A, Garcia-Flores A, Esparza-Villalpando V, Garrocho-Rangel A. Intracanal irrigants for pulpectomy in primary teeth: a systematic review and meta-analysis. Int J Paediatr Dent. 2016;26(6):412-25.
25. Pintor AV, Santos MR, Ferreira DM, Barcelos R, Primo LG, Maia LC. Does Smear Layer Removal Influence Root Canal Therapy Outcome? A Systematic Review. J Clin Pediatr Dent. 2016;40(1):1-7.
26. Neetu Jain N, Garg S, Dhindsa A, Joshi S, Khatria H. Not yet on ResearchGateImpact of 6% citric acid and endoactivator as irrigation adjuncts on obturation quality and pulpectomy outcome in primary teeth. Pediatric Dental Journal. 2019;29(2):59-65.
27. Tannure PN, Fidalgo TK, Barcelos R, Gleiser R, Primo LG. Ectopic eruption of permanent incisors after predecessor pulpectomy: five cases. Gen Dent. 2011;59(4):e162-e167.
28. Costa LED, Sousa SA, Serpa EBM, Duarte RC. An Overview of Teaching of Pulp Therapy in Primary Teeth in Undergraduate Dental Courses. Brazilian Research in Pediatric Dentistry and Integrated Clinic 2012 July/Sept;12(3):425-31.
29. Mello-Moura ACV, Cerqueira DF, Santos EM. Pasta Guedes-Pinto – Revisão de literatura: 26 anos de estudos sobre citotoxicidade, citotóxicos, histopatológicos, microbiológicos e clínicos. RPG Rev Pós-Grad. 2007;14(3):260-6.
30. Pinto DN, Sousa DL, Araújo RB, Moreira-Neto JJ. Eighteen-month clinical and radiographic evaluation of two root canal-filling materials in primary teeth with pulp necrosis secondary to trauma. Dent Traumatol. 2011;27(3):221-4.
31. Bawazir OA, Salama FS. Clinical evaluation of root canal obturation methods in primary teeth. Pediatr Dent. 2006; 28(1):39-47.
32. Rajasekhar S, Mallineni SK, Nuvvula S. Comparative evaluation of three obturation systems in primary molars – A randomized clinical trial. J Indian Soc Pedod Prev Dent. 2019;37(3):297-302.
33. Moskovitz M, Sammara E, Holan G. Success rate of root canal treatment in primary molars. J Dent. 2005;33(1):41-7.
34. Takushige T, Cruz EV, Asgor Moral A, Hoshino E. Endodontic treatment of primary teeth using a combination of antibacterial drugs. Int Endod J. 2004;37(2):132-8.
35. Nakornchai S, Banditsing P, Visetratana N. Clinical evaluation of 3Mix and Vitapex as treatment options for pulpally involved primary molars. Int J Paediatr Dent. 2010;20(3):214-21.
36. Daher A, Viana KA, Lees CR, Costa LR. Ineffectiveness of Antibiotic-Based Pulpotomy for Primary Molars: A Survival Analysis. Brazilian Research in Pediatric Dentistry and Integrated Clinic. 2015;15(1):205-15.
37. Doneria D, Thakur S, Singhal P, Chauhan D, Keshav K, Uppal A. In search of a novel substitute: Clinical and radiological success of lesion sterilization and tissue repair with modified 3mix-mp antibiotic paste and conventional pulpectomy for primary molars with pulp involvement with 18 months follow-up. Contemp Clin Dent. 2017 Oct-Dec;8(4):514-21.
38. Duarte ML, Pires PM, Ferreira DM, et al. Is there evidence for the use of lesion sterilization and tissue repair therapy in the endodontic treatment of primary teeth? A systematic review and meta-analyses. Clin Oral Investig. 2020;24(9):2959-72.
39. Oliveira MAC, Costa LRRS. Desempenho clínico de pulpotomias com pasta CTZ em molares decíduos: estudo retrospectivo. Rev Robrac. 2006;14(40):55-63.
40. Celikten B, Uzuntas CF, Kurt H. Multiple idiopathic external and internal resorption: Case report with cone-beam computed tomography findings. Imaging Sci Dent. 2014;44(4):315.

TRAUMATISMOS DENTOALVEOLARES: ASPECTOS EPIDEMIOLÓGICOS PREVENTIVOS E DIAGNÓSTICOS

28

Lívia Azeredo Alves Antunes
Cinthya Gomes
Ludmila da Silva Guimarães
Thuanny Castilho
Leonardo dos Santos Antunes

O traumatismo dentoalveolar em crianças é considerado um grande problema de saúde pública pelo seu impacto na estética, na função e por sua alta prevalência em urgências odontológicas.[1,2] O trauma não compromete apenas os tecidos dentários, de sustentação, mole e ósseo, como também pode ocasionar um déficit que afeta a autoestima e a qualidade de vida relacionada à saúde bucal em crianças, adolescentes e até mesmo em seus familiares.[3] Este capítulo servirá para o cirurgião-dentista compreender os aspectos epidemiológicos, as estratégias para a prevenção e os métodos para diagnóstico de cada tipo de lesão dentoalveolar em dentes decíduos e permanentes jovens na intenção de auxiliar o processo de tomada de decisão desse profissional.

ASPECTOS EPIDEMIOLÓGICOS

A prevalência do traumatismo dentoalveolar é variável ao longo do crescimento da criança e mudança de dentição. Na dentição decídua, ocorre com uma prevalência de 9,4 a 62,1%,[4] com maior frequência entre crianças de 1 a 2 anos de idade.[5] Em dentes permanentes, essa prevalência está em torno de 8 a 58,6%,[4] acometendo com maior frequência crianças e adolescentes de 8 a 12 anos de idade.[6]

Existe um consenso na literatura de que os incisivos superiores são os dentes mais afetados pelos traumatismos, tanto na dentição decídua quanto na permanente.[7,8] Nos dentes decíduos, o trauma associado aos tecidos de sustentação é mais prevalente, enquanto na dentição permanente as lesões ocorrem mais comumente nos tecidos dentários.[9] Esse fato é biologicamente explicado pelo osso alveolar na dentição decídua se apresentar menos trabeculado, com mais espaços medulares, menor grau de calcificação, além de existirem as lojas ósseas que contêm o germe do dente permanente. Assim, quando há um traumatismo, o impacto é amortecido e dissipa-se por essas estruturas; enquanto na dentição permanente o impacto é totalmente absorvido pelo dente, ocorrendo com maior frequência as fraturas dentais.

No entanto, alguns estudos têm indicado alta prevalência de fraturas na dentição decídua. Esses dados devem ser interpretados com cautela. Grande número de estudos são realizados de forma transversal conduzidos em escolas ou campanhas de vacinação, nos quais se registra o que é visto naquele momento; ou outros estudos retrospectivos, que são realizados acessando fichas com dados muito bem registrados ou que contam com a memória. Assim, nesses tipos de estudo, as injúrias aos tecidos de sustentação podem ser subnotificadas e ter sua prevalência reduzida. Estudos realizados em hospitais, faculdades de odontologia e em centros de referência de traumatismos dentários serão os casos mais notificados.

No Brasil, uma pesquisa epidemiológica realizada em 2010 constatou prevalência de traumatismo dentoalveolar de 20,5%, mas, na realidade, esse percentual provavelmente é ainda maior, uma vez que foram consideradas apenas fraturas coronárias e avulsões dentárias.[10] Uma revisão de literatura sobre o perfil epidemiológico dos traumatismos em crianças e adolescentes, que incluiu 53 artigos publicados no Brasil, agrupou os artigos de acordo com a prevalência por estado brasileiro[4] **(Figura 1)**. Observou-se que os estudos estão concentrados em algumas regiões específicas, como Rio Grande do Sul, Santa Catarina, Minas Gerais e São Paulo. Apesar de essa temática ser bem estudada no Brasil com diversos centros de referência, esses resultados não são representativos da população brasileira. Aqui, novamente devido à grande diferença metodológica aplicada, os dados compilados devem ser comparados com cautela, enfatizando a importância da padronização de levantamentos para um melhor mapeamento do traumatismo dentoalveolar no Brasil.

No mundo, uma metanálise mostrou uma prevalência global de traumatismo dentoalveolar de 15,2%. A maior prevalência foi relatada na região das Américas (19,1%); a mais baixa, na região do Pacífico Ocidental (9,9%).[11]

Etiologia é a ciência que estuda as causas de determinada condição. Os fatores predisponentes ou fatores de risco são definidos como um atributo de uma população ou grupo que leva a uma maior incidência de uma doença ou prejuízo à saúde nessa população ou grupo, quando comparado com outras populações ou grupos que não possuem ou têm menor exposição ao fator de risco.[12] Evitar causas etiológicas[13-16] e identificar os fatores predisponentes[13,17-22] ao traumatismo dentoalveolar, conforme descrito na **Figura 2**, é de grande importância para a implementação de medidas preventivas.[22]

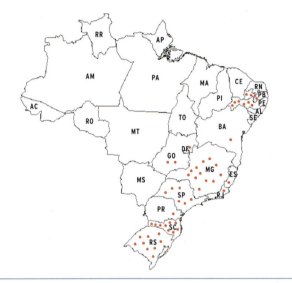

Figura 1 Concentração dos levantamentos epidemiológicos por estados do Brasil.
Fonte: Rodrigues et al.[4]

PREVENÇÃO DOS TRAUMATISMOS DENTOALVEOLARES

Estratégias para a prevenção do traumatismo dentoalveolar podem ser realizadas de forma passiva, ativa ou até mesmo por meio da combinação de ambas para atuações mais bem-sucedidas.

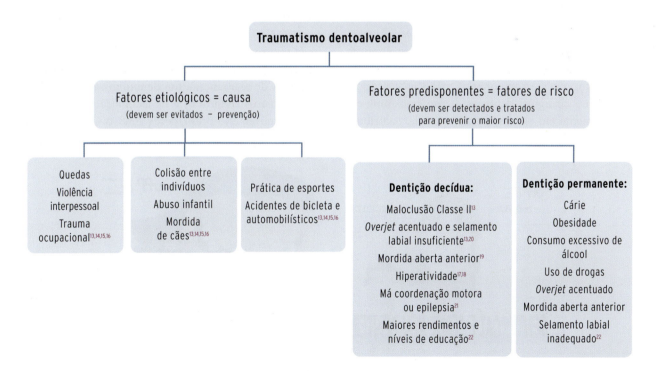

Figura 2 Fluxograma dos fatores etiológicos e predisponentes do traumatismo dentoalveolar.
Fonte: elaborada pelos autores.

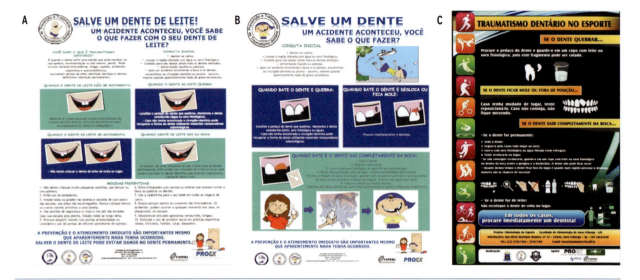

Figura 3 Prevenção passiva: cartazes do Instituto de Saúde de Nova Friburgo (ISNF), da Universidade Federal Fluminense, com orientações de manejo inicial nos casos de traumatismo dentário: A: para dentes decíduos. B: para dentes permanentes. C: para dentes permanentes com foco na prática esportiva.

Fonte: acervo dos projetos "UFF/NF reconstruindo sorrisos: atendimento ao paciente infantil com traumatismo dentário" e "Odontologia do esporte: prevenção de injúrias decorrentes de práticas esportivas".

A prevenção passiva é implementada pela educação em saúde. A promoção da saúde visa assegurar a igualdade de oportunidades e proporcionar os meios (capacitação) que permitam a todas as pessoas realizarem completamente seu potencial de saúde. Programas de saúde bucal têm sido muito bem-sucedidos.[23-25] Os indivíduos devem ter oportunidade de conhecer e controlar os fatores determinantes da sua saúde. Sendo assim, recursos institucionais e comunitários, públicos e privados, bem como cirurgiões-dentistas devem transmitir esse conhecimento em escolas, na comunidade, contribuindo para o enfrentamento e a resolução dessa condição, e consequentemente para a redução de sua incidência e prevalência nas populações.[26] Diversos recursos podem ser utilizados para a disseminação dessas informações: cartazes, livros, cartilhas, aplicativos e redes sociais (**Figuras 3, 4 e 5**).

Já a prevenção ativa é implementada por uma atuação direta, intervindo em estrutura e na utilização de equipamentos de segurança, a fim de minimizar o risco em espaços físicos (**Figura 6**) e na locomoção de crianças nos automóveis. No Brasil, desde 2008, o Conselho Na-

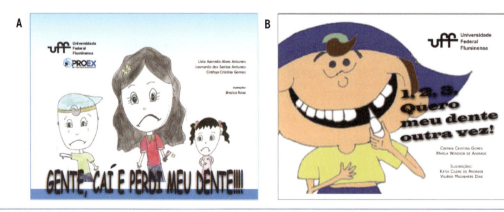

Figura 4 Prevenção passiva: cartilhas ensinando de forma lúdica sobre o manejo do trauma: A: dentes decíduos. B: dentes permanentes.

Fonte: acervo dos projetos "UFF/NF reconstruindo sorrisos: atendimento ao paciente infantil com traumatismo dentário" e "Prevenção e tratamento do traumatismo dentário".

cional de Trânsito (Contran), pela Resolução 277/2008, determina a utilização obrigatória de equipamentos para o transporte de crianças em automóveis até os 7 anos e meio de idade. O descumprimento dessa regra resulta em multa para o condutor do veículo. É indicado o uso do bebê conforto para bebês até atingirem o peso máximo indicado pelo fabricante (geralmente 13 kg); cadeirinha para crianças até aproximadamente os 4 anos de idade – ou enquanto estiverem na faixa de peso limite indicado pelo fabricante do dispositivo (geralmente de 9 kg a 18 kg); assento ou elevação (ou *booster*) dos 4 até completarem 7 anos e meio de idade – ou enquanto estiverem na faixa de peso limite indicado pelo fabricante do dispositivo (geralmente de 15 kg a 36 kg). A partir daí a criança pode deixar o assento de elevação e usar somente o cinto de segurança.

Outros recursos podem ser utilizados, como barreira física de proteção, como descrito no **Quadro 1**. Dentre os recursos ainda se destacam aqueles implementados pelo cirurgião-dentista, como os protetores bucais. A Academia Americana de Odontopediatria preconiza a utilização de protetores bucais em crianças e adolescentes.[27] A disseminação da importância da sua utilização deve partir de profissionais da saúde, da educação e do esporte. Recomenda-se o uso de um protetor bucal tipo IV (individualizado) confeccionado sobre um modelo de gesso e entregue sob a supervisão de um cirurgião-dentista. Nos casos em que houver movimentação dos dentes devido ao tratamento ortodôntico, a esfoliação dos dentes decíduos e a erupção de dentes permanentes, um alívio no protetor bucal deve ser realizado para acomodar futuro movimento ou desenvolvimento dentário (**Figura 7**).

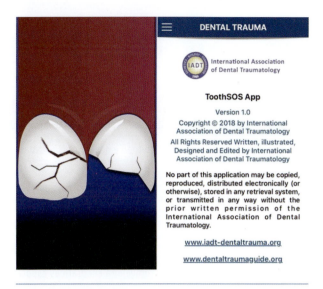

Figura 5 Prevenção passiva: aplicativo da Associação Internacional de Traumatologia Dentária.
Fonte: www.iadt-dentaltrauma.org.

DIAGNÓSTICO DOS TRAUMATISMOS DENTOALVEOLARES

Anamnese

Durante a anamnese, o papel do cirurgião-dentista é obter uma história detalhada que ajudará identificar a condição sistêmica do paciente, as circunstâncias e o tipo de traumatismo dentoalveolar que podem interferir no diagnóstico e tratamento que abordaremos no próximo capítulo. *(Leia mais no Capítulo 29.)* No momento inicial da constatação de lesões traumáticas na face, deve-se ob-

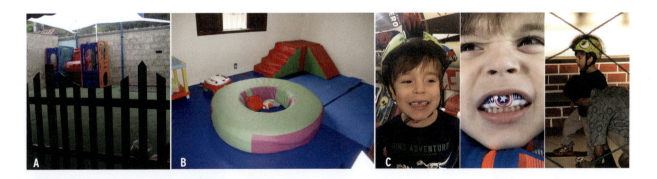

Figura 6 Exemplos de estratégias de prevenção ativa: A: uso de pisos não escorregadios e portões de segurança no topo e nos pés das escadas. B: evitar brinquedos com pontas ou arestas que possam lacerar a boca ou fraturar os dentes. C: uso de capacetes e/ou protetores bucais, joelheira e cotoveleira durante as práticas esportivas.
Fonte: acervo dos autores.

Quadro 1   Orientações preventivas ativas

Cuidados em casa e na escola
• Utilizar berços e cercadinhos. Nunca colocar berços ou outros móveis próximos a uma janela.
• Evitar uso de andadores.
• Instalar telas ou grades nas janelas e sacadas de casas e escolas.
• Utilizar portões de segurança no topo e nos pés das escadas.
• Utilizar pisos não escorregadios.
• Procurar adquirir móveis com pontas arredondadas ou considerar o uso de pontas de silicone (protetores de quinas).
• Evitar brinquedos com pontas ou arestas que possam cortar a boca ou fraturar os dentes.
• Utilizar cadeiras automotivas e cinto de segurança no banco traseiro de acordo com a faixa etária.
• Utilizar capacetes, joelheira e cotoveleira em práticas esportivas.
Cuidados sob supervisão do cirurgião-dentista
• Indicar avaliação ortodôntica ao observar fatores predisponentes.
• Indicar o uso de protetores bucais personalizados para prática esportiva.

Fonte: elaborado pelos autores.

servar se o paciente apresenta períodos de inconsciência, cefaleia, náuseas, vômitos, amnésia e/ou qualquer sinal de traumatismo craniano. Nesses casos, deve-se encaminhá-lo para avaliação médica neurológica.[28] Outro momento em que há a necessidade de encaminhar o paciente para o setor de emergência hospitalar são os casos em que há ingestão ou inalação dos dentes.[21]

Excluindo as possibilidades de emergência, dados pessoais (nome, responsáveis, data de nascimento, endereço, telefone) e um breve histórico médico e odontológico devem ser coletados. A seguir, as informações da história do traumatismo devem ser obtidas e anotadas em prontuário próprio seguido de assinatura, confirmando a veracidade das informações obtidas e consentimento para futuro tratamento. Deve-se observar a plausibilidade dos dados coletados. No caso de informações desencontradas entre os pais, deve-se considerar a possibilidade de maus-tratos. A seguir, o clínico deve iniciar a coleta de dados com três perguntas-chave relacionadas ao trauma:[29-31]

- **Onde ocorreu o acidente?** Embora possa haver implicações legais quanto à resposta a esta pergunta, ela poderá indicar a possibilidade de contaminação dos ferimentos e, assim, necessidade de profilaxia para o tétano.

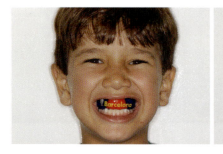
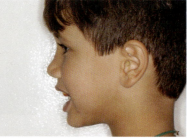
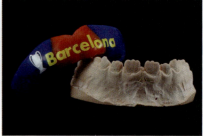

Figura 7   Prevenção ativa: uso de protetor bucal em crianças e adolescentes, conforme preconizado pela Associação Americana de Odontopediatria.
Fonte: acervo dos autores.

- *Quando ocorreu o acidente?* Este questionamento torna-se significativo para o prognóstico. O fator tempo é muito importante. O intervalo de tempo entre o acontecimento do traumatismo até o primeiro atendimento bem como os sinais e sintomas presentes influenciarão na escolha do tratamento e em seu prognóstico.
- *Como ocorreu o acidente?* Relaciona-se à localização e à intensidade do trauma. A resposta ajudará o clínico a localizar as possíveis áreas de lesão. Por exemplo, um trauma nos dentes anteriores pode causar fraturas da coroa, da raiz e do osso da região anterior. Já um traumatismo sob o queixo ou sob a mandíbula pode ocasionar fraturas mais concentradas em dentes posteriores, acometimento do côndilo e fratura na sínfise mandibular. Com relação à intensidade, um impacto amortecido pode causar fratura da raiz ou deslocamento do dente, enquanto um impacto em superfície dura tende a ocasionar fraturas coronárias. Outro exemplo de intensidade está relacionado à etiologia do traumatismo. Por exemplo, uma injúria em incisivo central superior em que a criança tropeçou e teve uma queda da própria altura é diferente de um traumatismo nesse mesmo incisivo central por um coice de cavalo. Esses dados estarão diretamente ligados ao prognóstico do traumatismo dentário.

Além disso, outros questionamentos importantes devem ser feitos, como: avaliar se algum tipo de tratamento já foi realizado no dente traumatizado; se já houve traumatismo prévio nesse dente; no caso de crianças pequenas, se há presença de hábitos deletérios (sucção de chupeta, dedo, mamadeira, onicofagia).

Exame físico – Exame extraoral

O exame extraoral deve ser iniciado com uma avaliação geral do paciente, considerando: lesões correspondentes a objetos reconhecíveis, mordidas e/ou queimaduras; presença de assimetrias faciais; avaliação da dor (principalmente durante movimentos mandibulares); avaliação dos movimentos da mandíbula (a abertura bucal reduzida/desviada pode resultar de fraturas da ATM e/ou sangramento no espaço articular); presença de hematomas, lacerações/abrasões dos tecidos moles periorais.[31] As estruturas ósseas também devem ser avaliadas por meio de palpação. Fraturas envolvendo o processo alveolar que se projetam através da mucosa sobrejacente são geralmente evidentes. Crepitação e mobilidade de fragmentos alveolares à palpação podem indicar uma fratura subjacente. No exame extraoral também é possível avaliar deformidades ósseas, má oclusão severa ou dor à palpação do segmento alveolar decorrente dos traumatismos.[32]

Exame físico – Exame intraoral

No exame intraoral, deve-se considerar a condição dos tecidos moles (lábio, mucosa, gengiva e língua) e dentários. Avaliam-se fraturas (com ou sem envolvimento pulpar), deslocamento, mobilidade, avulsão e alteração de cor.[2,32] É importante estar atento para a ocorrência de lesões combinadas, pois a associação de dois tipos diferentes de lesões simultaneamente no mesmo elemento dentário pode piorar o prognóstico.[33] Nessa inspeção, realiza-se a palpação e os testes de mobilidade, percussão e de sensibilidade.

Palpação

A palpação pode fornecer informações valiosas sobre os tecidos envolvidos, a extensão do envolvimento e as respostas à cura após o traumatismo dentoalveolar. A palpação do alvéolo pode indicar a presença de uma fratura alveolar, bem como a direção e o grau de uma lesão de luxação. Uma comparação com os tecidos contralaterais pode ajudar na determinação da anatomia alterada ou do inchaço dos tecidos moles. Nas visitas de acompanhamento, a sensibilidade à palpação pode indicar que houve necrose e infecção pulpar. Essa descoberta é confirmada com testes de sensibilidade pulpar e avaliações radiográficas. Por fim, a sensibilidade persistente à palpação pode indicar que a cicatrização óssea de uma fratura alveolar (não diagnosticada) não foi resolvida.[34]

Teste de mobilidade

O grau de mobilidade deve ser avaliado no seu sentido axial e horizontal. Especialmente na direção axial, a mobilidade pode indicar um problema vascular com possível rompimento do feixe vásculo-nervoso ou uma fratura da cavidade alveolar.[29] Quando há movimentação horizontal de um grupo de dentes, deve-se suspeitar de fratura do processo alveolar. Deve-se descartar os casos de doença periodontal e de restaurações altas com interferência oclusal que geram mobilidade dental sem estar ligada a traumatismos. Nos dentes decíduos, deve-se levar em consideração a possibilidade de a mobilidade estar relacionada a uma reabsorção fisiológica.

Teste de percussão

Deve ser realizado com cabo de um instrumento metálico. A sensibilidade à percussão vertical indicará dano do ligamento periodontal. Quando a percussão horizontal produzir som com tom alto e metálico, indica que o dente traumatizado pode estar anquilosado. A anquilose é muito comum nos casos de luxação lateral e luxação intrusiva, e esse som característico é decorrente da substituição do ligamento periodontal por tecido ósseo e da estrutura dentária em contato direto com o osso.[29]

Testes de sensibilidade pulpar

Após as lesões traumáticas, a capacidade de condução das terminações nervosas pode estar suficientemente desordenada; o dente traumatizado geralmente sofre parestesia temporária como resultado da lesão, e essa resposta neurológica alterada pode levar semanas para ser resolvida.[35] Sendo assim, os testes de sensibilidade frequentemente não geram nenhuma resposta, indicando uma ausência transitória de resposta pulpar.[34] Consultas pós-operatórias regulares são necessárias para realizar o diagnóstico da condição do tecido pulpar. A transição de uma resposta negativa para positiva em um teste subsequente pode ser considerada um sinal de polpa em fase de regeneração, enquanto a transição de uma resposta positiva para negativa indica que a polpa esteja provavelmente em processo de degeneração. A persistência de uma resposta negativa pode sugerir que a polpa foi comprometida de forma irreversível.[36] No momento inicial do exame, testes de sensibilidade pulpar térmicos (frio e quente) e/ou elétricos (**Figuras 8A, 8B, 8C**) devem ser feitos nos dentes traumatizados e seus homólogos, tanto na arcada superior quanto na inferior. Esses dados devem ser cuidadosamente registrados para posterior comparação nas consultas de acompanhamento.

Na dentição decídua, as informações obtidas nos testes de sensibilidade pulpar (testes térmicos e elétricos) e no teste de percussão não são conclusivas, devido à falta de cooperação da criança,[29] levando a um falso positivo ou falso negativo. Assim, questões como percepção da dor da criança dependerão de sua habilidade cognitiva, o que pode limitar a interpretação e resposta do exame. Além disso, a execução do teste, que pode levar a uma alteração negativa do comportamento do paciente, deve ser julgada previamente pelo operador antes de optar por um teste de sensibilidade.

Teste de fluxometria laser *doppler* e oximetria de pulso

São tecnologias alternativas, não invasivas, que avaliam diretamente o fluxo sanguíneo no tecido-alvo e a saturação de oxigênio do sangue arterial em um tecido, respectivamente. Esses testes mostram consistentemente sinais de fluxo sanguíneo pulpar mesmo na ausência de resposta aos testes térmico ou elétrico, mesmo após o traumatismo, oferecendo uma leitura mais fiel do *status* de vitalidade pulpar. Contudo, essas modalidades não estão prontamente disponíveis para o clínico devido sobretudo ao seu alto custo, inviabilizando o uso.[34]

Exames complementares

A realização dos exames complementares para auxiliar na avaliação inicial do traumatismo dentoalveolar e para o monitoramento subsequente dos dentes traumatizados e das estruturas de suporte é de extrema importância. Um diagnóstico preciso serve como base para a intervenção terapêutica e ajuda a garantir que a destruição das estruturas dentárias seja minimizada e a função recuperada.[34]

Os exames complementares abrangem os testes transiluminação, exames radiográficos, documentação fotográ-

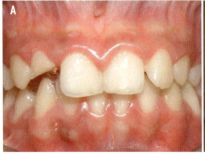
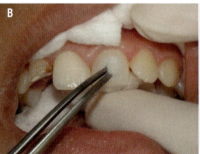
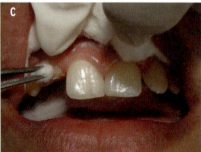

Figura 8 Teste de sensibilidade térmico com o frio - gás refrigerante: A: paciente com fratura de esmalte dentina no 12. B: isolamento relativo e secagem dos dentes da bateria labial e aplicação de bolinha de algodão refrigerada (-50 ºC), aplicada sobre a superfície dentária, terço médio para cervical. Nesse caso, aplicação em dente adjacente. C: aplicação do dente em questão.
Fonte: acervo dos autores.

fica e, quando possível, fluxometria laser *doppler*/oximetria de pulso.

Transiluminação

Neste exame utiliza-se de um feixe de luz paralelo ao longo do eixo do dente, objetivando detectar a presença de trincas.[32] A presença de trinca é um fator predisponente para fratura do elemento dental em caso de novos traumatismos. Por isso é importante a sua detecção.

Exames radiográficos

O exame radiográfico é um exame auxiliar de extrema importância que visa avaliar o efeito das lesões traumáticas no dente, na raiz, no ligamento periodontal e no osso adjacente.

O protocolo da Associação Internacional de Traumatologia Dentária (International Association of Dental Traumatology – IADT 2020) sugere a inclusão de pelo menos uma radiografia periapical paralela dos incisivos inferiores para detecção de prováveis traumas ocorridos concomitantemente com a arcada superior.[37] Nas crianças, torna-se essencial para o fechamento do diagnóstico devido à falta de colaboração, além de ser importante para fornecer uma perspectiva adicional sobre os dentes sucessores em desenvolvimento.[32] No entanto, é um procedimento que deve ser realizado avaliando sua real necessidade, minimizando a exposição da criança a radiação.[38]

A radiografia periapical com feixe central de angulação de 90° para o dente de interesse e com angulações horizontais é recomendada em todos os casos de traumatismos em tecidos dentais e de sustentação[32] (**Figuras 9A e 9B**). Essa radiografia é importante auxiliar no diagnóstico das luxações laterais, fraturas radiculares e fraturas do osso alveolar, pois permite uma análise no sentido vertical dos dentes e tecidos circundantes.[39] Radiografias laterais extrabucais também devem ser realizadas com o objetivo de localizar fragmentos dentários ou objetos estranhos nos lábios e nas bochechas, e evidenciar deslocamento do elemento dentário no alvéolo (**Figuras 10A e 10B**). Elas podem demonstrar a relação entre o ápice do dente deslocado e o germe do dente permanente, bem como a direção de deslocamento, e devem ser realizadas com filme de adulto[40] ou filme oclusal.

Ainda na dentição decídua, protocolos diferenciados para a realização de tomadas radiográficas para lactente e crianças em idade pré-escolar podem ser aplicados.

Lesões simples, como fraturas de esmalte e concussão, podem não exigir todas as radiografias supracitadas. O cirurgião-dentista deve realizar uma avaliação clínica das vantagens e desvantagens de várias tomadas radiográficas. Esse é o caso da dentição decídua, em que as radiografias iniciais são realizadas; no entanto, para os acompanhamentos, devem ser realizadas sob julgamento do profissional ou em casos da presença de sinais clínicos que indiquem sua realização.[38]

A tomografia computadorizada *cone-beam* também pode ser utilizada, fornecendo melhor visualização das lesões traumáticas, particularmente nos casos de fraturas radiculares, coronárias e luxações laterais.[37,39] Esse exame auxilia na determinação da localização, extensão e direção de uma fratura.[37] Pode ser um recurso auxiliar em casos de trauma maxilofacial[41] ou para diagnóstico de casos mais complexos que envolvem sequelas (**Figura 11**). Contudo, o mesmo julgamento de risco-benefício apon-

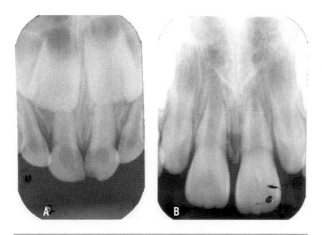

Figura 9 A: Rx periapical decíduo (película decíduo). B: Rx periapical permanente jovem (película adulto).
Fonte: acervo dos autores.

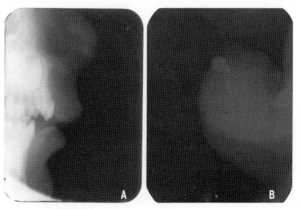

Figura 10 A: Rx lateral de intrusão de dente decíduo. B: Rx lateral de fragmento em lábio.
Fonte: acervo dos autores.

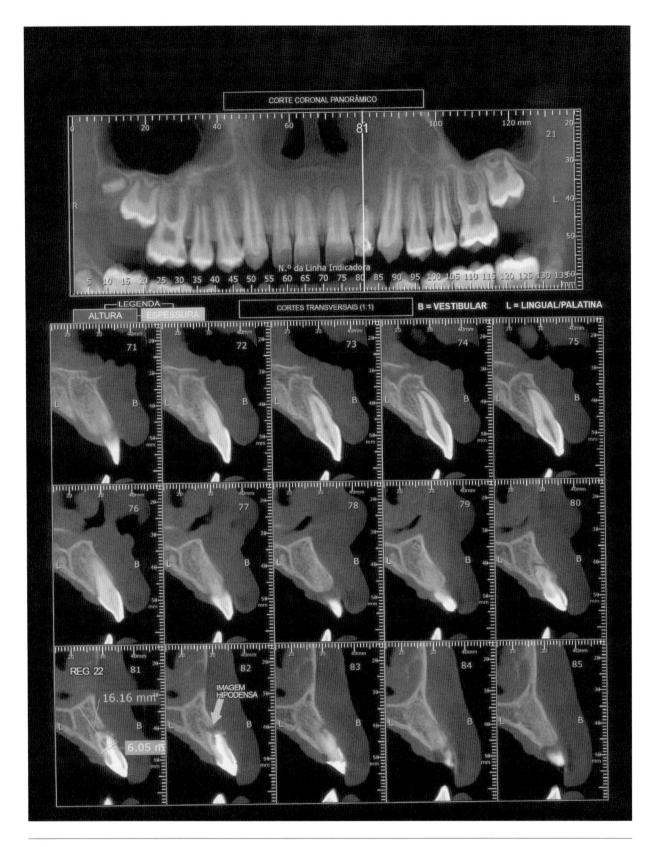

Figura 11 Tomografia computadorizada *cone-beam* utilizada para avaliar evolução de tratamento do elemento 22 com interrupção da rizogênese.

Fonte: acervo dos autores.

tado nas radiografias periapicais em dentes decíduos deve ser ponderado para utilização desse tipo de auxiliar no diagnóstico.[38]

Documentação fotográfica

As fotografias clínicas são altamente recomendadas para a documentação inicial da lesão e para exames de acompanhamento. A documentação fotográfica permite o monitoramento da cicatrização de tecidos moles, a avaliação da descoloração do dente, a reerupção de um dente intruído e o desenvolvimento do infraposicionamento de um dente anquilosado, bem como ajuda na decisão da necessidade das tomadas radiográficas. Além disso, em casos de litígio, pode ser usada como documentação médico-legal.[37]

REFERÊNCIAS BIBLIOGRÁFICAS

1. Azami-Aghdash S, Ebadifard Azar F, Pournaghi Azar F, Rezapour A, Moradi-Joo M, Moosavi A, et al. Prevalence, etiology, and types of dental trauma in children and adolescents: Systematic review and meta-analysis. Med J Islam Repub Iran. 2015;29:234.
2. Mahmoodi B, Rahimi-Nedjat R, Weusmann J, Azaripour A, Walter C, Willershausen B. Traumatic dental injuries in a university hospital: A four-year retrospective study. BMC Oral Health [Internet]. 2015;15(1):139.
3. Antunes LAA, Lemos HM, Milani AJ, Guimaraes LS, Kuechler EC, Antunes LS. Does traumatic dental injury impact oral health-related to quality of life of children and adolescents? Systematic review and meta-analysis. Int J Dent Hyg. 2020;18:142-62.
4. Rodrigues AS, Castilho T, Antunes LAA, Antunes LS. Perfil Epidemiológico dos Traumatismos Dentários em Crianças e Adolescentes no Brasil TT – Epidemiological Profile of Dental Trauma in Children and Adolescents in Brazil. UNOPAR Cient, Ciênc biol saude [Internet]. 2015;17(4). Disponível em: http://pgsskroton.com.br/seer/index.php/biologicas/article/view/3270/3001.
5. Mendoza-Mendoza A, Iglesias-Linares A, Yañez-Vico RM, Abalos-Labruzzi C. Prevalence and complications of trauma to the primary dentition in a subpopulation of Spanish children in southern Europe. Dent Traumatol. 2014;31:144-9.
6. Schuch HS, Goettems ML, Correa MB, Torriani DD, Demarco FF. Prevalence and treatment demand after traumatic dental injury in South Brazilian schoolchildren. Dent Traumatol. 2013;29:297-302.
7. Lam R. Epidemiology and outcomes of traumatic dental injuries: A review of the literature. Aust Dent J. 2016;61:4-20.
8. Paula Barros JN, Araújo TAA, Soares TRC, Lenzi MMH, Risso PA, Fidalgo TKDS, et al. Profiles of trauma in primary and permanent teeth of children and adolescents. J Clin Pediatr Dent. 2019;43(1):5-10.
9. Cully JL, Zeeb K, Sahay RD, Gosnell E, Morris H, Thikkurissy S. Prevalence of Primary Teeth Injuries Presenting to a Pediatric Emergency Department. Pediatr Dent. 2019 Mar;41(2):136-9.
10. SB Brasil 2010. Pesquisa Nacional de Saúde Bucal: resultados principais/Ministério da Saúde. Secretaria de Atenção a Saúde. Secretária de Vigilância em Saúde. 1.ed. Brasília: Ministério da Saúde; 2012.
11. Petti S, Glendor U, Andersson L. World traumatic dental injury prevalence and incidence, a meta-analysis-One billion living people have had traumatic dental injuries. Dent Traumatol Off Publ Int Assoc Dent Traumatol. 2018 Apr;34(2):71-86.
12. Rouquayrol MZ, Filho NA. Introdução à epidemiologia. 4.ed. São Paulo; 2006.
13. Cameron AC, Widmer RP. Handbook of Pediatric Dentistry. 3.ed.; 2008.
14. Huang B, Marcenes W, Croucher R, Hector M. Activities related to the occurrence of traumatic dental injuries in 15- to 18-year-olds. Dent Traumatol. 2009;25:64-8.
15. Thorén H, Numminen L, Snäll J, Kormi E, Lindqvist C, Iizuca T, et al. Occurrence and types of dental injuries among patients with maxillofacial fractures. Int J Oral Maxillofac Surg. 2010;39:774-8.
16. Traebert J. Accidents, Sports, and Physical Leisure Activities are the most Frequent Causes of Traumatic Dental Injury and the Rate of Pulp Necrosis is High Following its Occurrence in Pilsen, The Czech Republic. J Evid Based Dent Pract. 2011;11:102-4.
17. Lalloo R. Risk factors for major injuries to the face and teeth. Dent Traumatol. 2003;19:12-4.
18. Sabuncuoglu O. Traumatic dental injuries and attention-deficit/hyperactivity disorder: is there a link? Dent Traumatol. 2007;23:137-42.
19. Oliveira LB, Marcenes W, Ardenghi TM, Sheiham A, Bönecker M. Traumatic dental injuries and associated factors among Brazilian preschool children. Dent Traumatol. 2007;23:76-81.
20. Robson F, Ramos-Jorge ML, Bendo CB, Vale MP, Paiva SM, Pordeus IA. Prevalence and determining factors of traumatic injuries to primary teeth in preschool children. Dent Traumatol. 2009;25:118-22.
21. Ranka M, Dhaliwal H, Albadri S, Brown C. Trauma to the Primary Dentition and its Sequelae. Dent Updat. 2013;40:534-42.
22. Soares TRC, Magno MB, Jural LA, Loureiro JM, Chianca TK, Risso PA, et al. Risk factors for traumatic dental injuries in the Brazilian population: A critical review. Dent Traumatol. 2018 Dec;34(6):445-54.
23. Milani AJ, Alves NF, Espiroto-Santo TM, Ribeiro LG, Ammari MM, Antunes LS, et al. Impact of Traumatic Dental Injuries on Oral Health-Related Quality of Life of Preschool Children and Their Families Attending a Dental Trauma Care Program. Port J Public Heal. 2019;37:19-25.
24. Lattanzi APDS, Silveira FM, Guimarães L, Antunes LAA, Antunes LS, Assaf AV. Effects of oral health promotion programmes on adolescents' oral health-related quality of life: A systematic review. Int J Dent Hyg. 2020 Aug;18(3):228-37.

25. Lattanzi AP, Marques APF, Silveira FM, Valente MIB, Antunes LA, Cortellazzi KL, et al. The influence of the Brazilian school health program on the oral-health-related quality of life of adolescents. Braz Oral Res. 2020;34:e070.
26. Buss PM. Health promotion and quality of life. Ciência e Saúde Coletiva. 2000;5(1):163-77.
27. Latest Revision AAPD. Policy on Prevention of Sports-Related Orofacial Injuries. Pediatr Dent. 2018;40(6):97-102.
28. Steelman R. Rapid Physical Assessment of the Injured Child. J Endod. 2013;39(3S):S9-12.
29. Andreasen JO, Andreasen FM. Traumatismo dentário: soluções clínicas. São Paulo, Panamerican, editor; 1991.
30. Lopes HP, Siqueira Júnior JF. Endodontia: biologia e técnica. 4.ed. Rio de Janeiro; 2015.
31. Cagetti MG, Marcoli PA, Berengo M, Cascone P, Cordone L, Defabianis P, et al. Italian guidelines for the prevention and management of dental trauma in children. Ital J Pediatr. 2019;45:157.
32. Reddy LV, Bhattacharjee R, Misch E, Sokoya M, Ducic Y. Dental Injuries and Management. Facial Plast Surg. 2019;35:607-13.
33. Lauridsen E, Hermann NV, Gerds TA, Ahrensburg SS, Kreiborg S, Andreasen JO. Combination injuries 1. The risk of pulp necrosis in permanent teeth with concussion injuries and concomitant crown fractures. Dent Traumatol. 2012 Oct;28(5):364-70.
34. Levin LG. Pulp and periradicular testing. J Endod. 2013 Mar;39(3 Suppl):S13-9.
35. Gopikrishna V, Tinagupta K, Kandaswamy D. Comparison of electrical, thermal, and pulse oximetry methods for assessing pulp vitality in recently traumatized teeth. J Endod. 2007 May;33(5):531-5.
36. Diangelis AJ, Andreasen JO, Ebeleseder KA, Kenny DJ, Trope M, Sigurdsson A, et al. International Association of Dental Traumatology guidelines for the management of traumatic dental injuries: 1. Fractures and luxations of permanent teeth. Dent Traumatol. 2012;28:2-12.
37. Bourguignon C, Cohenca N, Lauridsen E, Flores MT, O'connell A, Day P, et al. International Association of Dental Traumatology guidelines for the management of traumatic dental injuries: 1. Fractures and luxations. Dent Traumatol. 2020.
38. Day P, Flores MT, O'Connell A, Abbott PV, Tsilingaridis G, Fouad AF, et al. International Association of Dental Traumatology guidelines for the management of traumatic dental injuries: 3. Injuries in the Primary Dentition. Dent Traumatol. 2020 May.
39. Cohenca N, Silberman A. Contemporary imaging for the diagnosis and treatment of traumatic dental injuries: A review. Dent Traumatol Off Publ Int Assoc Dent Traumatol. 2017 Oct;33(5):321-8.
40. Malmgren B, Andreasen JO, Flores MT, Robertson A, DiAngelis AJ, Andersson L, et al. International Association of Dental Traumatology guidelines for the management of traumatic dental injuries: 3. Injuries in the primary dentition. Dent Traumatol Off Publ Int Assoc Dent Traumatol. 2012 Jun;28(3):174-82.
41. Oliveira CAGR, Lima Pedro R, Antunes LAA, Castro Costa M, Primo LG. Image-based evaluation of facial fractures in a child using computed tomography. Gen Dent. 2012;60(5):e280-2.

TRAUMATISMOS DENTOALVEOLARES NA DENTIÇÃO DECÍDUA E PERMANENTE COM RIZOGÊNESE INCOMPLETA: CLASSIFICAÇÃO E TRATAMENTO

29

Lívia Azeredo Alves Antunes
Cinthya Gomes
Ludmila da Silva Guimarães
Thuanny Castilho
Leonardo dos Santos Antunes

Os traumatismos dentoalveolares são definidos como lesões agudas nos tecidos duros dos dentes, polpa dentária e/ou tecidos periodontais causadas por forças repentinas, sendo que a raiz em alguns casos ainda pode estar em processo formativo. A grande maioria das lesões dentoalveolares ocorre em crianças e adolescentes, e a perda de um elemento dentário pode acarretar sérias consequências ao longo da vida. Muitas vezes, é difícil escolher um protocolo de tratamento adequado e tratar o traumatismo em uma criança com dentição decídua. Considerações gerais envolvendo a maturidade do paciente, anatomia dentária e oclusão são responsáveis pelas diferenças entre os protocolos de tratamento das dentições. O prognóstico dos dentes após a lesão depende do grau de rizogênese do dente, tipo de traumatismo, tratamento de urgência e tempo decorrido até o atendimento definitivo. O presente capítulo se baseou nas diretrizes da International Association of Dental Traumatology (2020) combinadas às experiências clínicas dos autores para auxiliar o cirurgião-dentista no processo de tomada de decisão terapêutica, proporcionando, assim, tratamentos padronizados e acompanhamento regular, a fim de obter um prognóstico mais favorável ao dente traumatizado.

CLASSIFICAÇÃO DAS LESÕES TRAUMÁTICAS

Existem vários sistemas de classificação dos traumatismos dentoalveolares, os quais utilizam formas próprias que levam em consideração vários fatores, como etiologia, anatomia, patologia e tratamento **(Quadro 1)**. Por exemplo, a classificação de Ellis agrupa todos os tipos de traumatismos em dentes decíduos em apenas um código. O leitor deve estar atento à classificação utilizada ao acessar publicações e livros-textos. O objetivo das classificações é fornecer uma visão mais abrangente das lesões dentoalveolares e permitir uma padronização do diagnóstico e tratamento.

Em 2001, Andreasen e Andreasen[1] propuseram a classificação mais difundida na literatura e utilizada neste capítulo, visto ser a mais amplamente utilizada na literatura. Essa classificação para traumatismos dentoalveolares pode ser aplicada tanto à dentição decídua quanto à permanente. Associada a ela, há a Classificação Internacional das Doenças (CID) da Organização Mundial da Saúde:

- Lesões traumáticas dos tecidos dentários (CID S02.5 – fratura dentária): trinca de esmalte, fratura de esmalte, fratura de esmalte e dentina, fratura de esmalte e dentina com exposição pulpar, fratura coronorradicular, fratura radicular.
- Lesões traumáticas dos tecidos de sustentação (CID S03.3 – deslocamento dentário): concussão, subluxação, luxação lateral, luxação intrusiva, luxação extrusiva, avulsão.

CONDUTA CLÍNICA DOS TRAUMATISMOS DENTOALVEOLARES EM DENTES DECÍDUOS E PERMANENTES JOVENS

As atuais diretrizes de tratamento dos traumatismos dentoalveolares baseiam-se fortemente nas informações obtidas em estudos com animais e nas opiniões de profissionais experientes na área, uma vez que estudos clínicos randomizados são inviáveis para a reprodução

Quadro 1   Sistemas de classificação do traumatismo dentário

Ellis, 1962 (dentes anteriores)	Garcia-Godoy, 1981
• Classe 1: Fratura coronária simples (pouca/nenhuma dentina) • Classe 2: Fratura coronária extensa (com considerável dentina afetada) • Classe 3: Fratura coronária extensa (com exposição pulpar) • Classe 4: Dente traumatizado sem vitalidade (com ou sem perda de estrutura) • Classe 5: Dentes perdidos por trauma • Classe 6: Fratura radicular • Classe 7: Deslocamento dentário (sem fratura) • Classe 8: Fratura coronária total e recolocação • Classe 9: Traumatismos a dentes decíduos	• Classe 0: Trinca de esmalte • Classe 1: Fratura de esmalte • Classe 2: Fratura de esmalte e dentina sem exposição pulpar • Classe 3: Fratura de esmalte e dentina com exposição pulpar • Classe 4: Fratura de esmalte-dentina-cemento sem exposição pulpar • Classe 5: Fratura de esmalte-dentina-cemento com exposição pulpar • Classe 6: Fratura radicular
Organização Mundial da Saúde, 1978	**Andreasen, 1984**
• Fratura do esmalte dentário • Fratura coronária sem envolvimento pulpar • Fratura coronária com envolvimento pulpar • Fratura radicular • Fratura da coroa e da raiz do dente • Fratura inespecífica dos dentes	• Infração coronária (fratura incompleta de esmalte) • Fratura coronária não complicada (esmalte-dentina sem exposição pulpar) • Fratura coronária complicada (esmalte-dentina com exposição pulpar) • Fratura coronorradicular não complicada (esmalte-dentina-cemento sem exposição pulpar) • Fratura coronorradicular complicada (esmalte-dentina-cemento com exposição pulpar) • Fratura radicular (dentina-cemento-polpa)

Fonte: elaborado pelos autores.

de determinadas situações de traumatismo dentoalveolar. Quando utilizados modelos estatísticos corretos e grupos com características semelhantes antes da lesão, é possível diminuir a interferência dos fatores confundidores.[2] Pesquisas em vários países do mundo concluíram que o conhecimento sobre o tratamento adequado diante de dentes que sofreram o traumatismo ainda é deficiente, o que implica tratamentos inapropriados ou inadequados.[3-12]

As diretrizes de tratamento adotadas e apresentadas neste capítulo seguem as orientações da Associação Internacional de Traumatologia Dentária (International Association of Dental Traumatology – IADT) de 2020,[13-16] que servem tanto para a dentição decídua quanto para a permanente.

Essas diretrizes são baseadas em uma revisão da literatura odontológica dos anos de 1996 a 2019 e em uma pesquisa abrangente na revista *Dental Traumatology* dos anos de 2000 a 2019, além dos pareceres dos clínicos experientes na área, bem como de cirurgiões-dentistas clínicos gerais. O principal objetivo dessas diretrizes é orientar na abordagem para o atendimento imediato ou urgente de traumatismos dentoalveolares.[16]

As diretrizes devem ser aplicadas de acordo com os achados clínicos, o julgamento do cirurgião-dentista e as características pessoais do paciente e responsáveis. O cirurgião-dentista deve expor as opções de tratamento e as consequências do não tratamento para o paciente e para os responsáveis, e a decisão final deve ser tomada em conjunto.

Na dentição decídua, o acompanhamento do traumatismo após o acidente é a opção mais apropriada na maioria dos casos, a não ser que haja risco de aspiração, ingestão do fragmento ou interferência oclusal. A abordagem conservadora pode minimizar o sofrimento da criança e o risco de maiores danos à dentição permanente.[17] O guia IADT não pode e não garante resultados favoráveis devido à adesão às diretrizes, mas acredita que sua aplicação na prática clínica pode aumentar as chances de resultados favoráveis.[16]

Condutas e instruções iniciais

As condutas de primeiros socorros após o traumatismo dentoalveolar devem ser realizadas no próprio local do acidente. Por isso, salienta-se sempre a importância da conscientização dos pais, professores e sociedade sobre as possíveis atuações ante essa condição, o que possibilitará um melhor prognóstico ao dente traumatizado. Isso pode ser realizado em ampla divulgação e capacitação por meio de palestras para os pais e professores nas escolas e também da distribuição de cartazes nos postos de saúde com orientações à sociedade.

Após os manejos iniciais, conforme exemplo no **Quadro 2**, o responsável deve procurar tratamento de urgência com um cirurgião-dentista.[18] No consultório dentário, a conduta deve ser realizada seguindo as etapas de anamnese, exame físico e exames complementares para obtenção do diagnóstico (Classificação dos traumatismos dentoalveolares), conforme previamente exposto no Capítulo 28.

Para uma melhor recuperação e prevenção a traumas futuros, alguns cuidados devem ser seguidos. O paciente e os pais devem ser orientados a empregar uma meticulosa higiene bucal, utilizando escova macia e agente antibacteriano sem álcool, como gluconato de clorexidina 0,12% por 1 a 2 semanas. Em crianças pequenas, caso a escovação não seja possível, os pais devem limpar suavemente a área afetada 2 vezes ao dia com o auxílio de um cotonete embebido com clorexidina 0,12% para evitar o acúmulo de placa bacteriana.[13,14,16] Uma dieta líquida ou pastosa é recomendada por 10 a 14 dias. O uso de chupetas e mamadeiras por crianças muito pequenas pode precisar de restrição, dependendo da gravidade da lesão. Os responsáveis devem ser aconselhados a observar possíveis complicações, incluindo inchaço, aumento da mobilidade dentária ou fístulas.[13,19]

A profilaxia com vacinação antitetânica deve ser considerada no caso de feridas contaminadas; para isso, deve-se avaliar o cartão de vacinas do paciente[13,20] **(Quadro 3)**.

A adesão do paciente e dos responsáveis às consultas de acompanhamento e os cuidados domiciliares contribuem para um melhor prognóstico após os traumatismos dentoalveolares.[16]

Em relação ao uso de antibióticos após o traumatismo dentoalveolar, existem evidências inconclusivas para sua utilização nas luxações e nenhuma evidência no prognóstico de dentes fraturados. A utilização de antibióticos permanece a critério do clínico, uma vez que as lesões dentoalveolares podem estar associadas a outros tipos de lesão. Além disso, o contato com o médico pediatra da criança pode ser importante, e o estado de saúde do paciente pode justificar o uso do antibiótico.[13,21]

Quadro 2 Atuações dos pais, cuidadores e sociedade diante do traumatismo

O traumatismo dentoalveolar aconteceu, o que fazer?

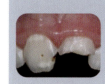

Fratura do dente
- Deve-se procurar o fragmento do dente; se encontrá-lo, colocá-lo em água ou soro fisiológico e levá-lo ao cirurgião-dentista.

Deslocamento do dente

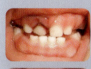
- Para lateral: com uma gaze, deve-se fazer o realinhamento imediato.

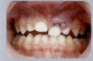
- Para fora do alvéolo: fazer o realinhamento imediato, EXCETO para dentes decíduos.

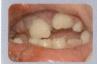
- Para dentro do alvéolo: não deve ser feito nenhum procedimento no sentido de reposicionar o dente.

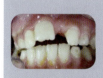

Perda do dente permanente
- Recupere o dente.
- Reponha o dente imediatamente no seu lugar.
- Se não for possível reimplantá-lo, mantenha o dente em um frasco com leite, saliva ou soro fisiológico.

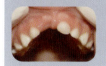

Perda do dente decíduo
- O dente decíduo NUNCA deverá ser reimplantado!

Orientações gerais para os traumatismos dentoalveolares

- Manter a calma e acalmar a vítima.
- Limpar a região afetada com água ou soro fisiológico.
- Cuidado com os movimentos da língua no sentido de não abalar ainda mais os dentes afetados.
- Após um acidente envolvendo a boca e os dentes, encaminhar ao cirurgião-dentista ou pronto-socorro, mesmo quando aparentemente nada de grave aconteceu.

Fonte: elaborado pelos autores.

Quadro 3 Vacinação antitetânica e esquema de checagem de reforço

Idade	Dose
2 meses	1ª dose
4 meses	2ª dose
6 meses	3ª dose
15 a 18 meses	Reforço
4 a 5 anos	Reforço

Profilaxia de tétano após ferimentos	
Ferimentos de baixo risco	
Desconhece ou <3 doses:	vacinar
Vacinação compl. <10 anos:	nada
Vacinação compl. >10 anos:	nada
Ferimentos de alto risco	
Desconhece ou <3 doses:	vacinar + soro antitetânico
Vacinação compl. <5 anos:	nada
Vacinação compl. >5 anos e <10 anos:	vacinar + soro antitetânico
Vacinação compl. >10 anos:	vacinar + soro antitetânico

Fonte: adaptado da Sociedade Brasileira de Imunizações (SBIm - 2020/2021).

Protocolo de atendimento para traumatismos dentoalveolares nas dentições decídua e permanente jovem

Além do histórico médico e da natureza da lesão, deve ser considerada também a segurança do dente sucessor permanente em casos de traumatismo na dentição decídua. Anormalidades no desenvolvimento da dentição permanente podem ocorrer após lesões graves nos dentes decíduos, portanto o protocolo de tratamento deve evitar qualquer risco adicional de danos aos sucessores permanentes.[18] A seguir, iremos conceituar os tipos de lesões aos tecidos dentais e também aos tecidos de sustentação, e nas **Figuras 1 a 15** descreveremos os protocolos de conduta.

Lesões traumáticas aos tecidos dentários

Trinca de esmalte

As trincas, também denominadas infração, rachadura ou fissura, são fraturas incompletas (*crack*) de esmalte, sem perda de estrutura dentária (**Figura 1**). Clinicamente, apresentam-se com ausência de sensibilidade à percussão.

Fratura de esmalte

Perda de estrutura dentária limitada ao esmalte (**Figura 2**). Nas dentições decídua e permanente, clinicamente, apresenta-se com mobilidade normal. Na dentição permanente, o teste de sensibilidade pulpar normalmente é positivo e há ausência de sensibilidade à percussão.

Fratura de esmalte e dentina (fratura coronária não complicada)

Trata-se de uma fratura envolvendo esmalte e dentina com perda de estrutura dentária, sem exposição pulpar

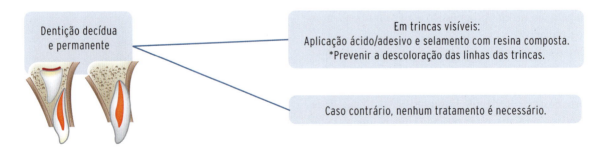

Figura 1 Diretrizes de tratamento para trinca de esmalte.
Fonte: adaptada de Day et al.;[13] Bourguignon et al.[14]

(**Figura 3**). A relação entre a fratura e a câmara pulpar pode ser analisada radiograficamente. Clinicamente, apresenta-se com mobilidade normal tanto na dentição decídua quanto na permanente. Na dentição permanente, o teste de sensibilidade pulpar normalmente é positivo e há ausência de sensibilidade à percussão. Entretanto, se apresentar sensibilidade, deve-se avaliar a associação com lesão de luxação ou fratura radicular.

Fratura de esmalte e dentina com exposição pulpar (fratura coronária complicada)

Fratura envolvendo esmalte e dentina com perda de estrutura dentária e exposição pulpar (**Figura 4**). Apresenta-se com mobilidade normal tanto na dentição decídua quanto na permanente. Na dentição permanente, a polpa exposta é sensível a estímulos e há ausência de sensibilidade à percussão.

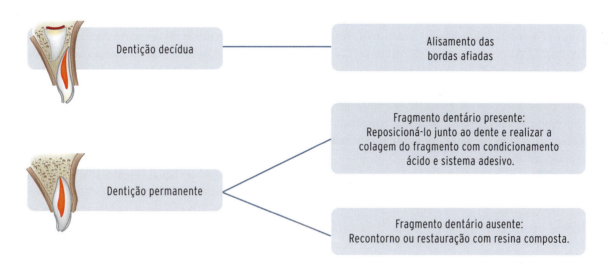

Figura 2   Diretrizes de tratamento para fratura de esmalte.
Fonte: adaptada de Day et al.;[13] Bourguignon et al.[14]

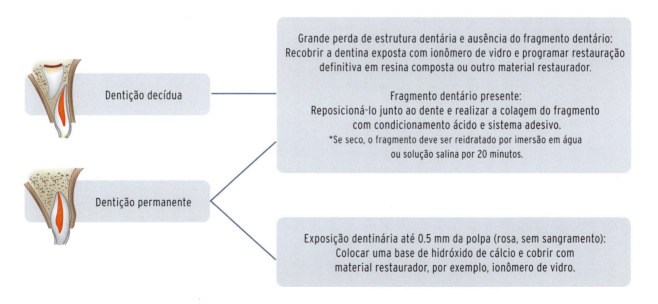

Figura 3   Diretrizes de tratamento para fratura de esmalte e dentina sem exposição pulpar.
Fonte: adaptada de Day et al.;[13] Bourguignon et al.[14]

Fratura coronorradicular sem e com exposição pulpar

Fratura envolvendo esmalte, dentina e cemento, com perda de estrutura dentária, sem (**Figura 5**) ou com exposição pulpar (**Figura 6**). Na dentição decídua, pode apresentar descoloração coronária e sinais de necrose pulpar e infecção. Na dentição permanente, clinicamente, apresenta-se com mobilidade do fragmento coronário e dor à percussão.

Fratura radicular

Solução de continuidade que envolve dentina, cemento e polpa (**Figura 7**). Clinicamente, tanto na dentição decídua quanto na permanente o fragmento coronário pode estar com mobilidade e/ou deslocado e com interferência oclusal. Na dentição permanente, pode estar sensível à percussão, com sangramento via sulco gengival e descoloração coronária transitória (avermelhada ou acinzentada). Inicialmente, o teste de sensibilidade pulpar pode apresentar-se negativo.

Lesões aos tecidos de sustentação

Concussão

Traumatismo de pequena intensidade sobre os tecidos de sustentação, sem determinar mudança de posição ou mobilidade à estrutura dentária (sensibilidade) (**Figura 8**). Nas dentições decídua e permanente, apresenta-se com sensibilidade à percussão, sem deslocamento ou mobilidade e sem sangramento sulcular. Na dentição permanente, os testes de sensibilidade pulpar são frequentemente positivos.

Subluxação

Traumatismo de intensidade baixa a moderada nos tecidos de sustentação, que determina mobilidade dentária sem haver mudança de posição (sangramento) (**Figura 9**). Nas dentições decídua e permanente, clinicamente, pode apresentar sensibilidade à percussão, mobilidade sem deslocamento e sangramento sulcular. Na dentição permanente, os testes de sensibilidade pulpar são frequentemente positivos.

Luxação lateral

O dente encontra-se deslocado, geralmente no sentido palatino/lingual ou labial (**Figura 10**). Nas dentições decídua e permanente, clinicamente, pode estar associado a fratura do processo alveolar e pode haver interferência oclusal. Na dentição permanente, a percussão apresenta um som metálico (anquilosado), e os testes de sensibilidade pulpar apresentam resultados negativos.

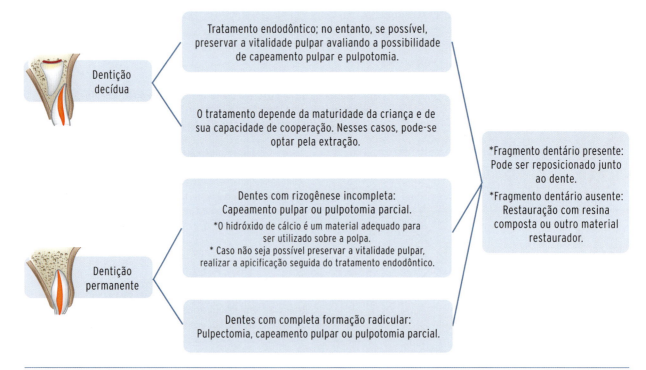

Figura 4 Diretrizes de tratamento para fratura de esmalte e dentina com exposição pulpar.
Fonte: adaptada de Day et al.;[13] Bourguignon et al.[14]

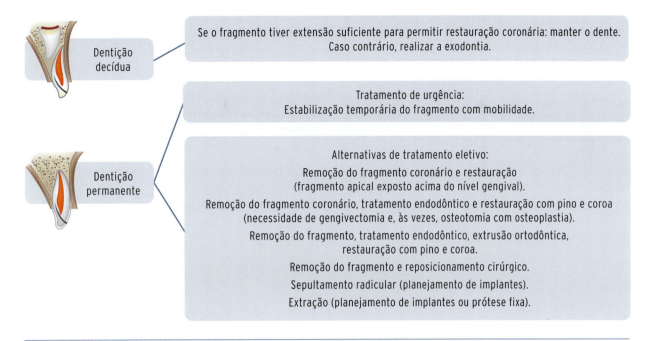

Figura 5   Diretrizes de tratamento para fratura coronorradicular sem exposição pulpar.
Fonte: adaptada de Day et al.;[13] Bourguignon et al.[14]

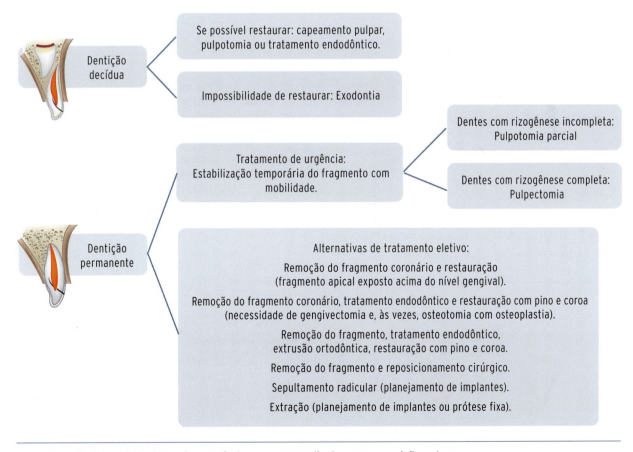

Figura 6   Diretrizes de tratamento para fratura coronorradicular com exposição pulpar.
Fonte: adaptada de Day et al.;[13] Bourguignon et al.[14]

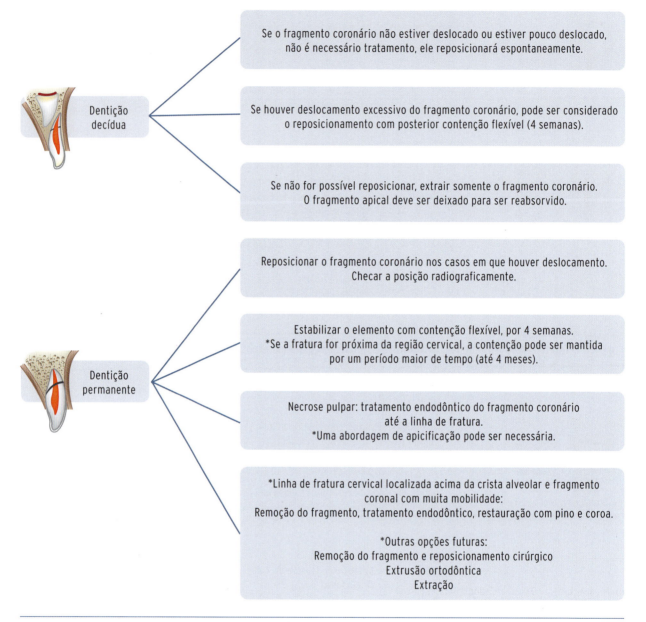

Figura 7 Diretrizes de tratamento para fratura radicular.
Fonte: adaptada de Day et al.;[13] Bourguignon et al.[14]

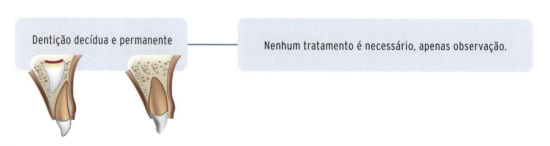

Figura 8 Diretrizes de tratamento para concussão.
Fonte: adaptada de Day et al.;[13] Bourguignon et al.[14]

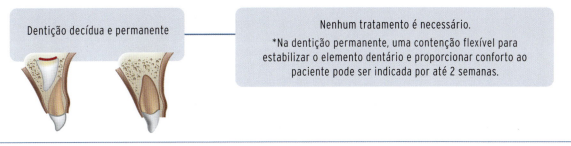

Figura 9 Diretrizes de tratamento para subluxação.
Fonte: adaptada de Day et al.;[13] Bourguignon et al.[14]

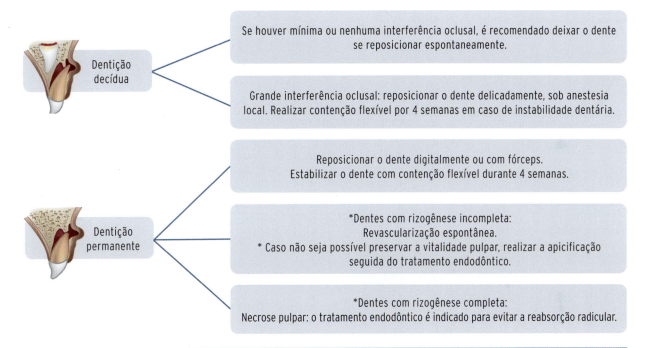

Figura 10 Diretrizes de tratamento para luxação lateral.
Fonte: adaptada de Day et al.;[13] Bourguignon et al.[14]

Luxação intrusiva

O dente está deslocado axialmente em direção ao osso alveolar; clinicamente, apresenta-se imóvel e a percussão produz um som metálico (anquilosado) **(Figura 11)**. Testes de sensibilidade pulpar apresentam resultados negativos. Na dentição decídua, o dente pode estar deslocado através da tábua óssea vestibular ou tocando no dente permanente sucessor.

Luxação extrusiva

Constitui o deslocamento parcial do dente para fora do alvéolo seguindo o longo eixo do dente **(Figura 12)**. Clinicamente, tanto na dentição decídua quanto na permanente o dente parece alongado, podendo ter excessiva mobilidade e interferência oclusal. Na dentição decídua, o reposicionamento deve ser evitado, pois pode afetar o germe do permanente. Na dentição permanente, testes de sensibilidade pulpar normalmente têm resposta negativa.

Avulsão

Deslocamento total do dente para fora do alvéolo **(Figura 13)**. Na dentição decídua, não é recomendado o reimplante do dente avulsionado. Na dentição permanente, a escolha do tratamento está relacionada com o grau de formação radicular – ápice aberto **(Figura 14)** ou fechado **(Figura 15)** – e com a condição das células do ligamento periodontal. A condição das células do li-

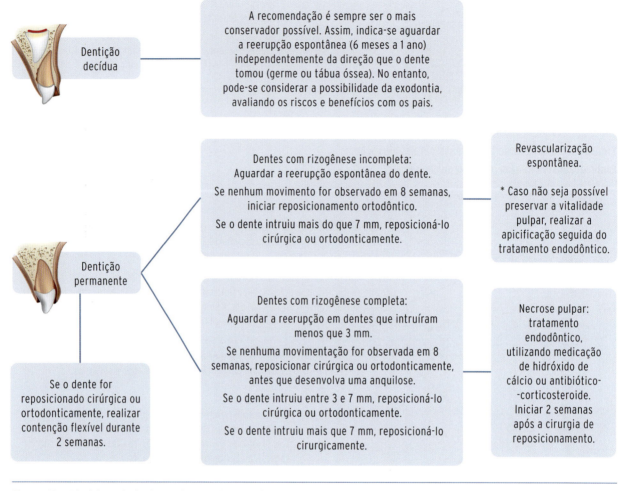

Figura 11 Diretrizes de tratamento para luxação intrusiva.
Fonte: adaptada de Day et al.;[13] Bourguignon et al.[14]

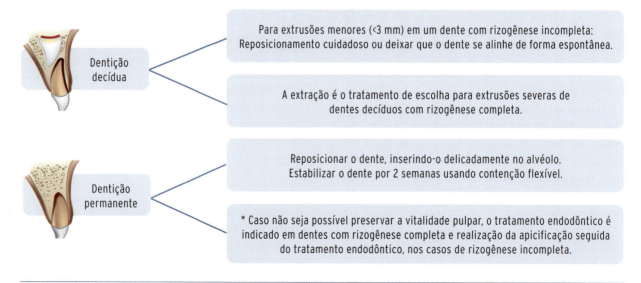

Figura 12 Diretrizes de tratamento para luxação extrusiva.
Fonte: adaptada de Day et al.;[13] Bourguignon et al.[14]

29. Traumatismos dentoalveolares na dentição decídua e permanente com rizogênese incompleta: classificação e tratamento 385

Dentição decídua —— Não é indicado reimplante.

Figura 13 Diretrizes de tratamento para avulsão em dentes decíduos.
Fonte: adaptada de Day et al.[13]

Reimplantados antes de chegar à clínica

- Limpe a área com água, soro fisiológico ou clorexidina.
- Verifique a posição do dente reimplantado clínica e radiograficamente.

- Anestesia local, preferencialmente sem vasoconstrictor.
- Caso o dente esteja posicionado erroneamente, reposioná-lo (até 48 horas após o traumatismo).
- Contenção flexível por até 2 semanas. Caso haja fratura alveolar, uma contenção rígida é recomendada e estende-se por 4 semanas.

- Suture as lacerações gengivais, sempre que presentes.
- Antibioticoterapia.
- Verifique a proteção do paciente contra o tétano.

- *Objetivo: permitir uma possível revascularização espontânea do espaço pulpar, permitindo o desenvolvimento radicular e maturação.
- Os riscos de desenvolvimento de uma reabsorção devido à infecção radicular devem ser avaliados. Se a revascularização espontânea não ocorrer, a apicificação, a revascularização pulpar ou o tratamento endodôntico podem ser recomendados.

Estocagem adequada ou seco por menos de 60 minutos

- Verifique o dente avulsionado quanto à presença de detritos na superfície. Remova todos os detritos, agitando-os suavemente no meio de armazenamento.
- Alternativamente, limpe a superfície da raiz com solução salina estéril.
- Deixe o dente em um meio de armazenamento enquanto registra a anamnese e examina o paciente.

- Anestesia local, preferencialmente sem vasoconstrictor.
- Lave o alvéolo com solução salina estéril. Examine o alvéolo. Se houver fratura da parede alveolar, reposicione-a com um instrumento adequado.
- Remova o coágulo do alvéolo e reimplante o dente lentamente, com ligeira pressão digital.

- Verifique a posição do dente reimplantado clínica e radiograficamente.
- Realize contenção flexível por até 2 semanas. Caso haja fratura alveolar, uma contenção rígida é recomendada e estende-se por 4 semanas.

- Suture as lacerações gengivais.
- Antibioticoterapia.
- Verifique a proteção do paciente contra o tétano.

- *Objetivo: permitir uma possível revascularização espontânea do espaço pulpar, permitindo o desenvolvimento radicular e maturação.
- Os riscos de desenvolvimento de uma reabsorção devido à infecção radicular devem ser avaliados. Se a revascularização espontânea não ocorrer, a apicificação, a revascularização pulpar ou o tratamento endodôntico podem ser recomendados.

Estocagem inadequada ou seco por mais de 60 minutos

- Verifique o dente avulsionado quanto à presença de detritos na superfície. Remova todos os detritos, agitando-os suavemente no meio de armazenamento.
- Alternativamente, limpe a superfície da raiz com solução salina estéril.
- Deixe o dente em um meio de armazenamento enquanto registra a anamnese e examina o paciente.

- Anestesia local, preferencialmente sem vasoconstrictor.
- Lave o alvéolo com solução salina estéril. Examine o alvéolo. Se houver fratura da parede alveolar, reposicione-a com um instrumento adequado.
- Reimplante o dente lentamente com uma ligeira pressão digital.

- Verifique a posição do dente reimplantado clínica e radiograficamente.
- Realize contenção flexível por 2 semanas. Caso haja fratura alveolar, uma contenção rígida é recomendada e estende-se por 4 semanas.

- Suture as lacerações gengivais.
- Antibioticoterapia.
- Verifique a proteção do paciente contra o tétano.

- *Objetivo: permitir uma possível revascularização espontânea do espaço pulpar, permitindo o desenvolvimento radicular e maturação.
- Os riscos de desenvolvimento de uma reabsorção devido à infecção radicular devem ser avaliados. Se a revascularização espontânea não ocorrer, a apicificação, a revascularização pulpar ou o tratamento endodôntico podem ser recomendados.

Figura 14 Diretrizes de tratamento para avulsão em dentes permanentes jovens com ápice aberto.
Fonte: adaptada de Fouad et al.[15]

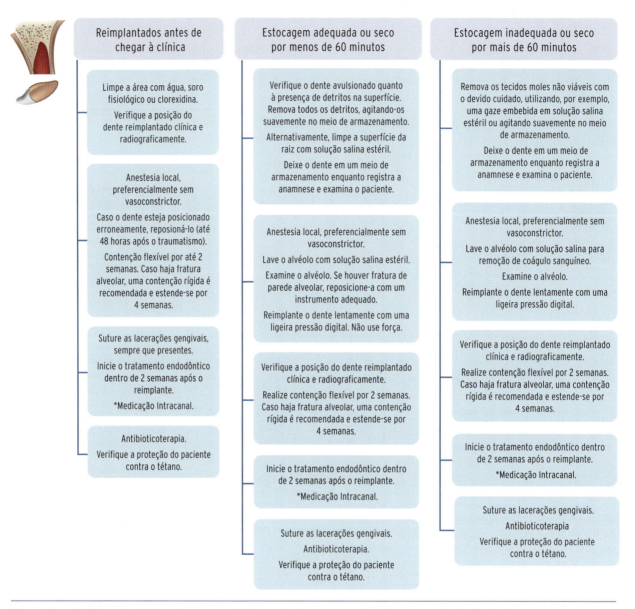

Figura 15 Diretrizes de tratamento para avulsão em dentes permanentes jovens com ápice fechado.
Fonte: adaptada de Fouad et al.[15]

gamento periodontal é dependente do meio de armazenamento e do tempo que o elemento dentário ficou fora da boca, especialmente o tempo em meio seco, o qual é crítico para a sobrevivência das células. Após um tempo extra-alveolar de 60 minutos ou mais, todas as células do ligamento periodontal estarão inviáveis. Por essa razão, o tempo extra-alveolar do elemento avulsionado em meio seco deve ser avaliado a partir da anamnese, antes de ser reimplantando ou colocado em um meio de armazenamento.[22] Uma revisão sistemática publicada em 2018 sugere o leite como a opção mais efetiva em termos de viabilidade celular, por sua grande disponibilidade e pelo bom custo-efetividade, seguido da solução HBSS. Entre os produtos naturais utilizados além do leite, há o soro fisiológico.[23] O dente também pode ser transportado na boca, mantendo-o nos lábios ou nas bochechas, se o paciente estiver consciente. Se houver risco de o paciente engolir o dente, é aconselhável que este seja colocado em um dos meios de armazenamento supracitados; no caso de inacessibilidade a estes, o paciente pode ser instruído a cuspir em um recipiente e colocar o dente dentro até a chegada no local de atendimento pelo cirurgião-dentista. Caso seja necessária a remoção de detritos da superfície do dente, este deve ser suavemente agitado no meio de armazenamento ou enxaguado com solução salina estéril.[15] O armazenamento em água deve ser evitado.[22]

Para o reimplante do elemento avulsionado, o uso de anestésico com vasoconstritor deve ser evitado,[24] e o alvéolo pode ser lavado com solução salina, para remoção do coagulo, facilitando o reposicionamento, que deve ser realizado de forma lenta e com leve pressão digital.[15]

CONTENÇÃO

A contenção é considerada cientificamente a melhor prática em protocolos de tratamento para dentes fraturados, luxados e avulsionados, proporcionando conforto e função controlada.[25] As evidências atuais recomendam o uso de contenções passivas, flexíveis e de curto prazo.[14]

Essa estabilização pode ser obtida com fio de aço inoxidável de 0,4 mm de diâmetro ou com fio de *nylon* entre 0,13 e 0,25 mm e resina composta.[26] No estágio de desenvolvimento dentário, no qual apenas alguns dentes permanentes podem servir de apoio para contenção, o uso do fio de *nylon* deve ser evitado, pois pode ocorrer perda ou afrouxamento dele.[27]

É extremamente importante manter esse dispositivo afastado da gengiva e das áreas proximais para evitar a retenção de placa bacteriana e infecções secundárias. Isso permite uma melhor cicatrização da gengiva marginal e do osso. A duração do uso dependerá do tipo de lesão.[14]

De acordo com as Diretrizes da IADT, 2020, para a dentição permanente, nos casos de fraturas radiculares, a contenção deve ser mantida por 4 semanas; entretanto quando ocorre no terço cervical da raiz, ela pode ser necessária por até 4 meses. Nos casos de subluxação (se houver mobilidade), luxação extrusiva e avulsão, a contenção deve ser mantida por 2 semanas; na luxação lateral, por 4 semanas. Havendo concomitantemente fratura do osso marginal ou da parede do alvéolo, nas luxações extrusiva e lateral, a contenção deverá ser mantida por mais 4 semanas. Nas avulsões, quando ocorre fratura maxilar ou alveolar, é indicada uma contenção rígida por 4 semanas.[15]

Na dentição decídua, entre os traumatismos dentoalveolares a contenção flexível é indicada por 4 semanas nos casos de fraturas radiculares e luxação lateral severa.

TRATAMENTOS DOS DENTES TRAUMATIZADOS COM ENVOLVIMENTO PULPAR

Na dentição decídua, os casos de fratura de esmalte/dentina e coronorradicular com exposição pulpar requerem tratamentos da polpa antes da reabilitação dental. Dessa forma, o procedimento de escolha sempre buscará preservar ao máximo a vitalidade pulpar, avaliando a possibilidade de capeamento pulpar, pulpotomia e em última alternativa a pulpectomia. A execução desses procedimentos está descrita no Capítulo 27. A terapia pulpar também pode ser necessária na dentição decídua em momento posterior, durante o acompanhamento dos traumatismos dentários, que, em alguns casos, principalmente os que envolvem os tecidos de sustentação, evoluem para uma necrose pulpar.

Em dentes permanentes com rizogênese incompleta, traumatizados e com a polpa vital, os tratamentos propostos visam manter a integridade pulpar com o objetivo principal de induzir a continuidade do desenvolvimento de dentina radicular até o fechamento do ápice (apicogênese). Assim como na dentição decídua, deve-se optar por tratamentos conservadores, como capeamento pulpar, pulpotomia e em última alternativa a pulpectomia. Em dentes já necrosados ou naqueles que durante o tratamento evoluírem para essa condição, deve-se optar pela apicificação por meio da troca de hidróxido de cálcio ou barreira com MTA. O tratamento indicado consiste na indução da formação de uma barreira de tecido duro na porção apical da raiz (apicificação) para posterior obturação hermética desse canal radicular. Além das técnicas expostas, outra abordagem terapêutica, a revascularização pulpar, tem mostrado resultados favoráveis nesse estado da polpa.

Capeamento pulpar direto em dente permanente jovem

O capeamento pulpar consiste na colocação de um biomaterial sobre a exposição pulpar recente ocorrida de forma acidental ou traumática. O biomaterial utilizado deve apresentar algumas propriedades fundamentais para manter a vitalidade do dente, com intuito de estimular a formação de dentina terciária, fornecer um selamento adequado perante as bactérias e promover a cicatrização da polpa.[28]

Tradicionalmente, o hidróxido de cálcio tem sido o material mais usado para o tratamento da polpa vital saudável.[29,30] Possui ação antibacteriana, desinfetando a polpa superficialmente. O tratamento consiste em: anestesia, isolamento absoluto e desinfecção da superfície; aplicação de hidróxido de cálcio P.A. associado a solução fisiológica sobre a exposição pulpar; aplicação de cimento de hidróxido de cálcio; ionômero de vidro como base para restauração e, por fim, a restauração definitiva.

O agregado de trióxido mineral (MTA) tem mostrado resultados promissores e também pode ser utilizado como agente capeador pulpar. Os principais benefícios incluem boa biocompatibilidade, radiopacidade, capacidade de vedação, baixa solubilidade, estabilidade a longo prazo, prevenção de infiltração bacteriana e efeitos dentinogênico e osteogênico.[31]

Pulpotomia em dente permanente jovem

A pulpotomia pode ser realizada de forma parcial ou total. A primeira implica a remoção do tecido pulpar coronário até o nível da polpa saudável, e é comumente chamada de Pulpotomia de Cvek. Já a pulpotomia total consiste na remoção total da polpa coronária ao nível dos orifícios radiculares e é indicada em exposições traumáticas após 72 horas ou por uma exposição por cárie.

Nas pulpotomias, após a anestesia, isolamento absoluto e desinfecção superficial, realiza-se a remoção de tecido pulpar coronário com curetas afiadas e/ou brocas esféricas em alta rotação com irrigação com solução fisiológica. Nas pulpotomias parciais, caso o sangramento seja excessivo, a polpa deve ser amputada mais profundamente até que apenas uma hemorragia moderada seja observada. O excesso de sangue deve ser cuidadosamente removido por meio da irrigação com substância salina estéril ou solução anestésica, e seco com papel absorvente estéril. Deve-se aplicar corticosteroide-antibiótico (Otosporin®) durante 5 minutos. Um curativo de hidróxido de cálcio ou MTA de 1 a 2 mm de espessura deve ser aplicado na cavidade, seguido do selamento antibacteriano (óxido de zinco e eugenol ou cimento de ionômero de vidro) e da restauração coronária. Caso o MTA seja o material de escolha, como necessita de vários minutos, horas ou dias para total presa, logo, uma mecha de algodão umedecida deve ser colocada sobre ele, e então o material restaurador temporário. Poucos dias depois, a restauração permanente pode ser aplicada sobre a base biocerâmica endurecida.[29]

Pulpectomia em dente permanente jovem

Em dentes com rizogênese incompleta com necrose pulpar, a apicificação é o tratamento de escolha. Uma das técnicas consiste na troca da medicação à base de hidróxido de cálcio (Ca(OH)2) periodicamente, em um período de 6 a 18 meses dependendo do estágio de formação radicular, até a formação de uma barreira no ápice. O tratamento consiste em: anestesia; isolamento absoluto; acesso coronário e remoção total do teto da câmara pulpar; odontometria; preparo químico-mecânico com irrigação-aspiração com solução de hipoclorito de sódio a 2,5%; secagem com cone de papel absorvente estéril; preenchimento do canal com pasta de Ca(OH)2; trocas periódicas ou se for detectada a ausência do material até formação da barreira apical.

Outra alternativa é a utilização do MTA como uma barreira apical. Nesta técnica, após o preparo químico-mecânico e a secagem do canal radicular, preconiza-se o selamento da porção apical do canal com *plug* de 4 a 5 mm de MTA seguido da obturação do canal radicular. As principais vantagens da técnica de apicificação com MTA são a diminuição do tempo de tratamento, podendo ser realizado em uma única sessão, e a diminuição da propensão de fratura da raiz após longo tempo de terapia com hidróxido de cálcio.[32]

Revascularização pulpar em dente permanente jovem

A técnica de revascularização pulpar oferece a possibilidade de desenvolvimento radicular e do reforço das paredes dentinárias pela deposição de tecido duro, em dentes necrosados com rizogênese incompleta, visando reduzir, assim, a incidência de fratura radicular ao longo do tempo. Para que a regeneração pulpar ocorra, algumas características devem ser observadas: o dente com ápice aberto e necrose pulpar precisa ter a coroa intacta e raízes curtas, o que facilitará o crescimento de um novo tecido para o interior do espaço pulpar.

O tratamento consiste em: desinfecção química do canal radicular por meio da irrigação-aspiração abundante com solução de hipoclorito de sódio a 2,5%; curativo com medicação antimicrobiana (metronidazol + ciprofloxacina + minociclina - tripla pasta antibiótica) para reduzir mais os níveis de microrganismos; em uma segunda consulta, remoção da medicação, seguida de sobreinstrumentação, preenchimento do canal radicular com coágulo sanguíneo, vedação coronal com MTA e restauração final.[33,34] A indução de coágulo sanguíneo é a técnica mais frequentemente empregada; no entanto, existem outras técnicas de revascularização pulpar, por exemplo, plasma rico em plaquetas e fibrina rica em plaquetas, apesar de essas técnicas apresentarem resultados semelhantes ao estímulo de coágulo sanguíneo.[35]

Após 3 meses, caso não haja sinais de regeneração, os métodos tradicionais (apicificação) devem ser iniciados.[29]

PRESERVAÇÃO E PROGNÓSTICO

Em todos os casos de traumatismo dentoalveolar, é imprescindível a conduta de preservação rigorosa dos casos (Quadros 4 e 5), que estará diretamente relacionada ao prognóstico.

Quadro 4 Proservação após os traumatismos de tecidos duros

	Sem proservação	1 semana	3-4 semanas	6-8 semanas	3 meses	4 meses	6 meses	1 ano	Anual até 5 anos	Anual até a erupção do dente permanente
Trinca de esmalte	■ ◆									
Fratura de esmalte				■ ◆				■ ◆		◆
Fratura de esmalte e dentina				■ ◆				■ ◆		◆
Fratura de esmalte e dentina com exposição pulpar		◆		■ ◆				■ ◆		◆
Fratura coronorradicular sem exposição pulpar		◆		■ ◆	■		■	■ ◆	■	◆
Fratura coronorradicular com exposição pulpar		◆		■ ◆	■		■	■ ◆	■	◆
Fratura radicular		◆	■	■ ◆		■	■	■ ◆	■	◆

Legenda: ■ dente permanente; ◆ dente decíduo.

Os acompanhamentos de proservação em dentes decíduos são somente clínicos. Para todos os casos que apresentarem situações clínicas desfavoráveis, radiografias podem ser realizadas e o acompanhamento anual até a erupção do permanente deve ser realizado.

Fonte: adaptado de Bourguignon et al.,[14] Day et al.[13] e Levin et al.[16]

Quadro 5 Proservação nos traumatismos em tecidos de sustentação

	Sem proservação	1 semana	2 semanas	4 semanas	6-8 semanas	3 meses	6 meses	1 ano	Anual até 5 anos	Anual até a erupção do sucessor permanente
Concussão	◆									◆
Subluxação	◆		■		◆	■	■	■		◆
Luxação lateral	◆		■	■	■ ◆	■	■ ◆	■ ◆	■	◆
Luxação intrusiva	◆		■	■	■ ◆	■	■ ◆	■ ◆	■	◆
Luxação extrusiva	◆		■	■	■ ◆	■	■	■ ◆	■	◆
Avulsão em dentes com ápice fechado			■	■	◆	■	■	■	■	◆
Avulsão em dentes com ápice aberto			■	■	■ ◆	■	■	■	■	◆

Legenda: ■ dente permanente; ◆ dente decíduo.

Os acompanhamentos de proservação em dentes decíduos são somente clínicos. Para todos os casos que apresentarem situações clínicas desfavoráveis, radiografias podem ser realizadas e o acompanhamento anual até a erupção do permanente deve ser realizado.

Fonte: adaptado de Bourguignon et al.,[14] Day et al.,[13] Fouad et al.[15] e Levin et al.[16]

Na dentição decídua, são considerados prognósticos favoráveis quando ocorre a continuação do desenvolvimento radicular em dentes com rizogênese incompleta e a formação de uma barreira de tecido mineralizado, sinais de reparo entre os segmentos fraturados, reabsorção fisiológica contínua do fragmento apical, oclusão normal, ausência de sinais de lesão periapical e, nos casos de luxações, descoloração coronária transitória. Outro sinal de prognóstico favorável é ausência de sinais de distúrbios no sucessor permanente. O traumatismo na dentição decídua, muitas vezes, é subvalorizado por ocorrer em uma dentição temporária; no entanto, o seu acometimento pode estar relacionado ao estágio de desenvolvimento do dente permanente no momento do trauma, podendo acometer o germe dentário, coroa e raiz.[19,36] Quanto mais jovem for a criança, maior será o dano.

Na dentição permanente com rizogênese completa ou incompleta, o prognóstico é considerado favorável quando o dente traumatizado apresenta-se assintomático, com mobilidade normal e percussão normal. Na rizogênese completa, não se espera nenhuma evidência radiográfica de reabsorção ou osteíte perirradicular e a lâmina dura deve aparentar normalidade. Na rizogênese incompleta, espera-se a observação radiográfica de continuidade de formação radicular, erupção dentária e ausência de obliteração do espaço pulpar.

É de suma importância o conhecimento do clínico sobre as sequelas dos traumatismos dentoalveolares. As sequelas mais comuns na dentição decídua e na permanente jovem são descoloração acinzentada da coroa, obliteração pulpar e presença de reabsorção inflamatória, infecciosa ou substitutiva, associada à anquilose ou ausência de continuação da formação radicular. Quando a anquilose ocorre em um paciente em crescimento, a infraoclusão do dente pode prejudicar o crescimento alveolar e facial a curto, médio e longo prazo.

A aplicação das condutas terapêuticas adequadas pode maximizar as chances de um prognóstico favorável.[22,37,38] No entanto, acompanhamentos clínico e radiográfico devem ser realizados com o objetivo de verificar o prognóstico do dente traumatizado, podendo, assim, agir de forma rápida e eficaz em tratamentos alternativos. Por isso, salientamos que a chave para o sucesso dos traumatismos dentoalveolares não está apenas no manejo e sim no acompanhamento adequado do caso, parte essa muitas vezes negligenciada.

REFERÊNCIAS BIBLIOGRÁFICAS

1. Andreasen JO, Andreasen FM. Classificação, etiologia e epidemiologia. In: Andreasen JO, Andreasen FM. Texto e atlas colorido de traumatismo dental. 3.ed. Porto Alegre, Artmed; 2001. p.151-77.
2. Andreasen JO, Lauridsen E, Gerds TA, Ahrensburg SS. Dental Trauma Guide: a source of evidence-based treatment guidelines for dental trauma. Dent Traumatol. 2012;28(5):345-50.
3. Maguire A, Murray JJ, al-Majed I. A retrospective study of treatment provided in the primary and secondary care services for children attending a dental hospital following complicated crown fracture in the permanent dentition. Int J Paediatr Dent. 2000;10(3):182-90.
4. Kostopoulou MN, Duggal MS. A study into dentists' knowledge of the treatment of traumatic injuries to young permanent incisors. Int J Paediatr Dent. 2005;15(1):10-9.
5. Kahabuka FK, Willemsen W, van't Hof M, Ntabaye MK, Burgersdijk R, Frankenmolen F, et al. Initial treatment of traumatic dental injuries by dental practitioners. Endod Dent Traumatol. 1998;14(5):206-9.
6. Jackson NG, Waterhouse PJ, Maguire A. Factors affecting treatment outcomes following complicated crown fractures managed in primary and secondary care. Dent Traumatol. 2006;22(4):179-85.
7. Cohenca N, Forrest JL, Rotstein I. Knowledge of oral health professionals of treatment of avulsed teeth. Dent Traumatol. 2006;22(6):296-301.
8. França RI, Traebert J, Lacerda JT. Brazilian dentists' knowledge regarding immediate treatment of traumatic dental injuries. Dent Traumatol. 2007;23(5):287-90.
9. Yeng T, Parashos P. An investigation into dentists' management methods of dental trauma to maxillary permanent incisors in Victoria, Australia. Dent Traumatol. 2008;24(4):443-8.
10. Yeng T, Parashos P. Dentists' management of dental injuries and dental trauma in Australia: a review. Dent Traumatol. 2008; 24(3):268-71.
11. Krastl G, Filippi A, Weiger R. German general dentists' knowledge of dental trauma. Dent Traumatol. 2009;25(1):88-91.
12. Castro MAM, Poi WR, Castro JCM, Panzarini SR, Sonoda CK, Trevisan CL, et al. Crown and crown-root fractures: an evaluation of the treatment plans for management proposed by 154 specialists in restorative dentistry. Dent Traumatol. 2010;26(3):236-42.
13. Day P, Flores MT, O'Connell A, Abbott PV, Tsilingaridis G, Fouad AF, et al. International Association of Dental Traumatology guidelines for the management of traumatic dental injuries: 3. Injuries in the Primary Dentition. Dent Traumatol. 2020.
14. Bourguignon C, Cohenca N, Lauridsen E, Flores MT, O'Connell AC, Day PF, et al. International Association of Dental Traumatology guidelines for the management of traumatic dental injuries: 1. Fractures and luxations. Dent Traumatol. 2020.
15. Fouad AF, Abbott PV, Tsilingaridis G, Cohenca N, Lauridsen E, Bourguignon C, et al. International Association of Dental Traumatology guidelines for the management of traumatic dental injuries: 2. Avulsion of permanent teeth. Dent Traumatol. 2020.

16. Levin L, Day PF, Hicks L, O'Connell A, Fouad AF, Bourguignon C, et al. International Association of Dental Traumatology guidelines for the management of traumatic dental injuries: General introduction. Dent Traumatol. 2020.
17. Flores MT, Holan G, Andreasen JO, Lauridsen E. Injuries to the primary dentition. In: Andreasen JO, Andreasen FM, Andersson L (eds.). 5.ed. Wiley Blackwell, Copenhagen; 2019. p.556-88.
18. Flores MT, Malmgren B, Andersson L, Andreasen JO, Bakland LK, Barnett F, et al. Guidelines for the management of traumatic dental injuries. III. Primary teeth. Dent Traumatol. 2007;23(4):196-202.
19. Ranka M, Dhaliwal H, Albadri S, Brown C. Trauma to the primary dentition and its sequelae. Dent Update. 2013; 40(7):534-6,539-40,42.
20. McDonald RE, Avery DR, Dean JA JJE. Management of trauma to the teeth and supporting tissues. In: Dean JA, Avery DR, McDonald RE. 9.ed. Rio de Janeiro, Elsevier; 2010. p.403-44.
21. Hinckfuss SE, Messer LB. An evidence-based assessment of the clinical guidelines for replanted avulsed teeth. Part II: prescription of systemic antibiotics. Dent Traumatol. 2009;25(2):158-64.
22. Andersson L, Andreasen JO, Day P, Heithersay G, Trope M, Diangelis AJ, et al. International Association of Dental Traumatology guidelines for the management of traumatic dental injuries: 2. Avulsion of permanent teeth. Dent Traumatol. 2012;28(2):88-96.
23. Adnan S, Lone MM, Khan FR, Hussain SM, Nagi SE. Which is the most recommended medium for the storage and transport of avulsed teeth? A systematic review. Dent Traumatol. 2018;34(2):59-70.
24. Stevenson T, Rodeheaver G, Golden G, Edgerton MD, Wells JER. Damage to tissue defenses by vasoconstrictors. J Am Coll Emerg Phys. 1975;4:532-5.
25. Kahler B, Heithersay GS. An evidence-based appraisal of splinting luxated, avulsed and root-fractured teeth. Dent Traumatol. 2008;24(1):2-10.
26. Kwan SC, Johnson JD, Cohenca N. The effect of splint material and thickness on tooth mobility after extraction and replantation using a human cadaveric model. Dent Traumatol. 2012;28(4):277-81.
27. ben Hassan MW, Andersson L, Lucas PW. Stiffness characteristics of splints for fixation of traumatized teeth. Dent Traumatology. 2016;32(2):140-5.
28. Camilleri J, Pitt Ford TR. Mineral trioxide aggregate: a review of the constituents and biological properties of the material. Int End J. 2006;39(10):747-54.
29. Lopes HP Siqueira Jr, JF. Endodontia: biologia e técnica. 4.ed. Rio de Janeiro, Elsevier; 2015.
30. Rosa WLO, Cocco AR, Silva TM, Mesquita LC, Galarça AD, Silva AF, et al. Current trends and future perspectives of dental pulp capping materials: A systematic review. J Biomed Mater Res B Appl Biomater. 2018;106(3):1358-68.
31. Tawil PZ, Duggan DJ, Galicia JC. Mineral trioxide aggregate (MTA): its history, composition, and clinical applications. Compend Contin Educ Dent. 2015;36(4):247-52; quiz 254, 264.
32. Andreasen JO, Farik B, Munksgaard EC. Long-term calcium hydroxide as a root canal dressing may increase risk of root fracture. Dent Traumatol. 2002;18(3):134-7.
33. Nagata JY, Gomes BPA, Rocha Lima TF, Murakami LS, Faria DE, Campos GR, et al. Traumatized immature teeth treated with 2 protocols of pulp revascularization. J Endod. 2014;40(5):606-12.
34. Conde MCM, Chisini LA, Sarkis-Onofre R, Schuch HS, Nör JE, Demarco FF. A scoping review of root canal revascularization: relevant aspects for clinical success and tissue formation. Int Endod J. 2017;50(9):860-74.
35. Hargreaves KM, Giesler T, Henry M, Wang Y. Regeneration potential of the young permanent tooth: what does the future hold? J Endod. 2008;34(7 Suppl):S51-6.
36. Cameron AC, Widmer RP. Handbook of Pediatric Dentristry. 3.ed. Rio de Janeiro, Elsevier; 2008.
37. Diangelis AJ, Andreasen JO, Ebeleseder KA, Kenny DJ, Trope M, Sigurdsson A, et al. International Association of Dental Traumatology guidelines for the management of traumatic dental injuries: 1. Fractures and luxations of permanent teeth. Dent Traumatol. 2012;28(1):2-12.
38. Malmgren B, Andreasen JO, Flores MT, Robertson A, DiAngelis AJ, Andersson L, et al. International Association of Dental Traumatology guidelines for the management of traumatic dental injuries: 3. Injuries in the primary dentition. Dent Traumatol. 2012;28(3):174-82.

PARTE 8

Outros agravos em odontopediatria

ESTOMATOLOGIA EM ODONTOPEDIATRIA

30

Fernanda Bartolomeo Freire-Maia
Marco Aurélio Benini Paschoal
Raquel Gonçalves Vieira-Andrade
Sílvia Ferreira de Sousa

INTRODUÇÃO

O odontopediatra deve estar capacitado a reconhecer as alterações de mucosa bucal em crianças, bem como intervir adequadamente, quando necessário. Nesse contexto, ele deve saber diferenciar as estruturas bucais normais das variações da normalidade e das alterações patológicas, além de verificar os possíveis fatores associados com a ocorrência delas.

As alterações de mucosa bucal (variações da normalidade e alterações patológicas) na infância possuem uma taxa de prevalência de cerca de 50% e podem causar dor, dificuldades de comer, beber, entre outras consequências, provocando um impacto negativo na qualidade de vida da criança.[1,2,3,4] No entanto, apesar da elevada taxa de prevalência, a ocorrência de alterações patológicas encontradas normalmente é inferior à de variações da normalidade.

Para o correto diagnóstico clínico de uma alteração de mucosa bucal, é importante realizar uma boa anamnese e exame clínico, além de solicitar exames complementares quando necessário. A anamnese deverá abordar questionamentos acerca dos seguintes itens: 1) características sociodemográficas da família, como condições de moradia, renda mensal familiar, número de pessoas que vivem da renda e escolaridade dos pais; 2) condições de saúde geral da criança, como o histórico e a ocorrência atual de doenças da infância e alterações sistêmicas, presença de síndromes, uso de medicamentos, internações hospitalares, vacinação e alimentação; 3) higiene bucal diária da criança a partir da frequência e qualidade da escovação, uso de creme dental fluoretado e fio dental, visita ao dentista; 4) presença de hábitos de sucção (sucção de dedo, chupeta, mamadeira) e hábitos deletérios, como roer unha e morder objetos; 5) presença de bruxismo do sono ou bruxismo em vigília. Tais itens devem ser investigados na anamnese, uma vez que estudos prévios têm demonstrado associações com a ocorrência de alterações de mucosa bucal na infância.[1,2,3]

O exame clínico da mucosa bucal deverá seguir, preferencialmente, uma sequência objetiva e padronizada, a fim de que nenhuma das estruturas deixe de ser avaliada **(Figura 1)**. Todas as alterações observadas no exame clínico deverão ser devidamente registradas em formulário apropriado e anexadas às demais informações do paciente infantil **(Figura 2)**.

O objetivo do presente capítulo é auxiliar na identificação e no manejo das variações da normalidade e alterações patológicas mais comuns na infância e adolescência, em especial de crianças brasileiras.

VARIAÇÕES DA NORMALIDADE

Anquiloglossia

É a fusão congênita total ou parcial da língua ao assoalho da boca, com presença de uma brida curta com inserção lingual mais próxima à ponta, provocando a "língua presa". É observada em recém-nascidos com uma prevalência de 0,1 a 12,1%, sem predileção por sexo.[5] Pode restringir o movimento normal da língua, e os indivíduos podem apresentar problemas de fonação e, em crianças de tenra idade, dificuldades na amamentação. Nesses casos, a intervenção cirúrgica é indicada e deve ser feita de forma interdisciplinar, com acompanhamento fonoaudiológico[7] **(Figura 3)**.

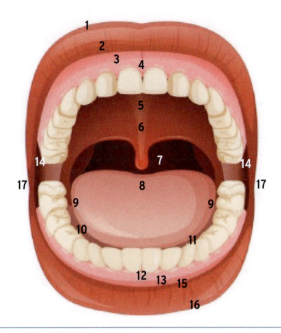

1. Lábio superior (vermelhão)
2. Mucosa labial superior
3. Mucosa alveolar superior
4. Gengiva superior/rebordo alveolar
5. Palato duro
6. Palato mole
7. Orofaringe
8. Dorso de língua
9. Bordos laterais da língua
10. Ventre da língua
11. Assoalho da boca
12. Gengiva inferior/rebordo alveolar
13. Mucosa alveolar inferior
14. Mucosa jugal direita e esquerda
15. Mucosa labial inferior
16. Lábio inferior (vermelhão)
17. Comissuras labiais

Figura 1 Sequência de exame clínico da mucosa bucal.
Fonte: adaptada de Bessa et al.[1]

DESCRIÇÃO CLÍNICA DA LESÃO
Localização: _____
Lesão fundamental: _____
Forma: _____ Tamanho: _____ Cor: _____ Consistência: _____
Superfície: _____ Implantação: _____ Tempo de Evolução: _____
Hipótese Diagnóstica: _____

EXAMES COMPLEMENTARES: _____

Figura 2 Modelo de formulário para descrição da lesão observada durante o exame clínico da mucosa bucal do paciente.
Fonte: elaborada pelos autores.

Língua geográfica (eritema migratório benigno)

É classificada como a alteração lingual mais frequente em pacientes pediátricos.[2] A lesão fundamental é a erosão, com atrofia das papilas filiformes e áreas avermelhadas, circundadas por um halo elevado de coloração branco-amarelada, de tamanhos variados, de forma múltipla, bem demarcada e migratória. Ocorre mais nos dois terços anteriores do dorso lingual. A maioria dos casos é assintomática e pode regredir rapidamente, embora a queixa de ardência local com alimentos ácidos possa ocorrer **(Figura 4)**. Sendo assim, orientações quanto à alimentação podem ser eficazes, trazendo conforto aos portadores dessa alteração. Não necessita biópsia, e o tratamento para alívio dos sintomas pode ser necessário quando houver desconforto intenso **(Quadro 1)**.

Grânulos de Fordyce

Representam glândulas sebáceas ectópicas tipicamente presentes na mucosa jugal e semimucosa dos lábios. Têm prevalência de 80% na população adulta e pediátrica e clinicamente se apresentam como múltiplas pápulas de coloração branco-amarelada e assintomáticas. Seu diagnóstico é clínico, não sendo necessária qualquer intervenção.[6]

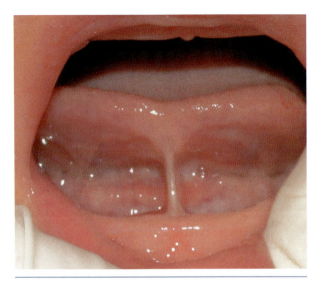

Figura 3 Anquiloglossia em recém-nascido.
Fonte: imagem gentilmente cedida do acervo pessoal da Profa. Fernanda Bartolomeo Freire-Maia, da Faculdade de Odontologia da UFMG.

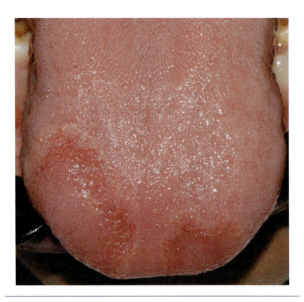

Figura 4 Eritema migratório benigno ("língua geográfica").
Fonte: imagem gentilmente cedida do acervo pessoal do Prof. Dr. Marco Aurélio Benini Paschoal, da Faculdade de Odontologia da UFMG.

Quadro 1 Principais medicamentos utilizados em pacientes pediátricos com lesões de mucosa bucal

LESÃO DE MUCOSA	TIPO DE FÁRMACO	PRINCÍPIO ATIVO DO MEDICAMENTO (nome de referência)	FORMA FARMACÊUTICA/VIA DE ADMINISTRAÇÃO/ CONCENTRAÇÃO	POSOLOGIA
Língua geográfica	Corticosteroide	Betametasona	Elixir/tópica/0,5 mg/5 ml	Bochechar 15 ml durante 2 minutos de 2 a 3 vezes por dia por 15 dias
Candidíase oral (casos graves ou persistentes)	Antifúngico	Cetoconazol	Comprimido-Oral-200 mg	Crianças > 2 anos: 3-6 mg/kg/dia ou: até 20 kg: 50 mg/dose/dia 20-40 kg: 100 mg/dose/dia >40 kg: 200 mg/dose/dia
		Fluconazol (Zoltec)	Suspensão-Oral-200 3 mg/5 ml	- 3 a 6 mg/kg a cada 48 horas (neonato) - 3 a 6 mg/kg/dia (criança) durante 7 a 14 dias
Candidíase oral (casos suaves)	V.A.S.A.	(Violeta de genciana a 2% - 3 ml; Anestesina - 1,5 ml; Sacarina - 0,5 ml; Água destilada - 25 ml)	Solução-Tópica (solicitar manipulação)	Aplicar 3 vezes ao dia
	Antifúngico	Nistatina (Micostatin)	Suspensão-Oral-100.000 ui/ml	Bochechar e engolir 1 ml da suspensão de 6/6 horas durante 14 dias. Antes do bochecho, realizar limpeza das placas com água bicarbonatada. Nos lactentes e crianças menores, deve-se colocar a metade da dose utilizada em cada lado da boca.

(continua)

Quadro 1 Principais medicamentos utilizados em pacientes pediátricos com lesões de mucosa bucal *(continuação)*

LESÃO DE MUCOSA	TIPO DE FÁRMACO	PRINCÍPIO ATIVO DO MEDICAMENTO (nome de referência)	FORMA FARMACÊUTICA/VIA DE ADMINISTRAÇÃO/ CONCENTRAÇÃO	POSOLOGIA
Queilite angular	V.A.S.A.	*Vide* fórmula acima	Solução-Tópica (solicitar manipulação)	Aplicar 3 vezes ao dia
	Antifúngico	Miconazol (Daktarin gel)	Gel-tópica-20 mg/g	Aplicar com cotonete 4 vezes ao dia. O gel não deve ser deglutido
		Nistatina (Micostatin)	Suspensão-Oral-100.000 ui/ml	*Vide* acima
	Fitoterápico	Extrato fluido de Chamomilla recutita (Admuc)	Pomada-tópica-100 mg/g	Aplicar e massagear a pomada na gengiva com a ponta do dedo seco 2 vezes ao dia até o desaparecimento dos sintomas
	Suplemento vitamínico	Vitamina B12	Comprimido ou injeção	Consultar o médico ou nutricionista acerca da necessidade do uso
	Antibiótico	Mupirocina (Bactobran)	Pomada-tópica-20 mg/g	Aplicar com cotonete 3 vezes ao dia, durante 5 a 7 dias
Infecção pelo HSV	Antiviral	Aciclovir (Zovirax, Zov, Cicloviral e Aviral)	Pomada-tópica-50 mg/g	Aplicar 5 vezes ao dia por no mínimo 7 dias
Escarlatina	Antibióticos	Penicilina V (PEN-VE-ORAL) (fenoximetilpenicilina potássica)	Suspensão-Oral-80.000 ui/ml	80.000 ui/kg/dia de 6/6 horas ou 8/8 horas por 10 dias
		Amoxicilina	Suspensão-Oral-250 mg/5 mL	50 mg/kg/dia de 8/8 horas por 7 dias
		Azitromicina (pacientes alérgicos à amoxicilina)	Suspensão-Oral-200 mg/5 mL	10 mg/kg/dia 1 vez ao dia por 5 dias
		Penicilina G Benzatina	Injeção-Intramuscular-600.000 UI	Dose única
Impetigo (quadro generalizado)	Antibióticos	Mupirocina (Bactobran)	Pomada-tópica-20 mg/g	Aplicar com cotonete 3 vezes ao dia, durante 5 a 7 dias
		Cefalexina (em caso de lesões extensas e numerosas)	Suspensão-Oral-250 mg/5 mL	50 mg/kg/dia de 6/6 horas por 7 dias
		Eritromicina (em casos de alergia à Cefalexina)	Suspensão-Oral-250 mg/5 mL	50 mg/kg/dia de 6/6 horas por 10 dias
Estomatite aftosa recorrente	V.A.S.A.	*Vide* fórmula acima	Solução-Tópica (solicitar manipulação)	Aplicar 3 vezes ao dia
	Corticoide	Acetonil-triancinolona (Omcilon-A orabase)	Pomada-tópica-1 mg/g	Aplicar de 2 a 3 vezes ao dia, de preferência após as refeições, durante 7 dias
	Fitoterápico	Extrato fluido de Chamomilla recutita (Admuc)	Pomada-tópica-100 mg/g	Aplicar e massagear a pomada na gengiva com a ponta do dedo seco 2 vezes ao dia até o desaparecimento dos sintomas

Fonte: elaborado pelos autores.

LESÕES DOS TECIDOS MOLES

Lesões císticas e pseudocísticas

Cistos gengivais em recém-nascidos

Cistos orais dos tecidos moles mais encontrados em recém-nascidos. Considerados remanescentes embriológicos, constituem três grupos de lesões: as pérolas de Epstein, os nódulos de Bohn e os cistos da lâmina dentária[7] (**Quadro 2**). A lesão fundamental é pápula, única ou múltipla, assintomática, de cor branco-amarelada, devido ao conteúdo de queratina, firmes à palpação, medindo aproximadamente até 3 mm de diâmetro. É dispensável a radiografia para diagnóstico e surgem por volta da 9ª ou 10ª semana, sendo raramente vistos após os 3 meses de idade (**Figura 5**).

São autolimitantes e requerem apenas controle e orientação dos pais, com massagem digital suave. Caso persistam e interfiram na amamentação, podem ser excisados.[8]

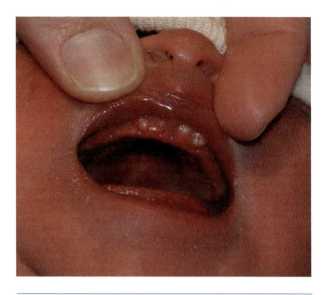

Figura 5 Cistos do recém-nascido na região anterossuperior.
Fonte: imagem gentilmente cedida do acervo pessoal da Profa. Raquel Gonçalves Vieira-Andrade, da Faculdade de Odontologia da UFMG.

Cisto de erupção (hematoma de erupção)

Cisto odontogênico do desenvolvimento em tecidos moles que ocorre como consequência da separação entre o folículo dentário e a coroa do dente em erupção. Comum nos incisivos centrais decíduos superiores e primeiros molares decíduos e permanentes.

Manifesta-se como um inchaço na mucosa gengival que recobre a coroa de um dente em erupção, de cor semelhante à da mucosa ou de cor azulada/arroxeada devido ao sangramento induzido por trauma, como o mastigatório no local.[8] Único ou bilateral, indolor, com consistência macia ou flutuante à palpação e dimensão de até 1,5 cm,[9] requerendo apenas controle para verificar se interfere na alimentação (**Figura 6**). Se sintomático ou representar atraso na irrupção, necessita abertura cirúrgica, como pequena incisão no rebordo que permita o extravasamento do conteúdo líquido. Radiografias não são indicadas para o diagnóstico.

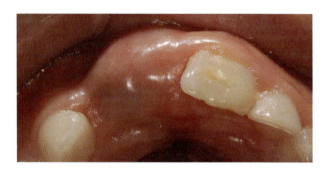

Figura 6 Hematoma de erupção na região anterossuperior impedindo a irrupção do elemento 11.
Fonte: imagem gentilmente cedida do acervo pessoal do Prof. Dr. Marco Aurélio Benini Paschoal, da Faculdade de Odontologia da UFMG.

Quadro 2 Comparativo entre os diferentes cistos gengivais do recém-nascido

	Prevalência	Localização	Origem embriológica
Pérolas de Epstein	60 a 85%	Rafe palatina mediana	Remanescentes de inclusões epiteliais na linha de fusão dos processos palatinos
Nódulos de Bohn	47,4 a 85%	Vestibular e lingual dos rebordos alveolares da maxila e mandíbula	Remanescentes epiteliais das glândulas mucosas
Cistos da lâmina dentária	13 a 44,7%	Crista alveolar	Remanescentes da lâmina dentária

Fonte: Hong et al.[7]

Mucocele

Lesão benigna das glândulas salivares mais comum em crianças brasileiras.[10,11] É um fenômeno de extravasamento de muco para os tecidos moles adjacentes, devido à ruptura de um ducto excretor de glândula salivar menor, por trauma.[6]

Sem predileção por sexo, o lábio inferior é o local mais comum (75 a 80%), podendo ocorrer também em regiões intraorais. A lesão fundamental é uma vesícula ou bolha de cor azulada ou semelhante à mucosa, dependendo da profundidade da lesão, de formato bem definido, superfície lisa, medindo até 1 cm e consistência flutuante à palpação, com históricos repetidos de inchaço e esvaziamento[6] **(Figura 7)**. Deve ser distinguida de lesões vasculares como o hemangioma, de tumores de glândula salivar ou de fibroma traumático. A mucocele deve ser excisada juntamente com a remoção das glândulas salivares anexas envolvidas. Alguns casos involuem espontaneamente, embora nesses casos a recidiva seja comum.[12]

Rânula

É uma mucocele do assoalho de boca, causada por danos no ducto excretor das glândulas sublingual ou submandibular. A lesão fundamental é uma bolha, que se mostra como uma tumefação mole e azulada em assoalho bucal unilateral com histórico de inchaço e esvaziamento repetidos. É assintomática, mas pode prejudicar a fala e mastigação **(Figura 8)**. Deve ser diferenciada do cisto dermoide e de tumores de glândula salivar no as-

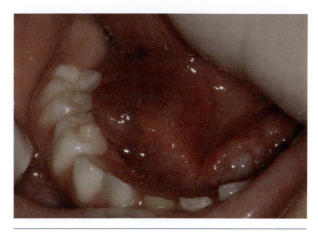

Figura 8   Rânula em assoalho bucal.
Fonte: imagem gentilmente cedida do acervo pessoal da Profa. Fernanda Bartolomeo Freire-Maia, da Faculdade de Odontologia da UFMG.

soalho bucal. Requer tratamento cirúrgico por meio da enucleação com remoção da glândula associada, ou por micromarsupialização.[12,13]

Lesões infecciosas

Origem fúngica
Candidíase

Infecção fúngica oportunista mais comum em boca, afetando por volta de 1 a 37% das crianças, principalmente os neonatos devido ao sistema imunológico imaturo.[2] É vulgarmente conhecida como "sapinho"[8] e causada pela

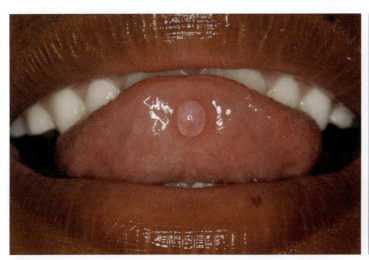
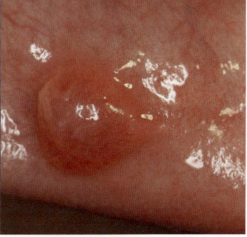

Figura 7   Mucocele em região de ventre de língua e mucosa labial inferior.
Fonte: imagens gentilmente cedidas pela Disciplina de Patologia, Estomatologia e Radiologia II da Faculdade de Odontologia da UFMG.

candida albicans e *candida tropicallis*. Acomete também crianças com sistema imunológico enfraquecido por doenças ou medicamentos, com poucos casos de origem idiopática. Em pacientes imunocomprometidos, pode ser a primeira manifestação da infecção pelo Vírus da Imunodeficiência Humana (HIV)/AIDS.[2]

Possui prevalência na 1ª e 2ª década,[2] podendo ter apresentação clínica branca ou eritematosa.[8] A forma branca é a mais comum, sendo placas brancas facilmente removidas com raspagem (pseudomembranas) de aspecto de "leite coalhado" e assintomáticas. Pode acometer toda mucosa oral, principalmente palato e língua. A forma eritematosa pode se apresentar como mancha avermelhada restrita ao dorso da língua, provocando despapilação e sensação de queimação, sendo comum após o uso prolongado de antibiótico.[6] Quando mostra fissuras eritematosas que podem ulcerar e sangrar, com formação de crosta superficial exsudativa e restrita aos ângulos da boca, a candidíase provoca a queilite angular **(Figura 9)**, esta mais frequente em respiradores bucais, ou associada a causas diversas, como o hábito de umedecer repetidamente os lábios com saliva, febre elevada, queimadura de frio muito intenso ou sol prolongado, além de anemia, deficiência de vitamina do complexo B e distúrbios imunológicos.[14]

Para tratamento, aplicar agentes antifúngicos de uso tópico para casos suaves, de uso sistêmico para casos moderados e nos casos graves ou persistentes por mais de 1 mês encaminhar ao pediatra[2] **(Quadro 1)**. Quando de idade tenra, pela impossibilidade de bochechar, indica-se limpeza da área com gaze e aplicação do fármaco com haste de algodão, com medidas de higiene oral com água bicarbonatada ou V.A.S.A.

Origem viral
Infecção pelo HSV (Vírus Herpes Simples)

A infecção pelo vírus do herpes simples se distingue em infecção primária (primoinfecção) ou infecção secundária (reativação do vírus). O primeiro contato (primoinfecção) com o HSV-1 (vírus do herpes simples tipo 1) se dá normalmente na infância, entre os 6 meses e 4 a 5 anos de vida, por meio de lesões ativas e/ou saliva. A primoinfecção é geralmente assintomática, entretanto, quando sintomática, manifesta-se na criança com sinais inespecíficos como febre alta, mal-estar, irritabilidade e linfadenopatia dolorosa. Intrabucalmente, evolui com um quadro de gengiva eritematosa, dolorosa e sangrante, além de erupções vesiculares que, após o rompimento, formam ulcerações dolorosas recobertas por uma pseudomembrana branco-amarelada com halo eritematoso, compondo o quadro conhecido como gengivoestomatite herpética primária aguda.[6]

As ulcerações tendem a regredir em 10 a 14 dias sem deixar cicatrizes. No quadro primário, a terapêutica antiviral apresenta poucos resultados, sendo adequado o uso de analgésicos e antitérmicos, além de limpeza da área com digluconato de clorexidina (0,12%) com auxílio de gaze para remoção do biofilme acumulado, além do uso de anestésicos tópicos (lidocaína pomada) para auxiliar na alimentação e redução da sintomatologia dolorosa, além de hidratação constante. Episódios de recidiva resultam na doença secundária, que é mais branda e pode ocorrer em 20 a 40% dos infectados, caracterizando infecção recorrente determinada por exposição ao frio, calor, raios UV, estresse emocional, imunossupressão, entre outros[6] **(Figura 10)**.

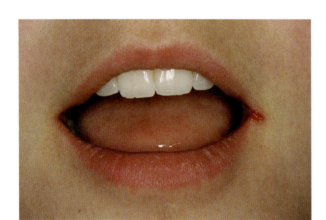

Figura 9 Queilite angular.
Fonte: imagem gentilmente cedida pela Disciplina de Patologia, Estomatologia e Radiologia II da Faculdade de Odontologia da UFMG.

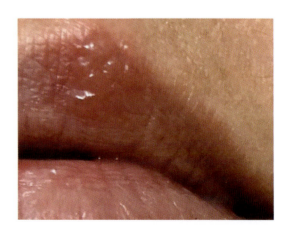

Figura 10 Lesão herpética na fase de vesículas.
Fonte: imagem gentilmente cedida do acervo pessoal da Profa. Sílvia Ferreira de Sousa, da Faculdade de Odontologia da UFMG.

Além dos tratamentos citados, o uso de terapia de fotobiomodulação e fotodinâmica apresenta resultados promissores.[15] Para esta abordagem, indica-se na fase de vesículas: ruptura com agulha estéril, corar as lesões com azul de metileno (0,01%) e irradiação com *laser* vermelho ao redor da lesão (sugerem-se 4 pontos, com 30 segundos cada). Quando da formação de crostas, indica-se: aplicação de *laser* vermelho após 24 horas e depois a cada 48 horas até a total remissão da lesão. O tratamento com antivirais também pode ser realizado por meio da aplicação tópica (Quadro 1).

Herpangina e doença das mãos, pé e boca

São infecções sintomáticas causadas por enterovírus *Coxsackie*, associadas a erupções cutâneas.[16] A herpangina se caracteriza por lesões vesiculares e ulcerativas na orofaringe e início súbito de febre, dor de garganta, dores no pescoço e até vômitos. Após 2 dias de incubação, pápulas acinzentadas se tornam vesículas com halo eritematoso. Palato mole, úvula e língua podem ser atingidos, embora os pilares das tonsilas sejam os mais acometidos. O diagnóstico é clínico e baseia-se nos sintomas e nas lesões orais características. Em relação ao tratamento, visa o alívio dos sintomas por meio do uso de antitérmicos, analgésicos e anestésicos tópicos, além de orientações quanto à dieta, baseada em alimentos que não exigem mastigação (pastosos), bebidas frias e evitar alimentos salgados/condimentados.[17]

A doença das mãos, pé e boca é uma condição altamente contagiosa e prevalente em crianças. Sua transmissão é principalmente devida ao contato oral, podendo espalhar-se por secreções nasais, garganta, saliva e fezes. Os primeiros sintomas são febre alta e dores de garganta. Após 2 dias, lesões avermelhadas podem aparecer na região dos pés, mãos e interior da garganta, podendo espalhar-se para coxas e nádegas (Figuras 11 e 12). Em casos graves, as lesões podem transformar-se em pústulas, bolhas e, quando presentes na cavidade bucal, causar inapetência e dificuldades durante a deglutição. Em geral, a doença tende à autorremissão em 5 a 7 dias, entretanto algumas orientações podem ser dadas ao paciente, como as já previamente citadas em relação à herpangina. Ainda, orientações de higiene, como lavar as mãos e desinfetar áreas comuns, devem ser preconizadas.[18]

Origem bacteriana
Escarlatina

Afeta mais crianças de 5 a 12 anos de idade. Caracteriza-se por erupções cutâneas avermelhadas, que aparecem no peito e pescoço, associadas a garganta inflamada (amigdalite), língua inchada e vermelha (com aspecto anatômico e coloração similar ao morango/framboesa), sendo sinais patognomônicos da doença, além de mal-estar, calafrios e estado febril (Figura 13). A transmissão ocorre pelo ar, tosse ou espirro de pessoas infectadas. O período de incubação é entre 2 e 4 dias e as erupções podem durar mais de uma semana. Como tratamento, antibióticos são indicados (Quadro 1), além de evitar o contato com outras crianças, lavar regularmente as mãos, lavar em separado as roupas e evitar partilhar talheres/copos. A alimentação deve ser pastosa, de modo a ser facilitada a deglutição.[19]

Impetigo

Causada por bactérias do gênero *Streptococcus* (*aureus* ou *pyogenes*), é considerada uma condição altamente contagiosa. Pode ocorrer após um trauma na pele ou picada de insetos, sendo transmitida por contato com lesões ou vias respiratórias. A infecção pode afetar qualquer segmento da pele, sendo a face e as mãos os locais mais acometidos (Figura 14). Inicialmente apresenta aspecto de vesículas, e, posteriormente, após rompimento, ulcera e forma crostas de aspecto amarelado com exsudação. Como sintomas, a coceira e a adenopatia são comuns. Em casos leves, indica-se lavar abundantemente com água, sabão e antissépticos os locais e deixar as feridas secarem ao sol. Quando generalizada por todo corpo, é recomendado o uso de antibióticos orais (Quadro 1) (Figura 12), sendo que as feridas não deixam cicatrizes. Devido ao alto grau de infectividade, ao ser diagnosticada, a criança deve ser isolada e orientações quanto à higiene local devem ser seguidas, como lavagem das mãos e objetos.[20,21]

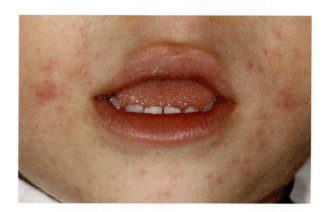

Figura 11 Doença Pés-Mãos-Boca.
Fonte: imagem gentilmente cedida do acervo pessoal do Prof. Dr. Marco Aurélio Benini Paschoal, da Faculdade de Odontologia da UFMG.

402 Parte 8 Outros agravos em odontopediatria

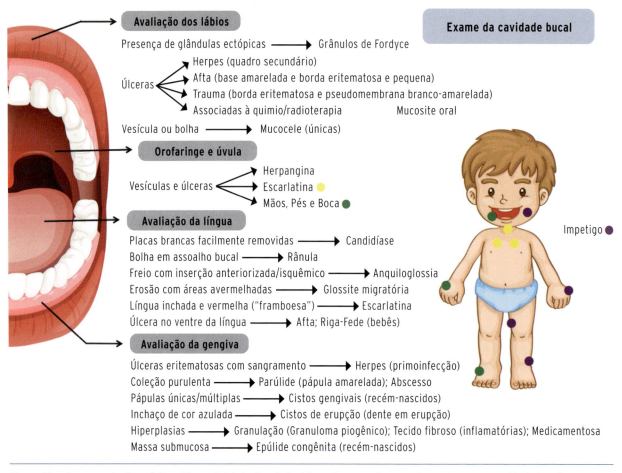

Figura 12 Esquema de diagnóstico diferencial de lesões do tecido mole que mais acometem crianças na cavidade bucal e no corpo.
Fonte: elaborada pelos autores.

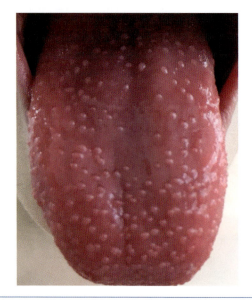

Figura 13 Escarlatina. Aspecto de "framboesa" da língua.
Fonte: imagem gentilmente cedida do acervo pessoal da Profa. Fernanda Bartolomeo Freire-Maia, da Faculdade de Odontologia da UFMG.

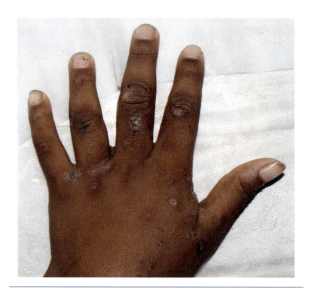

Figura 14 Impetigo. Verificar as lesões na quase totalidade da mão.
Fonte: imagem gentilmente cedida do acervo pessoal do Prof. Dr. Marco Aurélio Benini Paschoal, da Faculdade de Odontologia da UFMG.

Lesões ulcerativas

Estomatite aftosa recorrente (afta)

Mais conhecidas como aftas, são as lesões orais mais prevalentes na faixa pediátrica, variando de 10 a 60%, com predileção por jovens. A etiologia é desconhecida, com evidências de fatores autoimunes, tendência familiar, deficiência de ácido fólico, intolerância ao glúten, origem traumática, estresse, alergia, condições endócrinas.[2]

Alguns estudos mostraram uma maior susceptibilidade no sexo feminino e na raça negra. A lesão fundamental é uma úlcera, usualmente superficial, única ou múltipla, de base amarelada com borda eritematosa, menor que 1 cm, que cicatriza em 7 a 10 dias e acomete mais o lábio, ventre de língua e fundo de saco de vestíbulo com característica recidivante. Deve ser diferenciada da úlcera traumática.

O tratamento é sintomático, variando de acordo com o grau de desconforto; em sintomatologia exacerbada, opta-se por medicações (Quadro 1) (Figura 12) e anestésicos tópicos (V.A.S.A. – 3 a 4 vezes ao dia), digluconato de clorexidina a 0,12%; solução de benzidamida, fitoterápicos e terapia de fotobiomodulação.

Úlcera traumática

Apresenta prevalência de 12 a 17%, que diminui com a idade, sendo comum nas 1ª e 2ª décadas e sem predileção por sexo.[2] Pode ocorrer por fatores traumáticos diversos, como mordidas, dentes apinhados, aparelhos ortodônticos, escovação.[1] Mostra-se como úlcera, com frequência única e pequena, com borda eritematosa, fundo coberto por pseudomembrana branco-amarelada, devendo ser diferenciada das aftas e úlceras de neoplasia maligna (Figura 15). O tratamento é sintomático, devendo-se identificar e eliminar a causa. Ao eliminar a causa traumática, a úlcera cicatriza em 7 a 10 dias (Figura 12).

Riga-Fede

Úlcera sublingual que afeta crianças menores de 2 anos de idade, associada à presença de dentes natais e/ou neonatais, interferindo na amamentação. Quando acomete crianças acima de 2 anos, é chamada de granuloma oral traumático.[9] Apresenta-se como uma úlcera com borda elevada e endurecida, fundo necrótico com coloração branco-acinzentada e halo eritematoso (Figura 16). O tratamento consiste em desgaste da borda incisal dos dentes associados e, se estiver indicada, a exodontia dos dentes. A terapia de fotobiomodulação pode auxiliar na cicatrização e dor (Figura 12).

Proliferações não neoplásicas

Fibroma traumático (hiperplasia fibrosa)

Lesão reativa mais comum nos tecidos moles na faixa pediátrica[10,11] com maior ocorrência entre 10 e 19 anos.[11] Resulta principalmente de traumas decorrentes de mor-

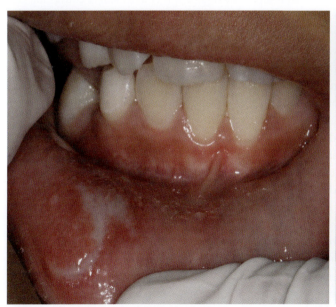
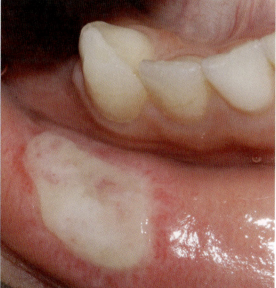

Figura 15   Úlcera traumática devido à mordedura do lábio pós-anestesia.
Fonte: imagens gentilmente cedidas do acervo pessoal do Prof. Dr. Marco Aurélio Benini Paschoal, da Faculdade de Odontologia da UFMG.

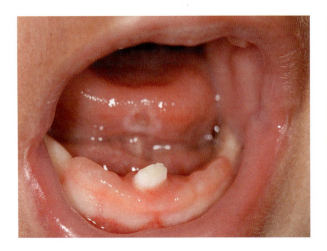

Figura 16 Úlcera de Riga-Fede em recém-nascido.
Fonte: imagem gentilmente cedida do acervo pessoal do Prof. Dr. Marco Aurélio Benini Paschoal, da Faculdade de Odontologia da UFMG.

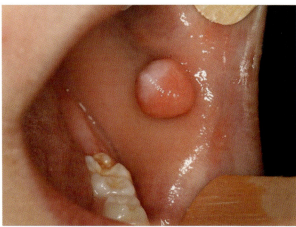

Figura 17 Fibroma traumático em mucosa jugal.
Fonte: imagem gentilmente cedida pela Disciplina de Patologia, Estomatologia e Radiologia II da Faculdade de Odontologia da UFMG.

dida, especialmente na bochecha, ou ocasionados por aparelhos ortodônticos e hábitos crônicos. Ocorre em qualquer região da mucosa bucal, mas é mais frequente na mucosa jugal **(Figura 17)**. Mostra-se como pápula ou nódulo de coloração rósea, superfície lisa, por vezes esbranquiçada, séssil ou pediculado e assintomático. O tratamento consiste na excisão cirúrgica simples, e recidivas podem ocorrer se o hábito traumático persistir no local.[6]

Hiperplasia gengival medicamentosa

A hiperplasia gengival medicamentosa é caracterizada por um crescimento anormal dos tecidos gengivais secundário ao uso de medicações sistêmicas como os anticonvulsivantes (como a fenitoína), os imunossupressores (como a nifedipina) e os bloqueadores dos canais de cálcio (como a ciclosporina). Essas medicações podem induzir o crescimento gengival e alterar os tecidos periodontais, modificando a sua resposta inflamatória e imunológica. A associação do nível de higiene oral com a prevalência e a severidade do aumento gengival induzido por drogas também tem sido encontrada, sugerindo que a inflamação gengival induzida pela placa bacteriana possa ter um papel determinante no desenvolvimento e na expressão das alterações gengivais. Assim, o controle da higiene bucal nesse grupo de pacientes é essencial para o controle da hiperplasia.[6] É necessário destacar ainda que a remoção ou substituição do medicamento por parte do cirurgião-dentista está contraindicada, já que as desvantagens para o paciente podem ser muito maiores do que as vantagens. Assim, é importante manter uma boa comunicação com o médico do paciente, a fim de verificar a possibilidade de realização dessas ações. O tratamento periodontal cirúrgico pode ser indicado, mas pode haver ocorrência de recidiva após a realização dele.

Papiloma escamoso oral

É uma neoplasia benigna de crescimento exofítico com superfície rugosa, que se assemelha à couve-flor, cuja patogênese está associada à infecção pelo papilomavírus humano (HPV) **(Figura 18)**. A transmissão do HPV pode ocorrer por contato direto. Dependendo do grau de queratinização da lesão, a coloração pode ser branca, rosa e/ou avermelhada. Ocorre mais em língua, lábios, úvula e palato duro. O diagnóstico é clínico e histopatológico e o tratamento de escolha é a excisão cirúrgica.[22]

Epúlide congênita do recém-nascido (epúlide de células granulares)

Lesão benigna rara que geralmente surge no rebordo alveolar de recém-nascidos. Clinicamente, apresenta-se como uma massa submucosa única de consistência firme, séssil ou pediculada, coloração que varia do rosa ao vermelho, de tamanho variado, com maior predominância em mulheres (10:1) **(Figura 19)**. O rebordo alveolar anterior é a região mais afetada e sua ocorrência é três vezes mais comum na maxila do que na mandíbula. Não há envolvimento do tecido ósseo subjacente ou de dentes decíduos não erupcionados.[23]

30. Estomatologia em odontopediatria   405

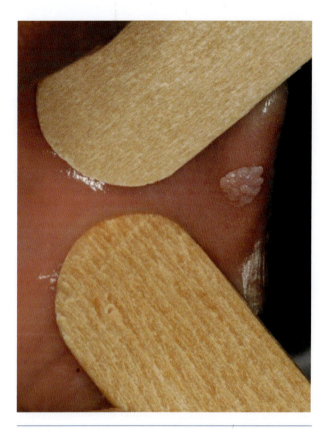

Figura 18   Papiloma escamoso em comissura bucal.
Fonte: imagem gentilmente cedida pela Disciplina de Patologia, Estomatologia e Radiologia II da Faculdade de Odontologia da UFMG.

O tratamento preconizado é a excisão cirúrgica, principalmente nos casos em que há comprometimento das funções de amamentação, deglutição e respiração, não existindo relatos na literatura de recidiva após sua remoção. No entanto, devido à natureza inofensiva da lesão, alguns autores não têm recomendado a excisão cirúrgica, já que lesões pequenas tendem a regredir e desaparecer espontaneamente com o passar do tempo. Já para o caso de lesões médias, a combinação de observação para regressão em tamanho seguida pela excisão cirúrgica também tem sido sugerida.[24]

Granuloma piogênico

Segunda lesão reativa mais comum na faixa pediátrica, atingindo mais dos 10 aos 19 anos.[11] É uma resposta tecidual exacerbada, com proliferação vascular, diante da presença de trauma ou agentes irritativos crônicos.[25] Tem forte predileção pela gengiva, mas língua, mucosa jugal e lábios também podem ser acometidos. Quando em gengiva, resulta de fatores irritativos crônicos de baixa intensidade, como a presença de cálculos e biofilme dentários. Clinicamente, mostra-se como um nódulo ou tumor assintomáticos, com superfície lisa ou lobulada, coloração avermelhada, podendo sangrar com facilidade, e que usualmente é pediculado, embora algumas lesões possam ser sésseis **(Figura 20)**. O tratamento consiste na excisão cirúrgica conservadora, e usualmente recidivas podem ocorrer.[25]

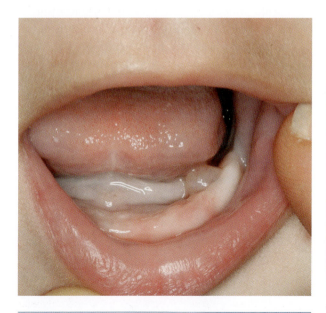

Figura 19   Epúlide congênita em rebordo alveolar de recém-nascido.
Fonte: imagem gentilmente cedida pelo Prof. Dr. Cleverson Luciano Trento, da Universidade Federal de Sergipe.

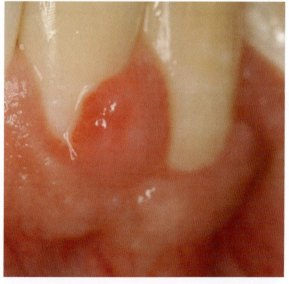

Figura 20   Granuloma piogênico em gengiva vestibular.
Fonte: imagem gentilmente cedida pela Disciplina de Patologia, Estomatologia e Radiologia II da Faculdade de Odontologia da UFMG.

LESÕES ÓSSEAS BENIGNAS

Abscesso periapical

Ocorre quando há pior resposta do hospedeiro e maior virulência dos microrganismos, resultando em acúmulo de pus no periápice dental. Na ausência de drenagem do pus, há sintomatologia (Quadro 3). Na presença de drenagem do pus e sem tratamento da causa, a sintomatologia se torna ausente, e o abscesso torna-se crônico (Figura 21). Na abertura da fístula na mucosa oral, nota-se pápula amarelada e exofítica, conhecida como parúlide. O tratamento consiste em drenagem do pus, identificação da causa e tratamento endodôntico, quando viável. Sem tratamento, pode haver risco de disseminação do abscesso para tecidos moles da face e espaços medulares do osso, causando complicações graves.[26]

Granuloma periapical/dentário

Principal inflamação crônica assintomática no periápice dental. Resulta de uma maior resposta do organismo e encapsulamento do processo inflamatório. O diagnóstico baseia-se na ausência de resposta nos testes de vitalidade pulpar e na identificação da causa da necrose pulpar e radiografia do dente. O tratamento endodôntico é o de escolha, quando viável. Em casos de exodontia do permanente, a curetagem do tecido mole aderido ao periápice seguida de exame histopatológico é obrigatória. Em agravamento da infecção pulpar, sofre agudização (abscesso periapical); os casos crônicos não tratados evoluem para o cisto periapical[26] (Quadro 3).

Cisto periapical dentário

É um cisto inflamatório associado à infecção pulpar prévia[26] (Figura 22). Considerado de origem odontogênica por resultar da ativação de remanescentes de epitélio dentário aprisionados no osso alveolar e gengiva. Cisto mais comum em crianças maiores de 10 anos, com uma média de idade de 15,6 anos. Afeta mais o sexo feminino, sem predileção por maxila e mandíbula. Em geral, assintomático, mas pode, com o crescimento, provocar tumefação, mobilidade e deslocamento dos dentes. Radiograficamente, é idêntico ao granuloma periapical, sendo a distinção entre ambos histopatológica. É tratado da mesma maneira que o granuloma periapical[27] (Quadro 3).

Cisto ósseo simples (cavidade óssea idiopática)

É um pseudocisto, pois mostra-se como uma cavidade intraóssea vazia ou contendo fluido no seu interior, de características clínicas e radiográficas similares às de um cisto verdadeiro, porém sem o revestimento epitelial. Pode causar preocupação e confusão no clínico, uma vez que pode atingir grandes tamanhos, mimetizando cistos e tumores odontogênicos[28] (Figura 23).

Possui etiologia incerta, ocasionalmente precedido por um trauma. Ocorre mais na segunda década de vida e região posterior de mandíbula, sem provocar sintomatologia, como um achado radiográfico incidental durante tratamento ortodôntico. O aspecto mais característico é o de uma imagem radiolúcida unilocular bem definida, contornando as raízes dos dentes envolvidos, os quais mostram vitalidade pulpar. Embora em alguns casos

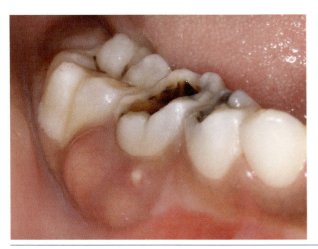 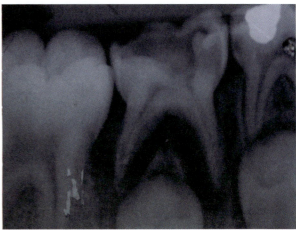

Figura 21   Abscesso em segundo molar decíduo e lesão periapical envolvendo ambas as raízes do 85.
Fonte: imagens gentilmente cedidas do acervo pessoal do Prof. Dr. Marco Aurélio Benini Paschoal, da Faculdade de Odontologia da UFMG.

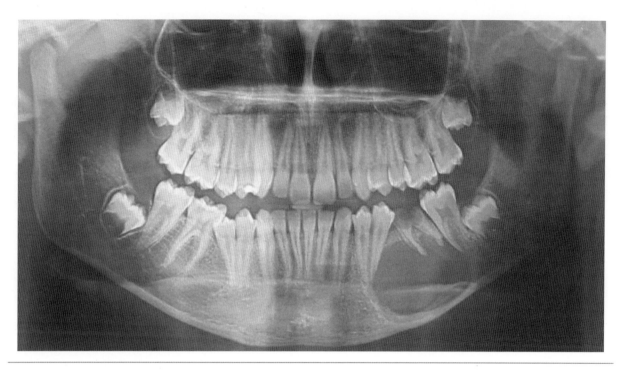

Figura 22   Cisto radicular em associação ao periápice do 36.
Fonte: imagem gentilmente cedida pela Disciplina de Patologia, Estomatologia e Radiologia II da Faculdade de Odontologia da UFMG.

Quadro 3   Comparativo entre as principais lesões ósseas periapicais

	Abscesso periapical ⇌	**Granuloma periapical** →	**Cisto periapical**
Inflamação	Aguda ou crônica	Crônica	Crônica
Vitalidade pulpar	Ausente	Ausente	Ausente
Dor	Presente, na fase aguda	Ausente	Ausente
Inchaço	Presente, na fase aguda	Ausente	Ausente
Pus	Presente	Ausente	Ausente. Presente em casos infectados
Fístula	Presente, na fase crônica	Ausente	Ausente
Sensibilidade à percussão	Presente, na fase aguda	Ausente	Ausente
Achados radiográficos no periápice	Com ou sem radiolucidez mal definida e difusa	Radiolucidez bem definida e circular	Radiolucidez bem definida e circular
Principais formas de tratamento	Drenagem, tratamento endodôntico, exodontia	Tratamento endodôntico, exodontia, curetagem periapical em dente permanente	Tratamento endodôntico, exodontia, curetagem periapical em dente permanente
Consequências se não tratado	Cronificar, evoluir para o granuloma periapical, provocar infecção odontogênica grave, osteomielite	Sofrer reagudização, evoluir para cisto periapical	Infectar-se, provocar abscesso

Legenda: → ←   indicam evolução do processo
Fonte: elaborado pelos autores.

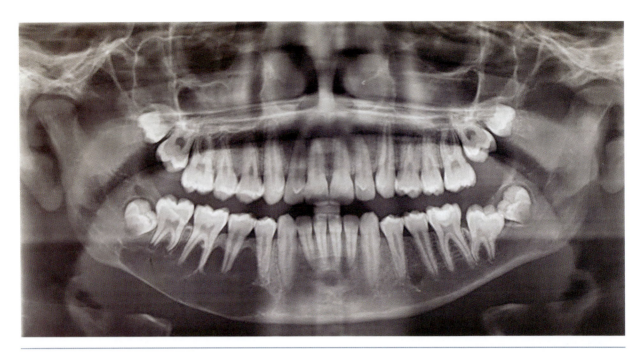

Figura 23 Cisto ósseo simples extenso, em região do 44 ao 48.
Fonte: imagem gentilmente cedida pela Disciplina de Patologia, Estomatologia e Radiologia II da Faculdade de Odontologia da UFMG.

a cavidade regrida e cicatrize espontaneamente após a punção aspirativa ou a exploração cirúrgica, a curetagem deve ser o primeiro tratamento de escolha e o diagnóstico confirmado por meio da biópsia do material curetado.[28]

Cisto dentígero

Cisto odontogênico do desenvolvimento que mais atinge crianças brasileiras.[10] Ocorre exclusivamente em dentes inclusos, com preferência pelo sexo masculino e terceiros molares inferiores ou caninos permanentes superiores. Radiograficamente, mostra radiolucidez unilocular bem definida, com margem esclerótica, circunscrevendo a coroa de dente incluso até a junção cemento-esmalte; achados similares aos do folículo pericoronário ou lesões como o ameloblastoma e o ceratocisto odontogênico. São descobertos ao acaso ou ao investigar a não erupção de um dente. Entretanto, alguns podem atingir lentamente tamanhos maiores, causar expansão óssea e se infectarem. São tratados por enucleação e preservação do dente envolvido, sendo que as lesões maiores podem ser marsupializadas previamente.[27]

Odontoma

Tumor odontogênico mais diagnosticado em crianças e adolescentes no Brasil.[10,29] São hamartomas (anomalias) do desenvolvimento, resultantes da má-formação de tecidos dentários organizados como pequenos dentículos (subtipo Composto) ou misturados como uma massa de tecido duro, sem o formato de um dente (subtipo Complexo).[27]

São descobertos em radiografias de rotina, ou quando se investiga a não erupção de um dente. Localizados entre as raízes ou acima da coroa, mostram radiodensidade comparável à da estrutura dentária normal, envolta por um fino halo radiopaco que separa a lesão do osso adjacente normal. Entretanto, a expansão óssea pode ocorrer. Mais comuns nas duas primeiras décadas de vida, com predileção pela maxila anterior (composto) **(Figura 24)** e posterior de mandíbula (complexo). Deve ser enucleado com manutenção do dente acometido na maior parte dos casos, com excelente prognóstico.[27]

Ameloblastoma

Segundo tumor odontogênico mais comum em crianças.[11] Sua etiopatogenia está associada à proliferação de remanescentes epiteliais da lâmina dentária e mutações em genes de via do crescimento e proliferação celular.[30] É classificado como convencional, quando múltiplas cavidades císticas estão presentes, ou como unicístico, este de cavidade cística única, e o mais comum nos pacientes pediátricos.[30] De crescimento lento, provoca frequentemente

30. Estomatologia em odontopediatria

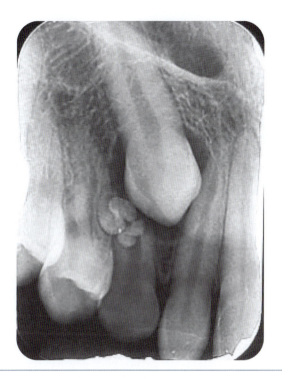

Figura 24 Odontoma composto impedindo a erupção do 13.
Fonte: imagem gentilmente cedida pela Disciplina de Patologia, Estomatologia e Radiologia II da Faculdade de Odontologia da UFMG.

expansão óssea indolor, podendo o convencional evoluir para aumento de volume evidente, com dor e parestesia, sendo o de comportamento mais agressivo.

Nos pacientes pediátricos, o ameloblastoma unicístico atinge mais a segunda década de vida e a região posterior de mandíbula, como uma radiolucidez unilocular bem definida, envolvendo a coroa de dente incluso, em geral o terceiro molar, aspecto semelhante ao do cisto dentígero, seu principal diagnóstico diferencial. Uma imagem multilocular, em aspecto tipo "bolhas de sabão" ou "favos de mel" (Figura 25), tende a caracterizar o subtipo convencional. Entretanto, a apresentação radiográfica não ajuda a distinguir os dois, sendo necessário o exame histopatológico com a completa remoção.[30]

O tratamento inicial nos pacientes pediátricos tende a ser conservador, com enucleação, podendo ser a lesão marsupializada antes. Entretanto, devido aos índices constantes de recorrência reportados, os pacientes devem continuar sendo acompanhados anualmente.[30]

Tumor neuroectodérmico melanótico da infância

Tumor raro, exclusivo da infância, de crescimento rápido e mais comum na maxila de bebês do sexo masculino, com média de idade de 5 meses. A mucosa mostra coloração azulada ou enegrecida, devido à melanina produzida pelo tumor. Provoca aumento de volume indolor, radiolucidez unilocular, com perfuração da cortical e deslocamento dos dentes, semelhante aos tumores odontogênicos. A enucleação seguida de curetagem ou osteotomia periférica é o tratamento mais indicado, com menores índices de recorrência.[31]

LESÕES MALIGNAS

Carcinoma mucoepidermoide

Principal câncer que afeta a região oral e maxilofacial de crianças e adolescentes de diferentes regiões brasileiras.[32] É um tumor que afeta as glândulas salivares, sobretudo regiões de parótida e palato.[33]

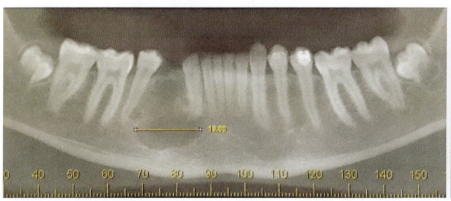 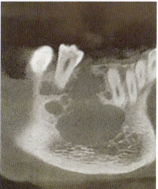

Figura 25 Ameloblastoma convencional em região de pré-molares inferiores.
Fonte: imagens gentilmente cedidas pela Disciplina de Patologia, Estomatologia e Radiologia II da Faculdade de Odontologia da UFMG.

A presença de aumento de volume indolor na parótida, ou um nódulo indolor, com coloração da mucosa levemente arroxeada no palato, além de pacientes com histórico de tratamento quimio ou radioterápico prévios, serve de alerta para a suspeição desse tumor.[33]

Os achados mimetizam os do adenoma pleomórfico ou de um cisto ou linfonodo aumentados de volume, e o ultrassom pode auxiliar na distinção.[33] A biópsia incisional é mandatória, e após o diagnóstico o paciente deverá ser avaliado por um cirurgião de cabeça e pescoço. A ampla maioria dos tumores diagnosticados são de baixo-grau e o prognóstico é melhor em crianças que em adultos, com uma sobrevida em 5 anos superior a 80%.[33]

Rabdomiossarcoma

Sarcoma dos tecidos moles mais comum em crianças brasileiras.[11,34] Representa de 3 a 4% de todos os cânceres que atingem crianças, sendo um tumor maligno que se origina na musculatura esquelética,[6] sendo que algumas evidências científicas apontam susceptibilidade genética.[32]

Atinge mais crianças entre 1 e 9 anos,[32,34] nas regiões da cavidade oral como mucosa jugal[31] e glândulas salivares,[34] como um tumor de crescimento rápido que provoca aumento de volume assintomático infiltrativo.[6,12] Exames de imagem podem ajudar a descartar envolvimento ósseo **(Figura 26)**. Clinicamente, assemelha-se a outros sarcomas ou a neoplasias mesenquimais benignas, sendo a biópsia incisional a escolha para o diagnóstico. O tratamento será definido pelo médico, conforme subtipo histológico e grau de invasão de estruturas adjacentes.[12] A sobrevida é fortemente associada pela extensão do tumor.[12]

Osteossarcoma

Sarcoma intraósseo mais comum em crianças e adolescentes, sendo o segundo tipo de câncer oral mais comum em brasileiros nessa faixa etária.[32] Ocorre pela produção de tecido ósseo maligno e afeta mais ossos longos. Quando nos maxilares, afeta mais a mandíbula de adolescentes,[32] com média de idade de 15 anos.[12,32] De crescimento rápido, provoca dor,[12] espessamento do ligamento periodontal, com mobilidade e perda dentária.[6] Radiograficamente, mostra imagens osteolíticas, mal delimitadas e produção de osso osteofítico na superfície, em aspecto "raios de sol"[12] **(Figura 27)**. Esses achados podem ser semelhantes aos do tumor neuroectodérmico melanótico da infância ou de hemangiomas intraósseos.[6]

Após diagnóstico histopatológico por meio da biópsia incisional, o tratamento médico pode envolver ressecção cirúrgica com margens e quimioterapia complementar.[12] A sobrevida em crianças com osteossarcoma dos maxilares é maior quando comparada à ocorrência do tumor nos ossos das extremidades.[12]

Linfoma de Burkitt

Neoplasia agressiva e destrutiva do osso alveolar, sendo o terceiro tipo de câncer oral mais comum em crianças e adolescentes brasileiros.[32] A forma clínica endêmica que ocorre em locais onde a malária é endêmica é a de maior

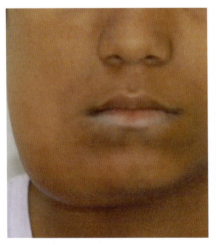 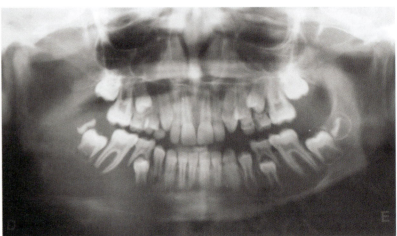

Figura 26 Rabdomiossarcoma em região posterior de mandíbula com envolvimento intraósseo. Aspectos clínico e radiográfico.
Fonte: imagens gentilmente cedidas pelo Prof. Dr. Cleverson Luciano Trento, da Universidade Federal de Sergipe.

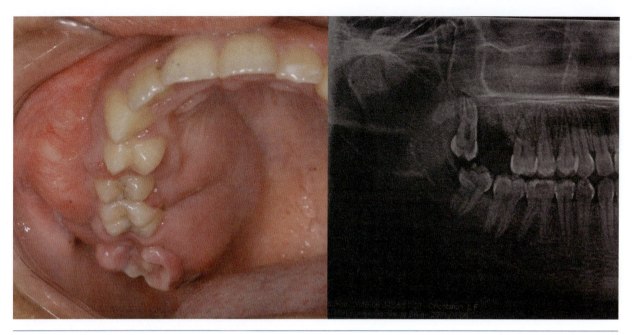

Figura 27 Osteossarcoma em maxila. Aspectos clínico e radiográfico.
Fonte: imagens gentilmente cedidas pelo Prof. Dr. Cleverson Luciano Trento, da Universidade Federal de Sergipe.

ocorrência nos pacientes pediátricos,[32] e sua etiologia está relacionada à infecção pelo vírus *Epstein-Baar* (EBV).[6]

Afeta mais a região posterior dos ossos gnáticos, no sexo masculino, de crianças entre 5 e 9 anos de idade ou na segunda década de vida.[32,34] Outros sítios menos comuns incluem a orofaringe, tonsilas e cavidade oral.[12] Clinicamente, provoca aumento de volume da gengiva ou processo alveolar, com mínima dor, sensibilidade e parestesia, além de linfadenopatia cervical. A mobilidade dentária e a esfoliação prematura dos decíduos podem ocorrer.[6] Radiograficamente, mostra destruição radiolúcida do osso com margens irregulares e mal definidas e desaparecimento da lâmina dura em estágios iniciais.[6]

Após biópsia incisional e confirmação do diagnóstico, o tratamento oncológico tende a ser não cirúrgico, com quimioterapia e taxas de cura excelentes, de 90% na infância.[6]

Mucosites orais relacionadas à quimio e radioterapia

Nos cânceres infantis predominam as leucemias, tumores do sistema nervoso central, linfomas e neoplasias ósseas. Decorrente do tratamento antineoplásico, complicações orais podem aparecer relacionadas aos agentes quimio e radioterápicos, uma vez que esses agentes também agem nos tecidos normais. Dentre as complicações, destaca-se a mucosite oral, uma resposta inflamatória da mucosa bucal às doses de quimio e/ou radioterapia.[35]

Clinicamente, em torno de 10 dias após o início do tratamento, podem ser vistas, preferencialmente, em região de mucosa não queratinizada, áreas eritematosas, seguidas de ulcerações, dor extrema, sangramento e edema (**Figura 28**). A Organização Mundial de Saúde (OMS) classifica a mucosite oral em 4 graus de severidade, que variam na apresentação clínica desde um leve eritema e úlcera indolores a eritema e úlceras extensas dolorosas, incapacitando a alimentação oral.[35]

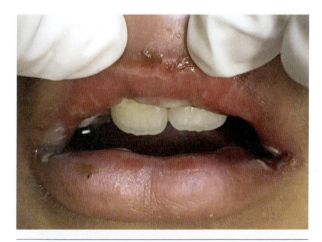

Figura 28 Mucosite em mucosa e vermelhão dos lábios.
Fonte: imagem gentilmente cedida do acervo pessoal da Profa. Raquel Gonçalves Vieira-Andrade, da Faculdade de Odontologia da UFMG.

A mucosite desaparece sem deixar cicatrizes com o término da terapia. Entretanto, durante o tratamento antineoplásico, medidas preventivas ou curativas podem ser implementadas pelo dentista, como o uso tópico de digluconato de clorexidina a 0,12%, a remoção de placa e cálculo dentário supragengival, além da aplicação de terapia de fotobiomodulação e o incentivo aos cuidados higiênicos orais.[35]

FLUXOGRAMA DE CUIDADO

Como forma de orientar o exame clínico e seu correto registro, consultar as **Figuras 1 e 2**. Ainda, como forma de auxiliar no diagnóstico diferencial de lesões em tecido mole, consultar a **Figura 12**.

CONSIDERAÇÕES FINAIS

Conhecer a anatomia oral e fazer uma boa inspeção física intra e extraoral são fundamentais no processo de diagnóstico. Crianças e adolescentes exibem uma variedade de manifestações orais, incluindo lesões de tecido mole e duro da região oral e maxilofacial. A ocorrência de lesões pediátricas é estimada em torno de 10% de todos os espécimes de patologias orais avaliados em centros de diagnóstico especializados.[10] Incluem-se lesões de mucosa ou ósseas de origem inflamatória, infecciosa, císticas, não neoplásicas ou neoplásicas. Apesar de escassos, estudos retrospectivos de diferentes regiões brasileiras mostram como lesões mais comuns na infância e adolescência as patologias dentárias (granuloma periapical), as patologias de glândulas salivares (mucocele/rânula), as patologias gengivais/periodontais (hiperplasia gengival), as patologias não neoplásicas (hiperplasias fibrosas) e os cistos/tumores odontogênicos (cisto dentígero e odontomas).[10,11]

A maioria dessas lesões reportadas em crianças e adolescentes é benigna, entretanto algumas podem mostrar apresentação clínica localmente destrutiva ou semelhante à de tumores malignos. Deve-se, portanto, reconhecer que algumas lesões benignas como tumores intraósseos podem resultar em significativa morbidade, e que, embora raros em boca, os tumores malignos pediátricos ocorrem. Muitos deles, como os sarcomas, pela inespecificidade dos sintomas, podem ser diagnosticados tardiamente. Assim, é importante que o clínico contemple a possibilidade de ocorrência desses tumores na sua prática, bem como esteja ciente das características e do manejo na ocorrência das principais lesões orais pediátricas.

REFERÊNCIAS BIBLIOGRÁFICAS

1. Bessa CF, Santos PJ, Aguiar MC, Carmo MA. Prevalence of oral mucosal alterations in children from 0 to 12 years old. J Oral Pathol Med. 2004;33(1):17-22.
2. Rioboo-Crespo MR, Planells-del Pozo P, Rioboo-García R. Epidemiology of the most common oral mucosal diseases in children. Med Oral Patol Oral Cir Bucal. 2005;10(5): 376-87.
3. Vieira-Andrade RG, Martins-Júnior PA, Corrêa-Faria P, Stella PE, Marinho SA, Marques LS, et al. Oral mucosal conditions in preschool children of low socioeconomic status: prevalence and determinant factors. Eur J Pediatr. 2013;172(5):675-81.
4. Vieira-Andrade RG, Martins-Júnior PA, Corrêa-Faria P, Marques LS, Paiva SM, Ramos-Jorge ML. Impact of oral mucosal conditions on oral health-related quality of life in preschool children: a hierarchical approach. Int J Paediatr Dent. 2015;25(2):117-26.
5. Segal LM, Stephenson R, Dawes M, Feldman P. Prevalence, diagnosis, and treatment of ankyloglossia. Can Fam Physician. 2007;53(6):1027-33.
6. Neville BW, Damm DD, Allen C. Patologia oral e maxilofacial. 4.ed. Rio de Janeiro, Guanabara Koogan; 2016.
7. Hong CHL, Dean DR, Hull K, Hu SJ, Sim YF, Nadeau C, et al. World Workshop on Oral Medicine VII: Relative frequency of oral mucosal lesions in children, a scoping review. Oral Diseases. 2019;25(Suppl.1):193-203.
8. Golikeri SS, Grenfell J, Kim D, Pae C. Pediatric Oral Diseases. Dent Clin N Am. 2020;64(1):229-40.
9. Bettega PVC, Navarro LB, Bendo CB, Paiva SM, Martins CC, Serra-Negra JM, et al. Oral lesions of higher clinical frequency in children-literature review. Rev Faculd Odontol (Porto Alegre). 2019;60(2):1-17.
10. Ataíde AP, Fonseca FP, Santos Silva AR, Jorge Júnior J, Lopes MA, Vargas PA. Distribution of oral and maxillofacial lesions in pediatric patients from a Brazilian southeastern population. Int J Pediatr Otorhinolaryngol. 2016;90:241-4.
11. Prosdócimo ML, Agostini M, Romañach MJ, Andrade BAB. A retrospective analysis of oral and maxillofacial pathology in a pediatric population from Rio de Janeiro-Brazil over a 75-year period. Med Oral Patol Oral Cir Bucal. 2018;23(5):e511-e517.
12. Yuhan BT, Svider PF, Mutchnick S, Sheyn A. Benign and Malignant Oral Lesions in Children and Adolescents: An Organized Approach to Diagnosis and Management. Pediatr Clin North Am. 2018;65(5):1033-50.
13. Kokong D, Iduh A, Chukwu I, Mugu J, Nuhu S, Augustine S. Ranula: Current Concept of Pathophysiologic Basis ans Surgical Management Options. World J Surg. 2017;41(6):1476-81.
14. Millsop JW, Fazel N. Oral candidiasis. Clin Dermatol. 2016;34(4):487-94.
15. Lago ADN, Furtado GS, Ferreira OC, Diniz RS, Gonçalves LM. Resolution of herpes simplex in the nose wing region using photodynamic therapy and photobiomodulation. Photodiagnosis Photodyn Ther. 2018;23:237-39.
16. Yi EJ, Shin YJ, Kim JH, Kim TG, Chang SY. Enterovirus infection and vaccines. Clin Exp Vaccine Res. 2017;6(1):4-14.

17. Sánchez A, Guijarro B, Hernández-Vallejo G. Repercusiones humanas de la fiebre aftosa y otras enfermedades víricas afines. Med Oral. 2003;8(1):26-32.
18. Suzuki Y, Taya K, Nakashima K, Ohyama T, Kobayashi JM, Ohkusa Y, et al. Risk factors for severe hand, food and mouth disease. Pediatr Int. 2010;52(2):203-7.
19. Paul SP, Heaton PA. At a glance: scarlet fever in children. J Fam Health Care. 2014;24(3):25-7.
20. Koning S, van der Sande R, Verhagen AP, van Suijlekom-Smit LW, Morris AD, Butler CC, et al. Interventions for impetigo. Cochrane Database Syst Rev. 2012;1(1):CD003261.
21. Mancini AJ. Bacterial skin infections in children: the common and the not so common. Pediatr Ann. 2000; 29(1):26-35.
22. Andrade SA, Pratavieira S, Paes JF, Ribeiro MM, Bagnato VS, Varotti FP. Oral squamous papiloma: a view under clinical, fluorescence and histopathological aspects. Einstein (São Paulo). 2019;17(2):eRC4624.
23. Wong DK, Ramli R, Muhaizan WM, Primuharsa Putra SH. Congenital epulis: A rare benign tumour. Med J Malaysia. 2016;71(5):300-1.
24. Dhareula A, Jaiswal M, Goyal A, Gauba K. Congenital granular cell tumor of the newborn – Spontaneous regression or early surgical intervention. J Indian Soc Pedod Prev Dent. 2018;36(3):319-23.
25. Gordón-Núñez MA, Vasconcelos Carvalho M, Benevenuto TG, Lopes MF, Silva LM, Galvão HC. Oral pyogenic granuloma: a retrospective analysis of 293 cases in a Brazilian population. J Oral Maxillofac Surg. 2010;68(9):2185-8.
26. Abbott PV. Classification, diagnosis and clinical manifestations of apical periodontitis. Endodontic Topics. 2004;8(1):36-54.
27. Chi AC, Neville BW. Odontogenic Cysts and Tumors. Surgical Pathology Clinics. 2011;4(4):1027-91.
28. Chrcanovic BR, Gomez RS. Idiopathic bone cavity of the jaws: an updated analysis of the cases reported in the literature. Int J Oral Maxillofac Surg. 2019;48(7):886-94.
29. Servato JP, Souza PE, Horta MC, Ribeiro DC, Aguiar MC, Faria PR, et al. Odontogenic tumours in children and adolescents: a collaborative study of 431 cases. Int J Oral Maxillofac Surg. 2012;41(6):768-73.
30. Effiom OA, Ogundana OM, Akinshipo AO, Akintoye SO. Ameloblastoma: current etiopathological concepts and management. Oral Diseases. 2018; 24:307-16.
31. Chrcanovic BR, Gomez RS. Melanotic neuroectodermal tumour of infancy of the jaws: an analysis of diagnostic features and treatment. Int J Oral Maxillofac Surg. 2019;48(1):1-8.
32. Arruda JAA, Silva LVO, Kato CNAO, Schuch LF, Batista AC, Costa NL, et al. A multicenter study of malignant oral and maxillofacial lesions in children and adolescents. Oral Oncol. 2017;75:39-45.
33. Dombrowski ND, Wolter NE, Irace AL, Cunningham MJ, Mack JW, Marcus KJ, et al. Mucoepidermoid carcinoma of the head and neck in children. Int J Pediatr Otorhinolaryngol. 2019;120:93-9.
34. Arboleda LPA, Hoffmann IL, Cardinalli IA, Gallagher KPD, Santos-Silva AR, Mendonça RMH. Oral and maxillofacial cancer in pediatric patients: 30 years experience from a Brazilian reference center. Int J Pediatr Otorhinolaryngol. 2020;131:109879.
35. Ribeiro ILA, Valença AMG, Bonan PRF. Odontologia na oncologia pediátrica. 1.ed. João Pessoa, Ideia; 2016.

HIPOMINERALIZAÇÃO DE MOLAR-INCISIVO PERMANENTE E MOLARES DECÍDUOS: EVIDÊNCIAS CLÍNICAS E CIENTÍFICAS

31

Meire Coelho Ferreira
Joana Ramos Jorge
Marco Aurélio Benini Paschoal
Denira Fróes Brahuna Serejo Sousa
Fabiana Suelen Figuerêdo de Siqueira
Raimundo Rosendo Prado Júnior

A hipomineralização que acomete primeiros molares e incisivos permanentes (HMI) passou a ser também observada em segundos molares decíduos e denominada hipomineralização de molares decíduos (HMD). Outros grupos dentários podem ser comprometidos, como pré-molares, caninos e segundos molares permanentes, embora ainda não haja um consenso quanto à nomenclatura.[1] O comprometimento dental por hipomineralização de HMI e HMD torna os dentes envolvidos mais suscetíveis à fratura pós-irruptiva e à cárie dentária.[2]

CARACTERÍSTICAS GERAIS

Defeitos do desenvolvimento do esmalte (DDE) são comuns na dentadura decídua e permanente. Tais modificações nessa estrutura são resultado de distúrbios ocorridos aos ameloblastos durante a formação da matriz (fase pré-secretora e secretora) ou nos períodos iniciais de calcificação (fase de maturação), que podem gerar defeitos hipoplásicos ou hipomineralizados, respectivamente.[3] Em comparação com o esmalte não afetado, o esmalte hipomineralizado apresenta conteúdo proteico elevado e conteúdo mineral reduzido e diversificado.[4,5]

Hipomineralizações do esmalte apresentam caráter assimétrico, propriedades mecânicas reduzidas, são propensas ao acometimento por cárie dentária, podem apresentar sintomatologia dolorosa e, quando em regiões estéticas, impactam sobremaneira a qualidade de vida das crianças.[3,6]

A HMI é definida como um defeito qualitativo de origem sistêmica que afeta ao menos um primeiro molar permanente e que pode estar combinada com defeitos nos incisivos. A condição pode apresentar-se apenas como manchas de opacidades demarcadas (brancas, amarelas/creme e marrons – classificação leve) ou com perdas estruturais associadas ou não à cárie dentária, restaurações atípicas e sintomatologia dolorosa (classificação severa).[1]

Assim como na HMI, defeitos similares são frequentemente reportados em caninos, pré-molares, segundos molares permanentes e dentes decíduos. Quando afeta esse grupo dentário, a condição é descrita como hipomineralização de molares decíduos (HMD)[7,8] **(Figura 1)**.

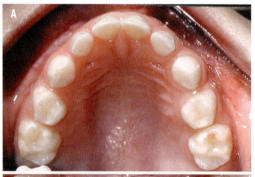
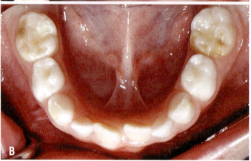

Figura 1   A: segundos molares decíduos superiores comprometidos por HMD, com perda estrutural restrita a fossa mesial do dente 65. B: segundos molares decíduos inferiores com HMD, com perda estrutural em ambos os dentes.

Fonte: imagens gentilmente cedidas pela Profa. Dra. Mirian de Waele Souchois de Marsillac (UERJ).

Prevalência

A prevalência da HMI é divergente entre vários países. Os dados atuais correspondem a mais de 800 milhões de pessoas afetadas mundialmente.[9] Especificamente no Brasil, a variação é ainda mais ampla,[2] o que se verifica também em relação à HMD[10,11] (**Figura 2**). Essas variações amplas podem ser explicadas pelos diferentes métodos de diagnóstico utilizados, entre outras questões metodológicas envolvidas.

A presença da HMD, quando leve, aumenta em 4 a 6 vezes a chance de a criança apresentar o defeito na dentição permanente.[7,8,10] A literatura também aponta que a presença de outras opacidades demarcadas (DDE) em dentes decíduos aumenta a prevalência da HMI em 33%.[12]

Devido à existência de um período coincidente de calcificação dos segundos molares decíduos com o dos primeiros molares e incisivos permanentes, distúrbios que possam ocorrer nesse período podem afetar ambas as dentaduras. Dessa forma, sugere-se que eventos sistêmicos/ambientais combinados a alterações genéticas nesse intervalo, além da suscetibilidade individual, podem facilitar a predisposição a tais defeitos, mas sob a dependência da duração e/ou severidade da exposição[7] (**Figura 3**).

De forma geral, não há predileção por sexo, mas, quanto à idade, crianças mais velhas são mais afetadas e a condição encontra-se mais evidente em grupos asiáticos.[12]

Etiologia

Os eventos considerados prováveis fatores de risco e que se associam à presença da HMI e da HMD são apresentados no **Quadro 1**, a seguir:

Quadro 1 Principais fatores etiológicos associados à HMI e HMD

	Fatores etiológicos	
	HMI	**HMD**
Pré-natais	Doenças e estresse psicológico durante a gestação;[13] hemorragia durante a gestação[14]	Uso de tabaco;[15,16] hipertensão[16]
Perinatais	Complicações durante o parto; parto do tipo cesárea[13]	Complicações durante o parto;[16] prematuridade[11]
Pós-natais	Doenças respiratórias (asma, bronquite);[17] doenças da infância; febres frequentes[18]	Otite média;[16] asma;[11] eczema infantil[15]
Ambientais	Bisfenol A;[19] Dioxina[20]	Condição socioeconômica[15]
Genéticos	Genes AMBN, MMP20, DEFB1, AQP5;[21] AMELX (Xq22), DLX3, BMP2,4,7, FGFR1, FAM83H, ENAM, TUFT1, 11[22,23]	

Fonte: elaborado pelos autores.

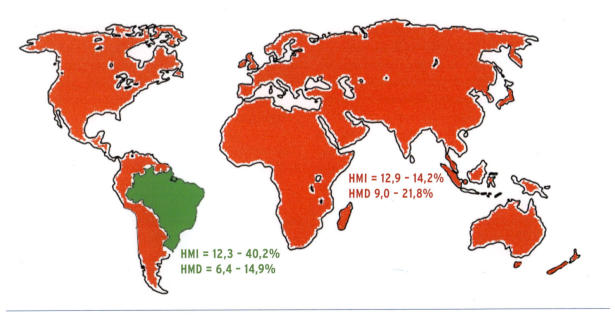

Figura 2 Prevalência da HMI e da HMD no mundo e no Brasil.
HMI: hipomineralização de primeiros molares e incisivos permanentes; HMD: hipomineralização de molares decíduos.
Fonte: elaborada pelos autores.

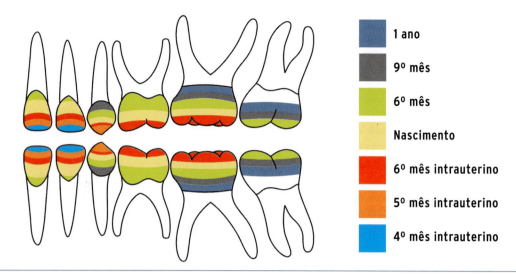

Figura 3 Cronologia de formação dos dentes decíduos (incisivos, caninos e molares) e primeiros molares permanentes. **Fonte:** adaptada de Lopes-Fatturi et al.[16]

BASES PARA A PRÁTICA CLÍNICA

Características ultraestruturais da HMI e HMD

O esmalte dos dentes com HMI é caracterizado por cristais desorganizados, prismas defeituosos, espaços interprismáticos maiores e densidade mineral menor. A camada superficial da lesão mostra-se frequentemente intacta, mas ultraestruturalmente defeituosa. O conteúdo de carbonato no esmalte afetado é maior do que no esmalte não afetado.[4,24]

Proteínas como albumina sérica, colágeno tipo I, ameloblastina, a1-antitripsina e antitrombina III são encontradas em grandes quantidades no esmalte defeituoso. Com isso, o crescimento de cristais de hidroxiapatita e a atividade enzimática são inibidos durante a maturação do esmalte, resultando em menor densidade e diversidade mineral.[4,5]

O defeito estrutural, em termos de profundidade, na maioria das vezes estende-se por toda a espessura do esmalte até atingir a junção amelodentinária e, na superfície, apresenta nítida distinção em relação ao esmalte não afetado.[24] Normalmente, o terço cervical é preservado, mostrando a normalidade das características histológicas e propriedades mecânicas.[4]

Para os elementos dentais afetados, há um comprometimento das propriedades mecânicas, em função do conteúdo mineral menor, mudanças na característica anisotrópica e conteúdo proteico maior,[25] o que favorece a perda estrutural em diferentes momentos: a partir de seu irrompimento e, principalmente, quando atinge a oclusão e participa da atividade mastigatória.[2]

Quando comparado ao esmalte não afetado, o esmalte hipomineralizado de coloração marrom apresenta de 15 a 21 vezes maior conteúdo proteico, enquanto o de coloração amarelo e branco, em torno de 8 vezes.[5]

Em relação à HMD, são poucos os estudos avaliando as características ultraestruturais. Assim como na HMI, as opacidades mais escuras (amarela ou marrom) apresentam densidade mineral menor em 20 a 22%, enquanto as opacidades brancas não revelam diferença quando comparadas ao esmalte não afetado.[26] Quanto menor a densidade mineral, maior é a porosidade do esmalte.

Devido a todos esses fatores, os elementos afetados pela HMI apresentam maior predisposição ao desenvolvimento de cárie dentária, especialmente quando a sensibilidade dental está presente, pois impede uma adequada higienização bucal por parte da criança e com maior dificuldade quando auxiliada por adultos.[27]

Diagnóstico diferencial da HMI e HMD de outros defeitos de desenvolvimento do esmalte

A HMI, para ser caracterizada como tal, necessita fazer-se presente em pelo menos um primeiro molar permanente. Em geral, a opacidade demarcada está localizada no terço oclusal da coroa (**Figura 4**), mas pode atingir o terço médio.[1,28] Os defeitos nos molares são frequentemente associados à desintegração do esmalte, principalmente nas superfícies oclusais e cúspides (**Figuras 5 e 6**). As margens das áreas afetadas apresentam limites nítidos com o esmalte não afetado, e as bordas são irregulares e afiadas.[29]

31. Hipomineralização de molar-incisivo permanente e molares decíduos: evidências clínicas e científicas

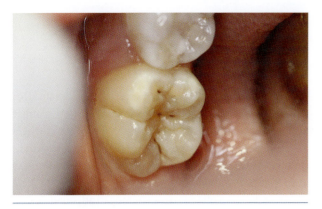

Figura 4 Opacidade demarcada de HMI, de coloração branco-amarelada no terço oclusal da face vestibular do primeiro molar permanente.
Fonte: imagem gentilmente cedida pela Profa. Dra. Lúcia de F. A. de Deus Moura (Universidade Federal do Piauí/UFPI).

Quando a condição encontrada é classificada como leve, as opacidades variam em termos de coloração e tamanho. Para a HMI, considera-se um diâmetro maior do que 1 mm. Ainda, uma mesma opacidade pode apresentar diferentes tonalidades[1,28] (**Figura 7**).

As opacidades de HMI e HMD diferem de outros defeitos de desenvolvimento do esmalte, tais como a fluorose e a hipomineralização por trauma e infecções, amelogênese imperfeita e hipoplasia (**Quadro 2**). O diagnóstico diferencial entre esses defeitos é fundamental para o estabelecimento do plano de tratamento correto.

A fluorose dentária é caracterizada por uma opacidade difusa, que corresponde às linhas de desenvolvimento do dente em formação, sem distinção definida entre o esmalte fluorótico e o não afetado e que acomete dentes homólogos de forma simétrica[30] (**Figura 8**).

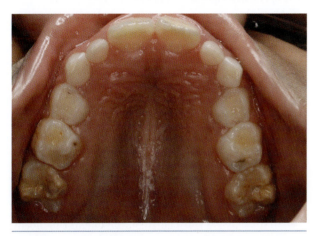

Figura 5 HMI comprometendo as faces vestibular, oclusal e palatina dos dentes 16 e 26.
Fonte: imagem gentilmente cedida pela Profa. Dra. Tacíria Machado Bezerra (Universidade Ceuma/Uniceuma).

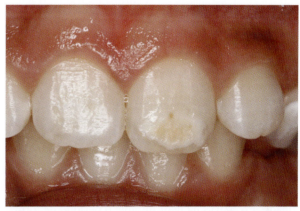

Figura 7 HMI leve de coloração branco-amarelada em incisivo permanente.
Fonte: imagem gentilmente cedida pela Profa. Dra. Lúcia de F. A. de Deus Moura (Universidade Federal do Piauí/UFPI).

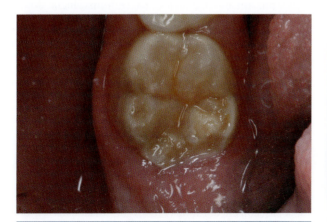

Figura 6 HMI severa com perda estrutural em cúspide e na crista marginal distal.
Fonte: imagem gentilmente cedida pela Profa. Dra. Lúcia de F. A. de Deus Moura (Universidade Federal do Piauí/UFPI).

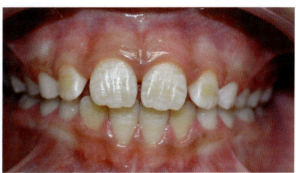

Figura 8 Fluorose dentária comprometendo os incisivos permanentes superiores e inferiores.
Fonte: imagem gentilmente cedida pela Profa. Dra. Tacíria Machado Bezerra (Universidade Ceuma/Uniceuma).

A amelogênese imperfeita representa um grupo de condições que demonstra alterações no esmalte dental, genética hereditária, e que afeta ambas as dentições. Todos os dentes podem ser envolvidos ou apenas alguns. Caracteriza-se pelo comprometimento da espessura do esmalte (forma hipoplásica) ou de sua dureza (forma hipomineralizada – antes do irrompimento dental – e hipomaturada – após o irrompimento dental), podendo as formas serem associadas.[31]

As opacidades de HMI e HMD com perda estrutural (classificação severa) são os casos mais desafiadores para se diferenciar de hipoplasias. Nesses casos, é válido destacar que a análise deve basear-se nas características das bordas e nos limites do defeito. Enquanto na hipoplasia, por ser um defeito relacionado à espessura do esmalte, as bordas limítrofes com o esmalte não afetado são regulares com aspecto finalizado,[30] na HMI as bordas da lesão são irregulares e afiadas,[1,32,33] e formam um ângulo agudo com a superfície externa normal.[34]

Os achados clínicos devem ser complementados pela investigação da etiologia dos defeitos. A história familiar está relacionada com a amelogênese imperfeita, enquanto fatores sistêmicos relacionados ao período pré, peri e pós-natal respondem pela HMI e pela HMD.[35] As hipomineralizações não relacionadas à HMI e à HMD apresentam-se também como opacidades demarcadas, mas sendo de origem local (trauma e infecções dos predecessores decíduos).[33] A hipomineralização difusa por fluorose, por sua vez, está relacionada à ingestão de quantidades excessivas de flúor durante o período de formação dental.[30]

Quando acometem superfície lisa livre, as opacidades demarcadas de HMI e HMD de coloração branca se localizam usualmente no terço oclusal/incisal da coroa dental. Já a mancha branca de cárie localiza-se em regiões retentivas de biofilme bacteriano, como a superfície oclusal, interproximal ou adjacente às margens gengivais.[33]

Tratamento

O tratamento da HMI e da HMD deve ser feito em uma base individual e considerando a gravidade das lesões, a sintomatologia, a idade e as expectativas do paciente.[1] O objetivo do tratamento instituído é proteger o esmalte pobremente mineralizado, dessensibilizar os elementos que apresentam sintomatologia dolorosa e restaurar os elementos dentais com perda estrutural associada ou não a lesão cariosa. Para tanto, serão apresentadas medidas caseiras e clínicas. Independentemente da gravidade do caso, o paciente deve ser acompanhado em longo prazo, e medidas caseiras sempre deverão fazer parte dessa abordagem.

Medidas caseiras

Tanto em casos leves quanto severos de lesões de HMI e HMD, é necessária conscientização do núcleo familiar e do paciente sobre essas lesões, o papel da dieta cariogênica e higiene bucal inadequada no agravamento, principalmente nos casos mais severos (com perda estrutural) e com hipersensibilidade.[27]

Orientações voltadas para a remoção adequada e cuidadosa do biofilme bacteriano associada ao uso de creme dental fluoretado contendo ou não compostos bioativos devem ser a base dessa abordagem. O intuito principal é a redução da velocidade da perda mineral do elemento que já se apresenta hipomineralizado.[36,37]

Além dos cremes dentais fluoretados,[36] vêm sendo indicados cremes com componentes bioativos como cálcio e fosfato, que aumentam a supersaturação desses elementos no biofilme bacteriano e/ou a saliva.[37] Juntamente com o flúor, o cálcio e o fosfato participam do processo de equilíbrio mineral.

Além do fosfopeptídeo de caseína e fosfato de cálcio amorfo (CPP-ACP – Tecnologia Recaldent™), que forma pequenos conglomerados sobre a estrutura dentária, retardando a progressão de lesões cariosas e remineralizando lesões subsuperficiais de esmalte,[37] outros compostos bioativos estão presentes em cremes dentais, como o fosfato tricálcio e o vidro bioativo contendo fosfossilicato de cálcio e sódio (Tecnologia NovaMin®) **(Figura 9)**, que atuam principalmente na remineralização.[38,39]

Medidas caseiras no controle da sintomatologia dolorosa

O mecanismo envolvido na sintomatologia dolorosa associada à HMI e à HMD não é completamente entendido. Acredita-se que a alta porosidade do esmalte afetado possa favorecer a penetração de bactérias nos túbulos dentinários, causando uma inflamação pulpar subclínica.[40] Esse desconforto relatado por indivíduos acometidos pela hipomineralização, de maneira geral, é estimulado.

Considerando que as lesões de HMI podem provocar sensibilidade, independentemente de sua gravidade,[27] produtos contendo CPP-ACP têm sido recomendados para a dessensibilização.[41] Mais recentemente, uma tecnologia baseada em arginina (Pro-Argin) foi lançada. Pastas contendo arginina têm se mostrado eficazes na redução da hipersensibilidade associada à HMI[42] **(Figura 10)**. O controle caseiro torna-se ainda mais importante quando não há perda estrutural de tecido dentário.

31. Hipomineralização de molar-incisivo permanente e molares decíduos: evidências clínicas e científicas

Quadro 2   Características de hipomineralizações e hipoplasia que podem acometer a estrutura do esmalte dental

Alteração na translucência do esmalte	Tipo de defeito/cor/padrão	Classificação da lesão segundo a gravidade	Dentes afetados	Localização	Etiologia
HMI	• Opacidade demarcada • Esmalte macio e poroso • Branca, creme, amarela e/ou marrom • Assimétrica	• Leve: opacidade sem perda estrutural, com bordas irregulares • Severa: opacidade com perda estrutural, caracterizado por bordas irregulares e afiadas	Primeiros molares permanentes associados ou não a incisivos permanentes	Usualmente limitada ao terço oclusal/incisal das superfícies oclusais e lisas dos dentes	Fatores sistêmicos (prováveis) relacionados ao período pré, peri e pós-natal (até os 3 anos de idade)
HMD	• Opacidade demarcada • Branca, creme, amarela e/ou marrom • Assimétrica	Sem ou com perda estrutural e com bordas irregulares	Segundos molares decíduos associados ou não a caninos decíduos	Usualmente limitada ao terço oclusal/incisal das superfícies oclusais e lisas dos dentes	Fatores sistêmicos relacionados ao período pré, peri e pós-natal
Hipomineralização em dentes permanentes por trauma ou infecção dental	• Opacidade demarcada • Branca, creme, amarela e/ou marrom • Assimétrica: ao afetar dentes contralaterais	• Aparência clínica variada, diferindo em forma, contorno, localização e cor • Bordas demarcadas	• Trauma: usualmente um ou vários dentes; principalmente dentes anteriores • Infecção: principalmente pré-molares e incisivos centrais permanentes	Na dependência da gravidade do trauma/infecção e do momento de formação do germe do permanente, mas geralmente afeta o terço incisal dos dentes anteriores	Trauma e infecções dentais em predecessores
Fluorose	• Opacidade difusa • Branca, amarela e/ou marrom • Simétrica	• Leve: manchas esbranquiçadas • Moderada/severa: manchas esbranquiçadas ou marrons a depressões no esmalte • Representadas por bordas irregulares	Todos os dentes permanentes, sendo que os dentes anteriores são os mais prováveis de serem afetados, pois o período de desenvolvimento/maturação desses dentes coincide com o início da exposição ao flúor (2º e 3º anos de vida)	Pode acometer toda a coroa dental	Exposição constante e em excesso ao elemento químico "flúor" durante a formação do esmalte
Amelogênese imperfeita do tipo hipomineralizada	• Coloração branco-opaca e parda, e superfície áspera • Simétrica	O esmalte apresenta consistência mole, que se perde logo após o irrompimento dental	Geralmente toda a dentição é afetada. Pode afetar tanto a dentição decídua quanto a permanente	Pode acometer toda a coroa dental	Pode ser transmitida como traço autossômico dominante ou recessivo
Alteração na espessura do esmalte					
Hipoplasia	• Hipoplasia • Única ou múltipla • Assimétrica	• Lesão de aspecto côncavo, que caracteriza ausência de esmalte, rasa ou profunda; ou ranhuras lineares simples ou múltiplas, estreitas ou largas • Bordas regulares e planas	Não há um grupo específico de dentes comprometidos, mas normalmente afeta os incisivos permanentes ou pré-molares	Atinge uma área da coroa, normalmente o terço incisal/oclusal dos dentes	Trauma e infecções dentais em predecessores

Fonte: elaborado pelos autores.

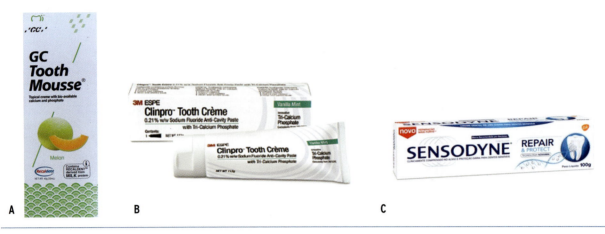

Figura 9 Cremes dentais contendo compostos bioativos: A: Tooth Mousse (CPP-ACP crème). B: Clinpro Tooth Crème (Tricalcium Phosphate – TCP, 950 ppmF-, NaF creme). C: Sensodyne Repair & Protect (Bioactive glass, 5% calcium sodium phosphosilicate – CSPS, 1426 ppmF-, NaF toothpaste).
Fonte: *sites* das empresas fabricantes dos produtos odontológicos.

Quando a criança apresenta uma resposta insatisfatória no controle caseiro da dor, bem como perda estrutural de tecido dentário, é necessário que o tratamento clínico dessensibilizante seja realizado. Apesar de ainda ser um tema recente e, portanto, sem evidência científica consolidada, a hipersensibilidade decorrente da hipomineralização pode ser controlada com aplicações de verniz fluoretado, creme dental à base de CPP-ACP e terapia de fotobiomodulação ("laserterapia").[43]

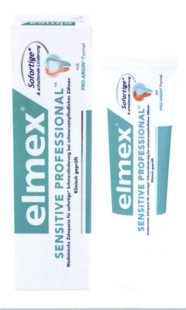

Figura 10 Elmex sensitive (creme dental à base de fluoreto de amina, arginina e tricálcio fosfato).
Fonte: *site* da empresa fabricante do produto odontológico.

Medidas clínicas

A abordagem clínica das hipomineralizações envolve medidas preventivas (casos leves) e medidas restauradoras (casos severos). A escolha do tratamento deve levar em conta a maturidade do elemento dental afetado, a cor da mancha, se há perda estrutural (fratura pós-irrupção) associada, a extensão e profundidade da lesão, se há cárie associada e se envolve regiões de esforço mastigatório (cúspides em molares e incisal, em incisivos).

Medidas clínicas preventivas
Vernizes fluoretados

O estabelecimento de medidas preventivas se faz necessário, já que existe alto risco de fraturas pós-irruptivas resultantes do esforço mastigatório e de desafios acidogênicos na cavidade bucal.[44] Para tanto, a utilização do flúor em nível profissional vem sendo realizada principalmente por meio do verniz fluoretado (**Figura 11**).

O flúor, além de reduzir a desmineralização,[36] apresenta ação dessensibilizante a partir da oclusão da entrada dos túbulos dentinários.[43] Resultados clínicos da aplicação de verniz fluoretado (NaF a 5%) mostram uma redução na frequência de insucessos (fraturas) concentrados em manchas mais escurecidas (amarelas e/ou marrons).[44] Dessa forma, a indicação para o uso desse produto deve basear-se em uma análise individual: coloração da mancha, região, elemento afetado, perfil do paciente, inclusive de sua adesão ao tratamento. O controle mensal, assim como a necessidade de reaplicação, deverá ser individualizado, levando em conta a adesão do paciente e do núcleo familiar ao tratamento instituído.

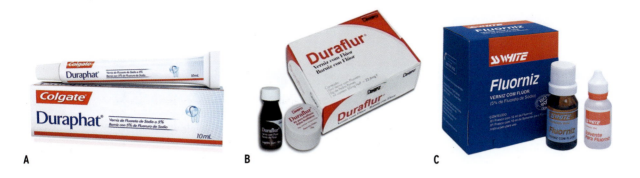

Figura 11 Vernizes fluoretados. A: Duraphat (Colgate). B: Duraflur (Dentsply). C: Fluorniz (SSWhite).
Fonte: *sites* das empresas fabricantes dos produtos odontológicos.

Selantes de cicatrículas e fissuras

O uso de selantes é indicado para prevenir a cárie em dentes comprometidos pela HMI e pela HMD. O critério de indicação de selantes resinosos e convencionais (cimento de ionômero de vidro) baseia-se na possibilidade de realização do isolamento absoluto. Estudo clínico avaliando a taxa de sobrevida do selante resinoso FluoroShield® em molares afetados por HMI leve, por um período de 18 meses, mostrou sobrevida similar a molares não afetados (com lesão cariosa em esmalte ou com alto risco de cárie) (aos 18 meses: 72% de retenção em molares com HMI leve e 62,6% de retenção em molares sem HMI), mostrando a eficácia desse material na prevenção de cárie.[45]

A propriedade adesiva de selantes resinosos aos elementos afetados pela HMI é alvo de discussão e necessita de maiores estudos. Entretanto, investigações apontam que o uso de adesivos à base de acetona previamente à colocação do selante parece propiciar maiores taxas de retenção.[46,47]

O selante resinoso* sem carga é indicado para os molares afetados por HMI leve e HMD (somente manchas), e o selante resinoso com carga (20% ou mais de partículas inorgânicas) está indicado para os molares com perda estrutural limitada às cicatrículas e fissuras (Figura 12).

Nos casos de irrompimento parcial do dente afetado por hipomineralização e sem perda estrutural, está indicado o uso do cimento de ionômero de vidro convencional (CIV-C)** como selante (Figura 13). Apesar de sua baixa retentividade, enquanto houver resquício do material nas cicatrículas e fissuras ocorrerá liberação de flúor, o que contribui para a prevenção de cárie. Considerando que a face oclusal parcialmente visível é suscetível a maior retenção de biofilme bacteriano e, dessa forma, de maior risco à cárie, o flúor presente na composição do CIV auxilia na mineralização da estrutura pobremente mineralizada[41] e inibe a desmineralização.[36] Nesse caso, o CIV-C deve ser utilizado como material provisório, até que o dente irrompa totalmente na cavidade bucal. Além dos CIV-C, os CIVs de alta viscosidade estão indicados. Estes possuem resistência à compressão superior aos CIVs-C[48] (Figura 14).

A técnica de aplicação de selantes é apresentada no Quadro 3.

Considerando que o sucesso em longo prazo do selante depende de uma barreira mecânica intacta do material, é primordial seu controle regular. Em dentes comprometidos por hipomineralização, a avaliação dos dentes selados deve ocorrer periodicamente, na dependência do risco à cárie do paciente (avaliação do perfil), de forma a inspecionar a retenção do selante. Nos casos em que houver descontinuidade do selante, é imperativa sua reaplicação, a fim de evitar infiltração por cárie.

A associação de terapias preventivas (verniz e selante) é encorajada quanto mais desafiador apresentar-se o defeito.

---

* O selante resinoso sem carga tem menor viscosidade, proporcionando melhor penetração em fóssulas e fissuras, e o selante com carga apresenta maior viscosidade, baixa penetração e maior resistência ao desgaste.

** CIV convencional (apresentado na forma de pó/líquido, sendo que as partículas vítreas estão contidas no pó e os componentes ácidos, no líquido); CIV de alta viscosidade (apresentado na forma de pó/líquido ou encapsulado).

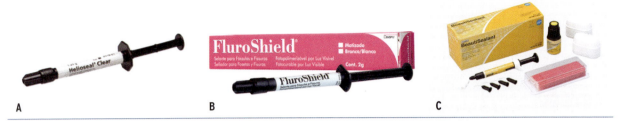

Figura 12 Selantes resinosos. A: Helioseal (Ivoclar/Vivadent): sem carga. B: Fluroshield (Dentsply): com carga. C: Beauti-Sealant (Shofu): selante autocondicionante bioativo.
Fonte: *sites* das empresas fabricantes dos produtos odontológicos.

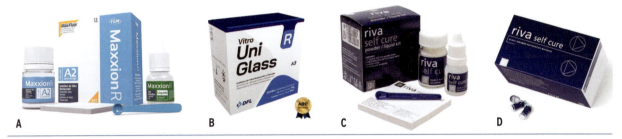

Figura 13 Cimentos de ionômero de vidro convencionais. A: Maxxion R (FGM). B: Vitro Uni Glass R (DFL). C: Riva Self Cure pó/líquido (SDI). D: Riva Self Cure encapsulado (SDI).
Fonte: *sites* das empresas fabricantes dos produtos odontológicos.

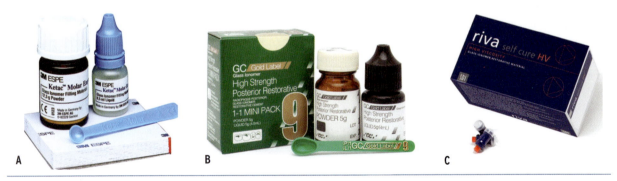

Figura 14 Cimentos de ionômero de vidro de alta viscosidade. A: Ketac Molar Easymix (3M ESPE). B: Gold Label 9/Fuji IX (GC). C: Riva Self Cure HV (SDI).
Fonte: *sites* das empresas fabricantes dos produtos odontológicos.

Medidas clínicas restauradoras

A restauração de dentes afetados por hipomineralização severa, além de restabelecer a forma e a função, diminui o risco de cárie e evita perdas adicionais de estrutura dental e de desenvolvimento de sintomatologia dolorosa. Ademais, quando envolve dentes anteriores, busca restabelecer a estética do dente.

Medidas clínicas em região anterior

O manejo clínico da HMI em incisivos permanentes é um desafio estético que requer uma solução efetiva. Nem sempre isso é atingido devido à imprevisibilidade do resultado, principalmente pela característica da mancha (coloração, profundidade e extensão). Tratamentos microinvasivos, como microabrasão e sistema resina infiltrante, podem ser utilizados, assim como invasivos, que correspondem à restauração com resina composta e facetas estéticas ou à associação de ambas.

Assim como as lesões cariosas iniciais (lesões de mancha branca), o esmalte hipomineralizado apresenta uma subsuperfície com porosidade aumentada,[25] o que o torna passível de infiltração pelo sistema denominado

Quadro 3   Técnica de aplicação padrão de selante resinoso e de CIV-C

	Selante resinoso	CIV convencional
1	**Isolamento absoluto:** de preferência	**Isolamento relativo:** é imprescindível o controle da saliva a fim de impedir a contaminação do campo operatório
2	**Profilaxia:** realizada com pasta de pedra-pomes e água ou pasta profilática sem flúor aplicada com escova de Robinson	**Profilaxia**
3	**Lavagem:** *spray* de ar-água **Secagem:** com seringa de ar	**Lavagem e secagem**
4	**Condicionamento do esmalte:*** com ácido fosfórico, em gel, a 35% por 30 segundos	**Condicionamento do esmalte:** seguir a recomendação do fabricante
5	**Lavagem:** pelo dobro do tempo do condicionamento ácido	**Lavagem:** pelo dobro do tempo do condicionamento ácido
6	**Aplicação do selante:** com o próprio aplicador fornecido pelo fabricante ou com sonda exploradora	**Aplicação do CIV:** com o uso de sonda exploradora, pois permite melhor escoamento do produto, evitando excessos e a incorporação de bolhas
7	**Fotopolimerização:** pelo tempo recomendado pelo fabricante	Aguardar a perda de brilho (início da reação de presa final) e, em seguida, aplicar um protetor de superfície (esmalte incolor para unhas ou agentes adesivos)
8	Inspecionar a superfície selada com sonda exploradora, a fim de verificar a retenção do selante e se toda a região de fissuras foi selada	-
9	**Avaliação da oclusão:** com o auxílio de um papel articulador, principalmente nos casos de aplicação de selante com carga. Eventuais excessos devem ser removidos com broca esférica de baixa rotação	**Avaliação da oclusão**
10	**Aplicação de flúor:** gel de fluoreto de sódio neutro a 2% ou verniz fluoretado a 5% sobre a superfície oclusal condicionada e não coberta pelo selante	-
11	**Avaliação periódica:** exame visual e tátil com sonda explorada	**Exame visual**

* O padrão de condicionamento obtido em esmalte hipomineralizado é o tipo III (padrão de condicionamento irregular e menos profundo), o que sugere que o mais alto teor de proteínas no esmalte comprometido limita o acesso do ácido aos cristais de hidroxiapatita.[25]
Fonte: elaborado pelos autores.

Icon* (DMG) **(Figura 15)**. Esse material é indicado em manchas brancas de HMI em incisivos. O Icon substitui a água ou o ar presente na subsuperfície da lesão e, consequentemente, promove uma redução do espalhamento de luz entre os cristais de hidroxiapatita do esmalte comprometido.[49] Dessa forma, a lesão é camuflada e uma melhora estética pode ser observada.**

Um detalhe a ser levado em conta ao considerar o uso da resina infiltrante é a profundidade das manchas de HMI, que, em sua grande maioria, atingem a junção amelodentinária.[24] Na presença de maior profundidade,

---

* Resina especial, fotopolimerizável, à base de metacrilato, de baixa viscosidade e com coeficiente de penetração alto. Difunde-se por capilaridade pelos poros do esmalte desmineralizado até alcançar o corpo da lesão.

** Esse fenômeno se dá em função de o índice de refração (IR) da resina infiltrante (IR = 1,52) ser semelhante ao da apatita (IR = 1,62), o que faz as diferenças visuais quanto à cor do esmalte comprometido diminuírem após a aplicação.

o sistema resina infiltrante, assim como a microabrasão, não são os procedimentos mais adequados. Ademais, em estudo *in vitro* com amostras de dentes com HMI, observou-se uma penetração errática da resina infiltrante Icon.[50]

Em manchas mais profundas, a associação de materiais restauradores deve ser preconizada. Além disso, o protocolo de infiltração profunda é indicado, e se dá pelo desgaste da superfície da mancha e de suas bordas, com ponta diamantada e/ou com abrasão mecânica por jateamento com óxido de alumínio. O desgaste cuidadoso das bordas da lesão previne a formação do halo, pois permite que sejam atingidas pela resina infiltrante e cobertas pela resina composta. Nesse caso, o uso combinado de resina infiltrante e resina composta se faz necessário, uma vez que o desgaste da superfície da lesão produz uma concavidade e o uso isolado do infiltrante não promoveria o efeito estético desejado.[51]

Quanto ao uso de adesivo previamente à aplicação da resina composta sobre a resina infiltrante, um compilado de casos clínicos realizados por estudiosos do Icon revela que não há necessidade do agente de união caso a resina utilizada seja também à base de metacrilato.[32]

Em manchas escurecidas (amarelas e marrons), é necessário o clareamento dentário previamente à infiltração resinosa.[52] Quando for necessário o clareamento prévio do dente, deve-se aguardar 2 semanas entre o clareamento e a aplicação da resina infiltrante, a fim de ocorrer a saturação e a estabilização da cor obtida.

O clareamento dental pode ser caseiro ou de consultório, estando na dependência da presença de sintomatologia dolorosa. Entre os agentes clareadores caseiros, o peróxido de carbamida a 10% vem sendo o mais utilizado. Além de clarear a lesão, o clareador proporciona ao substrato dentário sadio adjacente uma cor mais clara, o que facilita a obtenção de uma estética melhor na lesão tratada.[52]

As manchas de coloração amarelo-amarronzada respondem melhor ao clareamento em função da maior porosidade[53] e da maior profundidade.[54] Já as manchas de coloração amarelo-creme e creme-esbranquiçada, por serem menos porosas, respondem melhor à microabrasão. Além disso, a microabrasão tem melhor efeito em lesões superficiais.[55]

A técnica de microabrasão envolve a remoção superficial da lesão por abrasão com pasta de ácido clorídrico e pedra-pomes aplicada com copo de borracha. Considerando que o ácido clorídrico é um ácido forte, sua aplicação deve ser feita sob isolamento absoluto. O uso do ácido fosfórico a 37% associado a pedra-pomes pode também ser utilizado para a técnica de microabrasão **(Figura 16)**.

Para estimar a profundidade da mancha e a previsibilidade do tratamento e/ou necessidade de associação de técnicas restauradoras, o método de diagnóstico preconizado é a transiluminação. Esse método é aplicado por meio de aparelhos de LED com luz branca ou azul **(Figura 17)**. A luz é aplicada na região palatina/lingual do dente. Quanto mais escura a imagem obtida com a transiluminação, mais profunda é a lesão de hipomineralização, o que requer terapia de infiltração profunda e associação de técnicas restauradoras. Quando a luz transmitida não é ou é apenas levemente bloqueada pelas opacidades, as lesões são rasas, requerendo apenas infiltração superficial[32] ou microabrasão.[55]

Medidas clínicas em região posterior
Cimentos de ionômero de vidro

O cimento de ionômero de vidro (CIV) é um material importante no controle da cárie dentária, uma vez que contém íons fluoreto.[44] Pode ser usado provisoriamente

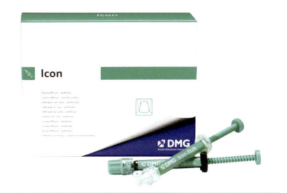

Figura 15 Sistema resina infiltrante (Icon, DMG).
Fonte: *site* da empresa fabricante do produto odontológico.

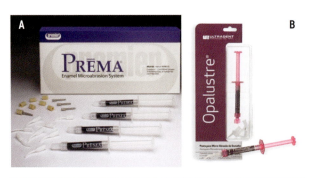

Figura 16 Sistemas de microabrasão do esmalte. A: Prema (Premier). B: Opalustre (Ultradent).
Fonte: *sites* das empresas fabricantes dos produtos odontológicos.

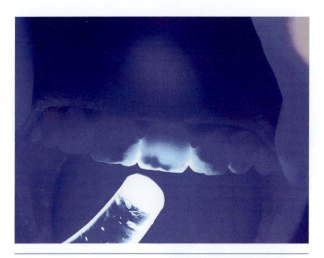

Figura 17 Aplicação da transiluminação nos incisivos centrais com HMI para avaliação da profundidade das manchas. Observa-se imagem escurecida (luz azul) indicando que a luz foi totalmente bloqueada, o que significa que a mancha é muito profunda.
Fonte: imagem gentilmente cedida pela Profa. Dra. Meire Coelho Ferreira (Universidade Ceuma/Uniceuma).

em hipomineralizações fraturadas, associadas ou não a lesões cariosas. Como material permanente, está restrito a cavidades pequenas na superfície oclusal, sem envolvimento de cúspides e com menor incidência de forças mastigatórias.

Em hipomineralizações com presença de tecido cariado amolecido, preconiza-se a remoção da dentina infectada, preservando-se a dentina afetada e o esmalte endurecido, seguida da inserção do CIV ainda brilhante na cavidade. Não há ainda estudos que avaliem a superioridade desse material quando se comparam diferentes CIVs (convencionais e de alta viscosidade), entretanto há uma superioridade deste último em elementos não afetados pela HMI.

A escolha do CIV convencional ou de alta viscosidade está na dependência da extensão da cavidade, sendo indicado o segundo em cavidades amplas, com comprometimento de cúspides. Muito embora o CIV convencional apresente coeficiente de expansão térmica similar ao do dente, sua propriedade mecânica deficiente e a estrutura desorganizada da hipomineralização[25] podem resultar em longevidade reduzida das restaurações.

Quanto ao uso do CIV modificado por resina, este proporciona maior resistência ao desgaste e à fratura,[56] justamente por apresentar monômeros resinosos em sua composição. Sua indicação deve basear-se na possibilidade de isolamento do campo operatório, podendo, de acordo com o controle longitudinal, ser mantido de forma definitiva. Devem-se levar em consideração fatores como região afetada e extensão da restauração **(Figura 18)**.

De maneira geral, preconiza-se a manutenção do CIV até que os hábitos de higiene bucal e de dieta satisfatórios sejam estabelecidos. A proteção das estruturas afetadas por um período de 1 a 3 meses tem o objetivo de promover a remineralização, antes que seja realizada restauração definitiva com resina composta.[1,44] Quando se pensa em restauração com CIV, o objetivo principal é a proteção das opacidades e o recobrimento do elemento dental afetado, com vistas a preservar sua estrutura para um futuro tratamento restaurador definitivo.

Resina composta

Para o uso desse material em lesões de hipomineralização, as abordagens ainda são controversas quanto à remoção do esmalte fragilizado, deixando as margens da cavidade em esmalte sadio ou em esmalte afetado pela mancha.[41,54,57] Um aspecto pertinente relacionado a essa controvérsia baseia-se na adesão ao substrato remanescente. Como o condicionamento ácido na estrutura remanescente afetada não promove um padrão de condicionamento clássico e adequado,[25] insucessos restauradores como falhas e perdas são frequentes. Ainda, se o dente comprometido estiver sob a ação de forças mastigatórias, confere um fator adicional para a quebra do esmalte manchado adjacente à restauração.[25] Adicionalmente, para incisivos comprometidos, a manutenção de bordas manchadas da lesão restaurada pode comprometer a estética.

Já a remoção total do defeito, envolvendo não somente a dentina infectada, mas também a dentina afetada e o esmalte afetado das margens, permite melhor adesão, o que gera menos falhas restauradoras e maior longevidade do tratamento preconizado.[41] Entretanto, tomando-se como prerrogativa a Odontologia de Mínima Intervenção (OMI), a imaturidade, muitas vezes, dos elementos afetados e prevendo que esse elemento deve ser preservado o máximo possível para um futuro tratamento restaurador mais adequado, envolvendo outras especialidades, manter o esmalte afetado, recobri-lo, realizar controles frequentes e avaliar a estrutura remanescente vêm ao encontro das diretrizes mais atuais, resguardando o remanescente e preparando-o para um tratamento definitivo adequado.

Quanto ao desempenho clínico de duas estratégias adesivas (*total etching* x *self etching*), em longo prazo há uma tendência a maiores falhas restauradoras quando do uso de adesivos de condicionamento ácido total (*total etching*).[58] Entretanto, a literatura não apresenta um

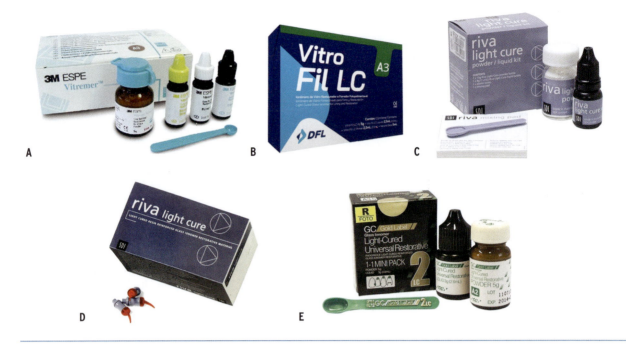

Figura 18 Cimentos de ionômero de vidro modificados por resina. A: Vitremer (3M/ESPE). B: Vitro Fil R LC (DFL). C: Riva Light Cure pó/líquido (SDI). D: Riva Light Cure encapsulado (SDI). E: Gold Label 2 LC/Fuji II LC (GC).
Fonte: *sites* das empresas fabricantes dos produtos odontológicos.

consenso quanto a essa temática. Preconiza-se o uso de agentes adesivos autocondicionantes em casos de ângulo cavo-superficial da cavidade em esmalte afetado, uma vez que há menor capacidade de adesão.[58]

Assim como na controvérsia relacionada à remoção do esmalte afetado, considerações devem ser feitas quanto à estratégia adesiva: verificação da profundidade da cavidade, presença de sintomatologia dolorosa e extensão da restauração.

Medidas clínicas para sintomatologia dolorosa

Os dentes hipomineralizados podem apresentar-se hipersensíveis, requerendo o tratamento dessensibilizante em nível de consultório. Nesse caso, está indicado protocolo de verniz fluoretado,[43] pasta com CPP-ACP[37] e terapia de fotobiomodulação (TFB). A TFB abrange fontes de luz não ionizantes com diferentes comprimentos de onda, incluindo os LASERS (*light amplification by stimulated emission of radiation*) e os diodos emissores de luz (LED – *light emitting diodes*).

A magnitude da dor deve ser mensurada previamente a cada sessão da terapia dessensibilizante. O uso de uma escala de faces contendo expressões faciais que representam "ausência de dor" a "pior dor possível" é o ideal para os pacientes infantis. Essa avaliação permite mensurar o desempenho terapêutico do agente dessensibilizante.

O verniz fluoretado é aplicado em 4 sessões, uma vez por semana, com o auxílio de *microbrush* em toda a lesão.[43] A criança e/ou responsável devem ser orientados a retardar a ingestão de alimentos duros ou a escovar os dentes por, pelo menos, 4 horas.

A aplicação da TFB é realizada na região dos ápices radiculares, de acordo com o número de raízes, e em mais 3 pontos cervicais para o controle da dor. Quanto às energias utilizadas, os estudos utilizam entre 1 J e 4 J, e em sessões com intervalos mínimos de 48 horas.[59]

Em casos de necessidade restauradora de dentes afetados hipersensíveis, o agente dessensibilizante deve ser aplicado no sentido de dar suporte à analgesia promovida pelas substâncias anestésicas. Nesse caso, está indicada a aplicação da TFB por meio de *laser* infravermelho, já que apresenta ação imediata[43] e não interfere na adesão à dentina. Além disso, o uso de ibuprofeno (anti-inflamatório não esteroidal – Aines) está indicado previamente ao atendimento clínico, agindo como coadjuvante à anestesia local e com o intuito de otimizar seu efeito.

Medidas protéticas e possibilidade de exodontia

Em casos de HMI e HMD severas (perda estrutural) comprometendo extensamente a coroa dental, com hipersensibilidade não controlada e risco de fraturas, soluções protéticas como bandas ortodônticas, coroas metálicas e de zircônia pré-fabricadas estão indicadas.

As bandas ortodônticas e as coroas de aço pré-fabricadas são opções temporárias até que se decida pelo tratamento definitivo a ser dado ao dente (restauração definitiva ou mesmo exodontia). Esses procedimentos reforçam a estrutura dental remanescente e diminuem a inflamação crônica que acompanha os dentes comprometidos.

Para a cimentação de banda ortodôntica e de coroa de aço pré-fabricada, a fixação da coroa deve ser feita com cimento de ionômero de vidro para cimentação.

A exodontia de molares com defeito severo está indicada quando apresentar grande destruição coronária e/ou restauração extensa e atípica, com ou sem lesão cariosa associada; dificuldades em restaurar ou com histórico de falhas; dificuldades de analgesia; problemas no manejo do comportamento; problemas endodônticos e/ou periodontais com prognóstico ruim; apinhamento severo e condições econômicas que inviabilizam tratamentos mais complexos, como endodôntico e restauradores indiretos.

Quanto ao momento da exodontia, é importante que o profissional avalie o estágio de formação radicular e o posicionamento do segundo e terceiro molares permanentes. Recomendamos literatura ortodôntica pertinente.

CONSIDERAÇÕES FINAIS

Levando em consideração que a hipomineralização por HMI e HMD apresenta conteúdo proteico elevado e conteúdo mineral reduzido, a instituição de terapias preventivas com agentes fluoretados contendo ou não componentes bioativos é fundamental no intuito de mineralizar/remineralizar a estrutura dental comprometida. Da mesma forma, diante de necessidades restauradoras, o uso dessas terapias preventivas deve fazer parte do tratamento, pois o fortalecimento da estrutura dental afetada é fundamental no aumento da sobrevida das restaurações realizadas.

Os pacientes e seus pais/responsáveis devem ser informados sobre as lesões de HMI e HMD, assim como do papel essencial da higiene bucal e da dieta não cariogênica para o controle dos dentes afetados. Ademais, devem ser esclarecidos quanto ao prognóstico das lesões e dos tratamentos realizados.

FLUXOGRAMAS DE CUIDADOS

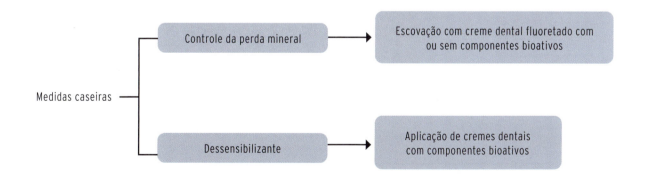

Figura 19 Medidas caseiras para controle da progressão e dessensibilização de lesões de HMI.
HMI: hipomineralização de primeiros molares e incisivos permanentes.
Fonte: elaborada pelos autores.

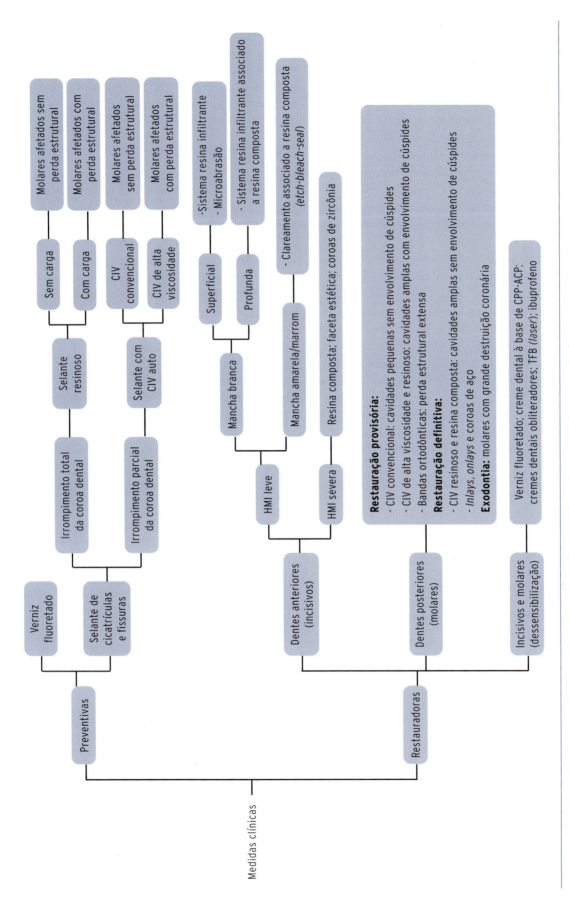

Figura 20 Medidas clínicas preventivas e restauradoras de lesões de HMI em dentes anteriores e posteriores.
HMI: hipomineralização de primeiros molares e incisivos permanentes.
Fonte: elaborada pelos autores.

REFERÊNCIAS BIBLIOGRÁFICAS

1. Lygidakis NA, Wong F, Jalevik B, Vierrou AM, Alaluusua S, Espelid I. Best clinical practice guidance for clinicians dealing with children presenting with molar-incisor hypomineralisation (MIH): an EAPD policy document. Eur Arch Paediatr Dent. 2010;11(2):75-81.

2. Jeremias F, Souza JF, Silva CM, Cordeiro RC, Zuanon AC, Santos-Pinto L. Dental caries experience and molar-incisor hypomineralization. Acta Odontol Scand. 2013; 71(3-4):870-6.

3. Weerheijm KL. Molar incisor hypomineralisation (MIH). Eur J Paediatr Dent. 2003;4(3):114-20.

4. Farah RA, Swain MV, Drummond BK, Cook R, Atieh M. Mineral density of hypomineralised enamel. J Dent. 2010;38(1):50-8.

5. Farah RA, Monk BC, Swain MV, Drummond BK. Protein content of molar-incisor hypomineralisation enamel. J Dent. 2010;38(7):591-6.

6. Dantas-Neta NB, Moura LFAD, Cruz PF, Moura MS, Paiva SM, Martins CC, Lima MDM. Impact of molar-incisor hypomineralization on oral health-related quality of life in schoolchildren. Braz. Oral Res. 2016;30(1):1-10.

7. Elfrink ME, ten Cate JM, Jaddoe VW, Hofman A, Moll HA, Veerkamp JS. Deciduous molar hypomineralization and molar incisor hypomineralization. J Dent Res. 2012;91(6):551-5.

8. Negre-Barber A, Montiel-Company JM, Boronat-Catala M, Catala-Pizarro M, Almerich-Silla JM. Hypomineralized second primary molars as predictor of molar incisor hypomineralization. Sci Rep. 2016;6:319-29.

9. Schwendicke F, Elhennawy K, Reda S, Bekes K, Manton DJ, Krois J. Global burden of molar incisor hypomineralization. J Dent. 2018;68:10-8.

10. Sé MJSF, Ribeiro AP, Santos-Pinto LA, Cordeiro RCL, Cabral RN, Leal SC. Are hypomineralized primary molars and canines associated with molar-incisor hypomineralization? Pediatr Dent. 2017;39(7):445-9.

11. Lima LRS, Pereira AS, Moura MS, Lima CCB, Paiva SM, Moura LFAD, et al. Pre-term birth and asthma is associated with hypomineralized second primary molars in pre-schoolers: A population-based study. Int J Paediatr Dent. 2020;30(2):193-201.

12. Reyes MRT, Fatturi AL, Menezes JVNB, Fraiz FC, Assunção LRDS, Souza JF. Demarcated opacity in primary teeth increases the prevalence of molar incisor hypomineralization. Braz Oral Res. 2019;33:e048.

13. Fatturi AL, Wambier LM, Chibinski AC, Assunção LRDS, Brancher JA, Reis A, et al. A systematic review and meta-analysis of systemic exposure associated with molar incisor hypomineralization. Community Dent Oral Epidemiol. 2019;47(5):407-15.

14. Teixeira RJPB, Andrade NS, Queiroz LCC, Mendes FM, Moura MS, Moura LFAD, et al. Exploring the association between genetic and environmental factors and molar incisor hypomineralization: evidence from a twin study. Int J Paediatr Dent. 2018;28(2):198-206.

15. Silva MJ, Kilpatrick NM, Craig JM, Manton DJ, Leong P, Burgner D, et al. Etiology of hypomineralized second primary molars: a prospective twin study. J Dent Res. 2019;98(1):77-83.

16. Lopes-Fatturi A, Menezes JVNB, Fraiz FC, Assunção LRS, Souza JF. Systemic exposures associated with hypomineralized primary second molars. Pediatr Dent. 2019;41(5):364-70.

17. Tourino LF, Corrêa-Faria P, Ferreira RC, Bendo CB, Zarzar PM, Vale MP. Association between molar incisor hypomineralization in schoolchildren and both prenatal and postnatal Factors: a population-based study. PLoS One. 2016;11(6):e0156332.

18. Silva MJ, Scurrah KJ, Craig JM, Manton DJ, Kilpatrick N. Etiology of molar incisor hypomineralization: a systematic review. Community Dent Oral Epidemiol. 2016;44(4):342-53.

19. Jedeon K, de la Dure-Molla M, Brookes SJ, et al. Enamel defects reflect perinatal exposure to bisphenol A. Am J Pathol. 2013;183(1):108-18.

20. Alaluusua S, Lukinmaa PL, Torppa J, Tuomisto J, Vartiainen T. Developing teeth as biomarker of dioxin exposure. Lancet. 1999;353 (9148):206.

21. Pang L, Li X, Wang K, Tao Y, Cui T, Xu Q, Lin H. Interactions with the aquaporin 5 gene increase the susceptibility to molar-incisor hypomineralization. Arch Oral Biol. 2020;111:104637.

22. Jeremias F, Koruyucu M, Küchler EC, Bayram M, Tuna EB, Deeley K, et al. Genes expressed in dental enamel development are associated with molar-incisor hypomineralization. Arch Oral Biol. 2013;58(10):1434-42.

23. Jeremias F, Pierri RA, Souza JF, Fragelli CM, Restrepo M, Finoti LS, et al. Family-based genetic association for molar-incisor hypomineralization. Caries Res. 2016;50(3):310-8.

24. Crombie FA, Manton DJ, Palamara JE, Zalizniak I, Cochrane NJ, Reynolds EC. Characterisation of developmentally hypomineralised human enamel. J Dent. 2013;41(7):611-8.

25. Mahoney EK, Rohanizadeh R, Ismail FSM, Kilpatrick NM, Swain MV. Mechanical properties and microstructure of hypomineralised enamel of permanent teeth. Biomaterials. 2004;25(20):5091-100.

26. Elfrink MEC, Ten Cate JM, Van Ruijven LJ, Veerkamp JSJ. Mineral content in teeth with deciduous molar hypomineralisation (DMH). J Dent. 2013;41(11):974-8.

27. Raposo F, Rodrigues ACC, Lia EM, Leal SC. Prevalence of hypersensitivity in teeth affected by molar-incisor hypomineralization (MIH). Caries Res. 2019;53(4):424-30.

28. Weerheijm KL, Duggal M, Mejare I, Papagiannoulis L, Koch G, Martens LC, et al. Judgement criteria for molar incisor hypomineralisation (MIH) in epidemiologic studies: a summary of the European meeting on MIH held in Athens, 2003. Eur J Paediatr Dent. 2003; 4(3):110-3.

29. Chawla N, Messer LB, Silva M. Clinical studies on molar-incisor-hypomineralisation part 2: development of a severity index. Eur Arch Paediatr Dent. 2008;9(4):191-9.

30. Weerheijm KL. Molar incisor hypomineralization (MIH): clinical presentation, aetiology and management. Dent Update. 2004;31(1):9-12.

31. Neville BW, Damm DD, Allen CM, Bouquot JE. Anomalias dentárias. In: Neville BW, Damm DD, Allen CM, Bouquot JE. Patologia oral e maxilofacial. 3.ed. Rio de Janeiro: Elsevier; 2009. Cap.2. p.53-98.
32. Torres CRG, Borges AB. Deep infiltration of MIH lesions: the use of transillumination as a diagnostic tool (Case 4.2). In: Icon smooth surface: case reports – a series of case reports showing clinical challenges and their treatment solutions with Icon smooth surface. Hamburgo: DMG; 2019. p.70-5.
33. Ghanim A, Elfrink M, Weerheijm K, Mariño R, Manton D. A practical method for use in epidemiological studies on enamel hypomineralisation. Eur Arch Paediatr Dent. 2015;16(3):235-46.
34. Denis M, Atlan A, Vennat E, Tirlet G, Attal JP. White defects on enamel: diagnosis and anatomopathology: two essential factors for proper treatment (part 1). Int Orthod. 2013;11(2):139-65.
35. Crombie F, David Manton D, Kilpatrick N. Aetiology of molar-incisor hypomineralization: a critical review. Int J Paediatr Dent. 2009;19(2):73-83.
36. Restrepo M, Jeremias F, Santos-Pinto L, Cordeiro RC, Zuanon AC. Effect of fluoride varnish on enamel remineralization in anterior teeth with molar incisor hypomineralization. J Clin Pediatr Dent. 2016;40(3):207-10.
37. Biondi AM, Cortese SG, Babino L, Fridman DE. Comparison of mineral density in molar incisor hypomineralization applying fluoride varnishes and casein phosphopeptide-amorphous calcium phosphate. Acta Odontol Latinoam. 2017;30(3):118-23.
38. Karlinsey RL, Pfarrer AM. Fluoride plus functionalized beta-TCP: a promising combination for robust remineralization. Adv Dent Res. 2012;24(2):48-52.
39. Ali S, Farooq I, Iqbal K. A review of the effect of various ions on the properties and the clinical applications of novel bioactive glasses in medicine and dentistry. Saudi Dent J. 2014;26(1):1-5.
40. Fagrell TG, Lingström P, Olsson S, Steiniger F, Norén JG. Bacterial invasion of dentinal tubules beneath apparently intact but hypomineralized enamel in molar teeth with molar incisor hypomineralization. Int J Paediatr Dent. 2008;18(5):333-40.
41. William V, Messer LB, Burrow MF. Molar incisor hypomineralization: review and recommendations for clinical management. Pediatr Dent. 2006;28(3):224-32.
42. Bekes K, Heinzelmann K, Lettner S, Schaller HG. Efficacy of desensitizing products containing 8% arginine and calcium carbonate for hypersensitivity relief in MIH-affected molars: an 8-week clinical study. Clin Oral Investig. 2017;21(7):2311-7.
43. Muniz RSC, Carvalho CN, Aranha ACC, Dias FMCS, Ferreira MC. Efficacy of low-level laser therapy associated with fluoride therapy for the desensitisation of molar-incisor hypomineralisation: randomised clinical trial. Int J Paediatr Dent. 2020;30(3):323-33.
44. Fragelli CMB, Jeremias F, Souza JF, Paschoal MA, Cordeiro RCL, Santos-Pinto L. Longitudinal evaluation of the structural integrity of teeth affected by molar incisor hypomineralisation. Caries Res. 2015;49(4):378-83.
45. Fragelli CMB, Souza JF, Bussaneli DG, Jeremias F, Santos-Pinto LD, Cordeiro RCL. Survival of sealants in molars affected by molar-incisor hypomineralization: 18-month follow-up. Braz Oral Res. 2017; 27(31):30-41.
46. Lygidakis NA, Dimou G, Stamataki E. Retention of fissure sealants using two different methods of application in children with hypomineralised molars (MIH): a 4 year clinical study. Eur Arch Paediatr Dent. 2009;10(4):223-6.
47. Unverdi GE, Atac SA, Cehreli ZC. Effectiveness of pit and fissure sealants bonded with different adhesive systems: a prospective randomized controlled trial. Clin Oral Invest. 2016;21(7):2235-43.
48. Šalinović I, Stunja M, Schauperl Z, Verzak Ž, Ivanišević Malčić A, Brzović Rajić V. Mechanical Properties of High Viscosity Glass Ionomer and Glass Hybrid Restorative Materials. Acta Stomatol Croat. 2019;53(2):125-31.
49. Paris S, Bitter K, Naumann M, Dorfer CE, Meyer-Lueckel H. Resin infiltration of proximal caries lesions differing in ICDAS codes. Eur J Oral Sci. 2011;119(2):182-6.
50. Crombie F, Manton D, Palamara J, Reynolds E. Resin infiltration of developmentally hypomineralised enamel. Int J Paediatr Dent. 2014;24(1):51-55.
51. Attal JP, Atlan A, Denis M, Vennat E, Tirlet G. Taches blanches de l'émail: protocole de traitement par infiltration superficielle ou en profondeur (partie 2). Int Orthod. 2014;12(1):1-31.
52. Li Ryan. Minimally invasive aesthetic restoration for severe dental fluorosis: combination resin infiltrating with at-home bleaching (Case 2.8). In: Icon smooth surface: case reports – a series of case reports showing clinical challenges and their treatment solutions with Icon smooth surface. Hamburgo: DMG; 2019. p.44-7.
53. Lee SS, Zhang W, Lee DH, Li Y. Tooth whitening in children and adolescents: a literature review. Pediatr Dent. 2005;27(5):362-8.
54. Fayle SA. Molar incisor hypomineralization: restorative management. Eur J Paediatr Dent. 2003;4(3):121-6.
55. Wong FS, Winter GB. Effectiveness of microabrasion technique for improvement of dental aesthetics. Br Dent J. 2002;193(3):55-8.
56. Zhao J, Weng Y, Xie D. In vitro wear and fracture toughness of an experimental light-cured glass-ionomer cement. Dent Mater. 2009;25(4):526-34.
57. Lygidakis NA, Chaliasou A, Siounas G. Evaluation of composite restorations in hypomineralised permanent molars: a four-year clinical trial. Eur J Paediatr Dent. 2003;4(3):143-8.
58. Souza JF, Fragelli CB, Jeremias F, Paschoal MAB, Santos-Pinto L, de Cássia Loiola Cordeiro R. Eighteen-month clinical performance of composite resin restorations with two different adhesive systems for molars affected by molar incisor hypomineralization. Clin Oral Investig. 2017;21(5):1725-33.
59. Garcez AS, Ribeiro MS, Nunez SC. Laser de baixa potência: princípios básicos e aplicações clínicas na odontologia. Rio de Janeiro: Elsevier; 2012.

DESGASTE DENTÁRIO EROSIVO NA INFÂNCIA: UM OLHAR PARA O FUTURO

32

Daniela Rios
Catarina Ribeiro Barros de Alencar
Maisa Camillo Jordão
Camilla Cristina Lira Di Leone
Marcelo Bönecker
Ana Carolina Magalhães

INTRODUÇÃO

Da infância até a fase adulta o indivíduo está sujeito a várias doenças ou alterações que podem comprometer a integridade dos tecidos bucais. A mais importante delas é a cárie dentária, ainda hoje considerada uma das doenças crônicas mais prevalentes no mundo.[1] Por outro lado, o estilo de vida da sociedade moderna vem fazendo com que outros problemas, como o desgaste dentário, sejam observados.[2]

Quando se fala em desgaste dentário, um importante fator de confusão é o desgaste natural que ocorre com o processo de envelhecimento dos dentes, por isso o classificamos como uma alteração e não como uma doença, pois, por motivos que serão abordados neste capítulo, pode haver um desequilíbrio dos fatores de proteção e agressão presentes na cavidade bucal, acelerando a ocorrência do desgaste dentário.[3] Somente a partir do momento em que há comprometimento do bem-estar do indivíduo é que podemos considerar uma alteração da normalidade, que passa a requerer intervenção profissional. Alguns autores fazem a distinção do desgaste dentário como sendo fisiológico, correspondente ao processo natural esperado ao longo da vida; ou patológico, quando o comprometimento dentário altera estética e função, desencadeia dor, ou ainda quando há previsibilidade de que a manutenção da alteração poderá comprometer o bem-estar do indivíduo considerando a sua idade[3,4] (**Figura 1**). Essa classificação é bem adequada para dentes permanentes.

Em se tratando da dentição decídua, a análise da patogenicidade do desgaste dentário é bastante complexa.[4]

Na clínica é possível observar com certa frequência dentes decíduos com desgaste acentuado, sem relato de dor ou perda de função, podendo até haver comprometimento estético, mas que na maioria das vezes não é percebido pelas crianças e seus pais, de modo que não há qualquer impacto na qualidade de vida.[5] Logo, estaria errado classificá-lo como patológico, mas também não podemos entendê-lo como fenômeno fisiológico, tendo em vista ser algo fora da normalidade (**Figura 1**). Além disso, considerando a temporalidade do dente decíduo, o período em que ocorre um desgaste próximo do patológico coincide com a época de esfoliação do dente.[4]

Cabe aqui ressaltar a importância de diagnosticar o desgaste acentuado ainda durante a dentição decídua, porque sua presença sinaliza um desequilíbrio na cavidade bucal que está resultando na perda de estrutura dentária, mesmo que nesse momento isso não afete a criança.[4,6] No entanto, se o desequilíbrio não for corrigido, atingirá a dentição permanente, quando invariavelmente trará consequências deletérias que perdurarão para o resto da vida do indivíduo. A literatura mostra que crianças com desgaste erosivo nos dentes decíduos têm 4 a 5 vezes maior chance de acometimento dos dentes permanentes.[7] Assim sendo, fica evidente o papel da odontopediatria nesse contexto, como a única especialidade capaz de realizar o diagnóstico precoce do desgaste dentário, sendo responsável por investigar o desequilíbrio e orientar o paciente/núcleo familiar quanto às mudanças de hábitos necessárias para reverter a alteração de normalidade, evitando sequelas definitivas como o desgaste patológico na dentição permanente.

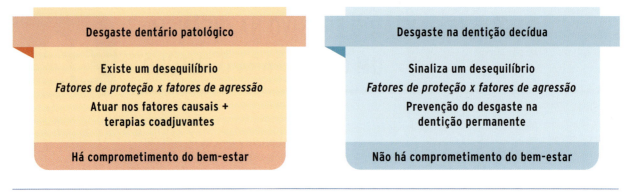

Figura 1 Esquema do desgaste dentário patológico e desgaste na dentição decídua.
Fonte: elaborada pelos autores.

BASES PARA A PRÁTICA CLÍNICA

O que é o desgaste dentário?

O desgaste dentário corresponde à perda cumulativa de tecido dentário mineralizado decorrente de impactos físicos ou físico-químicos,[8,9] que englobam abrasão, atrição e erosão **(Figura 2)**. Na abrasão ocorre um processo mecânico no qual o desgaste é produzido pela interação entre o dente e outros materiais, pois quando é resultante do contato dente-dente é denominado atrição.[8,9] Por outro lado, a erosão é decorrente de um processo químico, em que ácidos não provenientes de bactérias orais, de origem extrínseca (alimentos/bebidas ácidos ou ambientes ácidos) ou intrínseca (ácido produzido no estômago que atinge a cavidade bucal), entram em contato com os dentes, resultando na perda de estrutura dentária.[8,9]

Na cavidade bucal dificilmente esses processos ocorrem de forma individualizada, e o que se observa geralmente é uma grande interação entre eles.[9] Estudos mostram que a escovação individualmente promove uma perda insignificante do esmalte, no entanto, quando o esmalte está alterado e fragilizado pela erosão, fica extremamente suscetível à remoção, por forças mecânicas, podendo ocorrer um desgaste significativo.[9] Por conseguinte, a maior parte dos processos que resultam em desgaste dentário patológico envolve impactos químicos associados aos mecânicos.[9] Considerando que a desmineralização ou amolecimento do esmalte pela ação química dificilmente ocorre de forma isolada na boca, o termo "erosão dentária" é mais utilizado em pesquisas laboratoriais, nas quais esse fenômeno pode ser simulado de forma individualizada.[8,9] Atualmente, para o fenômeno que ocorre na boca, a denominação mais adequada é desgaste dentário erosivo (DDE), considerado um processo químico mecânico.[8] Nas considerações a seguir abordaremos apenas o DDE, foco deste capítulo.

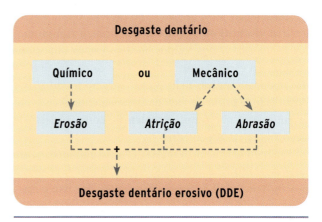

Figura 2 Tipos de desgaste dentário e o que é desgaste dentário erosivo (DDE).
Fonte: elaborada pelos autores.

Qual a prevalência do DDE em crianças e adolescentes?

A prevalência de DDE tem aumentado nos últimos anos, principalmente em dentes decíduos, que são mais suscetíveis que os dentes permanentes. Isso pode ser demonstrado por meio de um estudo que evidenciou um aumento de 31 para 45% na prevalência de DDE em crianças alemãs de 3 a 6 anos de idade em um intervalo de 10 anos.[10] Estudos epidemiológicos internacionais mais recentes reportaram dados de prevalência de DDE na dentição decídua variando de 15% em Hong Kong[11] a 23% na Indonésia.[12] Em crianças brasileiras de 6 a 10 anos de idade a prevalência encontrada em dentes decíduos foi de 12%,[13] sendo mais elevada (25%) em outro estudo com crianças de 8 a 12 anos de idade, no qual foram avaliados dentes permanentes.[14] Em relação aos adolescentes, um estudo realizado no Brasil constatou uma prevalência de 15,1% de DDE, e desses 25,4% apresentaram progressão nas lesões e houve 7,1% de novos adolescentes acometidos (incidência) após o período de acompanhamento de 2,5 anos.[15]

Quais são as causas do DDE?

Dinâmica bioquímica

O DDE se inicia com a interação entre esmalte e a substância erosiva. O esmalte é um tecido acelular constituído por hidroxiapatita (formada pelos íons Ca^{2+}, PO_4^{3-} e OH^- [$Ca_{10}(PO_4)_6(OH)_2$]) disposta na forma de cristais, organizados em prismas. Os espaços entre os cristais são ocupados por água e material orgânico. As reações entre esmalte e meio bucal ocorrem nesses espaços, repletos de fluido de esmalte.[16] De forma simples e didática, quando o fluido de esmalte está supersaturado em relação ao Ca^{2+}, PO_4^{3-} e OH^-, precursores da hidroxiapatita, ocorre precipitação mineral, isto é, ganho de minerais pelo dente. Em contraste, quando o fluido de esmalte está subsaturado, há perda mineral do esmalte para o meio, ocorrendo a dissolução da hidroxiapatita.[16] Logo, esse processo de dissolução é dependente: 1) do grau de solubilidade dos cristais, que pode variar dependendo da composição da hidroxiapatita, que, geralmente não é pura e pode conter contaminação com outros íons, como Mg^{+2}, CO_3^{-2}, F^- e; 2) da característica do líquido que banha a superfície do dente (grau de saturação em relação aos íons precursores da hidroxiapatita).

O grau de saturação do fluido é dependente do valor de pH do meio. Nesse sentido, é importante definir que o pH crítico é o valor de pH em que a solução circundante é exatamente saturada em relação ao mineral do dente (isto é, tem a quantidade de minerais disponíveis em equilíbrio com aquela necessária para produzir a hidroxiapatita. Não ocorre des ou remineralização). Esse valor foi previamente definido como base no conceito do desenvolvimento da cárie dentária. Na lesão de cárie, o líquido que rodeia os cristais é o fluido do biofilme dentário, que tem uma concentração média conhecida de cálcio e fosfato. Com base nessa concentração, o pH crítico para o esmalte, considerando a presença de hidroxiapatita, foi calculado em torno de 5,5.[16]

No caso da erosão dentária, no entanto, não se espera encontrar biofilme dentário, o qual funcionaria como uma barreira mecânica, inibindo o contato do ácido extrínseco ou intrínseco com a superfície dentária.[17] Tendo isso em vista, na erosão dentária quem determinará o nível de saturação será o líquido ao redor dos cristais de esmalte, influenciado diretamente pela composição da saliva total, de maneira que não há como determinar com exatidão o valor de pH crítico, que é variável em função da composição de cada solução erosiva diluída na saliva, seja ela um refrigerante ou o ácido gástrico.[18]

Assim sendo, havendo subsaturação da solução erosiva em relação aos precursores da hidroxiapatita, haverá dissolução de minerais na região superficial do esmalte, resultando em uma estrutura rugosa amolecida, com padrão de desmineralização semelhante ao do condicionamento com ácido fosfórico realizado para aplicação de materiais adesivos[18] (**Figura 3**). Nessa fase não há perda de estrutura da superfície dentária, ou seja, a espessura de esmalte presente ainda é preservada, embora haja aumento de sua porosidade. Subsequentemente, com a incidência de forças mecânicas e/ou com o efeito cumulativo do contato com o ácido, pode ocorrer a perda de estrutura da superfície em espessura conhecida como o DDE.[18]

Dinâmica biológica e sua interação com a dieta

Na dinâmica de desenvolvimento do desgaste dentário encontram-se fatores associados ao paciente, em que se incluem suas características biológicas, suas condições de saúde geral e os comportamentos relacionados aos hábitos alimentares e de higiene;[18] e os fatores associados à dieta (**Figura 4**). Os mecanismos biológicos associados ao DDE justificam as diferenças individuais que existem na manifestação de sinais clínicos de DDE mesmo diante de comportamentos de risco aparentemente semelhantes.

Dentre as características biológicas, destaca-se a saliva como importante fator de proteção.[20] A saliva humana apresenta a capacidade de proteger o esmalte contra desafios erosivos por meio do seu fluxo e da ação de limpeza, capacidade de neutralizar ácidos, presença de íons cálcio e fosfato (para proporcionar nível de supersaturação) e pela formação da película adquirida na superfície dentária, que corresponde a uma camada rica em glicoproteínas que funciona como uma barreira semipermeável que diminui o contato dos ácidos com o dente.[19] Assim sendo, pacientes com baixo fluxo salivar apresentam maior risco de desenvolvimento de DDE.[19]

No caso das crianças, o uso regular dos broncodilatadores para controle da asma é capaz de reduzir o fluxo salivar.[19] Além disso, essas medicações em geral apresentam baixo pH, predispondo o dente ao DDE pela acidificação do meio bucal.[20] Casos de erosão extrínseca também têm sido relacionados à administração oral de outros medicamentos ácidos, como o sulfato ferroso, o

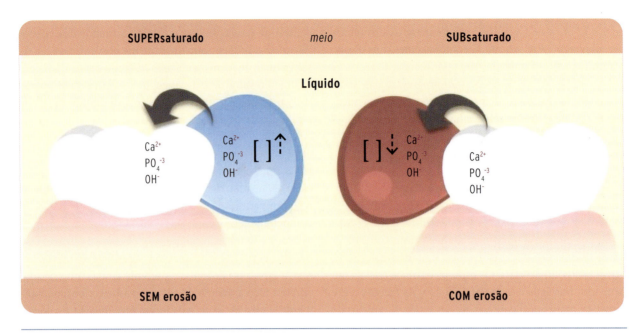

Figura 3 Dinâmica bioquímica de saturação que resulta na desmineralização erosiva.
Fonte: elaborada pelos autores.

ácido acetilsalicílico (aspirina), suplementos vitamínicos (vitamina C que contém ácido ascórbico) e aqueles contendo ácido cítrico, utilizados para o tratamento de desordens estomacais.[20]

O estômago é uma fonte de ácido clorídrico, cujo contato frequente com as estruturas dentárias, por um longo período de tempo, pode causar DDE. O refluxo gastroesofágico é comumente encontrado em recém-nascidos e bebês com até 1 ano de vida; quando persistente após 2 anos de idade, pode causar desconforto ou complicações, sendo classificado como doença do refluxo gastroesofágico (DRGE).[6] A DRGE e distúrbios de alimentação com vômitos frequentes, como é o caso da bulimia nervosa, são considerados fatores importantes na etiologia do desgaste erosivo.[20] A prevalência de bulimia na faixa etária de 9 a 10 anos é baixa, podendo assumir papel mais preponderante no começo da adolescência.[21]

No entanto, a maior ocorrência de DDE tem sido atribuída ao elevado consumo de comidas e bebidas ácidas pela população.[22] O valor do pH e o conteúdo de cálcio, fosfato e flúor contido em uma bebida ou alimento ácido determinam o grau de saturação em relação ao conteúdo mineral do dente. Devido a essa variação, conforme dito anteriormente, não é possível determinar com precisão o valor de pH crítico para o desenvolvimento do DDE. Por exemplo, o iogurte não apresenta efeito erosivo, pois, apesar de seu baixo pH (4,0), o elevado teor de cálcio e fosfato torna-o supersaturado em relação à hidroxiapatita dentária.[2,18] O potencial erosivo também é influenciado pela capacidade tampão do alimento; quanto maior a capacidade de tamponamento, mais tempo será necessário para a saliva neutralizar o ácido, aumentando a quantidade de mineral dentário que poderá ser perdido nesse intervalo de tempo. Os estudos mostram que refrigerantes, a maioria dos sucos de frutas naturais e artificiais, isotônicos e alguns medicamentos[4] apresentam potencial erosivo. O consumo de refrigerantes acima de 3 ou 4 vezes ao dia parece aumentar consideravelmente o risco de desenvolvimento do DDE.[6] Adicionalmente sua ingestão frequente na infância pode favorecer doenças crônicas como obesidade infantil e diabetes tipo 2, além de aumentar a propensão de consumo na idade adulta.[6] O suco de frutas, mesmo natural, também apresenta potencial erosivo, e sua ingestão não é indicada nos primeiros anos de vida pela Academia Americana de Pediatria (AAP), assim como pela Sociedade Brasileira de Pediatria (SBP), uma vez que a ingestão da fruta em si é menos calórica e proporciona mais saciedade, além de ser fonte de fibra e de exigir a mastigação, importante para o desenvolvimento orofacial da criança. Embora não existam fortes evidências clínicas, a ingestão de doces ácidos, como balas duras e pirulitos, tem sido associada ao DDE.[4]

Durante e após um desafio erosivo, o comportamento do paciente desempenha um papel importante na dinâmica do DDE. Quanto maior a frequência de ingestão e

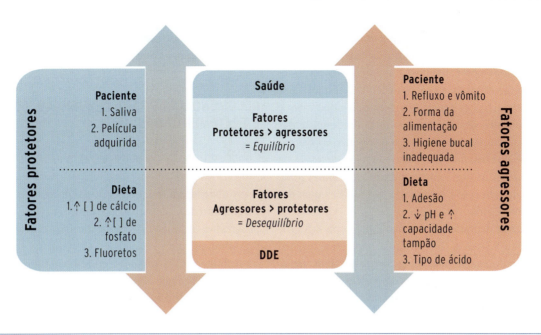

Figura 4 Dinâmica entre fatores protetores e agressores, cujo desequilíbrio pode levar ao DDE.
Fonte: elaborada pelos autores.

tempo de contato de alimentos e bebidas ácidas com os dentes, maior o risco de DDE.[23,24] Durante o ato de beber, manter o líquido na boca por um longo período de tempo antes de engolir e movimentá-lo (bochechar, p. ex.) favorecem o DDE.[23]

Em se tratando de uma condição de origem químico-mecânica, os hábitos de higiene bucal também são considerados fatores de risco ao desenvolvimento do DDE,[2] principalmente quando realizados com pastas de dentes muito abrasivas, como aquelas com finalidade clareadora, e escova de dentes com cerdas duras.[20]

O que deve ser considerado para o diagnóstico clínico do DDE?

O diagnóstico precoce do DDE não é tarefa fácil, pois depende de um exame clínico minucioso à procura de características clínicas sutis, integrado a uma boa anamnese.[4,6] Na anamnese deve-se investigar a presença dos fatores de risco ao DDE, coletando dados sobre estilo de vida, tipo de dieta, presença de DRGE, uso de medicamentos, hábitos de higiene bucal, entre outros.[6,24] A aplicação de diário alimentar ajudará na investigação da frequência de exposição aos ácidos extrínsecos.[6]

A anatomia e a topografia do dente decíduo são bastante simplificadas, sem muitas irregularidades tanto no contorno quanto na superfície.[6] Por outro lado, no dente permanente jovem podemos observar as irregularidades características das periquimácias e as ondulações na incisal dos dentes anteriores.[24] O aspecto clínico inicial da lesão de DDE é exatamente a perda dessas irregularidades do esmalte. Observa-se também uma redução no brilho do esmalte, resultando uma superfície com aspecto acetinado (**Figura 5**, BEWE 1, dentes permanentes). Esse estágio inicial é mais fácil de perceber em dentes permanentes jovens do que em dentes decíduos devido às próprias características do esmalte sadio.[6] Em estágios mais avançados, há o aparecimento de concavidade no esmalte, cuja largura excede claramente sua profundidade, podendo haver exposição de dentina (**Figura 5**, BEWE 2, dentes decíduos e permanentes). As bordas incisais ficam mais transparentes e pode haver fraturas, tornando-as irregulares (**Figura 5**, BEWE 2, dentes permanentes). Uma característica bastante marcante das lesões de DDE é a presença de esmalte intacto na margem gengival (**Figura 5**, BEWE 3 dentes permanentes), provavelmente em decorrência do acúmulo de biofilme dentário nessa região, que funciona como uma barreira para a difusão de ácidos e/ou devido à ação neutralizante do fluido gengival.[4,6] Na superfície oclusal a dificuldade em detectar as lesões de DDE tanto em dentes decíduos quanto permanentes é menor. Inicialmente se observa um sistema sulco-fossa menos definido e áreas de planificação nas vertentes e pontas de cúspide (**Figura 5**, BEWE 1 dentes decíduos); a seguir ocorre uma depressão arredondada dessas planificações, conhecidas como *cuppings*. Nos casos mais severos, pode ocorrer o desaparecimento de toda a morfologia oclusal e exposição de dentina (**Figura 5**, BEWE 3, dentes decíduos e permanentes). Tanto nas superfícies lisas quanto nas oclusais, a proeminência das restaurações comparativamente às superfícies dentárias adjacentes é um sinal clássico de DDE, pois o nível de desgaste das estruturas dentárias é maior que o dos materiais restauradores.[4,6] Cabe ressaltar que o aparecimento de lesões na superfície palatina dos dentes superiores anteriores pode estar relacionado com a ocorrência de DRGE, a qual deverá ser investigada.

O desgaste dentário erosivo não é uma condição rotineiramente rastreada, sendo ainda baixo seu registro como parte do exame odontológico padrão. Esse registro pode ser realizado por meio de índices, que permitem classificar a lesão e realizar seu monitoramento ao logo do tempo.[25] O índice BEWE (do inglês, *Basic Erosive Wear Examination*) vem sendo o mais utilizado na última década para diagnóstico do DDE. O BEWE foi desenvolvido para a dentição permanente,[25] e recentemente foi proposta sua adaptação para aplicação clínica no diagnóstico de dentes decíduos.[6] De forma simplificada, cada face dos dentes presentes é classificada em escores de 0 a 3 de acordo com as características clínicas (**Figura 5**).[25]

RECOMENDAÇÕES PARA PREVENÇÃO, CONTROLE E TRATAMENTO DO DDE

Conscientização do paciente infantil/responsáveis

A abordagem preventiva do DDE, que visa evitar o surgimento de lesões erosivas e também reduzir a taxa de progressão de lesões já diagnosticadas, deve preponderar sobre qualquer estratégia de tratamento restaurador ou reabilitador.[2,4] Para tanto, após a identificação precisa dos fatores etiológicos envolvidos, a estratégia de atuação consiste em reduzir a exposição ao ácido, por meio da diminuição da frequência e do tempo de contato dos agentes potencialmente erosivos com as superfícies dentárias e, eventualmente, na potencialização dos fatores protetores naturais para restabelecimento do equilíbrio bucal,[2,18] o que demanda mudança de hábitos do paciente infantil e, consequentemente, adesão às recomendações clínicas

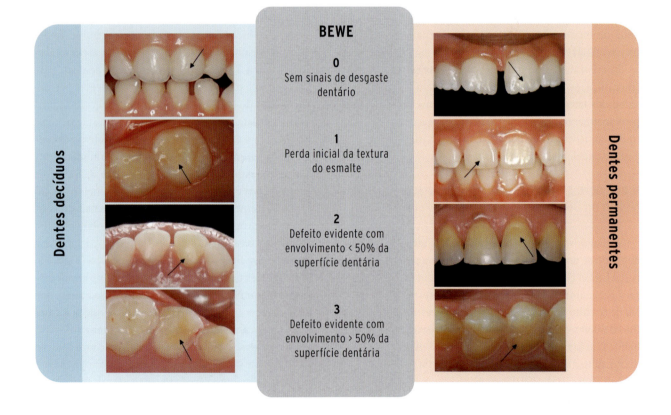

Figura 5 Escores ilustrados do índice BEWE para dentes decíduos e permanentes.
Fonte: elaborada pelos autores (imagens de acervo próprio).

por parte de todo o núcleo familiar. Assim sendo, é essencial que o profissional se empenhe no processo de tomada de consciência do próprio paciente infantil e de seus responsáveis sobre o DDE. Deve-se destacar na abordagem educativa que o DDE na dentição decídua deve ser compreendido como um importante precursor dessa condição em dentes permanentes,[6] para que o problema não seja erroneamente minimizado pelos responsáveis em decorrência da transitoriedade da dentição decídua.

Sugere-se que o profissional apresente aos pais/responsáveis registros fotográficos de casos clínicos diversos com a descrição de seus impactos clínicos, para auxiliar na assimilação das informações transmitidas verbalmente, dentre os quais: dentes hígidos, com desgaste fisiológico e desgaste dentário erosivo **(Figura 6)**.

Plano de tratamento integral

Condutas preventivas

As recomendações de mudança de hábitos alimentares com atuação direcionada para amenizar os efeitos deletérios dos fatores causais do DDE sobre as superfícies dentárias **(Quadro 1)**, apesar de válidas clinicamente, apresentam evidências científicas limitadas ou insuficientes por se basearem em estudos *in vitro*, *in situ* ou transversais. De maneira semelhante, quanto ao tratamento da saúde geral para redução permanente da exposição dentária ao ácido de origem intrínseca,[20] apesar de parecer uma recomendação lógica, não existem evidências científicas que suportem essa estratégia preventiva.

Para ter acesso às imagens abaixo e à descrição dos aspectos clínicos relevantes em cada caso clínico, acesse o nosso Guia Ilustrado para DDE pelo *QR Code*:

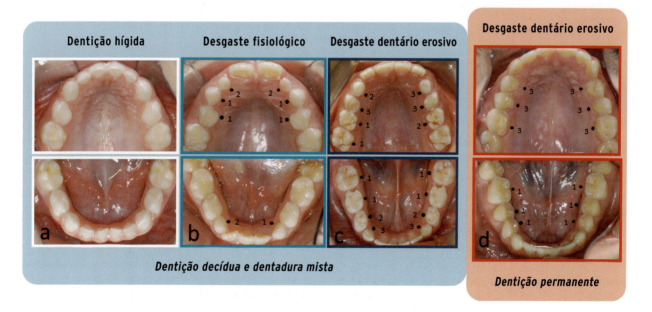

Figura 6 Dentes sinalizados com (.) e seu respectivo escore BEWE apresentam DDE. (a) Dentição decídua hígida, sem DDE aparente. (b) Desgaste fisiológico dos elementos indicados. Considerando o estágio de desenvolvimento da dentadura mista, a ausência de desgaste aparente dos elementos 55, 65,74, 75, 84 e 85 e a proximidade da esfoliação dos dentes 52 e 62, tal desgaste pode ser denominado natural ou fisiológico pelo uso equilibrado. (c) Dentadura mista apresentando DDE com exposição dentinária nos elementos 53, 54, 63, 64, 73, 74, 83 e 84; lesões de cárie proximais podem ser observadas nos segundos molares decíduos; e perda inicial do esmalte com a presença de *cuppings* pelo DDE nas pontas de cúspide dos elementos 16, 36 e 46, sinalizando um desequilíbrio entre os fatores de agressão e proteção para ocorrência do DDE. (d) DDE generalizado em paciente adulto jovem (19 anos), com envolvimento da dentina nos elementos indicados e consequente comprometimento da função. Por isso a importância do diagnóstico e da intervenção precoce (ainda em dentição decídua/mista) para evitar tais prejuízos na dentição permanente.

Fonte: elaborada pelos autores (imagens de acervo próprio).

Quadro 1 Principais medidas preventivas recomendadas para reduzir a exposição das superfícies dentárias aos agentes erosivos[4,20,23]

	Medidas preventivas contra o DDE
Saúde geral do paciente	Encaminhar pacientes com indícios de refluxo gastroesofágico ainda não diagnosticado para tratamento médico com gastroenterologista. Indicar tratamento psicológico ou psiquiátrico para casos suspeitos de distúrbios alimentares como anorexia ou bulimia.
Hábitos alimentares	Redução da frequência de ingestão e do tempo de contato do agente erosivo com as superfícies dentárias por meio do consumo restrito às principais refeições. Evitar o consumo de bebidas e alimentos ácidos na última refeição diária, priorizando aqueles sem potencial erosivo ou com baixo potencial erosivo, bem como os que sejam ricos em cálcio. Usar canudo para ingestão de bebidas ácidas, posicionando-o na região mais posterior para evitar contato com os dentes. Evitar sugar bebidas ácidas entre os dentes ou bochechar o conteúdo antes de deglutir.
Hábitos de higiene	Evitar escovação excessiva e aplicação de força durante o manuseio da escova de dentes para higienização bucal. Usar escova de cerdas macias/extramacias. Usar dentifrício fluoretado de baixa abrasividade.
Fatores protetores naturais	Usar goma de mascar sem açúcar para estimular o fluxo salivar e potencializar a ação protetora da película adquirida. Após o vômito enxaguar a boca com água, leite, solução de bicabornato de sódio ou solução de bochecho fluoretada e limpar a língua para remover resíduos ácidos e potencializar a neutralização do pH salivar.

Fonte: Magalhães et al.;[23] Carvalho et al.;[4] Buzalaf et al.[20]

Terapias preventivas coadjuvantes baseadas na aplicação de produtos ou materiais sobre as superfícies dentárias têm sido testadas por meio de estudos *in vitro* e *in situ*, os quais não suportam fortes evidências científicas, pois não existem estudos clínicos randomizados no tema **(Quadro 2)**. Dentre as terapias, o uso de fluoretos ganha destaque, de maneira que sua ação predominante parece estar mais relacionada à proteção da superfície contra a desmineralização do que à remineralização da superfície dentária previamente erodida.[26] O mecanismo de ação dos fluoretos convencionais (como o fluoreto de sódio, o fluoreto de amina e o monofluorfosfato de sódio), encontrados comumente em dentifrícios e enxaguatórios bucais, baseia-se na formação de uma camada de fluoreto de cálcio na superfície dentária, que atua como uma barreira mecânica a ser dissolvida pelo ácido antes de entrar em contato direto com o dente.[23,26] A ação preventiva desses agentes quando em concentrações convencionais (1.000 a 1.500 ppm F), no entanto, é limitada e requer aplicações frequentes, o que na prática clínica resulta em pouco efeito antierosivo.[26] Por outro lado, géis e vernizes fluoretados em altas concentrações (12.300 a 22.600 ppm F) permitem a precipitação de maior quantidade de fluoreto de cálcio, promovendo uma aderência mais prolongada à superfície dentária, que diminui a progressão do DDE em esmalte e em dentina *in vitro* e *in situ*, mas ainda apresenta efeito limitado pelo esgotamento dessa camada.[23,26]

No que se refere aos fluoretos contendo metais polivalentes (como o fluoreto estanhoso e o tetrafluoreto de titânio), o mecanismo de ação consiste na formação de uma barreira superficial rica em metais (Sn^{2+} e Ti^{4+}) e mais resistente aos ácidos, o que determina um efeito protetor mais promissor que o demonstrado pelos fluoretos convencionais.[23,26] Não obstante, diante de desafios erosivo-abrasivos ou erosivos severos, têm sido reportados resultados controversos.[23,26]

Além dos mecanismos supracitados que visam formar camadas resistentes aos ácidos na superfície dentária, outra estratégia consiste na precipitação mineral, que pode ser induzida pelo uso de diferentes fontes de fosfato de cálcio, como o fosfopeptídeo de caseína estabilizado por fosfato de cálcio amorfo (CPP-ACP), que atua fornecendo

Quadro 2   Principais terapias coadjuvantes para o tratamento do DDE[24, 26,27, 28, 29]

	Terapias coadjuvantes para tratamento do DDE	
Produtos fluoretados	**Fluoretos convencionais** 1. Dentifrício e enxaguatórios (uso domiciliar) Camada de fluoreto de cálcio (barreira mecânica) 2. Géis e vernizes (uso profissional) Maior quantidade de fluoreto de cálcio Efeito limitado com o esgotamento da camada protetora	**Fluoretos contendo metais** (fluoreto estanhoso e tetrafluoreto de titânio) Barreira superficial rica em metais e mais resistente aos ácidos Efeito controverso em desafios erosivo-abrasivos ou erosivos severos
Produtos não fluoretados	**CPP-ACP** Reservatório de cálcio e fosfato, ação remineralizadora Efeito limitado, pois a prevenção da desmineralização é mais importante	**Aplicação de materiais resinosos** Camada acidoprotetora (adesivos dentinários, selantes, resinas compostas fluidas ou resinas infiltrantes)
Restauração	Quando houver perda de estrutura dentária ampla associada a limitação funcional e/ou comprometimento estético e dor Sem preparo cavitário prévio (nenhum desgaste adicional) (CIV modificado por resina ou adesivo autocondicionante + resina composta)	

Fonte: Buzalaf et al.;[27] Loomans;[28] Peutzfeldt et al.;[29] Lussi et al.;[26] Zanatta.[24]

cálcio e fosfato ao dente, tendo, portanto, ação remineralizadora.[27] No caso da erosão dentária, contudo, especula-se que não haja uma efetiva remineralização, conforme acontece nas lesões cariosas, de modo que ocorre apenas uma deposição mineral superficial, bastante suscetível à perda mediante forças mecânicas ou desafios ácidos localmente aplicadas.[18] Assim sendo, embora o CPP-ACP tenha sido adicionado a bebidas erosivas, gomas de mascar, musses ou pastas, os resultados apresentados na literatura são conflitantes e sua eficácia parece menor que aquela encontrada para o uso de fluoreto.[27]

Por fim, o emprego de materiais resinosos na intenção de formar camadas acidoprotetoras a partir da aplicação de adesivos dentinários, selantes, resinas compostas fluidas ou resinas infiltrantes parece uma estratégia oportuna, considerando que o uso de pastas e soluções depende da adesão do paciente ao tratamento, enquanto a aplicação profissional dos materiais resinosos independe da colaboração, no entanto é fortemente dependente da permanência do produto empregado e o efeito protetor pode requerer reaplicação periódica.[27]

Tratamento restaurador

Por definição, restaurar consiste em recuperar aquilo que foi desgastado. No caso de DDE, no entanto, a perda de estrutura dentária, mesmo que ampla, não deve ser o parâmetro considerado para a indicação de procedimento restaurador.[28] Atualmente, recomenda-se que esses procedimentos sejam realizados quando houver limitação funcional e/ou comprometimento estético e/ou dor (em que estratégias de dessensibilização dentinária não obtiveram sucesso), que repercutam no bem-estar do paciente.[24,28]

Reforçamos, pois, a recomendação de monitorar o DDE e, acima de tudo, intervir nos fatores etiológicos, tendo em vista que, assim como se processa na abordagem de lesões de cárie, a restauração de lesões erosivas não constitui o tratamento da condição, cuja progressão será mantida sempre que houver desequilíbrio entre os inúmeros fatores de agressão e proteção que interagem no meio bucal.[28] Além disso, embora os materiais restauradores sejam mais resistentes aos desafios químico-mecânicos que os tecidos dentários, estes demonstram sinais de alteração clinicamente detectável com o passar do tempo e não são capazes de prevenir o desgaste nas áreas adjacentes às quais foram aplicados.[29]

Intervenções restauradoras minimamente invasivas devem ser planejadas (**Quadro 2**). Para tanto, salienta-se que a restauração não deve ser antecedida de qualquer tipo de preparo cavitário, uma vez que as lesões erosivas não são caracterizadas como as típicas cavidades que se manifestam em decorrência da doença cárie. O desgaste adicional enfraquece ainda mais a estrutura remanescente e não é indicado.[28] A seleção do material restaurador depende da localização do DDE. Quando na região cervical, o restabelecimento estético e funcional pode ser realizado por meio do uso de cimento de ionômero de vidro modificado por resina, uma vez que esta é uma área de impacto mecânico indireto.[24] Na região oclusal, no entanto, as resinas compostas são mais indicadas.[29]

No que se refere à adesão ao substrato erodido, deve-se considerar que o condicionamento ácido não é capaz de remover a dentina superficialmente erodida, além de contribuir com a exposição das fibras colágenas em maior profundidade, tornando a adesão a esse substrato desfavorável.[29] Na presença de dentina esclerótica (mais mineralizada), frequentemente presente nos casos de desgaste dentário, uma alternativa para superar o problema com a adesão é prolongar a aplicação do ácido fosfórico (permanecendo este por 30 segundos), quando se utilizam adesivos convencionais,[29] ou, preferencialmente, empregar sistemas adesivos autocondicionantes que permitem o estabelecimento de ligações químicas e micromecânicas.[24]

Retorno clínico para acompanhamento

Para o sucesso de qualquer abordagem clínica em odontologia, o acompanhamento periódico se faz necessário. No caso do DDE, é essencial que sejam estabelecidos retornos clínicos compatíveis com o risco identificado de cada paciente ou a gravidade da alteração instalada.[25,28] Em geral, o intervalo recomendado entre os retornos poderá variar de 3 a 12 meses.[25] Nessas consultas de manutenção programada, o profissional deverá avaliar como está a aceitação da criança ou adolescente em relação ao controle dos fatores etiológicos, monitorar o desgaste dentário ou a qualidade dos procedimentos restauradores eventualmente realizados e reforçar as orientações quanto aos hábitos alimentares e de higiene bucal adequados.[30] Embora ainda não exista um método clínico para avaliar quantitativamente os níveis de progressão das lesões de DDE, o profissional pode proceder ao acompanhamento utilizando modelos de gesso ou digitais, fotografias intrabucais padronizadas ou por meio do registro de escores de índices epidemiológicos, como o BEWE.[25,30]

CONSIDERAÇÕES FINAIS

Considerando a abordagem deste capítulo, é importante que o odontopediatra conheça a etiologia e as características clínicas do DDE, de forma a possibilitar um diagnóstico precoce dos sinais clínicos e a intervenção preventiva adequada, visando evitar que essa condição possa progredir e ter impacto negativo na qualidade de vida do indivíduo seja no momento presente (criança) ou no futuro (adulto). Diante de DDE avançados, é essencial que o profissional primeiramente acompanhe o paciente e trabalhe no controle dos fatores etiológicos, anteriormente a qualquer procedimento restaurador, cuja indicação e particularidades técnicas foram expostas neste capítulo.

REFERÊNCIAS BIBLIOGRÁFICAS

1. Peres MA, Macpherson LMD, Weyant RJ, Daly B, Venturelli R, Mathur MR, et al. Oral diseases: a global public health challenge. Lancet. 2019;394(10194):249-60.
2. Carvalho TS, Colon P, Ganss C, Huysmans MC, Lussi A, Schlueter N, et al. Consensus report of the European Federation of Conservative Dentistry: erosive tooth wear-diagnosis and management. Clin Oral Investig. 2015;19(7):1557-61.
3. Bartlett D, Dugmore C. Pathological or physiological erosion: is there a relationship to age? Clin Oral Investig. 2008;12 Suppl 1:S27-31.
4. Carvalho TS, Lussi A, Jaeggi T, Gambon DL. Erosive tooth wear in children. Monogr Oral Sci. 2014;25:262-78.
5. Gatt G, Attard N. Erosive wear of the primary dentition: who is aware of it? Eur Arch Paediatr Dent. 2019;20(3):285-94.
6. Rios D, Ionta FQ, Mendonça FL, de Alencar CRB, Bönecker M. Prevenção e tratamento do desgaste dentário erosivo na dentição decídua. In: Rédua PCB, Abanto J, Bönecker M. Passo a passo para condutas clínicas na odontopediatria. Quintessence; 2020. p.175-93.
7. Harding MA, Whelton HP, Shirodaria SC, O'Mullane DM, Cronin MS. Is tooth wear in the primary dentition predictive of tooth wear in the permanent dentition? Report from a longitudinal study. Community Dent Health. 2010;27(1):41-5.
8. Schlueter N, Amaechi BT, Bartlett D, Buzalaf MAR, Carvalho TS, Ganss C, et al. Terminology of erosive tooth wear: consensus report of a workshop organized by the ORCA and the Cariology Research Group of the IADR. Caries Res. 2020;54(1):2-6.
9. Shellis RP, Addy M. The interactions between attrition, abrasion and erosion in tooth wear. Monogr Oral Sci. 2014;25:32-45.
10. Tschammler C, Müller-Pflanz C, Attin T, Müller J, Wiegand A. Prevalence and risk factors of erosive tooth wear in 3-6 year old German kindergarten children: a comparison between 2004/05 and 2014/15. J Dent. 2016;52:45-9.
11. Duangthip D, Chen KJ, Gao SS, Lussi A, Lo ECM, Chu CH. Erosive tooth wear among preschool children in Hong Kong. Int J Paediatr Dent. 2018.
12. Maharani DA, Pratiwi AN, Setiawati F, Zhang S, Gao SS, Chu CH, et al. Tooth wear among five-year-old children in Jakarta, Indonesia. BMC Oral Health. 2019;19(1):192.

13. Frazão JB, Machado LG, Ferreira MC. Dental erosion in schoolchildren and associated factors: a cross-sectional study. J Indian Soc Pedod Prev Dent. 2018;36(2):113-9.
14. Salas MMS, Vargas-Ferreira F, Ardenghi TM, Peres KG, Huysmans MD, Demarco FF. Prevalence and Associated Factors of Tooth Erosion in 8-12-Year-Old Brazilian schoolchildren. J Clin Pediatr Dent. 2017;41(5):343-50.
15. Brusius CD, Alves LS, Susin C, Maltz M. Dental erosion among South Brazilian adolescents: a 2.5-year longitudinal study. Community Dent Oral Epidemiol. 2018;46(1):17-23.
16. Buzalaf MA, Pessan JP, Honório HM, ten Cate JM. Mechanisms of action of fluoride for caries control. Monogr Oral Sci. 2011;22:97-114.
17. Honório HM, Rios D, Santos CF, Buzalaf MA, Machado MA. Influence of dental plaque on human enamel erosion: in situ / ex vivo study. Oral Health Prev Dent. 2010;8(2):179-84.
18. Lussi A, Carvalho TS. Erosive tooth wear: a multifactorial condition of growing concern and increasing knowledge. Monogr Oral Sci. 2014;25:1-15.
19. Hara AT, Zero DT. The potential of saliva in protecting against dental erosion. Monogr Oral Sci. 2014;25:197-205.
20. Buzalaf MAR, Magalhães AC, Rios D. Prevention of erosive tooth wear: targeting nutritional and patient-related risks factors. Br Dent J. 2018;224(5):371-8.
21. Swanson SA, Crow SJ, Le Grange D, Swendsen J, Merikangas KR. Prevalence and correlates of eating disorders in adolescents: results from the national comorbidity survey replication adolescent supplement. Arch Gen Psychiatry. 2011;68:714-23
22. Salas MM, Nascimento GG, Vargas-Ferreira F, Tarquinio SB, Huysmans MC, Demarco FF. Diet influenced tooth erosion prevalence in children and adolescents: results of a meta-analysis and meta-regression. J Dent. 2015;43(8):865-75.
23. Magalhães AC, Wiegand A, Rios D, Honorio HM, Buzalaf MA. Insights into preventive measures for dental erosion. J Appl Oral Sci 2009;17:75-86.
24. Zanatta R. Lesões não cariosas e HMI: o que precisamos saber! São Paulo: Napoleão; 2019.
25. Bartlett D, Ganss C, Lussi A. Basic erosive wear examination (BEWE): a new scoring system for scientific and clinical needs. Clin Oral Investig. 2008;12 Suppl 1:S65-8.
26. Lussi A, Buzalaf MAR, Duangthip D, Anttonen V, Ganss C, João-Souza SH, et. al. The use of fluoride for the prevention of dental erosion and erosive tooth wear in children and adolescents. Eur Arch Paediatr Dent. 2019;20:517-27.
27. Buzalaf MA, Magalhães AC, Wiegand A. Alternatives to fluoride in the prevention and treatment of dental erosion. Monogr Oral Sci 2014;25:244-52.
28. Loomans B, Opdam N. A guide to managing tooth wear: the Radboud philosophy. Br Dent J. 2018;224(5):348-56.
29. Peutzfeldt A, Jaeggi T, Lussi A. Restorative therapy of erosive lesions. Monogr Oral Sci. 2014;25:253-61.
30. Amaechi BT. Assessment and monitoring of dental erosion. In: Amaechi BT (ed.). Dental erosion and its clinical management. Berlin: Springer; 2015. p. 111-9. 1.ed: São Paulo: Napoleão; 2019.

BRUXISMO EM ODONTOPEDIATRIA

33

Adriana de Oliveira Lira
Carlos Felipe Bonacina
Ana Lurdes Conte

INTRODUÇÃO

Bruxismo é um termo genérico, que abrange qualquer atividade rítmica e repetitiva dos músculos da mandíbula, e é caracterizado por ranger ou apertar os dentes, ou até mesmo sem haver necessariamente o contato dentário. Recentemente, além da distinção necessária entre os períodos circadianos, sono ou vigília, também é levado em consideração o tipo da atividade muscular.[1] A atividade muscular pode ser fásica, quando temos a presença de contração e relaxamento das fibras, havendo movimento, e tônica quando a contração é sustentada e não há movimento perceptível.[2] Assim, o paciente pode ranger ou manter uma postura de dentes encostados ou apertados. Muitos indivíduos apresentam os dois tipos associados.[3]

O entendimento dessa condição passou por mudanças significativas nas últimas décadas. Com a evolução das técnicas e dos métodos de investigação da fisiologia do sono e das atividades musculares, ficou claro que a origem do bruxismo é no sistema nervoso central (SNC), sendo modulada por diversos neurotransmissores, principalmente a dopamina.[4-6]

Do ponto de vista epidemiológico, várias pesquisas apontam as crianças como mais susceptíveis a apresentar bruxismo do sono (BS), entretanto a variabilidade entre as amostras avaliadas é ampla, oscilando entre 3,5 e 40,6%.[7] Já o bruxismo em vigília (BV) aparece com uma frequência de cerca de 12,4%.[4]

As atividades musculares repetitivas e involuntárias, com o passar do tempo, trazem prejuízos biológicos para o indivíduo. O BS pode trazer consequências como desgaste irreversível de tecido dentário, fratura de trabalhos restauradores, além do som audível desagradável. Por outro lado, o BV é mencionado como fator importante para o desenvolvimento de quadros de disfunção temporomandibulares (DTM), pelo estresse físico tecidual.[1]

BASES PARA PRÁTICA CLÍNICA, NÍVEIS DE EVIDÊNCIAS E RECOMENDAÇÕES

Diagnóstico

A importância do relato dos cuidadores é ponto fundamental, visto que continua a ser o instrumento primário de identificação de BS, tanto para finalidade de pesquisa como para a prática clínica, sendo condição exigida para os três níveis de diagnóstico: possível, provável e definitivo.[1] Além disso, a informação sobre a frequência de ocorrência do BS melhora a acurácia do diagnóstico, refletindo o grau de acometimento do indivíduo.[8]

Em relação à categorização dos níveis de diagnóstico, o nível possível é baseado apenas no relato dos cuidadores, e o nível provável acrescenta a avaliação física, que procura identificar principalmente os desgastes dentários. Já no diagnóstico definitivo, para BS, é necessário incluir os achados da atividade dos músculos da mastigação do exame de polissonografia. A polissonografia é uma avaliação que fornece registro de variáveis fisiológicas durante o sono, como eletroencefalograma, eletro-oculograma, eletromiograma, eletrocardiograma, fluxo aéreo (nasal e oral), esforço respiratório (torácico e abdominal), gases sanguíneos (saturação de oxigênio, concentração de dióxido de carbono), e é considerada o padrão ouro para o diagnóstico dos distúrbios do sono, podendo ser realizada em qualquer faixa etária.

É importante ressaltar que em muitos casos ocorre uma imprecisão do diagnóstico, por depender exclusivamente da atenção do cuidador. Inclusive, já foi constatado que pode haver ausência na concordância entre o relato dos pais sobre a presença de BS nas crianças com o diagnóstico positivo dessas condições em exame de polissonografia.[9] Um fator complicador para o diagnóstico possível do bruxismo é que a percepção dos cuidadores pode estar sujeita a vieses, e o relato a respeito da presença do BS e de outros distúrbios do sono pode passar despercebido.[10]

No BV, o exame físico busca identificar hiperqueratose jugal e língua edentada, para que se enquadre o diagnóstico no nível provável. Finalmente, o nível definitivo do BV lança mão de recursos de aplicativos que permitem que o indivíduo registre em tempo real se estava com dentes afastados ou encostados. Os aplicativos geram relatórios baseados nesses registros, que proporcionam a visão da frequência geral.

Fisiologia

Mesmo sabendo que a fisiologia do bruxismo está relacionada ao SNC, é perceptível a influência de condições ambientais e genéticas, sendo assim esses fatores podem ser determinantes para o desenvolvimento do bruxismo.[11]

A cascata de eventos fisiológicos que precede o ranger dos dentes (ou movimento mandibular) começa com o aumento da atividade do sistema nervoso simpático, isso ocorre 4 minutos antes do início do episódio de bruxismo. Em seguida, nota-se que há o aumento da atividade cortical, seguido pelo aumento da frequência cardíaca, aumento do tônus muscular, chegando assim à atividade muscular (**Quadro 1**).

Quadro 1 Cascata de eventos fisiológicos do bruxismo

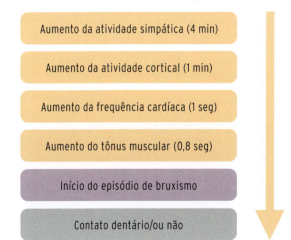

Fonte: Lavigne et al.[3]

Vale ressaltar que o aumento da atividade do SNC determina a liberação de catecolaminas endógenas, o que explica o aumento do nível dessas substâncias em indivíduos que apresentam quadro de bruxismo, quando comparados com os que não apresentam.[3]

Em crianças com alterações neurológicas, a frequência dos movimentos mandibulares é maior que em crianças normorreativas, reforçando o entendimento de que o bruxismo tem origem no SNC. A literatura nos mostra que em crianças com paralisia cerebral a diferença é significativa, assim como em crianças que apresentam condições adversas de origem genética, como na síndrome de Down e na síndrome de Rett.[12] Aquelas que apresentam transtorno de déficit de atenção e hiperatividade (TDAH) e principalmente as que fazem uso de metilfenidato (Ritalina®) são as que mais rangem os dentes.[13]

Fatores associados

O bruxismo pode ser classificado, quanto à sua origem, em primário ou secundário. O bruxismo primário é de origem idiopática e parece manter um padrão de ocorrência mais estável, indo da infância até a vida adulta sem grandes flutuações de frequência.

Já no bruxismo secundário, a atividade muscular parece ser iniciada ou exacerbada por condições ambientais ou ocorrências sistêmicas identificáveis. Para pontuar tais condições, é necessário que o fator em questão estabeleça uma associação que seja causal, e ainda que essa causalidade apresente plausibilidade biológica para sua ocorrência. Ou seja, é necessário que haja justificativa do ponto de vista biológico adequada para que a relação causa-efeito exista.

Episódios de bruxismo aparecem associados com refluxo gastroesofágico e ocorrem durante os despertares do sono, também conhecidos como microdespertares, junto com a deglutição.[14,15] Nesse aspecto, o bruxismo pode ser considerado um fator protetor, visto que, após o episódio os níveis de pH tendem a subir, e esse fato pode ser explicado pela capacidade tampão da saliva, que teve seu fluxo aumentado após o movimento mandibular.[15]

Substâncias com ação no SNC também apresentam influência no bruxismo, seja para aumento ou redução dos episódios de movimentos mandibulares.[16,17] Como aumento podemos citar o uso de antidepressivos, álcool, tabaco,[18,19] e os barbitúricos e benzodiazepínicos, que são comumente usados para epilepsia e estados ansiosos, são responsáveis pela diminuição dos eventos.[20]

Quadros que apresentam obstrução de vias aéreas superiores (OVAS) possuem evidências fortes de associação causal, além de ser um dos fatores associados mais encontrados na literatura. Crianças e adolescentes com quadros alérgicos e edemas obstrutivos de repetição nas vias aéreas superiores tendem a desenvolver bruxismo.[13,21] A causalidade desse fator é reforçada por pesquisas que mostram que, quando retirada a causa obstrutiva, a frequência do BS reduz significativamente.[22] Neste tópico é importante chamar atenção para a síndrome da apneia obstrutiva do sono (SAOS), que também aparece fortemente associada ao BS.[23] Assim, a resistência à passagem do ar, levando ao aumento da atividade muscular, suporta a hipótese de que o BS também desempenha um papel protetor, ajudando a recuperar a permeabilidade das vias aéreas superiores. O movimento protrusivo da mandíbula, com consequente aumento de espaço aéreo posterior, permitiria a retomada do padrão respiratório adequado.

Hábitos do sono da criança também parecem influenciar na ocorrência do BS, e uma pesquisa apontou que crianças que dormem menos de oito horas de sono por noite, em quartos com luzes acessas, tiveram mais riscos de apresentar bruxismo.[24] O estresse emocional crônico também é considerado um fator que determina piora na qualidade do sono, e aqui o estresse aparece como um fator comum entre baixa qualidade do sono e bruxismo.[25]

No entanto, os aspectos psicológicos merecem ser mais detalhados, visto que são frequentemente apontados como principal causador de bruxismo, e a literatura apresenta diversos trabalhos com esse enfoque.[13,26] Atribuir ao estresse um papel relevante na ocorrência do BS não possui consistência na literatura, visto que diversas pesquisas não encontraram tal associação.[27] Apesar de não haver plausibilidade biológica clara para explicar o papel do estresse e da ansiedade como causador dos movimentos mandibulares do BS, esse fator ainda permanece presente na avaliação geral do paciente. Por outro lado, o estresse pode estar mais relacionado ao BV nos indivíduos que apresentam atividade tônica no BS.[28] Essa associação causal pode ser explicada pela contração muscular sustentada, que é característica de situações de tensão emocional com ansiedade e também em momentos de concentração.[29]

A avaliação minuciosa desses fatores deve ser feita, e a genética também precisa constar na ficha de avaliação e identificação dos fatores. A influência genética em quadros de bruxismo está apoiada tanto em pesquisas clínicas epidemiológicas como nas laboratoriais, que mostram a diferença de polimorfismo de nucleotídeo simples em receptores dopaminérgicos nos indivíduos com e sem bruxismo.[11,30]

Diante do conhecimento de que diversas situações adversas podem estar presentes na criança com bruxismo, torna-se importante que profissionais não minimizem a queixa dos cuidadores em relação a essa condição nas crianças, sob o pretexto de que é algo inócuo na infância. Faz-se necessário um atendimento multidisciplinar para a resolução dessa condição, que envolve, além de dentistas, médicos e psicólogos.

Abordagem clínica

Muito se fala em terapêuticas para tratar o bruxismo, mas só é possível falar em tratamento quando o fator causal é identificado e controlado definitivamente. Sendo assim, é mais adequado empregar a palavra "controle" na abordagem clínica do bruxismo.

O primeiro passo para a conduta clínica é fazer o diagnóstico, se do sono e/ou vigília e se primário ou secundário. Após essa etapa, o rastreamento dos fatores que possam estar determinando ou exacerbando o quadro é fundamental. O paciente deverá ser referenciado de forma clara e documentada para o profissional responsável pelo controle ou tratamento do fator etiológico primário. A assistência interdisciplinar da criança ou adolescente com bruxismo é prerrogativa básica para a correta condução do caso.

O papel do odontopediatra é fundamental na identificação, nos encaminhamentos e na orientação do paciente para a resolução do quadro. Além disso, cabe a esse profissional instituir estratégia de proteção de estruturas dentárias mediante uso de dispositivo intraoral, que são as placas interoclusais (**Figura 1**).

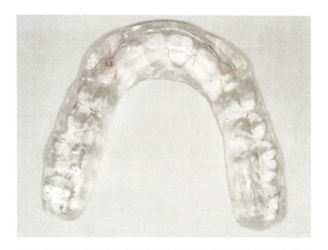

Figura 1 Placa para bruxismo.
Fonte: acervo dos autores.

As placas interoclusais devem ser confeccionadas com acrílico rígido e recobrir todas as oclusais, sem deixar nenhum elemento fora da proteção. As placas maleáveis não apresentam indicação clara, visto que não possuem resistência suficiente para suportar o atrito e se deterioram mais rapidamente. Além disso, são instáveis e a fricção do material no esmalte dentário pode provocar desgaste em face vestibular e palatina.

As fases de desenvolvimento oclusal requerem diferentes tipos de abordagens. Na dentadura decídua, o desgaste por si só não parece trazer prejuízo, visto que não há sensibilidade, e o impacto estético nem sempre é relevante para a criança. O barulho que o atrito dos dentes provoca pode trazer queixas para irmãos ou cuidadores que dividem o quarto com aquela criança, e, nesse caso, a indicação deve ser bem avaliada, visto que o incômodo é para terceiros e não para a criança com bruxismo.

Já a partir do início da dentadura mista, quando os dentes permanentes já têm contato estabelecido, o uso da placa se faz necessário, pois o desgaste é irreversível e a proteção das estruturas dentárias é fundamental. Na confecção do dispositivo, a colocação de um torno expansor mediano é um recurso interessante para auxiliar a adaptação da placa diante do crescimento transversal da maxila. Grampos de retenção extras podem ser colocados, de acordo com o caso e a opção do profissional (**Figura 2**).

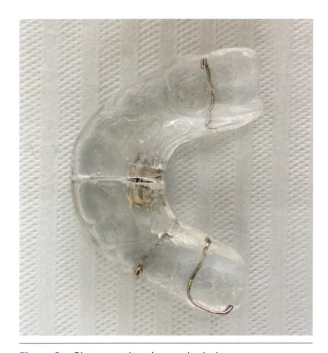

Figura 2   Placa para bruxismo adaptada.
Fonte: acervo dos autores.

No BV, temos que levar em conta que é uma condição comportamental e tem forte associação com estresse, concentração e ansiedade. Então, a condução dos casos nesses pacientes se baseia em encaminhamento para avaliação de níveis de ansiedade e em conjunto, e o odontopediatra deve orientar na adoção de terapia cognitivo-comportamental para mudança de hábitos. Como exemplo, podem-se citar lembretes feitos com adesivos colocados em locais estratégicos, bem como aplicativos para *smartphones*, que podem auxiliar na mudança de hábito e na nova postura.

CONSIDERAÇÕES FINAIS

O odontopediatra precisa ter conhecimento sobre as bases fisiológicas do bruxismo para a correta abordagem do paciente, lembrando que o desgaste dentário é apenas uma pequena parte de um quadro amplo e complexo na sua identificação e condução.

Diante do nível de conhecimento atual sobre bruxismo, pode-se perceber o seu papel protetor, quando há a facilitação da respiração e o aumento do fluxo salivar. Em contrapartida, também traz danos biológicos como desgastes de estruturas dentárias e atua como fator iniciador ou exacerbador em alguns quadros de disfunção temporomandibular.

Além disso, o bruxismo é considerado um sinal clínico de alguma outra condição sistêmica ou psicológica, alertando o odontopediatra para sua responsabilidade na assistência integral da criança e do adolescente.

REFERÊNCIAS BIBLIOGRÁFICAS

1. Lobbezoo F, Ahlberg J, Raphael KG, Wetselaar P, Glaros AG, Kato T, et al. International consensus on the assessment of bruxism: Report of a work in progress. J Oral Rehabil. 2018;45:837-44.
2. Lavigne GJ, Rompré PH, Montplaisir JY. Sleep bruxism: validity of clinical research diagnostic criteria in a controlled polysomnographic study. J Dent Res. 1996;75:546-52.
3. Lavigne GJ, Kato T, Kolta A, Sessle BJ. Neurobiological mechanisms involved in sleep bruxism. Crit Rev Oral Biol Med. 2003;14:30-46.
4. Carra MC, Huynh N, Morton P, Rompré PH, Papadakis A, Remise C, et al. Prevalence and risk factors of sleep bruxism and wake-time tooth clenching in a 7-to 17-yr-old population. Eur J Oral Sci. 2011;119:386-94.
5. Carra MC, Bruni O, Huynh N. Topical review: sleep bruxism, headaches, and sleep-disordered breathing in children and adolescents. J Orofac Pain. 2012;26:267-76.

6. Huang H, Song YH, Wang JJ, Guo Q, Liu WC. Excitability of the central masticatory pathways in patients with sleep bruxism. Neurosci Lett. 2014;558:82-6.
7. Manfredini D, Winocur E, Guarda-Nardini L, Paesani D, Lobbezoo F. Epidemiology of bruxism in adults: a systematic review of the literature. J Orofac Pain. 2013;27:99-110.
8. Stuginski-Barbosa J, Porporatti AL, Costa YM, Svensson P, Conti PC. Agreement of the International Classification of Sleep Disorders Criteria with polysomnography for sleep bruxism diagnosis: A preliminary study. J Prosthet Dent. 2017;117:61-6.
9. Huynh NT, Desplats E, Bellerive A. Sleep bruxism in children: sleep studies correlate poorly with parental reports. Sleep Med. 2016;19:63-8.
10. Accinelli RA, Llanos O, López LM, Matayoshi S, Oros YP, Kheirandish-Gozal L, et al. Caregiver perception of sleep-disordered breathing-associated symptoms in children of rural Andean communities above 4000 masl with chronic exposure to biomass fuel. Sleep Med. 2015;16:723-8.
11. Lobbezoo F, Visscher CM, Ahlberg J, Manfredini D. Bruxism and genetics: a review of the literature. J Oral Rehabil. 2014;41:709-14.
12. Ella B, Ghorayeb I, Burbaud P, Guehl D. Bruxism in Movement Disorders: A Comprehensive Review. J Prosthodont. 2017;26:599-605.
13. Lam MH, Zhang J, Li AM, Wing YK. A community study of sleep bruxism in Hong Kong children: association with comorbid sleep disorders and neurobehavioral consequences. Sleep Med. 2011;12:641-5.
14. Mengatto CM, Dalberto CaS, Scheeren B, Barros SG. Association between sleep bruxism and gastroesophageal reflux disease. J Prosthet Dent. 2013;110:349-55.
15. Miyawaki S, Tanimoto Y, Araki Y, Katayama A, Imai M, Takano-Yamamoto T. Relationships among nocturnal jaw muscle activities, decreased esophageal pH, and sleep positions. Am J Orthod Dentofacial Orthop. 2004;126:615-9.
16. Ortega AO, Guimarães AS, Ciamponi AL, Marie SK. Frequency of parafunctional oral habits in patients with cerebral palsy. J Oral Rehabil. 2007;34:323-8.
17. Malki GA, Zawawi KH, Melis M, Hughes CV. Prevalence of bruxism in children receiving treatment for attention deficit hyperactivity disorder: a pilot study. J Clin Pediatr Dent. 2004;29:63-7.
18. Uca AU, Uğuz F, Kozak HH, Gümüş H, Aksoy F, Seyithanoğlu A, et al. Antidepressant-Induced Sleep Bruxism: prevalence, incidence, and related factors. Clin Neuropharmacol. 2015;38:227-30.
19. Bertazzo-Silveira E, Kruger CM, Porto De Toledo I, Porporatti AL, Dick B, Flores-Mir C, et al. Association between sleep bruxism and alcohol, caffeine, tobacco, and drug abuse: A systematic review. J Am Dent Assoc. 2016;147:859-66.e854.
20. Ortega AO, Santos MT, Mendes FM, Ciamponi AL. Association between anticonvulsant drugs and teeth-grinding in children and adolescents with cerebral palsy. J Oral Rehabil. 2014;41:653-8.
21. Castroflorio T, Bargellini A, Rossini G, Cugliari G, Deregibus A. Sleep bruxism in adolescents: a systematic literature review of related risk factors. Eur J Orthod. 2017;39:61-8.
22. Eftekharian A, Raad N, Gholami-Ghasri N. Bruxism and adenotonsillectomy. Int J Pediatr Otorhinolaryngol. 2008;72:509-11.
23. Ferreira NM, Santos JF, Santos MB, Marchini L. Sleep bruxism associated with obstructive sleep apnea syndrome in children. Cranio. 2015;33:251-5.
24. Serra-Negra JM, Scarpelli AC, Tirsa-Costa D, Guimarães FH, Pordeus IA, Paiva SM. Sleep bruxism, awake bruxism and sleep quality among Brazilian dental students: a cross-sectional study. Braz Dent J. 2014;25:241-7.
25. Ohlmann B, Bömicke W, Habibi Y, Rammelsberg P, Schmitter M. Are there associations between sleep bruxism, chronic stress, and sleep quality? J Dent. 2018;74:101-6.
26. De Luca Canto G, Singh V, Conti P, Dick BD, Gozal D, Major PW, et al. Association between sleep bruxism and psychosocial factors in children and adolescents: a systematic review. Clin Pediatr (Phila). 2015;54:469-78.
27. Sampaio NM, Oliveira MC, Andrade AC, Santos LB, Sampaio M, Ortega A. Relationship between stress and sleep bruxism in children and their mothers: A case control study. Sleep Sci. 2018;11:239-44.
28. Alfano CA, Bower JL, Meers JM. Polysomnography-Detected Bruxism in Children is Associated With Somatic Complaints But Not Anxiety. J Clin Sleep Med. 2018;14:23-9.
29. Manfredini D, Lobbezoo F. Role of psychosocial factors in the etiology of bruxism. J Orofac Pain. 2009;23:153-66.
30. Wieckiewicz M, Bogunia-Kubik K, Mazur G, Danel D, Smardz J, Wojakowska A, et al. Genetic basis of sleep bruxism and sleep apnea-response to a medical puzzle. Sci Rep. 2020;10:7497.

DISFUNÇÃO TEMPOROMANDIBULAR E DOR OROFACIAL EM ODONTOPEDIATRIA

34

Adriana de Oliveira Lira
Carlos Felipe Bonacina
Ana Lurdes Conte
Camile Aben-athar

INTRODUÇÃO

Disfunção temporomandibular (DTM) é definida como um conjunto de condições clínicas que afetam os músculos da mastigação, articulação tempomandibular (ATM) e estruturas associadas.[1] A Academia Americana de Odontopediatria (AAPD) reporta que as DTMs também acometem crianças e adolescentes,[2] sendo a principal causa não odontológica de dor na região orofacial.[3] Os quadros de DTMs dolorosas afetam negativamente a qualidade de vida das crianças, visto que a dor tem impacto emocional. A Internacional Association for the Study of Pain (IASP) define que dor é "uma experiência sensitiva e emocional desagradável, associada, ou semelhante àquela associada, a uma lesão tecidual real ou potencial".[4]

A prevalência de sintomas e sinais de DTM é rara no início da infância, mas se torna mais frequente com o passar da idade. Sendo a adolescência um período dinâmico de crescimento e desenvolvimento humano, o aumento do autorrelato de DTM em adolescentes coincide com as mudanças hormonais da puberdade, afetando principalmente meninas, padrão que é mantido na vida adulta. Além disso, o aumento na prevalência pode dever-se ao fato de os adolescentes serem melhores em verbalizar sua dor do que as crianças, devido ao amadurecimento e à experiência social.[5] Como outras condições de dor crônica, a DTM tem sérias consequências na vida diária do paciente em vários níveis: incapacidade física, qualidade do sono prejudicada e habilidades de aprendizado reduzidas.[6]

Os registros de frequência de DTMs entre crianças e adolescentes se alteram conforme o país e a metodologia utilizada, variando entre 4,9 e 60%, mas sempre apontando maior presença de dor autorreferida no sexo feminino.

Em adolescentes brasileiros, a prevalência é de 34,9%, indicando um importante problema de saúde. Além disso, a maioria dos adultos afetados pela DTM relata que os sintomas foram originalmente desenvolvidos durante a adolescência.[7]

Entre os vários parâmetros clínicos que são avaliados nos casos de DTM e dor orofacial, o limiar de dor é um que fornece informações importantes a respeito da percepção dolorosa do indivíduo.[8] A dor é um fenômeno difícil de ser mensurado, é subjetiva e tem características individuais, possuindo diferentes classificações no que diz respeito à sua duração, característica de sensibilidade, etiopatogenia e região corporal de ocorrência.[9] Nas avaliações clínicas, deve ser identificada a intensidade mínima de um estímulo que é percebido como doloroso e é importante saber que cada criança tem o seu e que se altera dependendo da idade, aspectos emocionais, experiências passadas de dor, idade, aspectos físicos e emocionais.[10]

Para a abordagem clínica da DTM, o odontopediatra deve ter entendimento correto a respeito do mecanismo de processos dolorosos, além do conhecimento sobre as características anatômicas e fisiológicas das estruturas da mastigação.

BASES PARA PRÁTICA CLÍNICA, NÍVEIS DE EVIDÊNCIAS E RECOMENDAÇÕES

Características clínicas

A DTM pode apresentar-se clinicamente de vários aspectos, variando em função da estrutura envolvida, bem como da gravidade dos sintomas e sinais, e estes podem ser ainda mais difíceis de reconhecer durante a infância.[7] Apresenta uma miríade de sinais e sintomas e envolve a presença de dor na face, dor de cabeça, dor durante a mastigação, dor na região do ouvido, dores musculares, sons articulares, diminuição da abertura bucal, desvio na abertura bucal.[11]

Para o correto diagnóstico, é fundamental que o profissional tenha conhecimento dos diversos tipos de DTM, que podem ser divididos em dois grandes grupos: articular e muscular.

Ambos os grupos podem determinar dor e alteração da dinâmica mandibular, e as DTMs articulares podem ainda apresentar som (estalo ou crepitação) nas ATM. Ao contrário das DTMs musculares, que se caracterizam por sintomatologia dolorosa que pode ser espalhada topograficamente, nas DTMs articulares ocorre dor localizada na região específica da ATM, em repouso ou durante movimento.[1] O paciente pode apresentar um ou mais tipos de DTM ao mesmo tempo, e os diferentes diagnósticos possíveis estão representados no **Quadro 1**.

Fatores associados

A etiologia das disfunções temporomandibulares segue um modelo biopsicossocial, envolvendo fatores físicos (biológicos, psicológicos e sociais). Entre eles podem-se ressaltar alguns mais frequentes, comprovados cientificamente, quais sejam: os traumas, que provocam impacto mecânico nas estruturas anatômicas da mastigação, aparecem como iniciadores ou perpetuadores da condição e podem ser divididos em dois grupos. O primeiro grupo é o dos macrotraumas, caracterizados por serem de alto impacto e baixa ou única frequência, sendo representados por pancadas no rosto/queixo ou lesão de efeito chicote, decorrente de acidente automobilístico. O segundo grupo é o dos microtraumas, que são estímulos de baixa intensidade mas de alta frequência, como os hábitos orais parafuncionais, como roer unhas, morder objetos, mascar chicletes e bruxismo da vigília. Além disso, também são fatores predisponentes doenças com impacto na funcionalidade de músculos e articulações, bem como as de envolvimento neurológico, principalmente as que modulam a percepção de dor.

Outras duas características biológicas também estão inseridas nos fatores facilitadores para a instalação do quadro. Ser do sexo feminino e estar na faixa etária entre o final de adolescência e a fase adulta aumentam a chance de ocorrência de DTM. Na percepção de dor, pesquisas com alto nível de evidência apontam para a existência de susceptibilidade genética à dor devido a fatores químicos, como produção de citocinas pró-inflamatórias, e fatores psicológicos, como depressão.[5,13]

Em crianças e adolescentes que apresentam DTM, quadros de cefaleia e dor na região do pescoço são muito mais comuns do que naqueles que não o apresentam. A cefaleia do tipo enxaqueca foi identificada como a mais comum em crianças brasileiras com DTM. A presença de cefaleia pode ser considerada potencial fator de risco para DTM em adolescentes por também estar relacionada a mecanismos de dor, fatores psicológicos e com potencial de modulação central.

Os fatores psicossociais têm um papel determinante na DTM, sobretudo estresse, ansiedade, queixas somáticas, depressão e problemas afetivos, uma vez que a dor somática está diretamente associada a perspectivas psicológicas e sociais. As emoções e as influências emocionais, agra-

Quadro 1   Classificação dos diferentes quadros clínicos das DTMs

DTM ARTICULAR	DTM MUSCULAR
1. Deslocamento do disco com redução	1. Mialgia local
2. Deslocamento do disco sem redução	2. Dor miofascial com espalhamento
3. Travamento intermitente	3. Dor miofascial com dor referida
4. Deslocamento de disco sem redução, com limitação de abertura	
5. Deslocamento de disco sem redução, sem limitação de abertura	**OUTROS DIAGNÓSTICOS DE DOR**
6. Doença articular degenerativa	1. Artralgia
7. Subluxação	2. Cefaleia atribuída à DTM

Fonte: Critérios de Diagnóstico para Desordens Temporomandibulares (DC-TMD).[12]

dáveis ou desagradáveis, desempenham um papel fundamental na experiência da dor em crianças e adolescentes com uma condição de dor na DTM. Existem associações significativas em crianças e adolescentes com diagnóstico de dor por DTM e todos os problemas internalizantes, ou seja, queixas emocionais e comportamento agressivo.

Estudos demonstraram que crianças e adolescentes que procuram repetidamente atendimento médico por causa da dor orofacial também reclamam de depressão na forma de tristeza, raiva, distúrbios do sono e problemas na frequência escolar. Uma explicação para o aumento da sensação de dor pode ser devida ao fato de que a ansiedade exacerba a tensão dos músculos da mastigação pelo apertamento dos dentes, o que, por sua vez, leva a um aumento na liberação de citocinas pró-inflamatórias, seguido de uma sensibilização de todo o caminho da dor. Dessa forma, crianças e adolescentes que sofrem de dor geralmente são diagnosticados com condições psicológicas, incluindo distúrbios depressivos e uma qualidade de vida diminuída.[14]

Abordagem clínica

Devido à possibilidade da presença do quadro de DTM em crianças e adolescentes, a identificação do paciente de risco e a avaliação das ATMs e estruturas relacionadas devem fazer parte do exame clínico de rotina do odontopediatra.

Investigação de fatores de risco

É fundamental que o profissional identifique o paciente que apresenta propensão para desenvolver DTM, pesquisando a presença de fatores de risco, rastreando sinais e sintomas, bem como investigando alguma condição ambiental, além de fatores genéticos.

Exame clínico

Para fazer a avaliação da sintomatologia, é importante adequar a abordagem anamnética de acordo com a idade e o estágio cognitivo da criança. O vocabulário deve ser individualizado para as diferentes faixas etárias e níveis socioculturais. A percepção de dor varia de acordo com a idade, bem como com parâmetros fisiológicos como o limiar, o que justifica o estudo desses aspectos pelo odontopediatra. Como recurso auxiliar, o profissional pode lançar mão de questionários validados para identificar pacientes com características de quadros de DTM.[15]

Quadro 2 Questionário validado para investigação de DTM/DOF

	Sim	Não
1. Tem dificuldade, dor ou ambos ao abrir a boca, por exemplo, ao bocejar?		
2. A sua boca já ficou "travada" ou seu queixo já "caiu"?		
3. Você tem dificuldade, dor ou ambos ao mastigar, falar ou movimentar a boca?		
4. Você nota algum barulho perto dos ouvidos quando abre a boca ou mastiga?		
5. Normalmente você sente seu rosto cansado, duro ou tenso?		
6. Você tem dor perto do ouvido, dos lados da cabeça ou nas bochechas?		
7. Você tem dores de cabeça, pescoço ou dor nos dentes com frequência?		
8. Recentemente você sofreu alguma pancada na cabeça, pescoço ou queixo?		
9. Você observou alguma alteração recente na sua mordida sem ter ido ao dentista?		
10. Você já recebeu algum tratamento prévio para dor no rosto ou para outro problema na região do ouvido?		

Fonte: Franco-Micheloni et al.[15]

Além disso, o emprego de escalas visuais analógicas é importante para aprimorar as informações do exame, uma vez que estas fornecem a ideia da intensidade da dor da criança[16] (**Figura 1**).

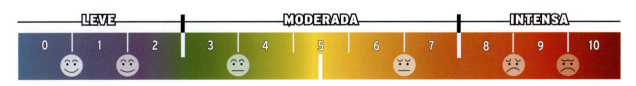

Figura 1 Escala visual analógica.
Fonte: Tomlinson et al.[16]

Na anamnese, para a coleta de informações mais confiáveis e sem o risco do viés de memória, o profissional pode solicitar o preenchimento de um diário prospectivo para a identificação mais precisa do padrão do quadro doloroso (**Figura 2**).

No exame físico é realizada a palpação dos músculos masseter e temporal e da região periauricular. Com o objetivo de identificar pontos dolorosos, o exame considera a queixa de dor, reproduzida na pressão feita pela palpação. Lembrando que a dor que deve ser considerada precisa ser uma dor chamada de "familiar", ou seja, uma dor já sentida anteriormente pela criança e que tenha sido provocada e reconhecida durante a palpação.

A palpação de rotina pode ser feita apenas nos músculos masseter e temporal e na região do polo lateral da ATM, ficando claro que em exame de paciente sintomático outros grupos de músculos também são avaliados (**Figuras 3A, B e C**).

DIÁRIO DA DOR OROFACIAL – CRIANÇA – ADOLESCENTE

Nome: _____ mês: _____ ano: _____

| Dia do mês | | | | | | | | | | | | | | | | | | | | | | | | | | | | | | |

| Dor de dente (sem alimento na boca) |
| Dor de dente com alimento quente ou frio |
| Dor dentro da boca (nas partes moles) |
| Dor nas "juntas" da boca |
| Dor nos maxilares em repouso |
| Dor nos maxilares quando mastiga |
| Dor na cabeça |
| Dor na orelha |

Nos quadros abaixo, escrever o número correspondente quanto à intensidade da dor:
Intensidade da dor: 0 – ausente   1 – leve   2 – moderada   3 – incapacitante

| Madrugada (00:00 – 6:00) |
| Manhã (6:00 – 12:00) |
| Tarde (12:00 – 18:00) |
| Noite (18:00 – 24:00) |
| Menstruação (marcar X) |

Nos quadros abaixo, escrever o número correspondente quanto ao alívio da dor obtido:
Alívio obtido: 0 – nenhum alívio   1 – alívio leve   2 – alívio moderado   3 – alívio completo
Medicação na crise

| 1 – |
| 2 – |

Figura 2   Diário da dor orofacial.
Fonte: elaborada pelos autores.

34. Disfunção temporomandibular e dor orofacial em odontopediatria

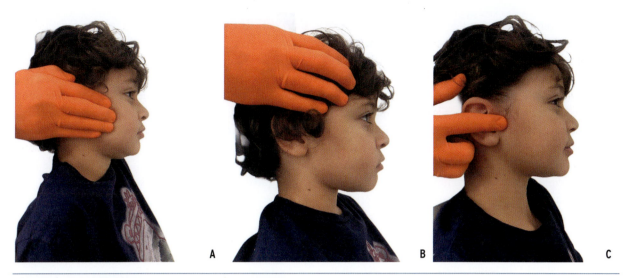

Figura 3 A, B e C: exame físico de palpação extraoral.
Fonte: acervo dos autores.

Além da palpação, é importante checar se a criança apresenta a preservação dos movimentos mandibulares. Assim, a amplitude da abertura bucal máxima e os movimentos de lateralidade direito e esquerdo e protrusivos deverão ser avaliados e registrados. As medidas de movimento possuem uma métrica considerada dentro dos padrões de normalidade, mas que foram observadas em estudos epidemiológicos. Assim, clinicamente deverão ser consideradas ao lado de outros parâmetros de avaliação (**Quadro 3**):

Quadro 3 Medidas médias de amplitude de movimentos mandibulares

Dentição decídua	Dentição mista e permanente
Medidas de abertura máxima da boca	
3 5mm	40 mm
Medidas de lateralidade	
4,5 mm	6,0 mm
Medidas de protrusão	
3,5 mm	4,0 mm

Fonte: Okeson; O'Donnell.[17]

Além dos parâmetros mencionados, é importante investigar a presença de som articular. O som articular pode indicar hipermobilidade articular, bem como quadros de deslocamento de disco com redução. Para a avaliação do som articular, não é recomendado utilizar instrumento auscultatório como o estetoscópio, por exemplo. O profissional deve ficar posicionado na frente da criança, colocar os indicadores na região da ATM e observar os movimentos de abertura e fechamento da boca. Caso haja som, o profissional também pode confirmar o sinal, sentindo a alteração do trajeto da ATM no momento do ruído. Nesse momento clínico também é observado se há presença ou não de desvios mandibulares (**Figura 4**).

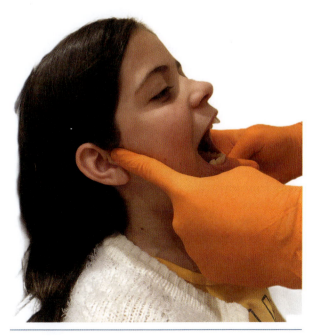

Figura 4 Avaliação de som articular e de desvio na abertura.
Fonte: acervo dos autores.

Abordagem terapêutica

É importante frisar que nem sempre a presença de sinal e sintoma de DTM/DOF implica necessidade de tratamento, e que, quando for necessário, o paciente deverá ser encaminhado a um cirurgião-dentista capacitado em DTM/DOF. Os objetivos da abordagem terapêutica são restaurar funções, diminuir a sintomatologia dolorosa e melhorar a qualidade de vida. Para alcançar as metas desejadas, muitas vezes faz-se necessária a inclusão de equipe interdisciplinar, contando com médicos, psicólogos e fisioterapeutas, para que os diversos pontos de perpetuação do quadro sejam controlados.

O tratamento dos pacientes com DTM deve pautar-se na indicação de modalidades terapêuticas conservadoras, reversíveis e baseadas em evidências científicas. Sendo assim, ajustes oclusais, movimentações dentárias e/ou de bases ósseas por meio de tratamento ortodôntico, ortopédico (funcional ou mecânico) ou ainda cirurgias ortognáticas não devem ser utilizados com finalidade de tratamento nem prevenção de DTM/DOF, mesmo porque aspectos oclusais não desempenham papel clinicamente significante nos casos de DTM, o que está amplamente documentado e comprovado por pesquisas de alta qualidade metodológica.[18]

Tratamentos conservadores, como modificação do comportamento e fisioterapia, são mais indicados aos pacientes pediátricos, sendo a educação, associada à terapia comportamental, a primeira alternativa principalmente quando estão presentes atividade parafuncional e fatores psicossociais na patogênese da dor.[8]

Protocolos de tratamento específicos para crianças e adolescentes não foram ainda estabelecidos, e a tomada de decisão terapêutica obedece, de modo geral, aos mesmos padrões empregados no adulto. Aconselhamento para autocuidados, termoterapias, exercícios com movimentos mandibulares e placas interoclusais podem ser empregados, dependendo do tipo de diagnóstico apresentado. Os recursos farmacológicos também podem ser utilizados, com exceção de ansiolíticos e antidepressivos, que não apresentam segurança nessa faixa etária.

É importante reforçar que o emprego de qualquer terapia deve ser posterior ao diagnóstico preciso e que tratamentos inadequados provocam iatrogenias, como a cronificação da dor. Assim, caso o odontopediatra não tenha capacitação na área de DTM e dor orofacial, deverá referenciar a criança para um colega habilitado.

CONSIDERAÇÕES FINAIS

Sabendo que a frequência de DTM aumenta com a idade, os pacientes devem ser monitorados desde a primeira consulta, com vistas a identificar precoce e oportunamente esse agravo. Além disso, fazendo a inferência de que o controle de fatores associados pode prevenir, minimizar ou postergar o aparecimento de sinais e sintomas, fica claro o papel fundamental do odontopediatra na promoção de saúde também nessa área.

REFERÊNCIAS BIBLIOGRÁFICAS

1. International Classification of Orofacial Pain (ICOP). 1st edition. Cephalalgia. 2020;40(2):129-221.
2. Melo Júnior PC, Aroucha JMCN, Arnaud M, Lima MGS, Gomes SGF, Ximenes R, et al. Prevalence of TMD and level of chronic pain in a group of Brazilian adolescents. PLoS One. 2019;14(2):e0205874.
3. Oliveira Reis L, Ribeiro RA, Martins CC, Devito KL. Association between bruxism and temporomandibular disorders in children: A systematic review and meta-analysis. Int J Paediatr Dent. 2019;29(5):585-95.
4. Raja SN, Carr DB, Cohen M, Finnerup NB, Flor H, Gibson S, et al. The revised International Association for the Study of Pain definition of pain: concepts, challenges, and compromises. Pain. 2020.
5. Fernandes G, van Selms MK, Gonçalves DA, Lobbezoo F, Camparis CM. Factors associated with temporomandibular disorders pain in adolescents. J Oral Rehabil. 2015;42(2):113-9.
6. Al-Khotani A, Naimi-Akbar A, Albadawi E, Ernberg M, Hedenberg-Magnusson B, Christidis N. Prevalence of diagnosed temporomandibular disorders among Saudi Arabian children and adolescents. J Headache Pain. 2016;17:41.
7. Bertoli FMP, Bruzamolin CD, Pizzatto E, Losso EM, Brancher JA, Souza JF. Prevalence of diagnosed temporomandibular disorders: A cross-sectional study in Brazilian adolescents. PLoS One. 2018;13(2):e0192254.
8. American Academy of Orofacial Pain: Guidelines for assessments, diagnosis and management; 2013.
9. Treede RD. The International Association for the Study of Pain definition of pain: as valid in 2018 as in 1979, but in need of regularly updated footnotes. Pain Rep. 2018;3(2):e643.
10. El Tumi H, Johnson MI, Dantas PBF, Maynard MJ, Tashani OA. Age-related changes in pain sensitivity in healthy humans: A systematic review with meta-analysis. Eur J Pain. 2017;21(6):955-64.
11. Farsi NM. Symptoms and signs of temporomandibular disorders and oral parafunctions among Saudi children. J Oral Rehabil. 2003;30(12):1200-8.

12. Critérios de Diagnóstico para Desordens Temporomandibulares: Protocolo Clínico e Instrumentos de Avaliação (Brazilian Portuguese Translation) [Internet]; 2019. Disponível em: www.RDC-TMDinternational.org. Acesso em: 25/10/2020.
13. Sharma S, Wactawski-Wende J, LaMonte MJ, Zhao J, Slade GD, Bair E, et al. Incident injury is strongly associated with subsequent incident temporomandibular disorder: results from the OPPERA study. Pain. 2019;160(7):1551-61.
14. Al-Khotani A, Naimi-Akbar A, Gjelset M, Albadawi E, Bello L, Hedenberg-Magnusson B, et al. The associations between psychosocial aspects and TMD-pain related aspects in children and adolescents. J Headache Pain. 2016;17:30.
15. Franco-Micheloni AL, Fernandes G, Gonçalves DA, Camparis CM. Temporomandibular disorders among Brazilian adolescents: reliability and validity of a screening questionnaire. J Appl Oral Sci. 2014;22(4):314-22.
16. Tomlinson D, von Baeyer CL, Stinson JN, Sung L. A systematic review of faces scales for the self-report of pain intensity in children. Pediatrics. 2010;126(5):e1168-98.
17. Okeson JP, O'Donnell JP. Standards for temporomandibular evaluation in the pediatric patient. Pediatr Dent. 1989;11(4):329-30.
18. Macfarlane TV, Kenealy P, Kingdon HA, Mohlin BO, Pilley JR, Richmond S, et al. Twenty-year cohort study of health gain from orthodontic treatment: temporomandibular disorders. Am J Orthod Dentofacial Orthop. 2009;135(6):692.e1-8; discussion -3.

PARTE 9

Tópicos especiais em odontopediatria

APLICAÇÕES DOS *LASERS* NA ODONTOPEDIATRIA

35

Ricardo Scarparo Navarro
Sandra Kalil Bussadori
Marcela Leticia Leal Gonçalves
Silvia Cristina Nunez
Marco Aurélio Benini Paschoal
Maria Cristina Borsatto

INTRODUÇÃO

A biofotônica (bio = vida, fotônica = fótons = luz) é a área da ciência que utiliza a luz como instrumento principal aplicado em diferentes procedimentos relacionados às ciências da vida. Na odontologia, um número cada vez maior de profissionais tem utilizado essa tecnologia como recurso em diferentes condições clínicas.[1-6]

A odontopediatria, como uma clínica odontológica infantil com um amplo espectro de atuação, engloba o atendimento de gestantes, bebês, crianças e adolescentes, e é uma especialidade com múltiplas aplicações da tecnologia *laser* no diagnóstico, na prevenção e no tratamento das diferentes doenças bucais.

Assim, associam os benefícios dos *lasers* de baixa potência e LEDs (fotobiomodulação) ou *lasers* de alta potência (efeitos fototérmicos) em diferentes procedimentos clínicos nos pacientes infantis. De acordo com o comprimento de onda e parâmetros de irradiação, *lasers* utilizados podem promover diferentes efeitos nos tecidos, como efeitos fotobiomodulatórios (não térmicos) nas respostas inflamatória, álgica e reparação dos tecidos, ou efeitos fototérmicos (incisão, coagulação, vaporização, ablação), que podem tornar os procedimentos mais conservadores, rápidos e precisos, minimizando uso de medicações, favorecendo o pós-operatório em diferentes procedimentos clínicos e trazendo conforto e qualidade de vida aos pacientes. As terapias baseadas em luz podem ser realizadas aplicando diferentes mecanismos de ação com distintas finalidades clínicas, como os *lasers* de baixa potência e LEDs para a aplicação das terapias de fotobiomodulação e da terapia fotodinâmica ou os efeitos térmicos dos *lasers* de alta potência. Clinicamente, apresentam alta aceitabilidade entre os pacientes pediátricos e podem ser utilizados para controle da dor e inflamação, para reparo tecidual, para descontaminação e para realização de procedimentos cirúrgicos com menor dor, sangramento e melhor cicatrização.[7-13]

O gerenciamento do comportamento infantil é fundamental nos procedimentos clínicos quando o *laser* é utilizado. Assim, é imprescindível associar técnicas de gerenciamento comportamental para utilização dos *lasers* de baixa ou alta potência, como: a técnica de falar-mostrar-fazer, modelagem, reforço positivo, empregando linguagem compatível com a faixa etária da criança, explicando os efeitos da luz *laser* e seus benefícios, mostrando a luz guia, sem direcionar aos olhos, a ponteira do *laser* de alta potência, associando com "estouro de pipoca" para o ruído produzido durante a ablação de tecidos mineralizados na realização de preparos cavitários e remoção seletiva do tecido cariado, e mostrando a necessidade da utilização de óculos de proteção. Desse modo, conhecendo os equipamentos e recursos durante sua utilização, irá se estabelecer a comunicação e interação entre a criança e o profissional, favorecendo a utilização do *laser* e o sucesso no atendimento clínico.[14,15]

Para o dentista, o conhecimento dos tipos de *lasers*, parâmetros de energia, técnicas de utilização, tempo de exposição, taxa de repetição de pulso e indicações clínicas nos diferentes procedimentos em tecidos duros ou moles torna-se imprescindível para o máximo aproveitamento nas aplicações clínicas dos *lasers* e LEDs na odontopediatria.[1-3]

CONCEITOS FÍSICOS DOS *LASERS*

LASER é o acrônimo de Amplificação da Luz pela Emissão Estimulada de Radiação (do inglês: *Light Am-*

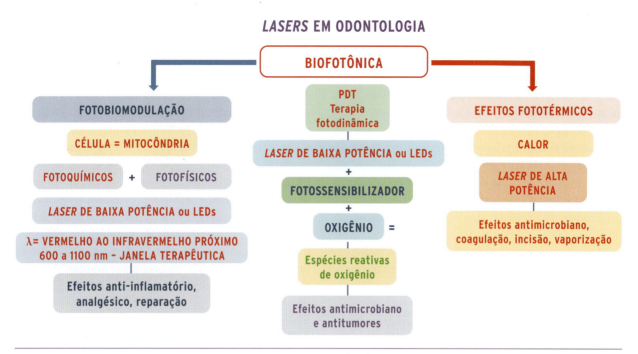

Figura 1 Aplicações das terapias fotônicas na Odontologia.
Fonte: elaborada pelos autores.

plification by Stimulated Emission of Radiation), sendo seus princípios físicos postulados em 1917 por Albert Einstein, e o primeiro equipamento laser desenvolvido em 1960 por Theodore Maiman. Como nos diferentes campos da ciência, as primeiras aplicações apresentaram efeitos diversos e até danosos nos tecidos, e estudos avaliaram diferentes parâmetros de efetividade e segurança na utilização das radiações.[16-18]

O laser é uma radiação eletromagnética com característica dual de partícula-onda, isto é, uma onda que se propaga com comprimento específico e característico, tendo fóton ou partícula de luz que "caminha" nessa onda. Os equipamentos de lasers são constituídos por: mecanismo de bombeamento, uma fonte externa de energia que fornece energia aos átomos do meio ativo iniciando o processo de emissão estimulada de fótons; o meio ativo, que se trata do elemento ou composto químico que constitui e caracteriza o laser (cristais de neodímio, érbio, gás argônio, dióxido de carbono, hélio-neônio, líquido corante rodamina) ou na forma de semicondutores ou diodos (placas constituídas de arseneto de gálio ou arseneto de gálio e alumínio); e a cavidade ressonante, formada por espelhos de reflexão total-perfeitos ou parcial-semi perfeitos responsáveis por amplificar a radiação eletromagnética no interior da cavidade, gerando o feixe de luz caracterizado como laser.[19-22]

Os lasers apresentam propriedades que o caracterizam e o diferem da luz convencional: monocromaticidade: a luz apresenta um único comprimento de onda no espectro eletromagnético, isto é, uma única cor, podendo ser visível ao olho humano do violeta ao vermelho (400 a 700 nm) ou não visível na faixa do infravermelho próximo (780 a 790 a 1.000 nm), médio (3.000 nm) e distante (9.000 a 10.000 nm). Os lasers não visíveis apresentam uma luz guia, um laser visível vermelho, para auxiliar e orientar o local da irradiação; coerência temporal e espacial: as ondas se propagam com o mesmo comprimento e em harmonia de tempo e espaço, com uma harmonia e em fase; colimação: os feixes se propagam em única direção com mínima divergência. Deve-se ressaltar que os LEDs (diodos emissores de luz, do inglês Light Emmiting Diodes) são luzes incoerentes, que apresentam como única propriedade em comum com o laser a monocromaticidade, apresentando uma cor, porém vários comprimentos de onda dentro de uma mesma banda espectral (como os LEDS azuis com comprimento de onda entre 440 e 480 nm).[23,24]

A partir das propriedades ópticas, histológicas e da composição química do tecido-alvo, com a presença de cromóforos como água, apatita, carbonato, melanina, hemoglobina, colágeno, determinam-se as características de absorção de cada comprimento de onda *laser* ou LED pelos tecidos biológicos irradiados. A partir da absorção superficial ou penetração com espalhamento e absorção em profundidade da radiação pelo tecido, promovem os efeitos fotobiomodulatórios (*lasers* de baixa potência ou LEDs) ou fototérmicos (*lasers* de alta potência) em tecidos moles (mucosa, pele) ou em tecidos mineralizados (dente, osso). Assim, é importante ter em mente que "não existe o melhor *laser*, mas o mais indicado para cada procedimento clínico e efeito desejado".[1-3,18-20]

É importante ressaltar que, de acordo com o comprimento de onda e as propriedades do tecido-alvo, determinado *laser* poderá ter maior ou menor afinidade pelos cromóforos presentes nesses tecidos, portanto menor ou maior absorção e, consequentemente, diferentes efeitos e aplicações clínicas.[18-20]

Considerando a interação da radiação eletromagnética com diferentes comprimentos de onda com os principais cromóforos dos tecidos biológicos, pode-se observar que nas *regiões do ultravioleta* (de 200 a 400 nm) há forte absorção pelos cromóforos DNA e proteínas (tecidos moles e mineralizados) com predomínio de absorção e reduzida penetração nos tecidos biológicos; nas *regiões do visível* (400 a 600 nm) (LEDs e os *lasers* de diodo vermelho de baixa potência), há forte absorção pela hemoglobina, oxi-hemoglobina, melanina, e não há absorção pela água, ocorrendo absorção e espalhamento nos tecidos e profundidade de penetração entre 0,5 e 2,5 mm, sendo que nos tecidos moles há absorção e espalhamento e nos tecidos duros há reduzida absorção; na *região final do visível e infravermelho próximo* (600 a 1.000 nm) (LEDs e os *lasers* de diodo vermelho de baixa potência, diodo infravermelho de baixa e alta potências, *laser* de Nd:YAG de alta potência), os principais cromóforos são os mesmos da região visível, porém com decrescente absorção com o aumento do comprimento de onda, baixa absorção pela água e maior penetração nos tecidos biológicos, sendo que nos tecidos moles há predomínio de espalhamento em relação à absorção, com maior profundidade de penetração entre 8 e 10 mm, e os tecidos duros são pouco absorvedores; acima de 1.000 nm, há crescente absorção pela água; na *região do infravermelho* (acima de 1.000 nm) (*lasers* de Er:YAG, Er, Cr:YSGG, CO2 de alta potência), água e hidroxiapatita são os principais cromóforos, a absorção superficial prevalece e o espalhamento é reduzido, com menor profundidade de penetração da radiação, sendo os tecidos moles menos absorvedores e os tecidos duros fortemente absorvedores.[18-20,23]

LASERS DE BAIXA POTÊNCIA – FOTOBIOMODULAÇÃO

A fotobiomodulação é conceitualmente a utilização de luz visando promover redução da inflamação, produzindo analgesia e reparação dos tecidos irradiados com *lasers* de baixa potência ou LEDs. É um tratamento não baseado no efeito térmico ou remoção tecidual, e sim em processos fotoquímicos e fotofísicos intracelulares e teciduais. Os *lasers* de baixa potência e os LEDs atuam em diferentes processos fisiológicos e bioquímicos celulares e teciduais, levando a respostas de acordo com as condições do tecido-alvo, o comprimento de onda e os parâmetros de irradiação.[25,28] Portanto, deve-se estar atento se a fototerapia será utilizada imediatamente após o trauma-dano tecidual visando fotobiomodular processos inflamatórios e álgicos ou se será empregada em momentos tardios visando fotobiomodular respostas de reparação (cicatrização ou regeneração) tecidual.[25-34]

A faixa do espectro visível (400 a 600 nm) (azul ao vermelho) apresenta alta absorção e espalhamento nos tecidos, com absorção pelos cromóforos hemoglobina, oxi e desoxiemoglobina e melanina. A água começa a absorver de forma significativa os comprimentos de onda acima de 1.150 nm (infravermelho próximo). Na fotobiomodulação, são utilizados os comprimentos de onda na chamada "janela terapêutica", delimitada entre 600 e 1.100 nm, de modo geral uma faixa do espectro eletromagnético caracterizada pelo fato de o espalhamento predominar em relação à absorção nos tecidos biológicos. Nessa faixa, o citocromo C oxidase da mitocôndria é o fotoabsorvedor primário nas células mamíferas, atuando a partir da fotoabsorção e transdução da radiação diretamente na cadeia respiratória mitocondrial, promovendo aumento da atividade energética, consumo de oxigênio e produção de ATP e a regulação de atividades metabólicas celulares, sendo esse o mecanismo principal da fotobiomodulação. Outros cromóforos fotoabsorvedores e mecanismos intracelulares também são descritos via mitocôndria, como ativação da superóxido dismutase (SOD), dissociação do óxido nítrico (NO), produção de espécies reativas de oxigênio (EROS) e regulação da atividade redox-celular, bem como ações em organelas, citoplasma, núcleo, canais de cálcio e bomba de sódio/potássio, alterando o pH celular, promovendo a ativação de citocinas sinalizadoras e reguladoras de diferentes processos intracelulares, em vias ativadoras ou inibitórias do metabolismo celular, e efeitos intercelular e tecidual.[25-28]

Os comprimentos de onda usados na fotobiomodulação dentro dessa "janela terapêutica" na faixa de 600 a 700 nm (vermelho) e 780 a 1.100 nm (infravermelho próximo) apresentam alta fotoabsorção mitocondrial e fotobiomodulação de processos bioquímicos intra e intercelulares. A faixa de comprimento de onda entre 700 e 780 nm apresenta baixa absorção pelo citocromo C oxidase e, portanto, baixa efetividade fotobiomodulatória.[25-28]

Dentro do espectro da "janela terapêutica" de fotobiomodulação, é muito importante utilizar o comprimento de onda *laser* ou LED e parâmetros mais adequados para cada tratamento, sendo um desafio para o clínico. A literatura, por meio de estudos laboratoriais em modelo animal e clínicos, mostra as melhores evidências disponíveis de fotobiomodulação. Sugere o uso de *laser* de diodo de baixa potência ou LEDs com emissão vermelha (630 a 690 nm) para ações superficiais nos tecidos-alvo, faixa do espectro com absorção por macromoléculas (melanina e hemoglobina), sendo bem indicado em lesões mucosas e cutâneas, reparação de feridas. Os *lasers* de diodo de baixa potência com emissão infravermelha (790 nm, 830 nm, 904 nm) são indicados em ações mais profundas com espalhamento e penetração atingindo derme e tecido subcutâneo, vasos sanguíneos, vasos e gânglios linfáticos, redução do edema, inflamação e dor, reparação e propagação do impulso elétrico nos nervos, reparação em tecidos profundos como hipoderme, músculos, ossos.[25-34]

A fotobiomodulação promove a liberação de citocinas com ação de modulação dos processos inflamatórios, com o aumento da síntese de endorfinas que modulam os processos álgicos; ação anti-inflamatória por meio da inibição da enzima ciclo-oxigenase e conversão do ácido araquidônico em prostaglandina, no aporte da corrente sanguínea e linfática no local, com clearance tecidual e drenagem linfática e redução do edema, quimiotaxia de células de defesa, redução na pressão e atuação nas terminações nervosas livres, além da atuação no trajeto nervoso e nas fibras nervosas, levando à alteração do potencial de membrana e transmissão dos estímulos dolorosos. Na morfodiferenciação e proliferação celular, neoformação de tecido (conjuntivo, cutâneo, mucoso, cartilaginoso, ósseo, muscular, nervoso), revascularização, promove aporte sanguíneo e de oxigênio, nutrientes, células mesenquimais indiferenciadas, favorecendo os processos de reparação tecidual.[25-34]

A fotobiomodulação com *laser* de baixa potência ou LEDs gera efeitos celulares de acordo com o comprimento de onda utilizado, e, segundo a Lei de Arndt-Schulz, os efeitos são dependentes dos parâmetros de radiação (densidade de energia ou energia ou tempo), de forma que estímulos fracos aceleram a atividade celular, promovendo efeitos positivos (efeitos estimulatórios com energia baixa de 1-2 a 3 J) de reparação tecidual; estímulos fortes aumentam a resposta até atingir um pico, e, a partir deste, levar a supressão do efeito com ações negativas (efeitos inibitórios com energias intermediárias de 3-4 a 5 J com ações anti-inflamatórias e energias altas acima de 6 a 8 J com ações analgésicas). Portanto, a fotobiomodulação visa modular as atividades metabólicas celular e tecidual baseadas na absorção da radiação eletromagnética (*laser* ou LED), sendo fundamental entender os parâmetros de energia para obtenção dos resultados mais efetivos.[24-27]

Para atingir os efeitos desejados, deve-se observar os parâmetros de irradiação, como comprimento de onda adequado para o tecido a ser irradiado, dose, energia, potência, tempo, método de irradiação, pontos de aplicação, número e intervalos de sessões clínicas, sendo fundamental o adequado diagnóstico clínico e o conhecimento das condições do tecido-alvo e do efeito desejado da radiação *laser*.[25,31] Os *lasers* de baixa potência são caracterizados por não promover efeitos térmicos, atuar com irradiâncias entre 5 mW/cm^2 e 5 W/cm^2, sendo que os equipamentos comerciais apresentam irradiâncias próximas a 1 W/cm^2, e a partir de processos fotoquímicos e fotoelétricos promovem os efeitos fotobiomodulatórios nas células e tecidos irradiados.[24,27,30,31]

No mecanismo de ação da terapia com *lasers* de baixa potência, deve-se considerar, além das ações teciduais locais, a possibilidade de efeitos a distância por meio da produção de mediadores químicos, que através da corrente sanguínea e do sistema linfático podem promover efeitos sistêmicos, bem como da absorção pelas células sanguíneas pela irradiação transdérmica ou transmucosa nasal ou bucal.[31] Os *lasers* de baixa potência, uma vez absorvidos pelos cromóforos presentes nas células (citoromo c da mitocôndria, superóxido dismutase, na membrana celular bomba de sódio-potássio e canais de cálcio, DNA e RNA, citoplasma e outros componentes intracelulares), atuam ativando-iniciando (fotoativação) uma série de reações intracelulares (reações primárias que ocorrem na presença de luz durante a irradiação com o *laser*), desencadeando por meio de processos fotoquímicos e/ou fotofísicos a ativação ou inibição da atividade metabólica celular (reações secundárias celulares que ocorrem na ausência de luz, após irradiação *laser*). E a partir desses processos geram respostas intra e intercelulares e teciduais, que levam a efeitos sistêmicos (reações terciárias), sendo que, para a fotobiomodulação, as condições de funcionamento celular e gerais do indivíduo são fundamentais para determinar os efeitos da fotobiomodulação dos *lasers* de baixa potência ou LEDs.[25,26,29,32-34]

A fotobiomodulação com *lasers* de baixa potência ou LEDs não apresenta efeitos colaterais, desde que utilizadas doses e parâmetros de irradiação seguros e efetivos, segundo a literatura e as normas internacionais de segurança no uso das radiações não ionizantes. É contraindicada a irradiação em lesões suspeitas de câncer, devendo-se realizar o diagnóstico diferencial com exame clínico e biópsia (anatomopatológico). Uma condição fundamental para a efetividade da fotobiomodulação é que esta deve ser realizada em células organizadas e com organela mitocôndria e em tecidos vivos que absorvam determinado comprimento de onda do *laser* de baixa potência ou LED, portanto não há absorção e efeitos em tecidos necróticos ou contaminados, sendo indicado nessas situações irradiar os tecidos circundantes, visando promover uma quimiotaxia celular no local da lesão, ou realizar o debridamento ou uso de antimicrobianos para posterior irradiação com *lasers* de baixa potência ou LEDs.[25,26,29,32-34]

havendo uma variedade grande de aplicações em procedimentos na prática clínica diária.[25,26]

Pós-operatório de procedimentos cirúrgicos: fotobiomodulação celular e tecidual após frenectomias, gengivoplastias, remoção de tecidos hiperplásicos, operculectomias, hemangiomas, fenômenos de retenção de muco como mucocele, cistos e hematomas de erupção, biópsias, exodontias, promovendo ações anti-inflamatória, analgésica e reparadora. O resultado é um pós-operatório mais confortável ao paciente e uma cicatrização acelerada, sendo aplicado na ferida cirúrgica ou sobre a sutura e tecidos adjacentes.[25,26,35-43]

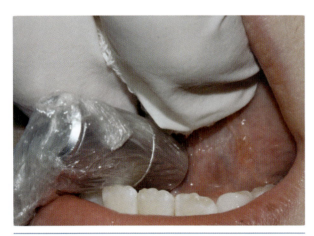

Figura 2 Irradiação com *laser* de diodo de baixa potência com sistema de entrega por lentes em modo contato.
Fonte: caso clínico realizado e gentilmente cedido pela Profa. Dra. Maria Cristina Borsatto.

Lasers de baixa potência: indicações clínicas

Os *lasers* de baixa potência são recursos altamente viáveis e acessíveis na prática clínica de odontopediatria, pois apresentam características como o tamanho do aparelho, de menor porte, além da facilidade de uso e transporte (equipamentos de pequeno porte em forma de caneta e de médio porte de mesa). O custo é acessível,

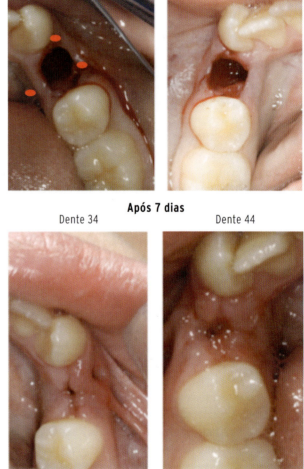

Figura 3 Fotobiomodulação pós-exodontia (imagens do pós-operatório imediato seguido da irradiação com *laser* de baixa potência infravermelho (100 mW, 5 J, 3 pontos no local da cirurgia, imediato, 48h e 72h após cirurgia) e imagem após 7 dias, observando o avançado processo de reparação).
Fonte: caso clínico realizado e gentilmente cedido pelo Prof. Dr. Marco Aurélio Benini Paschoal e pela Profa. Dra. Lourdes Santos-Pinto.[41]

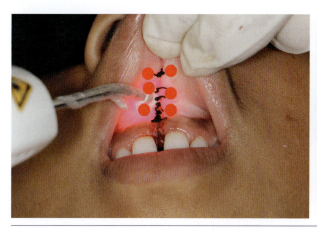
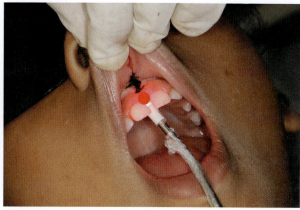

Figura 4   Fotobiomodulação pós-cirurgia de frenectomia labial convencional.
Fonte: caso clínico realizado e gentilmente cedido pelo Prof. Dr. Marco Aurélio Benini Paschoal.

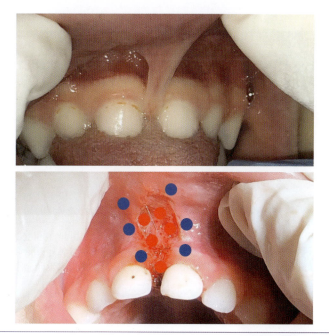

Figura 5   Frenectomia labial realizada com *laser* de diodo de alta potência e fotobiomodulação pós-operatório imediato (irradiação com *laser* vermelho no centro da ferida e infravermelho ou vermelho na área circundante).
Fonte: imagem gentilmente cedida pela Profa. Martania de Vasconcelos e pelo Prof. Fernando Salgado.

Lesões mucosas: a fotobiomodulação atua em lesões mucosas de diferentes etiologias, como em aftas e úlceras traumáticas, gengivoestomatite herpética, herpes simples, lesões pós-trauma, assim como no tecido gengival pós- -remoção do grampo de isolamento absoluto, no ponto de penetração de anestésico pela agressão da agulha, traumas ocasionados por hábitos deletérios, bráquetes de aparelhos ortodônticos, automutilação em tecidos moles devido à ação do anestésico. Os *lasers* de baixa potência vermelho com ação superficial ou infravermelho com ação profunda (a escolha deve ser feita de acordo com a localização da lesão, extensão, fator etiológico, momento clínico e, principalmente, efeito desejado) têm ação analgésica e anti-inflamatória e atuam na reparação das lesões, trazendo maior conforto ao paciente; deve-se estar atento ao controle e à remoção dos fatores etiológicos dessas lesões. Estudos e protocolos clínicos são estabelecidos e avaliados visando à prevenção das lesões de herpes simples labial. Utilizar *laser* de baixa potência infravermelho (com 4 a 5 J) com pontos ao redor do lábio superior e inferior visa promover a ativação da resposta imune e a redução dos episódios e da intensidade das lesões herpéticas.[25,26,44-57]

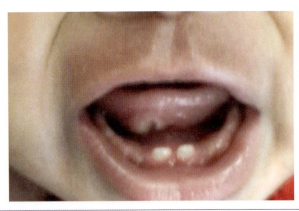
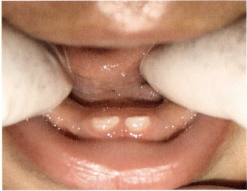

Figura 6 Fotobiomodulação em lesão na mucosa lingual em bebê com 2 meses. Lesão traumática causada por dente neonatal. Foi realizada irradiação com *laser* de baixa potência vermelho (2 J pontual na região da ferida) e polimento do dente. O bebê conseguiu mamar imediatamente após a fotobiomodulação, e um dia depois foi observada reparação e normalização das mamadas.
Fonte: caso clínico realizado e gentilmente cedido pela Profa. Ilana Guimarães Marques e pela Profa. Lucia Coutinho.

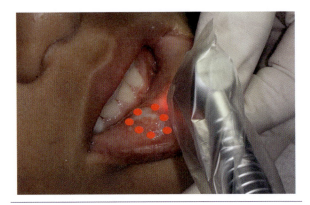
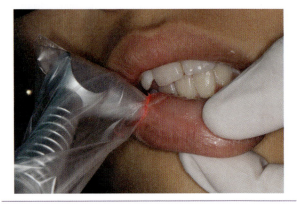

Figura 7 Fotobiomodulação em afta (irradiação com *laser* de baixa potência vermelho ao redor das lesões).
Fonte: caso clínico realizado e gentilmente cedido pelo Prof. Dr. Marco Aurélio Benini Paschoal.

Figura 9 Fotobiomodulação em lesões traumáticas.
Fonte: caso clínico realizado e gentilmente cedido pelo Prof. Dr. Marco Aurélio Benini Paschoal.

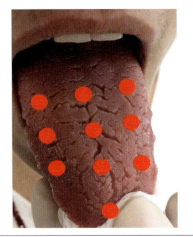

Figura 8 Fotobiomodulação em língua fissurada com *laser* de baixa potência vermelho (2 J, pontos no dorso da língua).
Fonte: caso clínico realizado e gentilmente cedido pela Profa. Dra. Angela Alexandre Meira Dias.

Mucosite bucal: é um processo inflamatório com a formação de úlceras mucosas e sintomatologia dolorosa com diferentes graus, atingindo a mucosa bucal e o aparelho digestório como repercussão dos tratamentos oncológicos de quimioterapia e radioterapia. Tais lesões, além do efeito doloroso, impedem a ingestão de alimentos e líquidos por via oral, debilitando e afetando a qualidade de vida dos pacientes, podendo ser foco de infecções secundárias e ocasionar comorbidades e morbidades nos pacientes oncológicos. Pacientes pediátricos e jovens, devido à alta atividade proliferativa de células basais, podem apresentar maior risco de desenvolver mucosite e todas as suas repercussões clínicas. Por afetarem diretamente as respostas do paciente ante o tratamento, podem interferir na terapia antitumoral, mudando protocolos, retardando ou até suspendendo a terapia, pois, caso contrário, é possível ocorrer até a morte do paciente.[25,26,58-60]

A fotobiomodulação com *laser* de baixa potência vermelho atua na prevenção e no tratamento das lesões de mucosite bucal, nos seus diferentes graus e extensões, sendo o tratamento clínico fundamentado nas melhores evidências científicas disponíveis, como recomendado em estudos clínicos e revisões sistemáticas que embasaram os protocolos do MASC (*Multinational Association of Supportive Care in Cancer*).[58,59] A fotobiomodulação promove ação analgésica, anti-inflamatória e reparação nas lesões na mucosa bucal que se formam em decorrência da radioterapia e quimioterapia nos pacientes em tratamento oncológico e nos transplantes de medula óssea. A literatura mostra que o estado de saúde bucal, o preparo e a manutenção no plano de tratamento odontológico, o acompanhamento odontológico durante o tratamento oncológico são condições primordiais que, em associação com a fotobiomodulação, atuam na prevenção e no tratamento das complicações bucais. A prevenção e o tratamento da mucosite bucal auxiliam na prevenção de infecções secundárias, no alívio da sintomatologia e reduzem as comorbidades e morbidades nos pacientes.[60-65]

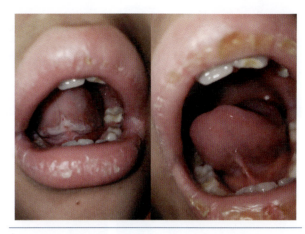

Figura 10 Fotobiomodulação em mucosite bucal (*laser* de baixa potência vermelho) imagem do 1º e do 4º dia.
Foto: caso clínico realizado e gentilmente cedido pela Profa. Dra. Susana Teintelbaun.

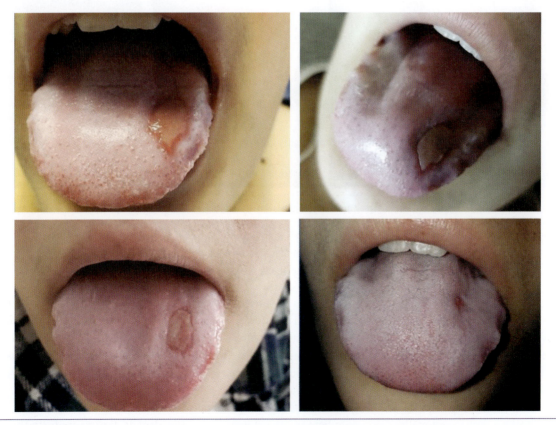

Figura 11 Fotobiomodulação em mucosite bucal: paciente com 14 anos com diagnóstico de linfoma de Hodking em tratamento de quimioterapia e radioterapia, imunossuprimido, apresenta mucosite com lesão na língua. No 1º dia, lesões com dor e queimação; no 2º dia, processo de reparação e redução dos sintomas; no 3º dia, o paciente não relatava mais dor ou queimação; no 7º dia, ausência de sintomas e reparação total (imagens no sentido horário de superior para inferior).
Fonte: caso clínico realizado e gentilmente cedido pela Profa. Dra. Susana Teintelbaun.

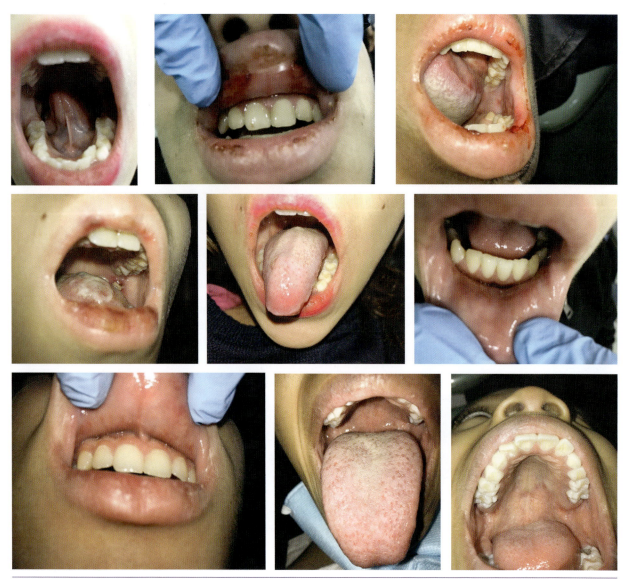

Figura 12 Fotobiomodulação em mucosite bucal: paciente com 10 anos com diagnóstico de Neuroblastoma, região de úmero esquerdo em tratamento de quimioterapia, apresenta mucosite. Irradiação com *laser* vermelho (660 nm, 100 mW, 1 J por ponto, 18 pontos intraorais) e *laser* infravermelho (808 nm, 10 mW, 2 J por ponto, 6 pontos submandibulares extraorais), sessões em dias alternados e repetidos quando neutropenia abaixo de 1000 neutrófilos.
Fonte: caso clínico realizado e gentilmente cedido pela Profa. Juliana Rojz.

Drenagem linfática: ativação de resposta imune: o cirurgião-dentista deve trabalhar protocolos de irradiação nos gânglios e vasos linfáticos, nos trajetos cervical, retroparotídeo, submandibular e submentoniano (intra e ou extrabucal) com *laser* de baixa potência infravermelho ou vermelho, visando ativar a resposta imunológica, o aporte linfático local e a drenagem linfática. São muito bem indicados após procedimentos cirúrgicos bucais menores, trauma dental,[66-69] acidentes e traumas faciais, tratamento endodôntico, pacientes imunossuprimidos, pós-cirurgias maiores, como cirurgia ortognática.[25,26,70-73]

Traumatismo dental: fotobiomodulação irradiando pontos com *laser* de baixa potência vermelho (ação superficial) ou infravermelho (ação profunda) imediatamente e em sessões intervaladas no pós-trauma. Realiza-se irradiação nos tecidos moles orais (mucosa) e periorais (pele), periodonto (osso, ligamento, mucosa, gengiva) e nos elementos dentais, traumatizados e adjacentes (coroa, longo eixo da raiz e região periapical), visando promover ação anti-inflamatória, analgésica e aceleração do processo de reparação tecidual após os procedimentos clínicos pós-trauma.[66-69]

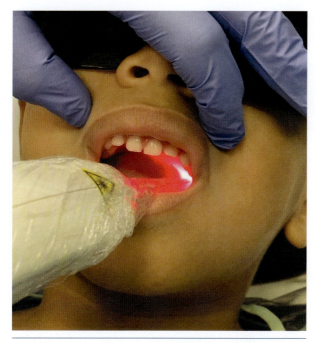

Figura 13 Fotobiomodulação nos gânglios linfáticos intrabucais.
Fonte: caso clínico realizado e gentilmente cedido pelo Prof. Dr. Ricardo S. Navarro e pela Profa. Juliana Braga Reis.

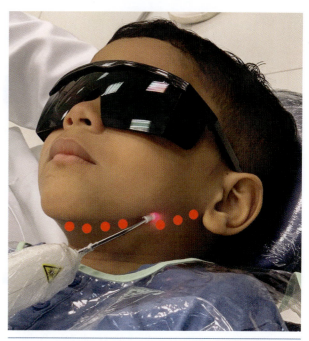

Figura 14 Fotobiomodulação nos gânglios linfáticos extrabucais.
Fonte: caso clínico realizado e gentilmente cedido pelo Prof. Dr. Ricardo S. Navarro e pela Profa. Juliana Braga Reis.

Neuropatias: as neuropatias podem estar associadas a processos inflamatórios decorrentes de infecções como herpes vírus, herpes zoster e varicela, medicações como quimioterápicos em oncologia, traumas em acidentes, iatrogenias em odontologia nas cirurgias de terceiros molares impactados, tratamentos endodônticos, anestesia, cirurgia ortognática, de implantes, para remoção de cistos ou tumores. O reparo do nervo danificado é complexo e requer criteriosa anamnese e avaliação do fator etiológico. A resposta aos tratamentos depende de vários fatores, como condições gerais do paciente, nutrição, extensão das lesões no nervo, tempo da ocorrência do dano e início do tratamento. Não há uma terapia que promova a reparação total do nervo danificado.[74-83]

Diferentes recursos terapêuticos são utilizados na regeneração nervosa, havendo um sinergismo de técnicas. São indicados medicamentos como vitaminas B e C, anti-inflamatórios, fisioterapia com TENS, ultrassom, acupuntura tradicional chinesa. A fototerapia é mais um recurso dentro das PICS (Práticas Integrativas e Complementares em Saúde) que pode auxiliar na regeneração dos nervos, por meio do aumento do metabolismo celular, da proliferação e síntese de proteínas, da liberação de mediadores analgésicos e da modulação da inflamação. Nos

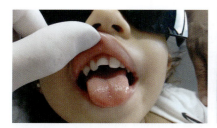
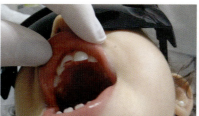
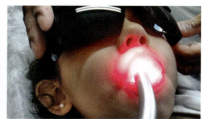

Figura 15 Fotobiomodulação pós-trauma dental e terapia pulpar (*laser* de baixa potência, vermelho (660 nm), 100 mW, 2 J por ponto nas regiões do corno pulpar exposto, gengival vestibular e palatal, e infravermelho (808 nm), 3 J s por ponto na região apical).
Fonte: caso clínico realizado e gentilmente cedido pelas Profas. Dras. Alix Maria Gregory Sawaya de Castro e Michele Baffi Diniz.

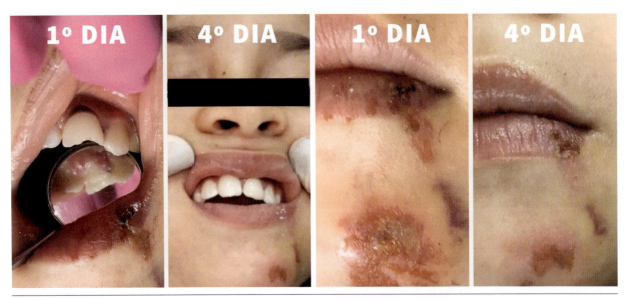

Figura 16 Fotobiomodulação pós-trauma dental (*laser* de baixa potência, vermelho (660 nm), 100 mW, 2 J por ponto nas lesões na mucosa e pele, infravermelho (808 nm), 4 J s por ponto nos dentes e osso; 1º e 4º dia após o trauma).
Fonte: caso clínico realizado e gentilmente cedido pelas Profas. Ilana Guimarães Marques e Lucia Coutinho.

nervos, pode acelerar a regeneração de tecido nervoso lesionado, estimular nervos adjacentes ou contralaterais (por isso importante irradiar o local do dano e o contralateral), modulando a resposta nervosa e levando progressivamente a uma resposta normal na repolarização e transmissão do impulso elétrico nos nervos.[74-83]

A fotobiomodulação com *lasers* de baixa potência e LEDs é utilizada em estudos em modelo animal, relatos de casos e estudos clínicos para avaliar a regeneração de nervos sensoriais (parestesia) e motores (paralisias). Pode-se constatar que a fototerapia promove aceleração na regeneração dos nervos, mas há uma grande variabilidade de protocolos e parâmetros, utilizando *lasers* de baixa potência vermelho e infravermelho, com doses variadas entre estudos em modelo animal e em humanos, com doses de médias a altas (doses de 10 a 150 J/cm²),[77,78] variado tempo de tratamento e número de sessões,[79] e um consenso dos melhores resultados com o modo de emissão contínuo.[74,75]

Fotobiomodulação nos pontos de acupuntura: os pontos de acupuntura sistêmica ou regional podem ser estimulados com irradiação com *lasers* de baixa potência vermelho ou infravermelho (2 a 4 J). A estimulação desses pontos seguindo a medicina tradicional chinesa utilizando a irradiação eletromagnética em vez das agulhas apresenta uma maior aceitabilidade pelos pacientes infantis e adultos temerosos. A *laser* acupuntura pode ser associada a outros procedimentos dentro das PICS, como a fotobiomodulação com *lasers* de baixa potência ou LEDs na musculatura, forames e trajeto vásculo-nervoso, pontos gatilhos, área lesionada-traumatizada, gânglios linfáticos, ou mesmo a realização da acupuntura tradicional com moxa (calor) estimulação elétrica, ultrassom, assim práticas terapêuticas que visam um efeito local e sistêmico relacionados a ansiedade, equilíbrio, dor e resposta imunológica, dentro de uma visão holística do paciente. Podem ser realizadas irradiações com *laser* de baixa potência infravermelho (808 nm) no ponto extra Yintang, localizado no meio ou entre as sobrancelhas, que tem efeito calmante, com ações de acalmar a mente, diminuir cefaleia, tonturas e a sensação de peso na cabeça. Esse ponto extra é utilizado em casos de estados de ansiedade, de distúrbios do sono e em estados de confusão mental, indicado no pré, trans e pós-atendimentos. O ponto CS6 (Neiguam), localizado três dedos acima da prega ventral do punho, com ação sobre o reflexo de regurgitação e náusea, pode ser utilizado no pré, trans e pós-atendimentos. Imediatamente após procedimentos cirúrgicos, traumas, tratamentos endodônticos, nas disfunções temporomandibulares, mioalgias, cefaleias e dores na cabeça e no pescoço, em geral pode ser utilizada a *laser* acupuntura no ponto IG4 (Hegu), localizado no dorso da mão, na depressão central do primeiro metacarpo, com ação analgésica geral. Outro ponto de acupuntura muito importante é o ponto VG26 (Shuigou), localizado na face, no ponto médio da linha média do filtro (sulco labial mediano) com ações de ressuscitação, lipotimia, desmaios e perda de consciência.[84-87]

35. Aplicações dos *lasers* na odontopediatria   467

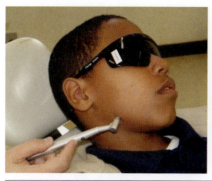 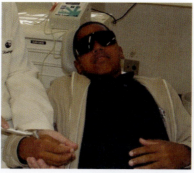 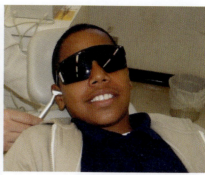

Figura 17   Fotobiomodulação nos pontos de acupuntura e drenagem linfática.
Fonte: caso clínico realizado e gentilmente cedido pela Profa. Dra. Maria Cristina Borsatto.

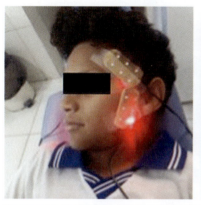 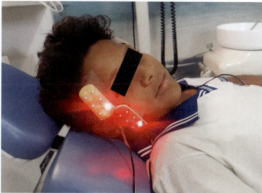 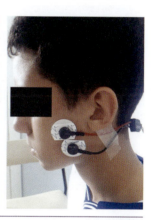

Figura 18   Fotobiomodulação com LEDs vermelhos nos músculos masseter e temporal; tem ação analgésica e miorrelaxante, atuando na sintomatologia e terapia complementar nos pacientes com mioalgia e bruxismo, e avalição pela eletromiografia.
Fonte: caso clínico realizado e gentilmente cedido pelas Profas. Dras. Yuri Kobayashi, Mônica C. Canuto Salgueiro e Sandra K. Bussadori.

Desordens da articulação temporomandibular e mioalgias: a fotobiomodulação atua nos sintomas, sendo irradiados pontos com *laser* infravermelho na região da ATM e músculos temporal e masseter, além da região cervical, podendo ser associados pontos de acupuntura e pontos gatilho (*triger points*), com irradiação intra e extrabucal em toda extensão da musculatura envolvida. É um recurso terapêutico que pode ser associado a outras terapêuticas a fim de atuar na redução da dor, edema, inflamação, com ação miorrelaxante.[25,26,88-94]

Pós-preparos cavitários, hipersensibilidade dentinária, sensibilidade em HMI: fotobiomodulação com *laser* de baixa potência infravermelho do tecido pulpar em dentes decíduos e permanentes, atua na liberação de mediadores analgésicos, na redução do edema e na inflamação intrapulpar, na condução elétrica do impulso nervoso nos nervos da polpa e na biomodulação de odontoblastos e formação de dentina reacional.[25,26,95-100]

Tratamento endodôntico: os *lasers* de baixa potência vermelho ou infravermelho são indicados na proteção do complexo dentino-pulpar com irradiação na dentina em cavidades profundas em dentes decíduos e permanentes, sendo aplicados pontos na parede pulpar e complementação com pontos na região cervical e periapical, visando atuar na fotobiomodulação de processos álgicos e anti-inflamatórios, além da fotobiomodulação celular pulpar. Nos casos clínicos de microexposição pulpar e precisa indicação clínica de capeamento pulpar direto em dentes permanentes, o *laser* de baixa potência vermelho pode ser utilizado em associação com os materiais de proteção, visando biomodular odontoblastos na formação de tecido dentinário, além da possibilidade de regeneração pulpar. Como nos casos clínicos de pulpotomias de dentes decíduos, quando corretamente indicada, a fotobiomodulação promove ação analgésica, anti-inflamatória e reparadora nos tecidos pulpares remanescentes.[25,26,101,102]

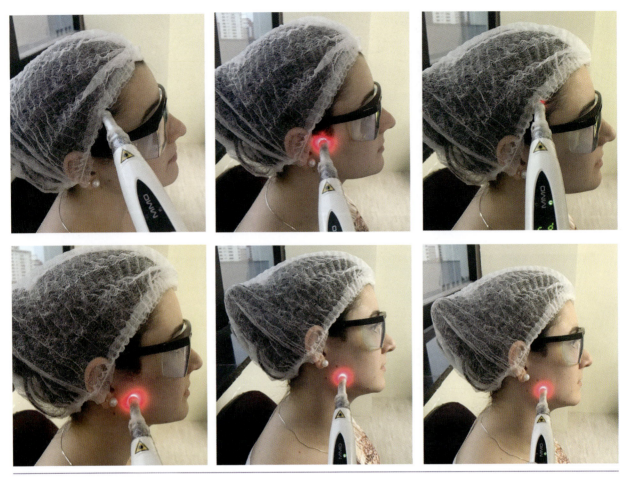

Figura 19 Fotobiomodulação com *laser* de baixa potência infravermelho nos músculos e ATM, atuando na sintomatologia e terapia complementar em DTM/DORF.
Fonte: caso clínico realizado e gentilmente cedido pelas Profas. Dras. Ana Paula Taboada Sobral e Sandra K. Bussadori.

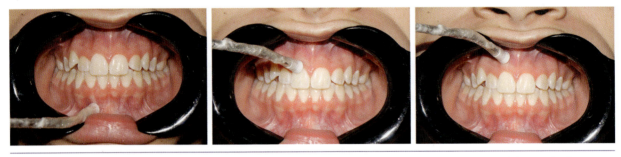

Figura 20 Fotobiomodulação na hipersensibilidade dentinária (irradiação na região apical e coronária-cervical).
Fonte: caso clínico realizado e gentilmente cedido pelo Prof. Dr. Marco Aurélio Benini Paschoal e pela Profa. Dra. Júnia Serra-Negra.

Na endodontia, nos tratamentos radicais da polpa, bio ou necropulpectomia em dentes decíduos e permanentes, o *laser* de baixa potência infravermelho é irradiado em pontos na região periapical pós-terapia pulpar visando promover a redução da inflamação, dor e reparação dos tecidos periapicais.[25,26,103,104]

Tratamento ortodôntico: a fotobiomodulação é um importante recurso durante o tratamento ortodôntico, sendo criados novos protocolos de atendimento clínico, com sessões semanais ou quinzenais a fim de ativar e acelerar a movimentação dental e expansão da maxila, além da ação anti-inflamatória e analgésica, biomodulação de os-

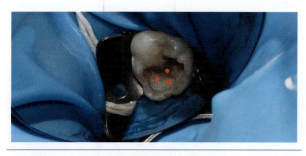

Figura 21   Fotobiomodulação em cavidades previamente ao procedimento restaurador.
Fonte: caso clínico realizado e gentilmente cedido pelo Prof. Dr. Marco Aurélio Benini Paschoal.

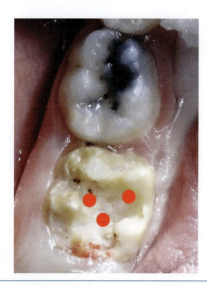

Figura 22   Fotobiomodulação na redução da sensibilidade em HMI.
Fonte: caso clínico realizado e gentilmente cedido pelo Prof. Dr. Marco Aurélio Benini Paschoal e pelas Profas. Dras. Sandra K. Bussadori e Lourdes Santos-Pinto.

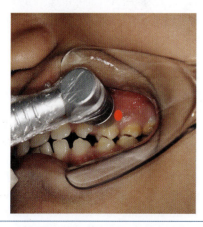

Figura 23   Fotobiomodulação para tratamento da hipersensibilidade em paciente portador de Amelogênese Imperfeita (AI).
Fonte: caso clínico realizado e gentilmente cedido pelo Prof. Dr. Marco Aurélio Benini Paschoal.

teoclastos e osteoblastos, interferindo na aposição e reabsorção óssea, promovendo a neoformação óssea.[25,26,105-111]

TERAPIA FOTODINÂMICA ANTIMICROBIANA

Na terapia fotodinâmica antimicrobiana (aPDT, do inglês *antimicrobial Photodynamic Therapy*), efeitos fotodinâmicos a partir de processos fotoquímicos promovem a oxidação da matéria orgânica, levando ao dano e à morte microbiana. Para a ocorrência dos processos foto-oxidativos, é necessária a utilização de um fotossensibilizador, uma fonte de luz com comprimento de onda visível específico (*laser* de baixa potência ou LED) que seja absorvida pelo fotossensibilizador, e presença de oxigênio, levando, a partir dos processos fotoquímicos, à produção de espécies reativas de oxigênio (peróxido, ânion superóxido, hidroxila, oxigênio tripleto, oxigênio singleto) e ação antimicrobiana.[112]

Na aPDT, deve-se destacar seu efeito antimicrobiano local, ação específica e seletiva da luz e do composto químico fotossensibilizador em alvos dos microrganismos, atuando em microrganismos multirresistentes, não induzindo resistência por não atuar nos mecanismos de resistência microbiana, como as drogas antimicrobianas. A aPDT apresenta vantagens em relação a essas drogas, como a ausência de efeitos colaterais sistêmicos e toxicidade para fígado e rins, desde que se utilizem fotossensibilizadores em concentrações seguras, sem efeitos de interação medicamentosa e na microbiota do trato intestinal, além de ser um técnica acessível e com bom custo.[112]

Terapia fotodinâmica antimicrobiana – indicações clínicas

Em odontopediatria, a aPDT está indicada para tratamento de processos infecciosos localizados em periodontites, necropulpectomia, fístulas e abscessos, herpes simples e gengivoestomatite herpética na fase vesiculada, candidíase, necrose tecidual, alveolite, lesões em tecidos moles contaminados, feridas cirúrgicas contaminadas, pericoronarite nos molares em erupção, queilite angular, feridas cutâneas contaminadas na face no pós-trauma, halitose, no tecido cariado remanescente e na remoção seletiva do tecido cariado. Para a efetividade da terapia fotodinâmica antimicrobiana, deve-se observar a fonte de luz (*laser* ou LED) com comprimento de onda específico com alta absorção pelo fotossensibilizador, além dos sistemas de entrega da radiação (ponteiras dos *lasers*, fibra ótica para uso intracanal e bolsa periodon-

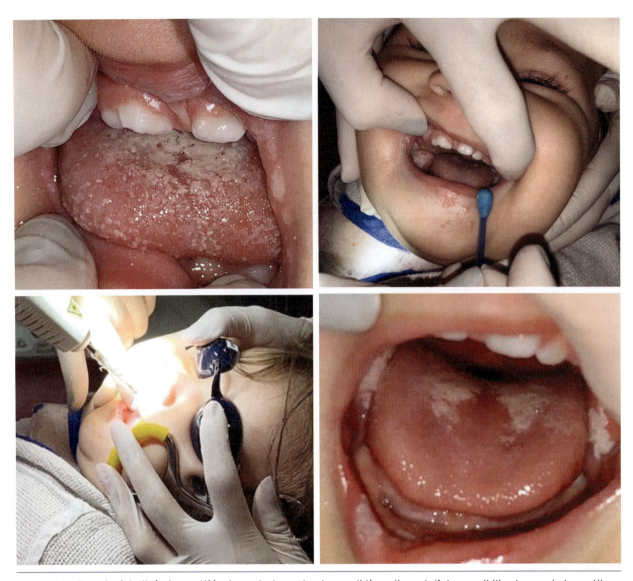

Figura 24 Terapia fotodinâmica antifúngica – tratamento de candidíase lingual (fotossensibilizador azul de metileno (0,005%), irradiação com *laser* de baixa potência vermelho pontual (100 mW, 9 J), 3 sessões), imagens inicial e após 3 sessões.
Fonte: caso clínico realizado e gentilmente cedido pelas Profas. Ilana Guimarães Marques e Lucia Coutinho.

tal, *clusters* dos LEDs). Ainda devem ser observadas as baixas intensidades (potência) e a dose individualizada para cada aplicação clínica, sendo interessante e efetiva a utilização das maiores energias ou tempos, destacando o tempo de pré-irradiação (TPI) do contato do fotossensibilizador com o substrato alvo (biofilme), os parâmetros de irradiação frente ao fotossensibilizador bem como a concentração do oxigênio disponível. Assim, para um alto rendimento quântico, isto é, uma alta produção de espécies reativas de oxigênio (ROS, do inglês *Reative Oxigen Specimens*) no local a ser tratado, e consequentemente um maior efeito foto-oxidativo e morte microbiana, esses fatores devem ser considerados. Para tal, é fundamental que o fotossensibilizador (FS) como azul de metileno seja utilizado nas menores concentrações (diluições entre 50 μm e 100 μm), sendo mais efetivo, pois, conforme se aumenta a concentração do FS, a absorção da luz aumenta na superfície, levando à formação de um "escudo óptico", isto é, uma barreira que irá diminuir a transmissão da luz e a efetividade da PDT. Além da concentração do FS, devem ser consideradas a composição do solvente (devendo ser diluído em água miliQ ou bidestilada ou destilada e nunca em solução fisiológica), sua origem e pureza, conservação (sob refrigeração, ausência de luz) e segurança (concentrações biocompatíveis com células do hospedeiro).[112-117]

Aplicação da aPDT em tecido cariado: a associação da terapia fotodinâmica antimicrobiana nos procedimentos de remoção seletiva do tecido cariado alia conceitos e evidências científicas da mínima intervenção e manutenção da dentina contaminada e desmineralizada (afetada) à ação foto-oxidativa nos microrganismos remanescentes nesse substrato contaminado, adequado tratamento das paredes circundantes da cavidade, com remoção do tecido dentinário alterado e busca de um tecido mais mineralizado, e selamento-vedamento cavitário com material restaurador adesivo (selantes, resina composta, cimento de ionômero de vidro). Assim, aliam-se conceitos baseados em estudos clínicos e aplicados na prática clínica com uma nova abordagem que utiliza a biofotônica por meio da terapia fotodinâmica, visando aumentar o índice de sucesso clínico, selando cavidades com menor remanescente microbiano dentinário. Na prática clínica, pode-se utilizar o FS azul de metileno (50 μm) diretamente na dentina contaminada e desmineralizada e irradiar com *laser* de baixa potência vermelho (potência de 100 mW, energia de 9 J, 2 a 3 repetições), previamente aos procedimentos restauradores adesivos.[118-124]

Outra possibilidade clínica é a utilização do recurso de remoção químico-mecânica do tecido cariado com o Papacárie DUO®, um agente com concentração específica do azul de metileno para realização da aPDT. Nesse gel, há a combinação de papaína, que amolece a camada infectada desorganizada, permitindo sua remoção com um instrumento manual rombo, e cloramina, que possui propriedades de desinfecção. Para combinar as vantagens do gel de papaína e da aPDT antimicrobiana, uma mudança na composição do Papacárie® foi feita para que esse produto pudesse ser usado na remoção de tecido dentinário infectado e, simultaneamente, como agente antimicrobiano. A mudança envolveu a adição de azul de metileno, um conhecido fotossensibilizador ativado por *laser* de baixa potência vermelho (660 nm), dando origem ao PapaMBlue. Essa inovação de baixo custo foi usada em estudos experimentais com resultados positivos.[112,125,126] Esse material deu origem ao Papacárie DUO®, indicado para remoção químico-mecânica seletiva do tecido cariado, em associação à aPDT. Para utilização desse gel, os procedimentos iniciais de radiografia, profilaxia e isolamento relativo devem ser realizados da mesma forma. Então, o PapaMBlue é aplicado na cavidade, na qual permanece por 5 minutos de tempo de pré-irradiação. A dentina cariada é, então, raspada e o tecido é irradiado com o *laser* vermelho durante 1 minuto. É feita a remoção do tecido cariado remanescente, a dentina é inspecionada para observação de textura e o dente é restaurado e preservado. A terapia fotodinâmica antimicrobiana estabelece um recurso coadjuvante à técnica convencional, podendo melhorar suas características, minimizando o fator operador no sucesso da técnica e viabilizando mais uma maneira de evitar que a cavidade a ser restaurada corra risco de sofrer nova recidiva de cárie através da redução do número de microrganismos viáveis sob a restauração.[118-124]

aPDT no tratamento da halitose: a técnica descrita pela primeira vez por Lopes et al.[127] para a terapia fotodinâmica na redução da halitose foi utilizada em ensaios clínicos controlados, em pacientes adolescentes, com resultados satisfatórios.[128,129,130] É realizada 1 sessão de aPDT com o fotossensibilizador azul de metileno manipulado na concentração de 0,005% (165 μm), aplicado em quantidade suficiente para cobrir o terço médio e dorso da língua por 2 minutos. O excesso é removido com sugador, de forma a manter a superfície úmida com o próprio FS, sem utilização de água. São irradiados 6 pontos com distância de 1 cm entre eles, com comprimento de onda de 660 nm (vermelho), com energia de 9 J e potência de 100 mW, durante 90 segundos por ponto, fluência de 320 J/cm² e irradiância de 3537 mW/cm². É utilizado o método de aplicação

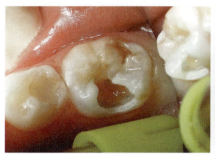
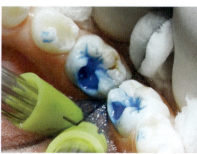
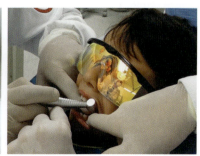

Figura 25 Terapia fotodinâmica antimicrobiana associada à remoção seletiva do tecido cariado.
Fonte: imagem gentilmente cedida pelas Profas. Dras. Ana Carolina Costa Mota e Sandra K. Bussadori.

pontual, em contato direto com a língua. A associação da aPDT com o processo de raspagem com um raspador lingual obteve os melhores resultados quando comparados aos tratamentos isolados. Portanto, é recomendável que ambos os métodos sejam empregados para melhor eficácia.[128,129,130]

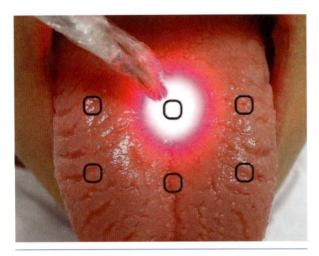

Figura 26 Terapia fotodinâmica antimicrobiana na língua para tratamento da halitose.
Fonte: imagem gentilmente cedida pelas Profas. Dras. Marcela Leticia Leal Gonçalves e Sandra K. Bussadori.

aPDT no tratamento endodôntico de dentes decíduos: a PDT foi amplamente testada para o tratamento endodôntico de dentes permanentes, demonstrando resultados positivos. No entanto, não são muitos os estudos que avaliam a efetividade dessa terapia como adjuvante na desinfecção dos sistemas de canais em dentes decíduos. A sequência clínica proposta nos trabalhos encontrados consiste na realização do tratamento endodôntico convencional e, após a instrumentação e descontaminação dos condutos com as soluções irrigadoras, a PDT é aplicada. O FS azul de metileno (0,005%) deve ser inserido no sistema de canais radiculares e deixado por 3 minutos; após o tempo de pré-irradiação, ele deve ser aspirado e a aplicação do *laser* vermelho 660 nm ser realizada pontualmente, com energia de 4 J e potência de 100 mW por 40s.[131-133] É importante ressaltar que, nesse caso, o objetivo é que a PDT seja complementar ao processo de desinfecção convencional, potencializando-o.[134-139]

LASERS DE ALTA POTÊNCIA – CARACTERÍSTICAS

Os *lasers* de alta potência por definição atuam com maiores intensidades (potência acima de 1 W) visando promover efeitos térmicos (fototérmicos, fototermomecânicos ou ablasivos), que vão desde a redução microbiana, alterações morfológicas em diferentes graus até a remoção dos tecidos irradiados, portanto, efeitos bem distintos dos *lasers* de baixa potência. Os efeitos térmicos dos *lasers* de alta potência são dependentes dos comprimentos de onda utilizados e de sua absorção pelos cromóforos presentes nos tecidos (água, hidroxiapatita, hemoglobina, melanina, proteínas), bem como dos parâmetros utilizados, como intensidade (potência), tempo e modo de irradiação, modo de emissão (contínuo, interrompido e pulsado), densidade de energia, largura temporal de pulso, sistemas de entrega dos feixes (focado ou desfocado), se o equipamento apresenta sistemas de refrigeração ar-água e sistemas de aspiração-sucção (bomba a vácuo) para remoção do material contaminado, vapores e calor. Em relação ao tecido-alvo, suas propriedades ópticas (composição química, características histológicas e anatômicas), condutividade térmica e a vascularização dos tecidos são fatores que irão interferir nos efeitos dos *lasers*.[1-3,16-24,140-142]

A irradiação com os *lasers* de alta intensidade pode ser realizada em modo contato ou não contato, sendo um fator determinado pelo comprimento de onda e sistemas de entrega do feixe. No modo de trabalho não contato, existe uma distância específica da saída do feixe à superfície do alvo, sendo essa irradiação focada (feixe com máxima concentração de energia na área) no modo de trabalho utilizando fibra ótica em contato com o tecido-alvo; esse é o modo focado. Se a irradiação for realizada fora dos parâmetros determinados pelos fabricantes, isto é, *lasers* com modo de trabalho em não contato atuando fora da distância determinada ou *lasers* que atuam em contato, utilizados a distância, estão sendo empregados no modo desfocado (feixe com perda de energia na área). Isso possibilita a ocorrência de menores efeitos térmicos ou mesmo de efeitos fotobiomodulatórios teciduais, desde que se utilizem parâmetros reduzidos, controlados e seguros, sendo esse o grande diferencial dos *lasers* de alta potência em relação a outros recursos térmicos usados na prática cirúrgica, como eletrocautério.[1-3,16-24]

Os *lasers* de Er,Cr:YSGG (2.780 nm) e Er:YAG (2.940 nm) e de dióxido de carbono (9.000 e 10.000 nm) atuam em modo não contato, com sistemas de entrega por braços articulados, tubos ocos espelhados e fibras óticas especiais. Devido à absorção desses comprimentos de onda pela água, não é possível utilizar sistema de entrega via fibra ótica, pois essas fibras são constituídas por sílica, alumina e água, ocorrendo por isso uma absorção dos fótons na faixa de comprimento de onda in-

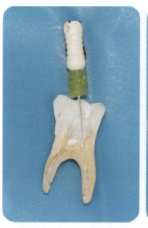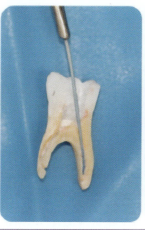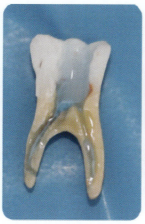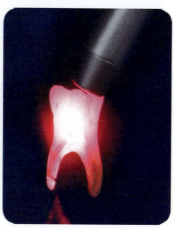

Figura 27 Terapia fotodinâmica antimicrobiana em endodontia (instrumentação preparo químico cirúrgico, fotossensibilizador azul de metileno, irradiação com *laser* de baixa potência vermelho).
Fonte: imagem gentilmente cedida pela Profa. Camila Basilio Okamoto e pelas Profas. Dras. Lara Jansiski Motta e Sandra K. Bussadori.

fravermelho médio e distante. Podem existir, de acordo com a tecnologia desenvolvida pelos fabricantes, pontas de safira (atuam a distância) que propagam os fótons ou fibras óticas apropriadas (atuam em contato) com um fator de transmissão e uma perda de radiação ao utilizar essas fibras em cirurgias, intracanal, na periodontia e no tecido cariado.[140,142]

Os *lasers* de diodo infravermelho de alta potência (800 a 980 nm) e Nd:YAG (1.064 nm) são utilizados no modo focado e em contato com o tecido-alvo, e, devido à sua baixa absorção pela água, podem ser usados sistemas de entrega com fibra ótica com diferentes diâmetros, sendo uma vantagem de técnica, treinamento e aplicação clínica, especialmente na odontologia e odontopediatria, pelo limitado acesso à cavidade bucal. Os *lasers* de alta potência, a depender do comprimento de onda e das propriedades dos tecidos biológicos, promovem diferentes efeitos térmicos no tecido, como incisão, vaporização, hemostasia em tecidos moles ou ablação em tecidos mineralizados, podendo até causar efeitos danosos, como trincas e carbonização.[140,141]

LASERS DE ALTA POTÊNCIA – INDICAÇÕES CLÍNICAS

Procedimentos cirúrgicos: os *lasers* de alta potência são efetivos na realização de procedimentos cirúrgicos de tecidos moles; na área médica, esses *lasers* são conhecidos como *lasers* cirúrgicos. São indicados em ulectomias, exposição de dentes retidos ou impactados, frenotomia lingual, frenectomia lingual e labial, gengivectomia, remoção de cistos e hiperplasias, fenômeno de retenção de muco,

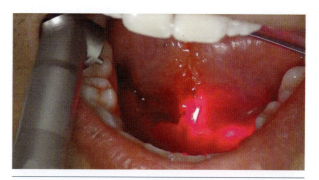

Figura 28 Irradiação com *laser* de érbio, utilizando sistema de entrega guia oco espelhado e atuando em modo não contato.
Fonte: imagem gentilmente cedida pela Profa. Dra. Maria Cristina Borsatto.

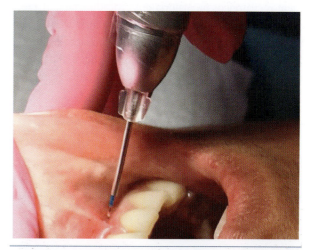

Figura 29 Irradiação com *laser* de diodo de alta potência utilizando sistema de entrega de fibra óptica e atuando em modo contato.
Fonte: imagem gentilmente cedida pela Profa. Martania de Vasconcelos e pelo Prof. Fernando Salgado.

remoção de hemangiomas, granulomas piogênicos, biópsias excisionais, tumores, linha de mordida da oclusão (linha alba). Os *lasers* de érbio, devido à sua alta absorção pela água com efeitos teciduais superficiais, apresentam menor efeito térmico hemostático, sendo indicados na vaporização e incisão em tecidos moles, ablação de tecido ósseo e periósteo com efetividade e segurança, desde que se utilizem parâmetros seguros, efetivos e refrigeração adequada. Os *lasers* de diodo de alta potência e Nd:YAG (infravermelho próximo) apresentam alta absorção pela hemoglobina, melanina e colágeno e promovem ações mais profundas na mucosa, com maiores efeitos fototérmicos e efetiva coagulação, vaporização e incisão de tecidos moles, não sendo indicados para atuar em tecido ósseo. O *laser* de CO_2 apresenta alta absorção pela água e, como é utilizado em modo de emissão contínua ou interrompida, promove alto efeito fototérmico e hemostático, sendo um comprimento de onda muito usado na medicina (cirurgia, gastroenterologia, dermatologia, ginecologia, proctologia, urologia, otorrinolaringologia) e na odontologia com indicações em diferentes procedimentos cirúrgicos envolvendo tecidos moles bucais.[1-3,143-154]

De acordo com o comprimento de onda, os parâmetros de irradiação do *laser* utilizado (potência, modo de emissão, tempo de atuação, modo de irradiação) e as propriedades do tecido biológico, ocorrem efeitos fototérmicos em diferentes graduações. Promovendo vaporização, incisão e coagulação dos tecidos moles, com boa visualização do campo operatório, possibilitam redução do tempo cirúrgico, descontaminação tecidual, com remoção precisa do tecido. Dispensa-se a realização de suturas e colocação de cimentos cirúrgicos na maioria dos procedimentos. A reparação é por segunda intenção, havendo a formação de uma placa pseudomembranosa (tecido de granulação e quimiotaxia celular); é importante orientar a criança e os pais com os cuidados de higiene, hábitos de sucção nutritiva, hábitos deletérios, objetos levados à boca, escova de dente, copos, canudos, para não agredir a ferida cirúrgica.[1-6,9,10]

Ao realizar o procedimento cirúrgico de forma controlada, observando a interação da radiação com o tecido, os efeitos térmicos desejados e as características do tecido-alvo, pode-se realizar cirurgias com reduzido dano térmico, sem carbonização. Desse modo, o procedimento cirúrgico não somente objetiva o ato cirúrgico em si, mas o pós-operatório, e aproveita os possíveis efeitos de fotobiomodulação secundária quando se utilizam os *lasers* de alta potência com as menores intensidades.[1-6,12]

A utilização dos *lasers* de baixa potência ou LEDs para a fotobiomodulação tecidual pós-cirúrgica depende do grau e da extensão do dano e trauma tecidual durante o ato cirúrgico. Deve o profissional observar as condições trans e pós-cirúrgicas, indicando ou não a fotobiomodulação e em momentos imediatos ou tardios. Em cirurgias convencionais, com bisturi eletrônico, ou quando da utilização dos *lasers* de alta potência com maiores intensidades, cirurgias mais extensas ou que geraram carbonização, a fotobiomodulação com *lasers* de baixa potência vermelho na área cruenta e infravermelho ao redor da ferida no pós-cirúrgico imediato, objetivando ação de reparação, analgésica e anti-inflamatória, deve ser realizada. Como também depois de 24 a 48 horas, visando à fotobiomodulação (inibição) dos processos álgicos e inflamatórios ou em momentos tardios (após 5 a 7 dias) na fotobiomodulação (ativação) dos processos de reparação tecidual.[1-6,9,10,12,143-154]

Em relação às técnicas convencionais, são observados boa aceitação e conforto dos pacientes no trans e pós-operatório. O paciente infantil necessita de condicionamento ou controle de comportamento para cooperar na realização de procedimentos cirúrgicos. As vantagens obtidas com a utilização dos *lasers* de alta potência facilitam a execução do procedimento clínico e o manejo do comportamento infantil.[1-6,12,14,152,153]

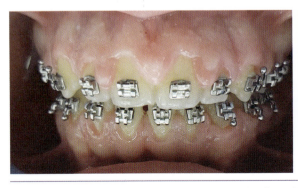 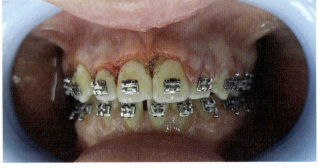

Figura 30 Gengivectomia com *laser* de diodo de alta potência (imagem inicial e pós-operatório imediato).
Fonte: caso clínico realizado e gentilmente cedido pela Profa. Luciana K. Camargo.

35. Aplicações dos *lasers* na odontopediatria

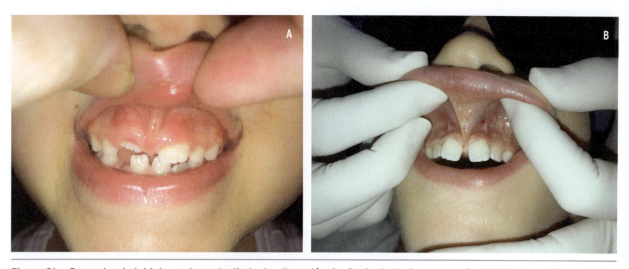

Figura 31 Frenectomia labial com *laser* de diodo de alta potência. Paciente de 9 anos com freio labial superior persistente. A: paciente com 7 anos. B: paciente com 9 anos.
Fonte: caso clínico realizado e gentilmente cedido pelo Prof. Dr. Gabriel Tilli Politano.

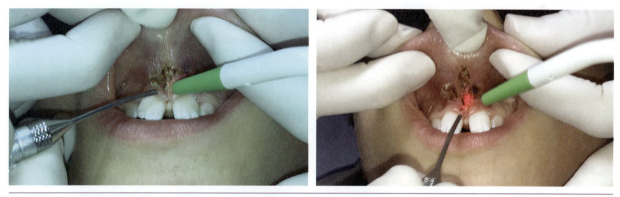

Figura 32 Frenectomia labial. Imagens transcirúrgicas com *laser* de diodo de alta potência.
Fonte: caso clínico realizado e gentilmente cedido pelo Prof. Dr. Gabriel Tilli Politano.

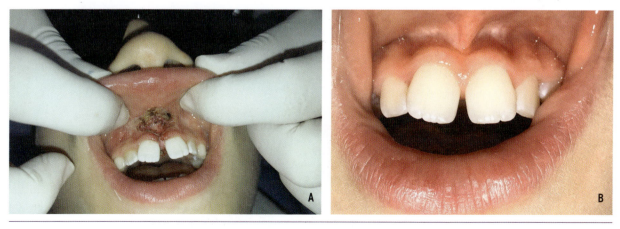

Figura 33 Frenectomia labial com *laser* de diodo de alta potência. A: pós-operatório imediato. B: reparação total após 7 dias.
Fonte: caso clínico realizado e gentilmente cedido pelo Prof. Dr. Gabriel Tilli Politano.

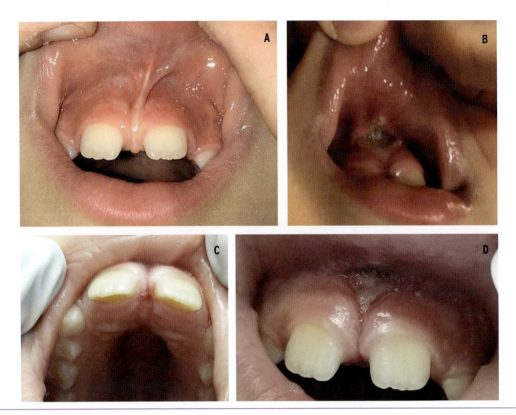

Figura 34 Frenectomia labial com *laser* de diodo de alta potência em paciente com 7 anos previamente à instalação do aparelho ortodôntico. A: freio teto labial persistente. B: remoção do freio na porção vestibular com *laser*. C: remoção do freio na porção palatal com *laser*. D: formação da placa pseudomembranosa após 24 horas.

Fonte: caso clínico realizado e gentilmente cedido pela Profa. Martania de Vasconcelos e pelo Prof. Fernando Salgado.

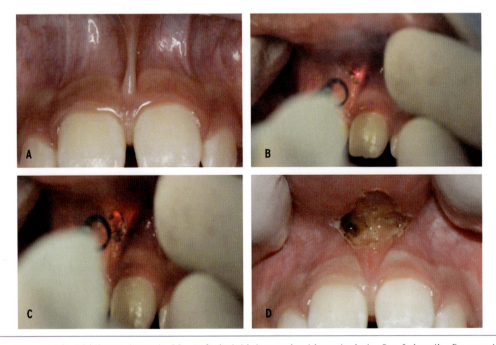

Figura 35 Frenectomia labial com *laser* de CO_2. A: freio labial superior hiperplasiado. B e C: irradiação com *laser* de CO_2, modo de emissão ultrapulsado, focado a distância de 4 mm do tecido. D: ferida cirúrgica imediata.

Fonte: caso clínico realizado e gentilmente cedido pelas Dras. Mariana Trevizan e Carolina Paes Torres Mantovani e pelas Profas. Dras. Silmara Aparecida Milori Corona e Maria Cristina Borsatto.

35. Aplicações dos *lasers* na odontopediatria 477

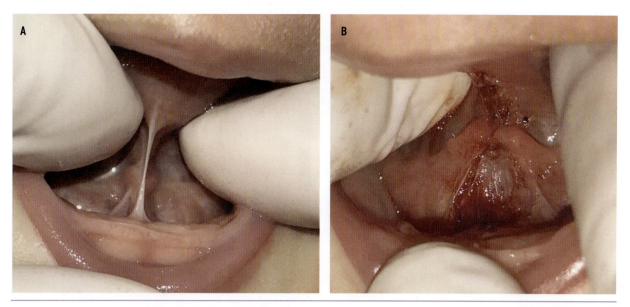

Figura 36 Frenotomia lingual com *laser* de diodo de alta potência em bebê com 8 meses. A: pré-operatório. B: reparação total após 7 dias.
Fonte: caso clínico realizado e gentilmente cedido pelas Profas. Ilana Guimarães Marques e Lucia Coutinho.

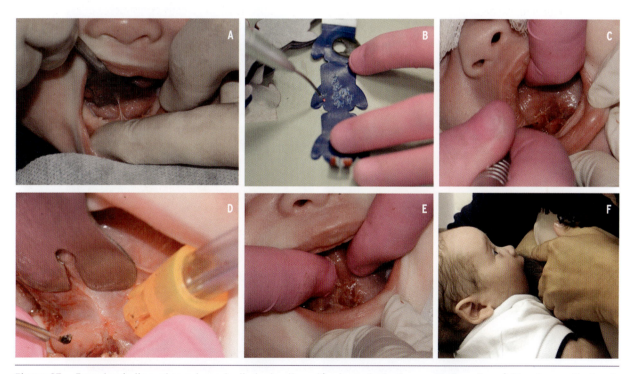

Figura 37 Frenotomia lingual com *laser* de diodo de alta potência em lactente com 10 dias; diagnóstico de anquiloglossia pelo Protocolo de Bristol e Avaliação da Mamada; mãe relata dificuldade na amamentação. A: diagnóstico de anquiloglossia. B: ativação da fibra óptica irradiando com *laser* de diodo o papel carbono escuro. C: vaporização do frênulo. D: transoperatório e ativação da fibra óptica. E: pós-operatório imediato com excelente hemostasia. F: amamentação imediata pós-operatória.
Fonte: caso clínico realizado e gentilmente cedido pelos Profs. Marcelle M. F. de Azevedo, Magali L. de Melo, Patricia Tannure e Ricardo S. Navarro.

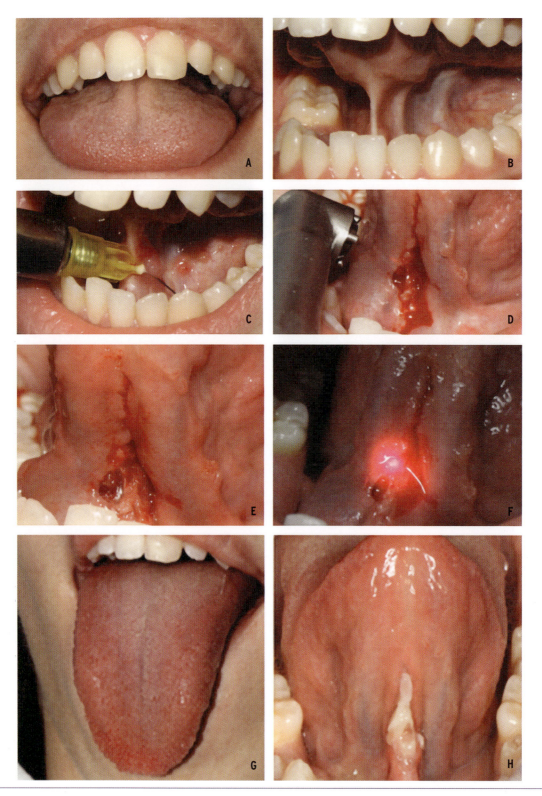

Figura 38 Frenectomia lingual com *laser* de Er:YAG. A: movimento máximo da língua antes da frenectomia mostrando sua limitação. B: freio lingual curto e hiperplasiado. C: anestesia. D: irradiação com *laser* de érbio a distância de 8 mm. E: ferida cirúrgica imediata mostrando menor hemostasia promovida pelo *laser* de érbio. F: fotobiomodulação com *laser* de baixa potência. G: liberação e movimentação lingual. H: pós-operatório 7 dias.

Fonte: caso clínico realizado e gentilmente cedido pelas Dras. Mariana Trevizan e Carolina Paes Torres Mantovani e pelas Profas. Dras. Silmara Aparecida Milori Corona e Maria Cristina Borsatto.

35. Aplicações dos *lasers* na odontopediatria   479

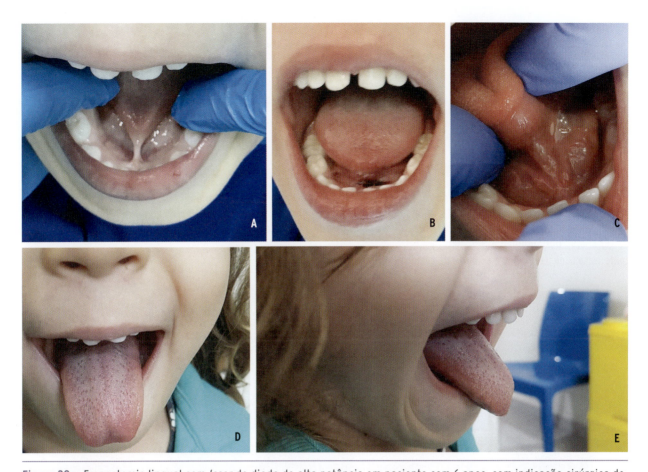

Figura 39   Frenectomia lingual com *laser* de diodo de alta potência em paciente com 6 anos, com indicação cirúrgica devido à dificuldade de fonação. A: diagnóstico de anquiloglossia. B: pós-operatório imediato. C: reparação e pós-operatório após 10 dias. D: movimentação lingual vista frontal. E: vista lateral mostrando a liberação do movimento lingual.
Fonte: caso clínico realizado e gentilmente cedido pela Profa. Martania de Vasconcelos, pelo Prof. Fernando Salgado e pela Profa. Dra. Juliana Abdelnur.

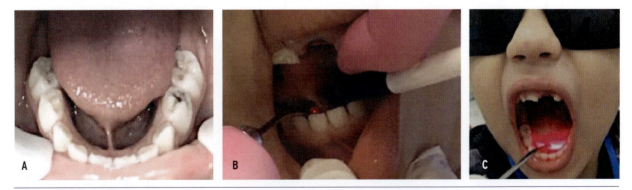

Figura 40   Frenectomia lingual com *laser* de diodo de alta potência em paciente com 5 anos, com indicação cirúrgica devido à grande alteração fonética. A: diagnóstico de anquiloglossia. B: incisão do frênulo com *laser* de diodo. C: fotobiomodulação com *laser* de baixa potência vermelho no pós-operatório imediato.
Fonte: caso clínico realizado e gentilmente cedido pelos Profs. Bruna M. Ruas, Ricardo S. Navarro, Andrea V. B. Pintor, Marcelle Azevedo e Patricia Tannure.

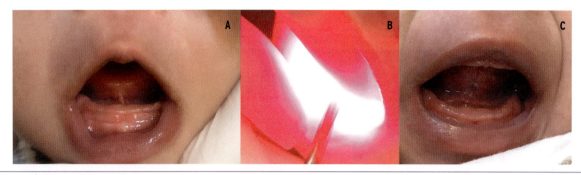

Figura 41 Frenotomia lingual com *laser* de diodo de alta potência em lactente, diagnóstico de anquiloglossia pelo Protocolo de Bristol e avaliação da mamada. A: diagnóstico de anquiloglossia. B: fotobiomodulação com *laser* de diodo infravermelho de baixa potência 2 J pontual. C: aspecto do pós-operatório em 48 horas com formação da placa pseudomembranosa na reparação por segunda intenção.
Fonte: caso clínico realizado e gentilmente cedido pela Profa. Adriana Mazzoni.

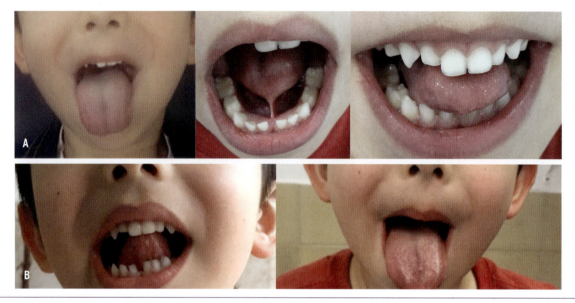

Figura 42 Frenectomia lingual com *laser* de diodo de alta potência. A: anquiloglossia, com encurtamento do freio lingual e limitação dos movimentos da língua. B: pós-operatório observando a liberação do freio lingual, maior amplitude de movimento da língua dentro e fora da boca.
Fonte: caso clínico realizado e gentilmente cedido pela Profa. Dra. Marcela Marchezan e Dra. Tatiana Tambara Fröhlich.

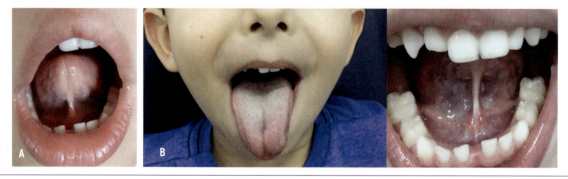

Figura 43 Frenectomia lingual com *laser* de diodo de alta potência. A: pós-operatório depois de uma semana; observam-se a reparação e o movimentação da língua. B: pós-operatório após um mês; observam-se a completa reparação do freio lingual e a adequada movimentação da língua.
Fonte: caso clínico realizado e gentilmente cedido pela Profa. Dra. Marcela Marchezan e Dra. Tatiana Tambara Fröhlich.

35. Aplicações dos *lasers* na odontopediatria

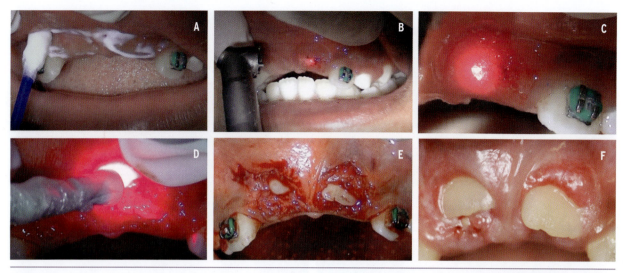

Figura 44 Ulectomia com *laser* de érbio em caso de retenção prolongada. A: anestesia tópica com EMLA 5%. B e C: irradiação com *laser* de érbio modo de emissão pulsado, focado a distância de 8 mm. D: fotobiomodulação com *laser* de baixa potência vermelho no pós-operatório imediato. E: ferida cirúrgica imediata. F: pós-operatório de 14 dias.
Fonte: caso clínico realizado e gentilmente cedido pelas Dras. Mariana Trevizan e Carolina Paes Torres Mantovani e pelas Profas. Dras. Silmara Aparecida Milori Corona e Maria Cristina Borsatto.

Periodontia: os *lasers* de alta potência podem ser utilizados nos casos de gengivoplastias e gengivectomias em pacientes em tratamento ortodôntico ou com hiperplasia gengival de etiologia medicamentosa ou inflamatória; na estética do sorriso gengival e gengivoplastia nos procedimentos restauradores diretos ou indiretos, visando à visualização da margem dos preparos cavitários e do adequado procedimento reabilitador; em ulectomias nos casos de retenção prolongada de dentes permanentes ou em molares em processo de erupção; na *laser* curetagem, promovendo a vaporização de tecido de granulação e redução microbiana em sulco gengival, bolsa periodontal, pericoronarite nos processos infecciosos e inflamatórios e visando prevenir bacteremia em pacientes cardiopatas e imunossuprimidos. Os efeitos fototérmicos controlados pelos *lasers* de alta potência, como diodo infravermelho, Nd:YAG, Er:YAG ou Er,Cr:YSGG, irradiado no interior do sulco gengival ou bolsa periodontal, são importantes recursos coadjuvantes em associação com os procedimentos básicos periodontais e condutas de orientação de higiene.[143-145]

Estomatologia: os *lasers* de alta potência são indicados na vaporização, incisão, descontaminação de diferentes lesões da mucosa bucal: na descontaminação e vaporização de lesões contaminadas em tecidos moles, em candidíase, fístulas, abscessos, alveolite. Nas úlceras traumáticas contaminadas ou aftas, vaporiza o tecido de granulação e necrótico e age nas terminações nervosas, livres com ação analgésica imediata. Nas lesões de herpes simples e gengivoestomatite herpética primária, promove a vaporização e descontaminação, com a drenagem das vesículas, podendo ser complementada após 24 a 48 horas com a fotobiomodulação com *lasers* de baixa potência infravermelho ou vermelho.[1-6,155]

Remoção de bráquetes cerâmicos e materiais restauradores: o *laser* de érbio (Er:YAG e Er,Cr:YSGG), devido à alta absorção pela água, pode ser indicado na remoção pelo processo fototermomecânico (ablação) de materiais restauradores resinosos, ionoméricos e cerâmicos, com refrigeração com *spray* de ar-água. De acordo com a potência empregada, remove o material sem remover a estrutura dental, com aumento controlado de temperatura, criando microtrincas e microexplosões que removem o material de forma rápida e segura.[155]

Remoção seletiva do tecido cariado e preparos cavitários: o *laser* de érbio (Er:YAG e Er,Cr:YSGG) com comprimento de onda infravermelho médio (na faixa de 3.000 nm) apresenta alta absorção pela água, hidroxila da hidroxiapatita, portanto são *lasers* com efetiva ação térmica em tecidos moles, ocorrendo processos fototérmicos de vaporização; em tecidos mineralizados (dente e osso), ocorrem processos fototermomecânicos (ablação). De acordo com os parâmetros utilizados, promoverão diferentes efeitos nos tecidos irradiados. Os *lasers* de érbio podem ser utilizados nas lesões de cárie cavitadas ou quando da realização de preparos cavitários convencionais (com instrumentos cortantes rotatórios para restaurações indiretas), na remoção do tecido

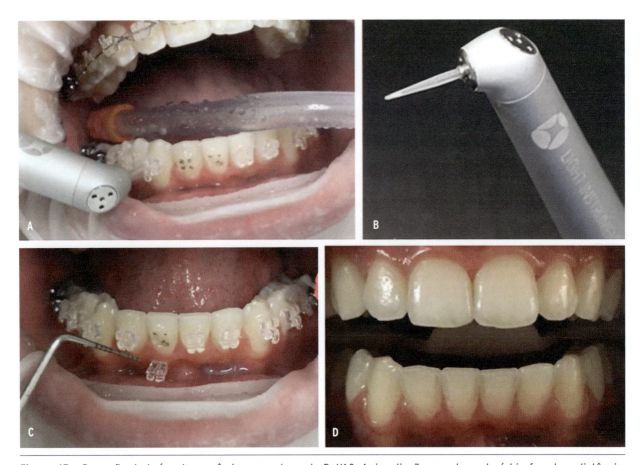

Figura 45 Remoção de bráquetes cerâmicos com *laser* de Er:YAG. A: irradiação com *laser* de érbio focado a distância, promovendo a ablação do cimento resinoso e bráquete. B: peça de mão do *laser* e tipo de safira apropriado. C: remoção do bráquete. D: superfície após remoção dos bráquetes e polimento.

Fonte: caso clínico realizado e gentilmente cedido pelos Profs. Ângela Toshie Araki Yamamoto, Mariana Carvalho da Silva, André Hayato Saguchi, Adriana Lira Ortega e Elcio Yamamoto.

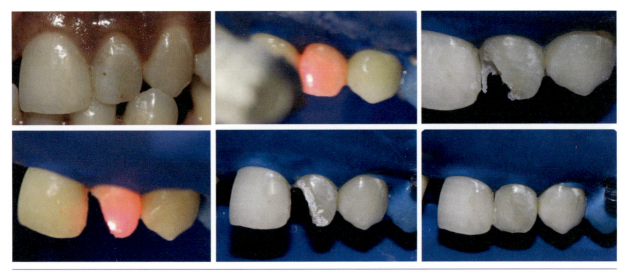

Figura 46 Remoção de restauração de resina composta com *laser* de Er:YAG.
Fonte: caso clínico realizado e gentilmente cedido pela Profa. Dra. Maria Cristina Borsatto.

cariado ou na execução propriamente dita de preparos ou adequações cavitárias minimamente invasivas para materiais restauradores adesivos. Um importante aspecto a ser considerado na utilização clínica dos *lasers* de érbio no substrato dental cariado é sua efetiva redução microbiana.[1-6,9,10,13,156-160]

De acordo com os parâmetros de potência e refrigeração controlados e devido à alta absorção desse comprimento de onda pela água, há uma interação seletiva, portanto, de acordo com a constituição no tecido cariado, há uma diferença na interação e remoção do tecido. Assim, os *lasers* de érbio são recursos que se enquadram nas filosofias de mínima intervenção do tecido dental. Deve-se dominar e conhecer os parâmetros e o modo de irradiação, bem como respeitar os critérios clínicos que norteiam a remoção seletiva do tecido cariado, com uso de curetas para avaliar principalmente a dureza (textura), e de forma secundária a umidade e coloração do tecido dental.[1-6,9,10,161-165]

Na prática clínica, a utilização dos *lasers* de érbio nos tecidos duros dentais pelo processo fototermomecânico (ablação) tem peculiaridades, a saber, a água que compõe o tecido dental absorve a radiação *laser*, gerando o seu aquecimento (processo fototérmico), passando do estado físico líquido para vapor, por estar em uma matriz mineralizada e rígida, há aumento da pressão promovendo ondas mecânicas ou acústicas, e a explosão do tecido em fragmentos assim caracterizando o processo fototermomecânico ou ablasão. Portanto é o tecido que explode, sendo um processo que ocorre de dentro para fora, e a partir desse fenômeno há uma manutenção da pressão hidrostática da polpa e do fluido dentinário, caracterizando a redução da sensibilidade dolorosa ou menor emprego de anestesia. O tecido dental modificado pela irradiação com *lasers* de érbio sob análise em microscopia eletrônica de varredura, as fotomicrografias mostram ausência de camada de esfregaço (*smear layer*) devido ao processo de ablação, com prismas de esmalte expostos e túbulos dentinários abertos, criando uma superfície irregular e típica. No processo de ablação, há a geração de um ruído característico semelhante ao "estouro de pipoca" (em inglês *popping*), decorrente das microexplosões do processo de ablação tecidual, bem diferente do ruído das turbinas. É um novo conceito de trabalho em tecidos mineralizados dentais, bastante diferente do uso de instrumentos rotatórios, e possibilita a remoção seletiva do tecido cariado e a realização de cavidades sem contato, com a luz do feixe *laser* focada interagindo com o substrato, sob refrigeração com *spray* de ar-água, consequentemente não gerando pressão. Tais características, aliadas às condutas de gerenciamento comportamental dos pacientes, viabilizam a utilização dos *lasers* de érbio na estrutura dental na clínica odontopediátrica, com maior cooperação e menor desconforto dos pacientes e, portanto, maior aceitabilidade para realização dos procedimentos em comparação à alta-rotação convencional.[1-6,9,10,166-168]

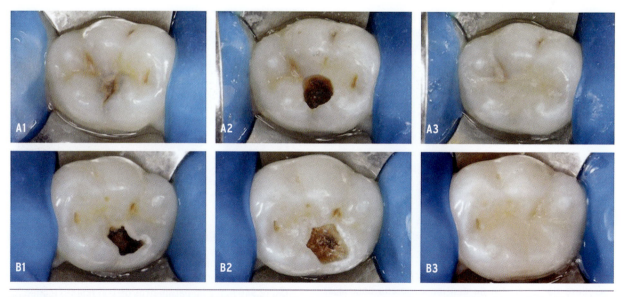

Figura 47 A1 e B1: lesões de cárie com ICDAS 4 e indicação de abertura e remoção seletiva do tecido cariado. A2: acesso e preparo cavitário com instrumento cortante rotatório e uso de curetas. B2: acesso e preparo cavitário com *laser* de Er:YAG e uso de curetas. A3 e B3: restauração com resina composta, técnica da réplica oclusal.
Fonte: caso clínico realizado e gentilmente cedido pelo Prof. Dr. Rodrigo Valerio e pela Profa. Dra. Maria Cristina Borsatto.

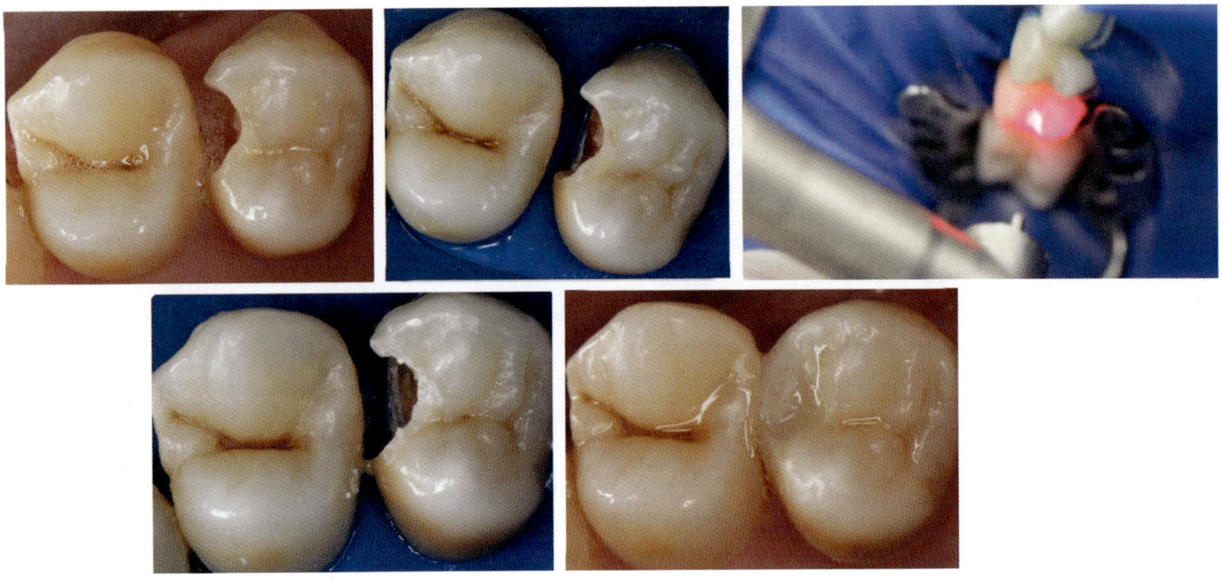

Figura 48 Remoção do tecido cariado e preparo cavitário com *laser* de Er:YAG para restauração em resina composta.
Fonte: caso clínico realizado e gentilmente cedido pela Profa. Dra. Maria Cristina Borsatto.

Associando a remoção seletiva do tecido cariado à redução microbiana promovida pelo *laser* de érbio, surgem novas perspectivas na utilização clínica desse *laser* na remoção da dentina altamente contaminada (infectada) e na manutenção da dentina contaminada e desmineralizada (afetada), preservando a estrutura dental em procedimentos restauradores como terapêutica à doença cárie.[1-3,11,169-173]

Efeitos fototérmicos na modificação da estrutura mineral dental (aumento da resistência ácida) – prevenção da doença cárie: os *lasers* de alta potência, de acordo com o seu comprimento de onda e parâmetros de irradiação, promovem diferentes interações e efeitos fototérmicos no esmalte e na dentina, podendo ser indicados em lesões de mancha branca, sulcos e fissuras, áreas de hipomineralização (HMI

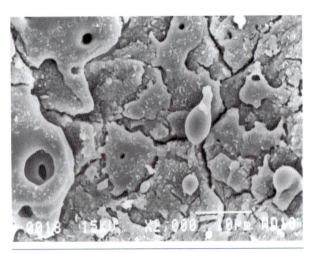

Figura 49 Fotomicrografia em microscopia eletrônica de varredura da superfície da dentina irradiada com *laser* de Nd:YAG (1.064 nm), mostrando o derretimento e vedamento dos túbulos dentinários pelo efeito fototérmico do *laser*.
Fonte: imagem gentilmente cedida pelo Prof. Dr. Ricardo S. Navarro.

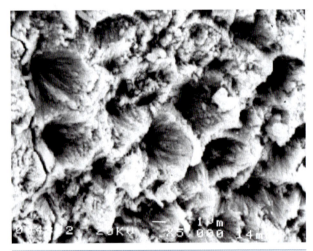

Figura 50 Fotomicrografia em microscopia eletrônica de varredura da superfície do esmalte irradiada com *laser* de Er:YAG (2.940 nm) com parâmetros de tratamento (condicionamento) ou remoção do tecido (preparo cavitário), mostrando a ausência de camada de esfregaço, abertura dos primas e superfície irregular.
Fonte: imagem gentilmente cedida pelo Prof. Dr. Ricardo S. Navarro.

35. Aplicações dos *lasers* na odontopediatria   485

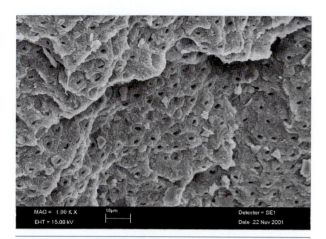

Figura 51 Fotomicrografia em microscopia eletrônica de varredura da superfície da dentina irradiada com *laser* de Er:YAG (2.940 nm) com parâmetros de tratamento (condicionamento) ou remoção do tecido (preparo cavitário), mostrando a ausência de camada de esfregaço, abertura dos túbulos dentinários e superfície irregular.
Fonte: imagem gentilmente cedida pelo Prof. Dr. Ricardo S. Navarro.

e HMD), defeitos do esmalte, áreas de defeitos anatômicos e maior acúmulo de biofilme e incidência de lesões de cárie, visando à *prevenção de lesão de cárie* ou à remineralização e paralisação das lesões, em associação e sinergia com as condutas de prevenção e controle-terapêutico da doença cárie como utilização racional de fluoretos, controle do biofilme e atividade microbiana, consumo de sacarose e materiais restauradores (selantes resinosos ou de cimento de ionômero de vidro ou infiltrantes).[1-3,11,13,174-176]

Os efeitos fototérmicos levam ao aumento da temperatura, de forma controlada, localizada e em curta duração. Dependendo do comprimento de onda e dos parâmetros do *laser* de alta potência, podem promover alterações morfológicas (*melting* e ressolidificação, formação de poros e espaços com depósitos de íons minerais) (entre 300 e 500 °C) e/ou alterações químicas, como redução das concentrações de água e carbonato (porção mais solúvel da hidroxiapatita) (entre 100 e 400 °C), alteração da estrutura cristalina, com aumento das concentrações de cálcio e fósforo, alteração da solubilidade da fase mineral com a formação de compostos menos solúveis, redução da permeabilidade, levando ao aumento da resistência a

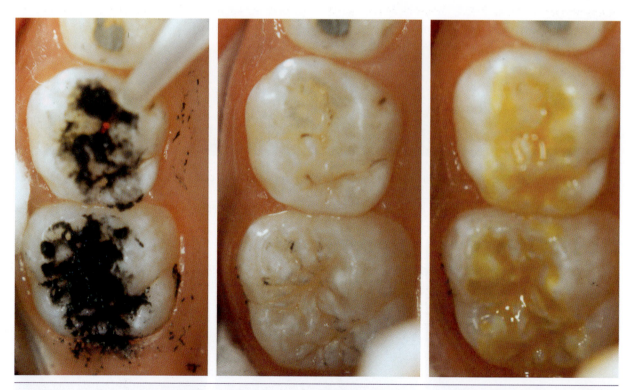

Figura 52 Irradiação das superfícies oclusais com *laser* de Nd:YAG (1.064 nm) associado ao fotoabsorvedor pasta de carvão mineral com parâmetros controlados, lavagem para remoção dos resíduos do carvão e posterior aplicação de verniz de flúor.
Fonte: caso clínico realizado e gentilmente cedido pelo Prof. Dr. Ricardo S. Navarro, pela Profa. Adriana Tashima e Profa. Dra. Patricia Moreira de Freitas.

desmineralização ácida durante os desafios de desmineralização. Em associação, os efeitos térmicos promovem limpeza e redução microbiana nos sulcos e defeitos, mudança na estrutura cristalina e energia de ligação/incorporação de fluoretos na superfície dental.[174,177-178]

Os *lasers* de Nd:YAG, diodo infravermelho e CO_2 com parâmetros específicos e seguros determinados por estudos *in vitro* promovem a fusão (*melting*) e ressolidificação com a vitrificação do esmalte e dentina, com vedamento parcial ou total da fissura e superfície irradiada. Os *lasers* de Nd:YAG e diodo infravermelho, devido à sua baixa absorção pelo esmalte, devem ser utilizados em associação com um fotoabsorvedor, como carvão mineral.[1-6,9,10,174,177,179-192]

Os *lasers* de Er:YAG e Er,Cr:YSGG apresentam comprimentos de onda com alta absorção pela água e radical hidroxila da hidroxiapatita, devendo ser utilizados parâmetros subablasivos (intensidade e refrigeração controladas), com efeitos fototérmicos e alterações químicas e/ou mor-

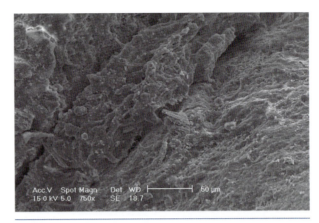

Figura 53 Fotomicrografia em microscopia eletrônica de varredura da superfície oclusão de molar *in vitro* irradiado com *laser* de Nd:YAG (1.064 nm) associado ao fotoabsorvedor pasta de carvão, podendo-se observar a fusão e o derretimento do esmalte pelo efeito fototérmico do *laser*.
Fonte: imagem gentilmente cedida pelo Prof. Dr. Ricardo S. Navarro e pela Profa. Dra. Patricia Moreira de Freitas.

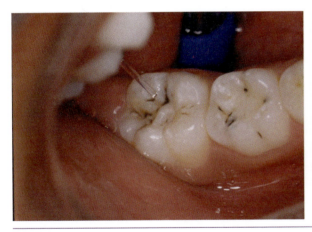
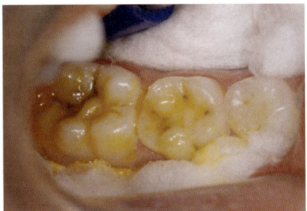

Figura 54 Irradiação das superfícies oclusais com *laser* de Er,Cr:YSGG (2.740 nm) com parâmetros controlados e aplicação de verniz fluoretado.
Fonte: caso clínico realizado e gentilmente cedido pelo Prof. Dr. Ricardo S. Navarro e pela Profa. Dra. Patricia Moreira de Freitas.

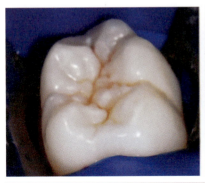
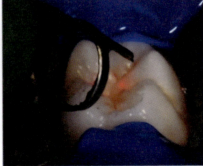
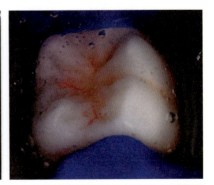

Figura 55 Irradiação das superfícies oclusais com *laser* de CO_2 (10.600 nm) (superpulsado, 0,5 W, 10 s, desfocado) e aplicação de flúor fosfato acidulado 1,23%.
Fonte: caso clínico realizado e gentilmente cedido pelas Profas. Dras. Cristina Bueno Brandão e Maria Cristina Borsatto.

fológicas sem ocorrência de ablação tecidual (remoção), levando a alterações intrínsecas da estrutura cristalina e ao aumento da resistência à desmineralização.[1-6,9,10,174,193-209]

Uma interessante aplicação clínica dos *lasers* de Er:YAG e Er,Cr:YSGG é o tratamento da superfície oclusal em molares com indicação clínica de selamento oclusal ou selamento de lesão de cárie (ICDAS 4), com parâmetros subablasivos em associação com materiais fluoretados ou selantes.[174,186,195]

Tratamento da hipersensibilidade dentinária: há diferentes protocolos de atuação dos *lasers* de alta potência ou mesmo *lasers* de baixa potência associados com agentes dessensibilizantes como sistemas adesivos, verniz contendo fluoretos (fluoreto de sódio, fluoreto de potássio), íons metálicos (potássio, estanho, titânio) e dentifrícios com ação dessensibilizante (proteínas, íons cálcio). Há indicação clínica em lesões cervicais não cariosas (LCNC) com exposição dos túbulos dentinários como em processos de erosão, abrasão e abfração, hipoplasia molar incisivo (HMI), utilizando *lasers* diodo de alta potência e Nd:YAG, Er:YAG ou Er,Cr:YSGG, com parâmetros controlados, efetivos e seguros, promovendo efeitos fototérmicos com a coagulação das proteínas do fluido dentinário, fusão e ressolidificação do substrato dentinário, com a obliteração dos túbulos, reduzindo a permeabilidade e a sensibilidade.[210-213]

Tratamento endodôntico: os *lasers* de alta potência atuam por meio de efeitos fototérmicos na vaporização do tecido pulpar (pulpotomia e biopulpectomia) e tecido necrótico (necropulpectomia), promovendo a coagulação, remoção de matéria orgânica e redução microbiana intracanal e de tecidos periapicais.[214-218]

NORMAS DE SEGURANÇA PARA UTILIZAÇÃO CLÍNICA DOS *LASERS*

Para o emprego clínico dos *lasers* na odontologia, deve-se conhecer as normas de utilização clínica segura e efetiva, e para isso deve haver treinamento e educação continuada no campo da fotônica. Os *lasers* são classificados de acordo com o dano (olhos e pele) após exposição direta ou indireta. O profissional deve conhecer os protocolos clínicos estabelecidos para os *lasers* de baixa e alta potência com diferentes comprimentos de onda e o funcionamento e manuseio do equipamento. A abertura de um equipamento deve ser realizada somente por técnicos especializados, equipamento com chave de segurança para acionamento, pedal com proteção, botão de parada nos casos de emergência (botão *stop*). O consultório deve ter acesso controlado, sinal de advertência específico na entrada; não permitir o uso do equipamento por pessoas não autorizadas. Durante a utilização do *laser*, todos os que estão no local de atendimento (paciente, auxiliar, profissional, pais ou responsáveis) devem utilizar óculos de proteção específicos para cada comprimento de onda *laser*. Deve-se evitar ou minimizar as superfícies refletoras, usando instrumental de plástico, metal despolido ou proteção das superfícies. Todos os produtos inflamáveis devem ser removidos devido ao risco de explosão acidental nos *lasers* de alta potência. É obrigatório o uso de bomba a vácuo ou sugador de alta potência para aspiração dos vapores contaminados, descontaminação e refrigeração.[219-221]

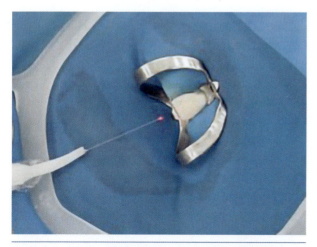

Figura 56   Fibra óptica do *laser* de Nd:YAG realiando irradiação intracanal.
Fonte: imagem gentilmente cedida pela Profa. Dra. Angela Toshie Araki Yamamoto e pelo Prof. Elcio Yamamoto.

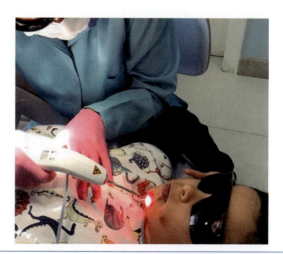

Figura 57   Uso obrigatório, para operador, paciente, acompanhantes e responsáveis, de óculos de proteção específico para o comprimento de onda do *laser* ou LED durante sua utilização clínica.
Fonte: caso clínico realizado e gentilmente cedido pelas Profas. Ilana Guimarães Marques e Lucia Coutinho.

REFERÊNCIAS BIBLIOGRÁFICAS

1. Navarro RS, Gontijo I, Haypek P, Eduardo CP. Lasers em Odontopediatria. 877-908p. In: Correa MSPN. Odontopediatria na primeira infância. São Paulo: Santos; 2009.
2. Freitas PM, Mendes FM, Braga MM, Ferreira LS, Navarro RS. Aplicações clínicas dos lasers em odontopediatria. Cap. 11, p.147-170. In: Eduardo CP. Lasers em odontologia. Fundamentos de odontologia. Coord. Crivello Jr O. Rio de Janeiro: Guanabara Koogan; 2010.
3. Eduardo CP, Navarro RS, Gontijo I, Haypek P, Correa MSNP. Utilização clínica do laser em odontopediatria. In: Gutknecht N, Eduardo CP. A odontologia e o laser. Quintessence Editora; 2004. pp.241-62.
4. Sant'Anna GR, Alves M, Brugnera Jr A. Os primeiros mil dias da criança e o laser. In: Brugnera Jr A, Zani F, Namour S, Shibli JA. Laser em odontologia: de clínico para clínico. São Paulo: VM Cultural; 2019. p.60-67.
5. Parkins F. Lasers in pediatric and adolescent dentistry. Dent. Clin. North Am. 2000;44(4):821-30.
6. Olivi G, Genovese MD, Caprioglio C. Evidence – based dentistry on laser paediatric dentistry [review and Outlook]. Eur J Paediatr Dent. 2009;10(1):29-40.
7. Baptista A, Nunez SC. Terapia laser de baixa potência na odontopediatria. In: Garcez A, Ribeiro MS, Nunez SC. Laser de baixa potência: princípios básicos e aplicações clínicas na odontologia. 1.ed. Rio de Janeiro: Elsevier; 2012. p.175-88.
8. Lawrence K. Photobiomodulating lasers and children's dental care. J Laser Dent. 2009;17(3):125-30.
9. Kotlow L. Lasers and soft tissue treatments for the pediatric dental patient. Alpha Omegan. 2008;101(3):140-51.
10. Gutknecht N, Franzen R, VanweerschL, Lampert F. Lasers in Pediatric Dentistry [review]. The Journal of Oral Laser Applications. 2005;5(4):207-18.
11. Groisman S, Brugnera Jr A, Sibli JA, Brugnera Jr AP, Bissoli CZ, Cassoni A, et al. Laser na promoção de saúde e odontopediatria. In: Brugnera Jr A, Zanin F, Namour S, Shibli JA. Laser em odontologia: de clínico para clínico. São Paulo: VM Cultural; 2019. p.324-39.
12. Vitale M. Cirurgia em odontopediatria – uma nova abordagem com laserterapia. In: Brugnera Jr A, Zani F, Namour S, Shibli JA. Laser em odontologia: de clínico para clínico. São Paulo: VM Cultural; 2019. p.280-7.
13. Bussadori SK, Gonçalves MLL, Motta ACC, Motta LJ, Horliana ACRT. Laser em hipomineralização molar incisivo (HMI) e hipomineralização no dente decíduo (DMH) In: Brugnera Jr A, Zani F, Namour S, Shibli JA. Laser em odontologia: de clínico para clínico. São Paulo: VM Cultural; 2019. p.158-65.
14. Correa MSNP, Maia MES, Sangland-Peixoto LF. Abordagem do comportamento para o atendimento odontopediátrico. In: Correa MSNP. Odontopediatria na primeira infância. São Paulo: Santos; 2009. p.203-18.
15. Nguyen DH, Martin JT. Common dental infections in the primary care setting [review]. Am Fam Physician. 2008;77(6):797-802.
16. Knappe V, Frank F, Rohde E. Principles of lasers and biophotonic effects. Photomed Laser Surg. 2004; 22(5):411-7.
17. Convissar RA. Principles and Practice of Laser Dentistry. Missouri: Ed. Mosby Elsevier; 2011. p.328.
18. Freitas PM, Simões A. Lasers in dentistry: guide for clinical practice. Singapore: Willey Blackwell; 2015.
19. Fernandes KPS, Ferrari AGM, França CM. Biofotônica: conceitos e aplicações. São Paulo: Universidade Nove de Julho; 2017. 249p.
20. Lizarelli RFZ. Protocolos clínicos odontológicos: uso do laser de baixa intensidade. São Carlos: Ed. Bons Negócios; 2003. p.64.
21. Convissar RA. Principles and Practice of Laser Dentistry. Missouri: Ed. Mosby Elsevier; 2011. p.328.
22. Coluzzi DJ. An overview of laser wavelengths used in dentistry. In: Lasers and light amplification in dentistry. Convissar RA. Dent Clin North Am. 2000;44(4):753-65.
23. Wigdor H, Walsh JT, Featherstone JDB, Visuri SR, Fried D, Waldvogel JL. Lasers in Dentistry. Lasers Surg Med (New York). 1995;16(2):103-33.
24. Zezell DM, da Ana PA, Benetti C, Pereira DL. Lasers e LEDs: mecanismos de interações com os tecidos biológicos. Cap. 2. In: Garcia VG, Theodoro LH. Lasers na Odontologia: uma visão clínica baseada em evidências científicas. São Paulo: Ed. Santos; 2020.
25. Garcez A, Ribeiro MS, Nunez SC. Laser de baixa potência: princípios básicos e aplicações clínicas na odontologia. 1.ed. Rio de Janeiro: Elsevier; 2012.
26. Genovese WJ. Laser de baixa intensidade: aplicações terapêuticas em odontologia. São Paulo: Lovise; 2000. p.174.
27. Hamblin MR. Princípios da fotobiomodulação e seus mecanismos envolvidos. Cap 4. In: Garcia VG, Theodoro LH. Lasers na Odontologia: uma visão clínica baseada em evidências científicas. São Paulo: Ed. Santos; 2020.
28. Tuner J, Hode L. The laser therapy handbook. Grängesberg: Prima Books; 2004. p.231.
29. Karu TI. Cellular mechanisms of photobiomodulation. In: Freitas PM, Simões A. Lasers in dentistry: guide for clinical practice. Singapore: Willey Blackwell; 2015. p.23-6.
30. Silva DFT, Almeida-Lopes L, Ribeiro MS. Conceitos físicos básicos aplicados à terapia laser de baixa potência. In: Garcez A, Ribeiro MS, Nunez SC. Laser de baixa potência: princípios básicos e aplicações clínicas na odontologia. 1.ed. Rio de Janeiro: Elsevier; 2012. p.1-14.
31. Chavantes MC, Ribeiro MS, Pinto NC. Low power lasers: introduction. In: Freitas PM, Simões A. Lasers in dentistry: guide for clinical practice. Singapore: Willey Blackwell; 2015. p.19-23.
32. Marques MM, Pereira AN, Fujihara NA, Nogueira FN, Eduardo CP. Effect of low-power laser irradiation on protein synthesis and ultrastructure of human gingival fibroblasts. Lasers Surg Med. 2004;34(3):260-5.
33. Nunez SC. Terapia laser de baixa potência na analgesia. In: Garcez A, Ribeiro MS, Nunez SC. Laser de baixa potência: princípios básicos e aplicações clínicas na odontologia. 1.ed. Rio de Janeiro: Elsevier; 2012. p.53-60.
34. Meneguzzo DT, Ribeiro MS, Nunez SC. Terapia laser de baixa potência na inflamação. In: Garcez A, Ribeiro MS, Nunez SC. Laser de baixa potência: princípios básicos e

aplicações clínicas na odontologia. 1.ed. Rio de Janeiro: Elsevier; 2012. p.61-67.
35. Pinheiro AL, Cavalcanti ET, Pinheiro TI, Alves MJ, Miranda ER, De Quevedo AS, et al. Low-level laser therapy is an important tool to treat disorders of the maxillofacial region. J Clin Laser Med Surg. 1998 Aug;16(4):223-6.
36. Sierra SO, Deana AM, Bussadori SK, Mota AC, Motta LJ, Ferrari RA, et al. Effect of low-intensity laser treatment on pain after extraction of impacted mandibular third molars: a randomised, controlled, clinical trial. Br J Oral Maxillofac Surg. 2015 Dec;53(10):996-1000.
37. Aras MH, Güngörmüs M. Placebo-controlled randomized clinical trial of the effect two different low-level laser therapies (LLLT) – intraoral and extraoral – on trismus and facial swelling following surgical extraction of the lower third molar. Lasers Med Sci. 2010 Sep;25(5):641-5.
38. Neiburger EJ. Accelerated healing of gingival incisions by the helium-neon diode laser: a preliminary study. Gen Dent. 1997 Mar-Apr; 45(2):166-70.
39. Meneguzzo DT, Almeida-Lopes L, Ribeiro MS. Terapia laser de baixa potência na reparação tecidual. In: Garcez A, Ribeiro MS, Nunez SC. Laser de baixa potência: princípios básicos e aplicações clínicas na odontologia. 1.ed. Rio de Janeiro: Elsevier; 2012. p.68-78.
40. Machado MAAM, Sakai VT, Silva TC, Tessarolli V, Carvalho FP, Moretti ABS, et al. Therapeutic lasers in surgical procedures of pediatric dentistry: Case reports. J Oral Laser Applications. 2010;10:175-80.
41. Paschoal MA, Santos-Pinto L. Therapeutic effects of low-level laser therapy after premolar extraction in adolescents: a randomized double-blind clinical trial. Photomed Laser Surg. 2012 Sep;30(9):559-64.
42. Elbay ÜŞ, Tak Ö, Elbay M, Uğurluel C, Kaya C. Efficacy of Low-Level Laser Therapy in the Management of Postoperative Pain in Children After Primary Teeth Extraction: A Randomized Clinical Trial. Photomed Laser Surg. 2016 Apr;34(4):171-7.
43. Blay A. Efeitos da radiação laser de baixa potência no mecanismo de osseointegração de implantes: estudo "in vivo". São Paulo; 2001. Dissertação (Mestrado Profissionalizante Lasers em Odontologia) – IPEN-FOUSP.
44. Eduardo CP, Cecchini SCM, Cecchini RCM. Benefits of low power lasers on oral soft tissue. In: Biomedical optics – Lasers in Dentistry II, San Jose, Anais... SPIE; 1996.
45. Paula Eduardo C, Freitas PM, Esteves-Oliveira M, Aranha AC, Ramalho KM, Simões A, et al. Laser phototherapy in the treatment of periodontal disease. A review. Lasers Med Sci. 2010 Nov;25(6):781-92.
46. Ferreira LS, Meneguzzo DT. Recurrent aphtous ulcers. In: Freitas PM, Simões A. Lasers in dentistry: guide for clinical practice. Singapore: Willey Blackwell; 2015. p.285-9.
47. Souza TO, Martins MA, Bussadori SK, Fernandes KP, Tanji EY, Mesquita-Ferrari RA, et al. Clinical evaluation of low-level laser treatment for recurring aphthous stomatitis. Photomed Laser Surg. 2010 Oct;28 Suppl 2:S85-8.
48. Eduardo CP, Cecchini RCM, Cecchini SCM. Uma nova alternativa para o tratamento da úlcera aftosa e herpes labial – caso clínico. Amb. Odont. 1995 jan./fev.;1(4):12-24.
49. Alves FBTA, Czlusniak GD, Dal'Maso AMS, Shimizu KH, Verri MA. Lesões estomatológicas em crianças HIV positivas e suas implicações clínicas. Arquivos em Odontol. 2009;45(4):191-8.
50. Navarro R, Marquezan M, Cerqueira DF, Silveira BL, Corrêa MS. Low-level-laser therapy as an alternative treatment for primary herpes simplex infection: a case report. J Clin Pediatr Dent. 2007;31(4):225-8.
51. Bello-Silva MS, Freitas PM, Aranha AC, Lage-Marques JL, Simões A, Paula EC. Low-and high-intensity lasers in the treatment of herpes simplex virus 1 infection. Photomed Laser Surg. 2010;28(1):135-9.
52. Carvalho RR, Paula EF, Ramalho KM, Antunes JL, Bezinelli LM, Magalhães MH, et al. Effect of laser phototherapy on recurring herpes labialis prevention: an in vivo study. Lasers Med Sci. 2010;25(3):397-402.
53. Paula Eduardo C, Aranha AC, Simões A, Bello-Silva MS, Ramalho KM, Esteves-Oliveira M, et al. Laser treatment of recurrent herpes labialis: a literature review. Lasers Med Sci. 2014 Jul;29(4):1517-29.
54. Ferreira DC, Reis HL, Cavalcante FS, Santos KR, Passos MR. Recurrent herpes simplex infections: laser therapy as a potential tool for longterm successful treatment. Rev Soc Bras Med Trop. 2011;44(3):397-9.
55. Furtado GS, Lago NA. Associação e terapia fotodinâmica e a terapia de fotobiomodulação para tratamento das lesões de herpes simples. In: Brugnera Jr A, Zani F, Namour S, Shibli JA. Laser em odontologia: de clínico para clínico. São Paulo: VM Cultural; 2019. p.248-55.
56. Simunovic-Soskic M, Pezelj-Ribaric S, Brumini G, Glazar I, Grzic R, Miletic I. Salivary levels of TNF-alpha and IL-6 in patients with denture stomatitis before and after laser phototherapy. Photomed Laser Surg. 2010;28(2):189-93.
57. Mezzarane LA. Proposta de protocolo clínico para utilização do laser de baixa potência em estomatite protética associada à candidose atrófica (Dissertação de Mestrado Profissional). São Paulo: Instituto de Pesquisas energéticas e Nucleares – USP; 2007. 59p.
58. Elad S. The MASCC/ISOO mucositis guidelines 2019: the second set of articles and future directions. Support Care Cancer. 2020 May;28(5):2445-7.
59. Elad S, Cheng KKF, Lalla RV, Yarom N, Hong C, Logan RM, et al. MASCC/ISOO clinical practice guidelines for the management of mucositis secondary to cancer therapy. Mucositis Guidelines Leadership Group of the Multinational Association of Supportive Care in Cancer and International Society of Oral Oncology (MASCC/ISOO). Cancer. 2020 July 28.
60. Simões A, Eduardo FP, Migliorati CA, Schubert M. Low level laser therapy in the orevention and treatment of oral mucositis. In: Freitas PM, Simões A. Lasers in dentistry: guide for clinical practice. Singapore: Willey Blackwell; 2015. p.321-34.
61. Abramoff MM, Lopes NN, Lopes LA, Dib LL, Guilherme A, Caran EM, et al. Low-level laser therapy in the prevention and treatment of chemotherapy-induced oral mucositis in young patients. Photomed Laser Surg. 2008;26(4):393-400.
62. Eduardo FP, Bezinelli L, Luiz AC, Correa L, Vogel C, Eduardo CP. Severity of oral mucositis in patients undergoing hematopoietic cell transplantation and an oral laser

phototherapy protocol: a survey of 30 patients. Photomed Laser Surg. 2009;27(1):137-44.
63. Bessa CF, Santos PJ, Aguiar MC, Carmo MA. Prevalence of oral mucosal alterations in children from 0 to 12 years old. J Oral Pathol Med. 2004;33(1):17-22.
64. Majorana A, Bardellini E, Flocchini P, Amadori F, Conti G, Campus G. Oral mucosal lesions in children from 0 to 12 years old: ten years' experience. Oral Surg Oral Med Oral Pathol Oral Radiol Endod. 2010 July;110(1):e13-8.
65. Kuhn A, Porto FA, Miraglia P, Brunetto AL. Low-level infrared laser therapy in chemotherapy-induced oral mucositis: a randomized placebocontrolled trial in children. J Pediatr Hematol Oncol. 2009 Jan;31(1):33-7.
66. Moreira LA, Santos MTBR, Campos VF, Genovese WJ. Efficiency of laser therapy applied in labial traumatism of patients with spastic cerebral palsy. Braz Dent J. 2004;15 Spec:SI-29-SI-33.
67. Santos MTBR, Merli LAS, Guare RO, Ferreira MCD. The Association of Low and High Laser Treatments on Self--Inflicted Lip Injury: A Case Report. Photomedicine and Laser Surgery. 2010;28(4):565-8.
68. Görür I, Orhan K, Can-Karabulut DC, Orhan AI, Öztürk A. Low-level laser therapy effects in traumatized permanent teeth with extrusive luxation in an orthodontic patient. The Angle Orthodontist. 2010;80(5):968-74.
69. Caprioglio C, Olivi G, Genovese MD. Lasers in dental traumatology and low-level laser therapy (LLLT) [review]. Eur Arch Paediatr Dent. 2011;12(2):79-84.
70. Lievens PC. The effect of i.r. laser irradiation on the vasomotricity of the lymphatic system. Laser Med Sci. 1991;6:(189-91).
71. Lievens PC. The effect of a combined HeNe and i.r. laser treatment on the regeneration of the lymphatic system during the process of wound healing. Laser Med Sci. 1991;6:(193-9).
72. Almeida-Lopes L, Lopes A, Tuner J, Calderhead RG. Infrered diode laser therapy-induced lymphatic drainage for inflammation in the head and neck. Laser Therapy. 2005;14(2):67-74.
73. Almeida-Lopes L, Lopes A. Use of lowl laser therapy in lymphatic drainage for edema. In: Freitas PM, Simões A. Lasers in dentistry: guide for clinical practice. Singapore: Willey Blackwell; 2015. p.207-20.
74. Sperandio FF, Huang YY, Parizotto N, Hamblin M. Nerve repair by light. In: Freitas PM, Simões A. Lasers in dentistry: guide for clinical practice. Singapore: Willey Blackwell; 2015. p.293-301.
75. Oliveira RF, Salgado DMRA, Trevelin LT, Lopes RM, Cunha SRB, Aranha ACC, et al. Benefits of laser phototherapy on nerve repair. Lasers Med Sci 2015 May;30(4):1395-406.
76. Oliveira RF, Andrade Salgado DM, Trevelin LT, Lopes RM, Cunha SR, Aranha AC, et al. Benefits of laser phototherapy on nerve repair. Lasers Med Sci. 2015 May;30(4):1395-406.
77. Gigo-Benato D, Geuna S, Rochkind S. Phototherapy for enhancing peripheral nerve repair: a review of the literature. Muscle Nerve. 2005;31:694-701.
78. Gigo-Benato D, Russo TL, Tanaka EK, Assis L, Salvini TF, Parizotto NA. Effects of 660 e 780nm low-level laser therapy on neuromuscular recovery after crush injury in rat sciatic nerve. Lasers Surg Med. 2010; 42:833-42.
79. Yoshimoto M, Magalhães ACJ, Salles BM, Júnior AS, Zaffalon TG, Suzuki CL, et al. Protocolo de regressão de parestesia após cirurgia de lateralização de nervo alveolar inferior. Rev Assoc Paul Cir Dent. 2011;65(1):22-6.
80. Mindamba ED, Haanaes HR. Effect of low level laser therapy (LLLT) on inferior alveolar, mental and lingual nerves after traumatic injury in 15 patients. A pilot study. Laser Ther. 1993;5:89-94.
81. Ladalardo PGCCT, Júnior BA, Pinheiro BLA, Takamoto M, Campos CAR. Low level laser therapy in treatment of neurosensory deficit following surgical procedures. Lasers Dent. 2001;7:4249.
82. Bradley PF. Pain relief in laser therapy. In: International Congress on Laser in Dentistry, 5. Jerusalem. Proceedings... ISLD; 1996. p.1-6.
83. Zlatko S. Low level laser therapy with trigger points technique: A clinical study on 243 patients, J Clinical Laser Medicine Surgery. 1996;14(4):163-7.
84. Pansini MMello FAS, Mello AMD. Traditional chinese medicine and laser therapy. In: Freitas PM, Simões A. Lasers in dentistry: guide for clinical practice. Singapore: Willey Blackwell; 2015. p.238-42.
85. Oliveira RF, Goldman RS, Mendes FM, Freitas PM. Influence of Electroacupuncture and Laser-Acupuncture on Treating Paresthesia in Patients Submitted to Combined Orthognathic Surgery and Genioplasty. Med Acupunct. 2017 Oct 1;29(5):290-9.
86. Oliveira RF, Silva CV, Cersosimo MC, Borsatto MC, Freitas PM. Laser therapy on points of acupuncture: Are there benefits in dentistry? J Photochem Photobiol B. 2015 Oct;151:76-82.
87. Sampaio-Filho H, Bussadori SK, Gonçalves MLL, Silva DFT, Borsatto MC, Tortamano IP, et al. Low-level laser treatment applied at auriculotherapy points to reduce postoperative pain in third molar surgery: A randomized, controlled, single-blinded study. PLoS One. 2018 Jun 9;13(6):e0197989.
88. Dantas CMG, Vivan CL. Temporomandibular disorders. In: Freitas PM, Simões A. Lasers in dentistry: guide for clinical practice. Singapore: Willey Blackwell; 2015. p.223-8.
89. Carvalho FR, Barros RQ, Gonçalves AS, Freitas PM. Photobiomodulation therapy on the palliative care of temporomandibular disorder and orofacial/cervical skull pain: study protocol for a randomized controlled clinical trial. Trials. 2019 Apr 6;20(1):200.
90. Godoy CH, Silva PF, Araujo DS, Motta LJ, Biasotto-Gonzalez DA, Politti F, et al. Evaluation of effect of low-level laser therapy on adolescents with temporomandibular disorder: study protocol for a randomized controlled trial. Trials. 2013 July 22;14:229.
91. Herpich CM, Leal-Junior EC, Amaral AP, Tosato JP, Glória IP, Garcia MB, et al. Effects of phototherapy on muscle activity and pain in individuals with temporomandibular disorder: a study protocol for a randomized controlled trial.Trials. 2014 Dec 16;15:491.
92. Aras MH, Güngörmüs M. Placebo-controlled randomized clinical trial of the effect two different low-level laser

therapies (LLLT) – intraoral and extraoral – on trismus and facial swelling following surgical extraction of the lower third molar. Lasers Med Sci. 2010 Sep;25(5):641-5.
93. Bernal Rodriguez CG, Eduardo CP, Aranha ACC, Freitas PM. Photobiomodulation with Low-Level Laser in the Treatment of Trismus After Radiotherapy: A Case Report. Photobiomodul Photomed Laser Surg. 2019 Apr;37(4):240-3.
94. Núñez SC, Garcez AS, Suzuki SS, Ribeiro MS. Management of mouth opening in patients with temporomandibular disorders through low-level laser therapy and transcutaneous electrical neural stimulation. Photomed Laser Surg. 2006 Feb;24(1):45-9.
95. Tanboga I, Eren F, Altinok B, Peker S, Ertugral F. The effect of low-level laser therapy on pain during dental tooth-cavity preparation in children. Eur Arch Paediatr Dent. 2011;12(2):93-5.
96. Godoy BM, Arana-Chavez VE, Núñez SC, Ribeiro MS. Effects of low-power red laser on dentine-pulp interface after cavity preparation. An ultrastructural study. Arch Oral Biol. 2007;52(9):899-903.
97. Lopes AO, Eduardo CP, Aranha AC. Clinical evaluation of low-power laser and a desensitizing agent on dentin hypersensitivity. Lasers Med Sci. 2015 Feb;30(2):823-9.
98. Machado AC, Viana ÍEL, Farias-Neto AM, Braga MM, Paula Eduardo C, Freitas PM, et al. Is photobiomodulation (PBM) effective for the treatment of dentin hypersensitivity? A systematic review. Lasers Med Sci. 2018 May;33(4):745-53. Epub 2017 Dec 5.
99. Godoy BM, Arana-Chavez VE, Núñez SC, Ribeiro MS. Effects of low-power red laser on dentine-pulp interface after cavity preparation. An ultrastructural study. Arch Oral Biol. 2007;52(9):899-903.
100. Muniz RSC, Carvalho CN, Aranha ACC, Dias FMCS, Ferreira MC. Efficacy of low-level laser therapy associated with fluoride therapy for the desensitisation of molar-incisor hypomineralisation: Randomised clinical trial. Int J Paediatr Dent. 2020 May;30(3):323-33.
101. Ribeiro RA, Rodrigues CRMD, Ando T, Issáo M, Gioso MA. Pulpal tissue response of pulpotomized primary teeth irradiated or not by a low power gallium aluminium arsenide semiconductor laser: a preliminay study in dogs. Pediatric Dental Journal. 2000;10(1):23-8.
102. Toomarian L, Fekrazad R, Tadayon N, Ramezani J, Tunér J. Stimulatoryy effect of low-level laser therapy on root development of rat molars: a preliminary study. Lasers Med Sci. 2011.
103. Dimitrov SL, Dogandzhiyska V, Ishkitiev N. Effect of laser irradiation with different wavelength on the proliferation activity of human pulp fibroblast cells, depending on irradiation parameters and hard tissue thickness. J IMAB – Annual Proceeding (Scientific Papers). 2009;2:28.
104. Kurumada F. The effect of laser irradiation on the activation of inflamatory cells and the vital pulpotomy. A study of the application of Ga-As semiconductor laser to endodontics. J Clin Pediat Dent. 1995;19:232.
105. Yanaguizawa MS, Suzuki SS, Martinez EF, Suzuki H, Pelegrin MC, Garcez AS. Effects of Low-Level Laser Therapy in Orthodontic Patients on Immediate Inflammatory Response After Mini-Implants Insertion: A Preliminary Report. Photomed Laser Surg. 2017 Jan;35(1):57-63.
106. Suzuki SS, Garcez AS, Reese PO, Suzuki H, Ribeiro MS, Moon W. Effects of corticopuncture (CP) and low-level laser therapy (LLLT) on the rate of tooth movement and root resorption in rats using micro-CT evaluation. Lasers Med Sci. 2018 May;33(4):811-21.
107. Garcez AS, Suzuki SS, Martinez EF, Iemini MG, Suzuki H. Effects of low-intensity laser therapy over mini-implants success rate in pigs. Lasers Med Sci. 2015 Feb;30(2):727-32.
108. Melo Conti C, Suzuki H, Garcez AS, Suzuki SS. Effects of Photobiomodulation on Root Resorption Induced by Orthodontic Tooth Movement and RANKL/OPG Expression in Rats. Photochem Photobiol. 2019 Sep;95(5):1249-57.
109. Fernandes MRU, Suzuki SS, Suzuki H, Martinez EF, Garcez ASJ. Photobiomodulation increases intrusion tooth movement and modulates IL-6, IL-8 and IL-1β expression during orthodontically bone remodeling. Biophotonics. 2019 Oct;12(10):e201800311.
110. Suzuki SS, Garcez AS, Suzuki H, Ervolino E, Moon W, Ribeiro MS. J Low-level laser therapy stimulates bone metabolism and inhibits root resorption during tooth movement in a rodent model. Biophotonics. 2016 Dec; 9(11-12):1222-35.
111. Sousa MVS. Low level lasers in orthodontics In: Freitas PM, Simões A. Lasers in dentistry: guide for clinical practice. Singapore: Willey Blackwell; 2015. p.229-37.
112. Nunez SC, Ribeiro MS, Garcez A. PDT – Terapia fotodinâmica antimicrobiana na odontologia. 2.ed. Rio de Janeiro: Elsevier; 2019. 312p.
113. Furtado GS, Paschoal MAB, Grenho LCS, Lago ADN. Does pre-irradiation time influence the efficacy of antimicrobial photodynamic therapy? Photodiagnosis Photodyn Ther. 2020 Jun 23:101884.
114. Eduardo CP, Bello-Silva MS, Ramalho KM, Lee EMR, Aranha ACC. A terapia fotodinâmica como benefício complementar na clínica odontológica. Rev Assoc Paul Cir Dent. 2015;69(3):226-35.
115. Maya R, Ladeira LLC, Maya JEP, Mail LMG, Bussadori SK, Paschoal MAB. The Combination of Antimicrobial Photodynamic Therapy and Photobiomodulation Therapy for the Treatment of Palatal Ulcers: A Case Report. J Lasers Med Sci. 2020 Spring;11(2):228-33.
116. La Selva A, Negreiros RM, Bezerra DT, Rosa EP, Pavesi VCS, Navarro RS, et al. Treatment of herpes labialis by photodynamic therapy: Study protocol clinical trial (SPIRIT compliant). Medicine (Baltimore). 2020 Mar;99(12):e19500.
117. Garcez A, Sant'Anna GR, Fregnani E. Terapia fotodinâmica antimicrobiana: aplicação clínica em dentística, endodontia e odontopediatria. In: Nunez SC, Ribeiro MS, Garcez A. PDT – Terapia fotodinâmica antimicrobiana na odontologia. 2.ed. Rio de Janeiro: Elsevier; 2019. p.215-32.
118. Sant'anna, GR. Estudo "in vivo" do efeito da terapia fotodinâmica sobre dentina de dentes decíduos: análise microbiológica e MEV (Dissertação Mestrado). São Paulo: Faculdade de Odontologia da Universidade de São Paulo; 2001.

119. Sant'Anna GR, Duarte DA. Antimicrobial photodynamic therapy for carious tissue. In: Freitas PM, Simões A. Lasers in dentistry: guide for clinical practice. Singapore: Willey Blackwell; 2015. p.80-7.
120. Navarro RS, Eduardo CP, Zezell DM, Ribeiro MS. Terapia fotodinâmica no tratamento restaurador atraumático. In: Imparato JCP. ART – tratamento restaurador atraumático. São Paulo: Maio; 2005.
121. Diniz IM, Horta ID, Azevedo CS, Elmadjian TR, Matos AB, Simionato MR, et al. Antimicrobial photodynamic therapy: a promise candidate for caries lesions treatment. Photodiagnosis Photodyn Ther. 2015 Sep;12(3):511-8. Epub 2015 May 19. PMID: 26002012.
122. Steiner-Oliveira C, Longo PL, Aranha AC, Ramalho KM, Mayer MP, Paula Eduardo C. Randomized in vivo evaluation of photodynamic antimicrobial chemotherapy on deciduous carious dentin. J Biomed Opt. 2015 Oct;20(10):108003.
123. Santin GC, Oliveira DS, Galo R, Borsatto MC, Corona SA. Antimicrobial photodynamic therapy and dental plaque: a systematic review of the literature. Scientific World Journal. 2014;824538.
124. Vieira LDS, Paschoal MAB, Barros Motta P, Ferri EP, Ribeiro CDPV, Santos-Pinto LAM, et al. Antimicrobial photodynamic therapy on teeth with molar incisor hypomineralization-controlled clinical trial. Medicine (Baltimore). 2019 Sep;98(39):e17355.
125. Silva ZS Jr, Huang YY, Freitas LF, et al. Papain gel containing methylene blue for simultaneous caries removal and antimicrobial photoinactivation against Streptococcus mutans biofilms. Sci Rep. 2016;6:33270. Published 2016 Sep 19.
126. Botta SB, Ana PA, Gonçalves MLL, et al. Photodynamic Therapy Associated with a Blue Dye Papain-Based Gel and Evaluation of Its Degradation of Type I Collagen Fibers. Photomed Laser Surg. 2018;36(2):100-4.
127. Lopes RG, et al. Photodynamic therapy as a novel treatment for halitosis in adolescents: study protocol for a randomized controlled trial. Trials. 2014;15:443.
128. Costa da Mota AC, França CM, Prates R, Deana AM, Costa Santos L, Lopes Garcia R, et al. Effect of photodynamic therapy for the treatment of halitosis in adolescents – a controlled, microbiological, clinical trial. J Biophotonics. 2016 Dec;9(11-12):1337-43.
129. Lopes RG, Mota AC, Soares C, Tarzia O, Deana AM, Prates RA, et al. Immediate results of photodynamic therapy for the treatment of halitosis in adolescents: a randomized, controlled, clinical trial. Lasers Med. 2015;Sci. 1-7.
130. Gonçalves MLL, Bussadori SK, Fragoso YD, Silva VVBD, Deana AM, Ciarcia AC, et al. Effect of photodynamic therapy in the reduction of halitosis in patients with multiple sclerosis – clinical trial. J Breath Res. 2017.
131. Mota AC, Gonçalves ML, Bortoletto C, et al. Evaluation of the effectiveness of photodynamic therapy for the endodontic treatment of primary teeth: study protocol for a randomized controlled clinical trial. Trials. 2015;16:551. Published 2015 Dec 3.
132. Okamoto CB, Motta LJ, Prates RA, et al. Antimicrobial Photodynamic Therapy as a Co-adjuvant in Endodontic Treatment of Deciduous Teeth: Case Series. Photochem Photobiol. 2018;94(4):760-4.
133. Okamoto CB, Bussadori SK, Prates RA, et al. Photodynamic therapy for endodontic treatment of primary teeth: A randomized controlled clinical trial. Photodiagnosis Photodyn Ther. 2020;30:101732.
134. Garcez AS, Nunnez SC. Bacterial reduction in root canals using antimicrobial photodynamic therapy. In: Freitas PM, Simões A. Lasers in dentistry: guide for clinical practice. Singapore: Willey Blackwell; 2015. p.133-8.
135. Pinheiro SL, Schenka AA, Neto AA, Souza CP, Rodriguez HM, Ribeiro MC. Photodynamic therapy in endodontic treatmnet of decíduos teeth. Lasers iMed Sci. 2009;24(4):521-6.
136. Bordea IR, Hanna R, Chiniforush N, Grădinaru E, Câmpian RS, Sîrbu A, et al. Evaluation of the outcome of various laser therapy applications in root canal disinfection: A systematic review. Photodiagnosis and Photodynamic Therapy. 2020;29:101611.
137. Garcez AS, Hamblin MR. Methylene Blue and Hydrogen Peroxide for Photodynamic Inactivation in Root Canal – A New Protocol for Use in Endodontics. Eur Endod J. 2017;2(1):29.
138. Garcez AS, Núñez SC, Azambuja N Jr, Fregnani ER, Rodriguez HM, Hamblin MR, et al. Effects of photodynamic therapy on Gram-positive and Gram-negative bacterial biofilms by bioluminescence imaging and scanning electron microscopic analysis. Photomed Laser Surg. 2013 Nov;31(11):519-25.
139. Garcez AS, Arantes-Neto JG, Sellera DP, Fregnani ER. Effects of antimicrobial photodynamic therapy and surgical endodontic treatment on the bacterial load reduction and periapical lesion healing. Three years follow up. Photodiagnosis Photodyn Ther. 2015 Dec;12(4):575-80.
140. Keller U, Hibst R. Er:YAG laser effects on oral hard and soft tissues. In: Miserendino LJ, Pick RM. Lasers in Dentistry. Carol Stream: Quintessence; 1995. p.161-72.
141. Derikvand N, Chinipardaz Z, Ghasemi S, Chiniforush N. The Versatility of 980 nm Diode Laser in Dentistry: A Case Series. J Lasers Med Sci. 2016;7(3):205-8.
142. Zezell DM, Ana PA. High power lasers and their interaction with biological tissues. In: Freitas PM, Simões A. Lasers in dentistry: guide for clinical practice. Singapore: Willey Blackwell; 2015. p.11-8.
143. Pinero J. Nd:YAG – Assisted periodontal curettage to prevent bacteria before cardiovascular surgery. Dent Today. 1998 Mar;17(3):p.84-7.
144. Lu S, Fang Y. A clinical observation of pericoronitis treatment with pulse semiconductor laser. Shanghai Kou Qiang Yi Xue. 2004;13(4):346-7.
145. Azevedo LH, Trevisan MSF, Souza AMA. Lasers in soft tissues surgeries. In: Freitas PM, Simões A. Lasers in dentistry: guide for clinical practice. Singapore: Willey Blackwell; 2015. p.175-8.
146. Correa L, Azevedo LH. Oral mucocele. In: Freitas PM, Simões A. Lasers in dentistry: guide for clinical practice. Singapore: Willey Blackwell; 2015. p.261-4.
147. Romanos G, Nentwig GH. Diode laser (980 nm) in oral and maxillofacial surgical procedures: clinical observations based on clinical applications. J. Clin. Laser Med. Surg (New York). 1999;17(5):193-7.

148. Sant'Anna GR, Brugnera Jr A. Frenectomias com laser – uma possibilidade realística em odontopediatria. In: Brugnera Jr A, Zani F, Namour S, Shibli JA. Laser em odontologia: de clínico para clínico. São Paulo: VM Cultural; 2019. p.240-7.
149. Komori S, Matsumoto K, Matsuo K, Suzuki H, Komori T. Clinical study of laser treatment for frenectomy of pediatric patients. Int J Clin Pediatr Dent; 2017;10(3):272-7.
150. Edwards JG. The diastema, the frenum, the frenectomy: a clinical study. Am J Orthod. 1977;71(5):489-508.
151. Kafas P, Stavrianos C, Jerjes W, Upile T, Vourvachis M, Theodoridis M, et al. Upper-lip laser frenectomy without infiltrated anaesthesia in a paediatric patient: a case report. Cases J. 2009;2:7138.
152. Fox DB. Diode laser frenectomies using three different power settings. Featured WAVELENGTH: Diode. Coral Spring. 2000 Fall;8(4):17.
153. Gontijo I, Navarro RS, Haypek P, Ciamponi AL, Haddad AE. The applications of Diode and Er:YAG lasers in labial frenectomy in infant patients. J Dentistry for Children. 2005;72(1):10-5.
154. Araújo JGL, Araújo EMDS, Rodrigues FCN, Paschoal MAB, Lago ADN. High Power Laser and Photobiomodulation in Oral Surgery: Case Report. J Lasers Med Sci. 2019 Winter;10(1):75-8.
155. Marotti J. Herpes. In: Freitas PM, Simões A. Lasers in dentistry: guide for clinical practice. Singapore: Willey Blackwell; 2015. p.272-84.
156. Peters MC, McLean ME. Minimally invasive operative care. I-Minimal intervention and concepts for minimally invasive cavity preparations. J Adhes Dent. 2001;3:7-16.
157. Cozean C, Arcoria CJ, Pelagalli J, Powell GL. Dentistry for the 21st century? Erbium: YAG laser for teeth. J Am Dent Assoc (Chicago). 1997 Aug;128(8):1080-7.
158. Zanin F, Brugnera Jr A, Navarro RS, Sibli JA, Brugnera AP, Cassoni A. Utilização clínica de laser de érbio (Er,Cr:YSGG e Er:YAG) em odontologia minimamente invasiva. In: Brugnera Jr A, Zani F, Namour S, Shibli JA. Laser em odontologia: de clínico para clínico. São Paulo: VM Cultural; 2019. p.90-109.
159. Dostálová T, Jelínková H, Krejsa O, Hamal K, Kubelka J, Procházka S, et al. Dentin and pulp response to erbium:YAG laser ablation: a preliminary evaluation of human teeth. J Clin Laser Med Surg (New York). 1997 June;15(3):117-21.
160. Dostálová T, Jelínková H, Kucerová H, Krejsa O, Hamal K, Kubelka J, et al. Noncontact Er:YAG laser ablation: clinical evaluation. J Clin Laser Med Surg (New York). 1998 Oct;16(5):273-82.
161. Polizeli SAF, Curylofo-Zotti FA, Valério RA, Nemezio MA, Souza-Gabriel AE, Borsatto MC, et al. Selective Removal of Necrotic Dentin in Primary Teeth Using Laser Irradiation: One-Year Clinical Evaluation of Composite Restorations. J Lasers Med Sci. 2019 Spring;10(2):108-16. Epub 2019 Feb 25.
162. Denbesten PK, White JM, Pelino J, Lee K, Parkins FA. A randomized prospective parallel controlled study of safety and effectiveness of Er:YAG laser use in children for caries removal. In: Lasers in Dentistry VI. Proceedings... SPIE, v. 3910; 2000.
163. Valério RA, Galo R, Galafassi D, Corona SAM, Borsatto MC. Four-year clinical prospective follow-up of resin composite restoration after selective caries removal using Er:YAG laser. Clin Oral Investig. 2020 July;24(7):2271-83.
164. Moriya K, Kato J, Takagi Y. A clinical application of Er:YAG laser for restorative dentistry in children. In: International Congress On Lasers In Dentistry, 6. 1998, Maui. Proceedings... ISLD; 1998. p.199-201.
165. Hadley J, Young D, Eversole LR, Gornbein JA. A laser-powered hydrokinetic system for caries removal and cavity preparation. J Am Dent Assoc. 2000 June;131(6):777-5.
166. Blay C. Análise comparativa da redução bacteriana com irradiação do laser de Er:YAG ou ponta montada em alta-rotação convencional após remoção de tecido cariado em dentina: estudo em anima nobile. São Paulo, 110p; 2001. Dissertação (Mestrado Profissionalizante em Lasers em Odontologia) – IPEN-FOUSP.
167. Borsatto MC, Corona SA, Ramos RP, Liporaci JL, Pecora JD, Palma-Dibb RG. Microleakage at sealant/enamel interface of primary teeth: effect of Er:YAG laser ablation of pits and fissures. J Dent Child 2004; 71:143-7.
168. Borsatto MC, Corona SA, Dibb RG, Ramos RP, Pecora JD. Microleakage of a resin sealant after acid-etching, Er:YAG laser irradiation and air-abrasion of pits and fissures. J Clin Laser Med Surg. 2001;19:83-7.
169. Navarro RS. Resistência à tração de resina composta sobre esmalte e dentina condicionados com laser de Er:YAG e um sistema adesivo autocondicionante. Análise das superfícies pela MEV. São Paulo, 127p.; 2000. Dissertação (Mestrado em Dentística) – FOUSP.
170. Hossain M, Nakamura Y, Yamada Y, Murakami Y, Matsumoto K. Microleakage of composite resin restoration in cavities prepared by Er,Cr:YSGG laser irradiation and etched bur cavities in primary teeth. J Clin Pediatric Dent. 2002;26(3):263-8.
171. Pelagalli J, Gimbell CB, Hansen RT, Swett A, Winn Ii DW. Investigation study of the study of the use of Er:YAG laser versus dental drill for caries removal and cavity preparation – Phase I. J Clin Laser Med Surg (New York). 1997 June;15(3):109-15.
172. Tao S, Li L, Yuan H, Tao S, Cheng Y, He L, et al. Erbium Laser Technology vs Traditional Drilling for Caries Removal: A Systematic Review with Meta-Analysis. J Evid Based Dent Pract. 2017 Dec;17(4):324-34.
173. Myaki SI, Tanji EY. Métodos de preparos cavitários atraumáticos no tratamento da doença cárie: o uso do laser. In: Cardoso R, Gonçalves E. Odontologia – arte, ciência, técnica. 20 CIOSP. São Paulo: Artes Médicas; 2002. Cap.24, p.463-75.
174. Navarro RS, Freitas PM, Ferreira LS, Luiz AC, Silveira BL, Tashima AY. Aplicações clínicas dos lasers em sulcos e fissuras: uma visão crítica. In: Imparato JCP, Raggio DP, Mendes FM. Selantes de fossas e fissuras: quando, como e por quê? São Paulo: Santos; 2008.
175. Featherstone JD. The science and practice of caries prevention. JADA 2000;131:887-99.
176. Rodrigues LKA, Freitas PM, Nobre Santos M. Lasers in caries prevention. In: Freitas PM, Simões A. Lasers in dentistry: guide for clinical practice. Singapore: Willey Blackwell; 2015. p.126-130.

177. Bachmann L, Zezell DM. Tratamento térmico e irradiação laser. In: Bachmann L, Zezell DM (eds.). Estrutura e composição do esmalte e da dentina. São Paulo: Editora Livraria da Física; 2005.
178. Fowler BO, Kuroda S. Changes in heated and lased irradiated human tooth enamel and their probable effects on solubility. Calcif Tissue Int. 1986;38:197-208.
179. Bahar A, Tagomori S. The effect of normal pulsed Nd:YAG laser irradiation on pits and fissures human teeth. Caries Res. 1994;28(6):460-7.
180. Boari HGD. Avaliação clínica da eficiência do laser de Nd:YAG associado ao flúor fosfato acidulado na prevenção de cáries de sulcos e fissuras de crianças e adolescentes. São Paulo; 2000. Dissertação (Mestrado) – Instituto de Pesquisa Energéticas e Nucleares – IPEN.
181. Koritnik D, Mayer, Daronch M, Singer JM, Grande RH. Effects of Nd:YAG laser on enamel microhardness and dental plaque composition: an in situ study. Photomed Laser Surg. 2006;24:63-9.
182. Morioka T, Tagomori S, Inai Y. An incremental effect of acid resistance and acid remineralization on incipient caries of enamel with laser irradiation. J Jpn Soc Laser Dent. 1991;2:1-9.
183. Myaki SI. Efeitos da irradiação da luz laser Nd:YAG nos sulcos e fissuras de pré-molares humanos: estudo "in vitro", empregando o MEV. São Paulo; 1995. Dissertação (Mestrado Odontopediatria) – FOUSP.
184. Tagomori S, Iwase T. Ultrastructural change of enamel exposed to a normal pulsed Nd:YAG laser. Caries Res. 1995;29(6):513-20.
185. Tagomori S, Morioka T. Combined effects of laser and fluoride on acid resistance of human dental enamel. Caries Res. 1989;23(4):225-31.
186. Verlangieri E. Avaliação da morfologia da superfície do esmalte dentário e sulcos e fissuras irradiados com os lasers de Nd:YAG e Er:YAG pela MEV. São Paulo; 2001. Dissertação (Mestrado Profissionalizante em Lasers em Odontologia) – IPEN-FOUSP.
187. Sant'anna GR, Santos EA, Soares LE, Espírito Santo AM, Martin AA, Duarte DA, et al. Dental enamel irradiated with infrared diode laser and photoabsorbing cream: Part 1-FT-Raman Study. Photomed Laser Surg. 2009;27(3):499-507.
188. Melo MA, Passos VF, Alves JJ, Barros EB, Santiago SL, Rodrigues LK. The effect of diode laser irradiation on dentin as a preventive measure against dental erosion: an in vitro study. Lasers Med Sci. 2011;26(5):615-21.
189. Featherstone JD, Barrett-Vespone NA, Fried D, Kantorovwitz Z, Seka W. CO_2 laser inhibitor of artificial caries-like lesion progression in dental enamel. J Dent Res. 1998;77:1397-403.
190. Klein ALL, Rodrigues LKA, Eduardo CP, Santos MN, Cury JA. Caries inhibition around composite restorations by pulsed carbon dioxide laser application. Eur J Oral Sci. 2005;113:239-44.
191. Rodrigues LKA, Santos MN, Pereira D, Assaf AV, Pardi V. Carbon dioxide laser in dental caries prevention. J Dent. 2004;32:531-40.
192. Wigdor H, Walsh JT, Featherstone JDB, Visuri SR, Fried D, Waldvogel JL. Lasers in Dentistry. Lasers Surg Med. 1995;16(2):103-33.
193. Borsatto MC, Corona SA, Ramos RP, Liporaci JL, Pecora JD, Palma-Dibb RG. Microleakage at sealant/enamel interface of primary teeth: effect of Er:YAG laser ablation of pits and fissures. J Dent Child. 2004;71:143-7.
194. Keller U, Hibst R, Geurten W, Schilke R, Heidemann D, Klaiber B, et al. Erbium:YAG laser application in caries therapy. Evaluation of patient perception and acceptance. J Dent (Boston). 1998 Nov;26(6):649-56.
195. Matson J, Matson E, Navarro RS, Bocangel JS, Jaeger RG, Eduardo CP. Er:YAG laser effects on enamel occlusal fissures: an in vitro study. J Clin Laser Med Surg. 2002;20(1):27-35.
196. Navarro RS, Lago ADN, Bonifacio CC, Mendes FM, Freitas PMD, Baptista A, et al. Evaluation of enamel mineral loss around cavities prepared by Er,Cr:YSGG laser and restored with different materials after an acid challenge. In: SPIE BiOS, 2018, São Francisco. Proceedings SPIE Vol. 10473: Lasers in Dentistry XXIV, 104730O.
197. Ana PA. Estudo "in vitro" da resistência à desmineralização e da retenção de flúor em esmalte dental irradiado com laser de Er,Cr: YSGG (Tese de Doutorado). São Paulo: Instituto de Pesquisas Energéticas e Nucleares; 2007.
198. Freitas PM, Rapozo-Hilo M, Eduardo CP, Featherstone JDB. In vitro evaluation of Er,Cr:YSGG laser-treated enamel demineralization. Lasers Med Sci. 2008;25(2):165-70.
199. Ramalho KM, Hsu CY, Freitas PM, Aranha AC, Esteves-Oliveira M, Rocha RG, et al. Erbium Lasers for the Prevention of Enamel and Dentin Demineralization: A Literature Review. Photomed Laser Surg. 2015 Jun;33(6):301-19.
200. Apel C, Meister J, Gotz H, Duschner H, Gutknecht N. Structural changes in human dental enamel after subablative erbium laser irradiation and its potential use for caries prevention. Caries Res. 2005;39:65-70.
201. Cecchini SCM, Zezell DM, Oliveira E, Freitas PM, Eduardo CP. Effect of Er:YAG laser on enamel acid resistance: morphological and atomic spectrometry analysis. Lasers Surg Med. 2005;40:1-7.
202. Delbem ACB, Cury JA, Nakassima CK, Gouveia VG, Theodoro LH. Effect of Er:YAG laser on CaF_2 formation and its anti-cariogenic action on human enamel: an in vitro study. J Clin Laser Med Surg. 2003;21(4):197-201.
203. Freitas PM. Estudo "in vitro" do efeito da irradiação com laser de Er,Cr:YSGG na inibição do processo de desmineralização do esmalte dental; 2005. 102p. Tese (Doutorado em Dentística) – Faculdade de Odontologia da Universidade de São Paulo.
204. Fried D, Featherstone JDB, Visuri SR, Seka W, Walsh JT. The caries inhibition potential of Er:YAG and Er:YSGG laser radiation. In: SPIE, Laguna Beach. Proceedings... SPIE, 2672:73-78; 1996.
205. Hossain M, Nakamura Y, Kimura Y, Yamada Y, Ito M, Matsumoto K. Caries-preventive effect of Er:YAG laser irradiation with or without water mist. J Clin Laser Med Surg. 2000;18(2):61-5.
206. Morioka T, Tagomori S, Oho T. Acid resistance of laser human enamel with erbium:YAG laser. J Clin Laser Med Surg. 1991;9(3): 215-7.
207. Nara Y, Tagomori S, Numata Y, Morioka T. Effect of erbium:YAG laser irradiation on acid resistance of human tooth enamel. Surg Med Lasers. 1990;3(4):208-10.

208. Tashima AY. Avaliação "in vitro" da morfologia e da capacidade de paralisação de lesões incipientes de cárie artificialmente induzidas em dentes decíduos após irradiação com laser de Er:YAG. São Paulo, 103p.; 2006. Dissertação Mestrado (Odontopediatria) – FOUSP.
209. Watanabe H, Yamamoto H, Kawamura M, Okagamv Y, Kataoka K, Ishikawa I. Acid resistance of the human teeth enamel irradiated by Er:YAG laser. In: International Congress On Laser In Dentistry, 6, Hawaii. Proceedings... ISLD; 1998. p.68-9.
210. Maximiano V, Machado AC, Yoshida ML, Pannuti CM, Scaramucci T, Aranha ACC. Nd:YAG laser and calcium sodium phosphosilicate prophylaxis paste in the treatment of dentin hypersensitivity: a double-blind randomized clinical study. Clin Oral Investig. 2019 Aug;23(8):3331-8.
211. Lopes AO, Aranha AC. Comparative evaluation of the effects of Nd:YAG laser and a desensitizer agent on the treatment of dentin hypersensitivity: a clinical study. Photomed Laser Surg. 2013 Mar;31(3):132-8.
212. Aranha AC, Eduardo CP. Effects of Er:YAG and Er,Cr:YSGG lasers on dentine hypersensitivity. Short-term clinical evaluation. Lasers Med Sci. 2012 July;27(4):813-8.
213. Aranha AC, Ramalho KM, Esteves-Oliveira M. Management of non-carious cervical lesions. In: Freitas PM, Simões A. Lasers in dentistry: guide for clinical practice. Singapore: Willey Blackwell; 2015. p.72-9.
214. Gutknecht N, Moritz A, Conrads G, Sievert T, Lampert F. Bactercidal effect of the Nd:YAG laser in vitro root canal. J Clin Laser Med Surg. 1996;14:77-80.
215. Fegan SE, Steiman R. Comparative evaluation of the antibacterial effects of intracanal Nd:YAG laser irradiation: an in vitro study. J Endod. 1995;21:415-7.
216. MacGuire S, Dummett Jr CO, Davenport W, Gardiner D, Schneider PE. Comparison of Nd;YAG laser with formocresol in permanent tooth pulpotomies in dogs. J Dent Res. 1995;74:160.
217. Moritz A, Gutknecht N, Schoop U, Goharkay K, Doertbudak O, Sperr W. Irradiation of infected root canals with a Diode laser in vivo: Results of microbiological examinations. Las Surg Med. 1997;21:221-6.
218. Moritz A, Schoop U, Goharkay K, Jakolitsch S, Kluger W, Wernisch J, et al. The bactericidal effect of Nd:YAG, Ho:YAG, and Er:YAG laser irradiation in the root canal: an in vitro comparison. J Clin Laser Med Surg. 1999;17:161-4.
219. Cordon R, Lagana DC. Risk management and safe use of laser technology. In: Freitas PM, Simões A. Lasers in dentistry: guide for clinical practice. Singapore: Willey Blackwell; 2015. p.56-61.
220. Cordon R. Avaliação da proteção ocular para lasers terapêuticos de baixa potência. São Paulo; 2003. Dissertação (Mestrado Profissionalizante em Lasers em Odontologia) – IPEN-FOUSP.
221. Nunez SC, JP Silva, RS Navarro. Biossegurança no uso de lasers. Cap. 3. In: Garcia VG, Theodoro LH. Lasers na odontologia: uma visão clínica baseada em evidências científicas. São Paulo: Santos; 2020.

BIOSSEGURANÇA NA PRÁTICA CLÍNICA 36

Aline Cardoso Caseca
Fabiana Nunes Germano
Angela Scarparo

A IMPORTÂNCIA DA PRÁTICA DA BIOSSEGURANÇA NA PRÁTICA CLÍNICA

A biossegurança é uma ciência multidisciplinar, com vistas às ações de prevenção, diminuição ou eliminação dos riscos próprios à atividade laboral. No que tange à odontologia, é imprescindível a educação continuada e atualizada, pois o exercício da profissão envolve a responsabilidade direta e indireta[1,2] (**Figura 1**).

No dia 11 de março, a Organização Mundial de Saúde (OMS) declarou pandemia em virtude do estabelecimento da Síndrome Respiratória Aguda Grave 2, causada pelo coronavírus (SARS-CoV-2), que se espalhou rapidamente pelo mundo pela via de transmissão espirro, tosse, inalação de gotículas ou contato indireto com mucosas nasais, orais e oculares. Por essa razão, o impacto sobre o exercício da odontologia foi avassalador. A produção de aerossóis e o contato direto com fluidos oriundos da

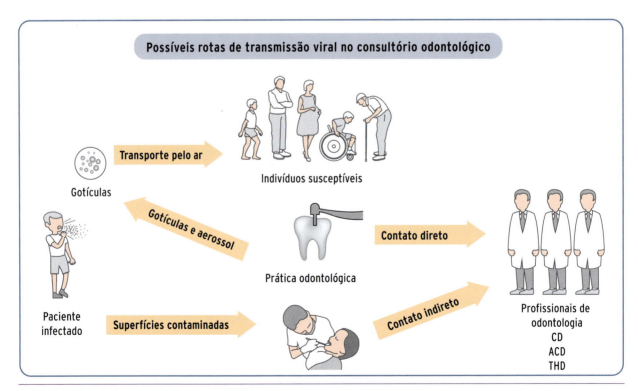

Figura 1 Diagrama representativo das possíveis rotas de contaminação cruzada em um ambiente odontológico.
Fonte: adaptada de Thomé et al.[3]

cavidade bucal fizeram do ambiente odontológico um local de risco máximo.[4-9] Contudo, vale ressaltar que, antes mesmo da pandemia, o consultório odontológico já era um ambiente de risco, e os cuidados com a biossegurança na prática clínica já deveriam ser realizados de maneira rigorosa.

Diante do exposto, este capítulo visa discutir desde legislação vigente, importância da imunização e riscos ocupacionais, bem como quais são as medidas de biossegurança e gerenciamento de resíduos. E, por fim, mas não menos importante, como proceder após exposição do material biológico.

IMUNIZAÇÃO

A imunização é um processo importante para o controle e a erradicação de doenças infecciosas, constituindo uma das principais e mais eficientes formas de prevenção primária. Uma das primeiras formas de imunização contra a varíola de que se tem registro origina-se da China, técnica conhecida como variolação. Embora tenha sido muito difundida na Europa, foi responsável por inúmeros casos de mortes pela doença. A grande conquista veio por meio das observações de Edward Jenner, médico inglês, que percebeu que as camponesas que ordenhavam vacas em sua propriedade adquiriam uma forma leve da varíola, chamada *vaccinia*, adquirida pelo contato com esses animais infectados com varíola bovina (*cowpox*). A partir de então, Jenner desenvolveu as primeiras técnicas de imunização, publicadas em 1798.[10] A palavra "vacina" origina-se de "vaccinia".

Um dos marcos mundiais que ressalta a importância da vacinação é a erradicação da varíola, considerada uma epopeia humana. No Brasil, destaca-se a erradicação da poliomielite.[11] Além desses eventos, a imunização da população tem sido responsável pela redução da incidência e da prevalência de uma série de enfermidades, tendo como resultado a preservação da vida de inúmeras pessoas.[12]

Há duas formas de imunização: passiva e ativa. A **imunização passiva** é o processo de administração de imunoglobulinas (anticorpos) a um indivíduo no intuito de conferir proteção imediata contra determinado agente patogênico ou toxinas por ele produzidas.[13,14] Tal processo pode ocorrer de forma natural (da mãe para o feto através da placenta – imunoglobulinas da classe IgG), amamentação (imunoglobulinas da classe IgA) ou de maneira artificial. É particularmente importante em casos de exposição a agentes patogênicos em pessoas não imunizadas e/ou imunodeprimidas. Como exemplo pode-se citar a imunização passiva contra exposição a raiva, tétano, hepatite A, hepatite B.[4] Esse tipo de imunização não confere imunidade vitalícia, podendo ser eficiente por semanas ou meses. Os anticorpos administrados sofrem um decréscimo gradual ao longo do tempo, visto que são oriundos de transferência passiva, e não de uma resposta imune.[15]

Por outro lado, a **imunização ativa** pode ser obtida mediante exposição ao agente patogênico ou via vacinação, forma mediante a qual o organismo é "desafiado" com antígenos ou frações antigênicas de patógenos induzindo uma resposta imune efetiva e duradoura.[5] A imunização é o objetivo da vacinação.[15] Fatores relacionados à vacina (manutenção da rede de frio) e ao hospedeiro (idade, imunocompetência e anticorpos adquiridos por via passiva) estão associados ao sucesso desse tipo de imunização.[14,16] Além disso, destaca-se que a forma de administração do antígeno e a dose estão diretamente relacionadas ao tipo de resposta imune obtida. Entre as formas de administração estão injeções subcutâneas, intradérmicas, intramusculares ou endovenosas; e administração via oral ou intranasal. Vale ressaltar que antígenos administrados pela via subcutânea promovem respostas mais vigorosas, visto que o antígeno é capturado pelas células dendríticas especializadas da pele e conduzido aos linfonodos para apresentação aos linfócitos T. Dessa forma, há indução de resposta imune celular e humoral contra o antígeno administrado. Outro aspecto importante a ser considerado é a dose vacinal, que está relacionada à intensidade da resposta imunológica obtida.[14] A imunização ativa pode gerar resposta imune celular, humoral ou ambas, e sua ação duradoura se deve à geração de células de memória.[16]

Uma resposta imune obtida por infecção natural é efetiva e duradoura, sendo assim, no desenvolvimento de vacinas tende-se a buscar mecanismos de mimetizar infecções naturais e a resposta imunológica gerada por elas.[7,8] Muitas são as tecnologias para o desenvolvimento de vacinas: vivas (replicativas), inativadas (não replicativas) e de DNA/RNA.[15,16]

As vacinas atenuadas apresentam patógenos vivos enfraquecidos (mecanismos de atenuação podem incluir passagens sucessivas em linhagens celulares, em ovos embrionados, passagem em espécie heteróloga, entre outros).[16] Apresentam vantagens como a grande capacidade de proteção, a imunidade de longo prazo e o menor número de doses, visto que os vírus atenuados sofrem replicação no organismo, gerando resposta imune inata e adaptativa (celular e humoral).[15] A desvantagem desse tipo de vacinação é a não recomendação a indivíduos imunodeprimidos e às pessoas que utilizam drogas imunossupressoras ou gestantes. Além disso, apesar de constituir um evento raro, pode haver reversão à forma virulenta.[16] São exemplos de vacinas atenuadas: caxumba, febre amarela, poliomielite oral, rotavírus, rubéola, sarampo e varicela.[15]

As vacinas inativadas (não replicativas, de subunidades e/ou genéticas) são consideradas mais seguras, pois não são capazes de causar a doença. Por outro lado, por não se tratar de microrganismo vivo, não induzem resposta imune celular e podem ser menos efetivas que as vacinas atenuadas.[15,16] São obtidas por diferentes metodologias, como patógenos inteiros inativados por processos físicos ou químicos (vacina contra coqueluche e poliomielite); produtos tóxicos de microrganismo inativado (difteria e tétano); subunidades (*influenza*); engenharia genética (hepatite B); formação de *vírus-like particles* (VLP),[16] como no caso da vacina contra o HPV; polissacarídeos extraídos da cápsula de determinadas bactérias (pneumococo e meningococo A, C, W, Y), os quais apresentam a limitação de não induzir resposta celular via linfócitos T e por isso não geram células de memória; vacinas conjugadas (apresentam componentes polissacarídicos conjugados a proteínas) (*Haemophilus influenzae* tipo b, conjugada pneumococo, conjugada meningococo A, C, W, Y). O processo de conjugação a componentes proteicos leva à indução de resposta imune celular (linfócitos T),[15] visto que, de modo geral, antígenos polissacarídicos geram resposta imune T-independente, enquanto antígenos proteicos geram resposta imune T-dependente.[14]

Em suma, pode-se salientar algumas diferenças entre vacinas replicativas (vivas, atenuadas) e não replicativas (não vivas). Para essa última, ressalta-se a necessidade de doses de reforço para indução e manutenção da imunidade; indução de resposta imune principalmente humoral; administração por via parenteral; alta estabilidade; pode ser administrada a indivíduos imunodeprimidos com segurança; não há a possibilidade de reversão para a virulência. Nas vacinas atenuadas, destacam-se os processos de seleção dos patógenos e os mecanismos de atenuação; a imunidade conferida é de longa duração, pois há indução de imunidade celular e humoral; é possível a administração por via oral/intranasal; é menos estável e mais suscetível às variações na rede de frio durante transporte/armazenamento; não pode ser administrada em imunodeprimidos e gestantes.[15,16]

É possível avaliar a resposta imune obtida após a vacinação. Como já mencionado, a imunização pode ser humoral (via anticorpos) ou celular (via ativação de linfócitos T auxiliares [CD4] e linfócitos T citotóxicos [CD8]). A imunidade celular está relacionada à função efetora das células T, que se dá sobretudo por ação das citocinas secretadas por essas células (citocinas estimulatórias, regulatórias, de migração celular, entre outras), sendo, portanto, difícil de avaliar. Já a avaliação da resposta mediada por anticorpos (resposta humoral) é o método padronizado e mais utilizado para mensurar a resposta imune e está relacionado à detecção/medição dos títulos de anticorpos contra determinado antígeno vacinal, sendo chamados de marcadores sorológicos de proteção. Para detecção desses marcadores sorológicos destaca-se o ensaio de imunoabsorção por ligação enzimática (ELISA), inibição da hemaglutinação, métodos de neutralização e imunocromatografia.[6] É importante ressaltar que a metodologia para avaliar anticorpos protetores é vacina-específico.[6]

Outro aspecto a ser evidenciado é a importância da vacinação para a criação da chamada "imunidade de população" ou "imunidade de rebanho".[15,16] A vacinação em massa leva à prevenção da doença e à inviabilidade da circulação e perpetuação do patógeno,[6] conferindo proteção inclusive àqueles indivíduos que não foram vacinados. As vacinas protegem entre 90 e 99% das pessoas.[15,17] Fatores como idade, via de administração, esquema vacinal, variação genética da população ante a capacidade de gerar resposta imune aos antígenos da vacina e estado de imunodepressão podem alterar a eficiência da vacinação.[15] Os benefícios são inegáveis, no entanto algumas reações adversas podem ser observadas, embora bastante incomuns. Tais reações estão diretamente relacionadas ao indivíduo (fatores genéticos, fisiológicos) e ao tipo de vacina administrada.[8] Diante disso, é vital assegurar que os benefícios sempre superem os riscos.[16]

A OMS ressalta a importância da vacinação para evitar mortes e custos para os sistemas de saúde.[17] A proteção individual, o controle de surtos, epidemias e pandemias, a proteção indireta às pessoas não vacinadas (imunidade de população), bem como a diminuição/eliminação dos custos com diagnóstico, tratamento e internações hospitalares são exemplos dos benefícios dos programas de vacinação.[11] A cobertura vacinal é inversamente proporcional ao número de casos de um determinado agravo.[8] Estimativas apontam que milhões de vidas são salvas anualmente devido às campanhas de vacinação.[18]

A cobertura vacinal no Brasil teve início em 1973, com a criação do Programa Nacional de Imunizações (PNI), regulamentado pela Lei Federal nº 6.259, de 30 de outubro de 1975, e pelo Decreto nº 78.321, de 12 de agosto de 1976.[19] Uma das funções do PNI é a proteção dos usuários do Sistema Único de Saúde (SUS).[20] O primeiro calendário nacional de vacinação foi publicado em 1977, e trouxe a normatização da vacinação para o público infantil. Atualmente, o calendário nacional contempla todas as faixas etárias, sendo estruturado segundo os ciclos de vida: da criança, do adolescente, do adulto e do idoso, além de gestantes e povos indígenas.[19,21] O Brasil apresenta uma das melhores coberturas vacinais do mundo, disponibilizando 19 vacinas de forma gratuita, pelo SUS.[21] Além do calendário nacional, os Centros de Referência de Imunobiológicos Especiais (CRIE) disponibilizam outras vacinas para pessoas com condições clínicas específicas e para profissionais da saúde.[21] O PNI é referência mundial, citado pela Organização Pan-Americana de Saúde (OPAS) e considerado de grande interesse para a saúde pública no país.[11,22]

Considerando que os profissionais de saúde são grupo de risco para aquisição e transmissão de doenças infecciosas, é de grande importância que, além das vacinas recomendadas para a faixa etária adulta, tais profissionais estejam imunizados contra alguns microrganismos que podem ser adquiridos no cotidiano de suas práticas laborais.[11,15] A Sociedade Brasileira de Imunizações recomenda que os profissionais de saúde recebam as seguintes vacinas: tríplice viral (sarampo, caxumba e rubéola), hepatites A e B (isoladamente ou de forma combinada), tríplice bacteriana acelular do tipo adulto (difteria, tétano e coqueluche), varicela, *influenza*, meningocócicas conjugadas ACWY/C, meningocócica B.[23] A vacinação garante a proteção dos profissionais, pacientes e familiares.

RISCOS OCUPACIONAIS

Risco ocupacional é caracterizado como "condições ou circunstâncias que têm potencial de causar efeitos adversos, tais como: morte, lesões, doença ou danos à saúde dos trabalhadores, à propriedade e ao ambiente".[24,25] Os profissionais de saúde estão expostos a uma série de riscos ocupacionais, segundo a Portaria nº 3.217/1978. Tais riscos são divididos nas categorias de riscos físicos, químicos, ergonômicos, biológicos, psicossociais e riscos de acidentes de trabalho.[25] Entre os riscos físicos estão a exposição às variações de temperatura (calor/frio), umidade, ruído, radiação ionizante e não ionizante; como exemplos de riscos químicos estão diversos tipos de produtos que possam ser absorvidos pela pele, ingeridos ou inalados por via respiratória: quimioterapia, gases/vapores tóxicos, glutaraldeído, produtos de limpeza enzimáticos, lixívia. Entre os riscos mecânicos e/ou ergonômicos estão os fatores que interferem nas características psicofisiológicas dos trabalhadores, destacando-se postura inadequada, atividades repetitivas e levantamento de pesos. Os riscos biológicos envolvem o contato com vírus, bactérias, fungos e parasitos (direta ou indiretamente). E os riscos de acidentes reúnem fatores como armazenamento inadequado de substâncias químicas, explosões, acidentes com perfurocortantes, exposição a sangue e derivados.[24,25,26]

Os profissionais de saúde da área da odontologia (cirurgiões-dentistas e auxiliares) estão expostos a riscos ocupacionais diversos, visto que interagem com diferentes pacientes, materiais biológicos e equipamentos.[27] Entre os riscos pode-se citar o uso rotineiro de instrumentos cortantes/perfurantes; instrumentos de contato com saliva, mucosa, pele íntegra/não íntegra, sangue visível ou oculto; proximidade com o paciente para execução do trabalho; instrumentos/técnicas que promovem grande dispersão de fluidos e gotículas no ambiente.[27,28]

No ambiente de assistência odontológica, os riscos físicos podem ser observados nas atividades técnicas que envolvem o uso da caneta de alta rotação, compressor de ar, equipamento de raio x, equipamento de *laser*, fotopolimerizador, autoclave, entre outros. Para minimizar tais riscos, é imprescindível a utilização de Equipamentos de Proteção Individual (EPI): óculos de proteção, proteção radiológica, boa iluminação do ambiente de trabalho, proteção do compressor com caixa acústica, cuidados ao manusear instrumentais em alta temperatura e ventilação do ambiente. Os riscos químicos estão relacionados à exposição a desinfetantes químicos comuns na rotina odontológica (álcool, glutaraldeído, hipoclorito de sódio, ácido peracético, clorexidina), além dos gases medicinais como o óxido nitroso. A utilização dos EPIs específicos para manuseio de produtos desinfetantes (óculos, máscaras, luvas e avental impermeável) e para atendimento ao paciente, armazenamento correto dos produtos químicos e manutenção preventiva das válvulas dos recipientes de gases medicinais são exemplos de ações que auxiliam a minimizar ou até mesmo evitar exposição aos riscos químicos. Organização, planejamento, capacitação permanente e trabalho em equipe são importantes procedimentos para minimizar os riscos ergonômicos inerentes à profissão, entre os quais se destacam postura incorreta, ausência e/ou falta de capacitação de profissional auxiliar, atenção e responsabilidade constantes, ritmo excessivo de trabalho e atos repetitivos. Os riscos de acidentes podem ser minimizados com a utilização de equipamentos modernos e com registro no Ministério da Saúde, área física de acordo com a RDC nº 50/2002 da Anvisa, extintores de incêndio, além da manutenção preventiva das redes elétricas e hidráulica.[28]

No que concerne aos riscos biológicos, é notória a importância da imunização dos profissionais de saúde como forma de prevenção aos riscos biológicos e acidentes de trabalho. Muitos desses riscos podem ser evitados por meio da vacinação. No entanto, há que se observar que, para as infecções pelo vírus da hepatite C (HCV) e pelo vírus da imunodeficiência humana (HIV), não há vacinas disponíveis. Nesses casos são preponderantes a adoção de normas de biossegurança e a disponibilidade da quimioprofilaxia pós-exposição ao HIV.[6]

São de imensa relevância a adoção de boas práticas e o seguimento dos protocolos de biossegurança para interromper a infecção cruzada, caracterizada pela transmissão de microrganismos de pessoa (ou objeto) à pessoa.[29,30] Nesse contexto, é válido salientar as vias de transmissão e os patógenos aos quais o cirurgião-dentista e sua equipe estão mais frequentemente expostos. A via aérea é uma importante forma de transmissão, dada a peculiaridade do trabalho técnico executado por esses profissionais, repetidamente expostos a gotículas de saliva e aerossóis, que podem levar à contaminação direta e/ou indireta. Destacam-se doença meningocócica, *influenza*, mononucleose infecciosa, sarampo, tuberculose e Covid-19 como patógenos eficientemente transmitidos por tal via. A transmissão por exposição a sangue e fluidos orgânicos é a principal forma de transmissão do HIV e das hepatites B e C. O profissional pode se infectar por via percutânea, devido a lesões causadas por instrumentos perfurocortantes; por via mucosa, devido ao contato de respingos nos olhos; por via cutânea, relacionada ao contato com pele não íntegra ou com presença de dermatite; ou ainda por mordeduras, considerando pacientes pediátricos e/ou especiais. Algumas infecções podem ser transmitidas pelo contato direto/indireto com o paciente, como herpes simples, escabiose, micoses e conjuntivites.[27,28]

É evidente que a adoção de medidas de prevenção e de normas de biossegurança é fundamental para uma prática odontológica segura. A preservação da saúde do cirurgião-dentista, sua equipe, pacientes, familiares e ambiente está no cerne das discussões acerca da relevância e do respeito em face dos protocolos de biossegurança.[29-31]

MEDIDAS DE BIOSSEGURANÇA

A cavidade oral é um local de grande concentração de microrganismos, sendo suscetível a infecções bacterianas, virais e fúngicas. Isso torna o ambiente clínico odontológico uma possível fonte de exposição do dentista, da equipe e dos pacientes ao risco de infecção cruzada. Visando reduzir e eliminar os riscos que o ambiente odontológico traz, a biossegurança deve ser adotada tanto pelos profissionais quanto pelos acadêmicos nas instituições de ensino de odontologia, oferecendo maior segurança e conforto durante a execução das atividades clínicas.

O uso de barreiras protetoras como EPIs e barreiras de superfícies, assim como a realização da limpeza e desinfecção de artigos e superfícies, são ações preventivas que visam à manutenção da saúde do profissional, de sua equipe e dos pacientes.

Processamento de artigos: limpeza, desinfecção e esterilização

As recomendações descritas na RDC nº 15, de 15 de março de 2012, que estabelece os requisitos de boas práticas para o processamento de produtos para saúde, devem ser seguidas.[32]

O processamento de artigos compreende a limpeza e a desinfecção e/ou esterilização de artigos e deve seguir o fluxo descrito na **Figura 2**, de modo a evitar o cruzamento de artigos não processados (sujos) com artigos desinfetados ou esterilizados (limpos).[33]

Os artigos são classificados em críticos, semicríticos e não críticos, considerando o risco potencial de transmissão de infecção **(Quadro 1)**.

Limpeza

A limpeza é realizada para remoção de sujidades, com o objetivo de reduzir os contaminantes de natureza orgânica e inorgânica. Deve ser realizada para garantir o processo de desinfecção e esterilização e a manutenção da vida útil de todo artigo exposto ao campo operatório e imediatamente após o seu uso.[32,33]

Deve ser feita utilizando os EPIs próprios (luvas de borracha resistentes e de cano longo, gorro, máscara, óculos de proteção, avental impermeável e calçados fechados).

Pode-se fazer a imersão em solução aquosa de detergente com pH neutro ou enzimático. O preparo da solução e o tempo de permanência do material imerso devem seguir as orientações recomendadas pelo fabricante.[33]

A limpeza pode ser manual, por meio de ação física aplicada sobre a superfície do artigo, usando: escovas, pia com cuba profunda específica para esse fim, detergente e água corrente. A limpeza também pode ser mecânica, em equipamentos automatizados como lavadoras com jatos de água ou lavadoras com ultrassom de baixa frequência,

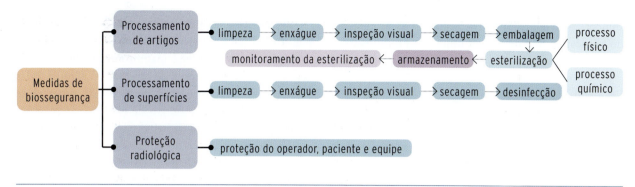

Figura 2 Diagrama das medidas de biossegurança, em função do processamento de artigos, superfície e proteção radiológica.
Fonte: elaborada pelas autoras.

que operam em diferentes condições de temperatura e tempo. Esse tipo de limpeza diminui a exposição dos profissionais aos riscos ocupacionais de origem biológica, especialmente aos vírus da hepatite e HIV.

Enxágue

Após a lavagem, deve ser realizado o enxágue em água potável e corrente, para a retirada total das sujidades e do detergente utilizado na limpeza. Para aumentar a durabilidade do instrumental, recomenda-se que o último enxágue seja feito com água livre de metais pesados. Os artigos que contêm lúmen devem ser enxaguados com bicos de água sob pressão.[33]

Inspeção visual

Após o enxágue, deve ser realizada a inspeção visual para verificar a eficácia do processo de limpeza e as condições de integridade do artigo. Se necessário, deve-se proceder novamente à limpeza ou à substituição do artigo.[33]

Artigos fabricados em liga metálica, como o aço carbono, estão sujeitos a corrosão no processo de esterilização em autoclave. Nesses casos, pode-se utilizar solução de leite mineral hidrossolúvel ou solução aquosa de nitrito de sódio a 1%. Os artigos sujeitos a corrosão deverão, após a limpeza, ser imersos na solução pelo tempo recomendado pelo fabricante, secados e embalados para serem esterilizados.[33]

Schalch et al.[34] avaliaram a resistência à corrosão de ligas odontológicas em função de diferentes métodos de desinfecção e esterilização. Suas análises demonstraram que as ligas de cobre são mais susceptíveis à corrosão e as de níquel-cromo e cobalto-cromo as mais resistentes, ficando as de prata-estanho em posição intermediária. O método menos agressivo foi o da estufa seca, seguido de glutaraldeído (30 minutos ou 10 horas) e álcool 70, enquanto o hipoclorito de sódio e a autoclave promoveram maiores alterações.[33]

A corrosão poderá ser removida, desde que não comprometa a utilização do artigo, pela utilização de

Quadro 1 Classificação do instrumental médico e odontológico segundo o risco de infecção[33]

Artigo	Características	Exemplos	Tipo de processamento
Críticos	Penetram em tecido conjuntivo ou ósseo	Agulhas, seringas, materiais para implantes, pinças, instrumentos de corte ou pontiagudos, cinzel, raspador, cureta e osteótomo, alavancas, broca cirúrgica, instrumentos endodônticos e outros	Esterilização
Semicríticos	Entram em contato com as membranas mucosas íntegras e pele não íntegra	Espelhos clínicos, moldeiras, condensadores, instrumentais para amálgama e outros	Desinfecção de alto ou médio nível ou a esterilização
Não críticos	Entram em contato apenas com pele íntegra	Superfícies do equipo odontológico, placas de vidro e potes de Dappen, mufla, arco de Young e outros	Limpeza ou desinfecção de baixo ou médio nível

Fonte: elaborado pelas autoras.

soluções ácidas preaquecidas, seguindo as orientações do fabricante. Não devem ser utilizados produtos e objetos abrasivos.

Secagem

Deve ser realizada para evitar a interferência da umidade nos processos de desinfecção e esterilização e para diminuir a possibilidade de corrosão dos artigos. Podem ser utilizados pano limpo e seco, exclusivo para essa finalidade, secadora de ar quente/frio, estufa regulada para esse fim e/ou ar comprimido medicinal.[33]

Desinfecção

A desinfecção é definida como um processo físico ou químico que elimina a maioria dos microrganismos patogênicos de objetos inanimados e superfícies, mas não é capaz de eliminar esporos bacterianos. Não é recomendada para a grande maioria dos artigos utilizados na cavidade bucal.

Block[35] classifica a desinfecção como de baixo, médio e alto nível. Desinfecção de alto nível destrói todos os microrganismos de objetos inanimados e superfícies, exceto esporos bacterianos; a de nível médio elimina todas as bactérias vegetativas, micobactérias da tuberculose e a maioria dos vírus e fungos de objetos inanimados e superfícies, enquanto a de baixo nível elimina a maioria das bactérias vegetativas e alguns vírus e fungos de objetos inanimados e superfícies.

Existem diversos produtos para desinfecção, que devem possuir registro no Ministério da Saúde e necessitam ser avaliados com relação ao custo-benefício, à eficácia e ao artigo a ser processado.[36] Os principais desinfetantes químicos utilizados em artigos odontológicos são etanol a 70%, glutaraldeído a 2%, hipoclorito de sódio 1% e ácido peracético 0,001% a 0,2% (**Quadro 2**).

Embora seja frequentemente usado em instrumentos cirúrgicos para reduzir a contaminação bacteriana, o álcool fixa proteínas ao aço inoxidável. Costa et al.[38] de-

Quadro 2 Agentes químicos para limpeza e desinfecção[3,33]

Produto	Concentração	Modo de aplicação	Nível	Espectro	Vantagens	Desvantagens
Álcool	Ótima. Ação germicida a 70%	Fricção, em três etapas intercaladas pelo tempo de secagem natural, totalizando 10 minutos	Médio	Tuberculicida, bactericida, fungicida e víruscida; não é esporicida	Fácil aplicação, ação rápida, compatível com artigos metálicos, superfícies e tubetes de anestésicos	Volátil, inativado por matéria orgânica, inflamável, opacifica acrílico, resseca plásticos e pode danificar o cimento das lentes dos equipamentos ópticos; deve ser armazenado em áreas ventiladas
Glutaraldeído	2%	Imersão, durante 30 minutos	Alto	Bactericida, fungicida, víruscida, microbactericida e esporicida	Não é corrosivo, ação rápida, atividade germicida, mesmo em presença de matéria orgânica	Irritante para pele e mucosas, vida útil diminuída quando diluído, efetivo por 14 a 28 dias, dependendo da formulação
Hipoclorito de sódio	1%	Imersão, durante 30 minutos. Superfícies com matéria orgânica, aplicar por 2 a 5 minutos e proceder à limpeza	Médio	Bactericida, fungicida, víruscida e esporicida	Ação rápida, indicado para superfícies e artigos não metálicos e materiais termossensíveis	Instável, corrosivo, inativado na presença de matéria orgânica
Ácido Paracético	0,001 a 0,2%	Imersão, durante 10 minutos	Alto	Bactericida, fungicida, víruscida e esporicida	Não forma resíduos tóxicos, efetivo na presença de matéria orgânica, rápida ação em baixa temperatura	Instável quando diluído. Corrosivo para alguns tipos de metais, ação que pode ser reduzida pela modificação do pH

Fonte: adaptado de Thomé et al.[3]

monstraram que tratar instrumentos contaminados com álcool, deixá-los secar ou deixá-los de molho em água por períodos prolongados aumenta a dificuldade de limpeza e por isso deve ser desencorajado.[37,38]

Método de processamento

Os artigos utilizados na cavidade bucal exigem o máximo rigor no processamento, recomendando-se a sua esterilização por autoclave. Isso pode ser justificado pelo fato de que o uso de desinfetantes não assegura a eliminação de todos os patógenos, especialmente os esporos bacterianos.

Embalagem

A embalagem deve permitir a penetração do agente esterilizante e proteger os artigos de modo a assegurar a esterilidade até a sua abertura.[33] Deve-se utilizar embalagens descartáveis para esterilização em autoclaves com registro na Anvisa.

Para esterilização em autoclave, recomenda-se papel grau cirúrgico, papel crepado, tecido não tecido, tecido de algodão cru (campo duplo), vidro e *nylon*, cassetes e caixas metálicas perfuradas. Exceto o tecido de algodão, TODAS as embalagens são de uso único e o seu reuso é uma infração sanitária.

Embalagens compostas de papel grau cirúrgico e/ou filme plástico polipropileno-polietileno e *nylon* devem ter o ar removido antes da selagem, pois o ar atua como um obstáculo na transmissão de calor e de umidade. Pinças e tesouras devem ser esterilizadas com suas articulações abertas.

O fechamento do papel grau cirúrgico e filme plástico ou do *nylon* deve promover o selamento hermético da embalagem e garantir sua integridade. A faixa de selagem deve ser ampla, preferencialmente de 1 cm, ou reforçada por duas ou três faixas menores. Recomenda-se promover o selamento deixando uma borda de 3 cm, o que facilitará a abertura asséptica do pacote.

Antes da esterilização, todas as embalagens devem ser identificadas com fita ou etiqueta adesiva indicando a descrição do conteúdo, quando necessário, data e validade da esterilização e nome do responsável pelo processamento do artigo.

ESTERILIZAÇÃO DE ARTIGOS

A esterilização visa eliminar todas as formas de vida microbiana presentes, por meio de processos físicos ou químicos. Na odontologia, os processos de esterilização indicados são: físicos (vapor saturado sob pressão – autoclave) e químicos (glutaraldeído a 2% e ácido peracético a 0,2%).[33]

Os artigos metálicos serão esterilizados por processo físico apenas se forem termorresistentes. A esterilização química deve ser utilizada em artigos termossensíveis apenas quando não houver outro método que a substitua. Deve-se salientar que a esterilização química deve ser utilizada somente nas situações em que não haja outro recurso disponível.

Processo físico: vapor saturado sob pressão

É realizado em autoclave, em que os microrganismos são destruídos pela ação combinada de temperatura, pressão e umidade, que promove a termocoagulação e a desnaturação das proteínas celulares. Atualmente, existem três tipos de autoclave disponíveis no mercado: gravitacional, pré-vácuo e ciclo *flash*. No Brasil, as autoclaves destinadas à odontologia funcionam, em sua quase totalidade, pela forma de deslocamento por gravidade.

Na gravitacional, o ar é removido por gravidade e o ar frio sai por um ralo na parte inferior da câmara. Na autoclave pré-vácuo, a remoção do ar é feita por bombas de vácuo, podendo ser um único pulso (alto vácuo) ou seguidas injeções e retiradas rápidas de vapor (pulsos de pressurização).

Os padrões de tempo, temperatura e pressão para esterilização pelo vapor variam de acordo com o aparelho e encontram-se dentro de: 121°C a 127°C (1 atm pressão) por 15 a 30 minutos e 132°C a 134°C (2 atm pressão) por 4 a 7 minutos de esterilização.[33]

O material, devidamente embalado, deve ser colocado na câmara da autoclave desligada, não ultrapassando 2/3 de sua capacidade total e sem encostar nas laterais, dispondo-se os pacotes de modo que o vapor possa circular livremente e atinja todas as superfícies do material. Embalagens compostas por papel e filme devem ser colocadas com o papel para baixo. Deve-se fechar o equipamento e selecionar o ciclo desejado. Após a conclusão do ciclo, deve-se abrir o equipamento e aguardar que a temperatura caia a 60°C para a retirada do material. Nesta etapa, o profissional deve utilizar todos os EPIs.[33]

Atualmente, a esterilização em estufas (calor seco) é recomendada por organismos nacionais e internacionais apenas para óleos e pós na área médica e para alguns tipos de brocas e alicates ortodônticos na odontologia.[33,39] Os equipamentos utilizados atualmente nos serviços odontológicos não são automatizados, não permitem registros confiáveis dos parâmetros físicos do processo, permitem a interrupção do processo e o monitoramento biológico é complexo.

Processo químico

O glutaraldeído a 2% possui ação germicida pela alquilação dos grupos sulfidril, hidroxil, carboxil e amino dos componentes celulares, alterando ácidos nucleicos e proteínas.

Após a limpeza e secagem do artigo, este deve ser imerso totalmente na solução de glutaraldeído a 2%, em recipiente de plástico com tampa, por 10 horas. O enxágue final deve ser rigoroso, em água estéril, e a secagem com compressas esterilizadas é obrigatória, devendo o artigo ser utilizado imediatamente. É recomendado que o manuseio dessa solução seja realizado em ambiente com boa ventilação. Durante a manipulação, o profissional deve utilizar EPIs como avental, luvas de borracha, óculos e máscaras próprias para vapores orgânicos.[33,39]

Outro agente esterilizante químico é o ácido peracético a 0,2%, que promove a desnaturação de proteínas, alteração na permeabilidade da parede celular, oxidação de ligações sulfidril e sulfúricas em proteínas.[33,39]

Armazenamento

Os artigos devem ser armazenados em local exclusivo, separados dos demais, em armários fechados, protegidos de poeira, umidade e insetos, e a uma distância mínima de 20 cm do chão, 50 cm do teto e 5 cm da parede, respeitando-se o prazo de validade da esterilização.[33,39]

Monitoramento da esterilização

O processo de esterilização deve ser comprovado por meio de monitoramento físico, químico e biológico. O monitoramento biológico deve ser registrado, junto da data da esterilização, lote, validade e equipamento utilizado.[33,39]

O monitoramento pode ser físico, químico ou biológico. O monitoramento físico é observação e registro dos dados colhidos nos mostradores dos equipamentos, como a leitura da temperatura, da pressão e do tempo em todos os ciclos de esterilização. Já o monitoramento químico é realizado com o uso de indicadores químicos que avaliam o ciclo de esterilização pela mudança de cor, na presença da temperatura, tempo e vapor saturado, conforme o indicador utilizado. Podem ser usados indicadores de processo, teste Bowie-Dick, de parâmetro simples, multiparamétrico, integrador e emuladores.[33,39]

No monitoramento biológico utilizam-se tiras de papel impregnadas por esporos bacterianos do gênero *Bacillus*, que são bactérias termofílicas formadoras de esporos. Tal procedimento deve ser realizado semanalmente.[33,39]

PROCESSAMENTO DE SUPERFÍCIES

O equipamento odontológico e os periféricos utilizados na odontologia estão sujeitos a contaminação por microrganismos patogênicos provenientes da cavidade bucal do paciente.[2] A desinfecção das superfícies do ambiente clínico deve ser feita da área menos contaminada para a mais contaminada; de cima para baixo e de dentro para fora.[4]

Os agentes de desinfecção odontológicos de superfícies inanimadas são hipoclorito de sódio a 1%; quaternário de amônio e biguanida; glucoprotamina e álcool 70%. O álcool 70% e o hipoclorito de sódio exigem limpeza prévia da superfície com papel toalha e seguido de repetição por três vezes, no caso do álcool. Esses agentes são contraindicados para acrílicos, borrachas e plásticos, pois endurecem e os tornam amarelos. No caso do uso do quaternário de amônio e biguanida ou glucoprotamina, o profissional limpa e desinfecta simultaneamente com esses produtos.[3]

Atentar para a limpeza das mangueiras de ar e água e filtro do ar acondicionado. Biofilmes são formados por microrganismos, incluindo bactérias, fungos e protozoários, que colonizam a superfície interna das tubulações de água. Uma vez estruturado, o biofilme funciona como reservatório, ampliando significativamente o número de microrganismos existentes nas linhas de água. Para a limpeza do biofilme das mangueiras de ar e água, deve-se utilizar ácido paracético para desinfecção de alto nível.[3]

Barreiras mecânicas como filmes de PVC ou sacos plásticos devem ser utilizadas nas alças de refletores; botões manuais de acionamento; braços da cadeira odontológica; canetas de alta rotação; corpo da seringa tríplice; encostos de cabeça; encosto do mocho; pontas de unidade de sucção. Superfícies como bancadas e carrinho auxiliar devem ser cobertas por campos descartáveis e impermeáveis. Seringas tríplices devem ter pontas descartáveis.[3]

PROTEÇÃO RADIOLÓGICA

O radiodiagnóstico compreende qualquer procedimento que utiliza um equipamento de raios-x para irradiar uma parte do corpo humano, com o propósito de diagnóstico, por meio da imagem formada. A legislação sanitária vigente para o funcionamento dos serviços de radiodiagnóstico médico e odontológico é a Portaria SVS/MS nº 453, de 1º de junho de 1998. Essa Portaria, além de definir os requisitos sanitários para o funcionamento desses serviços de saúde, estabelece as diretrizes para o uso seguro das radiações ionizantes.[40]

A Portaria nº 453/1998 aborda o princípio de justificação da prática com radiações ionizantes, que estabelece que as tomadas radiográficas devem ser realizadas apenas quando o seu real benefício for maior que os riscos inerentes à radiação recebida pelo indivíduo, e também institui o princípio de otimização da proteção radiológica, que designa que as doses das tomadas radiográficas devem ter o valor mínimo necessário para que se tenha qualidade de imagem aceitável, além de buscar diminuir a quantidade de pessoas expostas e a probabilidade de exposições acidentais.[40]

Para Langlois et al.,[41] a técnica de radioproteção mundialmente conhecida como ALARA ("as low as reasonable achievable"; "tão baixo quanto razoavelmente possível") reconhece a possibilidade de que, não importando quão baixa seja a dose recebida, um exame radiográfico pode resultar em efeito adverso. Assim, é importante seguir corretamente os métodos de controle de qualidade e redução de doses em sistemas de radiodiagnóstico, para garantir a geração de imagens com boa qualidade, permitindo um diagnóstico mais preciso e evitando a repetição de exames. (Leia mais no Capítulo 12.)

A utilização inadvertida da radiação pode ocasionar mutações no DNA contido nas células humanas, não existindo dose de exposição segura. Com isso, os maiores prejudicados são os profissionais da saúde, especialmente os de radiologia, que constantemente estão expostos a esses riscos. Por conseguinte, ressalta-se a importância de serem seguidos, na prática, os requisitos estabelecidos, buscando padronizar os resultados e proporcionar segurança aos pacientes e profissionais de saúde.

Embora a radiologia odontológica não envolva a realização de procedimentos invasivos e o uso de instrumentos perfurocortantes, os equipamentos, acessórios e filmes utilizados durante os procedimentos radiográficos podem transmitir doenças infecciosas.[42]

As superfícies dos equipamentos utilizados na radiologia odontológica podem servir como vetores de infecção cruzada, demonstrando a necessidade do emprego rotineiro de medidas de biossegurança durante a realização da filmagem e processamento radiográfico.[41] As recomendações propostas para a área de radiologia odontológica incluem a adequada limpeza e proteção de equipamentos e superfícies, medidas de proteção pessoal e evitar a contaminação da câmara escura, sendo obtidas por procedimentos simples como recobrir os filmes e equipamentos radiológicos com barreiras plásticas.

Os dois métodos de prevenção e remoção da contaminação são a imersão do filme em uma solução desinfetante e o uso de barreiras protetoras.[43] O uso de barreiras protetoras reduz significativamente o risco de contaminação cruzada, mas não impede completamente sua ocorrência. Isso pode ser atribuído à dificuldade de remoção e descarte da barreira sem a contaminação do filme. Uma etapa de desinfecção realizada após a filmagem e antes do processamento dos filmes reduz o risco de contaminação. A técnica de desinfecção mais prática é a imersão em hipoclorito de sódio a 5,25% por 30 segundos.[44] Deve-se dar preferência a posicionadores autoclaváveis ou descartáveis.

O uso da radiografia digital intraoral trouxe novos desafios no que diz respeito ao controle da contaminação cruzada. Os sensores e as placas de armazenamento de fósforo não podem ser autoclavados e precisam de cuidados especiais. Recomenda-se o uso de barreiras plásticas e a esterilização periódica com óxido de etileno.[45]

Qualquer serviço de radiodiagnóstico odontológico, para funcionar, deve estar licenciado pela autoridade sanitária local. A aprovação do projeto está condicionada à análise e ao parecer favorável sobre: projeto básico de arquitetura das instalações e áreas adjacentes, conforme a RDC/Anvisa nº 50, de 21 de fevereiro de 2002, ou outra que venha a substituí-la;[46] relação dos equipamentos de raios X diagnósticos; relação dos exames a serem efetuados, com estimativa da carga máxima de trabalho semanal por, no mínimo, cinco anos; planilha de cálculo de blindagem assinada por um especialista em física de radiodiagnóstico.

Os consultórios odontológicos que disponham somente de equipamentos de radiografia intraoral são dispensados de aprovação, sob os aspectos de proteção radiológica, do projeto básico de construção das instalações.[33]

Deve ainda ser providenciado um memorial descritivo de proteção radiológica contendo descrição do estabelecimento e de suas instalações e programa de proteção radiológica.[33]

Compete aos responsáveis legais, no âmbito do seu estabelecimento, a responsabilidade principal pela segurança e proteção dos pacientes, da equipe e do público em geral, devendo assegurar os recursos materiais e humanos e a implementação das medidas necessárias para garantir o cumprimento dos requisitos de radioproteção.[32] Cabe ao Responsável Técnico responsabilizar-se pelos procedimentos radiológicos a que são submetidos os pacientes, levando em conta os princípios e requisitos de proteção radiológica estabelecidos na Portaria SVS/MS nº 453, ou outra que vier a substituí-la. Compete ao Supervisor de Proteção Radiológica assessorar os responsáveis legal e técnico nos assuntos relativos à proteção radiológica, com autoridade para interromper operações inseguras.[4]

As principais recomendações de proteção radiológica são:[33]

- É proibida toda exposição que não possa ser justificada.
- Exames radiográficos somente devem ser realizados quando, após exame clínico e cuidadosa consideração das necessidades de saúde geral e dentária do paciente, sejam julgados necessários. Deve-se averiguar a existência de exames radiográficos anteriores que tornem desnecessário um novo exame.
- O tempo de exposição deve ser o menor possível, consistente com a obtenção de imagem de boa qualidade.
- A repetição de exames deve ser evitada por meio do uso da técnica correta de exposição e de um processamento confiável e consistente.
- Para radiografias intraorais deve-se utilizar, preferencialmente, a técnica do paralelismo com localizadores longos, posicionadores e prendedores de filme para evitar que o paciente segure o filme.
- A extremidade do localizador deve ser colocada o mais próximo possível da pele do paciente, para garantir tamanho de campo mínimo.
- Em radiografias extraorais deve-se utilizar tamanho de campo menor ou igual ao tamanho do filme.
- O operador deve observar e ouvir o paciente durante as exposições.
- É proibido o uso de sistema de acionamento de disparo com retardo.
- Deve ser usada vestimenta de proteção individual, de modo a proteger a tireoide, o tronco e as gônadas dos pacientes durante as exposições. Os aventais plumbíferos devem ser acondicionados de forma a preservar sua integridade, sobre superfície horizontal ou em suporte apropriado.

PROTEÇÃO DO OPERADOR E DA EQUIPE

Para proteção dos responsáveis pelo manejo dos equipamentos de raios x, devem ser observadas as seguintes recomendações:

- Equipamentos panorâmicos ou cefalométricos devem ser operados dentro de uma cabine ou biombo fixo de proteção com visor apropriado ou sistema de televisão.
- Em exames intraorais em consultórios, o operador deve manter-se a uma distância mínima de 2 m do tubo e do paciente durante as exposições. Se a carga de trabalho for superior a 30 mA/min por semana (ou, em termos aproximados, se forem realizadas mais do que 150 radiografias por semana), o operador deve manter-se atrás de uma barreira protetora com uma espessura mínima de 0,5 mm equivalentes ao chumbo.
- O operador ou qualquer membro da equipe não deve colocar-se na direção do feixe primário nem segurar o cabeçote ou o localizador durante as exposições.
- Nenhum elemento da equipe deve segurar o filme durante a exposição.
- Somente o operador e o paciente podem permanecer na sala de exame durante as exposições.
- Caso seja necessária a presença de indivíduos para assistirem uma criança ou um paciente debilitado, eles devem fazer uso de avental plumbífero com, pelo menos, o equivalente a 0,25 mm Pb e evitar localizar-se na direção do feixe primário.
- As exposições a que forem submetidos os acompanhantes devem ser otimizadas de modo que a dose efetiva não exceda 5 mSv durante o procedimento.
- Nenhum indivíduo deve realizar regularmente essa atividade.

Para o processamento do filme, devem ser seguidas as recomendações do fabricante sobre a concentração da solução, temperatura e tempo de revelação. Além disso, as soluções devem ser regeneradas ou trocadas quando necessário, de acordo com as instruções do fabricante. Não devem ser utilizados filmes ou soluções de processamento com prazo de validade expirado. Não deve ser realizada qualquer inspeção visual do filme durante os processamentos manuais. A câmara escura e as cubas de revelação devem ser mantidas limpas e os filmes devem ser armazenados em local protegido de calor, umidade, radiação e vapores químicos.[33]

PARAMENTAÇÃO PESSOAL, DE EQUIPAMENTOS E PESSOAL AUXILIAR PARA A PRÁTICA CLÍNICA

A utilização de equipamentos que produzem aerossóis, instrumentos pontiagudos, cortantes, rotatórios e ultrassônicos favorece a ocorrência de exposição a secreções do paciente e eleva o risco de contaminação paciente-dentista, dentista-pessoal auxiliar e dentista-paciente. Por essa razão, é obrigatório o uso de EPIs, como luvas, jaleco, óculos de proteção, máscara e gorro, a fim de prevenir o contato da pele e mucosas com material biológico entre as pessoas envolvidas, seja paciente ou profissional[47,48] (Figura 3).

Especificamente até que seja produzida uma vacina contra a Covid-19, a paramentação será aprimorada, e, por essa razão, o cirurgião-dentista precisará considerar formas de abordagem que diminuam a ansiedade e o medo diante de todo o "arsenal" de biossegurança.[49] O profissional pode considerar colocar os equipamentos de proteção enquanto a criança está assistindo ou preparando vídeos explicativos sobre a importância de tudo que ele está fazendo e utilizando. Além disso, durante contato telefônico ou chamada de vídeo pode ser realizada uma breve orientação à família e à criança sobre como o consultório tem funcionado, principalmente no que diz respeito à área lúdica ter sido restrita a poucos objetivos e como o próprio profissional está "diferente", em virtude da norma vigente, bem como os procedimentos de paramentação do profissional e da equipe.[9,50]

GERENCIAMENTO DE RESÍDUOS

Os resíduos gerados nos serviços odontológicos podem ser classificados em biológicos, químicos, perfurocortantes ou escarificantes e comuns. Tais resíduos causam risco à saúde pública e ocupacional, e seus responsáveis técnicos devem implantar um plano de gerenciamento de acordo com o estabelecido na RDC/Anvisa nº 306, de 7 de dezembro de 2004, e atualizado pela RDC/Anvisa nº 222, de março de 2018.[51,52]

O Plano de Gerenciamento dos Resíduos de Serviços de Saúde (PGRSS) é o documento que aponta e descreve as ações relativas ao gerenciamento de resíduos sólidos, no âmbito dos estabelecimentos. Deve considerar as características e os riscos dos resíduos, as ações de proteção à saúde e ao meio ambiente e os princípios da biossegu-

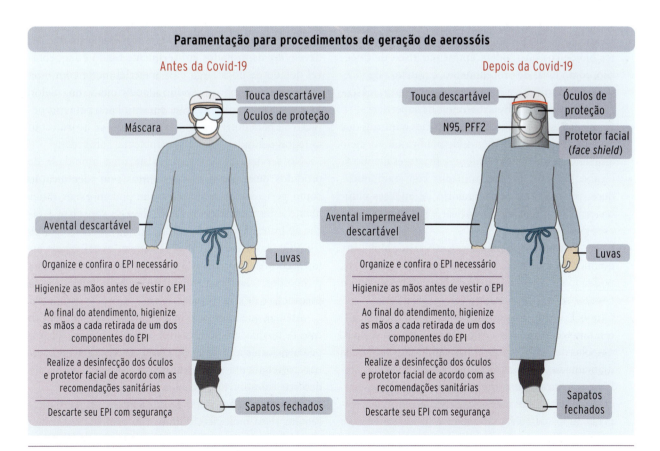

Figura 3 Paramentação profissional. Note: antes e depois da Covid-19, as diferenças são pequenas no que diz respeito à paramentação adequada.
Fonte: adaptada de Thomé et al.[3]

rança para adoção de medidas técnicas administrativas e normativas para prevenir acidentes. O PGRSS contempla os aspectos referentes a geração, segregação, acondicionamento, coleta interna, armazenamento, transporte, tratamento e destinação final, bem como os aspectos relativos a proteção à saúde pública e segurança ocupacional do pessoal envolvido nas etapas do gerenciamento de resíduos.

Todos os estabelecimentos de assistência odontológica, públicos, privados ou filantrópicos, inclusive os serviços de assistência domiciliar, de trabalhos de campo e de ensino devem elaborar o PGRSS, baseado nas características dos resíduos gerados e na classificação desses resíduos estabelecendo as diretrizes de manejo. O manejo deve considerar os aspectos intra e extraestabelecimento, indo desde a geração até a disposição final.

Com a adoção de um PGRSS é possível diminuir os riscos, reduzir as quantidades de resíduos gerados e reaproveitar grande parte deles, reduzindo os custos de seu tratamento desnecessário e disposição final.

A segregação é a principal etapa de um PGRSS e consiste em separar ou selecionar apropriadamente os resíduos, conforme classificação por grupos:[51,52]

- Grupo A: resíduos com a possível presença de agentes biológicos que podem apresentar risco de infecção, como luvas de procedimento, curativos, algodão, gaze, luva cirúrgica e de procedimento, touca, máscara e avental, descartáveis, barreiras de superfície.
- Grupo B: resíduos contendo substâncias químicas que podem apresentar risco à saúde pública ou ao meio ambiente, tais como reveladores e fixadores de raio x.
- Grupo C: resíduos contaminados com radionuclídeos, provenientes de laboratório de análises clínicas, serviços de medicina nuclear e radioterapia, por exemplo cobalto e lítio.
- Grupo D: resíduos que não apresentam risco biológico, químico ou radiológico à saúde ou ao meio ambiente, podendo ser equiparados aos resíduos domiciliares ou comuns como copos descartáveis, papel toalha.
- Grupo E: materiais perfurocortantes ou escarificantes, tais como agulhas e lâminas de bisturi, escalpes, ampolas de vidro, brocas, limas endodônticas, pontas diamantadas, lâminas de bisturi, lancetas; tubos capilares; ponteiras de micropipetas, lâminas e lamínulas, espátulas e todos os utensílios de vidro quebrados (pipetas, tubos de coleta sanguínea e placas de Petri) e outros similares, contaminados ou não.

Os resíduos do grupo A, potencialmente infectantes com risco biológico, devem ser descartados em lixeiras revestidas com sacos brancos, que devem ser substituídos ao atingirem o limite de 2/3 de sua capacidade ou então a cada 48 horas, independentemente do volume, garantindo sua integridade e fechamento, visando ao conforto ambiental e à segurança dos usuários e profissionais.[52]

Os resíduos sólidos devem ser acondicionados em saco constituído de material resistente a ruptura, vazamento e impermeável, quando não houver orientação específica.[52]

Os resíduos químicos, grupo B, devem ser descartados em galões coletores específicos. Os efluentes de processadores de imagem devem ser acondicionados em recipientes constituídos de material compatível com o líquido armazenado, resistentes, rígidos e estanques, com tampa que garanta a contenção do resíduo, e devidamente identificados e encaminhados para tratamento antes da disposição final.[51,52]

Os reveladores devem ser submetidos ao processo de neutralização previamente ao lançamento na rede coletora de esgoto com tratamento. O fixador deve ser submetido ao processo de recuperação da prata, atendendo às determinações dos órgãos de meio ambiente e do serviço de saneamento.[51,52]

Os resíduos de amálgama odontológico coletados, resultantes da preparação e/ou remoção de restaurações, devem ser depositados em recipiente rígido e inquebrável dotado de boca larga e de material inerte com uma lâmina de água sobre o resíduo acondicionado no coletor. Esse resíduo químico deve ser encaminhado para recuperação ou para outra destinação que esteja de acordo com as regras definidas pelo órgão ambiental competente.

No serviço odontológico existe uma infinidade de produtos químicos e medicamentos sem identificação como perigosos na legislação, que podem exigir tratamento específico. Nesses casos, deve-se consultar a Ficha de Informações de Segurança de Produtos Químicos (FISPQ), caso tenha. A FISPQ contém as principais informações dos produtos químicos, como identificação, fornecedor, classificação, periculosidade, medidas de precaução e de emergência.

Atentar que nem tudo exige tratamento especial. Em caso de dúvida, ainda é possível consultar os órgãos competentes locais a respeito de como segregar e acondicionar corretamente essas substâncias, possibilitando um descarte e destino apropriados.

Os resíduos do grupo D são aqueles que não apresentam risco biológico, químico ou radiológico, como: abaixadores de língua de madeira, gesso, material de escritório, papel toalha, papéis e embalagens. Esses resíduos são depositados em lixeiras revestidas com sacos pretos ou azuis, sem necessidade identificação.[51,52] Vale lembrar que alguns destes, como as embalagens dos diversos insumos utilizados no atendimento aos pacientes (caixa de luva vazia, embalagens plásticas e de papel, caixas de papelão), podem ser destinados à reciclagem desde que não estejam úmidos.

Os resíduos do grupo E, os materiais perfurocortantes, devem ser descartados em recipientes identificados, rígidos, providos com tampa, resistentes a punctura, ruptura e vazamento. Devem ser substituídos quando o nível de preenchimento atingir 3/4 da capacidade ou de acordo com a demanda ou com as instruções do fabricante, não existindo um tempo mínimo ou máximo para que o recipiente seja substituído, sendo proibidos seu esvaziamento manual e seu reaproveitamento. É permitida a separação do conjunto seringa agulha com auxílio de dispositivos de segurança, sendo vedados a desconexão e o reencape manual de agulhas. Os materiais perfurocortantes ou escarificantes devem ser acondicionados separadamente, no local de sua geração, imediatamente após o uso.[51,52]

O acondicionamento é o ato de embalar os resíduos segregados em sacos ou recipientes. A capacidade dos recipientes de acondicionamento deve ser compatível com a geração diária de cada tipo de resíduo. O cenário ideal deve dispor de recipientes específicos para resíduo infectante, comum e reciclável, ou pelo menos para infectante e comum.

A etapa de identificação é crucial para o correto manejo do Resíduo de Serviço de Saúde (RSS). Todos os sacos recipientes devem ser identificados, permitindo fácil visualização.

O transporte interno corresponde ao translado dos RSS do local de geração até o espaço para o armazenamento temporário ou externo. Deve ser realizado em horários não coincidentes com outras atividades, e cada grupo de resíduo deve ser transportado separadamente.[51,52]

O armazenamento temporário deve ser em local próximo ao ponto de geração, sendo vedada a acomodação dos sacos direto no piso e necessária a conservação deles em recipientes de acondicionamento.[51,52]

Estabelecimentos de assistência odontológica geralmente não realizam o tratamento preliminar dos RSS. Esse tratamento consiste na descontaminação dos resíduos por desinfecção ou esterilização, por meio de processos físicos ou químicos comprovadamente eficazes e seguros. O tratamento é realizado no local de geração para alterar as características biológicas, físicas e químicas dos resíduos a fim de promover a redução, a eliminação ou a neutralização dos agentes nocivos à saúde humana, animal e ao ambiente.[51-53]

O armazenamento externo é a guarda dos recipientes de resíduos até a etapa de coleta externa. Deve ser em ambiente exclusivo com acesso para os veículos coletores.

A coleta e o transporte externo consistem na remoção dos RSS do armazenamento externo até a unidade de tratamento ou disposição final. A coleta e o transporte externo dos RSS devem ser realizados de acordo com as normas locais vigentes.[51-53]

Segue-se para disposição final, que consiste na disposição de resíduos no solo (aterramento, valas sépticas), obedecendo a critérios técnicos de construção e operação, e com licenciamento ambiental de acordo com a legislação ambiental.[51-53]

CONDUTA APÓS EXPOSIÇÃO A MATERIAL BIOLÓGICO

Após ocorrer um acidente com material perfurocortante na clínica, deve-se seguir o protocolo clínico, diretrizes e terapêutica de profilaxia pós-exposição de risco para infecção pelo HIV, HBV, HCV. Deve-se interromper a atividade, lavar abundantemente o local com água corrente sem pressionar o ferimento, realizar antissepsia do local cortado ou perfurado e comunicar imediatamente. Em seguida, o acidentado deve preencher a ficha de notificação de acidentes com material perfurocortante, e, a partir desse momento, ele e o paciente, quando possível, são encaminhados ao Centro de Referência para realização do teste rápido para Hepatite B e C, e HIV.[54]

- Lavar a região com água e sabão. No caso de mucosa, solução fisiológica 0,9%.
- Comunicação do acidente e notificação:
  - Se unidade de ensino, ao coordenador da clínica-escola.
  - Se consultório, à vigilância sanitária.
  - Registro do acidente em Comunicação de Acidente de Trabalho (CAT).
  - Preenchimento da ficha de notificação do Sinan.
- Buscar atendimento médico: pronto atendimento.
- Informações sobre paciente:
  - Fonte conhecida: solicitar anti-HCV, anti-HIV (rápido) e HBsAG ao paciente fonte e anti-HCV, anti-HIV (rápido), HBsAG e anti-HBs do acidentado.
  - Fonte desconhecida: solicitar anti-HCV, anti-HIV (rápido), HBsAG e anti-HBs do acidentado.
- Avaliação médica dos exames para indicação de antirretrovirais, vacinação e/ou imunoglobulina para he-

patite B. A quimioprofilaxia deve ser iniciada dentro das primeiras 24 a 48 horas após a exposição.

REFERÊNCIAS BIBLIOGRÁFICAS

1. Engelmann AI, Daí AA, Moura CSN, Bremm LL, Boleta-Ceranto DCF. Avaliação dos procedimentos realizados por cirurgiões-dentistas da região de cascavel-PR, visando ao controle da biossegurança. Odontol. Clín. Cient. 2010;9(2):161-5.
2. Freitas RR. Biossegurança em odontologia. Corinto: Universidade Federal de Minas Gerais; 2012. Trabalho de Conclusão de Curso em Atenção básica em atenção à saúde da família.
3. Thomé G, Bernardes SR, Guandalini S, Guimarães MCV. Manual de boas práticas em biossegurança para ambientes odontológicos. Rio de Janeiro. 2020. 41p.
4. Tuñas ITC, Silva ET, Santiago SBS, Maia KD, Silva-Junior GO. Coronavirus Disease 2019 (COVID-19): A Preventive Approach to Dentistry. Rev Bras Odontol. 2020 Mar;77:e1766.
5. Reis VP, Maia ABP, Bezerra AR, Conde DC. The New Normal of Dentistry: Review of Recommendations for the Resumption of Dental Care during the COVID-19 Pandemic. Rev. Bras. Odontol. 2020 Mar;77:e1853.
6. Ferrazzano GF, Ingenito A, Cantile T. COVID-19 Disease in Children: What Dentists Should Know and Do to Prevent Viral Spread. The Italian Point of View. Int J Environ Res Public Health. 2020 May;17(10):3642.
7. Amorim LM, Maske TT, Ferreira SH, Santos RB, Feldens CA, Kramer PF. New post-COVID-19 biosafety protocols in pediatric dentistry. Pesquisa Brasileira em Odontopediatria e Clínica Integrada 2020 Jun;20(supp1):e0117.
8. Gomes RL, Pedrosa MS, Silva CHV. Restorative dental treatment in times of COVID-19. RGO, Rev Gaúch Odontol. 2020;68:e20200019.
9. Simões A, Balixa G, Brandão de Almeida, A. COVID-19: Protocolos em Odontopediatria. COVID-19: Protocols in Pediatric Dentistry.
10. Plotkin SL, Plotkin SA. A short history of vaccination. In: Plotkin SA, Orenstein WA (eds.). Vaccines. 7.ed. Philadelphia, Elsevier; 2018.
11. Santos SLV, Alves SB, Silva e Sousa A, Tipple AFV, Mendonça KM. A imunização dos profissionais da área de saúde: uma reflexão necessária. Rev. Min. Enferm. 2010;14(4):595-601.
12. Alves VM, Sampaio FAA, Veloso TMC, Lopes MVO. A base de dados Scielo como fonte para pesquisas sobre o tema vacinação. Revista da Rede de Enfermagem do Nordeste. 2006;7(1):61-7.
13. Tavares EC, Ribeiro JG, Oliveira LA. Imunização ativa e passiva no prematuro extremo. J Pediatr (Rio de Janeiro). 2005;81(1 Suppl):S89-S94.
14. Abbas AK, Lichtman AH, Pober JS. Cellular and molecular immunology. 7.ed. Philadelphia, W.B. Saunders; 2012. 554p.
15. Brasil. Ministério da Saúde. Secretaria de Vigilância em Saúde. Departamento de Imunização e Doenças Transmissíveis. Manual dos Centros de Referência para Imunobiológicos Especiais [recurso eletrônico] / Ministério da Saúde, Secretaria de Vigilância em Saúde, Departamento de Imunização e Doenças Transmissíveis, Coordenação-Geral do Programa Nacional de Imunizações. 5.ed. Brasília: Ministério da Saúde; 2019.
16. Canal CW, Vaz CSL. Vacinas víricas. In: Flores EF (org.). Virologia veterinária. Santa Maria: Ed. da UFSM; 2009.
17. Ballalai I, Bravo F (org.). Imunização: tudo o que você sempre quis saber. Rio de Janeiro: RMCOM; 2016.
18. World Health Organization (WHO). Immunization, Vaccines and Biologicals; 2020.
19. Domingues CMAS, Teixeira AMS, Carvalho SMD. National immunization program: vaccination, compliance and pharmacovigilance. Revista do Instituto de Medicina Tropical de São Paulo. 2012;54(Suppl 18):S22-27.
20. Brasil. Ministério da Saúde. Secretaria de Vigilância em Saúde. Departamento de Vigilância das Doenças Transmissíveis. Manual dos Centros de Referência para Imunobiológicos Especiais / Ministério da Saúde, Secretaria de Vigilância em Saúde, Departamento de Vigilância das Doenças Transmissíveis. 4.ed. Brasília: Ministério da Saúde; 2014.
21. Brasil. Ministério da Saúde. Secretaria de Vigilância em Saúde. Vacinação. Brasil. Ministério da Saúde. Fundação Nacional de Saúde. Manual de procedimentos para vacinação. Brasília: Ministério da Saúde; 2014.
22. Brasil. Ministério da Saúde. Programa Nacional de Imunização: 30 anos; 2003.
23. Sociedade Brasileira de Imunizações (SBIm). Calendário de Vacinação SBIm Ocupacional; 2020.
24. Brasil. Ministério da Saúde. Organização Pan-Americana da Saúde no Brasil. Doenças relacionadas ao trabalho: manual de procedimentos para os serviços de saúde. Brasília, DF: OPAS/OMS; 2009.
25. Souza NVDO, Pires AS, Gonçalves LGA, Cunha LS, Ribeiro LV, Vieira RS. Work at a specialized outpatient unit: occupational hazards and health risks to workers. Rev Min Enferm. 2014 Oct/Dec;18(4):931-8.
26. Brasil. Portaria nº 3.214, de 8 de junho de 1978 – NR-5. Comissão Interna de Prevenção de Acidentes. In: Segurança e Medicina do Trabalho. 29.ed. São Paulo: Atlas; 1995. 489p. (Manuais de legislação, 16).
27. Oliveira RHG, Almeida TF. Riscos biológicos em odontologia: uma revisão da literatura. Rev Bahiana de Odontologia. 2015;6(1):34-46.
28. Brasil. Agência Nacional de Vigilância Sanitária. Serviços odontológicos: prevenção e controle de riscos. Brasília; 2011. 156p.
29. Albuquerque AM, Souza APM, Torquato IMB, Trigueiro JVS, Ferreira JA, Ramalho MAN. Infecção cruzada no centro de terapia intensiva à luz da literatura. Rev. Ciênc. Saúde Nova Esperança. 2013 jun.;11(1):78-87.
30. Pimentel MJ, Filho MMVB, Santos JP, Rosa MRD. Biossegurança: comportamento dos alunos de odontologia em relação ao controle de infecção cruzada. Cad. Saúde Colet. 2012 (Rio de Janeiro);20(4):525-32.

31. Pinelli C, Garcia PPNS, Campos JADB, Dotta EAV, Rabello AP. Biossegurança e odontologia: crenças e atitudes de graduandos sobre o controle da infecção cruzada. Saúde Soc. 2011(São Paulo);20(2):448-61.
32. Brasil. Ministério da Saúde. Agência Nacional de Vigilância Sanitária. RDC/Anvisa nº 15, de 15 de março de 2012. Dispõe sobre requisitos de boas práticas para o processamento de produtos para saúde e dá outras providências.
33. Brasil. Agência Nacional de Vigilância Sanitária. Serviços odontológicos: prevenção e controle de riscos. Brasília; 2006. 156p.
34. Schalcha MV, Adabob GL, Souza RF, Fonseca RG, Cruz CAS. Resistência à corrosão de ligas odontológicas submetidas à desinfecção. Revista de Odontologia da UNESP. 2004;33(3):143-8.
35. Block SS. Disinfection, sterilization, and preservation. 5.ed. Philadelphia, Lippinco Williams & Wilkins; 2001. p.23-6, 889-917.
36. Brasil. Ministério da Saúde. Agência Nacional de Vigilância Sanitária. Resolução da Diretoria Colegiada – RDC nº 14, de 28 de fevereiro de 2007. Dispõe sobre os produtos saneantes com ação antimicrobiana, harmonizados no âmbito do Mercosul por meio da Resolução GMC nº 50/06.
37. Centers for Disease Control and Prevention (CDC). Recommended Infection: control practices for dentistry. Morbidity and Mortality Weekly Report (MMWR). 1993;42(RR-8):1-11.
38. Costa DM, Lopes LKO, Hu H, Tipple AFV, Vickery K. Alcohol fixation of bacteria to surgical instruments increases cleaning difficulty and may contribute to sterilization inefficacy. American Journal of Infection Control. 2017;45(8):e81-e86.
39. Centers for Disease Control and Prevention (CDC). Guidelines for Infection Control in Dental Health-Care Seings. Morbidity and Mortality Weekly Report (MMWR). 2003 Dec;52(RR17):1-61.
40. Brasil. Ministério da Saúde. Portaria SVS/MS nº 453, de 1º de junho de 1998.
41. Langlois CO, Mahl CRW, Fontanella V. Diretrizes para a indicação de exames radiográficos em Odontologia. Rev ABRO. 2007;8-32.
42. Salzedas LMP, Oliva AH, Oliveira LQC, Simas MCO, Coclete GA. Biossegurança na clínica de radiologia odontológica. Arch Health Invest. 2014;3(6):6-13.
43. Freitas CVS, Dias LS, Araújo CS, Silva VC, Monteiro Neto V, Souza JIL. Assessment of microbiological contamination of radiographic devices in School of Dentistry. Braz Dent Sci. 2012;15(1):39-46.
44. American Dental Association Council on Scientific Affairs. The Use of Dental Radiographs: Update and Recommendations. J Am Dent Assoc. 2006 Sept;137(9):1304-12.
45. MacDonald DS, Waterfield JD. Infection control in digital intraoral radiography: evaluation of microbiological contamination of photostimulable phosphor plates in barrier envelopes. J Can Dent Assoc. 2011;77:b93.
46. Brasil. Ministério da Saúde. Agência Nacional de Vigilância Sanitária. Resolução da Diretoria Colegiada – RDC/Anvisa nº 50, de 21 de fevereiro de 2002.
47. Brozoski MA, Traina AA, Naclério-Homem MG, Deboni MCZ. Ocorrência de acidentes perfurocortantes em um Curso de Odontologia. RGO. 2010 jan./mar.; 58(1):77-80.
48. Martins MES, Fernandes TCB, Alvares MCN. Estudo dos acidentes com instrumentos perfurocortantes em clínica de graduação em odontologia. Rev Fac Odontol de Porto Alegre. 2020;61(1):59-66.
49. Al-Halabi M, Salami A, Alnuaimi E, Kowash M, Hussein I. Assessment of paediatric dental guidelines and caries management alternatives in the post COVID-19 period. A critical review and clinical recommendations. Eur Arch Paediatr Dent. 2020 Jun;21:543-56.
50. Bahramian H, Gharib B, Baghalian A. COVID-19 Considerations in Pediatric Dentistry. [published online ahead of print, 2020 Jul 14]. JDR Clin Trans Res. 2020;2380084420941503.
51. Brasil. Ministério da Saúde. Agência Nacional de Vigilância Sanitária. RDC/Anvisa nº 15, de 15 de março de 2012. Dispõe sobre requisitos de boas práticas para o processamento de produtos para saúde e dá outras providências.
52. Brasil. Agência Nacional de Vigilância Sanitária. Serviços odontológicos: prevenção e controle de riscos. Brasília; 2006. 156p.
53. Brasil, Conselho Nacional do Meio Ambiente (Conama). Resolução Conama nº 358, de 29 de abril de 2005.
54. Brasil. Ministério da Saúde. Secretaria de Atenção a Saúde. Departamento de Ações Programáticas. Exposição a materiais biológicos. Brasília: Ministério da Saúde; 2006. (Série A. Normas e Manuais Técnicos Saúde do Trabalhador, 3. Protocolo de Complexidade Diferenciada).

ÍNDICE REMISSIVO

A

Adesão em dentes decíduos 195
Alfabetismo em saúde bucal 44
    técnicas comunicativas e programas educacionais 46
Anestesiologia
    cálculo da dose 144
    cuidados pré, trans e pós-operatórios 149
    riscos e complicações 149
    seleção do sal anestésico e vasoconstritor 143
    seringas, agulhas e tubetes anestésicos 142
    técnicas anestésicas 145
Aplicações dos *lasers*
    lasers de alta potência
        características 472
        indicações clínicas 473
    lasers de baixa potência – fotobiomodulação 458
    normas de segurança para utilização clínica dos *lasers* 487
    terapia fotodinâmica antimicrobiana 469

B

Biossegurança na prática clínica
    conduta após exposição a material biológico 509
    esterilização de artigos 503
    gerenciamento de resíduos 507
    imunização 497
    medidas de biossegurança 500
    paramentação pessoal, de equipamentos e pessoal auxiliar para a prática clínica 506
    processamento de superfícies 504
    proteção radiológica 504
    riscos ocupacionais 499

Bruxismo
    abordagem clínica 444
    fatores associados 443
    fisiologia 443

C

Cárie
    diagnóstico clínico 73
    etiologia 70
    manejo contemporâneo de lesões cariosas 78
    principais fatores associados 72
    sequência para diagnosticar lesões cariosas 74
Cariologia
    terminologias relacionadas 60, 70

D

Decisão de tratamento para lesões de cárie em pacientes infantis
    lesões iniciais 205
    lesões moderadas 205
    lesões severas 206
Dentadura decídua
    características 282
    espaço livre de Nance ou Lee Way Space 290
    inclinações dentárias 293
    relações oclusais dos dentes decíduos 288
    sequência de irrompimento, nomenclatura e grupos dentários 284
    tamanho e coloração 285
    tipos de arcos dentários – classificação de Baume 288

Dentística
    monitoramento e reparo de restaurações 244
    planejamento do tratamento 237
    princípios do tratamento restaurador atual 236
    seleção do material restaurador 238
    técnicas restauradoras 238
Desenvolvimento da dentição
    período pós-natal 279
    período pré-natal 277
Desgaste dentário erosivo na infância
    causas 433
    prevalência em crianças e adolescentes 432
    recomendações para prevenção, controle e tratamento 436
Disfunção temporomandibular e dor orofacial
    abordagem clínica 449
    fatores associados 448

E

Educação em saúde
    ações de educação em saúde articuladas à prática clínica 41
    entrevista motivacional 38
    estratégias para pais, cuidadores e crianças 37
    literacia em saúde 38
    no ambiente escolar 40
Estomatologia
    lesões dos tecidos moles 398
    lesões malignas 409
    lesões ósseas benignas 406
    variações da normalidade 394
Exame clínico e plano de tratamento
    anamnese 87
    detalhamento da queixa principal 91
    exame físico 92
    exames complementares 93
    hábitos 91
    histórico médico pregresso e atual 91
    histórico odontológico pregresso e atual 91

H

Hábitos bucais e suas consequências
    abordagem psicológica na intervenção dos hábitos bucais deletérios 305
    deglutição 302
    morder unhas, lábios e objetos 305
    respiração 302
    sucção 296
Hipomineralização de molar-incisivo permanente e molares decíduos
    tratamento 418

M

Manejo do comportamento infantil no atendimento odontopediátrico
    controle do comportamento infantil em tempos de pandemia 127
    crescimento e desenvolvimento 108
    escalas de comportamento infantil 119
    papel da família 112
    técnicas do controle do comportamento 120
Materiais restauradores
    cimento de ionômero de vidro 164
    compósito odontológico (resina composta) 176
    infiltrantes 181
    materiais resinosos 170
    materiais restauradores inteligentes ou bioativos 183
    selantes de fóssulas e fissuras 179
    sistemas adesivos 172
Maus-tratos infantis
    abuso sexual 102
    conceito 98
    diagnóstico 101
        sinais e sintomas orofaciais 101
        violência física 102
    histórico 99
    negligência odontológica 103
    perfil do agressor e da criança 101
    prevenção 104
    tipos 100

O

Odontologia baseada em evidências
    ensaios clínicos 9
    estudos e hierarquização 3
    estudos observacionais 11
    revisões sistemáticas 7
    tipos de estudos 4
    viés (erro sistemático) 21
Ortodontia preventiva e interceptativa
    idade ideal para realizar a primeira consulta ortodôntica 315

ortodontia digital e alinhadores ortodônticos para intervenções interceptivas 343
problemas ortodônticos mais comuns durante o desenvolvimento das crianças e dos adolescentes 313
quando iniciar o tratamento ortodôntico precoce 315

R

Radiografia de subtração 82
Radiografias interproximais 80
Radiologia
    cuidado com a exposição da criança à radiação X 132
    digital 134
    tipos de exames radiográficos 135
Reabilitação bucal
    importância da manutenção do espaço 250
    pinos intrarradiculares 260
    prótese fixa 250
    prótese removível 265
    prótese total 268
Remoção químico-mecânica da cárie 222

S

Saúde bucal na infância 29
Selantes
    indicação de selantes para dentes decíduos 231
    técnicas de utilização 232

T

Terapêutica medicamentosa
    controle da dor 156
    formas farmacêuticas 152
    manejo farmacológico dos processos infecciosos 159
    manejo medicamentoso do comportamento 153
    via de administração 153
Terapia pulpar em dentes decíduos baseada em evidência
    pulpectomia 355
    pulpotomia 352
    tratamento endodôntico não instrumental 358
Traumatismos dentoalveolares
    diagnóstico 367
    prevenção 365
Traumatismos dentoalveolares na dentição decídua e permanente com rizogênese incompleta
    classificação das lesões traumáticas 375
    contenção 387
    proservação e prognóstico 388
    tratamentos dos dentes traumatizados com envolvimento pulpar 387

U

Uso de fluoretos 211

V

Visão holística do odontopediatra
    cárie dentária e qualidade de vida 54
    má oclusão e qualidade de vida 55
    problemas bucais estéticos e qualidade de vida 54
    problemas bucais sintomáticos e qualidade de vida 52
    qualidade de vida dos pais/responsáveis 51
    qualidade de vida relacionada à saúde bucal (QVRSB) 51
    traumatismo dentário e qualidade de vida 55